Michael Habersam

Management öffentlicher Krankenhäuser

Michael Habersam

Management öffentlicher Krankenhäuser

Eine Rekonstruktion der theoretischen Grundlagen

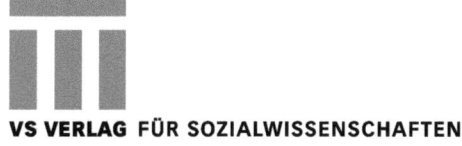

VS VERLAG FÜR SOZIALWISSENSCHAFTEN

Bibliografische Information der Deutschen Nationalbibliothek
Die Deutsche Nationalbibliothek verzeichnet diese Publikation in der
Deutschen Nationalbibliografie; detaillierte bibliografische Daten sind im Internet über
<http://dnb.d-nb.de> abrufbar.

Zugl. korrig. Fassung der Habilitationsschrift u.d.T. ‚Das öffentliche Krankenhaus zwischen
Beharrung und Veränderung', Leopold-Franzens-Universität Innsbruck 2008

1. Auflage 2009

Alle Rechte vorbehalten
© VS Verlag für Sozialwissenschaften | GWV Fachverlage GmbH, Wiesbaden 2009

Lektorat: Katrin Emmerich / Sabine Schöller

VS Verlag für Sozialwissenschaften ist Teil der Fachverlagsgruppe Springer Science+Business Media.
www.vs-verlag.de

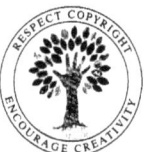

Das Werk einschließlich aller seiner Teile ist urheberrechtlich geschützt. Jede Verwertung außerhalb der engen Grenzen des Urheberrechtsgesetzes ist ohne Zustimmung des Verlags unzulässig und strafbar. Das gilt insbesondere für Vervielfältigungen, Übersetzungen, Mikroverfilmungen und die Einspeicherung und Verarbeitung in elektronischen Systemen.

Die Wiedergabe von Gebrauchsnamen, Handelsnamen, Warenbezeichnungen usw. in diesem Werk berechtigt auch ohne besondere Kennzeichnung nicht zu der Annahme, dass solche Namen im Sinne der Warenzeichen- und Markenschutz-Gesetzgebung als frei zu betrachten wären und daher von jedermann benutzt werden dürften.

Umschlaggestaltung: KünkelLopka Medienentwicklung, Heidelberg
Druck und buchbinderische Verarbeitung: Krips b.v., Meppel
Gedruckt auf säurefreiem und chlorfrei gebleichtem Papier
Printed in the Netherlands

ISBN 978-3-531-16675-9

Dank

Lesen, nachdenken, der Gang ins ‚Feld', viele Gespräche über Erlebtes und Gedachtes – all das sind Tätigkeiten, aus denen eine Veröffentlichung mehr oder weniger schnell erwächst. Findet sich das Ergebnis dann auch noch zwischen zwei Buchdeckeln wieder, ist es an der Zeit ‚Danke' zu sagen.

Zunächst gilt mein Dank allen Interviewpartnerinnen und Interviewpartnern, die sich die Zeit genommen haben, mit mir zu sprechen und auf die gestellten Fragen zu antworten. Ohne dieses Mitwirken wäre die empirische Basis für die Habilitationsschrift, die diesem Buch zu Grunde liegt, nicht entstanden.

Eine andere Art der Basis ist schon sehr viel früher gelegt worden. Mein herzlicher Dank gilt hier meinen Eltern. Sie haben sich immer darum gekümmert, dass mir die eine oder andere Möglichkeit offen stand, und sie haben immer regen Anteil daran genommen, was sich daraus entwickelt hat – bis heute.

Bei all denjenigen, die sich immer wieder für meine Arbeit an der Habilitationsschrift interessiert haben, möchte ich mich nicht nur für die inhaltlichen Beiträge bedanken, sondern vor allem auch für den angenehm fordernden wie fördernden Stil der Diskussion. In alphabetischer Folge: Albrecht Becker (auch in seiner Funktion als interner Gutachter für die eingereichte Habilitation), Martin Huber, Ulrike Hugl, Silvia Jordan, Martin Messner, Klaus Niedermair, Martin Piber, Astrid Saxl, Tobias Scheytt und Richard Weiskopf. In meinen Dank für die Auseinandersetzung mit meinen Gedankengängen will ich sehr gerne auch die drei externen Gutachter einbeziehen: Fabrizio Panozzo, Klaus Scala und Burkard Sievers.

Der herausragende Wegbereiter und Wegbegleiter über nun schon mehr als zwei Jahrzehnte ist Ekkehard Kappler. Als wir uns 1986 beim Auswahlgespräch um einen Studienplatz an der Wirtschaftswissenschaftlichen Fakultät der privaten Universität Witten/Herdecke erstmals kennenlernten, konnte mir nur schwer in den Sinn kommen, Jahre später mit ihm an die sozial- und wirtschaftswissenschaftliche Fakultät der Universität Innsbruck zu gehen. Dass er mir nach meinem Studium die Möglichkeit der weiteren Arbeit an der Universität gegeben und mich zum Schreiben einer Dissertation ermutigt hat, war zweifellos eine wesentliche Weggabelung. Ekkehard Kappler danke ich von Herzen für die ganz vielen Momente unter dem Motto ‚Freiheit aushalten' – im Studium ebenso wie in den vielen darauf folgenden Jahren.

Meiner Freundin Marlène Stefan ist dieses Buch gewidmet. Sie kennt nicht nur die ‚Hochglanzseite' seiner Entstehung. Ihr Anteil an dieser Arbeit geht weit über wohlwollend-kritisches Debattieren des Geschriebenen hinaus. Nicht nur für ihre Großzügigkeit möchte ich mich mit dieser Widmung herzlichst bedanken.

Michael Habersam / Innsbruck / März 2009

Inhalt

Abkürzungsverzeichnis 11

Tabellenverzeichnis 15

1   Einführung ins Thema 17
2   Das öffentliche Krankenhaus – ein erster Blick in die Empirie 29
    2.1   Die explorativ-qualitative Einzelfallstudie in einem Bezirkskrankenhaus in Tirol – Übersicht zur Vorgangsweise 29
    2.2   Der Blick in die Empirie: Spezifika der Organisation öffentliches Krankenhaus 32
        2.2.1   ‚Was macht für Sie ein gutes Krankenhaus aus?' – die Sichtweise der kollegialen Führung . 32
        2.2.2   ‚Was macht für Sie ein gutes Krankenhaus aus?' – die Sichtweise von acht weiteren MitarbeiterInnen des Bezirkskrankenhauses 38
        2.2.3   ‚Was macht für Sie ein gutes Krankenhaus aus?' – Quintessenz I 46
    2.3   Der Blick in die Empirie: Spezifika der Organisation öffentliches Krankenhaus in weiterer Differenzierung 58
        2.3.1   Wie würden Sie Ihren eigenen Beitrag zu einem ‚guten Krankenhaus' beschreiben? 58
        2.3.2   Was würden Sie bei ausreichend zur Verfügung stehenden Ressourcen verbessern? 68
        2.3.3   Was würden Sie bei knappen Ressourcen verbessern? 75
        2.3.4   Wohin würden Sie Ihr Krankenhaus und Ihren Arbeitsbereich in der Zukunft hin entwickeln wollen? 81
    2.4   Die Spezifika der Organisation öffentliches Krankenhaus in ihrer Einzel- und Querschnittsbetrachtung 89
        2.4.1   Die neun Spezifika im Überblick – Quintessenz II 89
        2.4.2   Das zehnte Spezifikum als Ergebnis einer Querschnittsbetrachtung – Quintessenz III 104
        2.4.3   Das öffentliche Krankenhaus als nicht-triviale Organisation 114

3   Das öffentliche Krankenhaus – ein zweiter Blick in die Empirie als systematischer Perspektivenwechsel 117
    3.1   Qualitative Studien als Einzelfallstudie oder auf Basis mehrerer Fallstudien in öffentlichen Krankenhäusern und Kliniken 118
        3.1.1   Ethnographie des Ordenshauses ‚St. Marien' 118
        3.1.2   Rationalisierung vor Rationierung? – Thema in unterschiedlichen klinischen Settings 127
        3.1.3   Fazit 133

3.2 Quantitative, großzahlig orientierte Studien 134
    3.2.1 PatientInnen 135
    3.2.2 Sinn und Zweck 142
    3.2.3 Gesellschaftlicher und sozialer Kontext 143
    3.2.4 Struktur und Prozess 148
    3.2.5 MitarbeiterInnen 149
    3.2.6 Zentrale Beziehungen 151
    3.2.7 Management und Führung 155
    3.2.8 Ökonomie 157
    3.2.9 Qualität 160
    3.2.10 Spannungsfelder 162
    3.2.11 Fazit 164

3.3 Persönliche Reflexionen (ehemaliger) ‚Insider' 166
    3.3.1 Leitbilder 167
    3.3.2 Leidbilder 169
    3.3.3 Fazit 179

4 Managementkonzeptionen für das öffentliche Krankenhaus 181

4.1 Krankenhausbetriebslehre und Krankenhausmanagement in der Diktion von Siegfried Eichhorn 182
    4.1.1 Die Aufgabenstellung 184
    4.1.2 Grundlegende Annahmen – Krankenhausbetriebslehre Band I in der ersten Auflage von 1967 185
    4.1.3 Grundlegende Annahmen – Krankenhausbetriebslehre Band II in der ersten und zweiten Auflage von 1971 und 1973 198
    4.1.4 Grundlegende Annahmen – Krankenhausbetriebslehre Band I in der zweiten und dritten Auflage von 1974 und 1975 209
    4.1.5 Grundlegende Annahmen – Krankenhausbetriebslehre Band II in der dritten Auflage von 1977 211
    4.1.6 Grundlegende Annahmen – Krankenhausbetriebslehre Band III von 1987 214
    4.1.7 Die in drei Bänden vorgelegte Krankenhausbetriebslehre – Gesamteindruck einer Managementkonzeption 222
    4.1.8 Die Weiterentwicklung der von Siegfried Eichhorn geprägten Krankenhausbetriebslehre nach 1987 235
    4.1.9 Die von Siegfried Eichhorn geprägte Krankenhausbetriebslehre im Überblick 255
    4.1.10 Fazit 272

4.2 Die Sichtweise anderer AutorInnen in Differenz zu Siegfried Eichhorns Konzeption 276
    4.2.1 Aufgabenstellung und generelle wissenschaftstheoretische Positionierung ... 278
    4.2.2 Spezifika und deren Charakteristika 289
    4.2.3 Die empirisch gewonnene Heuristik in Differenz zur konzeptionellen ‚Mainstream-Perspektive' 322
    4.2.4 Aufschlussreiche Differenzen – ‚blinde Flecken' in der konzeptionellen Mainstream-Perspektive 355

5 Das öffentliche Krankenhaus zwischen Beharrung und Veränderung – alternative Perspektiven 369

5.1 Das öffentliche Krankenhaus als lernende Organisation 370
5.1.1 Konzeptionelle Grundlagen 370
5.1.2 Einschätzung des konzeptionellen Alternativgehaltes 378

5.2 Das öffentliche Krankenhaus als ExpertInnenorganisation 380
5.2.1 Selbst gesetzter Anspruch und konzeptionelle Grundlagen 380
5.2.2 Einschätzung des konzeptionellen Alternativgehaltes 386

5.3 Alternative Perspektiven – eine Beschreibung des Status Quo und seiner konzeptionellen ‚Bruchstellen' 391
5.3.1 Sinnverlust 393
5.3.2 Normativer Praxisbezug 397
5.3.3 Systematische Selbstreflexion 400

5.4 Die Öffnung des Diskurses – auf dem Weg zu einer reflektierten und reflektierenden Organisation 402
5.4.1 Die konzeptionelle Hereinnahme der ethischen Dimension und der Umgang mit der Dualismus-Falle 403
5.4.2 Kultur als zu verändernde Art der Problemhandhabung 409
5.4.3 Controlling als soziale und institutionelle Praxis 416

5.5 Resümee 424

Bibliographie 427

Abkürzungsverzeichnis

Abb.	Abbildung
ABWL	Allgemeine Betriebswirtschaftslehre
AOEWL	Arbeitsorientierte Einzelwirtschaftslehre
APDRG	All Patient Diagnosis Related Group
AREHCAS	Accounting Research in Health Care Systems
BAT	Bundesangestelltentarif
BIP	Bruttoinlandsprodukt
BMA	Bundesministerium für Arbeit und Sozialordnung (Deutschland)
BMGF	Bundesministerium für Gesundheit und Frauen (Österreich)
BPflV	Bundespflegesatzverordnung
BSC	Balanced Scorecard
BWL	Betriebswirtschaftslehre
bzw.	beziehungsweise
CHAI	Commission for Health Audit and Inspection
CIRS	Critical Incident Reporting System
CKM	Centrum für Krankenhaus-Management
DAK	Deutsche Angestellten-Krankenkasse
DEA	Data Envelopment Analysis
DDR	Deutsche Demokratische Republik
DGKS	Diplomierte Gesundheits- und Krankenschwester
d. h.	das heißt
DIN	Deutsche Industrie Norm
DIN EN ISO	Deutsches Institut für Normung e. V. (Deutsche Industrie Norm) Europäische Norm International Organization for Standardization
dip	Deutsches Institut für Pflegeforschung e. V.
DKI	Deutsches Krankenhausinstitut e. V.
DRG	Diagnosis Related Group
DVSK	Deutsche Vereinigung für Sozialarbeit im Krankenhaus e. V.
etc.	et cetera
e. V.	eingetragener Verein
EDV	Elektronische Datenverarbeitung
EFQM	European Foundation for Quality Management
et al.	et alii (und andere)
EU	European Union/Europäische Union
f.	folgende
ff.	fortfolgende
GABEK	GAnzheitliche BEwältigung von Komplexität (© J. Zelger, Innsbruck)
GDP	Gross Domestic Product
G-DRG	German-Diagnosis Related Group
GKV	Gesetzliche Kranken-Versicherung

GLKF	gedeckelte Leistungsorientierte Krankenhausfinanzierung
GSG	Gesundheits-Struktur-Gesetz
G-W-G	Geld-Ware-Geld
HFA-DB	Health for all-database
HTA	Health Technology Assessment
HVBG	Hauptverband der gewerblichen Berufsgenossenschaften
ICD	International Classification of Deseases
IQMK	Integratives Qualitätsmanagement im Krankenhaus
IT	Informationstechnologie
KAG	Krankenanstaltengesetz
KAGES	Steiermärkische Krankenanstaltengesellschaft mbH
KIS	Krankenhausinformationssystem
KTQ	Kooperation für Transparenz und Qualität im Gesundheitswesen ©
LDF	Leistungsorientierte Diagnosefallgruppen
LKF	Leistungsorientierte Krankenhausfinanzierung
LKH	Landeskrankenhaus
mbH	mit beschränkter Haftung
MbO	Management by Objectives
m. E.	meines Erachtens
MERS	Medical Error Reporting System
MRT	Magnet-Resonanz-Tomographie
NPO	Non-/Not-for-Profit Organisation
OE	Organisationsentwicklung
OECD	Organization for Economic Co-operation & Development
ÖBIG	Österreichisches Bundesinstitut für das Gesundheitswesen
ÖGAM	Österreichische Gesellschaft für Allgemeinmedizin
ÖIK	Österreichisches Institut für Krankenhausbetriebsführung
ÖSG	Österreichischer Strukturplan Gesundheit
ÖTV	Gewerkschaft Öffentliche Dienste, Transport und Verkehr
OP	Operation/Operationssaal
PaSIS	Patienten-Sicherheits-Informations-System
PC	Personal Computer
PDG	Patient Depending Group
PE	Personalentwicklung
PICS	Perceived Involvement in Care Scales
PMSC	Patienten-Management-Service-Center
POT	patientenorientiertes Tagesablaufprogramm
PR	Public Relations
QFD	Quality Function Deployment
REFA	Reichsausschuss für Arbeitszeitermittlung (Verband für Arbeitsgestaltung, Betriebsorganisation und Unternehmensentwicklung e. V.)
SBWL	Spezielle Betriebswirtschaftslehre
SDM	Shared Decision Making
SGB	Sozialgesetzbuch
St.	Sankt
SWOT	Strength Weaknesses Opportunities Threads
TQM	Total Quality Management

u. a.	unter anderem/und andere
USA	United States of America
usw.	und so weiter
vgl.	vergleiche
VKD e. V.	Verband der Krankenhausdirektoren Deutschland
vs.	versus
WHO	World Health Organization
WISO	Wirtschafts- und Sozialwissenschaftliche Datenbank
z. B.	zum Beispiel

Tabellenverzeichnis

Tabelle 1:	Das öffentliche Krankenhaus aus Sicht der eigenen empirischen Einzelfallstudie	103
Tabelle 2:	Das öffentliche Krankenhaus aus Sicht der eigenen empirischen Einzelfallstudie – Spannungsfelder	114
Tabelle 3:	PatientInnen aus der Sicht qualitativer Studien	135
Tabelle 4:	Sinn & Zweck aus der Sicht qualitativer Studien	142
Tabelle 5:	Gesellschaftlicher & sozialer Kontext aus der Sicht qualitativer Studien	144
Tabelle 6:	Struktur & Prozess aus der Sicht qualitativer Studien	148
Tabelle 7:	MitarbeiterInnen aus der Sicht qualitativer Studien	149
Tabelle 8:	Zentrale Beziehungen aus der Sicht qualitativer Studien	151
Tabelle 9:	Management & Führung aus der Sicht qualitativer Studien	155
Tabelle 10:	Ökonomie aus der Sicht qualitativer Studien	157
Tabelle 11:	Qualität aus der Sicht qualitativer Studien	160
Tabelle 12:	Spannungsfelder aus der Sicht qualitativer Studien	163
Tabelle 13:	Grundlegende Annahmen der Krankenhausbetriebslehre nach S. Eichhorn (1967-87)	224
Tabelle 14:	Wissenschaftstheoretische Positionen der Krankenhausbetriebslehre nach S. Eichhorn (1967-87)	228
Tabelle 15:	Grundlegende Annahmen mit Kausalbeziehung	232
Tabelle 16:	Wissenschaftstheoretische Positionen der Krankenhausbetriebslehre nach S. Eichhorn (1967-87)	256
Tabelle 17:	Das öffentliche Krankenhaus aus Sicht der Krankenhausbetriebslehre nach S. Eichhorn – PatientInnen / Sinn & Zweck	257
Tabelle 18:	Das öffentliche Krankenhaus aus Sicht der Krankenhausbetriebslehre nach S. Eichhorn – Gesellschaftlicher & sozialer Kontext	259
Tabelle 19:	Das öffentliche Krankenhaus aus Sicht der Krankenhausbetriebslehre nach S. Eichhorn – Struktur & Prozess	261
Tabelle 20:	Das öffentliche Krankenhaus aus Sicht der Krankenhausbetriebslehre nach S. Eichhorn – MitarbeiterInnen	262
Tabelle 21:	Das öffentliche Krankenhaus aus Sicht der Krankenhausbetriebslehre nach S. Eichhorn – zentrale Beziehungen	263
Tabelle 22:	Das öffentliche Krankenhaus aus Sicht der Krankenhausbetriebslehre nach S. Eichhorn – Management & Führung	267
Tabelle 23:	Das öffentliche Krankenhaus aus Sicht der Krankenhausbetriebslehre nach S. Eichhorn – Ökonomie	268
Tabelle 24:	Das öffentliche Krankenhaus aus Sicht der Krankenhausbetriebslehre nach S. Eichhorn – Qualität	269
Tabelle 25:	Das öffentliche Krankenhaus aus Sicht der Krankenhausbetriebslehre nach S. Eichhorn – Spannungsfelder	272

Tabelle 26:	Generelle wissenschaftstheoretische Positionierung des konzeptionellen ‚Mainstreams'	288
Tabelle 27:	Empirie vs. konzeptioneller ‚Mainstream' – PatientInnen/KundInnen/BürgerInnen	323
Tabelle 28:	Empirie vs. konzeptioneller ‚Mainstream' – Sinn & Zweck	325
Tabelle 29:	Empirie vs. konzeptioneller ‚Mainstream' – Gesellschaftlicher & sozialer Kontext	328
Tabelle 30:	Empirie vs. konzeptioneller ‚Mainstream' – Struktur & Prozess	331
Tabelle 31:	Empirie vs. konzeptioneller ‚Mainstream' – MitarbeiterInnen	333
Tabelle 32:	Empirie vs. konzeptioneller ‚Mainstream' – zentrale Beziehungen	336
Tabelle 33:	Empirie vs. konzeptioneller ‚Mainstream' – Management & Führung	342
Tabelle 34:	Empirie vs. konzeptioneller ‚Mainstream' – Ökonomie	345
Tabelle 35:	Empirie vs. konzeptioneller ‚Mainstream' – Qualität	348
Tabelle 36:	Empirie vs. konzeptioneller ‚Mainstream' – Spannungsfelder als Ausdruck von Ambivalenz	350
Tabelle 37:	Empirie vs. konzeptioneller ‚Mainstream' – Immanente Aspekte von Spannungsfeldern	354
Tabelle 38:	Empirie vs. konzeptioneller ‚Mainstream' – Differenzen und gegenseitige ‚Leerstellen'	366

1 Einführung ins Thema

> „Noch ein Beitrag zum Krankenhausmanagement?
> Ja, weil es schon so viele gibt!"

Paracelsus wird die Aussage zugeschrieben: ‚Der Patient ist der Arzt!' Stimmt dieser Satz auch für das ‚kranke Krankenhaus'? Wie steht es um die Selbstheilungskräfte dieser zentralen gesellschaftlichen Institution? Und wie wird das öffentliche Krankenhaus in Sachen ‚Selbstheilung' unterstützt durch das, was zum Management öffentlicher Krankenhäuser publiziert wird?

Für einen Organisationstheoretiker ist es außerordentlich spannend, diesen Fragen im Detail nachzugehen. In der Tat: Es gibt nicht wenig Literatur zum Thema. Seit den 1950er Jahren beschäftigt sich in der deutschsprachigen BWL Siegfried Eichhorn mit der Krankenhausbetriebsführung. Seine ‚Krankenhausbetriebslehre' für öffentliche Krankenhäuser in drei Bänden ist ein unbestrittenes Grundlagenwerk. Während die Fachkollegen in dieser speziellen BWL bis in die 1970er Jahre an den Fingern einer Hand abzuzählen sind, drückt sich das betriebswirtschaftliche Interesse am Krankenhaus spätestens seit Ende der 1980er Jahre in einer beständig wachsenden Zahl von (Lehr-)Büchern, Artikeln und empirischen Studien zu einzelnen (Management- und Führungs-)Themen des Krankenhauses aus. In dieser Zeit verändern sich die Rahmenbedingungen für öffentliche Krankenhäuser im deutschsprachigen Raum in einem Ausmaß, das weder PraktikerInnen[1] in den Organisationen des Gesundheitswesens noch ProtagonistInnen einer (speziellen) Betriebswirtschaftslehre mit handlungsleitendem Anspruch ignorieren können.

Die Aspekte dieser Veränderung sind vielfältigst und werden hier nur kurz skizziert, da die vorliegende Arbeit einen *betriebswirtschaftlich-organisationalen* Fokus auf öffentliche Krankenhäuser hat. Sie ist damit weder eine primär gesundheitspolitische (Rosenbrock & Gerlinger 2006)[2] oder gesundheitsökonomische Betrachtung der Entwicklung nationaler Gesundheitssysteme, noch eine vergleichende Gesundheitssystemforschung (Schwartz & Busse 2003). Dies heißt allerdings nicht, dass das öffentliche Krankenhaus als einsame Insel zu betrachten wäre. Als Teil des staatlichen Gesundheitswesens steht diese Organisation in einem jeweils spezifischen gesellschaftlichen Kontext, der die Ausgangslage beschreibt und auf die Einzelorganisation als Rahmenbedingung einwirkt.

---

[1] Diese Schreibweise wird über den gesamten Text hinweg beibehalten. Damit werden Formen, die das Schriftbild noch stärker unterbrechen würden, z. B. Patient/inn/en oder entsprechende Ein- und Ausklammerungen, vermieden. Außerdem muss das weibliche Geschlecht nicht immer ‚nur' mit gemeint werden, wenn z. B. die männliche Form durchgängig verwendet würde.

[2] Um den Lesefluss möglichst wenig durch den Blick auf Fußnoten zu unterbrechen, sind die für die Argumentationslinie notwendigen indirekten und direkten Zitationen in den Haupttext integriert. Die Fußnoten enthalten Zusatzinformationen und argumentative Verästelungen, die den roten Faden der Arbeit ausdifferenzieren.

Ausgangslage

Win de Gooijer, lange Jahre Präsident des Komitees ‚Economics and Planning' der European Hospital and Health Care Federation, beschreibt in seinem 2007 erschienenen Buch ‚Trends in EU Health Care Systems' die Entwicklung im europäischen Rahmen durchaus pointiert:

> „For the countries of the European Union, the money was there, thanks to strong economic growth. (…) Consequently, health care financing became an open-ended affair in most countries of the European Union. This relaxed approach became a problem when, in the mid 1970s, the economic growth slowed. Because of this, organizational slack quickly evaporated. Then, finance appeared to be, in fact, the only effective instrument for governments to cope with the new situation. From that moment on, the governments of the countries of the European Union, some firm, some frenetic, have tried to maintain the collective aspects of their health care system, while at the same time trying to include new health care opportunities. One can wonder if this approach will hold in the end." (Gooijer 2007: 138)

Gooijers Skepsis rührt daher, dass der Versuch dieses Spagats seit den 1980er Jahren eine große Anzahl von Reforminterventionen – „one could easily come up with several hundred reforms" (Gooijer 2007: 180) – staatlicherseits nach sich gezogen hat. Deren Stoßrichtung lässt sich beschreiben als

- Betonung der ‚accountability' sowie ‚Qualitätsverbesserung' und ‚empowered patients',
- ‚organizational reform' mit Dezentralisierung, internen Quasi-Märkten und Stärkung privater Initiative,
- ‚rationing and priority-setting', legitimiert durch Ressourcenknappheit, d. h. dass nicht alles medizinisch Mögliche auch bezahlbar ist, und damit in Verbindung
- ‚cost containment', bezogen auf die pharmazeutische Industrie, das Nachfrageverhalten (z. B. mehr Selbstbehalte) und – prioritär – die Krankenhausfinanzierung. „Firstly, hospitals consume more than half of a country's health care budget; secondly, reforms in hospital financing give an indication of the current developments in hospital management." (Gooijer 2007: 213)

Allerdings sind die Effekte dieser Reformen nicht immer nur die intendierten, z. B. wenn sich ‚neue' Ungleichheit im Zugang zu Leistungen durch steigende Selbstbehalte herausstellt oder gestiegene Kosten für den vermehrten administrativen Aufwand eines ‚accountability-regime' zu verzeichnen sind (Gooijer 2007, chapter 10).

Vor allem die auf Kostendämpfung zielenden Reformmaßnahmen sind einer für alle Staaten Westeuropas seit geraumer Zeit gemeinsamen Entwicklung geschuldet. So weist die ‚Health for all-database' der WHO Europe bei den EU-Mitgliedern insgesamt, aber auch in der Einzelbetrachtung für Österreich, Deutschland und die Schweiz aus, dass der Anteil der öffentlichen und privaten Gesundheitsausgaben am Gesamthaushalt beständig wächst.[3] Angesichts der Innovationsorientiertheit des Sektors, einer entsprechenden Interessenlage der Beteiligten auf Anbieter-, Anwender- und Nachfragerseite als auch der demographischen Entwick-

---

[3] In der HFA-DB der WHO (Internetquelle WHO Europe) wurde der Indikator ‚Total health expenditure as % of the gross domestic product (GDP)' für die Jahre 1980 bis zum letztverfügbaren Eintrag 2006 für alle EU-Staaten abgefragt, so dass der prozentuale Anstieg über einen längeren Zeitraum transparent wird. Die gleiche Entwicklung zeigen auch die OECD-Daten von 1970 und 2001, gegenübergestellt in OECD (2004), Abbildung 2, auf der Basis von OECD Health Data 2003.

lungen nimmt Gooijer (2007) eine Fortführung dieses Trends an, so dass die Schere zwischen Einnahmen und Ausgaben im Gesundheitswesen weiter aufgehen dürfte.[4] Die Frage, wie die Balance zwischen Staat und Markt angesichts dieser Rahmenbedingungen im Detail aussehen soll, bleibt folglich eine immer wieder neu zu entscheidende – auch wenn innerhalb des Kontinuums von Markt oder Staat das Pendel derzeit in Richtung stärker marktwirtschaftliche Lösungsansätze für das Gesundheitswesen ausschlägt, was Gooijer durchaus kritisch betrachtet und betont, dass sich das Pendel nicht von alleine wieder in die andere Richtung bewegen wird (Gooijer 2007, 287).[5]

Dass sich die staatliche Bewirtschaftung des Gesundheitswesens[6] in Österreich, Deutschland und der Schweiz weder von diesem generellen Trend in Europa abkoppeln, noch der Beantwortung der Balance-Frage ausweichen konnte, zeigen die ordnungspolitischen Reforminitiativen in den drei Ländern in den letzten Jahren, die teils weitreichende Konsequenzen für den öffentlichen Krankenhaussektor mit sich brachten.

Für die österreichische Situation gibt das Bundesministerium für Gesundheit und Frauen BMGF (2005) im Anhang B der Broschüre ‚Gesundheitswesen in Österreich' einen ersten Überblick zu den Reformen im österreichischen Gesundheitswesen seit 1972. ‚Accountability' in obiger Diktion wäre z. B. die flächendeckende Verankerung der Qualitätssicherung per Gesetz in 2005, als ‚cost containment' kann die bereits 1997 erfolgte Umstellung auf eine ‚leistungsorientierte Krankenhausfinanzierung (LKF)' gesehen werden, wodurch im Spitalsbereich die „(…) Kostensteigerungsraten von rund zehn Prozent Anfang der neunziger Jahre auf rund 3,7 Prozent verringert (..)" (BMGF 2005: 112) und die durchschnittliche Aufenthaltsdauer von 1996: 7,07 Tage auf 2005: 5,80 Tage gesenkt werden konnten (Embacher 2006, 23, Abbildung 7). Eine Ausweitung LKF-basierter Abrechnungsmodelle auf den ambulanten Bereich ist mittelfristig geplant (Embacher 2006, 25). Insgesamt changieren die Hauptziele der Reformen im österreichischen Gesundheitswesen immer wieder zwischen Ausbau der Versorgung, Konsolidierung, Strukturreformen und Kostendämpfung, zuletzt manifest im ‚Österreichischen Strukturplan Gesundheit (ÖSG)' mit einem Planungshorizont bis 2010 (Hofmarcher & Rack 2006, Übersichtstabelle 54). „Österreichische Reformbemühungen bewegten sich damit im internationalen Trend." (Hofmarcher & Rack 2006: 214)

Was die Geschichte der Gesundheitswesenreformen in Deutschland anbelangt, so enthält Eichhorn (2001) eine informative Liste der Ansätze von 1883 bis 1997, die mit Busse & Riesberg (2005) zu ergänzen wäre um das GKV-Gesundheitsreformgesetz 2000, die Reform des Risikostrukturausgleichs 2001, das Fallpauschalengesetz 2002 mit einem Fahrplan zur Einfüh-

---

[4] Die Rolle der demographischen Entwicklung hierbei veranschaulicht z. B. der Special Report des Economic Policy Committee & European Commission DG ECFIN (2006), der unterschiedliche Szenarien durchspielt und somit politische Handlungsnotwendigkeiten und -möglichkeiten aufzeigt.

[5] Für Deppe (2005) ist ‚neoliberale Penetration' auf europäischer und nationalstaatlicher Ebene (hier auf Deutschland bezogen) ebenfalls Anlass zur Kritik, geht diese doch in der Regel einher mit: „Privatisierung rentabler öffentlicher Einrichtungen, Ausgliederung von Leistungen aus der sozialen/öffentlichen Finanzierung, Ausweitung der zusätzlichen Kostenbeteiligung der Sozialversicherten, Rationalisierungen und Budgetierungen." (Deppe 2005: 95f.) Ähnlich kritische Stimmen zur Privatisierung finden sich bei Rümmele (2007). Dass die bisherige Marktökonomik sich als konzeptionell zu eng für die Steuerung des Gesundheitswesens erweist, argumentiert z. B. auch Güntert (2007) aus einer gesundheitsökonomischen Position heraus.

[6] Panozzo (2000) weist darauf hin, dass bei staatlicher Bewirtschaftung auch genau zu betrachten wäre, wie die Konzepte ‚accountability, effectiveness, managerial control' im Rahmen der Legislative und Administration interpretiert werden. Dieses ‚sense-making' kann durchaus ins Paradoxe münden: „(…) particularly evident when tribunals are asked to determine whether 'internal control' (i. e. managerial activities) has been conducted 'properly'." (Panozzo 2000: 371) So ist prinzipiell zu bedenken, dass der Versuch, einen zielorientierten, flexiblen, kontingenten Managementansatz über eine zentrale, formale Bürokratie zu verordnen, widersprüchliche Ansprüche an ‚Management' beinhaltet.

rung eines durchgängigen Fallpauschalensystems zur Vergütung von Krankenhausleistungen auf der Basis von ‚Diagnosis Related Groups (DRG)' mit einer auslaufenden Konvergenzphase in 2008 sowie weitere Fallpauschalenänderungsgesetze in 2003 und 2004. „Tatsächlich haben sich Gesundheitsreformen im engeren Sinne primär auf die Kontrolle der Ausgaben und die Umgestaltung der gesetzlichen Krankenversicherung bzw. der Einführung eines neuen Versicherungszweiges für Langzeitpflege konzentriert." (Busse & Riesberg 2005: 224f.)

Eichhorn (1995) konstatiert eine sich bereits mit dem Gesundheitsstrukturgesetz (GSG) 1993 andeutende „Kehrtwende in der Ordnungspolitik für die Krankenhauswirtschaft; mehr ‚Markt' und weniger ‚Staat' – Steuerung des regional- und einzelwirtschaftlichen Leistungsgeschehens der Krankenhäuser primär über Preise." (Eichhorn 1995: 3) Als Begründung hierfür nennt er die offensichtlichen Mängel des seit 1972 geltenden und 1984 nur partiell novellierten Systems der Krankenhausfinanzierung und -planung: Ressourcenvergeudung und ungleiche Verteilung durch zentralstaatliche ‚imperative Objektplanung', dualistische Finanzierung der Investitionen und Betriebskosten ohne Substitutionsanreiz, Kopplung der Investitionen in der Krankenhauswirtschaft an die Haushaltslage des Bundes, schließlich eine retrospektive Erstattung der Betriebskosten, die wirtschaftliche Betriebsführung bzw. Sparsamkeit eher bestraft als belohnt, und pauschale Tagsätze, die bei degressiven Fallkosten dazu anreizen, die Verweildauer zu verlängern. Kurz: „Ein auf Deckung entstandener Kosten ausgerichtetes System, wie es in Deutschland bis zum GSG bestand, läßt kein Kostenbewußtsein entstehen." (Adam 1996: 9) Eine DRG-basierte Krankenhausfinanzierung verändert hier die Grundlogik, da der ökonomische Anreiz jetzt auf medizinische Einzelleistungen zielt und nicht auf Hospitalisierung der PatientInnen. Somit ist dies „(…) die bedeutendste Reform im Krankenhaussektor seit der Einführung der dualen Krankenhausfinanzierung 1972." (Busse & Riesberg 2005: 197) Aber auch bei dieser bedeutenden Reform zeigen sich eventuell nicht intendierte negative Effekte, beispielsweise das Phänomen des ‚Verschiebebahnhofs' für kostenintensive PatientInnen bei steigendem Rationierungsdruck (Kuhlmann 1998, 35ff.), oder auch das Problem geringer Krankheitseinsicht, das befördert wird durch die Marginalisierung von Gesprächszeit mit den PatientInnen in einem fließbandartig organisierten Reparaturbetrieb (Sussebach & Willeke 2002, 15), in dem die ‚harte Medizin' dominiert (Vogd 2006, 273).

Auch für die Schweiz stehen zwei Probleme am Ausgangspunkt für Reformen des Gesundheitswesens: „The main reason health care reform was initiated in Switzerland was the significant increases in expenditure. (…) The other problem (…) was that solidarity was being undermined by the possibility that insurance companies could discriminate based on risk." (Minder et al. 2000: 71) Solidaritätsstützung und vor allem ‚cost-containment' ist folglich auch hier zentrales Credo, wobei die Ergebnisse der Reform von 1996 nach der Einschätzung von Gerlinger (2003) eher hinter den Erwartungen zurückgeblieben sind: „Insgesamt (..) ist der Solidarcharakter der schweizerischen Krankenversicherung stark eingeschränkt und die Finanzierung von Krankenhausbehandlungskosten wie in kaum einem anderen OECD-Staat privatisiert." (Gerlinger 2003: 23) Auch an der Mengen- und Ausgabendynamik hat sich letztlich wenig geändert (Rosenbrock & Gerlinger 2006, 321), was wiederum als Argument für eine Ausweitung des New Public Management als Strategie des Gegensteuerns genutzt wird (Undritz 2004). „Die Schweiz gilt in Europa als ein Pionier bei der Entwicklung neuer Versorgungs- und Versicherungsformen mit einer eingeschränkten Wahl der Leistungserbringer." (Rosenbrock & Gerlinger 2006: 300) Derzeit besteht in der Schweiz noch ein Mix an Abrechnungsmodalitäten der Krankenhäuser mit den Versicherern, von APDRG (All Patient Diagnosis Related Groups) bis hin zu Tagespauschalen (König 2006). Vor diesem Hintergrund ist die Gründung des Vereins SwissDRG zu sehen, dessen Auftrag darin besteht, bis 2009 ein schweizweit eingeführtes, gültiges, ‚refined' DRG-System zur Leistungsabgeltung zu entwickeln (Internetquelle SwissDRG), das sich am deutschen G-DRG orientiert (König 2006, 51).

Die hier bislang skizzierten Reformbemühungen in Österreich, Deutschland und der Schweiz verdeutlichen weitreichende Regeländerungen, die zumeist in immer kürzeren zeitlichen Abständen erfolgen und jedes einzelne öffentliche Krankenhaus umfassend betreffen. Gemeinsames Credo scheint dabei zu sein, die ökonomischen Restriktionen näher an die einzelnen Berufsgruppen des öffentlichen Krankenhauses heranzutragen.

Die deutschsprachige Betriebswirtschaftslehre hat im Rahmen ihrer Überlegungen zum Krankenhausmanagement stets versucht, die Frage, in welcher Art und Weise die Führung bzw. das Management eines öffentlichen Krankenhauses Veränderungen für den einzelnen Betrieb bewältigen kann, eindeutig und umfassend zu beantworten. Als eine Folge dieser (selbst gestellten) Aufgabe, die ja teils auch einer von der Praxis vermittelten Erwartungshaltung entspricht, sind gängige betriebswirtschaftliche Lehrbücher entstanden, wie z. B. die bereits vierte Auflage von ‚Betriebswirtschaft und Management im Krankenhaus' (Haubrock & Schär Hg., 2007), oder es werden neue Lehrbücher aufgelegt (z. B. Busse et al. Hg., 2006), die nach eigenem Anspruch die Perspektive unterschiedlicher Akteure umfassend einnehmen. An Universitäten und Fachhochschulen finden sich zunehmend Lehrstühle zum ‚Krankenhausmanagement', die Forschung, Lehre und letztlich auch Beratung für Organisationen des Gesundheitswesens betreiben. Unzählige Kongresse fördern einen Informationsaustausch zwischen den PraktikerInnen sowie zwischen Wissenschaft und Praxis[7], einschlägige Fachzeitschriften bieten seit Jahrzehnten[8] eine große Bandbreite an Fachartikeln. Warum also noch ein Beitrag zum Krankenhausmanagement?

Absicht und Fragestellung

Eine Antwort auf die gerade gestellte Frage hängt von der *Absicht* ab, die die Beschäftigung mit dem Thema ‚öffentliches Krankenhaus' motiviert und sich mit den nachfolgenden Fragestellungen umreißen lässt:

- Was macht ein öffentliches Krankenhaus überhaupt aus? Gibt es etwas *Spezifisches* an dieser Organisation oder ist es eine Organisation wie jede andere? Oder beides? Und wenn es etwas Spezifisches gäbe, wie ließe sich dies inhaltlich *charakterisieren*?
- Wie *konstruieren* literarisch vorfindbare Konzepte die Spezifika der Organisation in ihrer Theoriebildung und weisen diese Konzepte ‚blinde Flecken' auf? Wenn ja, in welcher Form?
- Je nach Auftreten und Form der ‚blinden Flecken' stellt sich die Frage: Welche Anregungen lassen sich daraus für die weitere Entwicklung von Krankenhausmanagementkonzepten zur Steuerung öffentlicher Krankenhäuser ziehen? Zeigt sich eine *Alternative*? Und wenn ja, mit welchem Potenzial?

---

[7] Dies zeigt allein ein Blick auf die Homepage des Deutschen Krankenhausinstitutes (DKI) mit etwa 250 Veranstaltungen pro Jahr, z. B. zu neuen Führungsstrukturen unter Wettbewerbsbedingungen, LKF-Abrechnungsmodalitäten, Controlling und optimaler Finanzplanung, erfolgsorientierten Chefarztverträgen, strategischem Marketing, Prozessoptimierung oder Personalthemen wie Arbeitszeitregelungen, MitarbeitInnengespräche, Motivation sowie Teambildung (Internetquelle DKI).
[8] Z. B. erscheint ‚das krankenhaus' 2007 im 99. Jahrgang, die ‚krankenhaus umschau' 2007 im 76. Jahrgang.

Diese Fragen sind in dieser Konstellation bislang *kein* Thema in der deutschsprachigen betriebswirtschaftlichen Literatur zum Management öffentlicher Krankenhäuser. Daher ist es notwendig, *betriebswirtschaftliche Grundlagenforschung* zu betreiben, um diese Lücke zu schließen. Diese Forschung ist von der prinzipiellen Frage getrieben, ob das, was so gesehen wird, wie es gesehen wird, unbedingt in dieser Art und Weise gesehen werden muss. Wer bei dieser grundlegenden Frage zur Antwort ‚nicht unbedingt' tendiert, hat einen Argumentationsauftrag.

Methodologie und Methode

Der Zusammenhang zwischen Absicht, Fragestellung, Methodologie und Methode ist ein wechselseitiger. Die Absicht bestimmt ganz wesentlich, was näher betrachtet wird. Hier kommt forscherische Neugier ebenso wie das Wertkorsett und ‚Vorwissen' (Meinefeld 2007) der forschenden Person zum Tragen. So wenig, wie das Ideal ‚unvoreingenommener' Forschung einzulösen ist (Heinze & Krambrock 2001, 62 mit Bezug auf Bourdieu 1997), so wenig neutral ist auch die *Methode* als Weg zur Verwirklichung der Absicht. Die spezifische Leistungsfähigkeit der Methode(n) bestimmt wesentlich mit, wie weitgehend die Absicht im Prozess der Anwendung der Methode(n) realisiert wird. Schließlich kommt noch hinzu, in welcher Güte bzw. Kunstfertigkeit der/die ForscherIn die Absicht definiert, in welchem Stil die Anwendung der Methode(n) erfolgt, wie etwaige Ergebnisse Dritten vermittelt werden und was diese interpretativ damit tun. Über diese Rahmenbedingungen des Einsatzes von Methoden kritisch nachzudenken ist die Aufgabe einer Methodologie, die sich (als Meta-Betrachtungsweise der Anwendung von Methoden) der Frage verpflichtet fühlt, in welcher Art und Weise wir Wissen generieren und verändern.

Die oben bekundete Absicht setzt sich methodisch um in

- die *Exploration* des Ist,
- die *Rekonstruktion* des ‚Krankenhausmanagements' in der deutschsprachigen BWL sowie
- das *konstruktive Ausloten alternativer konzeptioneller Möglichkeiten* in der Theoriebildung angesichts möglicher Differenzen zwischen den Erkenntnissen aus Exploration und Rekonstruktion.

Exploration des Ist heißt zunächst einmal ‚zielgerichtete Suche' (Denz & Mayer 2001). Dies wird hier als *induktiver* Auftrag verstanden, eine breit angelegte empirische Basis zu den Spezifika der Organisation ‚öffentliches Krankenhaus' zu schaffen, als eine Art Bestandsaufnahme der Praxis bzw. organisationaler Praktiken. Hierfür wird eine *qualitative* Herangehensweise gewählt, die *methodologisch* auf der Position fußt, dass soziale Wirklichkeit in Organisationen durch gemeinsame Bedeutungszuschreibung ‚konstruiert' wird (Berger & Luckmann 1996/1977). Ausgehend von dieser ‚konstruktivistischen' Position (Glasersfeld 2001) geht es darum, diese Bedeutungszuschreibungen zu rekonstruieren, also ihren Sinn verstehend zu interpretieren. Von einer *ontologisch-epistemologischen* Warte aus betrachtet geht es nicht um die wissenschaftlich zu entdeckende Wahrheit eines Objektes ‚an sich', das unabhängig von den Beobachtenden existiert, sondern um die Anerkenntnis intersubjektiv, dia- bis multi-logisch ‚hergestellter' Wahrheit in der Situation, also von geteilter Interpretation durch die Beobachtenden bzw. über Beobachtetes Kommunizierenden. Diese Art, Wahrheit ‚zu schaffen' wiederum sagt nichts über die objektive Wahrheit aus, die zu erkennen ein kritischer Rationalist anstreben würde, weil auch der Kausalschluss von Beobachtung auf objektive Wahrheit eine individuelle ‚Konstruktion' ist (Glasersfeld 1997). Was bleibt, ist die Interpretation als Versuch, eine plausible Ordnung in beobachtbare Phänomene zu bringen. Das Phänomen als auch die Beobachtenden bleiben für sich selbst und andere eine ‚black box' (Baecker 1994), offenbaren also keine metaphysischen Wahrheiten (Glasersfeld 2001). Dies gilt auch für die Exploration des Phänomens ‚Organisation'.

> „Organisationen sind von Menschen geschaffene Systeme, die Bedeutung für ihre Mitglieder durch ihre Wahrnehmung, Deutung und Interpretationen gewinnen. Will man all dies wissenschaftlich fassen, so eignen sich qualitative Verfahren dafür besonders gut. Es ist daher nicht überraschend, dass diese innerhalb empirischer Organisationsanalysen eine erhebliche Rolle spielen." (Rosenstiel 2007: 238)

Methodisch erfordert die *Exploration* des Ist ein zunächst *qualitatives*, beschreibendes, begriffsbildendes Vorgehen, das nicht zu früh dazu zwingt, Hypothesen zu formulieren, die erst im späteren Verlauf des Forschungsprozesses sinnvoll formuliert und getestet werden können. Dieser primär hypothesen*generierende* Akt ist aufgrund seiner ‚forschungslogischen Schwerpunktsetzung' (Blaumeiser 2001) einer quantitativen Herangehensweise auf der wissenschaftstheoretischen Basis des kritischen Rationalismus vorgelagert, die in naturwissenschaftlich-quantifizierender Messlogik hypothesentestend angelegt ist (Denz & Mayer 2001a). Eine qualitative Methodik ist insbesondere für eine betriebswirtschaftlich-organisationale Grundlagenforschung relevant und angemessen, was eng mit dem Eigenanspruch dieser Forschungstradition zusammenhängt,

> „Lebenswelten <<von innen heraus>> aus der Sicht der handelnden Menschen zu beschreiben. Damit will sie zu einem besseren Verständnis sozialer Wirklichkeit(en) beitragen und auf Abläufe, Deutungsmuster und Strukturmerkmale aufmerksam machen. Diese bleiben Nichtmitgliedern verschlossen, sind aber auch den in der Selbstverständlichkeit des Alltags befangenen Akteuren selbst in der Regel nicht bewusst. Mit ihren genauen und <<dichten>> Beschreibungen bildet qualitative Forschung weder Wirklichkeit einfach ab, noch pflegt sie einen Exotismus um seiner selbst willen. Vielmehr nutzt sie das Fremde oder von der Norm Abweichende und das Unerwartete als Erkenntnisquelle und Spiegel, der in seiner Reflexion das Unbekannte im Bekannten und Bekanntes im Unbekannten als Differenz wahrnehmbar macht und damit erweiterte Möglichkeiten von (Selbst-)Erkenntnis eröffnet." (Flick et al. 2007: 14)

Gelingt es, diesen Anspruch einzulösen, eine transparente *Heuristik* organisationaler Spezifika zu schaffen, die in Differenz gesetzt werden kann zu gängigen BWL-Konzepten des Krankenhausmanagements und aus dieser Differenz Anregungen für die weitere Entwicklung des Faches zu ziehen, dann wäre dies ein durch das Ergebnis gerechtfertigtes Argument für ein exploratives, qualitativ-interpretatives Vorgehen bei einer systematisch-methodischen Annäherung an die Organisation ‚öffentliches Krankenhaus'.

Innerhalb des qualitativen Zugangs kann wiederum auf unterschiedliche Forschungsstile zurückgegriffen werden (Flick et al. Hg., 2007), die jeweils den Zusammenhang von Theorien qualitativer Forschung, Methodologie bzw. Methoden und Forschungsdesign sowie anzuwendende Gütekriterien bei der Beurteilung der Vorgehensweise und der erzielten Ergebnisse in spezifischer Weise bearbeiten. Die Qualität qualitativer Forschung liegt offensichtlich in ihrer begründbaren Vielfalt bei gleichzeitig vorhandenen Gemeinsamkeiten (Flick 2006, 48ff.): Das Erkenntnisprinzip ist ‚Verstehenwollen', die Rekonstruktion von Fällen ist der Ausgangspunkt, die Wirklichkeit ist konstruiert und meist sind Texte das empirische Material.

Da die vorhandenen empirischen Studien zum öffentlichen Krankenhaus in aller Regel auf einen bestimmten Aspekt der Organisation fokussieren, wird eine eigene qualitativ angelegte, empirische Einzelfallstudie durchgeführt, um für die breit und basal angelegte Forschungsfrage nach den Spezifika der Organisation Daten sammeln und interpretieren zu können. „Fallstudien haben eine notwendige Nähe zum interpretativen Paradigma, weil die Orientierung auf den einzelnen Fall einen verstehenden Zugang zum Gegenstand impliziert." (Kannonier-Finster 1998: 37). Darüber hinaus erlaubt eine eigene empirische Fallstudie auch ein Anknüpfen an das eigene praktische Erfahrungswissen als Moderator bei der Qualitätsentwicklung durch Qualitäts- bzw. MitarbeiterInnenzirkel im öffentlichen Krankenhaus. PraktikerInnen haben sehr viel zu den von ihnen geprägten, aber auch den sie prägenden organisationalen Praktiken zu erzählen – wenn sie gefragt werden und die/der Fragende auch gewillt ist, hinzuhören. Diese Möglichkeit im Anschluss an die eigene Tätigkeit für die Organisation nicht zu nutzen, würde das Potenzial theoretisch wie praktisch relevanter Erkenntnisse aus dem Erfahrungswissen zentraler Beteiligter ohne Not vernachlässigen. Hierbei ist zwar zu beachten, dass die Beteiligten immer aus der Situation heraus erzählen, in die sie gerade verwickelt sind, aber „(…) das Besondere als Beispiel für ein allgemeineres Problem (…) stößt so Klärung und Schlußfolgerungen und darauf bezogenes Sprechen und Begründen an." (Hörning 2001: 237)

Argumente für die qualitative Einzelfallstudie aus positivistischer Sicht

Die Frage, welche Erkenntnisse aus einer qualitativen Einzelfallstudie zu gewinnen sind, ist umfassend und umsichtig diskutiert worden von Kathleen M. Eisenhardt (1989)[9]. Ihre Argumentationslinie zugunsten qualitativer Fallstudien und iterativ gewonnener Perspektivenvielfalt in der sozialwissenschaftlichen Forschung wird hier in den wesentlichen Grundzügen rekapituliert. Dass Eisenhardt aus einer *positivistischen* Sichtweise heraus *für* eine qualitative Herangehensweise argumentiert, stärkt die Pro-Argumente insofern, als sie nicht gerade der Feder einer unkritischen Chefideologin für beschreibende Fallstudienarbeit entspringen. Nachfolgend wird Eisenhardts Argumentation immer ergänzt um die Beschreibung der Situation in der *eigenen* Fallstudie, so dass das eigene explorativ-qualitative Vorgehen für die LeserInnen systematisch nachvollziehbar wird.[10]

Am Anfang der Theoriebildung aus der Empirie steht die Formulierung eines Forschungsinteresses und einer Forschungsfrage. „Without a research focus, it is easy to become overwhelmed by the volume of data" (Eisenhardt 1989: 536). Allerdings können sich Forschungsinteresse bzw. -frage auch verschieben im Verlauf der Forschung. Im *eigenen Fall* war die Ausgangsfrage nach den Spezifika der Organisation bewusst breit und basal angelegt, trotz des Risikos eines großen ‚volume of data'. Hier hat sich das Design einer Einzelfallstudie auf der Analyseebene eines öffentlichen Bezirkskrankenhauses zugunsten einer handhabbaren Datenmenge ausgewirkt. Von den möglichen Datenquellen wie „(...) archives, interviews, questionnaires, and observations" (Eisenhardt 1989: 534) liegt im *eigenen Fall* zwar das Schwergewicht auf den Interviews, gleichzeitig aber bieten die Beobachtungen aus dem Moderieren von MitarbeiterInnenzirkeln einen zusätzlichen Hintergrund an Erfahrungswissen für eine intensivere Beschreibung der Organisation und das Herausarbeiten einer analytisch relevanten

---

[9] Sie bezieht sich in ihrer Analyse auf zentrale Protagonisten qualitativer Forschungsdesigns wie z. B. Glaser & Strauss (1967), Miles & Huberman (1984), Van Maanen (1988) und Yin (1984).
[10] Eine gute Übersicht zu einzelnen forschungsmethodischen Schritten findet sich bei Eisenhardt (1989) in der Tabelle 1 ihres Artikels, wo sie zu jedem Schritt die dazugehörigen Aktivitäten und deren Begründung ausführt.

Heuristik. Schließlich ist bei der Fallauswahl der zu vermutende Aussagegehalt in theorieschaffender Hinsicht zentral. „Thus, the goal of theoretical sampling is to choose cases which are likely to replicate or extend the emergent theory." (Eisenhardt 1989: 537)

Das Ideal ‚reiner', von theoretischen Vorüberlegungen unberührter Forschung mögen ForscherInnen erreichen wollen – realistisch ist dies nicht. „Admittedly, it is impossible to achieve this ideal of a clean theoretical slate." (Eisenhardt 1989: 536) Hier ist pragmatisch gehandhabtes Bewusstsein zum eigenen Vor-Wissen und dessen Einfluss gefragt – im *eigenen Fall* der bewusste Umgang mit prägenden Beobachtungen während der Zeit als Moderator von MitarbeiterInnenzirkeln. Diese Zeit macht die Interpretation von Interviewsequenzen zwangsläufig ‚geschichtenverbunden', ermöglicht aber auch eventuell ‚freiere' Antworten, als in einem Interview mit völlig fremden Personen sowie ein ‚augenzwinkerndes Nachfragen', das nicht gleich als Anmaßung empfunden wird.

Die Datensammlung folgt der Idee der Vielfalt. „That is, the triangulation made possible by multiple data collection methods provides stronger substantiation of constructs and hypotheses." (Eisenhardt 1989: 538) Angestrebt wird eine synergistische Zusammenschau unterschiedlicher Datentypen, z. B. durch Beobachtungen mehrerer ForscherInnen, die gemeinsam Interviews durchführen und analysieren anhand ihrer Eindrücke und eventuell aufgezeichneter ‚field notes' oder ‚idea booklets'. Im *eigenen Fall* wurde ein Teil der Interviews zu zweit durchgeführt und anschließend diskutiert bzw. auf Kernaussagen hin analysiert. Das hat die Bandbreite an Eindrücken nochmals erweitert.

Das Überlappenlassen von Datenerhebung und -analyse ermöglicht die flexible Nutzung interessanter Erkenntnisse in einer frühen Forschungsphase und erlaubt z. B. die Spezifizierung der Forschungsfrage.

> „These alterations create an important question: Is it legitimate to alter and even add data collection methods during a study? For theory-building research, the answer is ‚yes', because investigators are trying to understand each case individually and in as much depth as is feasible. (...) This flexibility is no license to be unsystematic. Rather, this flexibility is controlled opportunism in which researchers take advantage of the uniqueness of a specific case and the emergence of new themes to improve resultant theory." (Eisenhardt 1989: 539)

Theorie ‚emergiert' jedoch nicht ‚einfach so' aus der Datenbetrachtung, wenngleich es aber auch kein Standardverfahren für emergente Theoriebildung gibt. „In fact, there are probably as many approaches as researchers. However, the overall idea is to become intimately familiar with each case as a stand-alone entity." (Eisenhardt 1989: 540) Aus dieser, den einzelnen Fall in all seinen Facetten würdigenden Position heraus können dann auch Quervergleiche zwischen einzelnen Fällen vorgenommen werden. Hier ergeben sich in der Regel Gemeinsamkeiten und Differenzen, die allzu simple Ersterklärungen relativieren können und das Verständnis für die einzelnen Fallgegebenheiten erweitern und verfeinern. „These tactics improve the likelihood of accurate and reliable theory, that is, a theory with a close fit with the data." (Eisenhardt 1989: 541) Im *eigenen Fall* kann von ‚intimately familiar' mit dem Datenmaterial des Einzelfalles ausgegangen werden aufgrund der Kombination von teilnehmender Beobachtung als Moderator und Tiefeninterviews, als auch aufgrund einer Teilnutzung des Datenmaterials in Habersam & Piber (2003) und (2003a) unter einer speziellen Fragestellung, nämlich der des intellektuellen Kapitals.

Dieser hochgradig iterative Prozess des immer wieder neuen Abgleichs von Theorie und empirischen Daten führt zur Hypothesenbildung. In dem Maße, in dem das eigene Theoriekonstrukt immer schärfer gefasst wird, konvergieren die bislang singulären Erkenntnisse immer mehr in einem einzigen, wohldefinierten Theoriekonstrukt. Das erhöht die Validität der Theorie. Davon abweichende Daten sind nicht zu ignorieren, sondern Anlass, das Theoriekonstrukt zu verfeinern. Insbesondere qualitative Daten ermöglichen hier eine genauere Analyse, warum bestimmte Variablen einer Theoriebildung so und nicht anders in Beziehung stehen. Sowohl die Konvergenz verstreut vorliegender Evidenzen als auch deren Verifizierung unter Einbezug der Literatur mit bestätigenden oder irritierenden Erkenntnissen, erhöhen den theoretischen Gehalt der Forschung, die Glaubwürdigkeit der Forschungsergebnisse und wirken sich positiv auf deren Verallgemeinerbarkeit aus.

Bei der Thematik der Verallgemeinerbarkeit wird die positivistische Grundhaltung Eisenhardts am deutlichsten, geht es doch letztlich um testbare Hypothesen, deren Gültigkeit über den Einzelfall und dessen Setting hinausgeht. „However, these processes are more judgmental in theory-building research because researchers cannot apply statistical tests such as an F statistic." (Eisenhardt 1989: 543f.) Die Frage, wann dieser iterative Prozess an sein Ende kommt, ist eine Frage des Sättigungspunktes. „That is, the iteration process stops when the incremental improvement to theory is minimal." (Eisenhardt 1989: 545) Die Güte dieses grenznutzenorientierten Prozesses schließlich entscheidet sich nach ganz traditionellen Kriterien, wie „(...) good theory is parsimonious, testable, and logically coherent" (Eisenhardt 1989: 548). Der Forschungsprozess muss Neues hervorbringen (‚new/framebreaking insights'), mit Bedacht durchgeführt worden sein (‚careful analytical procedure'), an die empirischen Daten nachvollziehbar anknüpfen (‚convincing evidence') und rivalisierende Erklärungen ausschließen lassen. Dies stärkt das Vertrauen in die Forschungsergebnisse. Im *eigenen Fall* steht zunächst nicht die Hypothesenbildung im Vordergrund, sondern eine die Aufmerksamkeit in der Rekonstruktion leitende Heuristik. Diese ist notwendig, da das Ansetzen an einer Grundsatzfrage ein möglichst umsichtiges, ‚tastendes' Herangehen erfordert, um keine Aspekte frühzeitig aus dem Blick zu verlieren.

Dass Eisenhardt trotz der Einführung von ‚judgment' letztlich Gütekriterien an die Fallstudienarbeit anlegt, wie sie in einer deduktiven und bereits a priori von Hypothesen geleiteten Forschung gang und gäbe sind, unterscheidet sie nach eigenen Worten von Forschungsstilen anderer zentraler Autoren im Feld: „In contrast, authors like Strauss and Van Maanen are more concerned that a rich, complex description of the specific cases under study evolve and they appear less concerned with development of generalizable theory." (Eisenhardt 1989: 546) Gerade diese Selbsteinschätzung macht ihre Einschätzung der Stärken und Schwächen der Fallstudienmethodik umso relevanter. Als Stärke verweist sie auf

- die Wahrscheinlichkeit neuer theoretischer Einsichten (‚novel theory' und ‚new gestalt'),
- die Möglichkeiten, das Denken in Bewegung zu bringen (‚unfreeze thinking'),
- einen geringeren Bias als bei der „(...) armchair, axiomatic deduction" (Eisenhardt 1989: 547),
- den Einbezug von ‚measurement' in den iterativen Prozess der Theoriebildung und
- die Nähe zu den empirischen Daten zugunsten einer besonders validen Theorie. „This closeness can lead to an intimate sense of things – ‚how they feel, smell, seem'." (Eisenhardt 1989: 547)

Diesen Stärken stehen zwei Schwachstellen gegenüber:

- Die Komplexität der Datenlage verführt zu einer Theoriebildung, die möglichst alles einbezieht, damit sehr detailhaltig wird, aber der es gleichzeitig an Einfachheit im Sinne von ‚Überblick geben' mangelt.
- Der Einzelfall birgt immer auch das Risiko, einem sehr idiosynkratischen Phänomen aufzusitzen, was wiederum die theoretische Tragfähigkeit der Ergebnisse und deren Verallgemeinerbarkeit unterminiert – „(...) they are not theories about organization in any grand sense." (Eisenhardt 1989: 547)

Diese Stärken und Schwächen gelten auch für die *eigene* empirische Arbeit. Sie legen ein spezifisches Einsatzspektrum für ein auf Fallstudien basierendes Forschungsdesign nahe. „In sum, building theory from case study research is most appropriate in the early stages of research on a topic or to provide freshness in perspective to an already researched topic." (Eisenhardt 1989: 548) Letzteres beabsichtigt die *eigene Fallstudienarbeit*, wohl wissend, dass dies ein notwendiger, aber noch kein hinreichender Schritt ist. Erst in der Relation von explorativ-empirischer Hintergrundfolie als Referenzrahmen und Rekonstruktion der vorhandenen konzeptionellen Literatur zum Management öffentlicher Krankenhäuser emergieren Differenzen, die geeignet sind, das Forschungsfeld erneut zu öffnen für einen teils ‚beschreibenden', teils ‚bestreitenden' (Kiel 2001) wissenschaftlichen Diskurs, kurz: für Argumentation, Widerspruch und Perspektivenwechsel – die ureigenste Aufgabe von Wissenschaft (Fischer 1993). Was aber erwartet die Leserin und den Leser bei der Umsetzung dieses gerade skizzierten Vorhabens?

Gang der Untersuchung und Beitrag zum Diskurs

Kapitel 2 konzentriert sich auf die Darstellung der *eigenen* empirischen Arbeit, die als *explorativ-qualitative Einzelfallstudie in einem Tiroler Bezirkskrankenhaus* angelegt ist. Präsentiert und interpretiert werden Interviewaussagen von 11 Mitgliedern der Organisation. Dieses ‚Tiefbohren' an einer Stelle im Krankenhauswesen lässt *exemplarisch* das Bild einer besonderen Organisation entstehen.

Die Spezifika der Organisation und ihre jeweiligen Charakteristika, die sich in *Kapitel 2* aus dem eigenen Datenmaterial interpretieren lassen, werden in *Kapitel 3* durch die Erkenntnisse aus den empirischen Arbeiten *anderer* OrganisationsforscherInnen gespiegelt. In der Zusammenschau von *Kapitel 2* und *3* entsteht somit eine *robuste Heuristik*, die sich aus aus den diversen empirischen Studien zur Organisation ‚öffentliches Krankenhaus' konkret ‚herausdestillieren' lässt.

In *Kapitel 4* steht hingegen die Rekonstruktion der vorhandenen Literatur zum Management des öffentlichen Krankenhauses im Vordergrund. Kernfrage ist, ob und in welcher Weise mit den Spezifika und deren Charakteristika, die sich in der robusten Heuristik manifestieren, in der deutschsprachigen Literatur zum Thema umgegangen wird. Lassen sich durch Differenzenbildung zwischen der empirisch gewonnenen Heuristik als Referenzrahmen und den Rekonstruktionserkenntnissen aus der Analyse der in der Literatur dargelegten Managementkonzepte ‚blinde Flecken' dieser Umgangsweise aufzeigen?

Kapitel 5 schließlich knüpft an die empirische Exploration und konzeptfokussierte Rekonstruktion der vorangegangenen drei Teile an und widmet sich der Frage nach den Konsequenzen dieser Differenzenbildung. In den Blick genommen wird eine bereits elaborierte Alternativkonzeption, deren Rekonstruktion aufzeigt, inwiefern dadurch ein theoretisch wie praktisch angemessenerer Umgang mit der spezifischen Organisation ‚öffentliches Krankenhaus' zwischen Beharrung und Veränderung möglich wird. Hier zeigt sich allerdings auch, dass sich ‚blinde Flecken' nicht einfach auflösen, aber in einer Alternativbetrachtung durchaus erhellend verschieben lassen. Dies wirft die vorausschauende Frage auf, was ein neuerlicher, transdisziplinär ausgerichteter Perspektivenwechsel bringen kann.

Der spezifische *Beitrag* dieser Arbeit zum betriebswirtschaftlichen und organisationstheoretischen Diskurs mit Bezug auf das ‚öffentliche Krankenhaus' liegt somit in den folgenden drei Aspekten:

1. Vorgelegt wird ein *eigenständiger empirischer Beitrag* in Form einer explorativ-qualitativen Einzelfallstudie sowie eine Spiegelung der eigenen empirischen Ergebnisse an den empirischen Ergebnissen *anderer* OrganisationsforscherInnen. Letzteres mündet in eine empirisch fundierte, *robuste Heuristik* zu den Spezifika/Charakteristika der Organisation ‚öffentliches Krankenhaus'.
2. Die genannte Heuristik bildet die Hintergrundfolie für eine *systematische Rekonstruktion* der deutschsprachigen betriebswirtschaflichen Literatur zum ‚Krankenhausmanagement'. Weder eine derartige Heuristik, noch eine systematisch umfassend angelegte Rekonstruktion der bestehenden Literatur sind bislang Teil des Diskurses im Fach. Damit *schließt sich eine Lücke* im Bereich betriebswirtschaftlich-organisationaler Grundlagenforschung zum ‚öffentlichen Krankenhaus' auf inhaltlicher *und* methodisch-analytischer Ebene.
3. Die systematische Rekonstruktion als auch die kritische Würdigung der deutschsprachigen Literatur zum Thema zeigt eine im fachlichen Diskurs bereits vorhandene Alternative zur ‚Mainstream-Perspektive' auf, die *Vorhandenes neu betrachten* lässt. Die in dieser ‚Umwertung der Werte' (Groys 1992, 14) liegende Irritation schafft einen angemessen *innovativen Zugang* zur Organisation und ihren unvermeidlich vorhandenen Dualismen bzw. Spannungsfeldern. Diese müssen einerseits bearbeitet werden, lassen sich andererseits aber nicht durch Dominanz einer Seite auflösen oder wegdefinieren. Überlegungen zum öffentlichen Krankenhaus als ExpertInnenorganisation greifen diese Notwendigkeit in konzeptioneller Weise auf. Die darüber hinausgreifende *Einführung von drei* bislang im *fachlichen Diskurs nicht näher betrachteten Zugängen* – eine non-dualistische wirtschaftsethische Perspektive, eine theoretische Annäherung an das Thema der Organisationskultur aus der Kommunikationsperspektive sowie ein Verständnis von Controlling als soziale und institutionelle Praxis – *stützen und erweitern* diese konzeptionelle Alternativposition. Deren Potenzial gilt es weiter auszuloten.

Angesichts dieser Beiträge der eigenen Arbeit zur weiteren Entwicklung des Diskurses im Fach erscheint es legitim, den vorhandenen Publikationen noch eine hinzuzufügen.

2 Das öffentliche Krankenhaus – ein erster Blick in die Empirie

2.1 Die explorativ-qualitative Einzelfallstudie in einem Bezirkskrankenhaus in Tirol – Übersicht zur Vorgangsweise

Wer sich über das österreichische öffentliche Krankenhauswesen einen ersten Eindruck verschaffen will, könnte sich zunächst auf Strukturelles konzentrieren und die Kategorisierungen des Bundesministeriums für Gesundheit und Frauen BMGF (2006) heranziehen, die den Versorgungssektor in Akutversorgung oder Nicht-Akutversorgung, Allgemeinversorgung oder Spezialversorgung, Allgemeine Krankenanstalten, Sonderkrankenanstalten, Sanatorien und Pflegeanstalten für chronisch Kranke oder auch nach Rechtsträgern unterteilen. Im Größenvergleich für das Jahr 2005 liegen die meisten (61,4%) der 264 Krankenanstalten im Kapazitätsbereich zwischen 100 und 500 Betten, was immerhin 52,5% der Gesamtbettenanzahl von 63.248 ausmacht. Nachvollziehbar wäre über die Zeitreihenanalyse 1991-2005 auch die abnehmende Bettenzahl je Einwohner bei im gleichen Zeitraum steigender Krankenhaushäufigkeit als Prozentsatz je 100 EinwohnerInnen. Was die in diese Versorgungsstrukturen fließenden Mittel anlangt, so lag die Wachstumsrate der Endkosten der Fondskrankenanstalten von 2000-2004 immer über dem BIP-Wachstum und der Krankenanstaltensektor konzentriert circa 40% der gesamten Gesundheitsausgaben auf sich (Hofmarcher & Rack 2006, 190f.). Für das Gesundheitswesen als personalintensive Dienstleistung zeigt die Personalentwicklung ein Wachstum von 193% zwischen 1970 und 2003 (Hofmarcher & Rack 2006, 158).

Derartige Kategorisierungen und Zahlenwerke wären beliebig zu verfeinern und unterstreichen durchaus die Bedeutung des Gesundheitssektors in unserem Staatswesen – letztlich aber sagen sie noch wenig über die Spezifika öffentlicher Krankenhäuser als Organisationen in ihrem jeweiligen Kontext aus. Geschichtlich betrachtet ist die jeweilige Ausprägung medizinischer Versorgung Ausdruck einer gesellschaftlich weitgehend geteilten und anerkannten Wertebasis. Dieses Wertgefüge reicht bis in den Status der Organisationsmitglieder und deren Rollenverständnis hinein. Der ‚Gott in Weiß', die ‚ihm dienende Rolle der Pflege' und das ‚Feindbild Verwaltung' sind so lange existent, so lange diese Beschreibungen auch im sozialen Umgang gesellschaftliche Zuschreibungen sind und damit perpetuiert werden – mit allen strukturellen und prozessualen Konsequenzen im täglichen, praktischen Organisieren und Managen von Krankenhäusern, und mit allen Unterschieden diesbezüglich von Krankenhaus zu Krankenhaus, oder auch von Abteilung zu Abteilung in einem Krankenhaus.

In diesem Setting ist die eigene explorativ-qualitative Einzelfallstudie eine empirische *Momentaufnahme* der Spezifika einer Organisation. Das hier verwendete und nachfolgend analysierte empirische Material stammt aus 11 Tiefeninterviews mit 11 MitarbeiterInnen eines Allgemeinen öffentlichen Bezirkskrankenhauses in Tirol. Dieses verfügte zum Betrachtungszeitpunkt über 276 Betten und etwa 800 MitarbeiterInnen bei knapp 500 Planstellen. Bettenführende Fachrichtungen sind die Chirurgie, Innere Medizin, Gynäkologie und Geburtshilfe, Urologie und Unfallchirurgie. Rechtsträger sind die 65 Gemeinden des Gemeindeverbandes. Bei den BürgerInnen der Gemeinden hat das Bezirkskrankenhaus einen weitgehend sehr guten Ruf, was auch die steigende Zahl an stationären Aufnahmen von 8.371 in 1990 bis derzeit etwa 22.000 Aufnahmen widerspiegelt. Eine Schule für Gesundheits- und Krankenpflege gehörte zum Zeitpunkt der Interviews ebenfalls zum Bezirkskrankenhaus, ist dann aber 2004 mit einer anderen Schule fusioniert worden, um die vorhandenen Ressourcen besser zu nutzen.

Wie alle öffentlichen Krankenhäuser ist auch das hier näher betrachtete Bezirkskrankenhaus unter großem Veränderungsdruck von den MitarbeiterInnen tagtäglich zu managen, organisieren und weiter zu entwickeln. Diese Personen stehen mit ihren Standpunkten und Äußerungen im Zentrum der empirischen Bestandsaufnahme. Das schließt die Bedürfnisse von PatientInnen keineswegs aus. Vielmehr kommen diese in den Antworten aller Befragten, und oftmals sogar an prominenter Stelle, vor. Dennoch sind PatientInnen als Organisationsmitglieder ‚auf Zeit' nicht in der gleichen organisationsbezogenen Situation wie das Personal.

Die *Auswahl der Befragten* für die vorliegende empirische Einzelfallstudie orientierte sich primär an den ‚drei Säulen' des Krankenhauses (Ärzteschaft, Pflege und Verwaltung), die sich auch in der kollegialen Krankenhausführung widerspiegeln. Weitergehend wurden zuarbeitende Leistungsstellen (Röntgen), Servicestellen (EDV) oder auch Stellen mit ‚Stabsfunktion' (Qualitätsmanagement/Organisationsentwicklung, Hygiene) mit einbezogen. Die Interviewpartnerinnen und -partner befinden sich auf unterschiedlichen hierarchischen Ebenen, mit und ohne Leitungsfunktion. Interviewt wurden die drei Mitglieder der kollegialen Führung (Ärztlicher Direktor, Pflegedirektorin und Verwaltungsdirektor); des weiteren ein Oberarzt, eine stationsleitende Schwester, der Leiter des Rechnungswesens und der EDV-Leiter, der Controller, ein Mitarbeiter der Leistungsstelle Röntgen, die Hygienebeauftragte sowie der Qualitätsmanager & Organisationsentwickler.[11]

Im Rahmen der 11 semistrukturierten Tiefeninterviews wurden u. a. fünf Leitfragen zum Themenbereich ‚Organisation' gestellt. Jedes Interview wurde aufgezeichnet und transkribiert.[12] Die Aufnahmen und Transkripte sind beim Autor hinterlegt und können den einzelnen GesprächspartnerInnen zugeordnet werden. Sie sind hier jedoch anonymisiert, da nicht alle Befragten ihrer Namensnennung in einer Veröffentlichung zugestimmt haben. Die folgenden fünf Fragen waren interviewleitend, was die eine oder andere situative Nachfrage in der Interviewsituation nicht ausschloss:

- Was macht für Sie ein gutes Krankenhaus aus?
- Wie würden Sie Ihren eigenen Beitrag dazu beschreiben?
- Was würden Sie bei ausreichend zur Verfügung stehenden Ressourcen verbessern?
- Was würden Sie bei knappen Ressourcen verbessern?
- Wohin würden Sie Ihr Krankenhaus und Ihren Arbeitsbereich in der Zukunft hin entwickeln wollen?

Das Motiv für die Fragen 1 & 2 ist in folgender Entwicklung zu sehen: Öffentliche Krankenhäuser geraten unter immer stärkeren Legitimationsdruck. In der öffentlichen Diskussion spielt sich die Beurteilung der immer teurer werdenden Krankenhausleistung zwischen Zuschreibungen wie ‚Skandal' und ‚Spitzenmedizin' ab. Auch wenn beide Zuschreibungen im Einzelfall ihre Berechtigung haben, so verschleiert die Konzentration auf diese Extreme, was ein öffentliches Krankenhaus in seinen alltäglichen Routinen und seiner Basisleistungserstellung an mehr oder weniger qualitätvollen Ergebnissen erbringt. Hierauf wäre wieder der Blick zu lenken, um den Beitrag der Befragten zu diesem Prozess und seinem Ergebnis besser zu verstehen.

Die ressourcenbezogenen Fragen 3 & 4 resultieren aus der in Österreich seit 1997 geltenden LKF, die den Druck erhöht hat, wirtschaftlich zu arbeiten bzw. den Abgang in einem akzeptablen Rahmen zu halten. Controlling wird dabei zunehmend zu einem Instrument des

---

[11] Nachfolgend wird die weibliche bzw. männliche Form je nach Geschlecht der Interviewten angeführt.
[12] Zur allgemeinen Problematik der Transkripterstellung und möglichen Hilfestellungen äußern sich z. B. Kowal & O'Connell (2007).

Hinterfragens von Effizienz und Effektivität, von Zielerreichungsgraden und eingesetzten Mitteln, um organisationale und personale Verbesserungspotenziale auszuschöpfen. Um zu verstehen, wo abhängig/unabhängig von der Ressourcenlage ‚der Schuh drückt', wurde die Frage nach Verbesserungswünschen als ‚Weihnachtswunschliste' ohne restriktive Ressourcenlage und als Wunschliste bei restriktiver Ressourcenlage gestellt.

Frage 5 bezieht sich darauf, was öffentliche Krankenhäuser in ihrer spezifischen Lage – staatliche Bewirtschaftung, Kontrahierungszwang und keine offizielle Werbung – dennoch in Richtung ‚strategische Ausrichtung' unternehmen können. Öffentliche Krankenhäuser können sich sehr wohl über Image und spezifische Leistungen von PrimarärztInnen und deren Teams unterscheiden, sofern dies per Mundpropaganda oder über hauseigene Broschüren, die bei Fach- und HausärztInnen aufliegen, Verbreitung findet. Diese Möglichkeiten, ihre Bewusstheit und aktive Steuerung sind die Themenbereiche der fünften Frage, um einen Blick in die Zukunft des Hauses und der eigenen Positionierung der Befragten darin werfen zu können. Zusammenfassend gesagt ergeben die Antworten ein differenziertes Bild der Organisation ‚öffentliches Krankenhaus', das sich auf die Spezifika des Hauses und die Qualität in Ist und Soll bezieht, die Rolle der Befragten aufzeigt, Interaktionsmuster verdeutlicht sowie Zukunftsperspektiven für den eigenen Arbeitsbereich und die Organisation erkennen lässt.

Die Darstellung der empirischen Daten in Kapitel 2.2 beginnt mit den Aussagen der InterviewpartnerInnen zur Frage 1: ‚Was macht für Sie ein gutes Krankenhaus aus?' Den Aussagen zu den restlichen Fragen 2 bis 5 ist Kapitel 2.3 gewidmet. Von der Methodik her geht es in beiden Kapiteln darum, den transkribierten Interviewtext in Sinneinheiten zu zerlegen und dabei ‚codings' vorzunehmen (Strauss & Corbin 1990). Hierdurch werden von der interpretierenden Person als sinnvoll empfundene *Spezifika* benannt und weitergehend *charakterisiert* (‚open coding', ‚labeling phenomena', ‚categorizing'). Spezifika und Charakteristika, als auch deren Querschnittsbetrachtung, ergeben so ein Begriffsmosaik, das den Begriff der Organisation ‚öffentliches Krankenhaus' zunehmend entfaltet.[13] Diese Vorgehensweise bei der Bearbeitung von Textmaterial mit der Zielsetzung, am Ende von Kapitel 3 eine detailreiche und als Analyseinstrument praktikable, robuste Heuristik vorweisen zu können, *orientiert* sich am Verfahren der Textanalyse in der Grounded Theory, wie sie in den Beiträgen von Glaser (1978) oder Strauss & Corbin (1990) konzipiert wurde. Nach Mayring (2007, 474) sind offene Verfahren wie die ‚Grounded Theory' besonders zweckmäßig bei Fragestellungen und Studien mit stark explorativem Charakter. Der mit dieser interpretativen Methode aufzeigbare Facettenreichtum der Organisation ‚öffentliches Krankenhaus' erschließt sich sukzessive auf den nachfolgenden Seiten.

---

[13] Die Nutzung von EDV-gestützten qualitativen Verfahren wie GABEK™ oder Atlas/ti™ hätte hier keinen weiteren Vorteil im Prozess der Erkenntnisgewinnung gebracht. Die inhaltliche Arbeit des Zerlegens in Sinneinheiten, deren Interpretation und ‚Codierung' wäre auch für eine weitere EDV-technische Aufbereitung vorab zu leisten. Diese wesentliche Aufgabe qualitativer Textanalyse nimmt einem naturgemäß kein EDV-Programm ab. Im Kontext dieser Einzelfallstudie mit den Aussagen aus 11 Interviews sind die Aussagen, deren Interpretation und das Aufzeigen von Querbezügen auch ohne EDV-mäßig erstellte Beziehungslandkarten transparent. Eine robuste Heuristik an Spezifika, die die Aufmerksamkeit lenkt bei der Rekonstruktion deutschsprachiger BWL-Konzepte und Theoriebildung zum Krankenhausmanagement, entsteht bereits mit der Zerlegung in Sinneinheiten und deren Interpretation auf nachvollziehbare Weise. Sie erfüllt somit die methodische Zielsetzung einer Hintergrundfolie für die Bildung möglicher Differenzen zwischen Empirie und Literatur. Unbestritten ist die EDV-technische Unterstützung bei einer größeren Anzahl von Interviews vorteilhaft, weil zu jeder Codierung, z. B. in GABEK™, auch die Originaltextstelle unmittelbar zuordnen- und aufrufbar ist. Dies ist eine nicht zu unterschätzende Flexibilisierung der Dokumentation und ihrer Nachweisfunktion.

2.2 Der Blick in die Empirie: Spezifika der Organisation öffentliches Krankenhaus

2.2.1 ‚Was macht für Sie ein gutes Krankenhaus aus?' – die Sichtweise der kollegialen Führung

Ärztlicher Direktor

Einige der Befragten fühlten sich durch die Frage nach dem ‚guten Krankenhaus' veranlasst, ganz grundlegend zu erklären, warum und wofür es aus ihrer Sicht ein öffentliches Krankenhaus überhaupt gibt. Ein besonders gutes Beispiel hierfür ist die Antwort des Ärztlichen Direktors und Primars, die nachfolgend im *Volltext* wiedergegeben[14] und anschließend interpretiert wird:

> Ärztlicher Direktor: „Ein gutes Krankenhaus macht aus, indem man dem gerecht wird, was der Patient vom Haus will. Ein Patient kommt in ein Krankenhaus und will möglichst rasch dieses wieder verlassen, und zwar nach Möglichkeit gesund. Dem gilt es Rechnung zu tragen, das ist einmal das oberste Gebot.
> Zweitens ist natürlich mit so einem Krankenhaus verbunden, dass eine Reihe Unannehmlichkeiten auf den Menschen zukommen, sehr oft. Da gilt es, diese Unannehmlichkeiten in Grenzen zu halten bzw. [?] dem Patienten die Angst zu nehmen und den Aufenthalt doch so akzeptabel wie möglich zu gestalten. Dazu gehören einmal erstens die Kompetenz ärztlicher Seite, Pflegeseite, dass man überhaupt dem Patienten das Vertrauen vermitteln kann, dass er hier am richtigen Ort ist. Und ein entsprechender verantwortungsvoller Umgang mit den Menschen, und Behandlung, wie er im üblichen sozialen Verkehr gegeben ist, sagen wir so. Also nicht, dass man einen Unterschied macht, was gefährlich ist in solchen Bereichen, wo der Mensch sich praktisch ausliefert, dass man hier mächtige und ohnmächtige Verhältnisse schafft und toleriert.
> Interviewer: Meinen sie diese Verhältnisse zwischen den Patienten oder zwischen Arzt und Patient?
> Ärztlicher Direktor: Zwischen Patient und Arzt, zwischen Patient und Pflegepersonal. Also der Patient muss das Gefühl haben, dass er selbst bestimmen kann über sich [Telefon unterbricht das Interview und beendet die Beantwortung der ersten Frage]."

Bereits der erste Abschnitt der Antwort des Ärztlichen Direktors macht unmissverständlich klar: *PatientInnen* stehen im Zentrum der Betrachtung. Sie haben einen dezidierten Willen bzw. eine klare Erwartungshaltung, nämlich die besondere Situation der Krankheit oder Verletzung möglichst schnell und ohne große Unannehmlichkeiten bzw. Ängste hinter sich lassen zu können. Die Letztbegründung für die Existenz des Krankenhauses liegt somit in der menschlichen Natur, jederzeit mehr oder weniger überraschend zur PatientIn werden zu können bzw. zu müssen. In dieser Notlage gilt es, Humanität zu beweisen und zu helfen, was die Frage nach dem ‚Warum?' eines Krankenhauses klärt: Ohne PatientInnen kein Krankenhaus, sie bilden somit die *zentrale Anspruchsgruppe*.

Dieser *Sinn* des Krankenhauses ist unverrückbar, das macht die Formulierung ‚oberstes' Gebot deutlich. Sie suggeriert, dass es kein höher(wertiger)es Gebot mehr gibt. Aus dieser Festschreibung des Sinns lässt sich das ‚Wofür?', also der *Zweck* eines Krankenhauses ableiten.

---

[14] Alle Antworten zur ersten Frage sind im Volltext wiedergegeben, um es den LeserInnen der Interviewpassagen zu ermöglichen, in die inhaltliche Komplexität der Antworten als auch in Stil und Atmosphäre der Beantwortung exemplarisch einzutauchen und bereits wesentliche *Spezifika* des öffentlichen Krankenhauses zu identifizieren. Der Text wurde hierfür primär auf Standardorthographie hin transkribiert unter Weglassen von Füllwörtern zugunsten besserer Lesbarkeit. Dort, wo Wörter auf Tonband unverständlich waren, ist dies durch [?] gekennzeichnet. Sehr selten mussten Aussagen gestrichen werden, weil sonst die Anonymität aufgehoben worden wäre, was mit [A] gekennzeichnet ist. Weiters finden sich (atmosphärische) Zusatzinformationen wie [Telefon unterbricht Interview] in eckigen Klammern.

Das gute Krankenhaus bietet eine humane Behandlung notleidender Menschen, wird so dem Willen der PatientInnen ‚gerecht' und verwirklicht dadurch das ‚oberste Gebot'. Letzteres verweist als verinnerlichter Wert darauf, dass das öffentliche Krankenhaus in einen *gesellschaftlichen und sozialen Kontext* eingebettet ist, der bis zu einem gewissen Grad über Normierung (Gebot), und Internalisierung dieser Norm als Umgangsstil wie im ‚üblichen sozialen Verkehr', auf das öffentliche Krankenhaus und seine Mitglieder wirkt.

Die Formulierung des Ärztlichen Direktors, dass der Patient ins Krankenhaus kommt und dieses möglichst rasch und gesund wieder verlassen will zeigt, dass an diesem ‚Ort' (*Struktur*) ein *Behandlungsprozess* zwischen zwei Zeitpunkten (Aufnahme/Entlassung) stattfindet. Innerhalb dieses Zeitraums kommt es zwischen PatientInnen und den beiden Berufsgruppen Ärzteschaft und Pflege zu *Interaktionen*, die schließlich die möglichst gesunde Entlassung zur Folge haben sollen. Der Ärztliche Direktor benennt eine Reihe von Rahmenbedingungen, die dieses gewünschte Ergebnis positiv beeinflussen und somit auch die Güte des Hauses. Um für die PatientInnen die Balance zu halten zwischen Unannehmlichkeiten bzw. Ängsten einerseits und einem andererseits trotzdem akzeptablen Aufenthalt in dem Gefühl am ‚richtigen Ort' zu sein, braucht es

- vertrauensbildende Kompetenz der Ärzteschaft und Pflege,
- verantwortungsbewussten Umgang, der sicherstellt, dass die Ohnmächtigkeit der PatientInnen in einer Situation der Ausgeliefertheit diesen nicht ‚gefährlich' wird,
- das ‚Gefühl' auf PatientInnenseite, über sich selbst bestimmen zu können.

Diese drei Randbedingungen zeigen, dass die Interaktion und damit die *Beziehung* zwischen PatientInnen und Ärzteschaft bzw. Pflege so viele Facetten hat, wie Stakeholder mit ihren ganz persönlichen Eigenschaften involviert sind. Das *Beziehungsideal* ist, dass eine kompetente, verantwortungsbewusste, respektvolle Ärzteschaft und Pflege interessiert ist an akzeptablen Unannehmlichkeiten und Angstlosigkeit der PatientInnen sowie an einer Vertrauensbildung. *Realerweise* ist die Beziehung durch ein potenziell ‚gefährliches' *Machtgefälle* von ExpertInnenmacht zu LaiInnenohnmacht geprägt, das durch ein ‚Gefühl' von Selbstbestimmungsmöglichkeit kompensiert werden soll. Ob dies die bestmögliche Handhabung des Machtgefälles ist (z. B. weil PatientInnen ihre Selbstbestimmung nicht besser wahrnehmen können), oder eine Verschleierungstaktik zugunsten des Erhalts eines Statusunterschiedes (z. B. weil die Selbstbestimmung mehr Zeit für Aufklärungsgespräche erfordert, eventuell Prestigeverluste durch Einebnung von Wissensvorsprüngen auftreten könnten oder die Aufgabe eines, wie auch immer milden, Paternalismus notwendig wäre), liegt als Frage auf der Hand, ist aber aus dem Interview heraus nicht beantwortbar.

Diese Differenz einer idealen und realen Seite der Beziehung PatientInnen/Ärzteschaft und Pflege zeigt die mögliche *Ambivalenz des MitarbeiterInnenverhaltens*. Wenn im Kontext des Machtgefälles ein verantwortungsvoller Umgang ‚wie im üblichen sozialen Verkehr' eingefordert werden muss, weil andersartiges Verhalten zu tolerieren ‚gefährlich' wäre, wird dieses zumindest als Verhaltens*möglichkeit* in Betracht gezogen. Ob dies auf Erfahrung oder Spekulation beruht, lässt der Ärztliche Direktor in seiner Antwort offen. Die krankenhausinterne *Berufsgruppenbeziehung Ärzteschaft/Pflege* erscheint demgegenüber als friktionsfrei, schließlich wird die Kompetenz von Ärzteschaft und Pflege in einem Atemzug genannt.

Die *Qualität* eines Krankenhauses zeigt sich erst in der Gesamtschau vieler Aspekte und ist damit *Resultat* der Kombination bisher geschilderter Spezifika mit ihren jeweiligen Charakteristika. Schnelle Wiederherstellung der Gesundheit bei akzeptablen Unannehmlichkeiten, kompetente Leistungserbringer, verantwortungsvoller Umgangsstil angesichts des realen Machtgefälles, das ‚Gefühl' der PatientInnen, gut aufgehoben zu sein – all das muss eine *in sich stimmige Konstellation* ergeben, um ein Krankenhaus als ‚gutes Krankenhaus' bezeichnen zu können, das patientInnenzentriert (inter)agiert. Qualität entsteht so in der Kombination einzelner Spezifika wie z. B. Sinn und Zweck, PatientInnen, MitarbeiterInnen, zentralen Beziehungen, oder auch Struktur und Prozess als Gefüge, in welchem dann auch Nichtqualität entstehen kann.

Die in dieser Interpretation der Aussagen des Ärztlichen Direktors rekonstruierten Spezifika der Organisation ‚öffentliches Krankenhaus' lassen sich durch die nachfolgenden Ausführungen der Pflegedirektorin noch stärker konturieren.

Pflegedirektorin

Was die Aussage des Ärztlichen Direktors und der Pflegedirektorin inhaltlich verbindet ist ihre jeweilige PatientInnenzentriertheit. Allerdings gibt es insofern einen Unterschied, als der Ärztliche Direktor den Behandlungsprozess im öffentlichen Krankenhaus nur kurz anreißt, wohingegen die Pflegedirektorin in ihren Aussagen sehr genau auf diesen Behandlungsprozess aus Sicht der Pflege eingeht. Dabei werden weitere Rahmenbedingungen deutlich, die den Pflegeprozess wesentlich fremdbestimmen.

> Pflegedirektorin: „Die patientenorientierte Organisation, was von der Aufnahme bis zur Entlassung geht und weiter. Das sind Dinge, die halt sehr schwer grundsätzlich im Gesamtsystem realisierbar sind, weil es sehr viele Einzelinteressen gibt. Wir von der Pflege [?] bemühen uns sehr, patientenorientiert zu organisieren. Ob es der Informationsfluss ist zum Patienten, oder die Organisation in der Pflege ist, das heißt man macht eine Gruppenpflege statt Funktionspflege, damit Patienten fünf Tage lang einfach die gleiche Gruppe haben, die gleichen Bezugspersonen. Das hat auch mit Qualität im Bezug was zu tun.
> Interviewer: Das heißt, dass nicht jeden Tag jemand anderer kommt.
> Pflegedirektorin: Und dass nicht jede Tätigkeit jemand anderer tut, sondern das ist jemand aus dieser Gruppe, den ich heute den ganzen Tag habe. Und das wissen die Patienten dann auch, weil das Pflegepersonal sich dann auch dementsprechend vorstellt. [?] das wird alles miteinander gemacht, Zimmer für Zimmer, das heißt der Patient wird vom Waschen, Mobilisieren bis zum Schlafen von den gleichen Personen betreut. Die gehen dann auch mit ihm spazieren. Das ist die Gruppenpflege, die mir diese Dinge absichert. Die Erfahrung ist auch die, dass die Patienten ruhiger sind, es wird weniger geläutet, und auch zufriedener sind, weil einfach der Bezug nicht wechselt. Vor allem die Schwerkranken oder die sehr Pflegebedürftigen, [?] die ein hohes Maß an Abhängigkeit dem Pflegepersonal gegenüber haben, für die ist das einfach fein (...) Da ist mir auch ganz wichtig, dass sich die Leute vorstellen, dass jeder Patient weiß, wer ihn betreut. Das wird auch Gott sei Dank gemacht, aber da steht sehr viel Schulung, sowohl von der Grundausbildung bis zum Vorleben im Haus, dahinter.
> Interviewer: Und wie passt das zu dieser Idee der Pflegeminuten?
> Pflegedirektorin: Das passt grundsätzlich schon, weil wenn wir kategorisieren, dann sind diese Dinge beinhaltet. Also in der Kategorisierung kann ich das in die Pflegeminuten umsetzen, wobei es in die Pflegeminuten, die wir derzeit zur Personalrechnung haben, nicht sehr, also nicht kompatibel ist. Denn da geht es rein um Planstellen, die Aufgaben dahinter werden nicht beleuchtet. (...) Also einfach zu sagen, im Schnitt in Tirol stehen so viel Pflegeminuten zur Verfügung, zeigt sich auf Abteilungen (...) wir haben durch die Reduktion des Pflegepersonals, die ja mit diesen Pflegeminuten entstanden ist, weil es geheißen hat ‚ihr liegt über dem Tiroler Durchschnitt', ist an der persönlichen Betreuung des Patienten einiges verloren gegangen. Wir haben uns nur in der Rundumorganisation bemüht, Sachen auszulagern, die an sich das Pflegepersonal tut, (...) um die Pflege mehr am Bett zu

haben, unmittelbar bei demjenigen, der es braucht. Ich brauche keine Schwester am Schreibtisch, das ist vergeudete Geschichte. Da kann ich die Stationssekretärinnen auch hinsetzen, die Telefone abhebt, weitergibt und sagt, der Patient muss ins Röntgen, (...) auch das dem Patienten selber mitteilt (...), also dazu braucht es nicht unbedingt ein Diplom.
Interviewer: Und die Dokumentationsaufgabe?
Pflegedirektorin: Ist eine reine Schwesternaufgabe. Aber eine Aufnahme, Entlassung eines Patienten zu machen, eine Fieberkurve vorzuschreiben mit Datum, das ist absolut aus der Pflege herauszunehmen. Weil dazu ist die Schwester oder der Pfleger zu hoch qualifiziert. (...) Nur aufgrund der Pflegepersonalreduktionen haben wir das Problem, dass natürlich viele sagen ‚Nehmen wir keine ganze Sekretärin mehr, sondern ein halbe und lieber habe ich noch ein halbe Schwester dazu'. Aber da geht es auch wieder um die Versorgung von Patienten. (...) Durch die ganzen Computersachen ist es auch so geworden, dass dieses Spektrum an Zettelwirtschaft geringer geworden ist und dadurch dieses Sekretärinnendasein von acht Stunden auf den großen Stationen auch nicht mehr notwendig ist. Man passt da die Situation an die Gegebenheiten an. Es geht halt vieles einfach schneller durch den Computer (...) das sind Dinge, die haben sich auch vereinfacht. Daher auch die Forderung, dass man reduziert und dafür eine halbe Schwester mehr kriegt, um also wieder den Standard, unter Anführungszeichen, am Patienten zu heben.
Interviewer: Also Grundaussage ‚patientenorientierte Organisation'. Gibt es sonst noch etwas, was aus ihrer Sicht ein gutes Krankenhaus ausmacht?
Pflegedirektorin: Die patientenzentrierte Organisation soll ja nicht nur in der Pflege sein (...) soll einfach weiter gehen. Das ist für mich der wesentliche Punkt. Wenn wir dieses Ziel einmal erreichen, dann bin ich glücklich."

So wie der Ärztliche Direktor gleich zu Beginn seiner Antwort die PatientInnen ins Zentrum der Betrachtung stellt, so setzt auch die Pflegedirektorin diesen Akzent in Form des Schlagwortes ‚*patientenorientierte/-zentrierte Organisation von der Aufnahme bis zur Entlassung*'. Dieses Schlagwort zieht sich durch ihre gesamte Antwort und wird mit Schilderungen aus dem *Pflegealltag* illustriert. Der erste und letzte Absatz der Antwort bilden dabei die inhaltliche Klammer. Dort wird hervorgehoben, dass die Verwirklichung der PatientInnenorientierung im ‚Gesamtsystem' (nicht nur in der Pflege) das Ziel ist, dass dieser Idealzustand aber ‚sehr schwer' zu erreichen ist, weil Einzelinteressen dem entgegen stehen. Der innerhalb dieser inhaltlichen Klammer liegende Teil der Antwort schildert detailliert den in diesem Kontext stattfindenden Pflegealltag.

Um zunächst bei den *PatientInnen* als zentraler Anspruchsgruppe zu bleiben: Deren Notlage wird *plastischer*, wenn die Pflegedirektorin von Schwerkranken und sehr Pflegebedürftigen spricht, bei denen unklar ist, ob das beim Ärztlichen Direktor in Aussicht gestellte Ziel, möglichst rasch möglichst gesund entlassen zu werden, überhaupt realisiert werden kann. Angesichts der *Existenzgefährdung* durch Krankheit oder Verletzung bekommen Begriffe wie ‚akzeptable Unannehmlichkeiten', ‚Behandlung wie im üblichen sozialen Verkehr', ‚angstfrei' und ‚Selbstbestimmtheit' eine dringlichere Bedeutung. Wenn ganz praktisch vom Waschen, Mobilisieren, von Unruhe und Nervosität der hochgradig abhängigen PatientInnen die Rede ist, wird der *Sinn und Zweck* des öffentlichen Krankenhauses ebenso deutlich wie die *Betroffenheit* der PatientInnen durch den *Verlust des Persönlichen in Pflege unter Zeitdruck*, da ihre Würde unter den geschilderten Umständen verletzlicher denn je erscheint.

Die Einbettung in den *gesellschaftlichen und sozialen Kontext* zeigt sich bei der Pflegedirektorin vor allem in der Einführung einer *weiteren Anspruchsgruppe* bzw. eines weiteren *Stakeholders*. Daraus resultieren Rahmenbedingungen, die die Pflege im Prinzip stark fremdbestimmen. Das Thema ‚über/unter dem Tirol-Durchschnitt an Pflegeminuten' verweist auf die *Gesundheitspolitik* bzw. die staatliche *Administration*, die mit Hilfe von, aus Sicht des öffentlichen Krankenhauses externen, Standards und Benchmarks das Erreichen der gesellschaftspolitischen Zielsetzung effizienten Einsatzes ‚gedeckelter' Mittel bei gleichbleibender Versorgungsqualität sichern sollen. Dass dies massiv in die internen operativen Abläufe der Pflege eingreift (z. B. in Form von Dokumentationspflichten), wird darin deutlich, dass an der ‚persönlichen Betreuung des Patienten einiges verloren gegangen' ist, was über eine veränderte ‚Rundumorganisation' (Auslagerung pflegefremder Tätigkeiten) und die Nutzung *technischer Hilfsmittel* wieder ausgeglichen werden muss. Computernutzung beispielsweise führt zu vereinfachten Arbeitsabläufen, weniger ‚Zettelwirtschaft' und folglich zu Zeitersparnis im Sekretariat, die zugunsten von mehr Pflege am Bett eingesetzt werden kann.

Hierin zeigt sich einmal mehr, dass der Fokus der Pflegedirektorin stark auf den *Prozess des Organisierens*, genauer auf den Pflegeprozess zielt. Die Ärzteschaft kommt in ihrer Antwort allenfalls als Bestandteil des Gesamtsystems und der dort vorhandenen Einzelinteressen vor. Die *Beziehung PatientInnen/öffentliches Krankenhaus* ist aus ihrer Sicht primär eine Beziehung zur Pflege. Was beim Ärztlichen Direktor als Behandlungsprozess angerissen wird, konkretisiert die Pflegedirektorin aufgrund ihrer Nähe zu den operativen Tätigkeiten der Pflege. Das Ziel der *PatientInnenzentriertheit* organisatorisch umzusetzen und abzusichern heißt im Pflegealltag:

- den gesamten Prozess von der Aufnahme bis zur Entlassung durchzuorganisieren und zu gestalten (PatientInnenzentriertheit im Gesamtsystem),
- PatientInnen in den Pflegeprozess zu integrieren (‚Informationsfluss', Vorstellen des Personals bei den PatientInnen),
- ‚Gruppenpflege' zwecks kontinuierlicher ‚Qualität im Bezug' und dieses Pflegemodell zu schulen und vorzuleben,
- schließlich in der ‚Rundumorganisation' sicherzustellen, dass eine qualifikationsbasierte Arbeitszuteilungen erfolgt (‚keine Schwester am Schreibtisch'), pflegefremde Tätigkeiten zugunsten der Pflege am Bett ausgelagert werden bzw. die durch Computernutzung und Vereinfachung von Prozessen frei werdende Zeit am Bett den ‚Standard' an den PatientInnen hebt.

Es ist gerade die ausführliche Schilderung des Pflegealltags, die die wechselseitige Abhängigkeit von PatientInnenzentriertheit und täglichem Organisieren auf dieses Ziel hin verdeutlicht. Hierbei entsteht das Bild einer Organisation, die in einem ihrer Teilbereiche (Pflege) bereits einen beachtenswerten *Komplexitätsgrad* im Sinne vielfältig aufeinander bezogener Aspekte erlangt: Unterschiedlichen PatientInnen- und damit Pflegebedürfnissen ist Rechnung zu tragen, dies ist abzustimmen mit den Anforderungen der Gruppenpflege an das Personal sowie den Qualifikationen, die das Personal für diese Art der Pflege mitbringt bzw. mitbringen soll. Zur Aufrechterhaltung dieses Abgleichs von Anforderungen an das Personal und dessen Fähigkeiten, Fertigkeiten und Motivation sind (extramurale) Schulung und das ‚Vorleben' eines gewünschten Verhaltens intramural notwendig. Das alles geschieht wiederum vor dem Hintergrund einer ständigen Veränderungsdynamik, z. B. verursacht durch externe Vorgaben wie Dokumentationspflichten oder einer Benchmark in Form des Tirol-Durchschnitts an Pflegeminuten. Diese unvermeidbaren externen Einflüsse müssen in hausinterne Maßnahmen effizienterer, im Sinne von minutengenauerer, Pflege münden unter gleichzeitiger Beachtung möglicher Qualitätseinbußen, die dann vorkommen können, wenn die ‚Aufgaben dahinter' nicht adäquat mit in Betracht gezogen werden. Am Beispiel der externen Zeitvorgabe, der intern hinterlegten Tätigkeiten pro Zeiteinheit und möglicher Qualitätseinbußen an den PatientInnen wird ein möglicher *Trade-off* beschrieben, dessen Ausgang zu Ungunsten der PatientInnen vermieden werden soll durch interne Reorganisation und die Nutzung technischer Hilfsmittel für mehr Betreuungszeit am Bett.

In diesem Kontext ist *Management* im Sinne von *Koordination* dieser aufeinander bezogenen Aspekte genauso gefragt wie *Führung* im Sinne einer *Verhaltensbeeinflussung*, z. B. durch Vorleben. Führung existiert einerseits im Sinne kollegialer Führung und damit *institutionell* als Führungsgremium – schließlich ist die Pflegedirektorin eine von drei befragten Führungspersönlichkeiten dieses Gremiums. Wenn die Pflegedirektorin klar benennt, was ihr als Führungskraft im operativen Tagesgeschäft wichtig ist, z. B. ‚dass sich die Leute vorstellen, dass jeder Patient weiß, wer ihn betreut', dann drückt sich darin sowohl der persönliche Führungsstil aus als auch die Funktion der Führung, die eine Verhaltensbeeinflussung der Geführten bezweckt, da der Druck auf die Pflege durch externe Vorgaben zunimmt und damit die Gefahr des Verlustes des Persönlichen in der Pflege wächst. Somit wird zwar nicht an Fähigkeiten, Fertigkeiten und kompetentem Verhalten der *MitarbeiterInnen* gezweifelt, aber es wird auch klargestellt, dass *Management und Führung* eine ‚Rundumorganisation' schaffen sollen, die es dem Personal *ermöglicht*, das eigene Potenzial im Sinne der PatientInnenzentriertheit auch einzusetzen – die diplomierte Schwester am Schreibtisch ist ‚vergeudete Geschichte'.

Die bisherigen Aussagen haben Konsequenzen für das Verständnis von *Qualität*. Einerseits wird Qualität von der Pflegedirektorin eng gefasst als ‚Qualität im Bezug', andererseits ist die Wichtigkeit der ‚Rundumorganisation' und des darin stattfindenden Pflegeprozesses für das Entstehen dieser Art von Qualität nicht zu übersehen. Damit ist Qualität einmal mehr *Resultat einer Kombination von Spezifika* wie z. B. Struktur und Prozess, Management und Führung, MitarbeiterInnen oder auch zentrale Beziehungen.

Verwaltungsdirektor

Während die Pflegedirektorin sehr ausführlich zur Frage nach den Spezifika eines guten Krankenhauses Stellung nimmt, antwortet der Verwaltungsdirektor hierzu in zwei Sätzen:

> Verwaltungsdirektor: „Primär (...) einen ausgezeichneten Ruf der Ärzte, die im Hause tätig sind. Eine qualitativ hochstehende Pflege mit entsprechend geistiger Einstellung dazu, passend, wie es der Tradition des Landes entspricht und die Sorge um eine entsprechende Hotelkomponente (...)".

Im Unterschied zu den beiden anderen Mitgliedern der kollegialen Führung, die beide die PatientInnen ins Zentrum ihrer Betrachtungen gestellt haben, erwähnt der Verwaltungsdirektor PatientInnen nicht explizit. Vielmehr geht es um einen ‚ausgezeichneten Ruf' der Ärzteschaft, hohe Pflegequalität und entsprechende ‚Hotelkomponente'. Wer diesen Ruf bzw. dieses Image zuschreibt, bleibt im Detail offen.

Trotz der knapp gehaltenen Antwort zeigen sich zwei weiterführende Aspekte in puncto Qualität und Kontext: Erstens ist der Gesamteindruck der Güte bzw. *Qualität* des Krankenhauses, wie sich schon beim Ärztlichen Direktor gezeigt hat, *Resultat einer Kombination*, in diesem Fall von Ärzteruf, Pflegequalität und einer entsprechenden *Hotelkomponente*, die bislang nicht gesondert erwähnt wurde. Für alle drei Komponenten gilt ein eigener Qualitätsmaßstab: im Fall der ÄrztInnen ‚ausgezeichnet', im Fall der Pflege ‚hochstehend' und in der Hotelkomponente dazu ‚entsprechend'. Zweitens zeigt sich ein zusätzlicher Aspekt in puncto *gesellschaftlicher und sozialer Kontext*. Die, leider nicht näher erläuterte, *geistige Einstellung der Tradition des Landes* entsprechend deutet an, dass es zumindest für dieses öffentliche Krankenhaus in Tirol (aber wahrscheinlich nicht nur) einen *kulturell-geschichtlichen Hintergrund* gibt, der seine Wirksamkeit in der täglichen Pflegearbeit hat bzw. idealerweise auch weiterhin entwickeln soll.

Zwischenfazit

Insgesamt zeigen sich bislang *acht Spezifika* des öffentlichen Krankenhauses und deren jeweilige Charakteristika. Im Mittelpunkt der Betrachtung stehen

1. die *PatientInnen*, aus deren Hilfsbedürftigkeit die Organisation
2. ihren *Sinn und Zweck* ableitet. Das humanitäre Gebot der Hilfe ist Teil des
3. *gesellschaftlichen und sozialen Kontextes*, in den das öffentliche Krankenhaus eingebettet ist und der das Denken und Handeln der Organisationsmitglieder im Idealfall auch prägt. In den Antworten des Ärztlichen Direktors und der Pflegedirektorin ist allerdings mehr direkte ‚PatientInnennähe' zu spüren, als beim Verwaltungsdirektor, der zunächst auf die Ärzteschaft und deren Ruf fokussiert. Die kollegiale Führung erscheint folglich in ihrer Perspektive auf den zentralen Stellenwert von PatientInnen inhomogen.
4. *Management und Führung* ist notwendig, um einerseits externe Einflüsse, die sich negativ auf die PatientInnenversorgung auswirken könnten, abzufedern (z. B. durch Reorganisation in
5. *Struktur und Prozess* für mehr Zeit am Bett), und andererseits Verhaltensambivalenzen der
6. *MitarbeiterInnen*, die sich ebenfalls negativ auf die
7. *Beziehung* der PatientInnen zur Organisation auswirken könnten, gar nicht erst aufkommen zu lassen.
8. *Qualität* entsteht so als Kombination all dieser Spezifika zugunsten bestmöglicher Behandlung und Pflege der PatientInnen.

Diese Interpretation der Sichtweise der kollegialen Führung wird nachfolgend erweitert. Die Aussagen von acht MitarbeiterInnen des Bezirkskrankenhauses, die teils ebenfalls in einer Führungsposition sind, teils eher in beratender Stabsfunktion tätig sind, lassen das bisherige Bild organisationaler Spezifika aus Sicht der kollegialen Führung noch differenzierter ausfallen.

2.2.2 ‚Was macht für Sie ein gutes Krankenhaus aus?' – die Sichtweise von acht weiteren MitarbeiterInnen des Bezirkskrankenhauses

Der Verwaltungsdirektor hat bei seiner Antwort auf die Frage nach dem guten Krankenhaus den ausgezeichneten Ruf der Ärzteschaft an erster Stelle genannt. Diese Priorisierung medizinischer Leistungserstellung findet sich auch in Aussagen weiterer Mitarbeiter, die eher der Verwaltung nahe stehen:

> EDV-Leiter: „Optimale medizinische Betreuung, gute Ärzte, eine gute Organisation im Krankenhaus."

Auch wenn hier nicht zu viel in diesen einzigen Antwortsatz hinein interpretiert werden soll, so ist die hier vorgebrachte Verknüpfung von Medizin und Organisation insofern bemerkenswert, als sie an die ‚Rundumorganisation' der Pflegedirektorin erinnert. Damit wird auf eine Beziehung zwischen der, hier undefinierten, ‚Güte' der Organisation bzw. des Organisiertseins und

‚optimaler' medizinischer Betreuung bzw. Güte der Ärzteschaft verwiesen. Dass ein optimaler medizinischer Betreuungszustand erreicht und im Ergebnis aufrecht erhalten werden kann, wird als positives Ergebnis aus *Struktur und Prozess* angenommen.

Auch der Controller betont in seiner Antwort zunächst den zentralen Stellenwert der *medizinischen* Leistungserbringung. Anders als der EDV-Leiter sieht der Controller jedoch die Notwendigkeit einer Kombination der Qualitäten aller drei Säulen:

> Controller: „Ein gutes Krankenhaus? Also meiner Meinung nach ist das natürlich hauptsächlich der medizinische Bereich, ist klar. Es soll eine dem Krankenhaus angemessene Medizin angeboten werden. Also man kann nicht erwarten, dass von einem Bezirkskrankenhaus spitzenmedizinische Leistung erbracht wird. Aber die medizinischen Leistungen, die angeboten werden, sollen nach bestmöglichen, für den Patienten optimalen Voraussetzungen angeboten werden. Es soll die Qualität der Ärzte, des Pflegepersonals, vorwiegend, gut sein, auch die Qualität der Verwaltung, sprich Rechnungserstellung (...)
> Interviewer: Abrechnung, Controlling, Buchhaltung?
> Controller: Genau, wobei gerade das Controlling soll den Patienten nicht berühren (...) das ist die eine Seite, die patientenbezogene. Aber anderseits soll ein gutes Krankenhaus natürlich auch schauen, dass es, wie soll man sagen, wirtschaftlich geführt ist. Ist vielleicht ein schlechter Ausdruck. Aber es soll halt so sein, dass dort nicht Unmengen an Geld verbraucht wird, ohne dass dementsprechende Leistungen angeboten werden. Ja.
> Interviewer: Mhm.
> Controller: Ja, im Prinzip. Wobei die patientenbezogene Seite natürlich die viel wichtigere ist. Das ist auch klar.
> Interviewer: Also das Controlling wirkt sich irgendwie indirekt auf die Leistung am Patienten aus?
> Controller: Tja, [lacht] es ist immer die Frage: Wie wirkt sich das Controlling auf die Leistung am Patienten aus? Viele behaupten, es wirkt sich eher schlecht aus, weil die Controller den Leuten natürlich immer sagen, ihr müßt sparen, Aufenthaltsdauern verringern, und die Ärzte im Gegensatz wieder sagen, oder halt meinen, dass das eben der Qualität des Hauses abträglich ist, weil es natürlich nicht unser Anliegen sein kann. Und wir auch gar nicht die Berechtigung haben, denen medizinisch was vorzuschreiben.
> Interviewer: Ist das ein Zwiespalt, in dem sie sich befinden (...) ?
> Controller: Das ist auf alle Fälle ein Zwiespalt. Nicht nur zwischen Ärzten und Verwaltung. Wir haben im Moment gerade die ganzen Budgetsitzungen, ich weiß nicht, ob Sie das mitgekriegt haben. Es ist klar, der Arzt sagt, ich brauche dieses Gerät, um die Qualität zu verbessern, kostet Unmengen, sag ich jetzt mal, weil medizinisches Gerät ist einfach teuer [Telefon unterbricht das Interview kurzzeitig]
> Interviewer: Zwiespalt?
> Controller: Also das ist einmal ein großer Zwiespalt zwischen denen, die das Geld verwalten und denen, die nachher mit dem Geld arbeiten müssen. Und natürlich ist auch innerhalb, gerade bei uns im Controlling, ein Zwiespalt, weil die Gefahr sehr groß ist, dass man zu viel auf Zahlen schaut. Zahlen, mit denen man arbeitet, sind sicher wichtig, aber sie sollen, sie können nicht das letztendliche Kriterium sein, wie die Ärzte und Pflegeschaft zu behandeln hat. Man muss sich auch im Controlling bewusst sein, dass dies nicht ein Fertigungsbetrieb ist, wo ich jetzt sagen kann, wenn es nicht geht, lassen wir es, sondern dass das ein Krankenhaus ist, das gewisse soziale und humanitäre Aufgaben hat und dass das nicht nur mit Zahlen zu belegen ist. Das ist schon ein Zwiespalt."

Durch die Betonung der Wichtigkeit der Qualitäten aller drei Säulen für ein gutes Krankenhaus – Ärzteschaft, Pflege und Verwaltung, wenn auch mit einer Priorität für die medizinische Leistungserstellung – macht der Controller gleich im ersten Abschnitt seiner Antwort klar, dass für ihn *Angemessenheit* und *Ausgewogenheit* zentrale Begriffe sind. Während ‚Angemessenheit' explizit als Begriff die gesamte Antwort hindurch verwendet wird, ist Ausgewogenheit das implizit angestrebte Resultat angemessener Relationen.

Die Aspekte, zwischen denen angemessene Relationen bestehen sollen, schildert der Controller für das öffentliche Bezirkskrankenhaus folgendermaßen:

- Im Vordergrund stehen auch hier PatientInnen, d. h. für den Controller ist immer die ‚patientenbezogene Seite natürlich die viel wichtigere'. Dies drückt sich auch in der Schilderung von *Sinn und Zweck* der Organisation aus. Das öffentliche Krankenhaus ist *kein Fertigungsbetrieb*, der seine Leistungserstellung einfach einstellen kann, wenn es sich ‚wirtschaftlich' nicht mehr lohnt, sondern es hat ‚soziale und humanitäre Aufgaben' dauerhaft zu erfüllen (Kontrahierungszwang und Erstellung eines öffentlichen Gutes). Eine medizinische Versorgung unter optimalen Voraussetzungen soll aber nicht nur für PatientInnen angemessen sein, sondern auch dem Krankenhaus, d. h. es ist der Tatsache Rechnung zu tragen, dass
- ein Bezirkskrankenhaus keine Universitätsklinik ist (mit dementsprechender Spitzenmedizin), sondern sich im Prinzip um die Akut- und Standardversorgung kümmert, woraus wiederum ein Leistungsangebot resultiert, das auch der speziellen *Rolle* eines Bezirkskrankenhauses in der *regionalen Versorgungslandschaft* angemessen ist.
- Diese Rolle soll qualitativ hochwertig ausgefüllt werden durch die *Kombination der Qualitäten* jeder der drei ‚Säulen' (Ärzte, Pflege, Verwaltung), wobei die Erstellung von Leistungen aller drei Säulen *ökonomischen Restriktionen* unterliegt, also ‚dass da nicht Unmengen an Geld verbraucht wird, ohne dass dementsprechende Leistungen angeboten werden'.

Diese Aspekte allesamt in eine angemessene Beziehung zueinander zu setzen, um ein ausgewogenes Ergebnis zu erhalten, führt angesichts der Aspekt*inhalte* zu *Trade-off-Situationen* bzw. zu einem *Spannungsverhältnis* zwischen sozialer, humanitärer, medizinischer Aufgabe inklusive regionaler Rollenzuschreibung, entsprechenden Qualitätsvorstellungen der drei Säulen für die Erstellung dieses öffentlichen Gutes unter Kontrahierungszwang und ökonomischen Restriktionen.

Hier kommt erstmals die Dimension der *Ökonomie als eigenständige, organisationale Dimension* ins Spiel – allerdings in einem ambivalenten Verständnis: Einerseits ist die Ökonomie *lineare*, eindimensionale Restriktion im Sinne der *Knappheit*, so dass gespart werden muss, Aufenthaltsdauern gesenkt werden, etc., wodurch aus medizinischer Sicht Qualitätseinbußen entstehen können. Andererseits macht der zweite Abschnitt der Antwort deutlich, dass Ökonomie auch Garant für Nichtverschwendung ist, indem nicht zu viel Geld für unangemessen wenig Leistung ausgegeben wird. Hier bedeutet Ökonomie Wirtschaftlichkeit im Sinne einer *Balance* von Kosten und Leistung oder auch Input und Outcome.

Diese ambivalente Auslegbarkeit von ‚Ökonomie' schafft in einer Konstellation von humanitärem Auftrag, Rolle eines Bezirkskrankenhauses und restriktiver Ressourcenlage *Konfliktpotenziale* zwischen Berufsgruppen, innerhalb von Berufsgruppen sowie letztlich auf der ganz persönlichen Ebene (hier des Controllers). Dies wird vor allem im zweiten Teil der Antwort beim Thema ‚Zwiespalt' deutlich:

- *Berufsgruppenübergreifend* verläuft die Konfliktlinie zwischen Mittelverwalter und Mittelverwender. Die Verwaltung nimmt gegenüber der stark patientInnenbezogen agierenden Ärzteschaft und Pflege eher eine Hintergrundposition ein, weil sie den ‚Patienten nicht berühren' soll. Ihre Aufgabe ist die Sicherstellung einer insgesamt angemessenen Relation von eingesetzten Ressourcen und erbrachter Leistung. Das durch Controllingauswertungen unterstützte Streben der Verwaltung nach verringerten Aufenthaltsdauern oder Sparmaßnahmen trifft auf den Standpunkt der Ärzteschaft, die auf medizinischer Ebene Qualitätsverluste für die PatientInnen bei geringerer Ressourcenausstattung oder höherer Belastung gegebener Ressourcen argumentieren. Für die Verwaltung selbst ist das medizinische Argument kaum überprüfbar, da *Verwaltungsmitglieder* – genau wie PatientInnen auch – *als fachfremde LaiInnen* in der Regel weder die Kompetenz, noch in Bezug auf Ärzteschaft oder Pflege ‚die Berechtigung haben, denen medizinisch was vorzuschreiben'. Diese Definitionsmacht der Ärzteschaft und Pflege für die Behandlungsqualität ist spezifisch für die Leistungserstellung im Krankenhaus und bringt eine einseitige Sparökonomie rasch an ihr argumentatives Ende.[15] Weil ‚denen medizinisch was vorzuschreiben' nicht einfach funktioniert, entsteht Wirtschaftlichkeit allenfalls als Ergebnis eines *Aushandlungsprozesses* zwischen Vertretern knapper Ressourcen (Geld, Zeit) bzw. Verfechtern möglichst geringer Verschwendung und Vertretern medizinisch argumentierter Qualitätsvorstellungen. Das Ergebnis dieses Aushandlungsprozesses berührt PatientInnen wiederum direkt. Weil diese zwiespältige Situation für einen Verwaltungsmitarbeiter in ein *Dilemma* zwischen sozial-humanitärem Gebot, ökonomischen Restriktionen und zwangsweise laienhafter Urteilsfähigkeit in medizinischen Belangen führt, perpetuiert sich der Prozess der Handhabung dieses Dilemmas durch Abwägen und Aushandeln, was ‚eine dem Krankenhaus angemessene Medizin' bzw. was mit einer ‚bestmöglichen, für den Patienten optimalen' Leistungserbringung aus ökonomischer und medizinischer Sicht gemeint sein könnte. In diesem Zusammenhang wird vom Controller die Vokabel ‚wirtschaftlich' nur ungern benutzt.[16] Sie gilt ihm als ‚schlechter Ausdruck' dessen, worum es im Krankenhaus geht. *Nicht Wirtschaftlichkeit per se im Sinne einseitiger Sparökonomie* ist der Königsweg bei der Handhabung des oben angeführten Spannungsdreiecks und persönlichen Dilemmas, sondern angemessene Effektivität und Effizienz im Kontext der erwähnten Rahmenbedingungen.

- *Berufsgruppenintern* (hier im Controlling, bzw. in der Verwaltung) sowie auf der persönlichen Ebene zeigt sich ebenfalls die Notwendigkeit des Abwägens, um in der oben beschriebenen zwiespältigen Situation zu einer angemessenen Entscheidung in Mittelvergabe und Mitteleinsatz zu kommen. Allerdings bezieht sich hier das Thema des Abwägens auf die Methode des Transparenzschaffens mittels Controlling als Managementfunktion zur Entscheidungsvorbereitung (z. B. hinsichtlich der Budgetverteilung). Controlling ist zahlenbasiert und soll damit Vorgänge in der Organisation abbilden sowie Hilfestellung bei Entscheidungen bieten. Gleichzeitig ist diese Aufgabe immer im Bewusstsein zu bewerkstelligen, dass ein zu starkes Schauen auf Zahlen eine dementsprechend zu geringe Beachtung von Kriterien nach sich zieht, die sich nicht in den Zahlen finden, aber z. B. dem sozialen und humanitären Auftrag eines öffentlichen Krankenhauses entsprechen. Hier wird deutlich, dass es unterschiedliche Methoden des Transparenzschaffens durch

---

[15] Hier kommt auch die in Budgetsitzungen manchmal hervorgeholte ‚Leiche auf dem Tisch' als Letztargument von MedizinerInnen gegenüber NichtmedizinerInnen ins Spiel, deren Realitätsgehalt von NichtmedizinerInnen nur bedingt einzuschätzen ist. ÖkonomInnen bzw. VerwalterInnen ziehen sich dann gern auf Knappheit als Letztargument zurück, was zu einer argumentativen Pattstellung führt. Dennoch ist hier nicht ausgeschlossen, dass beide Seiten lernen, diese Letztargumente sparsam einzusetzen und dadurch Ökonomie als Balanceakt wieder ins Zentrum zu rücken.

[16] Der Controller ist als ehemaliger Gemeinde-Mitarbeiter in die Rolle des Controllers im Krankenhaus primär aus individuellem Interesse gekommen. Er ist kein akademisch ausgebildeter Controller im Sinne eines Ökonomiestudiums mit Schwerpunkt ‚Controlling'. Sein Umgang mit dem Thema der Wirtschaftlichkeit ist von seinem Erfahrungshintergrund in der Administration und seinen Vorstellungen von der Erstellung und Verteilung ‚öffentlicher Güter' geprägt.

Controlling gibt, die es situativ abzuwägen gilt. Dafür ein Bewusstsein zu entwickeln hält der Controller für zentral, auch wenn er die Art des Transparenzschaffens ohne Zahlen nicht näher ausführt.

Was hier im öffentlichen Bezirkskrankenhaus zur Notwendigkeit angemessener Relationen und ausgewogener Ergebnisse des Abwägens der oben angeführten Aspekte im konkreten Kontext des Hauses führt, sieht ein weiterer Befragter als aktuelles *Spannungsfeld* des Gesundheitswesens *generell*:

> Röntgen: „Das ist komplex. Ich würde sagen, in der heutigen Zeit, ein System, das sich kostengünstig um das Wohl des Patienten kümmert.
> Interviewer: ‚Kostengünstig' und ‚Wohl' ist genau das Spannungsfeld (...)?
> Röntgen: Ist genau das Spannungsfeld, in dem wir heute sicher leben. Es sollte in meinen Augen gegeben sein, dass das Wohl des Patienten nicht auf der Strecke bleibt, trotz Sparmaßnahmen, die notwendig sind und sicher zum Teil auch möglich sind."

Auch hier ist die bei der Aussage des Controllers interpretierbare Ambivalenz der Ökonomie vorhanden. Einerseits wird eine lineare Sparökonomie kritisiert, die die Gefahr in sich trägt, das ‚Wohl des Patienten' zu gefährden und damit den Handlungsauftrag für das System (und die MitarbeiterInnen darin). Andererseits wird nicht in Abrede gestellt, dass ‚kostengünstige' Leistungserstellung sein soll und dass auch ohne Qualitätseinbußen für PatientInnen gespart und somit ‚wirtschaftlicher/ökonomischer' gehandelt werden könnte.

Beim Rechnungswesenleiter stehen die Themen ‚guter Ruf' und ‚medizinische Leistung' an erster Stelle seiner Antwort, allerdings im Kontext zweier Perspektiven: der *Außenwahrnehmung* durch die PatientInnen bzw. die Allgemeinbevölkerung, der der erste Absatz gewidmet ist, als auch der *Binnenwahrnehmung* durch die eigenen MitarbeiterInnen.

> Rechnungswesenleiter: „Hat zwei Komponenten sicher, einmal medizinisch und einmal sicher eine mächtige emotionale Ebene. (...) Was reden die Leute, wie ist der Ruf, wie geht es weiter, was kommt ins Fernsehen, (...) was wird durch die Medien transportiert. Weil effektiv den medizinischen Standard zu beurteilen kann in der Bevölkerung (...) relativ wenig. Was man sicher beurteilen kann ist die Hotelkomponente, ist der Umgang mit dem Personal, wieviel Zeit haben die Schwestern für mich, wie werde ich behandelt. (...)
> Interviewer: Was sie jetzt geschildert haben ist (...) die Außenwahrnehmung, was wird wahrgenommen von Patientenseite als auch von der Allgemeinbevölkerung. Gibt es auch von ihnen aus Kriterien (...)?
> Rechnungswesenleiter: Gut, auch da wieder zwei Teile. Erstens ‚gutes Krankenhaus': Entsprechende Leistungen auf einer ökonomischen Basis, dass also mit den vorhandenen Mitteln, soweit als es geht und für einen Nichtmediziner beurteilbar ist, das Erforderliche erbracht wird – ohne Prestigeobjekte, obwohl so etwas auch dazugehört, damit man den Ruf kriegt. Ein gutes Betriebsklima, wo man auch die Möglichkeiten hat, zu gestalten, wo man nicht nur praktisch in einen Ablauf eingebunden ist. Wobei das auf der Verwaltung anders ausschaut als in der Pflege, Ärzte.
> Interviewer: Wo würden sie da den Unterschied sehen?
> Rechnungswesenleiter: Im Pflegebereich haben wir sicher eine stärkere Hierarchie. Bei den Ärzten auch, gewissermaßen, aber doch die Möglichkeiten, sich im vorgeben Rahmen, der sicher notwendig ist, sich seine Einteilung, seine Arbeitsweise selbst zu gestalten. Und natürlich gute Kollegialität. Wenn jemand mit Unwillen arbeiten geht (...) sollte man sich schnellstmöglich was Neues suchen.
> Interviewer: Kann man das selbst mit beeinflussen? Inwieweit?

Rechnungswesenleiter: Man kann es selbst mit beeinflussen, sicher, in Grenzen. Ich bin immer der Meinung, zum Streiten gehören zwei. Wenn ich Kollegen habe, wird es immer wieder Konflikte geben. Die Frage ist nur, inwieweit trage ich das aus, inwieweit akzeptiere ich es. Wobei da schon eine Grenze ist, ab wann belaste ich mich selbst. Ich kann bestimmte Sachen sicher einfach schlucken, werde ich nicht ändern, positive Seiten hat auch jeder, das sollte man sich vielleicht auch häufiger vorstellen. (...) und auf der Basis sich dann halt anpassen. Nur ich bin echt ein Typ, der nicht jeden Konflikt sofort austrägt, vielleicht eine Belastung, aber (...) das ist dann glaube ich eine kleinere Einheit, dass es generell nicht funktioniert, dann liegt es sicher an mir. Dann habe ich entweder falsche Vorstellungen von dem, was ich tun muss, oder von der Organisation, dass ich einfach wohin gehe mit anderen Erwartungen und das dann nicht mehr auf ‚gleich' bringe, und dann sollte man sich meiner Meinung nach was anderes suchen."

In der *Außenwahrnehmung* ist der durch die Medien vermittelte medizinische ‚gute Ruf' sowie die ‚emotionale' Komponente entscheidend. Die *mediale Vermittlung* der Ärztequalität ist, wie auch in der Aussage des Verwaltungsdirektors, zentral, weil die tatsächliche medizinische Qualität für das Gros der Allgemeinbevölkerung letztlich *nicht* beurteilbar ist. Die Emotion wird hierdurch zum wichtigen Beurteilungsmaßstab. Demgegenüber sind für PatientInnen[17] zwei Aspekte der Leistungserbringung sehr wohl direkt beurteilbar: die Hotelleistung und der Umgang des Personals, das sich mehr oder weniger Zeit nimmt/nehmen kann. Hierdurch wird das Thema der Qualität sehr stark in Richtung unterschiedlicher Voraussetzung für die Qualitätswahrnehmung auf PatientInnenseite differenziert.

In der *Binnenwahrnehmung* ist ein gutes Krankenhaus definiert durch die *der ökonomischen Basis entsprechende Leistung*, d. h. dass ‚mit den vorhandenen Mitteln das Erforderliche erbracht' wird. Diese klassische Zweck-Mittel-Relation ist eine eindeutige Ökonomiesicht, die zunächst ohne die Drohgebärde einer Gefährdung von Qualität durch Sparökonomie auskommt. Dennoch zeigt sich auch hier die zuvor bereits beim Controller angesprochene Notwendigkeit festzulegen, was denn eine der ‚ökonomischen Basis entsprechende Leistung' ist, wenn die Nichtbeurteilbarkeit medizinischer Erfordernisse und Leistungen durch Nichtmediziner (und damit eben auch durch das budgetgenehmigende Verwaltungspersonal) offensichtlich ist. Diese Frage wird allerdings nicht weitergehend thematisiert. Prestigeobjekten (und deren medialer Vermarktung) wird eine gewisse Umwegrentabilität zugeschrieben. Sie tragen zum guten Ruf bei, was sich einnahmeseitig positiv auswirken kann.

Weiters wird vom Rechnungswesenleiter auf das ‚Betriebsklima' und auf ‚gute Kollegialität' Wert gelegt. Dies hängt natürlich mit davon ab, ob die richtige Person am richtigen Platz ist oder aber die Vorstellungen von MitarbeiterInnen und Organisation nicht deckungsgleich sind, weswegen mit ‚Unwillen' zur Arbeit gegangen wird. *Konflikte* sind letztlich unvermeidlich und sind entweder mit gutem Willen handhabbar oder eben durch *Ausscheiden der Unwilligen* (und damit durch *Führungsentscheid*) zu lösen. Eng mit dem *Betriebsklima* verknüpft ist die Frage des Gestaltungsfreiraums der Einzelnen. Dieser ist jedoch von berufsgruppenspezifischen *Hierarchien* überlagert, die in der Pflege am stärksten sind, gefolgt von einer mehr *Gestaltungsfreiraum* gewährenden Ärzte- und Verwaltungshierarchie.

Die Verknüpfung von Betriebsklima, Gestaltungsfreiraum beim Einsatz der Ressourcen und Qualität der Leistungserstellung wird auch vom Qualitätsmanager & Organisationsentwickler angesprochen:

---

[17] Der Interviewpartner benutzt den Begriff ‚PatientInnen' zwar nicht selbst, er korrigiert aber auch nicht die Verwendung des Begriffs durch den Interviewer; letztlich könnten alle BürgerInnen der Allgemeinbevölkerung ja auch einmal PatientInnen werden.

> Qualitätsmanager & Organisationsentwickler: „Einmal abstrakt gesagt, (...) gute Organisation. Da zähle ich dazu entsprechende Strukturmittel, Foren, in denen über Organisation geredet, Organisation verbessert und entwickelt werden kann. Das ist der Hauptteil. Daraus resultiert entsprechendes Betriebsklima, ein offenes Betriebsklima und (...) im Endeffekt die gesamte Leistungserstellung des Krankenhauses. Auch die medizinische, die pflegerische Leistungsqualität, und der Quotient zwischen Mitteleinsatz und dem Outcome. Für mich fußt der darauf, welche Organisationsform es gibt, welche Struktur zur Verfügung gestellt wird, im weitesten Sinne das Budget, und die Dialogbereitschaft und Dialogfähigkeit der Mitarbeiter untereinander, um sinnvoll mit diesen Ressourcen umgehen zu können und um sie auf die Leistungserstellung des Hauses ausrichten zu können."

Der Qualitätsmanager & Organisationsentwickler setzt primär auf gute *Organisation in Struktur und Prozess*, wobei das ‚und' hier einen zentralen Stellenwert im Sinne einer kausalen Verknüpfung hat. Die Strukturmaßnahme der Einrichtung von Dialogforen wirkt sich positiv auf das Betriebsklima aus, weil es einen Ort in der Organisation gibt, wo über organisationale Verbesserungsmöglichkeiten der Leistungsqualität und Produktivität (‚als Quotient von Mitteleinsatz und dem Outcome') geredet werden kann (Prozess). Dieser Effekt hängt wiederum von der Dialogbereitschaft und Dialogfähigkeit der einzelnen MitarbeiterInnen ab sowie von den Budgets für die Dialogforen, die *Management und Führung* bereitstellen müssten. Erwächst ein offenes Betriebsklima, erleichtert dies wiederum die Umsetzung der in den Foren entstehenden Vorschläge zur Verbesserungen der Produktivität.

Diese Kausalkette stärkt den bei der Pflegedirektorin bereits angedeuteten Konnex von PatientInnenzufriedenheit und Arbeitsbedingungen für das Personal, das diese Leistung tagtäglich erbringen muss. Dieser Konnex wird vom Oberarzt und der Hygienebeauftragten sogar noch pointierter formuliert. Beide stellen einen Bezug her zwischen der Zufriedenheit der PatientInnen bzw. deren guter Versorgung und der Zufriedenheit der MitarbeiterInnen. Beide verweisen auch darauf, dass PatientInnen einer von mehreren Stakeholdern sind und daher die Orientierung an deren Zufriedenheit nicht isoliert betrachtet werden kann. Dies tut der Orientierung am Wohl der PatientInnen keinen Abbruch, stellt dessen Zustandekommen aber in den Kontext der Zufriedenheit *weiterer Stakeholder*.

> Hygienebeauftragte: „Die gute Versorgung der Patienten, die aber ganz unmittelbar mit der Arbeitszufriedenheit der Leute, die darin arbeiten, verbunden ist. (...) Das bedingt sich gegenseitig. (...) Das ist ein Faktor, in den man alles hinein packen kann. Das betrifft die Ärzte genauso wie das andere Personal. (...) Man muss da immer im Detail schauen, was ist wesentlich und was weniger wesentlich, aber im Prinzip bedingen sich die zwei Faktoren sicher gegenseitig."

Während die Hygienebeauftragte, ähnlich wie der Qualitätsmanager & Organisationsentwickler, den Blick auf die Zufriedenheit der internen Organisationsmitglieder richtet, sieht der Oberarzt noch eine *andere externe Anspruchsgruppe*, deren Zufriedenheit ihm wichtig wäre – die HausärztInnen.

> Oberarzt: „Ja, darf ich noch mal fragen, wollen sie von mir wissen, wie man das testen kann, was ein gutes Krankenhaus ist?
> Interviewer: Nein, sondern was für sie Kriterien wären, woran sie ein gutes Krankenhaus erkennen könnten.
> Oberarzt: Zufriedenheit bei allen Beteiligten, sprich Personal, Patienten. Plan, das heißt geplantes Verhalten beim Ablauf von stationären Aufenthalten, von Ambulanzen, von Zukunftsperspektiven und Teamwork auf allen Ebenen.
> Interviewer: Und wie würden sie ihre erste Frage, wie testet man so etwas, selbst beantworten? (...)

Oberarzt: [lacht] Aktueller Wissensstand usw. das gehört natürlich auch dazu zu einem guten Krankenhaus. Das ist aber eigentlich etwas, das man voraussetzt und das auch nicht auffallen sollte; das nur auffällt, wenn es nicht vorhanden ist, sagen wir mal so.
Interviewer: Das ist das aktuelle Fachwissen der Ärzte, der Pfleger (...)
Oberarzt: Genau, und die entsprechende Ausstattung, um dieses aktuelle Fachwissen umzusetzen, braucht es natürlich auch für ein gutes Krankenhaus. Es nutzt nichts, wenn man weiß, man sollte das machen und kann es aber nicht machen, weil man die Ressourcen nicht hat. Ok, wie man das testen kann, das (...) geht mit Befragung, wobei die Befragung bei allen Beteiligten (...) [Piepser unterbricht das Interview kurzzeitig].
Interviewer: Also Zufriedenheitsmessung über Befragung war der Punkt, bei allen Beteiligten, also auch (...) Patientenbefragung?
Oberarzt: Beteiligte heißt vor allem auch Patientenbefragung, aber auch Personalbefragung und Rückmeldung von Hausärzten. Das andere dürfte eher schwer zu testen sein. Ja, Ausbildungsbeauftragte können das aktuelle Wissen überprüfen.
Interviewer: Für alle Berufsgruppen?
Oberarzt: Natürlich."

Der Oberarzt setzt ebenfalls bei der Zufriedenheit der Beteiligten an, konkretisiert aber auch die Rahmenbedingungen, unter denen diese am ehesten entsteht: verbesserte Ablaufplanung, ‚Teamwork auf allen Ebenen', ‚Zukunftsperspektiven' und die *Messung* von Zufriedenheitsgraden bei PatientInnen, Personal, HausärztInnen *über Befragung* sowie die Überprüfung von Ausbildungsständen aller Berufsgruppen gleichermaßen, um die Aktualität des eingesetzten Wissens zu sichern. Allerdings hängt auch für den Oberarzt die praktische Umsetzung dieses Wissensstandes letztlich von den Ressourcen ab, die dafür durch *Management und Führung* zur Verfügung gestellt werden.

Insofern in beiden Aussagen ein Bezug zwischen der Zufriedenheit der PatientInnen bzw. deren guter Versorgung und der Zufriedenheit der MitarbeiterInnen hergestellt wird, würde der Sinn und Zweck *nicht* mehr *ausschließlich* im Wohl der PatientInnen liegen, sondern auch der MitarbeiterInnen bzw. vor dem Hintergrund der Aussage des Oberarztes auch noch im Wohl eines externen Stakeholders wie den HausärztInnen.

Gerade in den Aussagen des Oberarztes und des Qualitätsmanagers & Organisationsentwicklers zeigt sich – wie bei der Pflegedirektorin bereits ausführlich geschildert – das enge *Verhältnis zwischen* der Art der *Organisiertheit* der Leistungserstellung in Prozess und Struktur auf der einen Seite *und* dem *Ergebnis* dieser Organisationsverfasstheit auf der anderen Seite. Was bei PatientInnen als Outcome der Organisation Krankenhaus ankommt, ist das Resultat von Struktur und Prozess gleichermaßen. Einseitige Entwicklung von Struktur oder Prozess führen kaum zu höherer Produktivität und besseren Ergebnissen.

Der vielmals betonte Zusammenhang von PatientInnen- und MitarbeiterInnenzufriedenheit wird von der stationsleitenden Schwester ebenso gesehen, sie führt jedoch auch die *Kehrseite* des möglichst persönlichen Umgangs mit PatientInnen in der täglichen Pflegearbeit an:

Stationsleitende DGKS: „Einfach einmal der Umgang mit dem Patienten, dass der Patient mit Namen angesprochen wird, dass man nicht von einer Krankheit spricht, sondern von einem Patienten spricht (...) nicht die Galle von Zimmer so und so. Das Persönliche macht schon sehr viel aus. Nur ist ab und zu das Problem, (...) wo hört die Pflege auf, wo fängt der Service an? Wie weit muss ich gehen, wie weit soll ich gehen, wie weit kann ich gehen? Da (...) ist es oft so, dass man leider die Schwelle, was Pflege nur betrifft (...) und den Service einfach dann noch mehr bietet, weil man viel Feedback kriegt und immer hört, es ist so gut bei uns, und und und. (...) Von der ärztlichen Seite her (...) wir sind ein Allgemeines Krankenhaus und auch ein Akutkrankenhaus, aber (...) großartige Sachen liegen dann doch wieder in der Klinik, weil wir halt viele Abteilungen nicht haben (...)."

Die unscharfe Trennlinie zwischen Pflege und Service sowie die naturgemäß hohe und weiter steigende Erwartungshaltung der PatientInnen an ein gutes Krankenhaus provoziert eine tägliche Gratwanderung. Das Bekenntnis einer gewissen Unsicherheit – ‚Wie weit muss, soll, kann ich gehen?' – verdeutlicht, dass sehr persönlich gehaltene PatientInnenorientierung immer auch in eine serviceorientierte Selbstausbeutung des Pflegepersonals münden kann. Dies gilt insbesondere dann, wenn die PatientInnenorientierung ein qualitatives Alleinstellungsmerkmal des Allgemein- und Akutkrankenhauses auf Bezirksebene ist, das im Gegensatz zur Klinik ‚viele Abteilungen nicht haben' kann.

Nach diesen Interpretationen der Aussagen von weiteren acht Mitgliedern ist das wesentliche Ergebnis zunächst, dass sich der Kreis der bisher acht Spezifika der Organisation um die *Ökonomie als neuntes Spezifikum* erweitert hat.

2.2.3 ‚Was macht für Sie ein gutes Krankenhaus aus?' – Quintessenz I

Die Darstellung der Quintessenz I aus den beiden vorangegangenen Kapiteln erfolgt hier zunächst mit Blick auf die einzelnen Spezifika, dann mit Blick auf den Gesamteindruck und was sich daraus weiterführend interpretieren lässt.

Neun Spezifika und die Ausdifferenzierung ihrer jeweiligen Charakteristika

1. *PatientInnen* stehen im Mittelpunkt der Aufmerksamkeit. Bei acht InterviewpartnerInnen sind sie explizit *der zentrale Stakeholder*, beim Verwaltungsdirektor, EDV-Leiter und Qualitätsmanager & Organisationsentwickler sind sie eher impliziter Mittelpunkt. Dies mag an der Aufgabe dieser Personen in der Organisation liegen, im Hintergrund die ökonomische, technische und qualitativ hochwertige Leistungserstellung und Organisationsentwicklung (OE) sicher zu stellen.
Der *Grad der Aufmerksamkeit* für den zentralen Stakeholder ist *differenziert zu betrachten*. Für den Ärztlichen Direktor und die Pflegedirektorin stehen PatientInnen und ihre Versorgung *unumwunden* im Mittelpunkt. Der Controller, Röntgenmitarbeiter und Leiter Rechnungswesen stellen PatientInnen ebenso in den Mittelpunkt, definieren aber auch bereits *Randbedingungen und Voraussetzungen*, die auf die Versorgung einwirken und sich bei der Pflegedirektorin im Schlagwort von der ‚patientenzentrierten Organisation' bereits angedeutet hatten. Die Hygienebeauftragte und der Oberarzt stellen die PatientInnenzufriedenheit und Orientierung daran in den *Kontext* der Zufriedenheit *weiterer Anspruchsgruppen* wie Personal und HausärztInnen. Hierdurch wird PatientInnenorientierung im Verständnis breiter gefasst und zu einem Kontextprodukt. Die stationsleitende Schwester schließlich verweist auf die Grenzen der PatientInnenorientierung dort, wo sie in serviceorientierte *Selbstausbeutung* mündet. Sie unterstützt damit das Credo der Hygienebeauftragten, dass auf PatientInnen zu schauen genauso heißt, auf das Personal zu schauen.
Somit ist weder die Repräsentation der PatientInnen in der Aufmerksamkeit der MitarbeiterInnen homogen, noch ist es die Anspruchsgruppe PatientInnen in sich selbst. *Krankheit ist nicht gleich Krankheit*. Krankheit oder Verletzung kann unterschiedliche Formen und Schweregrade annehmen, kann folglich weitestgehend angstfrei, selbstbestimmt und zu akzeptablen Bedingungen überwindbar sein (vgl. Ärztlicher Direktor), kann aber genauso existenzgefährdend sein bzw. in hochgradiger Abhängigkeit und Einschränkung der

Selbstbestimmung stark Pflegebedürftiger resultieren. Der Verlust des Persönlichen in der Pflege unter Zeitdruck betrifft die letztgenannte PatientInnengruppe besonders (vgl. Pflegedirektorin). Auch die persönlichen Ansprüche und Erwartungshaltungen der PatientInnen sind unterschiedlich. Vor allem in den Ausführungen der stationsleitenden Schwester erhält das Bild der PatientInnen eine Art ‚Schattenseite'. Eine zurückhaltende Dankbarkeitshaltung wird kontrastiert durch eine lobend-fordernde Erwartungshaltung von PatientInnen, was in serviceorientierte Selbstausbeutung des Pflegepersonals münden kann, wenn PatientInnen durch die Pflege selbst bereits primär als Adressat von Service und nicht als PatientInnen gesehen werden. Angesichts dieses selbstmissverständlichen Helfersyndroms taucht der Patient das *einzige Mal in allen Interviews* und auch nur *implizit* als ‚Kunde' im Sinne eines Adressaten für Service auf – und auch das letztlich ‚nur' um einer Negativabgrenzung willen: *PatientInnen sind eben gerade nicht als Kunden zu behandeln, sondern als PatientInnen und die Pflege ist nicht (Kunden-)Service, sondern Pflege.* Dieser Aspekt ist als pointierte Einzelmeinung – der Kundenbegriff wird von den weiteren 10 InterviewpartnerInnen nicht einmal erwähnt – insofern interessant, als dadurch der ‚Kunde als König' in der Dienstleistungseinrichtung öffentliches Krankenhaus unter Kontrahierungszwang zumindest als diskussionswürdiges Konstrukt erscheint. Dabei sieht der Leiter Rechnungswesen PatientInnen sehr wohl in der Lage, zwei Aspekte der Leistungserbringung direkt zu beurteilen: Hotelleistung und Umgang des (Pflege-)Personals mit mehr oder weniger Zeit. PatientInnen sind in einer mehrfach prekären und damit riskanten Lage: Krankheit bzw. Verletzung zieht je nach Schweregrad und Existenzgefährdung mehr oder weniger starke Abhängigkeiten von den Helfenden nach sich. PatientInnen sind eingebettet in Rahmenbedingungen der Leistungserstellung, denen sie sich nicht entziehen können und die der Röntgenmitarbeiter als *generelles Spannungsfeld* bezeichnet: lineare Sparökonomie versus ‚kostengünstige' Leistungserstellung ohne Qualitätseinbußen. Laut Controller beeinflusst das Ergebnis von *Aushandlungsprozessen* zwischen Vertretern knapper Ressourcen und Vertretern medizinisch argumentierter Qualitätsvorstellungen PatientInnen direkt, z. B. wie das Krankenhaus seine spezielle Rolle in der *regionalen* Versorgungslandschaft wahrnimmt, die *Kombination der Qualitäten* der drei ‚Säulen' (Ärzteschaft, Pflege, Verwaltung) realisieren kann bzw. mit *ökonomischen Restriktionen* umgeht. PatientInnen sind in der Regel medizinische *LaiInnen*. Die Frage, ob PatientInnen die Leistung der ÄrztInnen, Pflege und die Hotelkomponente gleich gut beurteilen können, ist aus drei Aussagen zu Frage 1 zu *verneinen*: Der Ärztliche Direktor definiert Selbstbestimmung als ‚das Gefühl haben', sie sei vorhanden. Offen bleibt dabei, ob diese *gefühlsmäßige* Wahrnehmung auf tatsächlicher oder scheinbarer Autonomie beruht. Der Verwaltungsdirektor spricht von ‚Ärzteruf', was die Fortschreibung der Vergangenheit bedeutet und für die Zukunft eine Wirkungs*vermutung* darstellt. Und laut Rechnungswesenleiter ist für jeglichen Nichtmediziner die tatsächliche medizinische Qualität letztlich *nicht* beurteilbar, weswegen in der Außenwahrnehmung die mediale Vermittlung der ÄrztInnenqualität und der durch die Medien vermittelte medizinische ‚gute Ruf' und die diesbezüglichen Emotionen zum wichtigen Beurteilungsmaßstab werden. Durch diese *Wissensasymmetrie* wird das Thema der Qualität sehr stark in Richtung unterschiedlicher Voraussetzung für die Qualitätswahrnehmung auf PatientInnenseite differenziert.

2. Der *Sinn und Zweck* eines öffentlichen Krankenhauses wird von allen InterviewpartnerInnen weitgehend einhellig betrachtet und mit einer *Notlage* sowie dem *humanitären Gebot der Hilfe* in Verbindung gebracht. Dieses Credo zieht sich durch alle Aussagen. Interessant in diesem Zusammenhang sind zwei weitere Aspekte:

Der *Sinn und Zweck* rechtfertigt auch die Unterscheidung von einem Fertigungsbetrieb, weil ein öffentliches Krankenhaus seine Leistungserstellung laut Controller nicht einfach einstellen kann, wenn es sich ‚wirtschaftlich' nicht mehr lohnt, sondern eine ‚soziale und humanitäre Aufgabe' dauerhaft zu erfüllen hat (Kontrahierungszwang).

Insofern in den Aussagen der Hygienebauftragten und des Oberarztes ein Bezug zwischen der Zufriedenheit der PatientInnen bzw. deren guter Versorgung und der Zufriedenheit der MitarbeiterInnen hergestellt wird, liegt der Sinn und Zweck nicht mehr ausschließlich im Wohl der PatientInnen, sondern auch im Wohl der MitarbeiterInnen bzw. weiterer externer Stakeholder wie z. B. der HausärztInnen (vgl. Oberarzt).

3. Das öffentliche Krankenhaus ist keine Insel. Seine Einbettung in einen *gesellschaftlichen und sozialen Kontext* zeigt sich als komplexes Phänomen des Zusammenwirkens von interessegeleiteten Stakeholdern, Normen und deren Internalisierung, einer spezifischen Historie und regionalen Gegebenheiten. Auffallend ist, dass alle Aussagen, die einen gesellschaftlichen und sozialen Kontext zugestehen, diesen primär als Einbahnstraße vom Kontext zur Organisation konzipieren. Zwischen extramural und intramural ist die Grenze einseitig offen, wodurch eine ganze Reihe von *Kontextfaktoren* organisational wirksam werden:

Normierung und *Internalisierung* werden deutlich, wenn der Ärztliche Direktor den humanitären Handlungsauftrag als unverrückbar ‚oberstes Gebot' in Verbindung mit einem persönlich-professionellen Umgangsstil wie im ‚üblichen sozialen Verkehr' bezeichnet. Ähnlich ist die vom Verwaltungsdirektor angeführte *geistige Einstellung* der Tradition des Landes entsprechend zu verstehen, die als *kulturell-geschichtlicher Hintergrund* in der täglichen Pflegearbeit wirksam ist bzw. weiterhin sein soll.

Das aktuelle, generelle Spannungsfeld des Gesundheitswesens zwischen linearer Sparökonomie mit der Gefahr, das Wohl des PatientInnen zu gefährden und einer ‚kostengünstigen' Leistungserstellung ohne Qualitätseinbußen, wodurch ‚wirtschaftlicher/ökonomischer' gehandelt werden könnte (vgl. Röntgenmitarbeiter). Laut Controller geht es *nicht* um *Wirtschaftlichkeit per se* (sie gilt dem Controller als ‚schlechter' Ausdruck, als Negativkonnotation eines rein auf Sparökonomie ausgerichteten Wirtschaftlichkeitsdenkens), sondern um *angemessene* Effektivität und Effizienz im Zuge der Mittelverwendung. Unter Kontrahierungszwang erfordert die Erstellung eines öffentlichen Gutes unter Maßgabe *möglichst keiner Verschwendung* eine *Balance* von Kosten und Leistung bzw. eine effiziente Input-Outcome-Relation. Wenn ein zu starkes Schauen auf die (Budget-)Zahl eine dementsprechend zu geringe Beachtung von Kriterien nach sich zieht, die sich nicht in den Zahlen finden, aber z. B. dem sozialen und humanitären Auftrag eines öffentlichen Krankenhauses entsprechen, dann kann dies unausgewogen sein, obwohl es vielleicht wirtschaftlich im Sinne von kostendämpfend ist. Kontrahierungszwang und öffentlicher Versorgungsauftrag verschärfen das *Spannungsverhältnis* von begrenzten Mitteln und gewünschter Qualität.

Gesundheitspolitik/staatliche Administration. Dieser Stakeholder legt Standards, Benchmarks und Prozeduren fest (Pflegeminuten, Dokumentationspflichten), die das Erreichen der gesellschaftspolitischen Zielsetzung effizienten Einsatzes ‚gedeckelter' Mittel bei gleichbleibender Versorgungsqualität sichern sollen und gleichzeitig massiv in die internen operativen Abläufe der Pflege eingreifen (notwendigerweise veränderte ‚Rundumorganisation' durch Auslagerung pflegefremder Tätigkeiten und Nutzung *technischer Hilfsmittel* wie Computer zur Vereinfachung von Arbeitsabläufen zwecks mehr Pflege am Bett um einem Trade-off zwischen Zeitdruck und Versorgungsqualität vorzubeugen; vgl. Pflegedirektorin).

Technologie als Treiber von Veränderung. Der zuvor genannte Apekt der Computernutzung zur Vereinfachung von Arbeitsabläufen zeigt, dass die Technologie meist privater, ge-

winnorientierter Produzenten ablauforganisatorische Änderungen und Gewichtsverschiebungen in der Zusammensetzung des Personals auf Station bewirken kann.
Regionalperspektive. Ein Bezirkskrankenhaus ist laut Controller keine Universitätsklinik (mit dementsprechender Spitzenmedizin), sondern eine Akut- und Standardversorgung mit einer speziellen *Rolle* als Bezirkskrankenhauses in der *regionalen* Versorgungslandschaft. Die (sehr persönlich gehaltene) PatientInnenorientierung wäre ein qualitatives Alleinstellungsmerkmal eines Allgemein- und Akutkrankenhauses auf Bezirksebene, das im Gegensatz zur Klinik ‚viele Abteilungen nicht haben' kann (vgl. stationsleitende Schwester). Zu dieser Versorgungslandschaft gehören aus Sicht des Oberarztes auch die HausärztInnen als regional verankerte, externe Anspruchsgruppe. Die *Messung* von Zufriedenheitsgraden *über Befragung* soll krankenhausintern Aufschluss über die Zufriedenheit externer Stakeholder geben und auf die Leistungserstellung der Organisation durch deren Beurteilung rückwirken.
Medien. In der *Außenwahrnehmung* ist laut Rechnungswesenleiter die mediale Vermittlung der ÄrztInnenqualität und des medizinisch ‚guten Rufes' entscheidend, weil die tatsächliche medizinische Qualität für das Gros der Allgemeinbevölkerung letztlich *nicht* beurteilbar ist. Der medialen Vermarktung von Prestigeobjekten wird eine gewisse Umwegrentabilität zugeschrieben, indem sie zum guten Ruf beitragen und sich so einnahmeseitig positiv auswirken können.

4. Das in und mit der Organisation ‚öffentliches Krankenhaus' erzielte Ergebnis hängt eng mit dem Zusammenspiel von *Struktur und Prozess der Organisation/des Organisierens* zusammen. Auch wenn von einigen InterviewpartnerInnen mehr Gewicht auf Struktur und von anderen mehr Gewicht auf Prozess gelegt wurde, kommen doch beide ohne ihr jeweiliges Pendant nicht aus. Der Ärztliche Direktor bezeichnet das öffentliche Krankenhaus als *Ort*, an dem der PatientInnenwille nach möglichst rascher Heilung als gesellschaftlich-soziales ‚oberstes Gebot' erfüllt wird. Der Begriff des Ortes suggeriert Struktur. Gleichzeitig geht es um einen Behandlungsprozess an diesem Ort, der primär durch die beiden Berufsgruppen der Ärzteschaft und Pflege bewerkstelligt wird. Die Pflegedirektorin wiederum schildert den Pflegealltag als *Prozess des Organisierens mit hohem Komplexitätsgrad*, gebraucht aber gleichzeitig auch den Begriff ‚Rundumorganisation', was eine strukturelle Komponente beinhaltet. Ein definitives Bekenntnis zur *Organisation in Struktur und Prozess* legt der Qualitätsmanager & Organisationsentwickler ab, wobei das ‚und' hier einen zentralen Stellenwert im Sinne einer kausalen Verknüpfung hat. Die Strukturmaßnahme ‚Dialogforen' wirkt sich positiv auf das Betriebsklima aus, weil es einen Ort in der Organisation gibt, wo über organisationale Verbesserungsmöglichkeiten der Leistungsqualität und Produktivität (‚als Quotient von Mitteleinsatz und dem Outcome') geredet werden kann (Prozess). Dieser Effekt hängt wiederum von der Dialogbereitschaft und Dialogfähigkeit der einzelnen MitarbeiterInnen ab sowie von den Budgets für die Dialogforen. Erwächst ein offenes Betriebsklima, erleichtert dies wiederum die Umsetzung der in den Foren entstehenden Vorschläge zur Verbesserungen der Produktivität. Auch die vom Leiter Rechnungswesen eng mit dem Betriebsklima verknüpfte Frage des Gestaltungsfreiraums des Einzelnen gehört hierzu, weil dieser Freiraum von berufsgruppenspezifischen *Hierarchien* als Strukturmerkmal überlagert wird (die in der Pflege am stärksten sind, gefolgt von einer mehr *Gestaltungsfreiraum* gewährenden Ärzte- und Verwaltungshierarchie).

Das *Verhältnis zwischen Prozess und Struktur und* dem *Ergebnis* dieser Organisationsverfasstheit ist laut Oberarzt eng. Was bei PatientInnen als Outcome der Organisation Krankenhaus ankommt, ist das Resultat von Struktur und Prozess gleichermaßen. Einseitige Entwicklung von Struktur oder Prozess führen kaum zu höherer Produktivität und besseren

Ergebnissen. In diesem Sinn ist auch die *Zufriedenheit aller Beteiligten* als konkretes Ergebnis von Rahmenbedingungen zu verstehen, unter denen es am ehesten entsteht: verbesserte Ablaufplanung, ‚Teamwork auf allen Ebenen', ‚Zukunftsperspektiven' und die Messung von Zufriedenheitsgraden und Ausbildungsständen aller Berufsgruppen gleichermaßen über Befragung, um die Aktualität des eingesetzten Wissens zu sichern. Allerdings hängt die praktische Umsetzung dieses Wissensstandes letztlich von den Ressourcen ab, die dafür zur Verfügung stehen. Ähnlich gelagert ist auch die Aussage des EDV-Leiters, der eine ‚gute Organisation' in einem Atemzug mit optimaler medizinischer Betreuung und guten ÄrztInnen erwähnt. Dies suggeriert eine Verknüpfung von medizinischer Leistungserbringung (an den PatientInnen) und Organisation bzw. der Art des Organisiertseins (vgl. ‚Rundumorganisation' der Pflegedirektorin).

5. *MitarbeiterInnen* zeigen ein *ambivalentes Verhaltensrepertoire* gegenüber den zentralen Stakeholdern sowie anderen Organisationsmitgliedern. Besonders deutlich wird dies in dem Begriff der ‚Gratwanderung', den die stationsleitende Schwester gebraucht, um die unscharfe Trennlinie zwischen Pflege und Service vor dem Hintergrund steigender Erwartungshaltung der PatientInnen zu beschreiben. Das Bekenntnis einer gewissen Unsicherheit – Wie weit muss, soll, kann ich gehen? – verdeutlicht, dass sehr persönlich gehaltene PatientInnenorientierung immer auch in *serviceorientierte Selbstausbeutung* des Pflegepersonals kippen kann. Eine andere Art der Ambivalenz spricht der Röntgenmitarbeiter an, wenn er einerseits lineare Sparökonomie kritisiert und andererseits nicht in Abrede stellt, dass ‚kostengünstig' auch ohne Qualitätseinbußen an den PatientInnen und somit ‚wirtschaftlicher/ökonomischer' gehandelt werden könnte. Dies scheint umso notwendiger, als auch der Controller ein Verhalten eindämmen will, nämlich ‚dass da nicht Unmengen an Geld verbraucht wird, ohne dass dementsprechende Leistungen angeboten werden' – ein Indiz dafür, dass die *Balance* von Kosten und Leistung oder auch Input und Outcome gerade *nicht* besteht.

6. *Zentrale Beziehungen* beziehen sich primär auf involvierte Anspruchsgruppen und deren zwischenmenschliche Beziehungen, die meist eine *ideale* und eine *reale* Seite haben. Mehrere zentrale Beziehungen lassen sich identifizieren, wobei aufgrund von funktionaler Ausdifferenzierung, Wissens- und Machtasymmetrien sowie divergierenden Erwartungen alle zentralen Beziehungen *potenziell konfliktär* sind:
Die *Beziehung der PatientInnen zur Ärzteschaft und Pflege*. Für den Ärztlichen Direktor ist die *Beziehung* von *PatientInnen zum öffentlichen Krankenhaus* eine Beziehung zu Ärzteschaft und Pflege. *Ideal* wären akzeptable Unannehmlichkeiten, größtmögliche Freiheit von Angst, *kompetente* und *verantwortungsbewusste* Ärzteschaft und Pflege sowie eine respektvolle *Vertrauensbeziehung*. *Real* soll das ‚gefährliche' *Machtgefälle* zwischen Expertise und Laientum bei den PatientInnen durch ein *Gefühl von Selbstbestimmungsmöglichkeit* kompensiert werden. Ob dies die bestmögliche Handhabung des Machtgefälles oder eine Verschleierungstaktik zugunsten des Erhalts eines Statusunterschiedes zwischen Expertise und Laientum ist, bleibt in der Aussage des Ärztlichen Direktors offen. Für die Pflegedirektorin hingegen ist die *Beziehung* von *PatientInnen zum öffentlichen Krankenhaus primär* eine Beziehung *zur Pflege*, ÄrztInnen kommen in ihrer Antwort nicht vor. PatientInnenorientierung der Gesamtorganisation ist das Ziel/Ideal, das oben genannte Machtgefälle zwischen Expertise und Laientum bleibt angesichts der Abhängigkeit Schwerkranker und sehr Pflegebedürftiger real erhalten. Die stationsleitende Schwester problematisiert die unscharfe Trennlinie zwischen Pflege und Service sowie die steigende Erwartungshaltung der PatientInnen an ein gutes Krankenhaus. Dies provoziert eine tägliche Gratwanderung der Pflege, die bei sehr persönlich

gehaltener PatientInnenorientierung immer auch in eine serviceorientierte Selbstausbeutung des Pflegepersonals kippen kann. Der Rechnungswesenleiter wiederum fokussiert auf die mediale Vermittlung der ÄrztInnenqualität, weil die tatsächliche medizinische Qualität für LaiInnen, also das Gros der Allgemeinbevölkerung, letztlich *nicht* beurteilbar ist. Die Emotion wird hierdurch zum wichtigen Beurteilungsmaßstab. Sind die PatientInnen dann im Haus, so sind für sie zwei Aspekte der Leistungserbringung sehr wohl direkt beurteilbar: die Hotelleistung und der Umgang des (Pflege-)Personals, das sich mehr oder weniger Zeit nimmt/nehmen kann.

Die *Beziehung Ärzteschaft zu Pflege* wird vom Ärztlichen Direktor als friktionsfrei geschildert, von der Pflegedirektorin gar nicht.

Die *Beziehung der Verwaltung zu Ärzteschaft und Pflege.* Für den Controller verläuft eine *berufsgruppenübergreifende Konfliktlinie* zwischen der Sicherstellung einer insgesamt angemessenen Relation von eingesetzten Ressourcen bzw. erbrachter Leistung und einem auf medizinischer Ebene argumentierten Qualitätsverlust für PatientInnen bei geringerer Ressourcenausstattung oder höherer Belastung gegebener Ressourcen. Für die Verwaltung selbst ist das medizinische Argument kaum überprüfbar, da sie – genau wie PatientInnen auch – *fachfremd bzw. Laie* in Sachen Behandlungsqualität ist. Wirtschaftlichkeit entsteht so als Ergebnis eines *Aushandlungsprozesses* zwischen Vertretern knapper Ressourcen (Geld, Zeit) bzw. Verfechtern möglichst geringer Verschwendung und Vertretern medizinisch argumentierter Qualitätsvorstellungen. Das Ergebnis dieses Aushandlungsprozesses berührt die PatientInnen wiederum direkt. Auch der Leiter Rechnungswesen sieht in der *Binnenwahrnehmung* (bezogen auf die Berufsgruppen) das beim Controller angesprochene Konfliktpotenzial bei der Festlegung, was denn eine der ‚ökonomischen Basis entsprechende Leistung' ist, wenn die Nichtbeurteilbarkeit medizinischer Erfordernisse und Leistungen durch NichtmedizinerInnen (und damit eben auch durch das budgetgenehmigende Verwaltungspersonal) offensichtlich ist.

Die *berufsgruppeninternen Beziehungen.* Für den Controller zeigt sich berufsgruppenintern die Notwendigkeit situativen Abwägens unterschiedlicher Methoden des Transparenzschaffens durch Controlling als Managementfunktion. Zahlenbasiert Vorgänge in der Organisation abzubilden sowie Hilfestellung bei Entscheidungen zu bieten ist gleichzeitig immer im Bewusstsein zu bewerkstelligen, dass ein zu starkes Schauen auf Zahlen eine dementsprechend zu geringe Beachtung von Kriterien nach sich zieht, die sich *nicht* in den Zahlen finden, aber z. B. dem sozialen und humanitären Auftrag eines öffentlichen Krankenhauses entsprechen. Und der Leiter Rechnungswesen sieht den Gestaltungsfreiraum des Einzelnen eng mit dem Betriebsklima verknüpft. Dieser Freiraum ist jedoch von berufsgruppenspezifischen Hierarchien überlagert, die in der Pflege am stärksten sind, gefolgt von einer mehr Gestaltungsfreiraum gewährenden Ärzte-/Verwaltungshierarchie.

Die *Beziehung der Organisationsmitglieder zu externen Stakeholdern.* Hier führt die Pflegedirektorin beispielsweise die *Gesundheitspolitik* bzw. staatliche Administration sowie indirekt auch Technologielieferanten ein. Und der Oberarzt möchte den Bezug zwischen der Zufriedenheit der PatientInnen bzw. deren guter Versorgung und der Zufriedenheit der MitarbeiterInnen erweitert sehen um die Zufriedenheit anderer externer Anspruchsgruppen wie HausärztInnen.

7. *Management und Führung* hat als Spezifikum der Organisation eine institutionell-hierarchische und eine prozessuale Komponente. So bezeichnet der Begriff der ‚kollegialen Führung' zunächst das institutionell oberste Führungsgremium des öffentlichen Krankenhauses. Die Führungspersönlichkeiten wiederum pflegen ihren jeweiligen persönlichen

Führungsstil und damit ihre spezielle Art des Führens und Managens im operativen Tagesgeschäft. Dabei zeigt sich eine grundlegende Absicht und ein Set an unterschiedlichen Methoden:

Management und Führung als Ermöglichen. Für die Pflegedirektorin muss die Führung durch koordinierendes Management eine ‚Rundumorganisation' schaffen, die es ermöglicht, dass das Mitarbeiterpotenzial zur Geltung kommen kann und effizient/effektiv eingesetzt wird. Dazu gehört auch der vom Controller erwähnte Aushandlungsprozess zwischen Verwaltung, Ärzteschaft und Pflege darüber, was ‚eine dem Krankenhaus angemessene Medizin' aus ökonomischer und medizinischer Sicht sein könnte. Der Leiter Rechnungswesen inkludiert Personalauswahl/-einsatz, d. h. die richtige Person am richtigen Platz. Berufsgruppenspezifische *Hierarchien* überlagern den *Gestaltungsfreiraum* des Einzelnen, in der Pflege am stärksten, gefolgt von der Ärzte- und Verwaltungshierarchie. Auch die Strukturmaßnahme der Einrichtung von Dialogforen (vgl. Qualitätsmanager & Organisationsentwickler) wäre eine derartige organisatorische Rahmenbedingung, deren Effekt hängt jedoch von der Dialogbereitschaft und Dialogfähigkeit der einzelnen MitarbeiterInnen sowie von den Budgets für die Dialogforen ab.

Management und Führung als Eindämmen möglichen Negativverhaltens. Angesichts des ambivalenten Verhaltensrepertoires der MitarbeiterInnen ist ein Umgang damit notwendig, wobei der gemeinsame Nenner aller Umgangsweisen darin besteht, mögliches Negativverhalten nicht zu ignorieren, sondern Rahmenbedingungen zu dessen Eindämmung zu schaffen, die allerdings sehr unterschiedlich ausgestaltet werden: Vom Ärztlichen Direktor werden Kompetenz, Verantwortungsbewusstsein, respektvoller Umgang mit PatientInnen als Voraussetzung *angenommen*, damit der Patient eine Vertrauensbeziehung aufbauen kann. Das Machtgefälle macht die Forderung nach einem verantwortungsvollen Umgang ‚wie im üblichen sozialen Verkehr' notwendig, weil ein andersartiges Verhalten zu tolerieren ‚gefährlich' wäre, was letzteres zumindest als Möglichkeit aufkommen lässt – ob aus Erfahrung oder spekulativ lässt der Ärztliche Direktor offen. Die Pflegedirektorin setzt auf ständige Schulung und Vorleben zur Überwindung von Einzelinteressen, da PatientInnenorientierung nicht von selbst entsteht. Oberarzt und Hygienebeauftragte setzen primär organisatorische Rahmenbedingungen, die die Zufriedenheit der MitarbeiterInnen als Teil der *Zufriedenheit aller Beteiligten* fördert. Der Oberarzt konkretisiert diese Rahmenbedingungen: verbesserte Ablaufplanung, ‚Teamwork auf allen Ebenen', ‚Zukunftsperspektiven' und die *Messung* von Zufriedenheitsgraden bei PatientInnen, Personal, HausärztInnen *über Befragung* sowie die Überprüfung von Ausbildungsständen aller Berufsgruppen gleichermaßen, um die Aktualität des eingesetzten Wissens zu sichern. Der Leiter Rechnungswesen fragt in letzter Konsequenz, ob die richtige Person am richtigen Platz ist oder aber die Vorstellungen von MitarbeiterIn und Organisation nicht deckungsgleich sind, weswegen mit ‚Unwillen' zur Arbeit gegangen wird. Derartige *Konflikte* sind letztlich unvermeidlich und entweder mit gutem Willen handhabbar oder durch *Ausscheiden der Unwilligen* zu lösen. Schließlich führt auch die Pflegedirektorin an, dass *Einzelinteressen* die Erreichung des Ziels einer PatientInnenorientierung im Gesamtsystem ‚sehr schwer' machen können.

Management- und Führungsmethoden. Management als Koordinations- und Steuerungsfunktion bedient sich Controlling-Methoden des Transparenzschaffens zur Vorbereitung von Entscheidungen, die das Management bzw. die Führung zu treffen hat (z. B. hinsichtlich der Budgetverteilung). Controlling ist zahlenbasiert und gleichzeitig immer im Bewusstsein zu bewerkstelligen, dass ein zu starkes Schauen auf Zahlen laut Controller eine dementsprechend zu geringe Beachtung von Kriterien nach sich ziehen kann, die sich nicht in den

Zahlen finden, aber z. B. dem sozialen und humanitären Auftrag eines öffentlichen Krankenhauses entsprechen. Hierfür ein Bewusstsein zu entwickeln ist zentral, auch wenn die Art des Transparenzschaffens ohne Zahlen vom Controller nicht näher ausgeführt wird. *Führung* hingegen erweist sich stärker *als personaler Akt, sich selbst und Andere zu führen.* Der Ärztliche Direktor nimmt einerseits Kompetenz, Verantwortungsbewusstsein, respektvollen Umgang mit PatientInnen als Akte der Selbstführung an, weiß aber um das Machtgefälle zwischen ExpertInnen und PatientInnen, weswegen er einen Akt der Fremdführung setzt: die Forderung nach einem verantwortungsvollen Umgang ‚wie im üblichen *sozialen* Verkehr', wodurch er als Führungsperson signalisiert, dass ein andersartiges, ‚gefährliches' Verhalten nicht toleriert wird. Die Pflegedirektorin setzt auf Schulung und Vorleben als *Verhaltensbeeinflussung*, um bei zunehmendem Druck auf das Pflegepersonal durch Personalreduktion und Pflegeminuten der zunehmenden Gefahr des Verlustes des Persönlichen in der Pflege vorzubeugen. Die Schilderung der Dialogforen durch den Qualitätsmanager & Organisationsentwickler legt nahe, dass MitarbeiterInnen in der Lage sind, sich ‚selbst' zu organisieren und zu führen, sobald der Gestaltungsfreiraum eröffnet wird, dessen Schaffung wiederum Management- und Führungsaufgabe ist. Dass es schließlich auch zu Problemen in der Selbstführung kommen kann, wenn die Fremdführung ‚Unschärfen' nicht weiter beachtet, verdeutlicht die stationsleitende Schwester mit ihrer unscharfen Trennlinie zwischen Pflege und Service, die bei steigender Erwartungshaltung der PatientInnen in eine *serviceorientierte Selbstausbeutung* des Pflegepersonals münden kann.

8. Die *Ökonomie* kommt mit der Aussage des Controllers ins Spiel. Letztlich zeigt die Ökonomie zwei ‚Gesichter' – das einer *linearen Sparökonomie* mit entsprechender Ignoranz gegenüber den sich dadurch ergebenden negativen, mehr oder weniger ‚externen' Effekten; und das einer *Balance* im Sinne einer Angemessenheit und Ausgewogenheit von Zweck und Mittel, Input und Outcome bzw. Effektivität und Effizienz.

Ökonomie als lineare Sparökonomie. Für den Controller ist Ökonomie einerseits *lineare*, eindimensionale Restriktion im Sinne der *Knappheit*, so dass gespart werden muss, Aufenthaltsdauern gesenkt werden sollen, etc., wodurch aus medizinischer Sicht Qualitätseinbußen entstehen können. Das durch Controllingauswertungen unterstützte Streben der Verwaltung nach verringerten Aufenthaltsdauern oder Sparmaßnahmen trifft auf den Standpunkt der Ärzteschaft, die auf medizinischer Ebene Qualitätsverluste für die PatientInnen bei geringerer Ressourcenausstattung oder höherer Belastung gegebener Ressourcen argumentieren. Da die Verwaltung medizinische Argumente kaum überprüfen kann, und in der Regel weder die Kompetenz, noch in Bezug auf Ärzteschaft oder Pflege ‚die Berechtigung haben, denen medizinisch was vorzuschreiben', liegt die Definitionsmacht für die Behandlungsqualität bei Ärzteschaft und Pflege und bringt eine einseitige Sparökonomie rasch an ihr argumentatives Ende. Auch der Mitarbeiter Röntgen kritisiert eine lineare Sparökonomie, die die Gefahr in sich trägt, das Wohl der PatientInnen zu gefährden.

Ökonomie als Balance. Ökonomie ist für den Controller andererseits auch Garant für Nichtverschwendung, indem nicht zu viel Geld für unangemessen wenig Leistung ausgegeben wird. Hier bedeutet Ökonomie Wirtschaftlichkeit im Sinne einer *Balance* von Kosten und Leistung oder auch Input und Outcome. Wirtschaftlichkeit entsteht in einem *Aushandlungsprozess* zwischen VertreterInnen knapper Ressourcen (Geld, Zeit) bzw. VerfechterInnen möglichst geringer Verschwendung und VertreterInnen medizinisch argumentierter Qualitätsvorstellungen mit Bezug auf das, was ‚eine dem Krankenhaus angemessene Medizin' bzw. was mit einer ‚bestmöglichen, für den Patienten optimalen' Leistungserbringung aus ökonomischer und medizinischer Sicht gemeint sein könnte. Hierbei gilt die Vokabel

‚wirtschaftlich' als ‚schlechter Ausdruck' dessen, worum es im Krankenhaus geht. *Nicht Wirtschaftlichkeit per se im Sinne einseitiger Sparökonomie* ist der Königsweg, sondern angemessene Effektivität und Effizienz im Kontext der oben erwähnten Aspekte und Rahmenbedingungen des Handelns in einem Bezirkskrankenhaus. Dies sieht auch der Mitarbeiter Röntgen so, wenn er nicht in Abrede stellt, dass ‚kostengünstige' Leistungserstellung sein soll und dass auch ohne Qualitätseinbußen gespart und somit ‚wirtschaftlicher/ökonomischer' gehandelt werden könnte. Für den Leiter Rechnungswesen ist ein gutes Krankenhaus definiert durch die der ökonomischen Basis entsprechende Leistung, d. h. dass ‚mit den vorhandenen Mitteln das Erforderliche erbracht' wird. Diese klassische Zweck-Mittel-Relation ist eine eindeutige Ökonomiesicht, die zunächst ohne die Drohgebärde einer Gefährdung von Qualität durch Sparökonomie auskommt. Dennoch zeigt sich auch hier die zuvor bereits beim Controller angesprochene Notwendigkeit festzulegen, was denn eine der ‚ökonomischen Basis entsprechende Leistung' ist, wenn die Nichtbeurteilbarkeit medizinischer Erfordernisse und Leistungen durch NichtmedizinerInnen (und damit eben auch durch das budgetgenehmigende Verwaltungspersonal) offensichtlich ist. Diese Frage wird allerdings nicht weitergehend thematisiert.

9. Das Thema der *Qualität* des öffentlichen Krankenhauses ist das Thema in sich stimmiger Konstellationen, d. h. Qualität ist das *Resultat einer Kombination* diverser Spezifika der Organisation. Allerdings ist dieses Resultat nicht per se stabil, sondern *fragil* und damit für Beteiligte unterschiedlich *riskant*. Schließlich divergieren Qualitäts*vorstellungen* und Qualitäts*wahrnehmungen* je nach Individuum oder Anspruchsgruppe, was zu Spannungsverhältnissen führen kann, wenn die Qualitätsvorstellungen nicht kompatibel sind, aber kompatibel gemacht werden müssen.

Qualität als Resultat einer Kombination diverser Spezifika. Für den Ärztlichen Direktor ist Qualität das Resultat der Kombination bisher geschilderter Spezifika, die eine in sich stimmige Konstellation ergeben, um ein Krankenhaus als ‚gutes Krankenhaus' bezeichnen zu können, das patientInnenzentriert (inter)agiert. Qualität entsteht so in der Kombination einzelner Charakteristika von z. B. Sinn und Zweck, PatientInnen, MitarbeiterInnen, zentrale Beziehungen, oder auch Struktur und Prozess als Gefüge, in welchem dann Qualität oder Nichtqualität entstehen kann. Gleiches gilt für den Verwaltungsdirektor, der Qualität als Resultat von ÄrztInnenruf, Pflegequalität und einer entsprechenden *Hotelkomponente* betrachtet, wobei für alle drei Komponenten ein eigener Qualitätsmaßstab gilt. Dem Controller ist ebenfalls die *angemessene* und *ausgewogene* Kombination der Qualitäten aller drei ‚Säulen' (ÄrztInnen, Pflege, Verwaltung) wichtig unter Beachtung der Rolle des Bezirkskrankenhauses in einer regionalen Versorgungslandschaft und der ökonomischen Restriktionen, was auch der Röntgenmitarbeiter stützt, wenn er nicht in Abrede stellt, dass auch ohne Qualitätseinbußen gespart und somit ‚wirtschaftlicher/ökonomischer' gehandelt werden könnte. Die Pflegedirektorin hingegen argumentiert einerseits stark pflegeorientiert mit ‚Qualität im Bezug', stellt diese aber in den Kontext einer ‚Rundumorganisation'. Damit ist Qualität einmal mehr *Resultat* einer Kombination von z. B. Struktur und Prozess, Management und Führung, MitarbeiterInnen oder auch zentralen Beziehungen. Ein ähnliches Verständnis hat der EDV-Leiter mit der Verknüpfung von ‚optimaler' medizinischer Betreuung und Organisation. Für den Qualitätsmanager & Organisationsentwickler entsteht Qualität in einer guten *Organisation in Struktur und Prozess*. Dialogforen schaffen Orte, wo über organisationale Verbesserungsmöglichkeiten der Leistungsqualität und Produktivität geredet werden kann. Das wirkt sich positiv auf das Betriebsklima aus, wobei dieser Effekt wiederum von der Dialogbereitschaft und Dialogfähigkeit der einzelnen MitarbeiterInnen abhängt sowie von den Budgets für die Dialogforen. Auch berufsgruppenspezifische *Hierarchien* können den *Gestaltungsfreiraum* Einzelner einschränken und so negativ auf das Betriebsklima wirken (vgl. Rechnungswesenleiter). Erwächst hingegen ein offenes Betriebsklima, erleichtert dies die Umsetzung der Verbesserungsvorschläge aus den Foren. Auch für den Oberarzt spielt Struktur und Prozess eine zentrale Rolle, weil die *Zufriedenheit aller Beteiligten* als Qualitätsmerkmal von Rahmenbedingungen abhängt, unter denen diese am ehesten entsteht: verbesserte Ablaufplanung, ‚Teamwork auf allen Ebenen', ‚Zukunftsperspektiven' und die *Messung* von Zufriedenheitsgraden und Ausbildungsständen aller Berufsgruppen gleichermaßen *über Befragung*, um die Aktualität des eingesetzten Wissens zu sichern. Letztlich sind es auch hier viele verschiedene Spezifika, die in ihrer Kombination in Qualität resultieren können.

Qualität ist kein Selbstläufer, sondern fragil und riskant. Das aus der Unsicherheit erwachsende Risiko, z. B. auf PatientInnenseite in puncto Behandlungsqualität, resultiert aus der Ambivalenz diverser Spezifika. *Ökonomie* kann als *lineare*, eindimensionale Restriktion im Sinne der *Knappheit* und Sparzwang verstanden werden, oder als *Balance* von Kosten und Leistung oder auch Input und Outcome. Das Streben der Verwaltung nach verringerten Aufenthaltsdauern oder Sparmaßnahmen trifft auf den Standpunkt der Ärzteschaft, die auf medizinischer Ebene Qualitätsverluste für PatientInnen bei geringerer Ressourcenausstattung oder höherer Belastung gegebener Ressourcen argumentieren. Die Definitionsmacht der Ärzteschaft und Pflege für die Behandlungsqualität bringt einseitige Sparökonomie rasch an ihr argumentatives Ende und forciert einen *Aushandlungsprozess* zwischen Vertretern knapper Ressourcen (Geld, Zeit) bzw. Verfechtern möglichst geringer Verschwendung und Vertretern medizinisch argumentierter Qualitätsvorstellungen. Das Ergebnis dieser zentralen Beziehung als Aushandlungsprozess berührt PatientInnen wiederum direkt, weil hier bestimmt wird, was ‚eine dem Krankenhaus angemessene Medizin' bzw. was mit einer ‚bestmöglichen, für den Patienten optimalen' Leistungserbringung aus ökonomischer und medizinischer Sicht sein könnte. Diese Ergebnisse sind so lange stabil, bis neue ökonomische Restriktionen im Sinne von Knappheit die Balance erneut in Frage stellen. Dann muss das *Spannungsverhältnis* zwischen sozialer, humanitärer, medizinischer Aufgabe inklusive regionaler Rollenzuschreibung, entsprechenden Qualitätsvorstellungen der drei Säulen für die Erstellung dieses öffentlichen Gutes unter Kontrahierungszwang und ökonomischen Restriktionen aufs Neue austariert werden. Die Forderung des Qualitätsmanagers und Organisationsentwicklers nach Budgets für Dialogforen zeigt ebenso Stabilisierungsnotwendigkeiten, wie die Schilderung der stationsleitenden Schwester, die die tägliche Gratwanderung zwischen persönlich gehaltener PatientInnenorientierung und *serviceorientierter Selbstausbeutung* schildert. Hinzu kommt ein ambivalentes Verhaltensrepertoire der MitarbeiterInnen, das keineswegs nur in eine vermehrte Selbstausbeutung führen muss (vgl. Einzelinteressen bei der Pflegedirektorin und das Ausscheiden von Unwilligen beim Leiter Rechnungswesen), die zunächst von den PatientInnen sogar als positive Leistungssteigerung empfunden werden mag. Auch das Thema der ‚Reflexionsqualität' bei Management- und Führungsentscheidungen birgt Risiken. Für den Controller ist Controlling zahlenbasiert und soll damit Vorgänge in der Organisation abbilden sowie Hilfestellung bei Entscheidungen bieten. Gleichzeitig ist diese Aufgabe immer im Bewusstsein zu bewerkstelligen, dass ein zu starkes Schauen auf Zahlen eine dementsprechend zu geringe Beachtung von Kriterien nach sich zieht, die sich nicht in den Zahlen finden, aber z. B. dem sozialen und humanitären Auftrag eines öffentlichen Krankenhauses entsprechen. Hier wird deutlich, dass es unterschiedliche Methoden des Transparenzschaffens durch

Controlling gibt, die es situativ abzuwägen gilt. Hierfür Bewusstsein zu entwickeln hält der Controller für zentral, auch wenn er die Art des Transparenzschaffens ohne Zahlen nicht näher ausführt, bzw. das Risiko mangelnden Bewusstseins näher benennt.
Qualitätsvorstellungen und Qualitätswahrnehmungen können divergieren. Entscheidend ist, wer sich welche Qualität vorstellt, diese wahrnimmt und wie diese Wahrnehmung ‚organisiert' ist. Der Ärztliche Direktor merkt an, dass Qualität auf PatientInnenseite sehr stark auf der *Gefühlsebene wahrgenommen* wird, d. h. wie in der Interaktion mit der Ärzteschaft und Pflege ein Gefühl der Selbstbestimmung und eine Vertrauensbeziehung aufkommt. Der Leiter Rechnungswesen argumentiert in die gleiche Richtung, wenn er die Beurteilbarkeit der medizinischen Qualität durch LaiInnen, also das Gros der Allgemeinbevölkerung, verneint und folglich in der *Außenwahrnehmung* auf mediale Vermittlung der Ärztequalität setzt. Hier wird die Emotion zum wichtigen Beurteilungsmaßstab. Demgegenüber sind für PatientInnen die Hotelleistung und der Umgang des Personals (das sich Zeit nehmen) sehr wohl beurteilbar, wodurch das Thema der Qualität sehr stark in Richtung unterschiedlicher Qualitätsvorstellungen und Voraussetzungen für Qualitätswahrnehmung auf PatientInnenseite differenziert wird. Die Hygienebeauftragte und der Oberarzt wiederum erweitern über die Zufriedenheiten diverser Stakeholder auch die Bandbreite an Qualitätsvorstellungen und Qualitätswahrnehmungen, bis hin zu *externen Anspruchsgruppe* wie HausärztInnen (vgl. Oberarzt).

Weiterführende Erkenntnisse aus der Querschnittsbetrachtung der neun Spezifika

Die beim Spezifikum *Qualität* vorfindbare Vorstellung von Qualität als Resultat einer in sich stimmigen Konstellation mehrerer Spezifika inspiriert *methodisch-systematisierend* dazu, eine detaillierte *Querschnittsbetrachtung* aller neun Spezifika zu versuchen.
    Bereits bei der Interpretation der Aussagen der kollegialen Führung waren diverse *zwiespältige* Situationen auffallend, die auf *Spannungsfelder* hindeuteten. Der Ärztliche Direktor formuliert in seinen Rahmenbedingungen für einen sinnvollen Umgang mit den PatientInnen ein *Ideal*, was das MitarbeiterInnenverhalten und die daraus erwachsende Beziehung zu den PatientInnen anlangt – kompetente, verantwortungsbewusste, respektvolle Ärzteschaft und Pflege mit Interesse an akzeptablen Unannehmlichkeiten und Angstlosigkeit der PatientInnen sowie an einer Vertrauensbildung. *Real* zeigt sich ein potenziell ‚gefährliches' Machtgefälle von ExpertInnen zu PatientInnen, das durch ein ‚Gefühl' von Selbstbestimmungsmöglichkeit kompensiert werden soll. Dieses *erste Spannungsfeld* von *Idealität* versus *Realität* findet sich auch bei der Pflegedirektorin, wenn sie ein anzustrebendes MitarbeiterInnenverhalten im Interesse des Gesamtsystems kontrastiert mit Einzelinteressen, die die Erreichung dieses Zieles ‚sehr schwer' machen. Derartige Zielinkongruenzen rufen in der Regel Management und Führung auf den Plan, um mögliche negative Auswirkungen auf den zentralen Stakeholder einzudämmen oder gar nicht erst aufkommen zu lassen – notfalls durch Ausscheiden der Unwilligen (vgl. Rechnungswesenleiter).
    Ein *zweites Spannungsfeld* lässt sich ebenfalls aus den Aussagen der Pflegedirektorin interpretieren, das durch das Gegensatzpaar *Außen/Innen* umrissen wird. Konkret wächst der Zeitdruck auf das Pflegepersonal aufgrund *externer* Vorgaben wie Dokumentationspflichten oder einer Benchmark in Form des Tirol-Durchschnitts an Pflegeminuten. Diese aus Organisationssicht unvermeidbaren externen Einflüsse schlagen sich haus*intern* in minutengenauerer Pflege und Reorganisationsmaßnahmen nieder. Dabei sind unter der Maßgabe, dass am Erhalt des

Persönlichen in der Pflege festgehalten werden soll, mögliche Qualitätseinbußen zu beachten, die vorkommen können, wenn die ‚Aufgaben dahinter' nicht adäquat mit in Betracht gezogen werden. Am Beispiel administrativer Vorgaben aus dem gesellschaftlichen und sozialen Kontext, die auf ein organisationsspezifisches Qualitätsverständnis und intern hinterlegte Tätigkeiten pro Zeiteinheit stoßen, zeigt sich ein möglicher *Trade-off* zwischen externen und internen Auffassungen zur Pflege bzw. einem hier von außen erzeugten Zeitdruck und einer intern gewünschten Zeitautonomie. Bereits hier wird die Konstruktion von Spannungsfeldern als bipolar organisierte Möglichkeitenräume deutlich. Sie enthalten gleichzeitig sich widersprechende Handlungsrationalitäten, die als Gegensatzpaar von den Beteiligten tagtäglich gehandhabt werden müssen und ein *Konfliktpotenzial* enthalten, das sich möglicherweise auch einmal realisiert.

Ein *drittes Spannungsfeld* zeigt sich deutlich in den Ausführungen des Controllers und des Röntgenmitarbeiters, wobei sich hierbei zwei Spannungsfelder ineinander verschachteln. Zunächst weisen die Aussagen des Controllers einen Trade-off zwischen sozialer, humanitärer, medizinischer Aufgabe inklusive regionaler Rollenzuschreibung, entsprechenden Qualitätsvorstellungen der drei Säulen für die Erstellung dieses öffentlichen Gutes unter Kontrahierungszwang und ökonomischen Restriktionen aus. Dieses Spannungsfeld zwischen einer im sinnvollen Vollzug der Aufgabe angestrebten *Qualität*, die ja auch unter den unvermeidbaren Randbedingungen des Kontrahierungszwanges und des öffentliches Gutes zustande kommen soll, und einer *Ökonomie*, die hierbei Restriktionen setzt, ist das zunächst offensichtliche Spannungsfeld. Dessen Konflikträchtigkeit hängt jedoch von einem damit in Verbindung stehenden Spannungsfeld ab, das sich aus einer *ambivalenten* Auslegbarkeit von ‚Ökonomie' ergibt. Das Spannungsfeld Qualität/Ökonomie ist umso massiver in einer Organisation mit humanitärem Auftrag spürbar, je stärker die Ökonomie als Knappheit im Sinne *linearer Sparökonomie* verstanden wird, wodurch aus medizinischer Sicht Qualitätseinbußen entstehen können. Etwas weniger massiv stellt sich dieses Spannungsfeld dar, wenn Ökonomie als Knappheit im Sinne eines Garanten für Nichtverschwendung verstanden wird. Hier bedeutet Ökonomie Wirtschaftlichkeit im Sinne einer *Balance* von Kosten und Leistung oder auch Input und Outcome. Das Spannungsfeld Qualität/Ökonomie verweist somit auf ein *‚ökonomie-internes' Spannungsfeld*, das hier als *Ökonomistik/Ökonomie* bezeichnet werden soll, um beide Auslegungsmöglichkeiten von Ökonomie deutlich zu machen. Für den Röntgenmitarbeiter ist letzteres sogar das aktuelle Spannungsfeld des Gesundheitswesens *generell*, da für ihn lineare Sparökonomie das ‚Wohl des Patienten' gefährdet, andererseits aber ‚kostengünstige' Leistungserstellung ohne Qualitätseinbußen und somit ‚wirtschaftlicheres/ökonomischeres' Handeln durchaus möglich wäre.

Jede Restriktion in der Ressourcenlage bringt zwiespältige Situationen und damit Konfliktpotenziale zwischen Berufsgruppen, innerhalb von Berufsgruppen sowie auf der ganz persönlichen Ebene hervor. *Berufsgruppenübergreifend* verläuft die *Konfliktlinie* zwischen *Mittelverwalter* und *Mittelverwender* (Ärzteschaft und Pflege), die sich in einem *Aushandlungsprozess* unter Wissensasymmetrie (*Verwaltungsmitglieder* sind in der Regel medizinisch-pflegerische *LaiInnen*; vgl. Rechnungswesenleiter) einigen müssen, was ‚eine dem Krankenhaus angemessene Medizin' bzw. eine der ‚ökonomischen Basis entsprechende Leistung' (vgl. Rechnungswesenleiter) mit einer ‚bestmöglichen, für den Patienten optimalen' Versorgung (vgl. Controller) aus ökonomischer und medizinischer Sicht ist. Der Controller versucht das *Dilemma* zwischen sozial-humanitärem Gebot, ökonomischen Restriktionen und zwangsweise laienhafter Urteilsfähigkeit in medizinischen Belangen zu handhaben, indem er nicht auf Wirtschaftlichkeit im Sinne einseitiger Sparökonomie setzt, sondern auf angemessene Effektivität und Effizienz im Kontext der konkreten Rahmenbedingungen eines öffentlichen Bezirkskrankenhauses. *Berufsgrup-*

penintern kann ein Konflikt um Methoden des Transparenzschaffens und der Entscheidungsvorbereitung entstehen. Die Frage ist hier für den Controller, wie sehr ein zu starkes Schauen auf Zahlen im Controlling eine dementsprechend zu geringe Beachtung von Kriterien nach sich zieht, die sich nicht in den Zahlen finden, aber z. B. dem sozialen und humanitären Auftrag eines öffentlichen Krankenhauses entsprechen. Da der Controller sich bewusst ist, dass jede Abbildungsmethode den Fokus auf etwas Bestimmtes legt und damit Anderes intransparent lässt, ist die Methodenwahl auch ein Konfliktpotenzial auf der ganz *persönlichen Ebene*. Letztlich zeigt sich bei der Betrachtung dieser drei Konfliktlinien eine Differenzierungsmöglichkeit in Konfliktpotenziale *inter*individueller und *intra*individueller Natur. *Zusammenfassend* ergeben sich damit aus der Querschnittsbetrachtung der neun Spezifika *vier Spannungsfelder* und *drei Konfliktlinien*.

Alle bislang in Kapitel 2.2 dargestellten Spezifika der Organisation öffentliches Krankenhaus mit ihren jeweiligen Charakteristika werden im nachfolgenden Kapitel 2.3 noch genauer betrachtet, bevor sie – der besseren Übersichtlichkeit wegen – tabellarisch zusammengefasst werden.

2.3 Der Blick in die Empirie: Spezifika der Organisation öffentliches Krankenhaus in weiterer Differenzierung

In diesem Kapitel steht das gesamte restliche Interviewmaterial zu den verbleibenden Fragen 2 bis 5 im Vordergrund:

- Wie würden Sie Ihren eigenen Beitrag zu einem ‚guten Krankenhaus' beschreiben? (Frage 2)
- Was würden Sie bei ausreichend zur Verfügung stehenden Ressourcen verbessern? (Frage 3)
- Was würden Sie bei knappen Ressourcen verbessern? (Frage 4)
- Wohin würden Sie Ihr Krankenhaus und Ihren Arbeitsbereich in der Zukunft hin entwickeln wollen? (Frage 5)

Dabei ist anzumerken, dass eine Vorabsichtung des Interviewmaterials *keine neuen Spezifika* ergeben hat, jedoch vielfältige Möglichkeiten ihrer *Ausdifferenzierung*. Dies führt in der Querschnittsbetrachtung wiederum zu neuen Erkenntnissen, insbesondere bei der vierten Frage mit ihrem Fokus auf ‚Knappheit'. Weiters kann *ausschnittsweise* zitiert werden, was Redundanzen vermeidet.

2.3.1 Wie würden Sie Ihren eigenen Beitrag zu einem ‚guten Krankenhaus' beschreiben?

Die 11 konkreten Beschreibungen des individuellen Beitrages der InterviewpartnerInnen zu einem ‚guten' Krankenhaus führen in ihrer Interpretation zu *vier neuen Einsichten*:

1. Die einzelnen *MitarbeiterInnen* als zentrale Leistungserbringer des öffentlichen Krankenhauses rücken in den Fokus. Das erlaubt eine genauere Analyse des *ambivalenten Verhaltensrepertoires* und damit des Spannungsfeldes Idealität/Realität, und es fügt dem Spannungsfeld Ökonomistik/Ökonomie das *Pendant Effizienz/Effektivität* hinzu.

2. Das Spezifikum der *PatientInnen* wird um die Einsicht erweitert, dass PatientInnen im *extramuralen* Bereich eventuell PatientInnen bleiben. Das hat extramurale Aktivitäten des Krankenhauses zur Folge, weswegen
3. das Spezifikum des *gesellschaftlichen und sozialen Kontextes* umgeschrieben werden muss. Nicht mehr nur der Kontext wirkt auf die Organisation im Sinne einer Einbahnstraße, sondern auch die Organisation versucht, ihren Kontext zu gestalten. Es besteht eine *Wechselwirkung*, die
4. auch die Lesart der *zentralen Beziehungen* verändert, indem die Beziehung der Organisationsmitglieder zu externen Stakeholdern ebenfalls als Wechselbeziehung zu interpretieren ist. Aber nicht nur in dieser zentralen Beziehung zeigen sich neue Facetten. Die *Beziehung der Verwaltung zu Ärzteschaft und Pflege* sowie die *Beziehung Ärzteschaft/Pflege* wird um einige Aspekte erweitert, z. B. wie PatientInnen in der Denkweise dieser Berufsgruppen vorkommen und wie dies auf alle Beteiligten rückwirken könnte, als auch wie Ärzteschaft und Pflege aus Pflegesicht zueinander stehen. Außerdem zeigt sich, dass Interdisziplinarität als Beziehung zwischen allen Berufsgruppen eine zunehmend stärkere Beachtung erfährt.

Alle *anderen* organisationalen Spezifika erfahren in den Äußerungen der 11 InterviewpartnerInnen bestätigende Nuancierungen, die hier nicht weiter betrachtet werden. Vielmehr sollen nachfolgend die vier neuen Einsichten im Einzelnen nachvollzogen werden.

MitarbeiterInnen im Fokus – Verhaltensambivalenzen

Alle Beschreibungen des eigenen Beitrags bestätigen ein *ambivalentes Verhaltensrepertoire der MitarbeiterInnen* als relevantes Charakteristikum, das im Zuge der Beiträge sowohl auf seiner idealen als auch seiner realen Seite weitere Facetten dazu gewinnt. *Idealität* findet ihren Ausdruck in 6 der 11 Beitragsbeschreibungen als Vorstellung, dass PatientInnen *vor einer Negativentwicklung zu schützen* seien, wozu MitarbeiterInnen *fürsorglich-stellvertretend* beitragen sollen. Diese Auffassung wird vor allem von denjenigen InterviewpartnerInnen vertreten, die aufgrund ihrer Funktion eine große Nähe zu PatientInnen aufweisen.

Für die stationsleitende Schwester steht PatientInnenorientierung im Vordergrund, d. h. „[d]ass es einfach gut organisiert ist, das Ganze. Zeit, Tagesablauf spielt eine große Rolle, wo ich sage, das muss einfach passen. Der Patient muss informiert sein, was auf ihn zukommt. Das ist für mich [?] das Ausschlaggebende." Information und gute Organisiertheit in Struktur und Prozess machen für die stationsleitende Schwester die PatientInnenorientierung in der Tagesroutine der Pflege aus. Interpretiert werden kann dies dahingehend, dass PatientInnen nicht zu uninformierten Werkstücken einer durchlaufoptimiert getakteten Tagesroutine (in der Pflege) werden sollen.

Diese Interpretation lässt sich auch vor dem Hintergrund der Aussage des Mitarbeiters aus der Leistungsstelle Röntgen aufrecht halten, der sich ebenfalls nicht für eine Durchlaufoptimierung ohne Bedenken der Auswirkungen auf die PatientInnen erwärmen kann, und dem es vor allem darum geht, Zeit für das Gespräch im Behandlungsprozess zu retten:

Röntgen: „Das ist schwierig, das schnell zu beantworten [längere Pause des Nachdenkens] (...) dem Mitarbeiter die Zeit zu lassen, auch die Technik sozusagen im Hintergrund halten zu können, um für den Patienten auch noch Zeit zu haben. (...) Nachdem wahrscheinlich nicht nur in unserem Krankenhaus, sondern in vielen Krankenhäusern, sehr viel Arbeit ist und die Arbeit im Verhältnis zum Personalstand sicher eher mehr und nicht weniger wird, spielt die Organisation sicher auch eine Rolle (...) Den Patienten nicht nur rein und raus schiebt, sondern dass ein Quentchen Zeit bleibt (...) [f]ür das Gespräch und dem Patienten auch die Angst vor der Technik, die sicher vorhanden ist, wenigstens etwas zu nehmen. (...) Es darf nicht vergessen werden, viele Leute sind zum ersten Mal in so einem Raum und bei dieser Untersuchung und er weiß nicht, was auf ihn zukommt, ist sicher ängstlich, und da können ein paar Worte ihm sicher helfen."

Der gedankliche Ausflug des Röntgenmitarbeiters in die Lage ‚vieler Krankenhäuser' zeigt noch einen weiteren Aspekt. Fällt im Zwiespalt von sozialer, humanitärer, medizinischer Aufgabenstellung und ökonomischen Restriktionen die Entscheidung zugunsten von mehr Arbeit bei gleichem Personalstand, so ist diese Art der Sparökonomie zwar ein *Effizienzgewinn für die Organisation*, aber *für PatientInnen* ist es *eventuell ein Effektivitätsverlust*, sobald das ‚Quentchen Zeit' für ein Gespräch zum Nehmen der Angst wegfällt. Das Spannungsfeld Ökonomistik/Ökonomie kann somit ergänzt werden um sein Pendant: *Effizienz* versus *Effektivität*.

Der Oberarzt und die Hygienebeauftragte beschäftigen sich ebenfalls stark mit der PatientInnenorientierung, wenngleich eine Nuance indirekter, da sie primär auf die Voraussetzungen hierfür eingehen.

> Oberarzt: „(...) [D]ass ich das entsprechende Wissen mir aneigne. (...) Weiterbildung, Kontakt mit anderen, Überprüfen der eigenen Handlungsweisen im Vergleich mit anderen. Relativ wichtiger Punkt ist die Eingliederung von neuen, von neu Eingetretenen mit entsprechenden Anweisungen, wie es bei uns laufen soll (...). Es kann nicht sein, dass die Behandlung unterschiedlich ist, je nachdem zu welchem Arzt, oder in welche Abteilung der Patient kommt. (...) Wenn jemand verschickt wird auf Kongress und das nicht selber bezahlt (...), dass er das Wissen, das er dort erwirbt, weitergibt. Wenn es jemand freiwillig macht, in der Privatzeit, dann ist es seine Initiative, das zu machen und wenn das Team funktioniert, wird er das auch tun. (...) Und das Besprechen von Fällen ist für mich auch ein wichtiger Punkt."

Aktuelles medizinisches Wissen, das untereinander im Team sowie an die ‚Neuen' weitergegeben wird und eine weitgehend ‚einheitliche Vorgehensweise' bei der Behandlung der PatientInnen sichert, ist eine wesentliche Voraussetzung für eine gute, qualitätsvolle PatientInnenbetreuung. Von der *Führung* erwartetet er sich entsprechende ‚Anweisungen', damit sich einheitliche Behandlungsstandards auch durchsetzen. Die Güte des *Wissenstransfers*, z. B. in Fallbesprechungen, entscheidet sich dadurch, inwieweit individuell erworbenes Wissen intern weitergegeben wird, auch das auf privat bezahlten Fortbildungen erworbene Wissen, und inwieweit die Neuen den angemessenen Wissensstand für das Arbeiten in der Organisation vermittelt bekommen. Letzlich läuft diese Überlegung auf die Vermeidung einer Negativentwicklung hinaus, in der die Qualität der Behandlung für PatientInnen je nach Arzt oder Abteilung uneinheitlich ausfällt.

Die Hygienebeauftragte setzt bei der Frage an, warum die Zusammenarbeit in einer Gruppe eventuell *nicht* funktioniert. Sie regt vor allem interdisziplinär-organisationsentwicklerische Fachkompetenz an.

> Hygienebeauftragte: „(...) Ich war in mehreren Häusern (...) tätig und habe immer in meinem Bereich einfach versucht bei der Arbeitszufriedenheit anzusetzen (...), in der Stressbewältigung mitzuhelfen und Mobbing vorzubeugen. (...) Man darf nicht vergessen, dass jeder Berufsstand, jede Schicht hat ganz eine eigene Hierarchie, hat ganz eigene Regeln in sich. Und die Regeln, dieser Kodex geht nicht übergreifend. Das funktioniert nicht. Das müsste man in einer OE-Entwicklung leisten, genau diese Auflockerung, dieses Geflecht (...) und vielleicht auch eine gewisse Hilfe bieten, dass die Leute das überschreiten können. Weil (...) ich wage zu behaupten, dass in Österreich viel-

leicht maximal 10% der Häuser in der Lage sind, das zu leisten, das Geflecht einfach ein bisschen aufzulockern, übergreifend zu denken und zu handeln."

‚Arbeitszufriedenheit' durch Vorbeugen bei Arbeitsdruck, Stress und eventuellem Mobbing ist für die Hygienebauftragte zu ergänzen durch eine ‚Auflockerung' der berufsgruppenspezifischen Regeln und Kodices mittels *OE*. Da ‚übergreifend zu denken und zu handeln' für sie in bislang ‚maximal 10% der Häuser' in Österreich passiert, ist der *Bedarf an Interdisziplinarität* evident, sollen die PatientInnen nicht unter der mangelnden Kompatibilität der Regeln und Kodices diverser Berufsgruppen leiden.

Auch der Ärztliche Direktor und die Pflegedirektorin stellen die PatientInnenorientierung in den Mittelpunkt ihrer Aussage, beziehen sich dabei jedoch primär auf die Sicherstellung der Arbeitsbedingung ihrer eigenen Berufsgruppe. Die Pflegedirektorin ist bereit, Verbote zu ignorieren, um die *Minimalbedingungen* für die Pflege sicher zu stellen und erteilt einer reinen Sparökonomie eine klare Absage:

Pflegedirektorin: „(...) Zielsetzung ist einfach, dass ich die Rahmenbedingungen schaffe, dass diese Pflege stattfinden kann. Das ist meine Hauptaufgabe, um die kämpft man eigentlich tagtäglich. Das heißt, (...) ich kriege Verbote, ich darf keine Aushilfe anstellen, (...) über die ich ständig drübersetzen muss, weil (...) da mache ich dann nur mehr 08/15-Versorgung. (...) Sparen um jeden Preis geht nicht. Da gibt es andere Dinge, die einfach wichtig sind. (...) Der Parameter ist ja immer der Mensch, der dann raus geht und sagt ‚Ich habe mich wohl gefühlt', oder auch die Angehörigen ‚Es war die Betreuung meiner Mutter, die auch da verstorben ist, oder meines Vaters, das war einfach optimal', für sie."

Diese kämpferische Verteidigung des eigenen Bereichs erscheint notwendig, um das Persönliche im Umgang mit PatientInnen zu erhalten. Mangelnde Minimalbedingungen könnten zu Minderqualität führen, die auch von den PatientInnen verspürt werden würde.

Der Ärztliche Direktor versteht sich ebenfalls als Unterstützer der eigenen Berufsgruppe:

Ärztlicher Direktor: „(...) Ich möchte sagen, meine Verantwortung in diesem Bereich als ärztlicher Direktor kommt aus meiner Verantwortung als Arzt. (...) In dieser Position (...) mache ich Dinge, die in meinen Augen Strukturen darstellen, um die Ziele zu erreichen, was ich gesagt habe (...) zum Beispiel (...) das Haus mit entsprechenden technischen Hilfsmitteln auszustatten. Und hier nehme ich schon meine Kompetenz wahr, um allen Abteilungen erstens einmal Gehör zu schenken, was benötigt wird. Zweitens mich selbst zu informieren, was Stand der Dinge in der Medizin ist, auch in den verschiedenen Fächern. Und was dann daraus resultiert abzustimmen auf unser Haus, auf unseren Versorgungsauftrag, und dann tätig zu werden und das durchzusetzen, was für diesen Auftrag am sinnvollsten ist und auch umsetzbar ist. (...) Ein zweites ist, was überhaupt etwas vom Wichtigsten ist, abzuschätzen, versuchen in die Zukunft zu schauen, welche Dinge kommen auf uns zu im Gesundheitswesen (...) z. B. in der Onkologie. In welche Richtung geht es, mehr in die operative, in die Chemotherapie, in die Strahlentherapie, was tut sich in diesen Sektoren und wie können wir dem personell und apparativ Rechnung tragen? Welche Strukturen muss ich schaffen, von ärztlicher Seite her, um dem gerecht zu werden?"

So wie die Pflegedirektorin die Minimalbedingungen für die Pflege sichern will, geht es auch dem Ärztlichen Direktor um ‚Strukturen', konkret um die Ausstattung mit moderner Medizintechnik zur Erfüllung des gesetzlichen Versorgungsauftrages. Dabei spielt die Frage zukünftiger Entwicklungen in den Krankheitsbildern eine zentrale Rolle, um sich darauf ‚personell und apparativ' einstellen zu können. Für eine zukünftige Entwicklung nicht ausreichend modern gerüstet zu sein, erscheint dem Ärztlichen Direktor als Negativum, das auch für die PatientInnen zu vermeiden ist.

Neben dieser Gruppe von sechs stark an den PatientInnen und deren Bedürfnissen orientierten InterviewpartnerInnen sehen MitarbeiterInnen aus dem Verwaltungsbereich ihren Beitrag vor allem in *organisationsinternen Unterstützungsleistungen*. Der EDV-Leiter fokussiert dabei auf die Medizin, d. h. „[d]ass man die Mediziner durch die Verwaltung bestmöglichst unterstützt. Mit Informationen (...), was er direkt sofort braucht, wenn er den Patienten bei sich hat. Organisation ist, wo kann man ihm seitens der Verwaltung Hilfestellungen geben (...) [i]m gesamten Ablauf."

Für organisationsweite Unterstützung in puncto OE und Finanzierung, und damit quer zu den Berufsgruppen, sprechen sich der Qualitätsmanager & Organisationsentwickler – „Die Leute, die was bewegen wollen, auf einen Tisch zu bringen, und an der Verbesserung der Abläufe zu arbeiten. Das ist mein unmittelbarster Beitrag" – sowie der Verwaltungsdirektor aus:

> Verwaltungsdirektor: „Einerseits, [?] wenn ich es von der finanzwirtschaftlichen Seite her sehe, dass man danach trachtet, die entsprechenden Finanzmittel bereitzustellen, um so ein Qualitätsniveau zu halten. (...) Und dann auch vielleicht durch entsprechende organisatorische Einrichtungen dafür zu sorgen, dass heute, dem Zeitgeist entsprechend, die Leute in Entscheidungsprozesse mit eingebunden werden, usw. (...) Qualitätszirkel zum Beispiel."

Gerade weil die entsprechenden Finanzmittel nicht mehr auf einfache Weise fließen und Ressourcenknappheit droht, geht es bei der Unterstützungsleistung nicht nur um Materielles, sondern auch um Immaterielles – in diesem Fall um *Bewusstseinsbildung*. Der Controller zielt dabei auf Ärzteschaft und Pflege, der Rechnungswesenleiter auch auf den Direktionsbereich.

> Controller: „Der Beitrag des Controlling liegt sicher darin, dass die gute Arbeit am Patienten auch über längere Zeit finanzierbar bleibt. Weil das Problem ist natürlich, ich kann die Qualität steigern, immer mehr anbieten, immer noch weiter gehen, dass es irgendwann nicht mehr finanzierbar wird. (...) Und unsere Aufgabe ist, dies denen ein bisschen bewusst zu machen (...)
> Interviewer: Mit ‚denen' meinen sie jetzt [?]
> Controller: Ärzte und Pfleger. Weil die natürlich, was ja ihr gutes Recht ist, einmal primär ihre ärztlichen und medizinischen Aufgaben im Blick haben. Und denen auch die Ausgabenseite ein bisschen bewusst zu machen, was es kostet, aber auch die Einnahmenstruktur ein bisschen bewusst zu machen, also wie sie eventuell mit der gleichen Leistung mehr Einnahmen erzielen könnten, oder was sie machen könnten, oder wo sie überlegen könnten, dass dies für das Haus mehr Einnahmen bringen würde. Z. B. man könnte die Aufenthaltsdauer der Patienten, im medizinischen Rahmen natürlich, verringern (...) dass man mehr Patienten behandelt mit gleichen Mitteln, was nachher mehr Einnahmen bringt. Wir arbeiten monatliche Statistiken aus, wo man von jeder Station gewisse Kennzahlen, die für die Station interessant sind, vorlegen (...) Anzahl der Patienten, Anzahl der Pflegetage, Auslastung, auch die erwirtschafteten Punkte nach dem LKF-System, und das stellen wir monatlich jedem zur Verfügung, im Intranet, ist für jeden zugänglich, einfach dass jedem ein bisschen bewusst und transparent wird: ‚Was erwirtschafte ich?'"

Die zuletzt gestellte Frage ‚Was erwirtschafte ich?' verdeutlicht die Zielrichtung der angestrebten Bewusstseinsbildung. Es geht um die Internalisierung bislang fremder Denkkategorien. Gerade der Mangel an Bewusstsein, dass die eigene medizinische oder pflegerische Tätigkeit Konsequnezen in Ausgaben, Einnahmen, Kosten-Leistungs-Relationen, LKF-Punkte, etc. hat, gefährdet die *Nachhaltigkeit* der Balance von *ökonomischen* Restriktionen und *Qualität* des Leistungsangebotes.

Der Rechnungswesenleiter behandelt das Thema bewusstseinsbildender Informationen stärker von der Seite der *Interpretation* in einem bestimmten *Verwendungskontext*. Für ihn ist die entscheidende Frage, was für welchen Informationsempfänger mit dem Zahlenmaterial belegt und in welcher Form es aufbereitet werden soll:

> Rechnungswesenleiter: „Also, Zahlenflut, ich habe hunderte von Zahlen, und welche betrachte ich jetzt, um zu einem richtigen Ergebnis zu kommen? Weil, man kann mit Zahlen und Statistiken, wenn man sie dann noch graphisch aufbereitet, alles nachweisen (...).
> Interviewer: Wie versuchen sie dann trotzdem, ihren Beitrag gehaltvoll zu gestalten?
> Rechnungswesenleiter: Es gibt in der Direktion immer meist vorgefasste Stimmungen. Dann kann man sich das Leben einfach machen und irgendeine Auswertung, Statistik genau dazu. Ok, dann habe ich die Zahlen geliefert, und die waren richtig. Ob die vollständig waren, kann hinterher niemand feststellen. Dann hat man halt was nicht bedacht oder der Aspekt ist erst nachher dazugekommen. Aber zu überlegen, was könnte das für Auswirkungen haben, was könnte da noch relevant sein, dass man vielleicht in Nebensätzen oder Nebengraphiken, oder irgendwie andere Zahlen hinbringt, dass mehr auf dem Papier steht und ein Diskussionsprozess kommt. (...) Außer es ist was Offensichtliches. Nur so eindeutig ist es ja meistens nicht. (...) Da übertreibe ich vielleicht auch einmal die Aufgaben des Controlling, dass man da wirklich ein bisschen mitgestalten will, was man ja eigentlich nicht tun sollte (...).“

Der *politische Kontext*, in dem spezielle Auswertungen und die Zusammenstellung von Detailinformationen stehen, ist ein zweischneidiges Schwert. Da die Dinge meist nicht so eindeutig sind, besteht Gestaltungsfreiraum im Controlling – ein Freiraum, der gleichzeitig reizt und ein schlechtes Gewissen hinterlässt, weil Controlling ja gerade *nicht* mit Gestaltungsmacht, sondern eher mit neutraler Entscheidungsvorbereitung assoziiert wird. Die Sorge, die Aufgaben von Controlling (und die eigene Rolle) hier vielleicht zu ‚übertreiben', verdeutlicht einmal mehr den *intraindividuellen* Konflikt.[18]

Während in der fürsorglich-stellvertretenden Abwehr möglicher Negativentwicklungen für PatientInnen durch die MitarbeiterInnen dialektischerweise immer auch die Negativentwicklung selbst als mögliche Realität durchschimmert, weist die Hygienebeauftragte direkt auf eine ‚*dunkle Seite*' des MitarbeiterInnenverhaltens hin:

> Hygienebeauftragte: „(...) Ich war in mehreren Häusern (...) tätig und habe immer in meinem Bereich einfach versucht bei der Arbeitszufriedenheit anzusetzen (...), in der Stressbewältigung mitzuhelfen und Mobbing vorzubeugen. (...) Ich habe das immer wieder öfter erlebt, dass das ganz ein zentrales Problem in dieser Organisation ‚Gesundheitsversorgung' ist, in jedem Bereich (...), auch noch zu Zeiten, wo das Wort noch nicht sehr gebräuchlich war. (...) Je mehr Stress, Druck durch Einsparungen z. B., desto eher die Tendenz, dass man Mitarbeiter, die nicht so angepasst sind, diskreditiert, in irgendwelcher Form. (...) Meiner Meinung nach ist einfach der Boden ideal, weil sehr verschiedene Berufsgruppen miteinander auf engstem Raum kommunizieren, arbeiten und auch auskommen müssen."

Mit steigendem Arbeitsdruck und Stress steigt auch die Diskreditierungswahrscheinlichkeit, was gegenüber unangepasstem Verhalten zu *Mobbing* führen kann – eine Verhaltensweise, die

---

[18] Dass der Rechnungswesenleiter hier für das Controlling spricht, hat seinen Hintergrund in dessen persönlicher Tätigkeitsgeschichte. Er ist seit längerem im Haus und der, später dazugekommene, Controller hat zunächst Agenden übernommen, die der Rechnungswesenleiter auch aus Zeitgründen nicht angehen konnte: Informationsschiene Intranet aufbauen, Bewusstseinsbildung durch Datentransparenz, etc. (siehe oben). Sonderauswertungen und die entsprechende Informationsbeschaffung jedoch sind nach wie vor Sache des Rechnungswesenleiters, was wiederum ins Controlling als zahlenorientierter Entscheidungshilfe mit Interpretationsangebot hineinspielt.

nicht so ist ‚wie im üblichen sozialen Verkehr', um an die Formulierung des Ärztlichen Direktors hinsichtlich des Idealverhaltens der MitarbeiterInnen anzuknüpfen. Aus dieser Perspektive, als auch aus der Perspektive des fürsorglich-stellvertretenden Engagements wird die Ambivalenz des MitarbeiterInnenverhaltens um einiges facettenreicher.

PatientInnen bleiben PatientInnen – extramurale Entwicklungsperspektiven

Die Orientierung an den Bedürfnissen der PatientInnen hat zur Folge, dass sich für einen Teil der kollegialen Führung nicht mehr nur die operative Frage ‚Tun wir die Dinge intramural richtig und was brauchen wir dafür?' stellt, sondern auch die *strategische* Frage ‚Tun wir die richtigen Dinge auch extramural und was brauchen wir dafür?'. Bei den Aktivitäten im *extramuralen Bereich* zielt der Ärztliche Direktor auf das Hinaustragen moderner Medizin in den niedergelassenen Bereich:

> Ärztlicher Direktor: „(...) Ich möchte sagen, meine Verantwortung in diesem Bereich als ärztlicher Direktor kommt aus meiner Verantwortung als Arzt. (...) In dieser Position versuche ich (...), was überhaupt etwas vom Wichtigsten ist, abzuschätzen, (..) in die Zukunft zu schauen, welche Dinge kommen auf uns zu im Gesundheitswesen. Dazu gehört auch z. B. die Beratung der Bevölkerung. Wie kann man dem Rechnung tragen? Und Entwicklungen z. B. in der Onkologie. In welche Richtung geht es, mehr in die operative, in die Chemotherapie, in die Strahlentherapie, was tut sich in diesen Sektoren und wie können wir dem personell und apparativ Rechnung tragen? Welche Strukturen muss ich schaffen, von ärztlicher Seite her, um dem gerecht zu werden? Es geht auch darum, das Krankenhaus entsprechend zu positionieren, es geht darum, welche Schwerpunkte setze ich. Wie kann ich das Krankenhaus abgrenzen gegenüber dem Facharzt draußen, ohne Konflikte heraufzubeschwören? Was ist unsere Aufgabe, was ist die Aufgabe von denen draußen? Was können wir machen, was müssen wir machen, um die zu entlasten bzw. um auch moderne Medizin hinaus zu tragen. (...) Ich will ihnen ein Beispiel sagen. Wir haben eine Schmerzambulanz eingerichtet. Es ist einerseits der Schmerz als eigene Krankheit noch nicht in allen Köpfen verankert. Zweitens besteht in puncto Schmerzbehandlung ein großes Defizit im niedergelassenen Bereich, auch im Spitalsbereich. Und da ist es doch in unserer Verantwortung, nachdem wir Leute haben, die hier kompetent sind, dass wir eine eigene Institution schaffen, eine Einrichtung, eine Anlaufstelle für das Krankenhaus und für Draußen. Wir haben eine Schmerzambulanz versehen mit Anästhesisten, die Schmerzbehandlung als Spezialausbildung haben und wir haben Psychologen. Das gehört zusammen. Jetzt passiert folgendes, dass ein Patient mit chronischem Schmerz bei uns im Haus, behandelt wird, und dann kommt er mit dem Therapieschema hinaus, wieder nach Hause, und der behandelnde Arzt dort sieht, welches Schema hier verwendet wird. Und das passiert natürlich öfters und da sieht der Arzt draußen, das und das könnte ich hier geben. Oder fragt nach in der Schmerzambulanz, was gibt es noch für Möglichkeiten. Und da entwickelt sich praktisch über diese Schmerzambulanz (...) Wissenstransfer, da bildet sich eine Kompetenz auch draußen, dass diese Leute auch wissen, wie sie mit Schmerzpatienten umgehen (...).

Das Hinaustragen moderner Medizin an diesem ausführlich geschilderten Beispiel der Schmerzambulanz ist der Einstieg in die Etablierung des eigenen Krankenhauses als *regionales Kompetenzzentrum mittels ‚Wissenstransfer'*. Die Strategie, auch bei den einweisenden ÄrztInnen der Region Kompetenz bei der Behandlung von SchmerzpatientInnen herauszubilden, sichert den PatientInnen eine intramural und extramural gleichartige, regional gestreute Expertise. Da PatientInnen auch nach ihrer Entlassung in den extramuralen Bereich oftmals PatientInnen bleiben, ist der intramurale Verbleib von Wissen über deren Therapieschemata nicht zum

Vorteil der PatientInnen. Gleichzeitig trägt diese Art der schwerpunktmäßigen Expertisebildung zur Positionierung des eigenen Hauses in der Region bei.

Eine andere Facette dieser, über die eigene Organisation hinausreichenden, strategischen Überlegungen zeigt sich in der Antwort der Pflegedirektorin. Auch für sie ist das Thema ‚Rahmenbedingungen schaffen' *nicht* auf die eigene Organisation beschränkt.

> Pflegedirektorin: Ja, da gibt es Berechnungen (...) von den Pflegedirektoren Österreichs (...). Wenn man jetzt sagt, ein Schlaganfall hat 40.000 Punkte, sag ich jetzt mal als Beispiel, dann fallen laut unseren Aufzeichnungen österreichweit die Hälfte der Pflege zu bei diesen Dingen. Das ist aber im LKF nicht so (...) wobei das natürlich ein Fortschritt wäre, weil das waren so Dinge, die wir von der Arbeitsgemeinschaft der Pflegedirektoren Österreichs beim Ministerium ständig gefordert haben (...).
> Interviewer: Sie sagten ‚Ansetzen bei den Rahmenbedingungen', dass das der Kern ihrer Tätigkeit ist (...).
> Pflegedirektorin: Ich glaube, dass man das nicht nur auf das Krankenhaus beschränken kann, sondern dass das über das Krankenhaus hinausgeht. Weil diese Sensibilität, für mich sind immer die Punkte interessant, wenn ein Bürgermeister oder Politiker bei uns liegt, im Akutzustand eingeliefert wird, und das sind Leute, die bei uns im Vorstand sitzen und die sagen dann, ich helfe Dir bei jeder Planstelle. Die Erfahrung ist nur, in dem Moment, wo der wieder gesund ist, es ihm gut geht, gibt es nur mehr Geld, das regiert. Wenn ich einmal erfahren muss, was es heißt, 24 Stunden wen parat zu haben, nicht nur für mich, einfach da zu sein, und dass ich den für jeden Handgriff brauche, ganz wurscht welches Bedürfnis ich jetzt körperlich befriedigen muss, ob ich trinken oder aufs Klo gehen muss, (...) dann merke ich erst, was es heißt, jemand zu haben, der sich auch darum kümmert, und nicht sagt ‚OK, ich komme später'. (...) Mir hat jemand erzählt, er ist in Italien gelegen und hat eine Windelhose bekommen (...) Diese Rationalisierung ist ja eigentlich absurd."

Hier wird der *weiter gefasste Kontext* des Themas ‚Rahmenbedingungen' deutlich. Der Versuch, Finanzierungsschlüssel (im LKF-Punktesystem) nachzubessern durch eine Forderung der Arbeitsgruppe der Pflegedirektoren Österreichs an das Ministerium, soll zu einer gerechteren Leistungsrefundierung führen. Aber auch die Schilderung eines italienischen Beispiels absurder Rationalisierung (Windel statt Pflege) lässt die Frage durchscheinen, wie Negativzustände in Österreich (und damit auch im eigenen Haus) bereits im Vorfeld vermieden werden könnten.

Der gesellschaftliche und soziale Kontext als Wechselwirkung

Der von der PatientInnenorientierung gelenkte Blick auf die extramuralen Aktivitäten des öffentlichen Krankenhauses hat zur Folge, dass das Spezifikum des *gesellschaftlichen und sozialen Kontextes* als *Wechselwirkung* konzipiert werden muss. Es geht nicht mehr nur darum, auf Kontextanforderungen zu reagieren, sondern auch darum, die *Wirkrichtung Kontext zu Organisation* aktiv zu gestalten. Dabei wird an zwei bereits bekannten Kontextfaktoren angesetzt:

- *Die spezifische Rolle in der regionalen Versorgungslandschaft* wird im Sinne der vom Ärztlichen Direktor oben detailliert angeführten schwerpunktmäßige Expertisebildung bei der Schmerztherapie inhaltlich gestaltet. Extramural orientierter *Wissenstransfer* in Richtung niedergelassener Bereich positioniert das eigene Krankenhaus als regionales *Kompetenzzentrum*.
- *Die Gesundheitspolitik* und *staatliche Administration* ist ebenfalls Ansatzpunkt kontextgestaltender Bemühungen. Zum einen kann die Einschätzung der Hygienebeauftragten, dass

bislang in etwa maximal 10% der Krankenhäuser Österreichs systematisch OE betrieben wird, um die Arbeitszufriedenheit Stressbewältigung und die Vermeidung von Mobbing zu verbessern, als Hinweis auf Handlungsbedarf interpretiert werden – der natürlich politisch gewollt werden muss und administrativer Unterstützung bedarf. Ebenfalls auf der nationalen Ebene der Administration kann das Nachbessern von Finanzierungsschlüsseln und das Abwenden absurder Rationalisierung (Windel statt Pflege) angesiedelt werden (vgl. Pflegedirektorin oben zu den Forderungen der Arbeitsgemeinschaft der Pflegedirektoren an das Ministerium). Dabei ist klar, dass sich gesamthafte Systemzustände und Rahmenbedingungen, die nicht nur auf das eigene Krankenhaus zutreffen, weder ignorieren lassen, noch meist auf einfache Weise durch die Initiative Einzelner veränderbar sind. Dies wird umso deutlicher, als selbst auf der unmittelbaren Vor-Ort-Ebene politische Entscheidungsträger beispielsweise während der Behandlung im Haus Zusicherungen zur Verbesserung von Rahmenbedingungen machen, diese nach Verlassen des Krankenhauses aber kaum einhalten.

Zentrale Beziehungen mit neuen Facetten

Die extramural orientierten Aktivitäten des öffentlichen Krankenhauses verändern auch die Lesart der zentralen Beziehungen. Offensichtlich ist die *Beziehung* der Organisationsmitglieder zu *externen Stakeholdern* wie Gesundheitspolitik, staatliche Administration und niedergelassenem Bereich der Haus- und FachärztInnen ebenfalls als Wechselbeziehung zu interpretieren. Allerdings zeigt sich in diesem Spannungsfeld von Außen und Innen eine unterschiedliche Gewichtsverteilung beider Pole. Während die Gestaltungskraft des Krankenhauses vor Ort, in der Region, angesichts der Kompetenzzentrumsbestrebungen als relativ hoch einzustufen ist, mutet die Einflussnahme auf die Gesundheitspolitik und die staatliche Administration aus einzelorganisatorischer Sicht eher heroisch an. Die gegenüber der Zentralgewalt abnehmende Gestaltungskraft der Einzelorganisation ist für einen staatlich bewirtschafteten Bereich wie das Gesundheitswesen, der stark durch zentrale Vorgaben und Verordnungen geprägt ist, auch kaum verwunderlich. Aber nicht nur in dieser zentralen Außen-Beziehung zeigen sich neue Facetten. Die *Beziehung der Verwaltung zu Ärzteschaft und Pflege* sowie die *Beziehung Ärzteschaft/ Pflege* wird um einige Aspekte erweitert.

Die *Beziehung Ärzteschaft/Pflege* wird vom Ärztlichen Direktor friktionsfrei geschildert, von der Pflegedirektorin hingegen als *gespanntes* Verhältnis:

> Pflegedirektorin: „(...) Das geht weiter in der Gesamtorganisation, dass es pünktliche Visiten gibt, dass jede Berufsgruppe ihre Arbeit tut zu dem Zeitpunkt, wo man es ausmacht, der gesamte Stationsablauf. (...) An sich sind wir diejenigen, die 24 Stunden am Patienten stehen. Jede andere Abteilung, wenn ich einen Industriebetrieb hernehme, arbeitet einer Produktionsstätte zu, aber nicht umgekehrt. Nur in der Pflege verschiebt sich das (...). Wir sind immer noch im Status, großteils von den Ärzten im Kopf (...) das Hilfspersonal, das ärztliche. Die Eigenständigkeit des Pflegeberufes, obwohl es das seit 1997 gesetzlich geregelt gibt, (...) wir haben genauso die Pflicht zu dokumentieren, wir können genauso für einen Pflegefehler wie ein Arzt für seinen Behandlungsfehler angezeigt werden. (...) Wir sind als Pflege da irgendwie so ein Blinddarm dran (...)."

Das hier geschilderte Verhältnis zwischen den beiden Berufsgruppen, die beide ihren Beitrag zu einer funktionierenden Gesamtorganisation leisten müssen, macht die *Statusproblematik* des Pflegeberufs deutlich. Nach Aussage der Pflege ist die Pflege aus ÄrztInnensicht Hilfspersonal und ein Appendix, wohingegen die Pflege sich selbst als 24-Stunden-‚Produktionsstätte' an den PatientInnen sieht, der eigentlich die anderen Bereiche zuarbeiten müssten – zumal aus juristischer Perspektive die Pflege genauso für Fehler zur Verantwortung gezogen werden kann, wie die Ärzteschaft. Die Vorstellung von Reibungsverlusten zwischen den Berufsgruppen wird letztlich auch von der Hygienebeauftragten bestätigt, allerdings ohne Bezug auf eine Statusproblematik: „Man darf nicht vergessen, dass jeder Berufsstand, jede Schicht hat ganz eine eigene Hierarchie, hat ganz eigene Regeln in sich. Und die Regeln, dieser Kodex geht nicht übergreifend. Das funktioniert nicht."

Auffallend ist insbesondere bei der Aussage der Pflegedirektorin auch der Gebrauch eines betriebswirtschaftlichen Vokabulars, um einer realen Aufwertung der Pflege Nachdruck zu verschaffen. Wenn der Vergleich mit einem Industriebetrieb gezogen und die Pflege als 24-Stunden-‚Produktionsstätte' an den PatientInnen geschildert wird, um standespolitisch die Bedeutung der Pflege zu argumentieren, dann wird damit vor allem eines deutlich: Die von Controller und Rechnungswesenleiter oben geschilderte *Bewusstseinsbildung* hat insofern gegriffen, als betriebswirtschaftliches Vokabular und damit ökonomische Denkkategorien wie ‚Produktion' als Zentrum der Organisation und darauf abgestimmte Prozesse in das Denken der Pflegedirektorin als Führungsperson des Pflegebereichs Eingang gefunden haben.

Die zumindest rhetorische Nutzung betriebswirtschaftlichen Vokabulars durch die Pflegedirektorin und die sich darin andeutende Rolle der PatientInnen als ‚Produktionsfaktoren' lässt die Frage aufkommen, wie PatientInnen in der Denkweise ökonomiegeprägter Berufsgruppen vorkommen und wie dies im Sinne einer *Diffusion* in der *Beziehung der Verwaltung zu Ärzteschaft und Pflege* auf die Beteiligten rückwirken könnte. Genau hierzu eröffnet die Aussage des Controllers weitergehende Einblicke:

Controller: „(...) Und unsere Aufgabe ist, dies denen ein bisschen bewusst zu machen (...)
Interviewer: Mit ‚denen' meinen sie jetzt [?]
Controller: Ärzte und Pfleger. Weil die natürlich, was ja ihr gutes Recht ist, einmal primär ihre ärztlichen und medizinischen Aufgaben im Blick haben. Und denen auch die Ausgabenseite ein bisschen bewusst zu machen, was es kostet, aber auch die Einnahmenstruktur ein bisschen bewusst zu machen, also wie sie eventuell mit der gleichen Leistung mehr Einnahmen erzielen könnten, oder was sie machen könnten, oder wo sie überlegen könnten, dass dies für das Haus mehr Einnahmen bringen würde. Z. B. man könnte die Aufenthaltsdauer der Patienten, im medizinischen Rahmen natürlich, verringern (...) dass man mehr Patienten behandelt mit gleichen Mitteln, was nachher mehr Einnahmen bringt. Wir arbeiten monatliche Statistiken aus, wo man von jeder Station gewisse Kennzahlen, die für die Station interessant sind, vorlegen (...) Anzahl der Patienten, Anzahl der Pflegetage, Auslastung, auch die erwirtschafteten Punkte nach dem LKF-System, und das stellen wir monatlich jedem zur Verfügung, im Intranet, ist für jeden zugänglich, einfach dass jedem ein bisschen bewusst und transparent wird: ‚Was erwirtschafte ich?'
Interviewer: Da vergleichen sie auch das Budget mit den erwirtschafteten Punkten?
Controller: Es ist insofern schwer, weil einnahmenseitig ist stationsmäßig das Budget schwer zu machen. Wir haben es anders. Wir haben eine Stationsrechnung, wo wir vom Vorjahr mit Ist-Werten darlegen, was haben sie letztes Jahr erwirtschaftet und wie sieht es heuer im Vergleich dazu aus (...) Quartalsweise mit einer Hochrechnung auf das Jahr, damit man immer vergleichbare Werte hat. Und das kommt auch meiner Meinung nach gut an. Man hört das aus der Resonanz, hauptsächlich von der Ärzteschaft und auch von den Pflegern; dass sie eben sehen, was sie erwirtschaften."

Die Beziehung der Verwaltung (hier von Controlling) zur Ärzteschaft und Pflege läuft über das Geben und Diskutieren von Informationen zu Einnahmen, Ausgaben und erbrachten Leistungen als ein zentrales Mittel der Bewusstseinsbildung durch Controlling. Dies führt dazu, dass einzelne

PatientInnen als Faktoren dessen vorkommen, was einzelne Krankenhausabteilungen ‚erwirtschaften' (PatientInnenanzahl, Pflegetage, Auslastungsgrade, LKF-Punktewerte). Der Erfolg der *Bewirtschaftung des vom Einzelfall dadurch abstrahierten Produktionsfaktors PatientIn* wird aufgrund der akkumulierten Daten über die Zeit hinweg verglichen, was eine Abweichungsanalyse ermöglicht. Die aktuelle Position im Vergleich zum Vorjahr mit Vorschaurechnung ist von Interesse, um den Zielerreichungsgrad am Ende des Betrachtungszeitraumes besser einschätzen und entsprechende Maßnahmen setzen zu können. Nach Auffassung des Controllers wird diese Art der Bewusstseinsbildung durch den auf die *Differenz* gerichteten Blick auf das eigene Tun und im Vergleich zu anderen vor allem von ‚der Ärzteschaft und auch von den Pflegern' positiv angenommen.

Wie weit diese Art der Bewusstseinsbildung greift, zeigt sich auch im Sprachgebrauch. Obwohl bei Frage 1 vom Controller selbst(!) darauf hingewiesen wurde, dass das Krankenhaus *kein* Fertigungsbetrieb sei (humanitärer Auftrag, Kontrahierungszwang), ist *dennoch* ein *Sprachgebrauch der Produktionsstätte* beim Controller selbst als auch bei der Pflegedirektorin vorzufinden.

2.3.2 *Was würden Sie bei ausreichend zur Verfügung stehenden Ressourcen verbessern?*

Diese Frage zielt auf Verbesserungen, die erstrebenswert, aber auch ressourcenintensiv sind, wobei in der Fragestellung Knappheit als Restriktion ausgeblendet wird, um das Wünschenswerte in den Vordergrund treten zu lassen. Die Antworten zeigen drei unterschiedliche Ansatzpunkte für Verbesserungen:

- *Strukturen*: Investitionen in ‚Hardware' (im weiteren Sinn),
- *Prozesse*: mit dem vorhandenen Personal die bestehenden Ressourcen besser ausschöpfen,
- *MitarbeiterInnen*: Personalzuwachs und Personalentwicklung.

Abgesehen davon, dass sich mit dieser Dreiteilung die beiden organisationalen Spezifika *Struktur und Prozess* sowie *MitarbeiterInnen* bestätigen, ist die *Diffusion* der *Ökonomie* als knappheitszentriertes Denken in der Organisation bemerkenswert. Ökonomie ist als Fluchtpunkt des Denkens ständig präsent, obwohl die Interviewfrage Knappheit explizit ausblendet. Der Verwaltungsdirektor konstatiert: ‚das mündet ja letztlich alles bei mir in der Ökonomie' (vgl. unten bei *Strukturen*). Verfochten wird primär ein Ökonomieverständnis, das auf Effizienz und Effektivität, und damit auf eine *Balance*vorstellung von Ökonomie setzt. Entweder sollen die vorhandenen Ressourcen besser ausgelastet werden (auch mit Hilfe von Personalentwicklung), oder aber eine Ausweitung der Personalressourcen soll mit entsprechenden Rahmenbedingungen verknüpft werden. Weitere *neue* Erkenntnisse ergeben sich vor allem bei den Spezifika:

- gesellschaftlicher und sozialer Kontext mit der Einführung eines Ärztemarktes,
- *MitarbeiterInnen*, deren Lage angesicht intraindividueller Konflikte *prekärer* zu werden beginnt, die aber auch als Quelle von *Ideenreichtum* gesehen werden,
- *zentrale Beziehungen* mit einer Betonung von *Koordination* und *Team*entwicklung sowie gleichzeitiger Betonung einer Leitprofession ‚Ärzteschaft' durch die Verwaltung mit Isolierungstendenzen für die Pflege in Ressourcenfragen,
- *Management und Führung* mit dem Hinweis auf die Notwendigkeit klarer Zielvorgaben sowie auf eine formelle und informelle Führungsebene,

- *Qualität* mit den Aspekten einer *Umwegrentabilität* von mehr Personal, das mehr Zeit für Weiterbildung und stressfreieres Arbeiten mit den PatientInnen hat, eines den Aufgaben angemessenen Personalstandes bei ausgeschöpften *Rationalisierungspotenzialen* sowie einem Zuviel an Personal, das die Beziehungsqualität sinken lässt.

Diese neuen Erkenntnisse werden im Rahmen der oben genannten drei zentralen Ansatzpunkte für Verbesserungen nachfolgend detaillierter vorgestellt.

Strukturen: Investition in IT, medizinisches Gerät und Baumaßnahmen

Die negativen Effekte einer angespannten Finanzmittelsituation mit entsprechend geringer Investitionstätigkeit (in der Vergangenheit) könnten mit ausreichend Ressourcen wieder ausgeglichen werden.

> Controller: „(...) Ja, wenn viel Geld da wäre, das ist schwer. Man würde es in einem Krankenhaus immer im medizinischen Bereich einsetzen (...) Bei uns müsste man derzeit in Geräte investieren, weil durch das Sparen ist sehr viel am investiven Sektor gespart worden. (...) Ganz konkret bei uns im Haus, den ganzen Ambulanzsektor umbauen, neu organisieren (...) das wäre ein Thema, wenn man genug Geld hätte."
> --------
> EDV-Leiter: „Im EDV-Bereich gibt es natürlich einige Sachen, die man verbessern könnte, (...) Performanceprobleme (...) kriege ich natürlich durch hohe Investitionen in den Griff. (...) Schnellere Maschinen, schnellerer Service, von der Hardware usw. (...) Wobei ich natürlich immer abwägen muss, ist das sinnvoll oder nicht. (...) Ansonsten (...) Bildverarbeitung. Durch das restriktive Budget wird da nichts investiert."
> --------
> Verwaltungsdirektor: „Aufgrund der Anforderungen, die bei mir anstehen, und das mündet ja letztlich alles bei mir in der Ökonomie, (...) stehen sicher mal bauliche Maßnahmen als erster Faktor im Vordergrund. (...) Auf der medizintechnischen Schiene zu bleiben, (...) und vielleicht auch, wenn ich mal so einen nicht-ökonomischen Part hernehme, dass man gerade in der ganzen Informationstechnologie am letzten Stand bleibt."

Die Aussagen des EDV-Leiters, des Controllers und des Verwaltungsdirektors gehen alle in die gleiche Richtung. ‚Hardware'-Investitionen im weiteren Sinn sollen primär dem medizinischen Bereich zu Gute kommen, sei es in Form neuer IT, z. B. zur Bildverarbeitung, oder auch durch Umbau der Ambulanzen mit entsprechender Neuausstattung und Reorganisation. Einmal mehr zeigt sich, dass Krankenhäuser im wahrsten Sinn des Wortes um die *Leitprofession* ‚Ärzteschaft' herum ‚gebaut' werden und die *Verwaltung* sich *in Beziehung zur Ärzteschaft* als Unterstützer medizinischer Leistungserstellung versteht – solange sich diese Aktivität im ökonomischen Rahmen bewegt, weil ja letztlich alles, laut Verwaltungsleiter, ins Ökonomische mündet. Zumindest der EDV-Leiter macht in diesem Zusammenhang auch auf die Notwendigkeit des *Abwägens* von *Kosten* und *Nutzen* einer Investition aufmerksam, was die Balancevorstellung von Ökonomie stützt.

Prozesse: Koordination, Planung, Kooperation, Kommunikation

Dem Oberarzt geht es vor allem um funktionierende Zusammenarbeit des vorhandenen Personals sowie um eine gemeinsam getragene Zukunftsperspektive:

> Oberarzt: „Ja, das eine ist die Koordination, dass der Ablauf mit Patienten so ist, wie er sein sollte. Die Weitergabe von Wissen funktioniert nicht so, wie es sein sollte. Die Zukunftsplanung ist jetzt vielleicht in Ansätzen vorhanden, aber hat bis jetzt auch nicht funktioniert. Das war die Initiative Einzelner zu sagen, ich mache jetzt das, ich rede vorwiegend von der Internen, von meiner Abteilung, und es war kein Plan da, wo man sagen kann, in fünf Jahren soll die Abteilung oder das Haus so ausschauen."

Im Prinzip handelt die gesamte Antwort des Oberarztes von der Abkehr vom Einzelkämpfertum. Der Fokus auf Einzelne resultiert in mangelnder Koordination der Ablauforganisation, Brüchen bei der Wissensweitergabe und fragmentarischer Zukunftsplanung. Hier deutet sich an, dass ein *Teamgedanke* die Organisation effizienter und effektiver machen könnte.

Dieser Aspekt steht auch für die Pflegedirektorin im Vordergrund, der es um die bessere Nutzung vorhandener Ressourcen durch Verbesserungen in der Kooperation und Kommunikation zwischen den Berufsgruppen geht – hier vor allem zwischen Ärzteschaft und Pflege.

> Pflegedirektorin: „(...) Es müßte gelingen, in den Krankenhäusern, das ist ja nicht nur ein Phänomen unseres Hauses, diese ganzen Berufsgruppen im Sinne des Patienten zusammen zu führen. (...) Ich glaube, dass sich viele Dinge ohne viel Aufwand an Geld gut organisieren lassen. Nur, es muss dann der Wille da sein, dass nicht jede Berufsgruppe für sich selbst denkt. Das ist eines der großen Probleme. Das geht beim Informationsfluss los, (...) der Rundherumorganisation. Ich habe viel Personal reduziert, Ärzte werden immer noch dazu gegeben, (...) und da kriege ich ein Problem. (...) Jeder Oberarzt braucht mindestens eine Schwester, (...) und das ist für andere absolut nicht relevant. (...) Ich werde zwar jahrelang schon nicht verstanden, wenn ich über ‚Gesamtorganisation' rede und werde immer in der Direktion gefragt, was ich damit meine und was ich damit will. (...) Das hat nichts mit Klassenkampf zu tun (...) Es geht um genaue Visiten, ich muss heute einen Arzt auspiepsen, dass er Visite hat, (...). Alle diese Dinge tun wir, im Stillen, einfach weil du den Druck nicht aushältst, dass sich die Visite verschiebt. Vor allem, mein Tagesablauf in der Pflege ist ständig unterbrochen.
> Interviewer: (...) Wenn sie sagen, ‚ich habe die Brüche zwischen den Berufsgruppen satt', (...) würden sie jetzt Organisationsentwickler einstellen? (...)
> Pflegedirektorin: Grundsätzlich einmal müsste man mal Teamentwicklung machen. Das wäre das erste, da ist einfach unter den Berufsgruppen die Teamfähigkeit nicht gegeben. Und das nächste ist natürlich, dass jemand von außen kommt und mir hilft dabei, diese Dinge aufzuzeigen. Weil, ich glaube, das Kommunikationsproblem liegt auch darin (...) ‚Aha, die Pflege motzt schon wieder [?] Die motzen ja ständig.' Wo wir das Gefühl haben, wir motzen nicht um des Motzens willen, sondern da geht es um eine Sache, über die wir motzen (...)."

In beiden Aussagen wird deutlich, dass es ein gewisses Maß an *verschenkter* Effizienz und Effektivität gibt, was mit den Reibungsverlusten zusammenhängt, die sich aus der Egozentrik Einzelner sowie ganzer Berufsgruppen ergeben. Egozentrik bzw. Einzelkämpfertum führt letztlich zu mangelnder Teamfähigkeit. Hier ließe sich, zumindest nach Auffassung der Pflegedirektorin, auch ‚ohne viel Aufwand an Geld' eine Verbesserung im Sinne effizienter und effektiver Zusammenführung ganzer Berufsgruppen an den PatientInnen erzielen, was allerdings den Willen zu weniger berufsgruppenzentriertem Denken und mehr Beachtung der Gesamtorganisation, weniger Vorverurteilung als ‚Klassenkampfgehabe' und ‚Motzerei' sowie mehr allgemein akzeptierte/tolerierte kämpferische Emotionalität in Sachfragen und damit Konfliktfähigkeit als Rahmenbedingungen voraussetzen würde.

Mit diesen Anforderungen an die Ausgestaltung der *zentralen Beziehungen*, die laut Pflegedirektorin ein allgemeines Anliegen aller Krankenhäuser sein müssten, wird deutlich, wo die Potenziale eines Prozessansatzes liegen, der sich auf Koordination, gemeinsame Zukunftsplanung, Kooperation, Kommunikation und die Entwicklung einer Teamfähigkeit konzentriert.

MitarbeiterInnen: Personalzuwachs und Personalentwicklung

Zum Ansatzpunkt *Personalzuwachs* bei ausreichend Ressourcen zeigen sich zwei Positionen – eine, die einfach mehr Personal fordert, und eine, die die Forderung nach mehr Personal an flankierende Rahmenbedingungen knüpft, die einen sinnvollen Einsatz von mehr Personal sicherstellen sollen.

Die erstgenannte Position vertreten der Ärztliche Direktor und die stationsleitende Schwester. Dem Ärztlichen Direktor geht es vor allem um die Wettbewerbsfähigkeit im *Ärztemarkt*:

> Ärztlicher Direktor: „Wenn ich Ressourcen hätte? Dann würde ich in kompetentes Personal investieren. In Ärzte mit Fachwissen, mit Erfahrung (...). Attraktive Bedingungen schaffen für kompetente Leute. Das wäre im Endeffekt ein Ressourcensparen. (...) Es gibt einen Ärztemarkt, aber da sind wir wieder bei den Ressourcen. Hier haben wir teilweise ein großes Problem, weil die Gehälter bei uns niedriger sind als z. B. in der benachbarten [A]. (...) Und das wird repariert werden müssen, weil das geht nicht. (...)"

Der Ärztliche Direktor sieht mehr ‚ÄrztInnen mit Fachwissen' und attraktive Bedingungen für kompetentes Personal mit Hilfe eines revidierten Gehaltsschemas als Voraussetzung für die Attraktivität als Arbeitgeber auf dem ‚Ärztemarkt' – ein neuer Einflussfaktor aus dem *gesellschaftlichen und sozialen Kontext*.

Aus Sicht der stationsleitenden Schwester ist der Personalstand der Pflege in Relation zu den zu bewältigenden Aufgaben bereits am Limit, weswegen es einer Personalaufstockung bedarf:

> Stationsleitende DGKS: „Mit diesem Standard, was wir derzeit leisten möchten, was auch die Schule für uns Pflegepersonen uns lehrt, bräuchten wir einfach mehr Personal. (...) Weil auf der Inneren ist es wirklich so, von 28 Patienten sind 15 hilfsbedürftig. (...) Da wäre Personal das, was ich brauche, weil ich kann dem Gesetz nicht Folge leisten mit diesem Personalstand. Das Gesetz schreibt uns vor, Pflegediagnosen zu formulieren, Pflegedokumentationen/-prozesse zu führen. Das ist aber nicht möglich mit diesem Personalstand. (...) Es ist mir wichtiger der Patient ist versorgt und es steht nicht alles am Zettel. Aber andererseits ist es so, es wäre fast laut Gesetz wichtiger, es steht am Zettel. (...) So wie das Gesetz jetzt ist, ist es nicht durchführbar. Es scheitert wirklich am Personal. Rationeller arbeiten? Wir tun rationell arbeiten. (...) Was auch noch dazu kommt, die Liegedauer der Patienten, man schickt sie immer früher heim. Das ist natürlich viel mehr Aufwand. Wenn ich auf meiner Station (...) jeden Tag ungefähr 10 Entlassungen habe und aber auch 10, 12 Aufnahmen, das ist ganz viel Arbeit (...) ich komme eigentlich gar nicht nach (...)."

Das bekannte Spannungsfeld Außen/Innen zwischen administrativen/gesetzlichen Vorgaben aus dem gesellschaftlichen und sozialen Kontext bzw. in der Schule gelerntem Standard und dem, was mit dem tatsächlichen Personalstand hausintern umsetzbar ist, wird hier erneut deutlich, ebenso wie das Spannungsfeld Qualität/Ökonomie. Beide enthalten einen *intraindividuellen Konflikt*, der sich angesichts der Hilfsbedürftigkeit der PatientInnen verschärft. Einerseits soll die Pflege dem Gesetz Genüge tun und der internen Maßgabe immer früherer Entlassungen Folge leisten, was beides mit entsprechend mehr Arbeitsaufwand einhergeht. Andererseits sind in der Pflegeschule gelernte und auch intern erwünschte Pflegestandards ebenso verbindliche Maßstäbe pflegerischen Handelns. Zudem ist diese *Dilemma-Situation* durch Rationalisierung nicht mehr zu entschärfen, weil bereits ‚rationell' gearbeitet wird. Ist am *Ende der Rationalisierungsgewinne* der ‚organizational slack' aufgebraucht, stellt sich die Frage, ob die Handhabung dieser Dilemma-Situation auf der individuellen Ebene zugunsten oder zu Ungunsten der PatientInnen ausgeht. Die stationsleitende Schwester lässt die Frage offen, ob es zu einer Absenkung der Pflegestandards und folglich zu einer *Qualitätsverschlechterung* in der Versorgung der PatientInnen kommt. Der systematisch produzierte und persönlich zu handhabende Konflikt hingegen ist offensichtlich. Einmal mehr erscheint Qualität als fragiles Resultat individueller Konfliktbewältigung und ambivalenten Verhaltens.

Die zweitgenannte Position, mehr Personal bei *flankierenden Rahmenbedingungen*, vertritt sehr dezidiert die Pflegedirektorin mit ihrer Aussage: „Jeder Oberarzt braucht mindestens eine Schwester" (vgl. oben). Diese klar formulierte Rahmenbedingung für sinnvollen Personalzuwachs steht in gewissem Widerspruch zur Behauptung des Ärztlichen Direktors, dass mehr kompetente ÄrztInnen Ressourcen sparen (vgl. oben). Wenn jeder Oberarzt tatsächlich mindestens eine Schwester bräuchte, wäre Ressourcensparen zumindest in den Personalkosten absolut betrachtet unwahrscheinlich. Welche Berufsgruppe oder welches Sachkostenbudget zum Sparen unter diesen Bedingungen dann primär beitragen soll, wird von beiden InterviewpartnerInnen zwar nicht weiter thematisiert, die Unterschiedlichkeit in der Interessenposition aber ist ein weiterer Hinweis auf die ressourcenbedingte Konfliktklinie zwischen Ärzteschaft und Pflege. Letztlich ist im Verteilungskonflikt jede einzelne Berufsgruppe auf sich gestellt und es sind wechselnde Koalitionen denkbar. War bisher bei den zentralen Beziehungen die Konfliktlinie zwischen Mittelverwaltern und -verwendern offensichtlich, könnte sie angesichts der Anerkenntnis der Ärzteschaft als Leitprofession durch die Verwaltung und der expliziten Skepsis des Verwaltungsdirektors gegenüber einer Aufstockung des Pflegepersonals auch in eine eventuelle Isolierung der Pflege in Ressourcenfragen münden.

> Verwaltungsdirektor: „Die Erfahrung zeigt, dass man im Personalsektor (...) auch nie genug tun kann, aber (...) man kann nicht unmittelbar davon ableiten, dass damit die Qualität unbedingt sofort erhöht wird. Das hängt oft von der Einstellung ab, die einer mit einbringt. (...) Wenn ihnen jeden Tag, im Krankenzimmer als Kranker, alle 10 Minuten jemand anderer reinläuft, ist das auch nicht unbedingt ein Qualitätsgedanke. Es entlastet vielleicht den Einzelnen, aber es hat nicht unbedingt mit Qualität zu tun."

Diese Aussage des Verwaltungsdirektors stellt einen Zusammenhang zwischen einem Zuviel an Personal und *sich verschlechternder Bezugsqualität* her, die eine Entlastung einzelner MitarbeiterInnen nicht in Abrede stellt, aber den stärkeren Wechsel in den Bezugspersonen für die PatientInnen primär als negativ für PatientInnen interpretiert. Dem entgegen steht die Auffassung des Röntgenmitarbeiters, der in einem Personalzuwachs weniger ein Risiko des Wechsels von Bezugspersonen sieht, als vielmehr eine Chance auf eine mögliche *Umwegrentabilität*:

> Röntgen: „Wenn man genug Personal hätte, dann wäre eine Forderung bzw. ein Wunsch, dass man mehr Zeit für Fort- und Weiterbildung hat, sowohl innerbetrieblich als auch außerhalb (...). Das muss jetzt sozusagen von der anderen Zeit weggezwickt werden bzw. oder vom Personalstand her.

Was noch ein Wunsch ist, dass man sicher einfach stressfreier arbeiten könnte, wenn (...) Stress überhand nimmt bzw. tagelang so ein Stress ist, dass man für die Patienten weniger Zeit hat, dann ist das sicher nicht positiv, glaube ich (...)."

Für den Mitarbeiter aus dem Röntgen ist mehr Personal dann eine Chance zugunsten von Qualität in der Behandlung der PatientInnen, wenn einzelne MitarbeiterInnen den Zeitgewinn auch in *Weiterbildung* sowie *stressfreieres Arbeiten* – die eigentlichen Verbesserungsziele – investieren. Hierin zeigen sich *qualitätsfördernde* Rahmenbedingungen für sinnvollen Personalzuwachs.

Qualität, genauer die *Qualitätswahrnehmung* der PatientInnen, im Blick hat auch der Leiter des Rechnungswesens, der sich ein Mehr an Schwestern und ÄrztInnen vorstellen kann, aber nicht im OP, sondern für Gesprächszeit mit den PatientInnen.

> Rechnungswesenleiter: „Das ist eine schwierige Frage, weil sicher die erste Antwort wäre ‚mehr Personal'. Nur, mehr Personal kostet mehr, bringt aber im ersten Effekt, wenn man es nicht sinnvoll macht, gar nichts. (...) Wenn man wirklich diesem Mehrpersonal klare Ziele vorgibt, z. B. in der Pflege mehr Patientengespräche, was die Patienten wünschen und eigentlich auch die Qualität ausmacht. Weil, einen guten Ruf macht aus, dass die Schwestern Zeit haben zu reden, und die Ärzte auch. Wenn man jetzt nur mehr Personal hinsetzt, oder mehr Ärzte, die nur operieren, das bringt dem Patienten gar nichts, davon kriegen die Patienten gar nichts mit. Man steigert die Kosten, weil man mehr OPs braucht und hat relativ wenig Nutzen (...).
> Interviewer: Und neben dem Personal (...)?
> Rechnungswesenleiter: Gutes Arbeitsklima.
> Interviewer: Wie ließe sich das heben? Mehr Betriebsausflüge?
> Rechnungswesenleiter: Sicher nicht mit mehr Gehalt (...). Das ist vielleicht ein Einmaleffekt, (...) man freut sich drüber und nach drei Monaten ist es vergessen. Es kostet aber immer. Gerade im Schwesternbereich Kinderbetreuungseinrichtungen (...), wo die Leute sagen: ‚Das gibt es da und woanders nicht.' Betriebsausflüge sicher auch (...)."

Gerade die Aussage des Rechnungswesenleiters macht deutlich, dass ein Mehr an Personal in jedem Fall mehr Kosten verursacht, diesen aber unterschiedliche Nutzen aus PatientInnensicht gegenüberstehen können. Daher macht mehr Personal nur im Kontext flankierender Rahmenbedingungen Sinn, die den PatientInnennutzen erhöhen. Das Personal muss insgesamt sowohl klare Zielvorgaben durch *Management und Führung* haben (z. B. mehr Zeit für PatientInnengespräche aufzubringen), als auch Arbeitsbedingungen vorfinden, mit denen es zufrieden ist (z. B. Kinderbetreuungsplätze, Betriebsausflüge). Die Anreizwirkung des Motivators ‚Geld' wird als kurzfristig und sich rasch erschöpfend bezeichnet, die Kosten dieses Motivators hingegen bleiben dann weitgehend fix. Derartig banale Anreizökonomie lässt die Kosten-Nutzen-Relation bereits kurzfristig negativ werden.

In der Aussage der Hygienebeauftragten findet sich eine weitere Spielart flankierender Rahmenbedingungen bei Personalaufstockung:

> Hygienebeauftragte: „Ein Organisationsentwicklungssystem installieren, das die Leute selbst ‚handeln' können, und die Personalressourcen aufstocken. (...) Kommunikation, also vor allem fachübergreifende Kommunikation, (...) würde dann alles andere in Bewegung setzen, (...) weil das Verständnis der Berufsgruppen untereinander für mich (...) einer der wesentlichen Punkte ist, warum das nicht funktioniert.
> Interviewer: Und beim Personal haben sie gesagt ‚aufstocken'. Was ist da der wesentliche Punkt? (...)
> Hygienebeauftragte: Also, welche Personalaufstockung kann man so global nicht sagen. Da muss man sich wirklich das Haus anschauen und wo sind im Pflegedienst die Leute wirklich gefordert, wo

gehen sie wirklich an die Grenzen der Leistungsfähigkeit, wie kann man Nachtdienste z. B. entschärfen, oder besondere Pflegedienste, wo die Leute sehr viel heben müssen, (...).Es ist sicher so, dass an allen Ecken und Enden (...) Leute fehlen (...). Die Grundvoraussetzung ist sicher die Bereitschaft natürlich der Leute, sich auch für die anderen zu interessieren, für die anderen Berufsgruppen, das ist ja klar. Wobei da ganz sicher gesellschaftspolitische Entwicklungen, die also bis dato einfach laufen, auch der Grund ist, warum es dieses Interesse einmal von vorne herein nicht gibt. Wenn man sich überlegt, dass man da eine Gruppe installiert in einem Krankenhaus, zwei, drei Leute, die die Aufgabe haben, das Bewusstsein einfach in der täglichen Arbeit zu heben, indem sie, gerade mit Qualitätszirkeln z. B., die bekanntlich auf freiwilliger Basis funktionieren, die Leute dann also dahin bringen, sich selber da wiederzufinden und auch ihre Organisationsstruktur dann einfach auch verbessern zu können. Und was ganz wichtig ist, (...) dass genau diese Idee von der kollegialen Führung und von den, sag ich einmal, Leadern in dem Haus gefördert wird. Das muss ja nicht nur die kollegiale Führung sein, sondern Leader sind ja sehr oft ganz andere Leute, die die Meinung in dem Haus einfach bilden."

Die Hygienebeauftragte geht einerseits von Personalaufstockung aus, weil ‚an allen Ecken und Enden' Personal fehlt. Andererseits soll mehr Personal auch sinnvoll arbeiten können. Dazu bedarf es eines *OE-Systems* als Rahmen, das die MitarbeiterInnen selbst betreiben und nutzen können sowie der bereits oben benannten Interdisziplinarität im Sinne ‚fachübergreifender Kommunikation' als Muster *zentraler Beziehungen*. Als konkrete OE-Maßnahme werden Qualitätszirkel genannt, die auf freiwilliger Teilnahme basieren, aber keine Selbstläufer sind. Hier bedarf es einer Kerngruppe von ‚zwei, drei Leuten', die anderen MitarbeiterInnen kommunizieren können, dass Qualitätszirkel ein möglicher Ort sind, an dem von den betroffenen Beteiligten berufsgruppenübergreifend selbst geklärt werden kann, unter welchen Bedingungen sie derzeit arbeiten und in Zukunft arbeiten wollen, also Verbesserungsmaßnahmen auszuloten. Dies setzt allerdings die ‚Bereitschaft' voraus, sich überhaupt für den Anderen zu interessieren. Das Bewusstsein zu bilden für den Nutzen von Qualitätszirkeln in puncto interdisziplinärer Kommunikation und organisationaler Verbesserungen wäre *Führungsaufgabe*, der *formellen* wie der *informellen* ‚Leader'.

Ein zweiter Ansatzpunkt neben Personalzuwachs ist die *Personalentwicklung*. Hier argumentiert der Qualitätsmanager & Organisationsentwickler für eine *professionellere* Fortbildung.

Qualitätsmanager & Organisationsentwickler: „Auf jeden Fall im Bereich ‚Mitarbeiterfortbildung'. (...) Es steckt in den Mitarbeitern noch sehr viel an Ideenreichtum, den sie nicht realisieren können, weil ihnen Knowhow, Methodik dazu fehlt. Die könnte entwickelt werden. Das beginnt bei einem ganz banalen Beispiel: EDV-Fortbildung. Je besser die Leute mit der EDV umgehen können, desto weniger Zeit brauchen die in der Abwicklung ihrer Tätigkeiten. Da ist noch viel Luft drin, da braucht man noch gar nicht ans Einstellen von Leuten denken (...) Wenn man Geld hätte, könnte man wesentlich professionellere Trainer engagieren, wenn man auch noch Zeit dazu hätte, also so richtig Ressourcenüberschuss, dann kann man mit den Trainern auch den Bedarf besser abstimmen und muss weniger auf deren Standardfortbildungsprogramme zurückgreifen. Und man könnte es den Mitarbeitern gratis geben – was viele doch hindert, wenn sie Kurse bezahlen müssen – und man könnte es während der Arbeitszeit machen. Aber das ist wirklich gleich vier mal Weihnachten."

Das Bild der *MitarbeiterInnen* ist hier vor allem durch einen *Potenzialgedanken* geprägt. Ideenreichtum ist vorhanden, und auch der Wille, diesen im Sinne der Organisation zu ‚realisieren'. Es mangelt jedoch an ‚Knowhow, Methodik' und auch an erleichternden Umständen für eine Professionalisierung in diesem Bereich, die eben mit Geld und *potenzialorientiertem Managementbzw. Führungsengagement* leichter herzustellen wären. Professionalität meint hier vor allem ein genaues Eingehen auf die unterschiedlichen Fortbildungsbedürfnisse und Problemlagen durch die Trainer, wodurch vor Ort eine effizientere und effektivere Tagesroutine entstehen kann. Ohne Ressourcen – also Geld und Zeit, um Fortbildungsprogramme gratis und in der Arbeitszeit besuchen zu können – ist die Abhängigkeit vom Standardprogramm der Trainer gegeben als auch vom guten Willen der MitarbeiterInnen, den Kurs in der Freizeit und auf eigene Kosten zu besuchen. Dieses Szenario nimmt bereits die nachfolgende Frage teilweise vorweg.

2.3.3 Was würden Sie bei knappen Ressourcen verbessern?

Die Wiedereinführung der Knappheit resultiert in zwei unterschiedlichen Ausrichtungen der Antworten. Sechs von 11 InterviewpartnerInnen gehen weitestgehend von den *selben* Ansatzpunkten für Verbesserungen aus, wie bei ausreichend vorhandenen Ressourcen. Sie bilden die Gruppe 1 der Antworten. Die anderen fünf InterviewpartnerInnen sehen angesichts von Knappheit die Notwendigkeit, die *Knappheit* selbst zu *problematisieren*, da ihrer Auffassung nach die Organisation am Limit ist. Sie bilden die Gruppe 2 der Antworten.

Aus den Aussagen in beiden Gruppen lassen sich *drei zentrale neue Erkenntnisse* gewinnen:

- So kann das Beibehalten der selben Ansatzpunkte unter sich ändernden Rahmenbedingungen – hier Knappheit – zu einem *Wendepunkt* in der Betrachtungsweise der Situation durch die Beteiligten und damit auch im Zustand der Organisation führen, sofern die veränderte Betrachtungsweise die organisationsrelevanten Handlungen der Beteiligten beeinflusst. Handlungen nach dem Prinzip des Mehr vom Selben sind dann nicht mehr angemessen. Dies zeigt sich,
- ganz konkret in dem neu hinzukommenden *Spannungsfeld Sinnhaftigkeit/ Sinnverlust*.
- Es kann an Wendepunkten zu *nicht intendierten Konsequenzen* kommen. Bislang positiv belegtes Verhalten wird nach Überschreiten des Wendepunktes absurd, ehemals gute Absichten schlagen ins Negative um und am Ende wird das Gegenteil dessen erreicht, was ursprünglich erreicht werden sollte. Gerade die InterviewpartnerInnen der Gruppe 2 zeigen auf, dass die Beteiligten und die Organisation in der Nähe eines Wendepunktes angekommen sind und schlagen andere Ansatzpunkte vor, als die bisher präferierten.

Darüber hinaus finden sich angesichts dieser organisationalen Dynamik *Ausdifferenzierungen* zu fast allen Einzelspezifika außer dem gesellschaftlichen und sozialen Kontext.

Gruppe 1: Idente Ansatzpunkte

Am pointiertesten weist der Ärztliche Direktor auf die Tatsache hin, dass seine Ansatzpunkte für Verbesserungsmaßnahmen bei ausreichend als auch bei knappen Ressourcen die selben sind: „Ich setze trotzdem da die Prioritäten, trotzdem. (...) Weil sonst haben wir keine Daseinsberechtigung, wenn wir nichts anderes machen als draußen der Internist oder der Praktiker."

An dieser Antwort ist vor allem bemerkenswert, dass der Ärztliche Direktor mit seinem Ansatz von mehr kompetenten ÄrztInnen, die zudem besser bezahlt werden, um als Arbeitgeber im Ärztemarkt attraktiv zu sein, von Knappheitsbedingungen weitgehend abstrahiert. Die Berufsgruppe der ÄrztInnen wird somit aus der Abhängigkeit der Gesamtorganisation von der Ressourcenlage bzw. aus Folgekostenüberlegungen ihres Tuns *herausdefiniert* mit dem Argument, dass davon die Daseinsberechtigung des Hauses im Vergleich zum extramural tätigen Arzt abhängt. Es ist abzusehen, dass die Beibehaltung dieses Ansatzes bei einem insgesamt gedeckelten Ressourcenbestand den Verteilungskonflikt mit anderen Berufsgruppen verschärfen wird.

Demgegenüber ist das Festhalten an den selben Ansatzpunkten bei den weiteren fünf Aussagen zu Verbesserungsmöglichkeiten unter Knappheitsbedingungen weniger konfliktträchtig, weil die Verbesserungsmaßnahmen als *kostengünstig* oder gar *budgetneutral* argumentiert werden und somit nicht in Konflikt mit knappen Ressourcen stehen.

> Qualitätsmanager & Organisationsentwickler: „Ganz genau gleiches Thema. Raushandeln, dass es während der Arbeitszeit stattfindet (...) aber Teilnahmegebühren einheben; oder umgekehrt, (...). Das wäre ein Kompromissvorschlag, (...). Und bei den Fortbildungen (...) auf die 08/15-Fortbildungsprogramme zurückzugreifen, die nicht wirklich abgestimmt sind auf den Bedarf des Hauses, aber es ist besser als nichts zu machen."
> Oberarzt: „Alles. Das ist keine Budgetfrage, (...) ist eine Organisationsfrage (...)."

In der Antwort des Qualitätsmanagers & Organisationsentwicklers geht Ressourcenknappheit mit kostenorientierten ‚Kompromissen' und eventuellen Wirkungsverlusten einer 08/15-Fortbildung einher, was letztlich aber nichts an der Fortbildungsnotwendigkeit selbst ändert. Der Oberarzt argumentiert mit der Budgetneutralität seiner Verbesserungsvorschläge – eine Auffassung, die auch der Rechnungswesenleiter in seiner Antwort weitgehend bestätigt.

> Rechnungswesenleiter: „Wesentliche Verbesserungen kosten eigentlich nicht viel. Weil, was viel kostet, wenn man jetzt mal medizinische Geräte hernimmt, da hat man viel Folgekosten (...). Qualitätszirkel (...), das funktioniert sicher. (...) In puncto Betriebsklima kann man mit Geld nicht mehr viel machen. Da geht es eher ums Zwischenmenschliche, um Motivation. (...) [E]in Großteil, wenn der Arbeitsbedingungen hat, wo man vernünftig arbeiten kann, man die Möglichkeiten hat, einmal das zu tun, was man selbst machen will, in der Pflege einmal mit dem Patienten reden, als Arzt einmal eine Studie zu lesen, eine Operationstechnik mit dem Primar einmal zu probieren, (...) auch wenn die Operation dadurch einmal länger dauert. Oder in der Verwaltung eigene Ideen entwickeln. (...) Wenn die Leute zufrieden sind, kommt die Zufriedenheit irgendwie zurück (...)."

Für den Rechnungswesenleiter geht es um das ‚Zwischenmenschliche' und vor allem um Arbeitszufriedenheit durch ‚einmal das zu tun, was man selbst machen will'. Dieser individuelle Handlungsspielraum fördert das Betriebsklima und ist der zentrale Ansatzpunkt für organisationale Verbesserungen, unabhängig davon, ob Ressourcenüberschuss oder Ressourcenknappheit herrschen. Diesen Handlungsspielraum auch zu einzuräumen wäre Aufgabe von *Management und Führung*.

Auch die Hygienebeauftragte bleibt unter Maßgabe bei ihrem Ansatz fächerübergreifender OE und der Verbesserung in Kommunikation und Identifikation – jedoch mit einer ‚schärfer' formulierten Aufforderung zum Umdenken in der *hierarchiegewohnten* Ärzteschaft.

> Hygienebeauftragte: „Die Kommunikation und die Identifikation mit dem Haus kann man immer verbessern. Durch diese Organisationsentwicklungsidee (...) und ich bin der Meinung, dass auch mit einem relativ knappen Budget da sicher ein gutes Arbeiten möglich ist. Das ist für mich überhaupt keine Frage. (...) Die letzten fünf Jahre waren eher von der Deckelung gekennzeichnet, während die Jahre davor, da ist definitiv Verschwendung betrieben worden. Das muss man ganz deutlich sagen. Da hat es von einer Haushaltsführung im Krankenhaus, von einer sinnvollen, überhaupt nichts gegeben. (...) Je gedeckelter die Kosten sind, desto wichtiger ist eine sinnvolle Zusammenarbeit und eine Kommunikation (...) der Berufsgruppen untereinander. Und da sind natürlich auch sehr die

Ärzte gefordert, denn diese Berufsgruppe ist einfach gewöhnt, streng hierarchisch zu arbeiten. Da ist sicher ein Umdenken notwendig. Das ist überhaupt keine Frage."

Neben der Hierarchiekritik ist in der Antwort der Hygienebeauftragte jedoch noch ein zweiter Aspekt auffällig, der Hinweis auf Ressourcenüberfluss und ‚Verschwendung' als wunden Punkt vieler OE-Maßnahmen. Obwohl Verbesserung eigentlich immer und unabhängig von der Ressourcenlage angestrebt werden kann, ändert sich nichts tiefgreifend ohne Veränderungsdruck im Sinne ‚gedeckelter Kosten'. Erst durch Knappheit am eigenen Leib kommt den Beteiligten sinnvolle Haushaltsführung, Zusammenarbeit oder Kommunikation in den Sinn, und OE erhält folglich gerade bei knappen Budgets einen höheren Stellenwert, allerdings eher erzwungenermaßen. Dieses *Lob der Knappheit* weist auf eine organisationale *Dynamik* hin, die sich im Anschluss an den Auslöser ‚Knappheit' entwickelt, was die Hygienebeauftragte jedoch nicht spezifischer ausführt.

Das Lob der Knappheit greift jedoch die Pflegedirektorin auf, indem sie einen Sparzwang zunächst positiv interpretiert und dabei an ihre Prozessperspektive aus der vorhergehenden Frage anknüpft:

Pflegedirektorin: „Ich glaube, umso mehr man spart, umso besser muss man organisieren. (...) Es gibt eine Prämisse für mich: Meinem Personal soll es grundsätzlich so gut gehen, wie es dem Patienten bei ihnen geht. Damit überforderst du sie zwar als Führungsperson unheimlich damit, weil du damit dir was auferlegst, das du gar nicht erfüllen kannst. (...) [T]rotzdem, als Grundgedanke, das ist im täglichen Umgang mit dem Mitarbeiter, so wie ich mit ihm umgehe. Z. B. diese ganzen Sachen mit Aggressionen am Patienten. (...) Wenn ich von oben her immer nur Druck habe, das eher aggressiv kriege, dann wird irgendwann einmal der normal arbeitende Mensch diesen Druck auch weitergeben. Das ist meine größte Sorge, dass irgendwann einmal, sage ich jetzt mal salopp, jemand dann ausrastet wegen so etwas. Der Mitarbeiter hat ja nicht nur einen Druck vom Betrieb, oder seiner Direktion, oder vom Gesamthaus. Da gibt es ja das Umfeld auch noch. (...) Da streite ich lieber mit den Ärzten oder Primarii, (...)
Interviewer: Also, das ist so eine Art Mediatorenfunktion?
Pflegedirektorin: Genau, aber da müsstest du fast jemanden von außen haben, weil diese Dinge dann besser funktionieren. (...)
Interviewer: Sie haben gesagt, je mehr man sparen muss, desto besser muss man sich organisieren (...).
Pflegedirektorin: Ja, weil man da alle Ressourcen, die nur möglich sind, ausschöpfen muss (...). Und es gibt sehr viele Ressourcen. (...) Wir schauen in unserem Bereich sehr stark (...), wo ist eine Ressource, und wenn die ausgeschöpft ist, dann rede ich über Personal. (...) Ich habe die Personalressource so gekürzt auf den Stationen, dass ich nicht mehr gegenseitig aushelfen kann. Mit diesen ganzen Sparmaßnahmen habe ich letztlich das Personal auf einem Stand, wo ich nur hoffen kann, dass mir nicht drei Leute schwanger werden, dass nicht fünf krank werden (...) also ich bin am Limit. Und da bin ich gefordert. (...). Was leider Gottes ist, und das ist für mich erschreckend, ist, dass ich jedes Jahr Leute aus der Pflege und auch aus dem Stockmädchenbereich mit sehr schweren onkologischen Erkrankungen habe. (...) Dickdarmkarzinome, und, und, und. Ich habe zuletzt wieder eine Kündigung gehabt von einem Stockmädchen, die sich auf ihren ursprünglichen Beruf zurück besonnen hat, weil sie sagt, sie hält die onkologischen Patienten nicht aus, sie schafft es nicht (...). Die kriegen psychosomatisch alle Probleme (...). Man darf nicht vergessen, wenn wir unsere OPs anschauen, jeder zweite Patient (...) ist onkologisch. Und das sind ja nur Negativerlebnisse, weil du begleitest den von seiner ersten Operation, (...) die ganze Chemotherapie hindurch (...) und die Erfolgserlebnisse, dass einer wieder gesund ist, die sind relativ wenig. Und daher muss man ja gerade auf die Personalressourcen schauen. Ich sehe ja jetzt teilweise die Stationen, die sind ausgelaugt. Der Urlaub von drei Wochen bringt dir gar nichts, weil du kommst, stehst voll drinnen und arbeitest zusätzlich eineinhalb Leute herein, (...) Ich kriege dann ja auch immer den Vorwurf ‚es geht ja trotz-

dem'. Nur die Frage: Wie? Das ist Burnout des Personals, bevor der Patient was spürt, weil ich werde so lange kompensieren, bis ich umfalle. (...) Da geht es um Marginalien, halbe Stellen, nicht ganze oder zwei, sondern (...) das Signal (...) jetzt kriegt ihr wieder Unterstützung. (...) Ich sag nur mal das Beispiel mit den Kaffeelöffeln. Wir haben monatelang jetzt zu wenig Kaffeelöffel gehabt, also einfach mit dem Besteck von der Küche her, mit der Fremdversorgung, Probleme. (...) Ich muss jeden Tag dem Patienten erklären, warum er seine Nachspeise mit dem Suppenlöffel essen muss (...). Das sind elementare Sachen, (...) die unheimlich viel kaputt machen (...) dabei kostet das dreieinhalbtausend Schilling, 500 Löffel einzukaufen. (...) Das kommt dir teilweise so absurd vor."

Während Knappheit zunächst erfinderisch macht im Sinne eines sich besser Organisierens, wird im Verlauf der Antwort der Pflegedirektorin eine organisationale Dynamik erkennbar, die die Ambivalenz der Knappheit als Bestandteil von *Ökonomie* aufzeigt. Das Personal ist der Dreh-und Angelpunkt für die Leistungserstellung und dabei Gefahren für die *eigene* Gesundheit ausgesetzt. Diese resultieren direkt aus der Arbeit mit *PatientInnen*, indem beispielsweise die Arbeit mit onkologischen PatientInnen psychosomatisch auf die eigene Befindlichkeit durchschlägt und auch beim Personal zu erhöhter Krebshäufigkeit führt. Zusätzlich steigt der Druck auf das Personal aus vielen Richtungen. Personalabbau führt zu *Stress in Management und Führung*, wenn Führungskräfte hoffen müssen, dass keiner ausfällt, weil sie wissen, dass mangels Reserven das vorhandene Personal Mehrarbeit leisten muss. Hinzu kommt die Prämisse, dass es dem Personal so gut gehen soll, wie den PatientInnen, was oftmals nach eigener Aussage der Pflegedirektorin einer Überforderung der Führungspersonen gleichkommt. Dies führt in Konflikte mit anderen Berufsgruppen, die als Form *zentraler Beziehungen* eventuell durch *Drittparteienvermittlung* besser zu entschärfen sind. Wenn die ‚größte Sorge' der Pflegedirektorin ist, dass MitarbeiterInnen in Überlastungssituationen ‚ausrasten' PatientInnen gegenüber, dann ist nicht nur die Situation der PatientInnen prekär, sondern auch die des *Managements und* der *Führung* sowie die der *MitarbeiterInnen*. Das Personal steht unter stärker werdendem und aggressiver vermitteltem Druck vom Betrieb, der Direktion, dem Gesamthaus und dem (privaten) Umfeld. Urlaub verhindert unter diesen Bedingungen kein *Burnout* mehr, da nach der Rückkehr in der Regel Liegengebliebenes aufzuarbeiten ist bzw. ein Kollege in Urlaub vertreten werden muss. In dieser allseits angespannten Situation der Knappheit nahezu aller Ressourcen können selbst Marginalien *Demotivation* erzeugen. Das Kaffeelöffelbeispiel ist ‚absurd' unter Kostengesichtspunkten, nicht jedoch unter dem Gesichtspunkt der *Wertschätzung*. Die Kaffeelöffel sind als Grund für Ärgernis vom Personal als elementare Sache eingestuft, einige Führungskräfte schenken dem hingegen zu wenig Aufmerksamkeit und zeigen auch keine Zahlungsbereitschaft bei Minimalbeträgen. Ähnlich gelagert ist die fehlende halbe Stelle, die als Signal der Unterstützung nach einer Sparperiode und Durststrecke notwendig wäre, um wieder eine Perspektive der Entspannung beim Personalstand zu vermitteln. Derartiger Ausdruck mangelnder Wertschätzung macht ‚unheimlich viel kaputt' und sorgt für Demotivation, deren Vermeidung vergleichsweise billig zu haben wäre.

In der Aussage der Pflegedirektorin wird eine *Dynamik* deutlich, die eine ganze Reihe organisationaler Spezifika in *Wechselwirkung* miteinander involviert, und auf einen *Wendepunkt* hinausläuft. Initiiert Knappheit zunächst ein sich besser Organisieren, so wohnt der Knappheit andererseits auch ein Druck inne, der aus allen Richtungen auf den Einzelnen in allen Hierarchieebenen trifft und zu einer Überlastung und Überforderung werden kann. Kommt mangelndes Verständnis von entscheidungsbefugten Führungskräften für diese Situation und damit mangelnde Wertschätzung für die Problemlage der Beteiligten dazu, kippt die Stimmung. Der zunächst noch vorhandene Wille, eine monatelange Durststrecke gemeinsam durchstehen zu wollen und zu können, weicht der Demotivation, weil die Sinnhaftigkeit dieses Durchstehens in Frage steht, sobald die MitarbeiterInnen beispielsweise bemerken, dass es für Führungskräfte, die die Situation der MitarbeiterInnen aufgrund ihrer Entscheidungsmacht ändern könnten, gerade *keinen* Unterschied macht, ob sie dies tun oder nicht. Diese *Indifferenz* wird als ‚absurd' – und damit keinen Sinn ergebend – erlebt. Hier ist ein *neues Spannungsfeld* ersichtlich, in dessen Rahmen sich die gerade geschilderte Dynamik abspielt: *Sinnhaftigkeit versus Sinnverlust*.

Allerdings zeigt sich in dieser Dynamik zunehmend verlustig gehenden Sinns auch ein Moment *nicht intendierter Konsequenzen*. Im Prinzip ist es vollkommen vernünftig, unter Knappheitsbedingungen zu sparen, sich besser zu organisieren, Rationalisierungspotenziale auszuschöpfen und den ‚organizational slack' zu mobilisieren. Am von den Beteiligten empfundenen Limit ist das Festhalten an diesem positiv-produktiven Prinzip jedoch an seinem Wendepunkt ins Kontraproduktive – und zwar nicht, weil das Prinzip selbst unvernünftig wäre, sondern weil in dem obigen Beispiel das Festhalten am gleichen Prinzip unsensibel macht gegenüber der Kontextveränderung, in der sich dieses Festhalten zu einem Negativum entwickelt. Unter neuen Rahmenbedingungen verkehrt sich die gute Absicht, die zunächst auch positive Effekte im Sinne von Rationalisierungsgewinnen zeitigt, in ihr Gegenteil, ihren Widersinn. *Wann* dieser Wendepunkt genau eintritt, lässt sich schwer exakt vorausberechnen, was auch daran liegen dürfte, dass die Wechselwirkungen der involvierten Spezifika in Dimensionen wie Intensität, Zeit, Tragweite der Konsequenzen, etc. von den Beteiligten nicht immer auf einfache Weise durchschaut werden können. Allerdings wäre die Annäherung an einen Wendepunkt im Bewusstsein des Spannungsfeldes und somit die Möglichkeit eines widersinnigen Ergebnisses der bisherigen Bemühungen durchaus sensibel wahrnehmbar – schließlich ist sich die Pflegedirektorin der Absurdität dieses Verhaltens Anderer durchaus bewusst und kann dessen Konsequenzen einschätzen.

Gruppe 2: Differente Ansatzpunkte

Die von der Pflegedirektorin geschilderte grundlegende Dynamik der Organisation scheint auch anderen InterviewpartnerInnen bewusst zu sein, wenn sie Ansatzpunkte für Verbesserungsmöglichkeiten aufzeigen, die an unterschiedlichen Phasen dieser Dynamik ansetzen und die Situation im Vorfeld entschärfen sollen. So beurteilen der Controller und der Verwaltungsdirektor Knappheit und Sparmaßnahmen als demotivierend und setzen auf *Bewusstseinsbildung* und *Partizipation*, um diesen Effekt zu verringern.

> Controller: „(...) Aber ein großer Bereich, wo die Qualität besser würde, wäre sicher in der Motivation der Mitarbeiter, wie in jedem Betrieb. Es ist einfach so: Die Qualität wirkt sich ja am meisten am Patienten aus. Das ist, was hauptsächlich die Qualität eines Krankenhauses ausmacht. Die andere Qualität, gute Leistungen erbringen und dann noch kostendeckend arbeiten, das ist auch ein Qualitätsmerkmal, wo wir mit hinein spielen, aber der Großteil ist sicher am Patienten. Und der Patient hat quasi nur mit dem Personal zu tun. Den interessiert ja nicht, mit welchem Gerät er operiert wurde (...) im Moment ist das ganz schwer, unter diesen Sparmaßnahmen zu motivieren, weil überall wird gespart, auch an den Sachen, die das Personal benötigt (...). Man kann das insofern machen, als man dem Personal auch bewusst macht, in welcher Kostensituation man ist (...), dass die Situation sehr schwer ist, aber trotzdem die Leistung gebracht werden muss (...) Es ist immer schön, dass die dann sagen ‚Wir sind Pfleger und keine Kostenrechner!' Aber man muss denen bewusst machen, dass sie nicht unabhängig von den Kosten sind, dass sie nicht in einem kostenfreien Raum schweben (...), dass alles, was sie tun, auch einen Einfluss auf das hat, natürlich.
> Interviewer: Inwieweit schätzen sie dieses Bewusstsein, das sie mit dem Controlling schaffen möchten, im Haus bereits als gediehen oder vorhanden ein?

> Controller: Schwer zu sagen. Ich glaube, dass es in letzter Zeit hauptsächlich durch das Medium des Intranet (...), wo wir regelmäßig Kosten-/Leistungszahlen, usw. einstellen, dass da ein bisschen das Bewusstsein schon erweitert wurde. Auch mit anderen Aktionen (...) ‚Papierverbrauch senken!'. Punktierte Aktionen. (...) Über solche Einzelaktionen wird das Bewusstsein für die gesamte Situation erweitert, also gemacht."
>
> Verwaltungsdirektor: „Der beste Ansatz, den wir hier gemacht haben, (...) weil eben kein Geld mehr vorhanden war, sind Qualitätszirkelarbeiten. Man versucht halt, die Leute einzubinden und das hat ja nicht nur den Effekt, dass sie mitentscheiden und mitreden können, sondern auch den Effekt, dass sie miterleben und spüren, warum das ein oder andere dann nicht geht."

Sowohl in der Aussage des Controllers als auch des Verwaltungsdirektors spielt die *aktive Herausbildung eines Bewusstseins* hinsichtlich der Kosten des eigenen Tuns und der Notwendigkeit von Sparmaßnahmen die zentrale Rolle beim Umgang mit Ressourcenknappheit. Für den Controller geschieht dies unter anderem über ‚punktierte Aktionen', die das Kostenbewusstsein ‚machen'. Für den Verwaltungsdirektor ist der Einbezug in Entscheidungssituationen maßgeblich. Qualitätszirkel sind hier ein kostengünstiges Instrument, durch *Partizipation* ‚spürbar' zu machen, ‚warum das ein oder andere dann nicht geht'. Qualitätszirkelarbeit, offene Informationspolitik im Intranet und punktierte Aktionen sollen die unweigerlich eintretenden negativen Effekte des ‚Sparens' auf die Motivation der MitarbeiterInnen einigermaßen abfangen und eine Aufrechterhaltung der *Qualität* gewährleisten. Inwieweit dies gelingt, muss an dieser Stelle offen bleiben, da sich auch die beiden Befragten nicht zur Nachhaltigkeit derartiger Maßnahmen äußern. Dennoch gehört es zum Repertoire der Interventionen durch *Management und Führung*.

Was der Controller und Verwaltungsdirektor auf der Bewusstseinsebene versuchen, ist für den EDV-Leiter auf der programmiertechnischen Ebene zu leisten.

> EDV-Leiter: „Man muss das Optimale aus dem System herausholen, was man herausholen kann. Wenn man keinen stärkeren Server einsetzen kann, muss man schauen, dass man die Programmierung dorthin bringt, dass sie effizienter programmiert. (...).
> Interviewer: Sie programmieren das meiste Inhouse?
> EDV-Leiter: Nein, extern. Das ist ja das Schwierige, dass ich da wenig Einfluss drauf habe."

Die Abhängigkeit von externen Programmierern und deren Preis-/Leistungsgestaltung tritt ein, wenn die Grenzen der Auslastung des Systems Inhouse erreicht sind. Dann wird ein zusätzlicher Einsatz von mehr Ressourcen erforderlich. Diese Notwendigkeit sehen auch die stationsleitende Schwester und der Mitarbeiter Röntgen so – allerdings hier mit Blick auf den Personalstand. Dieser wird von beiden ebenfalls als am Limit befindlich empfunden.

> Stationsleitende DGKS: „Hm, besser, wie es jetzt läuft, derzeit, kann man es nicht besser machen. Man kann es nur besser machen mit Personal. (...) Was einfach wichtig ist, dass man viel in der Gruppe miteinander delegiert, abspricht, dass man viel organisiert, dass die Gruppenschwester oder halt ich die Leute einteilen muss, damit was weiter geht. Dass wirklich jeder seine Aufgabe weiß und das bewältigen kann. Es ist natürlich dann so, meine Kolleginnen sagen, jetzt darf man nicht mehr selbständig arbeiten.
> Interviewer: Da ist eine gewisse Demotivation, die ich da heraushöre.
> Stationsleitende DGKS: So ist es (...)
> Interviewer: Und so vom organisatorischen Ablauf, Stichwort ‚EDV-Hilfe', (...) sehen sie da Ansatzpunkte ihre Arbeit zu verbessern oder zu erleichtern (...)?
> Stationsleitende DGKS: Es geht höchstens dann, wenn wir diese Pflegedokumentation EDV-mäßig kriegen, dann könnte ich mir vorstellen, wenn wir diese Palmtops hätten, wenn (...) in schnellster

Zeit (...) alles automatisch übertragen wird, wenn ich mit meinem Durchführungsnachweis nur mehr da anstreiche und dann wird automatisch kategorisiert, und werden mir automatisch die Ziele gesetzt und ich kann auswählen (...). Es ist sicher wichtig, dass wir uns auf ein Modell einigen im Haus, weil es kann nicht auf dieser Station so gearbeitet, gepflegt werden und auf der anderen so. Das geht nicht, weil wir öfter Patienten transferieren (...) das würde dann nicht gehen. Und das ist auch ganz gut so, wenn man als Schwester auch mal da und dort arbeitet, dann spricht man von derselben Sprache (...)."

Die stationsleitende Schwester sieht zunächst das Optimum an Organisiertheit erreicht und verweist darauf, dass übermäßige Organisiertheit auch demotivierend sein kann, wenn die Selbständigkeit des Arbeitens gefährdet ist – ein Aspekt, den auch der Rechnungswesenleiter mit dem die Zufriedenheit fördernden individuellen Handlungsspielraum angesprochen hat (vgl. oben). Auf Nachfrage spricht die stationsleitende Schwester eine technische Lösung mit Palmtops zur Pflegedokumentation an, wodurch noch ein Rationalisierungspotenzial durch Beschleunigung und hausweiter Standardisierung ausgeschöpft werden könnte – allerdings nur im Zuge von Investitionen in die neue Technik, um das fehlende Personal auszugleichen.

Demgegenüber sieht der Mitarbeiter Röntgen seine Abteilung bereits unmissverständlich am Limit angelangt:

Röntgen: „Mein vordringlichster Wunsch ist sicher, dass die Ressourcen nicht noch knapper werden. (...) Mindestens Status quo halten. Es beginnt jetzt die Zeit, wo wir z. B. in unserer Abteilung oder im Krankenhaus überhaupt an dem Limit gearbeitet wird, (...) ein grenzwertiges Dahinschreiten, wo man aufpassen muss, dass dieser Standard gehalten werden kann."

Alle drei zuletzt betrachteten Äußerungen zeigen, dass bei weiterer Ressourcenverknappung der Standard der Versorgung weder psychisch noch physisch gehalten werden kann. Die Mehrbelastung des Personals ist nicht unendlich abzufangen mit immer weiter technisierten und durchrationalisierten Arbeitsprozessen. Kommen diese Rationalisierungsbestrebungen, und vermutlich auch die zuvor erwähnten Aktionen der Bewusstseinsbildung und zweckdienlichen Partizipation, an ihr Limit, so beginnt ein ‚grenzwertiges Dahinschreiten' der Organisation und MitarbeiterInnen. Dieser Ausdruck suggeriert eine fragile Organisation ‚öffentliches Krankenhaus', in der der gewohnt hohe Standard an *Versorgungsqualität nicht mehr gewährleistet* ist.

2.3.4 *Wohin würden Sie Ihr Krankenhaus und Ihren Arbeitsbereich in der Zukunft hin entwickeln wollen?*

In den Antworten zu dieser zukunftsbezogenen Frage zeigen sich *drei zentrale Themen*:

1. *Nischenbildung* betreiben. Hier sind die Auffassungen durchaus konträr und erlauben, die Spezifika *PatientInnen, gesellschaftlicher und sozialer Kontext, MitarbeiterInnen, zentrale Beziehungen* und *Qualität* zu differenzieren.
2. Informationsgenerierung und Informationsverwendung in Entscheidungssituationen verbessern und damit das Verhalten der Beteiligten ökonomisch ausrichten. Hier zeigt sich auch ein neues Charakteristikum *ökonomischer* Argumentationsweise.
3. Die *Gesamtorganisation* aktiv zu gestalten auf den drei bekannten Ebenen der Einzelorganisation, des Gesundheitswesens als Sektor und der Gesellschaft. Einmal mehr ist hier das Spezifikum *gesellschaftlicher und sozialer Kontext* in bestätigender Weise angesprochen.

Thema 1: Nischenbildung

Dieses Thema hat bei den InterviewpartnerInnen eine positive und mehrere negative Konnotationen. Einerseits ist die Nische *für* das Bezirkskrankenhaus im regionalen Kontext von Klinik, anderen Bezirkskrankenhäusern und niedergelassenem Bereich gemeint. Hier ist der Begriff der Nische positiv besetzt durch die Möglichkeit, PatientInnen zu attrahieren. Demgegenüber sind mit dem Begriff der Nische aber auch vielerlei Bedrohungen verbunden. Für die Berufsgruppe Pflege *im* Bezirkskrankenhaus kann die Nische zu einer ‚Grundpflege'-Nische werden, in der erlerntes Wissen nicht mehr eingesetzt werden kann. In der Tendenz zu monopolisierten Nischen (Klinik versus Bezirkskrankenhäuser als reine Basisversorgungshäuser) liegt ebenfalls eine Dequalifikationsmöglichkeit – nicht nur für die Pflege, sondern auch für die Ärzteschaft. Zu guter Letzt könnte eine ‚teure' Sondernische auch die Qualität der ja ohnehin zu leistenden Basisversorgung gefährden, für die dann eventuell weniger Ressourcen übrig blieben.

Alle diese zunächst nur angerissenen Szenarien der Nischenbildung werden in den nachfolgenden Antworten der verschiedenen InterviewpartnerInnen genauer nachvollziehbar:

> Stationsleitende DGKS: „Wenn ich das ganze Haus betrachte gehören einfach Schwerpunkte her. (…)
> Interviewer: Höre ich (…) eine Nischenstrategie heraus?
> Stationsleitende DGKS: Ja, da kann man was machen. Nachbetreuungspatienten, die wir jetzt viel haben, (…) Das bringt uns nichts fürs Haus und ich muss auch sagen, ich will ja als Schwester auch ein bisschen eine Herausforderung, ich persönlich. Ich will nicht nur Grundpflege betreiben, (…) wir müssen in der Pflegeschule sehr viel lernen, wir haben ein gutes Fachwissen, als Diplompersonal (…) und ich kann vieles, was ich lerne, in diesem Haus ja sowieso nicht praktizieren. Z. B. (…) Magensonde setzen (…) Blut abnehmen, (…).
> Interviewer: Ist das eine Hausvereinbarung?
> Stationsleitende DGKS: Das ist eine Hausvereinbarung.
> Interviewer: Das wäre im Haus zu ändern, dass sie mehr ihrer Fachkompetenz in ihrer Arbeit einbringen können?
> Stationsleitende DGKS: Mhm, aber ist dann wider das andere: Wir Schwestern jammern, wir haben zu wenig Personal, also müssen wir diese Dinge einfach abgeben. Wir sind dann nurmehr für die Grundpflege, unter Anführungszeichen, da. Und für die Grundpflege allein, da brauche ich ja eigentlich nur Pflegehilfsdienste und Diplompersonal, was ich ja eigentlich lernen muss, stimmt nicht mit dem überein, was ich arbeite (…). Wir haben den eigenständigen Arbeitsbereich, das ist einfach die Grundpflege, (…) Pflegedokumentationen, Pflegediagnosen, (…). Dann ist der mitverantwortliche Bereich mit den Ärzten. Die schaffen an und wir machen, z. B. (…) Inhalator (…) Medikamente richten (…) Blutdruck messen, EKG schreiben (…). Aber es gibt dann noch diese speziellen Dinge, (…) ich meine, es ist nicht unbedingt so wichtig, aber so ein bisschen diese Entscheidungsfreiheit, oder diese Therapie auch einzubringen, (…). Es geht mir um das: Ich muss immer Rückfrage halten. Darf ich das, darf ich das nicht. Und das ist so viel Zeit (…) wir sind dann auch wieder nur der Handlanger vom Arzt irgendwie, ich möchte aber, dass wir doch einen eigenständigen Beruf haben und nicht die Diener des Arztes sind, dem man alles richtet. (…)
> Interviewer: Empfinden sie, dass ein großer Teil ihres Wissens brach liegt durch diesen Umstand?
> Stationsleitende DGKS: Man wird schon müde, man strengt sich nicht mehr so an. (…) Wenn ich es jetzt prozentuell aufteile, wenn ich von mir ausgehe, sind das vielleicht 20%. (…)"

Abgesehen von der bereits bekannten Statusproblematik der Pflege, die nicht mehr länger Diener und Handlanger des Arztes sein will, zeigt sich die Ambivalenz der Nischenbildung. Ein guter Ruf in einem Schwerpunktbereich soll als Nische dafür sorgen, dass das Bezirkskrankenhaus nicht in eine andere Nische rutscht, nämlich zur Nachsorgestation der Klinik mit entsprechend geringerer ‚Herausforderung' im Pflegebereich. Auf ‚Grundpflege' reduziert, wäre nicht mehr die ganze Bandbreite des in der Pflegeschule erlernten Fachwissens zur Anwendung zu bringen, auch wenn dies aufgrund einer Hausvereinbarung ohnehin bereits der Fall ist. Letzteres verweist auf ein Folgeproblem knapper Ressourcen. Eine Hausvereinbarung regelt, was Schwestern nicht machen sollen, weil der knappe Personalstand mehr Leistungen nicht zulässt. Ein freiwillig hausintern herbeigeführtes Grundpflege-Profil lässt aber 20% des erwerbenden Fachwissens der Pflege brach liegen. Diese *De-Qualifikation* durch *Nichteinsatz* vorhandener Fertigkeiten und Kompetenzen wirkt ‚ermüdend' und demotivierend aufgrund der sehr eingeschränkten ‚Entscheidungsfreiheit'.

Hier zeigt sich eine ganz ähnliche *nicht intendierte Konsequenz* wie beim Thema Sinnverlust trotz bester Absicht. Es ist auch hier im Prinzip vernünftig, in Anbetracht von Effizienzgewinnen durch Personalabbau als Reaktion auf Ressourcenknappheit den Arbeitsumfang der einzelnen MitarbeiterInnen einzuschränken. Allerdings liegen die Kosten dieses Effizienzgewinns auf einer anderen, weniger sichtbaren Ebene. Mit 20% brachliegendem, nicht genutztem Wissen wird letztlich ein verschwenderischer Umgang mit der Ressource *MitarbeiterInnen* und deren Qualifikationen betrieben, obwohl gerade die Spezialisierung auf die Grundpflege als effizient gilt. Im Hinblick auf das, was die MitarbeiterInnen vermögen würden, wenn sie dürften, ist diese Spezialisierung in ihrer reduktiven Wirkung mit entsprechenden Einschränkungen in der Entscheidungsfreiheit und Demotivationseffekten letztlich ineffektiv. Ob die stationsleitende Schwester dies als Aufruf an *Management und Führung* verstanden wissen will, dequalifizierende Rahmenbedingungen abzuschaffen, um verschenkte Effizienz durch breitere Anwendungsmöglichkeiten von Wissen sowie befriedigendere Arbeitsbedingungen für die einzelne Schwester zurück zu gewinnen, muss an dieser Stelle offen bleiben.

Auch der Verwaltungsdirektor tritt für eine Differenzierung gegenüber anderen Häusern im Sinne einer ‚Alternative' ein, ist jedoch *gegen* Nischenbildung, die regional nurmehr einen Anbieter pro Leistung zulässt und damit zu einer eingeschränkten Breite des Betätigungsfeldes der (operierenden) ÄrztInnen führt.

> Verwaltungsdirektor: „(...) Unser Haus steht sicherlich in einer besonderen Wettbewerbssituation, (...). Wir (...) müssen sicherlich, vor allem durch die Investition in ausgezeichnete Ärzte, die Fachgebiete, die wir haben, in besonderer Weise präsentieren. Auch durch besondere Angebote im operativen Sektor, (...) im Untersuchungssektor. Vor allem auch durch das Aufzeigen, dass es hier eine Alternative gibt. (...) Es wäre ganz schlecht für das Gesundheitswesen ganz allgemein [A], dass es mehr oder weniger ein qualifiziertes medizinisches Leistungsangebot nurmehr auf einer Stelle gibt. (...) Sie müssen davon ausgehen, dass die Ärzte, die hier in unserem Hause operativ tätig sind, (...) die haben vielleicht unter Umständen bis vor wenigen Monaten noch an der Klinik operiert und haben da genau das Feld abgedeckt, (...). Und (...) dem kann ich nicht sagen, bei uns tust du nur noch Blinddarm entfernen, (...) jetzt bist du in einem Basisversorgungskrankenhaus. (...)"

Die Antwort des Verwaltungsleiters zeigt exemplarisch die Trade-off-Situationen für ein Bezirkskrankenhaus anhand ökonomischer Begrifflichkeiten auf. Der regionale Kontext ist als Wettbewerbsumfeld zu bezeichnen, in dem eine Differenzierung über Spezialisierung, ‚besondere Angebote im operativen Sektor' und deren Präsentation nach außen gefordert ist. Gleichzeitig wird eine Überspezialisierung in dem Sinne abgelehnt, dass Monopol statt Wettbewerb entsteht. Der Verlust von Behandlungsvielfalt wäre für den Verwaltungsdirektor negativ für das Gesundheitswesen generell. Aus seiner Sicht sollte der OP-Katalog eines Oberarztes, der von der Klinik her eine Bandbreite gewohnt ist, nicht im Bezirkskrankenhaus eingeschränkt werden. Dies wäre ebenfalls eine *De-Qualifikation*, nur diesmal bei den ärztlichen statt pflegerischen *MitarbeiterInnen*.

Während der Verwaltungsleiter eine Möglichkeit sieht, durch eine ausgewogene Spezialisierung in einem Wettbewerbsumfeld die Daseinsberechtigung des eigenen Hauses abzusichern und attraktive Arbeitsbedingungen für abwanderndes Klinikpersonal zu bieten, sieht der Qualitätsmanager & Organisationsentwickler diese Möglichkeit erheblich *skeptischer*.

> Qualitätsmanager & Organisationsentwickler: „Also (...) ich glaube, dass das Bezirkskrankenhaus für sich als Versorgungskrankenhaus für den Bezirk schon noch eine Zeit bestehen wird. (...) Was allerdings schon passieren kann ist, dass es zum Standardkrankenhaus wieder zurückgestuft wird. Wir machen derzeit sehr viele Untersuchungen und Operationen, die über reine Standardversorgung hinausgehen und da besteht gewissermaßen schon die Gefahr, dass wir auf das Standardprogramm zurückgestuft werden und die Spezialsachen an der Klinik gemacht werden.
> Interviewer: Passt das zusammen mit einer Ausbaustrategie über die Steckenpferde bestimmter Primarii, oder ist das dazu eine Gegenstrategie?
> Qualitätsmanager & Organisationsentwickler: Eher gegenläufig.
> Interviewer: Kann man sich da überhaupt spezialisieren in der Situation? (...)
> Qualitätsmanager & Organisationsentwickler: Richtige Spezialisierung nein. Das beginnt schon damit, dass bei Spezialisierungen auch gewisse Gerätschaften angeschafft werden müssen, die nicht ganz billig sind, (...) weil Spezialisierung gewissermaßen auch bedeutet, innovativ zu sein. Und da sind auch von politischer Seite natürlich starke Steuerungsmöglichkeiten vorhanden, z. B. über den Großgeräteplan. Aber natürlich auch über das normale Budget, Frage der Fondverteilung (...) gewisse medizinische Behandlungen gehen einfach damit einher, ob ich ein gewisses Gerät habe oder nicht. Das ist das eine. Und das andere ist die Frage, kommen gute Ärzte wirklich noch an ein Bezirkskrankenhaus, wenn sie dort nicht die Möglichkeit der medizinischen Innovation und Spezialisierung haben. (...) Es gibt schon Möglichkeiten, dass ein Chirurg als besonders sorgfältig gilt, beispielsweise, oder dass die Komplikationsrate gering ist. Das sind dann wahrscheinlich die Punkte, mit denen man sich abheben müßte. (...) Es ist eher weniger die Profilierung mit Spezialisierung möglich in einer solchen Situation, als dass eher das Gegenteil passieren kann und man den Standard nicht erreicht und dafür einen besonders schlechten Ruf hat."

Die Skepsis in diesen Äußerungen resultiert aus der *Sandwichposition* eines Bezirkskrankenhauses, das keine Klinik sein kann und mehr als ein Standardkrankenhaus sein will. Restriktiv wirkt sich in dieser Sandwichposition aus, dass es schwierig ist, die entsprechenden Budgets und die politische Verankerung (z. B. im Großgeräteplan) zu haben, um von der Ausstattungsseite her eine innovative Spezialisierung überhaupt darstellen und attraktive Bedingungen für zukünftige ÄrztInnen bieten zu können. Hier setzen *politisch-administrative Rahmenbedingungen* als Teil des *gesellschaftlichen und sozialen Kontextes* Grenzen, die die Attraktivität des Hauses für ÄrztInnen mit Interesse an ‚medizinischen Innovationen und Spezialisierung' zumindest einschränkt. Sollen dennoch gute ÄrztInnen attrahiert werden durch Spezialisierungs- und Profilierungsmöglichkeiten, sind die Folgekosten wiederum entscheidend. Diesen Aspekt sieht auch der Controller als wesentlich an:

> Controller: „Das ist insofern schwierig, denn ein Krankenhaus hat natürlich einen öffentlichen Auftrag (...), aber Hinarbeiten zu gewissen Nischen wäre sicher eine Überlegung wert. Wobei dann natürlich wieder das Problem ist, man muss das Personal haben, (...) es dürfen nicht zu kleine Nischen sein, weil (...) kleine Stationen erhöhen die Kosten enorm, weil ich brauche einen gewissen Grundsockel an Personal und Ärzten. Es kann also auch nicht zu sehr spezialisiert sein. (...)

Der Qualitätsmanager & Organisationsentwickler sieht die Gefahr, dass unter einer ‚teuren' Nische letztlich die Standardversorgung leidet, was wiederum *negativ* auf die *Versorgungsqualität* an den PatientInnen durchschlagen würde. Angesichts dieses geringen Handlungsspielraums bleibt immer noch die nicht gering zu schätzende Konzentration auf Sorgfältigkeit in der Ausführung chirurgischer Eingriffe und das Erzielen geringer Komplikationsraten, also die Konzentration auf eine hohe Qualität vorhandener Expertise und deren praktischer Umsetzung.

Thema 2: Verhaltensbeeinflussung durch Information

Die Antwort des Controllers widmet sich primär der Kostenträgerrechnung als *Informationsinstrument* der Verwaltung.

> Controller: „(...) Das, was mich persönlich interessieren täte, was wir auch mittelfristig verwirklichen wollen, ist eine Kostenträgerrechnung bis auf den Patienten hin. Wo man die Abläufe im Haus so organisiert, dass man zu jedem Patienten im Endeffekt sagen kann: ‚Das hat der uns gebracht, und das hat der gekostet.' Ist nicht mehr so weit weg, (...) das Problem sind die Ärzte. Das ist schwer. Wie ordne ich einen Patienten einem Arzt zu? Das wird nicht erfasst. Das macht natürlich einen Riesenpunkt aus, weil die Pflege und die Ärzte sind pro Patient natürlich die höchsten Kosten. Die Medikamentenkosten habe ich auch schon patientenbezogen (...) die Operationskosten (...)
> Interviewer: Aber (...) welche Arztleistung haben sie dann noch nicht abgebildet?
> Controller: Alles was auf Station ist. Angefangen von der Visite (...), wenn der Arzt ein Gespräch führt oder einen Arztbrief schreibt. (...) Ich kann nicht erfassen, was tut der Arzt jetzt wirklich genau für den Patienten, das wird man halt über Schlüsselwerte aufteilen müssen (...) es werden ja alle Leistungen am Patienten erfasst, (...) Röntgen (...) Laborbefund (...) da gibt es ja Werte, was das kostet, das wird denen zugeordnet (...)
> Interviewer: Und die Werte für die Arztleistung zu schätzen (...)?
> Controller: Da sind wir dabei, solche Werte zu erheben. (...) Aber wenn das läuft (...) Das wäre für uns optimal. Das kann man (...) dem Patienten geben. Das ist (...) vielleicht nicht unsere Aufgabe, aber in der Öffentlichkeit ist ja das Bewusstsein, was eine Operation kostet, überhaupt nicht vorhanden, das zahlt alles die Versicherung (...). Die Schiene ‚an den Patienten' ist sowieso eine politische Sache, die kann nicht ich entscheiden. Aber die andere Sicht, kostenrechnerisch, ist zu sagen: ‚Ich habe da eine Diagnose, an der ich durchschnittlich sehr gut verdiene. Kannst du nicht schauen, dass du mehr Patienten mit der Diagnose zu dir holst?' (...) Als Beispiel kurz erwähnt, (...) Chemotherapie. Weil die Chemomedikamente wahnsinnig teuer sind, ist der Medikamentenverbrauch gestiegen, und dann hat es geheißen: ‚Halt. Wir müssen das sofort unterbinden!' Dann haben wir die durchgerechnet, im Moment noch händisch, und haben gesagt: ‚Die Chemodiagnosen sind im Prinzip alle im Deckungsbeitrag positiv (...)' Eine Problematik ist, dass viel auf die Kosten geschaut wird. Es ist klar, dass die Medikamentenkosten steigen (...) Und wenn wir so etwas hätten, fallbezogen, patientenbezogen ist in dem Fall dasselbe (...) hätten wir einen Beleg, dass die Kostensteigerung gerechtfertigt ist, in dem Fall.
> Interviewer: Als Argumentationshilfe gegenüber den Kostenträgern, anders gemeint jetzt (...)?
> Controller: Genau, in unserem Fall sind das immer die Gemeinden."

Dem Controller liegt die Verbesserung der *Informationsgenerierung* hinsichtlich Kosten und Leistungen bzw. Deckungsbeiträgen sowie die *Informationsverwendung* am Herzen. Sein Hauptproblem ist dabei, dass sich das Schaffen von Transparenz gerade bezüglich der ärztlichen Leistung als schwierig erweist, weil der Einsatz ärztlicher Expertise im täglichen Behandeln von PatientInnen allenfalls durch *schätzendes Herantasten quantifizierbar* wird. Aber erst auf diese Vorarbeiten aufsetzend könnte von einem erweiterten Controlling in der Zukunft gesprochen werden, das die Beachtung von Kosten-Nutzen-Relationen in der gesamten Organisation, bei den Gemeinden als Rechtsträgern (und damit als neuer externer Stakeholder bei den zentralen Beziehungen) sowie letztlich, wenn auch mit einem leisen Zweifel, in der Gesamtgesellschaft forciert – gilt doch das Kostenbewusstsein der Versicherten zu fördern als ‚politische Sache' und damit nicht als Sache von Controlling.

Die der Informationsgenerierung folgende *Informationsverwendung* soll Konsequenzen haben. Wenn der Controller alle Daten über Kosten und Erlöse eines bestimmten Falles bzw. der PatientInnen zusammenfasst und ein positiver Deckungsbeitrag bei einer Diagnosegruppe zu errechnen ist, liegt erstens die kostenrechnerisch fundierte Frage an den Arzt auf dem Tisch, ob er nicht ‚mehr Patienten mit der Diagnose' zu sich holen kann, um damit die Einnahmesituation des Hauses zu verbessern. Und zweitens ergibt sich aus dieser Kosten und Leistungsrechnung eine *Legitimation* der Kosten einer bestimmten Leistung (z. B. der Chemotherapie) gegenüber dem Rechtsträger und mithin Geldgeber, indem von einer einseitigen Kostenbetrachtung abgesehen und die Erlösseite mit betrachtet wird. Diese Legitimationsfunktion ist ein weiteres Charakteristikum der *Ökonomie*.

Diese das Verhalten absichtlich beeinflussenden Effekte eines weithin diffundierenden Ökonomiebegriffes werden auch vom Rechnungswesenleiter gesehen und unterstützt.

> Rechnungswesenleiter: (...) Früher, das alte System, jeder Tag gibt einen Fixbetrag, der sowieso nur ein Drittel der Kosten deckt und das Minus wird zu einem Drittel von Bund, Land und Träger laut Gesetz gezahlt – da brauche ich kein Controlling. Wenn ich das Geld geschenkt kriege, warum soll ich dann sparen?
> Interviewer: Das heißt, sie sehen durch die Veränderung der Rahmenbedingung im LKF auch für sich im Controlling neue Möglichkeiten?
> Rechnungswesenleiter: Ja, weil jetzt macht es Sinn zu rechnen (...) Jetzt kann man anfangen, Profit-Center-Denken einzuführen, was bei den Ärzten gut ankommt, das interessiert sie, sie wollen die Besseren sein.
> Interviewer: Gibt es noch mehr Punkte in der Zukunft?
> Rechnungswesenleiter: Informationen, Zahlen, wobei das ein Problem ist. (...) Man sollte dann auch interpretieren und schauen, ‚warum' (...) nur kann man das nicht standardisieren, das muss man im Gespräch machen, außen, vor Ort erklären, und zwar, da bin ich anderer Meinung als mein Chef, nicht unbedingt mit dem Primar anfangen und der soll es weitergeben, sondern auf allen Ebenen (...).

Zunächst wird hier nochmals deutlich, wie stark der *gesellschaftliche und soziale Kontext* die Rahmenbedingumngen setzt, unter denen bestimmte *ökonomische Anreizsysteme* Sinn oder keinen Sinn machen. Mit der Änderung des Finanzierungssystems macht es plötzlich ‚Sinn zu rechnen' und das *kompetitive Moment* der Zahlenvergleiche zu nutzen. Dieser Versuch einer *Verhaltensbeeinflussung* par excellence muss zwar auf den Willen der Beteiligten treffen, sich einer Profit-Center-Logik und Wettbewerbsdenken gegenüber zu öffnen. Dies ist bei ÄrztInnen, die laut Rechnungswesenleiter ‚die Besseren sein' wollen, jedoch kein Problem und zeugt von wenig Berührungsängsten der ÄrztInnen gegenüber *Wettbewerbsdenken*. Außerdem macht der Rechnungswesenleiter deutlich, dass Zahlen selten selbsterklärend sind und einer *Kontextualisierung* bzw. Interpretation bedürfen, wenn sie Sinn machen sollen. Dies sieht er als notwendige *egalitäre* Aufgabe, im Gespräch vor Ort mit allen hierarchischen Ebenen und nicht rein top-down über den Primar und entlang der vorgesehenen Hierarchie – ein *neuer Aspekt zentraler Beziehungen*. Eine Spielart des Informationsthemas findet sich in der Antwort des EDV-Leiters.

> EDV-Leiter: „Es gibt noch viele Bereiche, wo wir uns verbessern können: Terminplanung, Bildverarbeitung, (...) es ist so, dass gerade die EDV in den medizinischen Bereich immer mehr einfließt. Es gibt heutzutage kein medizintechnisches Gerät, wo kein PC dabei steht. Und die Frage ist ja, wie weit treibe ich die Dokumentation, ob ein Bezirkskrankenhaus das machen sollte, oder ob es nicht eine Uni-Kliniksache ist. (...)
> Interviewer: Gibt es eine Vernetzung zwischen der Klinik und einzelnen Bezirkskrankenhäusern?
> EDV-Leiter: Noch nicht. (...) Daran wird gearbeitet. (...) Die Dokumentationsvernetzung ist angedacht, die Zusammenarbeit [A] wird intensiver (...)."

Die *Technologie* als treibende Kraft in Veränderungsprozessen wird hier eindrücklich geschildert als auch die daraus erwachsenden Möglichkeiten einer regionalen, klinikzentrierten *Netzwerkbildung* als Teil der Technologiedynamik, die aus dem *gesellschaftlichen und sozialen Kontext* erwächst. Der Netzwerkansatz des EDV-Leiters verweist bereits auf das dritte Thema bei der Frage nach der zukünftig gewünschten Entwicklung.

Thema 3: Gesamtorganisation auf drei Ebenen

In einer *ersten Variante* dieses Themas wird der Einfluss des gesellschaftlichen und sozialen Kontextes hervorgehoben.

> Röntgen: „Wichtig ist in meinen Augen, dass man sich klar wird darüber, ob man diesen Standard, den die Medizin in unserem Land hat, halten will, und das kostet eine bestimmte Menge und da muss man wirklich vom Geld sprechen, glaube ich. Und das wird nicht billiger werden, weil die Leute älter werden (...) oder ob man sagt, wir können uns das nicht mehr leisten, es werden manche Untersuchungen oder manche Behandlungsarten sind nicht mehr finanzierbar (...) Darüber sollte man sich schon klar sein, weil es auch für die ganze Krankenhausplanung wesentlich ist (...) Wenn man nichts mehr investiert, dann werden wir kurze Zeit diesen Standard halten können, aber nur kurze Zeit, weil es wird dann so teuer, diese Investitionen, die man nicht fortlaufend tätigt, man sich dann nicht mehr leisten kann. (...) Das betrifft nicht nur unser Krankenhaus, das ist generell das Problem (...).
> Interviewer: Und noch eine spezifische Perspektive?
> Röntgen: Dass man (...) beweisen lassen soll, dass auch Bezirkskrankenhäuser einen guten medizinischen Standard halten können, der nicht mehr kostet als in anderen Krankenhäusern und der den Vorteil hat, dass die Nähe zum Patienten vorhanden ist (...)"

Technischer Fortschritt ist ambivalent, weil er hohe und kontinuierlich getätigte Investitionen voraussetzt, wobei sich gegenwärtig versäumte Investitionen als künftige Kostenfallen erweisen. Weiters nimmt die Beschaffung und Benutzung modernster Gerätschaften kaum ab, so lange Konsens ist, dass der jeweils fortschrittlichste Behandlungsstandard finanziert wird unabhängig von *Demographie und Kostenentwicklung*. Mit der Demographie ist ein neues Charakteristikum des gesellschaftlichen und sozialen Kontextes benannt, dessen Kostenkonsequenzen die *gesellschaftliche Diskussion* der Frage ‚Wieviel medizin(techn)ischen Fortschritt wollen/können wir uns leisten?' zunehmend virulent werden lässt. Die Art der Behandlung dieser Frage wird alle *PatientInnen* betreffen. Zur Idee eines gesamtgesellschaftlich beplanten und gesteuerten Gesundheitswesens gehört schließlich auch, dass der *Typus Bezirkskrankenhaus* erhalten bleibt, weil er eine organisatorische Größenordnung hat, die noch überschaubar und *näher an den PatientInnen* ist, was vor dem Hintergrund der bisherigen Äußerungen des Röntgenmitarbeiters als *Qualitätsmerkmal* gesehen wird.

Eine *zweite Variante* des Themas *Gesamtorganisation* bezieht sich im engeren Sinn auf das eigene Krankenhaus und stellt hier mehrere Optionen in den Vordergrund.

> Pflegedirektorin: „Da bin ich wieder bei meiner Gesamtorganisation, (...) einfach das Miteinander besser organisiert bzw. (...) auch das Ernstnehmen der einzelnen Berufsgruppen mit all ihren kleinen Problemen. (...) Es ist ja nicht so, dass wir jemand sind, der von Ökonomie keine Ahnung hat. Wir wissen genau, was wir verdienen, was wir im Monat brauchen dürfen und ab wann wir in Schulden drin sind. (...) Ich behaupte schon, dass 80% der Leute also wirklich mit Leib und Seele zu dem Haus stehen, zu ihrer Arbeit stehen. Sonst würden wir diese Qualität nicht halten in dieser ganzen Situation. Weil es gibt ja teilweise schon die Ansätze ‚Ok, dann mache ich nur mehr Dienst nach Vorschrift, ich brauche die halbe Planstelle' (...)."

Die Pflegedirektorin will ein sich gegenseitig ernst nehmendes Miteinander stärken, damit der hohe Identifikations- und Motivationsgrad der *MitarbeiterInnen* gehalten werden kann, der sich darin ausdrückt, ‚dass 80% der Leute also wirklich mit Leib und Seele zu dem Haus stehen'. Dieser ist für sie ein Merkmal hoher *Qualität*, die verloren gehen könnte, wenn sich ‚Dienst nach Vorschrift' aufgrund von Stellenmangel einschleicht.

Die Hygienebeauftragte schlägt eine *erweiterte Qualitätskommission* vor, die sowohl institutionell als auch im Bewusstsein des Personals verfestigt ist.

> Hygienebeauftragte: „(...) Meine Idee, (...) ist, dass das Hygieneteam in die Qualitätskommission integriert (...) und damit betriebsentwicklerisch total integriert wird und somit auch im Bewusstsein des Krankenhauspersonals einen größeren Stellenwert bekommt. Wo dann die Qualität des Hauses dann selbstverständlich insgesamt gehoben wird."

Für die Ärzteschaft wiederum bleibt der Dreh- und Angelpunkt zukünftiger Entwicklung der *Aufbau ärztlicher Expertise*.

> Ärztlicher Direktor: (...) Wenn ich kompetentes Personal habe, dann habe ich auch Leute, die in ihrem Fach z. B. wissen, in welche Richtung es geht, was ich vorhalten muss, was sich benötigt, um meine Ziele zu erreichen. Und diese Leute werden mit mir an dem gleichen Strang ziehen, das gleiche Ziel haben, diese Abteilung, dieses Gebiet kompetent zu halten bzw. auszubauen. Da gehört natürlich auch das spezifische Fachwissen der einzelnen Schwerpunkte dazu, das ist keine Frage. (...)"

Aus Sicht des Ärztlichen Direktors ist die Organisation in ihrer Zielerreichung *abhängig* von ärztlicher Expertise und muss folglich eine Personalpolitik betreiben, die diese Expertise sichert, um ihrem Versorgungsauftrag adäquat bzw. ‚optimal' nachkommen zu können.

Der Oberarzt hingegen trägt auf entgegengesetzte Art zur Verdeutlichung der oben erwähnten Abhängigkeit der Organisation ‚Krankenhaus' von ärztlichen Expertiseträgern bei, indem er auf den Stillstand vor einem Chefwechsel hinweist.

> Oberarzt: (...) Wir haben jetzt eine Sondersituation auf der Internen insofern, als jetzt ein Chefwechsel bevorsteht, (...). Da jetzt irgendwelche Sachen groß zu planen, wird momentan, also sicher das nächste halbe Jahr, wird ein Abwarten sein. (...) Was aber auch gleichzeitig einen gewissen Stillstand, bis dort hin, mit sich bringt.
> Interviewer: Das ist jetzt die Sondersituation ihrer Abteilung. Wenn sie es jetzt mal auf das Haus betrachten würden (...).
> Oberarzt: Ja, der Weg des Hauses (...) ist eine Konkurrenz, eine Alternative, sagen wir nicht Konkurrenz, zur Klinik zu machen. Ich persönlich sehe eine Hauptaufgabe des Hauses darin, die Bevöl-

kerung des Bezirks zu versorgen und nicht medizinische Spitzenleistungen, schon Spitzenleistungen aber nicht Ausnahmeleistungen zu vollbringen und da mit einer Universitätsklinik zu konkurrenzieren (...)."

In beiden Äußerungen zeigt sich der, aus ärztlicher Sicht selbstverständliche, Zuschnitt der Gesamtorganisation ‚öffentliches Krankenhaus' auf die Ärzteschaft und deren Wirken. Ebenfalls bei beiden Äußerungen schwingt letztlich auch das Ausgangsthema der Nischenbildung wieder mit, indem eine auf die Ärzteschaft bezogene Personalpolitik das Bestehen des Bezirkskrankenhauses als eigenständige Organisation neben der Klinik im Sinne einer ‚Alternative' mit sichert.

An dieser Stelle ist es zweckmäßig, im nachfolgenden Kapitel noch einmal kurz die bisherige Vorgehensweise zu rekapitulieren und die bisherigen Ergebnisse zusammenzufassen.

2.4 Die Spezifika der Organisation öffentliches Krankenhaus in ihrer Einzel- und Querschnittsbetrachtung

Auf der Suche nach den Spezifika der Organisation ‚öffentliches Krankenhaus' ist methodisch eine explorativ-qualitative Herangehensweise gewählt worden, die es gestattet hat, neun organisationale Spezifika durch Interpretation aus dem reichhaltigen Interviewmaterial ‚herauszudestillieren'. Zusätzlich hat die Querschnittsbetrachtung aller neun Spezifika organisationale Spannungsfelder offensichtlich werden lassen, die eigenständige Charakteristika aufweisen und daher ein zehntes Spezifikum des öffentlichen Krankenhauses darstellen. Nachfolgend werden in Kapitel 2.4.1 die neun Einzelspezifika mit allen Charakteristika zusammengefasst und am Schluss in einer Tabelle verdichtet dargestellt, in der die jeweilige Ausführung auf die InterviewpartnerIn rückbeziehbar ist. Kapitel 2.4.2 widmet sich den organisationalen Spannungsfeldern und deren Charakteristika als zehntem Spezifikum.

2.4.1 Die neun Spezifika im Überblick – Quintessenz II

PatientInnen – die zentrale Anspruchsgruppe in einer zunehmend prekären Lage

Bereits bei der Beantwortung der oben genannten ersten Frage durch die InterviewpartnerInnen wurde rasch klar, dass *PatientInnen* meist explizit als der *zentrale Stakeholder* bzw. die zentrale *Anspruchsgruppe* betrachtet werden, wenn auch mit differierendem Aufmerksamkeitsgrad. Hier reicht die Bandbreite von einer Position der PatientInnen und ihrer Versorgung im Mittelpunkt aller Bemühungen über dabei zu berücksichtigende Randbedingungen und Zufriedenheiten weiterer Anspruchsgruppen bis hin zu einer Grenzziehung bei drohender serviceorientierter Selbstausbeutung. Das ändert nichts daran, dass *PatientInnenzentriertheit* (nicht Kundenservice) von der Aufnahme bis zur Entlassung im Zentrum der Bemühungen steht.

PatientInnen als Anspruchsgruppe sind jedoch eine in sich heterogene Gruppe aufgrund der Diversität von Krankheit oder Verletzung sowie der persönlichen Ansprüche und Erwartungshaltungen. Letztere, sofern sie lobend-fordernd ausfallen, veranlassen die stationsleitende Schwester vor *serviceorientierter Selbstausbeutung* des Pflegepersonals zu warnen. Hier tauchen PatientInnen das *einzige Mal in allen Interviews* und auch nur implizit als ‚Kunden' bzw. Serviceadressaten auf – und zwar um einer Negativabgrenzung(!) willen: *PatientInnen sind nicht KundInnen, sondern PatientInnen, und die Pflege ist nicht (Kunden-)Service, sondern Pflege.*

Die Krankheit in ihrer möglichen Unterschiedlichkeit sowie unterschiedlich ausgeprägte Erwartungshaltungen, die auf entsprechend reagierendes Personal treffen, sind nur ein Faktor von vielen, der die Lage von PatientInnen im öffentlichen Krankenhaus als *mehrfach prekär und riskant* erscheinen lässt. Bereits bei der ersten Frage werden weitere Faktoren benannt: *Abhängigkeit* von den Helfenden sowie der *medialen* Vermittlung der ÄrztInnenqualität, lineare Sparökonomie sowie medizinisches *Laientum* mit einem ‚Gefühl' von Selbstbestimmung. Hier wird deutlich, dass aufgrund der *Wissensasymmetrie* die tatsächliche medizinische Qualität letztlich *nicht* beurteilbar ist für PatientInnen, es sei denn, sie sind selbst MedizinerInnen vom gleichen Fach. Das Gros der Bevölkerung ist somit auf eine Wirkungs*vermutung* bei medizinischen Leistungen angewiesen.

Auffallend ist, dass im weiteren Verlauf der Antworten auf die Fragen 2 bis 5 einerseits betont wird, dass PatientInnen auch nach der Entlassung PatientInnen bleiben und das Krankenhaus folglich auch auf *extramurale* Bedingungen der PatientInnenversorgung Einfluss nehmen soll. Das Stichwort hierzu ist das Hinaustragen moderner Schmerztherapie in den niedergelassenen Bereich. Andererseits wird die *prekäre und riskante Lage* der PatientInnen von den InterviewpartnerInnen zunehmend detailreicher geschildert. Dabei kommen weitere Risikofaktoren für PatientInnen zum Vorschein. Im gesellschaftlichen Bereich ist es der Umgang mit der demographischen Entwicklung anhand der Frage, wieviel medizin(techn)ischen Fortschritt sich die Gesellschaft leisten will. Aus der ökonomischen Sphäre kann die Behandlung der PatientInnen als betriebswirtschaftliche Produktionsfaktoren mit entsprechender Anreizstruktur für Ärzteschaft und Pflege resultieren, was zwar organisational effizient ist, aus PatientInnensicht aber eventuell ineffektiv. Ein Stichwort wäre hier absurde Rationalisierung, die zu Windeln statt Pflege führt. Schließlich liegen Risikofaktoren auch in einem Personal, das überfordert ist und in einer Organisation am Limit ‚ausrasten' könnte bzw. in einem Personal, das sich durch eine Nischenstrategie auf Grundpflege/operative Basisversorgung reduziert fühlt und angesichts brach liegender Fertigkeiten und Kenntnisse demotiviert ist. Diese Benennung möglicher Risikofaktoren durch die InterviewpartnerInnen zeigt, dass diese sehr wohl die Notwendigkeit sehen, PatientInnen *fürsorglich-stellvertretend* vor einer *Negativentwicklung* zu *schützen*, die auch den Sinn und Zweck der Organisation in Frage stellen könnte.

Sinn und Zweck – Erosion des humanitären Auftrages?

Bis zur Einführung von Knappheit durch die Frage 4 – ‚Was würden Sie bei knappen Ressourcen verbessern?' – wirken *Sinn und Zweck* eines öffentlichen Krankenhaus nahezu monolithisch. Für alle InterviewpartnerInnen sind die *Notlage* der PatientInnen sowie das *humanitäre* Gebot der Hilfe bestimmend für den Sinn und Zweck der Organisation und rechtfertigen die *Unterscheidung von einem Fertigungsbetrieb* durch einen, der sozialen und humanitären Aufgabe entsprechenden, Kontrahierungszwang. Allerdings liegt der Sinn und Zweck nicht ausschließlich im Wohl der PatientInnen, sondern auch im Wohl der MitarbeiterInnen bzw. weiterer externer Stakeholder wie z. B. der HausärztInnen. Dieser Stabilitätseindruck wird unterstrichen durch die Einschätzung, dass 80% der Leute mit Leib und Seele zum Haus stehen. Mit dieser quantitativen Aussage soll klar werden, dass es auch qualitativ viel zu verlieren gäbe, wenn dieser hohe Identifikationsgrad einmal nicht mehr bestünde.

Gleichzeitig wird deutlich, dass diesem Stabilitätseindruck etwas *Fiktives* anhaftet. Eine Erosion von Sinn und Zweck ist sehr wohl möglich, und zwar unerwartet schnell. Geschildert wird eine *Dynamik*, die in einer *Wechselwirkung* miteinander verwobener organisationaler Spezifika wie *Ökonomie, Management und Führung, MitarbeiterInnen*, letztlich auch *Qualität* besteht und auf einen *Wendepunkt* hinausläuft. Knappheit ist insofern *ambivalent*, als sie ein sich besser Organisieren provoziert, andererseits aber einen Druck erzeugt, der zu Überlastung und Überforderung auf allen Hierarchieebenen führen kann. Kommt mangelnde Wertschätzung durch entscheidungsbefugte Führungskräfte dazu, die aufgrund ihrer Entscheidungsmacht die Situation für MitarbeiterInnen ändern könnten, dies aber nicht tun, so wird diese *Indifferenz* als ‚absurd' erlebt und die Stimmung kippt. An diesem Wendepunkt und in der vor- und nachgelagerten Dynamik in Form schlecht vorausberechenbarer Wechselwirkungen zeigt sich ein *Spannungsfeld* von *Sinnhaftigkeit versus Sinnverlust*.

Der gesellschaftliche und soziale Kontext – eine Wechselwirkung

Das öffentliche Krankenhaus ist keine Insel. Insofern ist Wechselwirkung auch das Stichwort für das Verhältnis von *gesellschaftlichem und sozialem Kontext* zur Organisation ‚öffentliches Krankenhaus'. Bei der ersten Frage war noch die Logik einer Einbahnstraße im Vordergrund, wonach *Kontextfaktoren* im Vordergrund stehen, die auf die Organisation wirken: *Normierung und Internalisierung, kulturell-geschichtlicher Hintergrund*, das *aktuelle, generelle Spannungsfeld des Gesundheitswesens* zwischen Sinn und Zweck, begrenzten Mitteln und gewünschter Qualität, *Gesundheitspolitik/staatliche Administration* mit verpflichtenden Vorgaben, *Technologie*, die spezielle *Rolle* in der *regionalen Versorgungslandschaft* sowie die *Medien*. Mit der zweiten Frage jedoch wird diese Logik einseitiger Einbettung bereits verlassen und es kommt eine Wechselwirkung zum Vorschein, die auf drei Ebenen ansetzt: dem direkten regionalen Umfeld, der Sektorpolitik und der Administration sowie der Gesellschaft. In die Region hinein spielt der *Wissenstransfer* eine zentrale Rolle, wenn sich das Krankenhaus als *regionales Kompetenzzentrum* in Sachen Schmerztherapie positioniert. Sektorpolitisch-administrativ geht es um die Unterstützung für systematisch betriebene OE, nachgebesserte Finanzierungsschlüssel, das Abwenden absurder Rationalisierungsvorstellungen und das Erhalten einer Versorgung nahe an den PatientInnen. Gesamtgesellschaftlich soll das Kostenbewusstsein der Öffentlichkeit, aber auch der Rechtsträger gestärkt werden, was allerdings letztlich doch mehr als politischer Auftrag gesehen wird und weniger als Aufgabe der Einzelorganisation.

Obwohl zwischen dem Kontext in Form der drei Ebenen Gesellschaft, Gesundheitssektor sowie Region und der Organisation auf allen Ebenen *Durchlässigkeit* in beide Richtungen besteht, erweist sich die Einflussnahme des Kontextes auf die Organisation letztlich als *stärker* ausgeprägt, als in umgekehrter Richtung. Bei den Kontextfaktoren in der Wirkrichtung von Kontext zu Organisation zeigt sich dies insbesondere bei der demographischen Entwicklung und dem aktuellen, generellen Spannungsfeld des Gesundheitswesens, das mit seinen Dilemmata allgegenwärtig ist, der Gesundheitspolitik bzw. staatlichen Administration, der sich kein öffentliches Krankenhaus entziehen kann, letztlich auch beim Ärztemarkt bzw. der regionalen Wettbewerbssituation, die beide durch ein Bezirkskrankenhaus nur sehr begrenzt beeinflussbar sind. Gegenüber diesem Korsett aus Einflussfaktoren erscheint die Wirkmächtigkeit des erstgenannten Kontextfaktors, der internalisierten Humanität als Norm, etwas *brüchiger*. Darauf weist die Tatsache hin, dass der Ärztliche Direktor einen Umgangsstil im täglichen Miteinander wie im ‚üblichen sozialen Verkehr' einfordert, was er nicht müsste, wenn die prägende Wirkung kultureller, tradierter Werte nicht erodieren könnte. Darin sieht er offensichtlich eine Gefahr, andernfalls wäre sein Appell nicht nachvollziehbar.

Trotz ungleich verteilter Chancen bei Durchsetzungsmacht und Partizipation sind die ‚Versuche' auf der Ebene der Einzelorganisation, den Kontext auf allen drei Ebenen mit zu gestalten, keineswegs zu diskreditieren. Es sind vielmehr Bemühungen, die deswegen so bemerkenswert sind, weil sie den Rahmen des ‚normalen Alltages' sprengen und folglich oft *Zusatzbelastungen* darstellen. Und dies oftmals in dem Wissen, dass die Wirkmächtigkeit der Beeinflussung in beiden Wirkrichtungen *nicht* gleichmäßig verteilt ist. Der Welt ein ‚Trotzdem' entgegen zu setzen, scheint hier ein probates Motiv.

Struktur und Prozess – die Betonung des ‚und'

Das Korsett der Einflussfaktoren als Konsequenz der Eingebettetheit der Organisation ‚öffentliches Krankenhaus' in einen gesellschaftlichen und sozialen Kontext spielt auch organisationsintern eine Rolle, wenn das öffentliche Krankenhaus als *Ort* bezeichnet wird, an dem das gesellschaftlich-soziale ‚oberstes Gebot' möglichst rascher Heilung in einem Behandlungs*prozess* erfüllt wird. Das Zusammenspiel von *Struktur und Prozess*, von Organisation und Organisieren zeigt angesichts dieser Gleichzeitigkeit des Andersartigen einen *hohen Komplexitätsgrad* und betont das ‚und' als Bindeglied von Struktur *und* Prozess. Insbesondere der Qualitätsmanager & Organisationsentwickler misst diesem ‚und' einen zentralen Stellenwert bei. Die Strukturmaßnahme ‚Dialogforen' macht organisationale Verbesserungsmöglichkeiten der Leistungsqualität und Produktivität als Ort für das Gespräch darüber transparent. Dialogbereitschaft und Dialogfähigkeit der einzelnen MitarbeiterInnen sowie budgetäre Verankerung vorausgesetzt ergibt sich ein offenes Betriebsklima, das wiederum die Umsetzung der Verbesserungsmöglichkeiten begünstigt. Berufsgruppenspezifisch streng *hierarchisches Arbeiten* überlagert diese *Gestaltungsfreiräume* und behindert laut Hygienebeauftragter Interdisziplinarität. Das *Verhältnis* zwischen *Prozess*, *Struktur und* dem *Ergebnis* als Outcome der Organisation bei den PatientInnen ist folglich eng, die einseitige Entwicklung von Struktur oder Prozess führt kaum zu höherer Produktivität und besseren Ergebnissen.

MitarbeiterInnen – zentrale Leistungserbringer in zunehmend prekärer Lage

Das sich zuvor bereits abzeichnende Bild von MitarbeiterInnen, die einerseits in interdisziplinären Dialogforen auch hierarchieübergreifend zusammenarbeiten und andererseits streng hierarchisch geprägt ihre Aufträge abarbeiten, verweist bereits auf ein möglicherweise *ambivalentes Verhaltensrepertoire*. Im Prinzip wiederholt sich hier das Beschreibungsmuster der Lage der PatientInnen, allerdings unter dem Vorzeichen von MitarbeiterInnen als ExpertInnen. Bereits bei der ersten Frage ist klar, dass es ein ambivalentes Verhaltensrepertoire gibt, sonst wären der Appell des Ärztlichen Direktors, die Beschreibung einer ‚Gratwanderung' durch die stationsleitende Schwester sowie das Eindämmen verschwenderischen Verhaltens durch den Controller nicht nachvollziehbar. Diese Bandbreite des ambivalenten Verhaltensrepertoires wird bei den nachfolgenden vier Fragen zunehmend detailreicher geschildert. Auf der negativen Seite des Verhaltensrepertoires finden sich neben den oben bei den PatientInnen geschilderten weiteren Risikofaktoren auch Hinweise auf demotiviert-resignatives grenzwertiges Dahinschreiten und Mobbing – was letztlich, diesmal aus der ‚Gegenperspektive', die prekäre und riskante Lage der PatientInnen bestätigt. Andererseits werden auch positive Züge des möglichen Verhaltensrepertoires besser sichtbar. Hier entsteht ein Bild von MitarbeiterInnen, die für PatientInnen fürsorglich-stellvertretend Negativentwicklungen entgegen wirken, Ideenreichtum entwickeln und auch umsetzen wollen, sobald sich der Handlungsspielraum dafür auftut, und die letztlich mit einem hohen Grad an Identifikation zum Haus stehen.

In einer weiteren Dopplung zeigt sich auch eine mehrfach prekäre und riskante Lage für die MitarbeiterInnen. Auch deren *eigene* Gesundheit ist in Gefahr, wenn beispielsweise die Arbeit mit onkologischen PatientInnen psychosomatisch auf die eigene Befindlichkeit durchschlägt und zu erhöhter Krebshäufigkeit führt, wenn die Gesetzeslage, ökonomische Randbedingungen, der Abbau des ‚organizational slack', Druck aus dem Betrieb und aus dem Privatbereich etc. in ein *Burnout* übergeht, oder auch wenn eine Nischenstrategie des Hauses zu *dequalifizierenden Arbeitsbedingungen* führen würde.

Zentrale Beziehungen – zwischen Ideal und Realität

Dass die Beziehung PatientInnen/MitarbeiterInnen zu den zentralen Beziehungen gehört, ist gerade deutlich geworden. Dieses Zwischenmenschliche hat – die Existenz eines ambivalenten Verhaltensrepertoires belegt dies – eine *ideale* und eine *reale* Seite. In der *Beziehung der PatientInnen zur Ärzteschaft und Pflege* wäre es *ideal*, wenn akzeptable Unannehmlichkeiten, größtmögliche Freiheit von Angst, *kompetente* und *verantwortungsbewusste* Ärzteschaft und Pflege sowie eine respektvolle *Vertrauensbeziehung* vorherrschen würden. *Real* soll das *Machtgefälle* zwischen Expertise und Laientum bei den PatientInnen durch ein *Gefühl von Selbstbestimmungsmöglichkeit* kompensiert werden. Ob dies die bestmögliche Handhabung des Machtgefälles oder eine Verschleierungstaktik zugunsten des Erhalts eines Statusunterschiedes zwischen Expertise und Laientum ist, bleibt offen. Weil die tatsächliche medizinische Qualität für LaiInnen, also das Gros der Allgemeinbevölkerung, letztlich *nicht* beurteilbar ist, im Gegensatz zur Hotelleistung und zum Umgang des (Pflege-)Personals mit mehr oder weniger Zeit für die PatientInnen, ist die *mediale* Vermittlung der ÄrztInnenqualität zentral für die *Qualitätswahrnehmung* der PatientInnen. Die *Beziehung* der *PatientInnen zur Pflege* im speziellen weist zusätzlich noch die tägliche Gratwanderung zwischen sehr persönlich gehaltener PatientInnenorientierung und *serviceorientierter Selbstausbeutung* des Pflegepersonals auf.

Organisationsintern fällt eine Diskrepanz in der Einschätzung auf. Während der Ärztliche Direktor Ärzteschaft und Pflege in einem Atemzug nennt und die Beziehung friktionsfrei schildert, wird diese Beziehung von der Pflegedirektorin als gespanntes Verhältnis betrachtet. Die *Beziehung der Verwaltung zu Ärzteschaft und Pflege* wird als *berufsgruppenübergreifende Konfliktlinie* zwischen Ressourcengeber und Ressourcennehmer sowie als *Aushandlungsprozess* zwischen Vertretern knapper Ressourcen (Geld, Zeit) bzw. Verfechtern möglichst geringer Verschwendung und Vertretern medizinisch argumentierter Qualitätsvorstellungen gesehen. Das Ergebnis dieses Aushandlungsprozesses berührt den PatientInnen wiederum direkt, da hierbei festgelegt wird, was eine der ‚ökonomischen Basis entsprechende Leistung' ist. Gleichzeitig führt die Nichtbeurteilbarkeit medizinischer Erfordernisse und Leistungen durch NichtmedizinerInnen (und damit auch budgetgenehmigendes Verwaltungspersonal) zu Bemühungen um Bewusstseinsbildung bei Nicht-Ökonomen hinsichtlich ökonomischer Denkkategorien, egalitärer Infomationspolitik und zu einer Anerkenntnis der Leitprofession ‚Ärzteschaft'. Einmal mehr zeigt sich hier das Thema der Ambivalenz, wenn sich Ökonomen als Unterstützer der Ärzteschaft und (eventuell mit Abstrichen) der Pflege betrachten und gleichzeitig in dem Bewusstsein handeln, dass letztlich alle Aktivitäten laut Verwaltungsdirektor ins Ökonomische münden. *Interdisziplinarität* verbindet letztlich alle Berufsgruppen untereinander und zeigt sich in

Qualitätszirkeln, koordinierten Prozessen, gemeinsamer Zukunftsplanung und der Entwicklung eines Teamgedankens. Schließlich lassen sich noch *berufsgruppeninterne Beziehungen* beschreiben, die z. B. Einfluss nehmen auf die *Methodenwahl im Controlling und bei der Entscheidungsvorbereitung* mit einer dementsprechend mehr oder weniger starken Beachtung von Kriterien, die sich nicht in den Zahlen finden. Der Gestaltungsfreiraum des Einzelnen ist eng mit dem *Betriebsklima* verknüpft und wird von berufsgruppenspezifischen *Hierarchien* überlagert.

Die *Beziehung der Organisationsmitglieder zu externen Stakeholdern* geht wieder auf die Themen zurück, die schon unter dem gesellschaftlichen und sozialen Kontext, wie die Beziehung zur *Gesundheitspolitik* bzw. staatliche Administration, zu Technologielieferanten, zu *anderen externer Anspruchsgruppen* wie HausärztInnen, Rechtsträgern, Drittparteien als Mediatoren bei Konflikten.

Management und Führung – Funktionen, Personen, Effekte

Das bereits bekannte Spezifikum von *Struktur und Prozess* findet hier in gewisser Weise einen Widerhall, wenn *Management und Führung* eine institutionell-hierarchische und eine prozessuale Komponente hat. So bezeichnet der Begriff der ‚kollegialen Führung' zunächst das institutionell oberste Führungsgremium des öffentlichen Krankenhauses, die darin tätigen Führungspersönlichkeiten pflegen ihren jeweiligen persönlichen Stil des Führens und Managens. Formelle und informelle ‚Leader' müssen jedoch laut Hygienebeauftragter keineswegs dieselben Personen sein. *Management* erweist sich stärker als Koordinations- und Steuerungsfunktion mit Hilfe von Controlling und seinen Methoden des Transparenzschaffens zur Vorbereitung von Entscheidungen, die mehr oder weniger zahlenbasiert sind. *Führung* hingegen ist stärker ein *personaler Akt, sich selbst und Andere zu führen* und damit das *Verhalten* zu *beeinflussen*. Die Rahmenbedingungen für Management und Führung sind derart, dass Führungspersonen, ebenso wie die Geführten, unter *Stress* stehen und von/in ihrer Rolle *überfordert* werden können – ein kleiner Hinweis der Pflegedirektorin darauf, dass auch diese Rolle prekär und riskant ist.

Management und Führung ist geprägt von Erwartungen und (teils selbstdefinierten) Aufgaben, z. B. erwartet sich der Oberarzt von Führungskräften, dass sie den ‚Neuen' entsprechende ‚Anweisungen, wie es bei uns laufen soll' geben. Bei *Management und Führung* steht einerseits die Konzentration auf das *Ermöglichen* von Bedingungen im Vordergrund, damit die MitarbeiterInnen ihren Aufgaben auch gemäß Sinn und Zweck der Organisation effizient und effektiv nachkommen können. Hierzu gehören eine ‚Rundumorganisation'; die Installierung eines *OE-Systems* inklusive der Budgets für Qualitätszirkel bzw. Dialogforen; das Gewähren von *Handlungsspielraum*, Entscheidungsfreiheit, aber auch das Setzen klarer Ziele; das Abschaffen dequalifizierender Arbeitsbedingungen; ein Aushandlungsprozess zwischen Verwaltung, Ärzteschaft und Pflege darüber, was ‚eine dem Krankenhaus angemessene Medizin' aus ökonomischer und medizinischer Sicht sein könnte sowie Bewusstseinsbildung und Partizipation bei knappen Ressourcen; Personalauswahl und Personaleinsatz, d. h. die richtige Person am richtigen Platz; *professionelle* Fortbildung sowie Kinderbetreuung und Betriebsausflüge als wichtige *soziale* Komponenten der täglichen Arbeit.

Andererseits geht es bei *Management und Führung* auch um das konkrete *Eindämmen möglichen Negativverhaltens* von MitarbeiterInnen angesichts deren ambivalenten Verhaltensrepertoires. Dies geschieht teils auf der ganz *persönlichen* Ebene, wenn z. B. der Ärztliche Direktor Kompetenz, Verantwortungsbewusstsein, respektvollen Umgang mit PatientInnen voraussetzt bzw. einfordert oder die Pflegedirektorin auf ständige Schulung und Vorleben zur Überwindung von Einzelinteressen setzt, da für sie PatientInnenorientierung nicht von selbst entsteht. Auch das *Ausscheiden der Unwilligen* in unlösbaren *Konfliktsituationen* ist letztlich ein ganz persönlicher Führungsakt. Aber auch *organisatorische Rahmenbedingungen* wie verbesserte Ablaufplanung, ‚Teamwork auf allen Ebenen', ‚Zukunftsperspektiven' und die *Messung* von Zufriedenheitsgraden bei den Stakeholdern sowie die Überprüfung von Ausbildungsständen und der Aktualität des eingesetzten Wissens bei allen Berufsgruppen wären gangbare Maßnahmen, um Negativverhalten einzudämmen.

Bei all diesen Aktivitäten von Management und Führung ist nicht zu verkennen, dass diese im Positiven wie im Negativen Vorbildfunktion haben. Besonders deutlich wird dies in dem oben erwähnten Spannungsfeld zwischen Sinnhaftigkeit und Sinnverlust, indem der Wendepunkt zum Sinnverlust mit dadurch beschleunigt erreicht wird, dass Management und Führung den Geführten *mangelnde Wertschätzung* und *Indifferenz* signalisieren – wie das Kaffeelöffelbeispiel der Pflegedirektorin oben gezeigt hat. Management und Führung sowie den diese Funktionen ausübenden Personen wird zugeschrieben, sich einen Willen zu bilden, zu entscheiden, Ziele klar zu formulieren, entsprechende Weisungen zu geben und die Letztverantwortung für diese Handlungen zu tragen. Bleibt all dies im Sinne einer kulturbildenden, permanenten Sozialisation eine Leerstelle, ist der *Effekt* der *Demotivation* und des Sinnverlustes nicht weit.

In der vielfältig ausfüllbaren Vorbildfunktion ist auch eine Dopplung des ambivalenten Verhaltensrepertoires der MitarbeiterInnen im Verhaltensrepertoire der Führungskräfte zu sehen. Letzteres weist ebenfalls eine Bandbreite möglichen Verhaltens auf, die sich zwischen persönlichem Vorleben von PatientInnenzentriertheit, Einräumen von Entfaltungsspielraum, Engagement in Dialogforen und ‚Teamwork auf allen Ebenen' und einer *dunklen Seite des Management- und Führungsverhaltens* abspielt. Auffallend ist, dass mögliches Fehlverhalten im Sinne einer Verfehlung von Sinn und Zweck der Organisation mit negativen Konsequenzen für die PatientInnen bei der Betrachtung des MitarbeiterInnenverhaltens breiten Raum einnahm. Hier hingegen beschränken sich die Ausführungen primär auf die Konsequenzen von Nicht-Führung bzw. fehlendem Management als Problem. Zwar sind Führungskräfte bzw. Manager auch Teil eines stärker werdenden und aggressiver vermittelten Drucks der Direktion und des Gesamthauses auf die MitarbeiterInnen, aber die zentralen Probleme resultieren aus

- ungeklärten Fragen der Führungsverantwortung und Kompetenzenteilung, die zum Stillstand einer ganzen Abteilung führt,
- kontraproduktiv selektierter Aufmerksamkeit, wenn mangelnde Wertschätzung ‚unheimlich viel kaputt' macht und teure Demotivation produziert, deren Vermeidung vergleichsweise billig zu haben gewesen wäre sowie
- einer Duldung kontraproduktiver Rahmenbedingungen, die ‚ermüdend' und demotivierend wirken durch den *Nichteinsatz* vorhandener, in der Ausbildung zuvor angeeigneter Fertigkeiten und Kompetenzen als auch sehr eingeschränkter ‚Entscheidungsfreiheit'. Mit 20% brachliegendem Wissen wird letztlich ein verschwenderischer Umgang mit dem Potenzial der MitarbeiterInnen betrieben.

Ökonomie – Geschichte einer Diffusion

In der einen oder anderen Form findet sich *ökonomisches Gedankengut in jedem Spezifikum*, das bislang betrachtet wurde:

- PatientInnen stehen in der Gefahr, rein betriebswirtschaftliche Produktionsfaktoren zu sein, was den humanitären Sinn und Zweck erodieren ließe,
- ökonomische Restriktionen sind ein Teil des generellen Spannungsfeldes des Gesundheitswesens,
- Produktivitätssteigerung ist kein reines Struktur- oder Prozessproblem,
- verschwenderisches Verhalten ändert sich möglicherweise erst mit der Erfahrung von Knappheit,
- die interne Ressourcenverteilungsproblematik prägt das Klima zwischen den Berufsgruppen intramural sowie zwischen der Organisation und extramuralen Stakeholdern,
- einseitig kostenorientierte Führungsentscheidungen können Demotivation nach sich ziehen.

Angesichts dieser Beispiele kann das Spezifikum *Ökonomie* getrost als *diffundierend* bezeichnet werden. Zumindest aus Sicht der Ökonomen ist der Diffusionsprozess sehr weit und auch erfolgreich fortgeschritten, da sich zumindest die *Ärzteschaft* gegenüber ökonomischen *Anreizsystemen*, die auf *Wettbewerb* beruhen, sehr aufgeschlossen zeigt.

Allerdings, das zeigen die Beispiele auch, ist das Ökonomische in der Organisation ‚öffentliches Krankenhaus' keineswegs selbsterklärend, sondern lässt sowohl inhaltlich als auch mit Blick auf seine Auswirkungen unterschiedliche Interpretationen zu. Ökonomie ist somit kein neutrales Phänomen ‚an sich'; vielmehr entsteht die Bedeutung des Ökonomischen im jeweiligen Verwendungskontext der einzelnen organisationalen Spezifika. Während für den Verwaltungsleiter beispielsweise die Ökonomie die letzte, entscheidende Größe ist, weil ja letztlich alles ins Ökonomische mündet und der Controller genau sagen können will, was ‚ein Patient gebracht' und ‚was er gekostet' hat, wodurch die/der PatientIn zu einer *Kosten-Nutzen-Relation* wird, ist es anderen MitarbeiterInnen eine primäre Frage, wo genau und wie in der Gleichung PatientIn = Fall = Diagnose = Leistung = Deckungsbeitrag die Qualität der Leistung vorkommt.

Bereits mit der ersten Frage an die InterviewpartnerInnen kommen die zwei ‚Gesichter' der Ökonomie ins Spiel:

- Ökonomie als *lineare Sparökonomie* und Ökonomie als *Balance* im Sinne angemessener Ausgewogenheit von Zweck und Mittel, Input und Outcome bzw. Effektivität und Effizienz. *Lineare Sparökonomie* – hier auch als *Ökonomistik* bzw. *ökonomistisch* bezeichnet – vermittelt *Knappheit* in eindimensionaler Weise, als Restriktion, d. h. es muss gespart werden, Aufenthaltsdauern müssen gesenkt werden, etc., wodurch aus medizinischer Sicht Qualitätseinbußen entstehen können. Da die Verwaltung medizinische Argumente kaum überprüfen kann, liegt die Definitionsmacht für die Behandlungsqualität bei Ärzteschaft und Pflege und bringt eine einseitige Sparökonomie rasch an ihr argumentatives Ende (was nicht ihr tatsächliches Ende bedeuten muss).
- *Ökonomie als Balance* – hier auch als als *Ökonomie* bzw. *ökonomisch* bezeichnet – ist Garant für Nichtverschwendung, indem nicht zu viel Geld für unangemessen wenig Leistung ausgegeben wird. Hier bedeutet Ökonomie Wirtschaftlichkeit im Sinne einer *Balance* von Kosten und Leistung oder auch Input und Outcome und dient auch als *Legitimation* gegenüber Rechtsträgern/Geldgebern (zum Beispiel angeblich zu ‚teurer' Chemotherapien vgl. Controller). Sie entsteht als Ergebnis eines *Aushandlungsprozesses* zwischen Vertretern knapper Ressourcen (Geld, Zeit) bzw. Verfechtern möglichst geringer Verschwendung und Vertretern medizinisch argumentierter Qualitätsvorstellungen mit Bezug auf das, was

‚eine dem Krankenhaus angemessene Medizin' ist. Angemessene Effektivität und Effizienz im Kontext der Rahmenbedingungen eines Bezirkskrankenhauses sollen ‚kostengünstige' Leistungserstellung auch ohne Qualitätseinbußen sicherstellen. Hier zeigt sich auch die Notwendigkeit festzulegen, was denn eine der ‚ökonomischen Basis entsprechende Leistung' ist, wenn die Nichtbeurteilbarkeit medizinischer Erfordernisse und Leistungen durch Nichtmediziner (und damit eben auch durch das budgetgenehmigende Verwaltungspersonal) offensichtlich ist – eine Frage, die von den InterviewpartnerInnen nicht weiter thematisiert wird.

Das verbindende Moment beider Lesarten von Ökonomie ist die *Knappheit*. Sie scheint im öffentlichen Krankenhaus insofern allgegenwärtig, als InterviewpartnerInnen aus allen Berufsgruppen auf Knappheit Bezug nehmen, dabei allerdings durchaus unterschiedliche Ressourcen meinen, z. B. emotionale Ressourcen wie Zufriedenheit, die Gewissheit nutzbaren Handlungsspielraums, Identifikation, Kommunikation und Zusammenarbeit, Bewusstsein und Einsicht. Dies ist aus den Strategien und Maßnahmen rückzuschließen, die zur Milderung oder Beseitigung von Knappheit in Ansatz gebracht werden. Der Oberarzt und der Rechnungswesenleiter präferieren unter Knappheitsbedingungen Maßnahmen, die das Miteinander in Qualitätszirkeln verbessern, Zeit zum Lesen, für ein Gespräch oder für die Erprobung einer neuen Operationstechnik geben, kurz: bei der *Arbeitszufriedenheit* durch *individuellen Handlungsspielraum* ansetzen. Der Controller und der Verwaltungsdirektor präferieren die *aktive Herausbildung eines Bewusstseins* hinsichtlich der Kosten des eigenen Tuns und der Notwendigkeit von Sparmaßnahmen, die Hygienebeauftragte plädiert für fächerübergreifende OE und Verbesserung in Kommunikation und Identifikation. Dass diese Maßnahmen primär auch *kostengünstig, budgetneutral* und ohne hohe Folgekosten umsetzbar sind, macht letztlich auch wieder Kosten im Sinn von Geldeinheiten zu einem Referenzpunkt der Knappheit.

Angesichts der bisherigen Ausführungen bilden Knappheit und Ökonomie keine Ausnahme in der Reihe ambivalenter Spezifika. Besonders deutlich wird dies in der organisationalen Dynamik, die die Pflegedirektorin schildert. Ihr *Lob* gilt zunächst einer *Knappheit*, die zu besserer Organisiertheit führt. Der Knappheit wohnt jedoch auch ein Druck inne, der aus allen Richtungen auf den Einzelnen in allen Hierarchieebenen trifft und zu einer Überlastung und Überforderung werden kann. Kommt mangelndes Verständnis von entscheidungsbefugten Führungskräften dazu, ist der *Wendepunkt* erreicht. Die positive Einstellung kippt, Demotivation ist die Folge, die Sinnhaftigkeit des Durchstehens einer Durststecke steht in Frage, das Ergebis ist absurderweise negativ, obwohl der Anfang seiner Entstehung positiv erschien.

Auch wenn ein ökonomischer *Balanceakt* als Reaktion auf Knappheit *Ambivalenzen* und *nicht intendierte Konsequenzen* nicht aus der Welt schafft, weil das Verhaltensrepertoire der Beteiligten ambivalent bleibt trotz hinterlegter Aushandlungsprozesse, und die Unbeherrschbarkeit aller Variablen, auch wenn letztere bekannt wären, in der Dynamik ihrer Wechselwirkungen liegt – so eröffnet der Balanceakt dennoch die Möglichkeit einer anderen Art von Handhabung dieser Unvermeidbarkeiten in nicht-trivialen Zusammenhängen. Mehrere Momente sind hierbei zentral: Es wird nicht nur die Kostenseite betrachtet, wie bei der linearen Sparökonomie, sondern auch die Leistungsseite. Input wird zu Outcome in Relation gesetzt, was den Handlungsspielraum erweitert, da es nicht nur um Kostensenkung geht, sondern auch um Einnahmeerhöhung in Fällen positiver Deckungsbeiträge als inputseitige Strategie. Im *Spannungsfeld* zwischen *Ökonomistik* und *Ökonomie* wird hierdurch ein erweitertes Argumentationsrepertoire zugänglich. Durch das *Abwägen* der Kosten und Erlösseite bzw. von Input und Outcome kommt der Unterschied zwischen Effizienz und Effektivität zum Tragen. Kriterien der Effektivität werden so einbeziehbar in das Kalkül möglichst garantierter Nichtverschwendung. Ein bestimmtes *Qualitätsniveau* braucht ein bestimmtes Maß an *Finanzmitteln* sowie eine transparente Art der *Entscheidungsfindung*. Das vermeidet zwar nicht den Verteilungskonflikt, lässt aber mehrere Konflikthandhabungsformen zu. Ob die administrative Idee, das Handeln der *ÄrztInnen nach ökonomischen Anreizsystemen* durch Bewusstseinsbildung zu forcieren, um so Knappheit mit entsprechenden Verteilungskonflikten günstigstenfalls erst gar nicht entstehen zu lassen, den Verteilungskonflikt tatsächlich entschärft oder ihn nur zeitlich bzw. im Sinne unterschiedlicher Rechnungskreise verschiebt, ist allerdings eine andere Frage. Dass trotz aller Bemühungen eine Organisation an ihr *Limit* in puncto Technik, Personal, Budget und Motivation kommen kann, zeigt sich in der Warnung vor einem ‚grenzwertigen Dahinschreiten' und sich abzeichnenden Wendepunkten, deren Überschreiten letztlich die *Versorgungsqualität* für die PatientInnen *gefährden würde*.

Qualität – ein Resultat mehrerer Qualitäten in Kombination

Das Thema der *Qualität* des öffentlichen Krankenhauses ist das Thema in sich *stimmiger Konstellationen*. Qualität wird damit zum *Resultat mehrerer Qualitäten* diverser Spezifika der Organisation. Qualitäts*vorstellungen* und Qualitäts*wahrnehmungen* divergieren je nach Individuum, Berufsgruppe oder Anspruchsgruppe, was zu Spannungsverhältnissen führen kann, wenn die Qualitätsvorstellungen nicht kompatibel sind, aber kompatibel gemacht werden sollen. Qualität als Resultat ist folglich nicht per se stabil, sondern *fragil* und damit für Beteiligte unterschiedlich *riskant*.

Qualität als Resultat mehrerer Qualitäten ist bei neun der elf InterviewpartnerInnen sofort bei der ersten Frage ein zentrales Thema, weil Qualität und Sinnfrage für die Befragten eng zusammen hängen. Der Ärztliche Direktor hebt die *Kombination* bisher geschilderter Spezifika hervor, um ein Krankenhaus als ‚gutes' patientInnenzentriertes Krankenhaus bezeichnen zu können. Sinn und Zweck (schnellstmöglich wiederhergestellte Gesundheit bei für PatientInnen akzeptablen Unannehmlichkeiten), PatientInnen, MitarbeiterInnen (als kompetente Leistungserbringer), zentrale Beziehungen (z. B. als Stil des Umgangs angesichts des realen Machtgefälles sowie das Gefühl der PatientInnen, gut aufgehoben zu sein), Struktur und Prozess werden als Gefüge von Einzelqualitäten verstanden, in welchem dann Qualität oder Nichtqualität als Gesamtqualität entstehen kann. Gleiches gilt für den Verwaltungsdirektor, der Qualität als Resultat von ÄrztInnenruf, Pflegequalität und Hotelkomponente betrachtet, wobei für alle drei Komponenten ein eigener Qualitätsmaßstab gilt. Der Controller fügt dieser Sichtweise noch die Beachtung der Rolle des Bezirkskrankenhauses in einer regionalen Versorgungslandschaft unter ökonomischen Restriktionen hinzu, was den gesellschaftlichen und organisationalen Kontext der Qualitätsentstehung betont und vom Röntgenmitarbeiter gestützt wird, wenn er lineare Sparökonomie kritisiert, weil effizienter Technikeinsatz keine Zeit mehr für das Gespräch mit den PatientInnen lässt, worunter die *Bezugsqualität* leidet, und er gleichzeitig anmerkt, dass auch ohne Qualitätseinbußen ökonomischer gehandelt werden könnte. ‚Qualität im Bezug' im Kontext einer ‚Rundumorganisation', wie sie die Pflegedirektorin betont, bestätigt Qualität als *Resultat* einer Kombination von Struktur und Prozess (durch Technikeinsatz freigespielte Zeit am Bett), Management und Führung (Schulung und Vorleben des gewünschten Verhaltens), MitarbeiterInnen, zentralen Beziehungen (z. B. Gruppenpflege zur Sicherung der Bezugsqualität). Ein ähnliches Verständnis haben auch der EDV-Leiter und der Qualitätsmanager & Organisationsentwickler wenn sie ‚optimale' (medizinische) Betreuung und Organisation verknüpfen. Auch für den Oberarzt spielen Struktur und Prozess sowie zentrale Beziehungen eine Rolle, weil die *Zufriedenheit aller Beteiligten* als Qualitätsmerkmal von primär internen Rahmenbedingungen abhängt, unter denen diese am ehesten entsteht: verbesserte Ablaufplanung, ‚Teamwork auf allen Ebenen', ‚Zukunftsperspektiven' und die *Messung* von Zufriedenheitsgraden und Ausbildungsständen aller Berufsgruppen gleichermaßen *über Befragung*, um die Aktualität des eingesetzten Wissens zu sichern. Dass berufsgruppenspezifische Hierarchien den Gestaltungsfreiraum Einzelner einschränken und so laut Rechnungswesenleiter negativ auf das Betriebsklima wirken macht deutlich, dass Qualität als Kombination einzelner Spezifika und deren qualitätsrelevanter Charakteristika hochgradig voraussetzungsvoll ist.

Mit der dritten und fünften Frage kommen noch weitere Aspekte hinzu, die sich primär auf Personalthemen, die Nähe zu den PatientInnen und die Institutionalisierung von Qualitätsdenken beziehen. Dadurch sind primär die Spezifika *PatientInnen, gesellschaftlicher und sozialer Kontext, MitarbeiterInnen, Struktur und Prozess, Management und Führung* sowie *Ökonomie* angesprochen. Der Röntgenmitarbeiter sieht eine *Umwegrentabilität*, wenn Zeitgewinn durch genügend Personal in stressfreieres Arbeiten und in Fort- und Weiterbildung investiert würde, was wiederum den PatientInnen zugute käme. Der stationsleitenden Schwester geht es um angemessenen Personalstand *nach* dem Ausschöpfen der Rationalisierungspotenziale, um nicht in eine Situation kommen zu müssen, die auf Station dem Gesetz Genüge tut, nicht aber einer qualitativ hochwertigen PatientInnenversorgung. Dabei wäre eine überschaubare Organisationsgröße mit Nähe zu den PatientInnen in der Betriebsgröße eines Bezirkskrankenhauses laut Röntgenmitarbeiter gegeben, weswegen die politische Gesundheitswesenplanung diese Betriebsform erhalten sollte. Dass Qualitätsdenken letztlich auch einer Institutionalisierung durch breiter angelegte Aktivitäten der Qualitätskommission bedarf, argumentiert die Hygienebeauftragte.

Qualitätsvorstellungen und Qualitätswahrnehmungen können divergieren. Bereits bei der ersten Frage wurde als entscheidend eingestuft, wer sich welche Qualität vorstellt und unter welchen Rahmenbedingungen die Qualitätswahrnehmung stattfindet. Das Gros der Allgemeinbevölkerung und damit auch die meisten PatientInnen sind aufgrund ihres Laientums in medizinischen Belangen sehr stark auf ihr *Gefühl* angewiesen bei der Bewertung der Interaktion mit der Ärzteschaft und Pflege. Dieses wird mit beeinflusst durch ein Gefühl der Selbstbestimmung auf PatientInnenseite, das die Vertrauensbeziehung für den Ärztlichen Direktor charakterisiert und durch die *mediale Vermittlung* der ÄrztInnenqualität, auf die der Rechnungswesenleiter hinweist. Emotionen werden so zum wichtigen Beurteilungsmaßstab, wohingegen es einfacher für die PatientInnen als medizinische LaiInnen ist, die Hotelleistung und den Umgang des Personals, das sich mehr oder eben weniger Zeit nehmen kann, zu beurteilen. Schließlich differieren Qualitätsvorstellungen und Qualitätswahrnehmungen auch danach, welcher von den diversen intramuralen und extramuralen Stakeholdern (z. B. zuweisende HausärztInnen) zu ihrer/seiner *Zufriedenheit* mit welcher Methode befragt wird.

Angesichts von Qualität als Resultat einer Kombination diverser Spezifika und divergierender Qualitätsvorstellungen bzw. -wahrnehmungen unterschiedlicher Stakeholder ist einsichtig, dass *Qualität kein Selbstläufer* ist, *sondern fragil und riskant*. Diese Problematik durchzieht die Antworten von acht InterviewpartnerInnen zu allen Fragen. Fragile und riskante Qualität resultiert aus den Quellen MitarbeiterInnen inklusive Management und Führung, Ökonomie, gesellschaftlicher und sozialer Kontext sowie Struktur und Prozess:

- Das Verhalten der *MitarbeiterInnen* ist bekanntermaßen *ambivalent*, d. h. es kann gemäß Sinn und Zweck erfolgen, aber auch gemäß dessen Gegenteil (z. B. Verschwendung aufgrund althergebrachter und aufrecht zu erhaltender Saturiertheit, Mobbing, reine Verfolgung von Einzelinteressen bis hin zu notwendigem Ausscheiden der Unwilligen). Zum Personalthema gehören auch die *Gesundheitsgefährdung* und das *Burnout* des (zu wenig vorhandenen) Personals, z. B. auch die damit einhergehende die Psychosomatik in der Onkologie, die tägliche Gratwanderung zwischen persönlich gehaltener PatientInnenorientierung und *serviceorientierter Selbstausbeutung* bzw. ein Personalzuwachs, der in verminderter Bezugsqualität resultiert. Bei *Management und Führungsentscheidungen* entsteht die Problematik ihrer Reflexionsqualität. So verweist der Controller darauf, dass ein zu starkes Schauen auf Zahlen eine dementsprechend zu geringe Beachtung von Kriterien nach sich zieht, die sich nicht in den Zahlen finden, aber z. B. dem sozialen und humanitären Auftrag eines öffentlichen Krankenhauses entsprechen. Auch *Indifferenz* hat Demotivationsfolgen, wie das Kaffeelöffelbeispiel zeigt, das mangelnde *Achtsamkeit* und *Sensibilität* von Führungskräften anspricht. Auch eine Präferenz für eine teure Spezialisierungsnische, unter der die Basisversorgung leidet oder auch die (wenig gestellte) Frage, inwieweit Bewusstseinsbildung und Partizipation bei der Entschärfung von Knappheit wirklich greifen, zeigt Aspekte einer problematischen Reflexionsqualität.

- Die Ambivalenz der *Ökonomie* als *lineare Sparökonomie* oder *Balance* von Kosten und Leistung bzw. Input und Outcome ist ebenso bekannt wie die daraus resultierenden *Spannungsverhältnisse* zwischen sozialer, humanitärer, medizinischer Aufgabe inklusive regionaler Rollenzuschreibung, entsprechenden Qualitätsvorstellungen der drei Säulen für die Erstellung dieses öffentlichen Gutes unter Kontrahierungszwang und ökonomischen Restriktionen. Schließlich knüpft auch der Verwaltungsleiter bei seiner Aussage zu Frage 2 ein bestimmtes *Qualitätsniveau* an entsprechende *Finanzmittel* und die Art der *Entscheidungsfindung*. Die Forderung des Qualitätsmanagers und Organisationsentwicklers nach Budgets für Dialogforen zeigt hier Stabilisierungsnotwendigkeiten auf.

- Der *gesellschaftliche und soziale Kontext* wiederum setzt *politisch-administrative Rahmenbedingungen*, die intern nicht mehr durch weitere Rationalisierung abzufedern sind (vgl. stationsleitende Schwester mit ihrer Aussage zum durchrationalisierten Arbeiten auf Station) und folglich entweder in grenzwertiges Dahinschreiten mündet oder in ‚Dienst nach Vorschrift', der laut Pflegedirektorin den hohen Identifikationsgrad der MitarbeiterInnen mit dem Haus unterminiert.

- *Struktur und Prozess* werden schließlich zu einer Quelle fragiler Qualität, wenn *streng hierarchisches Arbeiten* Kommunikation, Identifikation, Kooperation und generell interdisziplinäres Arbeiten und OE über Berufsgruppengrenzen hinweg be- oder gar verhindert. Eine ‚Auflockerung' des *sozialen Geflechts* durch OE sieht die Hygienebeauftragte in bislang ‚vielleicht maximal 10% der Häuser' Österreichs umgesetzt und verbindet dies mit der Aufforderung zum Umdenken in der Ärzteschaft.

Die neun Spezifika des öffentlichen Krankenhauses verdichtet in Tabellenform

In der nachfolgenden Übersichtstabelle werden die *neun Spezifika* des öffentlichen Krankenhauses mit ihren jeweiligen Charakteristika nochmals auf einen Blick zusammengefasst. Die Stichworte zu den jeweiligen Charakteristika sollen an die ausführlichen Beschreibungen in den vorangegangenen Kapiteln erinnern. Die Funktionskürzel in den eckigen Klammern sind in der Legende am Ende der Tabelle erklärt.

Das öffentliche Krankenhaus aus Sicht der eigenen empirischen Einzelfallstudie
Spezifikum *PatientInnen* / Charakteristika
- *Zentrale Anspruchsgruppe* (Stakeholder) [ÄD/PD]; in sich *heterogen* wegen diverser Krankheitsbilder [PD] und persönlicher Erwartungshaltungen; Gefahr serviceorientierter Selbstausbeutung der Pflege, daher PatientInnen nicht KundInnen [SL].
- *PatientInnenzentriertheit* von Aufnahme bis Entlassung [PD] und darüber hinaus auch im exramuralen Bereich [ÄD-F2/PD-F2]; divergierende Grade der Aufmerksamkeit des Personals von unumwunden [ÄD/PD], stark kontextbezogen [CO/RÖ/RL], stakeholderbezogen [HB/OA] bis grenzziehend bei drohender Selbstausbeutung [SL].
- *Mehrfach prekäre, riskante Lage*: Natur von Krankheit/Verletzung [ÄD/PD]; Verlust des Persönlichen in Pflege unter Zeitdruck [PD]; dem generellen Spannungsfeld und Rahmenbedingungen ausgeliefert [RÖ/CO]; medizinisches Laientum und Wissensasymmetrie [RL], Gefühl von Selbstbestimmung [ÄD]; ‚ÄrztInnenruf' als Wirkungsvermutung [VD]; mediale Vermittlung der ÄrztInnenqualität [RL]; betriebswirtschaftlicher Produktionsfaktor [PD-F2/CO-F2]; mögliches Opfer ‚ausrastender' MitarbeiterInnen [PD-F4]; bei Nischenstrategie eventuell dequalifizierte und dadurch demotivierte Pflege [SL-F5] und Ärzteschaft [VD-F5]; Teil einer demographischen Entwicklung und gesellschaftlichen Diskussion, deren Ausgang ungewiss ist [RÖ-F5].
Spezifikum *Sinn und Zweck* / Charakteristika
- Humanität als oberstes Gebot und *Sinn* sowie humane Behandlung gemäß PatientInnenwillen als *Zweck* [ÄD].
- *Kein Fertigungsbetrieb*, sondern dauerhafte Erfüllung der ‚sozialen und humanitären Aufgabe' (Kontrahierungszwang) [CO].
- Wohlergehen von MitarbeiterInnen und weiteren Stakeholdern als Kontext [HB/OA].
- Möglicher *Sinnverlust* [PD-F4].
Spezifikum *Gesellschaftlicher und sozialer Kontext* / Charakteristika
Einflussfaktoren in der Wirkrichtung von Kontext zu Organisation:
- Humanität als oberstes Gebot (Norm), internalisiert als sozialer Umgangsstil [ÄD] sowie geistige Einstellung der Tradition des Landes entsprechend als kulturell-geschichtlicher Hintergrund in der täglichen Pflegearbeit [VD].
- Aktuelles, generelles Spannungsfeld des Gesundheitswesens zwischen Sparökonomie und ‚kostengünstiger' Leistungserstellung ohne Qualitätseinbußen [RÖ]; unter Kontrahierungszwang erstelltes öffentliches Gut unter Maßgabe möglichst keiner Verschwendung mit Balance von Kosten und Leistung bzw. Beachtung von Kriterien, die sich nicht in den Zahlen finden [CO].
- Gesundheitspolitik/staatliche Administration inklusive Pflegeschule [SL-F3] legen Standards, Benchmarks, Prozeduren sowie Gesetze [SL-F3] fest (Pflegeminuten, Dokumentationspflichten) mit starken Konsequenzen für interne operative Abläufe der Pflege [PD]; Großgeräteplan definiert Spezialisierungs- bzw. Innovationsspielraum [QM-F5]; LKF ändert ökonomisches Anreizsystem [RW-F5].
- Ärztemarkt erfordert konkurrenzfähige Gehaltsschemata und Arbeitsbedingungen, um als Arbeitgeber attraktiv zu sein [ÄD-F3].
- Technologie als Treiber von Veränderung, z. B. Computernutzung [PD]; medizintechnische Ausstattung und regionalweite Netzwerkbildung [EL-F5].
- Spezifische Rolle als Bezirkskrankenhauses in der regionalen Versorgungslandschaft [CO] mit PatientInnenorientierung als Alleinstellungsmerkmal [SL] und Rückmeldung der Zufriedenheit externer Stakeholder [OA].
- Mediale Vermittlung der ÄrztInnenqualität und von Prestigeobjekten [RW].
- Demographische Entwicklung und ihre Kostenkonsequenzen [RÖ-F5].

Einflussfaktoren in der Wirkrichtung von Organisation zu Kontext:
- Spezifische Rolle in der regionalen Versorgungslandschaft als Kompetenzzentrum bei Schmerztherapie mit extramural orientiertem Wissenstransfer in niedergelassenen Bereich [ÄD-F2].
- Gesundheitspolitik/staatliche Administration als Ansatzpunkt für Unterstützung systematisch betriebener OE in den Krankenhäusern Österreichs [HB-F2]; als Adressat der Forderungen der |

	Arbeitsgemeinschaft der Pflegedirektoren [PD-F2]; als Adressat der Aufforderung zur Sicherung der Versorgung nahe an PatientInnen [RÖ-F5].
	▪ Gesamtgesellschaft bzw. Öffentlichkeit als Adressat von Kosteninformationen aus dem öffentlichen Krankenhaus [CO-F5].
Spezifikum *Struktur und Prozess* / Charakteristika	
	▪ *Ort (Struktur)*, an dem zwischen Aufnahme und Entlassung ein *Behandlungsprozess* [ÄD] bzw. *Pflegeprozess* [PD] mit hohem *Komplexitätsgrad* stattfindet [PD].
	▪ Ergebnis hängt eng mit *Struktur und Prozess der Organisation/des Organisierens* zusammen [ÄD/PD/QM/RW/EL]; einseitige Entwicklung von Struktur oder Prozess führen kaum zu höherer Produktivität und besseren Ergebnissen [OA]; stark *hierarchiegewohntes* Arbeiten der ÄrztInnen behindert interdisziplinäre OE-Prozesse [HB-F4].
Spezifikum *MitarbeiterInnen* / Charakteristika	
	▪ *Ambivalentes Verhaltensrepertoire* [ÄD]; *fürsorglich-stellvertretende* Abwehr einer Negativentwicklung für PatientInnen [SL-F2/RÖ-F2/OA-F2/HB-F2/ PD-F2/ÄD-F2]; Wille zum Einbringen des eigenen *Ideenreichtums* [QM-F3] und zur positiven Nutzung von *individuellem Handlungsspielraum* [RW-F4]; hoher Identifikationsgrad von 80% mit dem Haus [PD-F5]; ,Gratwanderung' Service/Pflege [SL]; mögliches *verschwenderisches* Verhalten [RÖ/CO]; Mobbing [HB-F2]; demotiviert-resignatives, grenzwertiges Dahinschreiten [RÖ-F4/PD-F4].
	▪ *Mehrfach prekäre, riskante Lage*: *Gefährdung* der *eigenen Gesundheit* (Psychosomatik in der Onkologie), *Burnout*, steigender Druck am Arbeitsplatz und im Privaten [PD-F4]; bei Nischenbildung mögliche Dequalifikation bei Pflege und Ärzteschaft [SL-F5/VD-F5].
Spezifikum *Zentrale Beziehungen* / Charakteristika	
	▪ *Beziehung der PatientInnen zur Ärzteschaft und Pflege*. Ideal wären akzeptable Unannehmlichkeiten, größtmögliche Freiheit von Angst, *kompetente* und *verantwortungsbewusste* Ärzteschaft und Pflege sowie respektvolle *Vertrauensbeziehung*. Real ,gefährliches' *Machtgefälle* und *Gefühl von Selbstbestimmungsmöglichkeit* [ÄD]; *mediale Vermittlung* der ÄrztInnenqualität, weil tatsächlich *nicht* beurteilbar für LaiInnen im Gegensatz zu Hotelleistung und Umgang des (Pflege-)Personals [RW].
	▪ *Beziehung* von *PatientInnen zur Pflege*. PatientInnenorientierung der Gesamtorganisation als Ziel/Ideal, real Machtgefälle [PD]; ,Gratwanderung' Service/Pflege [SL].
	▪ *Beziehung Ärzteschaft zu Pflege* friktionsfrei [ÄD] bzw. *Spannungsverhältnis* [PD-F2/HB-F2].
	▪ *Beziehung der Verwaltung zu Ärzteschaft und Pflege* als *berufsgruppenübergreifender Ressourcenkonflikt* und *Aushandlungsprozess* [CO] bezüglich einer der ,ökonomischen Basis entsprechende Leistung' [RW]; Bewusstseinsbildung hinsichtlich ökonomischer Denkkategorien bei Ärzteschaft und Pflege durch Controlling [PD-F2/CO-F2]; Anerkenntnis der *Leitprofession Ärzteschaft* durch die Verwaltung [EL-F3/CO-F3/VD-F3] und eventuelle Isolation der Pflege in Ressourcenfragen [VD-F3]; egalitärer Umgang mit Informationen [RW-F5].
	▪ *Interdisziplinarität* als Beziehung *aller Berufsgruppen zueinander* [HB-F2/QM-F2/VD-F2] mit Qualitätszirkeln als konkreter Maßnahme [HB-F3]; Ansetzen an Prozessen der *Koordination*, gemeinsamer *Zukunftsplanung*, *Kooperation*, *Kommunikation* zugunsten von *Team*fähigkeit [OA-F3/PD-F3]; behindert durch *hierarchiegewohntes* Arbeiten der Ärzteschaft [HB-F4].
	▪ *Berufsgruppeninterne Beziehungen*. Abwägen *unterschiedlicher Controllingmethoden* mit Zahlen und Kriterien, die sich nicht in den Zahlen finden [CO]; berufsgruppenspezifische *Hierarchien* überlagern individuellen *Gestaltungsfreiraum* [RW].
	▪ *Beziehung der Organisationsmitglieder zu externen Stakeholdern* wie *Gesundheitspolitik*/staatliche Administration, Technologielieferanten [PD]; *externen Anspruchsgruppen* wie HausärztInnen [OA]; *Drittparteienvermittlung* in Konfliktsituationen [PD-F4]; *Gemeinden* als *Rechtsträger* [CO-F5].
Spezifikum *Management und Führung* / Charakteristika	
	▪ Kollegiale Führung als *institutionelles* Führungsgremium [PD] bei gleichzeitiger Existenz *formeller* und *informeller* ,Leader' [HB-F3].
	▪ Management als *Koordination* sowie Steuerung mit Controlling als zahlenbasierter/nicht zahlenbasierter *Methode* [CO]; *Führung* als *Verhaltensbeeinflussung* auf der Basis eines persönlichen Führungsstils [PD]; Führung als *personaler Akt*, sich selbst und Andere zu führen [ÄD/PD/QM/SL]; Manage-

ment und Führung stattfindend unter *Stress* und *Überforderung* [PD-F4].
- *Ermöglichen* durch ‚Rundumorganisation' [PD]; *OE-System* und Budgetierung von Qualitätszirkeln [HB-F3] bzw. Dialogforen [QM]; Gewähren *individuellen Handlungsspielraums* [RW-F4], aber auch Setzen klarer Ziele [RW-F3]; Aushandlungsprozess zwischen Mittelgebern und -nehmern [CO] sowie bei Ressourcenknappheit *Bewusstseinsbildung* [CO-F4] und *Partizipation* [VD-F4]; Personalauswahl/-einsatz [RW]; *professionellere* Fortbildung [QM-F3]; Kinderbetreuung und Betriebsausflüge [RW-F3]; Abschaffen dequalifizierender und demotivierender Arbeitsbedingungen zugunsten von Entscheidungsfreiheit [SL-F5].
- *Eindämmen* negativen MitarbeiterInnenverhaltens durch Voraussetzung/Forderung von Kompetenz, Verantwortungsbewusstsein, respektvollem Umgang [ÄD]; Schulung und Vorleben [PD]; *organisatorische Rahmenbedingungen* zur Förderung der Zufriedenheit aller Beteiligten [OA/HB]; *Ausscheiden der Unwilligen* [RW].
- *Demotivator* durch mangelnde *Wertschätzung* und *Indifferenz* [PD-F4].

Spezifikum *Ökonomie* / Charakteristika
- *Lineare Sparökonomie* als eindimensionale Restriktion, *Knappheit*, Sparzwang [CO] wird kritisiert als Gefahr für das Wohl der PatientInnen [RÖ] und kommt aufgrund der Definitionsmacht für die Behandlungsqualität durch Ärzteschaft und Pflege rasch an ihr argumentatives Ende [CO].
- *Balance* von Kosten und Leistung oder auch Input und Outcome; Ergebnis eines *Aushandlungsprozesses* zugunsten angemessener Effektivität und Effizienz im Kontext eines Bezirkskrankenhauses und ohne Qualitätseinbußen unter Knappheitsbedingungen [CO/RÖ/RW].
- *Knappheit* als *Auslöser organisationaler Dynamik*, die sich auf *Wendepunkte* hin bewegen und zu *nicht intendierten Konsequenzen* führen kann [HB-F4/PD-F4].
- *Diffusion* ökonomischer Denkkategorien [PD-F2/CO-F2].
- *Legitimation* gegenüber *Rechtsträgern/Geldgebern* [CO-F5].
- *Erfolgreiche Steuerung ärztlichen Verhaltens* über *ökonomische Anreizsysteme* und *Wettbewerb* [RW-F5].

Spezifikum *Qualität* / Charakteristika
- *Resultat einer in sich stimmigen Kombination* diverser Spezifika als Gefüge, in welchem Qualität oder Nichtqualität entsteht [ÄD/VD/CO/RÖ/PD/EL/QM/RW/OA]; *Resultat* eines aufgaben*adäquaten* Personalstandes nach ausgeschöpfter Rationalisierung [SL-F3]; *Resultat* von *Umwegrentabilität* [RÖ-F3], überschaubarer Organisationsgröße mit *Nähe zu den PatientInnen* [RÖ-F5] sowie interner Institutionalisierung zur qualitätssteigernden Bewusstseinsbildung [HB-F5].
- *Divergente Qualitätsvorstellungen und Qualitätswahrnehmungen*, je nachdem, ob PatientInnen als medizinische LaiInnen medizinische Leistung *nach Gefühl beurteilen müssen* [ÄD/RW], oder ob sie Hotelleistung und Umgang/Zeit des Personals [RW] bewerten; diverse *Zufriedenheiten* intramuraler/extramuraler Stakeholder [HB/OA].
- *Kein Selbstläufer*, sondern *fragil und riskant* aufgrund *ambivalenten* MitarbeiterInnenverhalten [SL/PD/RW]; *Gesundheitsgefährdungen* und *Burnout* des Personals [PD-F4]; Personalzuwachs mit weniger Bezugsqualität [VD-F3]; unklarer ‚Reflexionsqualität' bei Management- und Führungsentscheidungen [CO]; indifferentem Führungsverhalten mit Demotivationsfolgen [PD-F4]; der Abhängigkeit von erfolgter *Bewusstseinsbildung* und genutzter *Partizipation* [CO-F4/VD-F4]; teurer Spezialisierungsstrategie mit weniger Ressourcen für Basisversorgungsqualität [QM-F5]; *ambivalenter* Ökonomie [CO/QM/VD-F2]; externer Vorgaben, die intern nicht mehr durch Rationalisierung abzufedern sind [SL-F3] und zu grenzwertigem Dahinschreiten führen [RÖ-F4] bzw. ‚Dienst nach Vorschrift' [PD-F5]; Hierarchie als Behinderung von Interdisziplinarität [HB-F4].

Legende:
ÄD = Ärztlicher Direktor / CO = Controller / EL = EDV-Leiter / HB = Hygienebeauftragte / OA = Oberarzt / PD = Pflegedirektorin / QM = Qualitätsmanager & Organisationsentwickler / RL = Rechnungswesenleiter / RÖ = Röntgenmitarbeiter / SL = Stationsleitende Schwester / VD = Verwaltungsdirektor. Die Bezeichnungen F2-5 hinter den Funktionskürzeln sind ein Hinweis auf die Fragen 2-5, die mit Blick auf zusätzliche Charakteristika zu den Spezifika ausgewertet wurden. Fehlt F2-5 hinter dem Funktionskürzel, so ist die Aussage Frage 1 zuzuordnen.

Tabelle 1: Das öffentliche Krankenhaus aus Sicht der eigenen empirischen Einzelfallstudie

2.4.2 Das zehnte Spezifikum als Ergebnis einer Querschnittsbetrachtung – Quintessenz III

Die detaillierte *Querschnittsbetrachtung* aller neun Spezifika hat bereits bei der Interpretation der Aussagen zur ersten Interviewfrage – Was macht für Sie ein gutes Krankenhaus aus? – zu zwei wesentlichen Ergebnissen geführt: Erstens konnten die *vier Spannungsfelder* Idealität versus Realität, Außen versus Innen, Qualität versus Ökonomie und daran anknüpfend Ökonomistik versus Ökonomie interpretativ herausgearbeitet werden. Zweitens geben diese Spannungsfelder einen Rahmen ab, indem sie Auslöser für und Konsequenz von *drei Konfliktlinien* sind, die sich auf einer berufsübergreifenden, berufsgruppeninternen und schließlich ganz persönlichen Ebene manifestieren. Diese beiden Ergebnisse aus der Querschnittsbetrachtung können im Zuge einer differenzierten Analyse der Antworten zu den Interviewfragen 2-5 wesentlich erweitert werden. Konkret hinzu kommen: ein weiteres zentrales Spannungsfeld, eine Konfliktlinien*differenzierung* sowie Wendepunkte, Wechselwirkungen und nicht intendierte Konsequenzen.

Organisationale Spannungsfelder und ihre diversen Charakteristika

Insbesondere bei den Antworten zu Frage 4 – Was würden Sie bei knappen Ressourcen verbessern? – zeigt sich das Thema der *Knappheit als Auslöser für eine organisationale Dynamik*. Dies gibt Aufschluss über weitere Charakteristika bereits bekannter Spannungsfelder sowie über ein neu hinzukommendes Spannungsfeld. Speziell die Pflegedirektorin schildert bei der Frage 4 eine Dynamik, die eine ganze Reihe organisationaler Spezifika inkludiert, indem diese in *Wechselwirkung* miteinander stehend auf einen *Wendepunkt* zulaufen. Diese Dynamik wird nachfolgend detailliert geschildert, um das Thema ‚Spannungsfelder' als zehntes Spezifikum der Organisation ‚öffentliches Krankenhaus' transparenter zu machen.

Ausgangspunkt der Überlegungen ist die Unterscheidung *‚öffentliches Krankenhaus'* und *Fertigungsbetrieb*, wie sie im Spezifikum *Sinn und Zweck* vorgenommen wird. Der öffentliche Versorgungsauftrag enthält einen Kontrahierungszwang, der eine anbieterseitige Kundenselektion wie in einem Wirtschaftsunternehmen nicht zulässt. Das öffentliche Krankenhaus kann, im Gegensatz zum Privatspital, PatientInnen eine Behandlung nicht verweigern. Eine sektorbezogene Betrachtungsweise zeigt die Trade-off-Situation eines staatlichen Leistungsbereiches, der aufgrund dieses öffentlichen Versorgungsauftrages *ein öffentliches Gut unter Maßgabe möglichst keiner Verschwendung* erstellen soll, wobei von begrenzten Mitteln auszugehen ist und gleichzeitig hohe Qualität gewünscht wird. Dies definiert das *aktuelle, generelle Spannungsfeld des Gesundheitswesens*, das den *gesellschaftlichen und sozialen Kontext* des öffentlichen Krankenhauses wesentlich prägt.

Als öffentliche Einrichtung unterliegt das Krankenhaus zudem einer ganzen Reihe von Rahmenbedingungen, die den Handlungsspielraum zusätzlich mit beeinflussen (vgl. ebenfalls *gesellschaftlicher und sozialer Kontext*), wobei diese Rahmenbedingungen eine organisationsinterne Dynamik sowohl in Gang setzen als auch sie aufrecht erhalten können, weil eine Durchlässigkeit zwischen Kontext und Organisation besteht. Gesetzliche Dokumentationspflichten mit entsprechendem zeitlichen Mehraufwand schlagen direkt auf die organisationalen Ressourcen im Sinne stärkerer Beanspruchung durch. Gerade dieser Aspekt ist Teil des gängigen Dilemmas auf Station, wo die Hilfsbedürftigkeit der PatientInnen, der Mehraufwand in der Dokumentation, frühere Entlassungen sowie ein gelernter und intern gewünschter Pflegestandard aufeinander prallen (vgl. Aussagen stationsleitende Schwester). Kontrahierungszwang macht zudem eine Abkopplung von Marktgegebenheiten für das öffentliche Krankenhaus unmöglich, da die Leistungserbringung nicht einfach eingestellt werden kann. Verlangen die Verhältnisse auf dem *Ärztemarkt* eine Revision des internen Gehaltsschemas (nach oben), um attraktive Bedingungen für kompetentes Personal zu schaffen (vgl. Aussagen Ärztlicher Direktor), so wirkt sich dies ebenso in höherem Ressourcenverbrauch aus, wie die hohe Technologieabhängigkeit von Krankenhäusern z. B. im Bereich EDV und auf primär technologiegetriebenen Leistungsstellen (z. B. Röntgen). Der vernünftige Einsatz neuer Technologien verlangt *kontinuierlich hohe Investitionen*, wenn Rationalisierungsvorteile durch neuestes Gerät lukriert werden sollen. Dieser hohe Investitions- und Nutzungsstandard wird bleiben, so lange Konsens ist, diesen unabhängig von *Demographie und Kostenentwicklung* zu finanzieren und die *gesellschaftliche Diskussion* der Frage ‚Wieviel medizin(techn)ischen Fortschritt wollen bzw. können wir uns leisten?' auch zukünftig auszuklammern (vgl. Aussagen Röntgenmitarbeiter). Auch die Zwei-Klassen-Medizin als Tabuthema kostet Ressourcen, weil mit jeder Tabuisierung der Status Quo fortgeschrieben wird ohne Rücksicht auf den sich verändernden Kontext. Schließlich forciert auch die *regionale Versorgungslandschaft* als Wettbewerbssituation eine Differenzierung vom ‚Nachbarn', z. B. über qualitative Alleinstellungsmerkmale wie (sehr persönlich gehaltene) PatientInnenorientierung und hohe Reputation behandelnder ÄrztInnen, die es entsprechend *medial* zu vermitteln gilt (auch im Sinne von Prestigeobjekten; vgl. Aussagen Rechnungswesenleiter) sowie mittels zufriedener HausärztInnen als Zuweiser (vgl. Aussagen Oberarzt). Diese Differenzierungsstrategien und ihre operative Umsetzung sind vor allem im Bereich der Reputationssicherung ressourcenintensiv.

Alle genannten Faktoren sind *eng gekoppelt* an die Situation des einzelnen öffentlichen Krankenhauses – und sie sind *wirkmächtig*, weil sich die Organisation ‚öffentliches Krankenhaus' dieser Konstellation nicht auf einfache Weise entziehen kann, z. B. durch Einstellen der Leistungserstellung. Führt diese Konstellation zu einer stärkeren Beanspruchung gleich bleibender Ressourcen, tritt der Zustand der Knappheit ein.

Zunächst lobt die Pflegedirektorin Knappheit als Charakteristikum von *Ökonomie* insofern, als sie ein sich besser Organisieren initiiert. Dies ist eine ganz ähnliche Position, wie sie die Hygienebeauftragte einnimmt, wenn sie postuliert, dass erst die Knappheitserfahrung am eigenen Leib zu einem Umdenken und zu weniger verschwenderischen Verhaltensweisen führt – zumal Verschwendung auch von anderen MitarbeiterInnen gesehen wird. So merkt der Rechnungswesenleiter an, dass er kein Controlling braucht, wenn er das Geld geschenkt bekommt (eine Aussage mit Bezug auf die Zeit vor Einführung der leistungsorientierten Finanzierung, als es noch eine Bettenpauschale gab) und der Röntgenmitarbeiter räumt ein, dass es ein Potenzial ökonomischeren Handelns ohne Qualitätseinbußen gibt. Eine mit Knappheit einhergehende positive Konnotation wird hier durchaus verständlich. Allerdings zeigt sich alsbald auch die *Kontextabhängigkeit der Wirkung* von *Knappheit*. Als Kehrseite der positiv konnotierten Knappheits-Medaille kann der der Knappheit innewohnende Druck auf alle Hierarchieebenen auch zur Überlastung und Überforderung werden. Je nach Kontext ist Knappheit in ihrer Wirkung insofern ein ambivalentes Charakteristikum der Ökonomie, als diverse Reaktionen Handelnder provoziert werden, die kaum bis ins kleinste Detail vorhersehbar sind.

Management und Führung kommt an dieser Stelle auf zweierlei Art ins Spiel. Einerseits betrifft das Phänomen der Überlastung und Überforderung auch die Führungskräfte. Andererseits hat mangelndes Verständnis von entscheidungsbefugten Führungskräften für die Situation der *MitarbeiterInnen* bei drückender Knappheit angesichts der Führungskräften zugeschriebenen Vorbildfunktion eine fatale Wirkung: Bei den MitarbeiterInnen kippt die Stimmung, sobald die Führungskräfte mangelnde Wertschätzung für die Problemlage der MitarebeiterInnen signalisieren. An diesem atmosphärischen *Wendepunkt* realisiert sich dann ein prinzipiell ebenfalls *ambivalent mögliches Verhaltensrepertoire* der MitarbeiterInnen. Der zunächst noch vorhandene Wille, eine monatelange Durststrecke gemeinsam durchstehen zu wollen und zu können, weicht der Demotivation, weil die Sinnhaftigkeit dieses Durchstehens in Frage steht. Sobald die MitarbeiterInnen beispielsweise bemerken, dass es für Führungskräfte, die die Situation der MitarbeiterInnen aufgrund ihrer Entscheidungsmacht ändern könnten, gerade *keinen* Unterschied macht, ob sie diese Situation ändern oder nicht, wird diese *Indifferenz* der Führungskräfte von den Geführten als ‚absurd' – also keinen Sinn ergebend – erlebt. Hier ist ein *neues, weiteres Spannungsfeld* ersichtlich, in dessen Rahmen sich die gerade geschilderte Dynamik an *Wechselwirkungen* bis zum *Wendepunkt* abspielt: *Sinnhaftigkeit* versus *Sinnverlust*.

Sinnverlust rührt an die Grundfesten der Organisation und des individuellen Verständnisses, warum und wofür es öffentliche Krankenhäuser gibt, weil es in einer auf humanitäre Hilfe zielenden Organisation *humanitäres Versagen* im Sinn einer Gefährdung des Wohles der PatientInnen in den Bereich des Möglichen rückt. Gegen Leistungseinschränkung, Resignation und einen sich abzeichnenden ‚Dienst nach Vorschrift' mit entsprechend negativen Folgen für die Versorgungs*qualität* der *PatientInnen* haben letztere aufgrund ihrer Abhängigkeit als realiter schwächstes Glied in der Kette wenig Möglichkeiten, dem prekären Charakter ihrer Situation auszustellen – schließlich sind PatientInnen eher selten freiwillig PatientInnen. Als laienhaftes Organisationsmitglied auf Zeit (vgl. *zentrale Beziehungen*) ist die Einflussmöglichkeit auf die Organisation in *Struktur und Prozess* sowie auf die *MitarbeiterInnen* denkbar gering, die Unsicherheit dagegen denkbar groß. Allerdings führen nicht adäquat versorgte PatientInnen bei dem Personal, dessen Arbeitsethos nach wie vor von einem humanen Auftrag des öffentlichen Krankenhauses geprägt ist, zu stabilisiertem Sinnverlust auf entsprechend niedrigem Motivations- und Versorgungsniveau. Damit ist nicht notwendigerweise auch das Ende der Existenz der Organisation gekommen, was das humanitäre Problem auf Seiten der PatientInnen jedoch nur verschärft, weil sie dann von öffentlichen Krankenhäusern mit vergleichsweise schlechterer Versorgungsqualität abhängig sind.

Organisationale Spannungsfelder und ein Ergebnis ihrer Dynamik

Das zentrale *Ergebnis* dieser beschriebenen Dynamik zunehmend verlustig gehenden Sinns ist eine *nicht intendierte Konsequenz* bzw. eine Absurdität. Im Prinzip ist es vollkommen vernünftig, unter Knappheitsbedingungen zu sparen, sich besser zu organisieren, Rationalisierungspotenziale auszuschöpfen und den ‚organizational bzw. personal slack' zu mobilisieren. Aber je besser diese Mobilisierung gelingt, je optimaler die Arbeitsprozesse durchrationalisiert werden (z. B. in Form von Pflegeminuten) und in einer Profit-Center-Logik (vgl. Aussagen Rechnungswesenleiter) die Effizienz gesteigert wird, desto extremer wird die Organisation an ein Limit geführt, das keine Reserven mehr beinhaltet. An diesem, von den MitarbeiterInnen empfundenen, Limit ist das Festhalten an diesem positiv-produktiven Prinzip der Effizienzsteigerung durch Management und Führung jedoch an seinem *Wendepunkt ins Kontraproduktive* – und zwar nicht, weil das Prinzip selbst unvernünftig wäre, sondern weil in dem obigen Beispiel das Festhalten am gleichen Prinzip unsensibel macht gegenüber Kontextveränderungen, in denen sich dieses Festhalten zu einem Negativum entwickelt. Unter neuen Rahmenbedingungen verkehrt sich die gute Absicht, die zunächst auch positive Effekte im Sinne von Rationalisierungsgewinnen zeitigt, in ihr Gegenteil, ihren Widersinn.

Nicht intendierte Konsequenzen entstehen dann, wenn z. B. ein gewünschter Einspareffekt ad absurdum geführt wird, weil die Folgekosten der Sparmaßnahme letztlich höher als der

Einspareffekt sind. Dies tritt primär an und nach Überschreiten von Wendepunkten zu Tage. Demotivation durch Marginalien (vgl. das Kaffeelöffelbeispiel der Pflegedirektorin) ist in der Regel teurer als die Ausgaben für die Marginalien bzw. schlichte Aufmerksamkeit seitens der Führung.

Die Nichtanwendung von Wissen, z. B. die von der stationsleitenden Schwester erwähnten 20% nicht angewendeter Fähig- und Fertigkeiten, ist zwar in den Folgekosten schwer zu quantifizieren, aber auch hier zeigt sich, dass eine in sich logische Hausvereinbarung, die die Effizienz des Pflegepersonals durch klare Regelung eines verminderten Aufgabenumfangs steigern will, die Ineffektivität ausblendet, die in der Nichtanwendung von Wissen liegen kann. Wenn sich der Kontrahierungszwang nicht aufweichen lässt, ist das Absenken des Qualitätsniveaus oder mehr oder weniger versteckte Rationierung eine Option, die aber wiederum die Sinnfrage provoziert. Wird letztere zunehmend negativ beantwortet, führt letztlich *gesteigerte Effizienz zu verminderter Effektivität*. Am Wendepunkt von sinnhaft zu sinnlos wird deutlich, dass stringent ökonomisches Verhalten zu weitgehend unökonomischen Konsequenzen führen kann und ein hoher Identifikations- und Motivationsgrad sowie ein hohes Qualitätsniveau als weitgehend immaterielles ‚Kapital' im Sinne eines Potenzials der Organisation durch Resignation, ‚Dienst nach Vorschrift' und gesamtorganisational ‚grenzwertiges Dahinschreiten' verspielt werden kann. Gerade dieser Umstand lässt den Verbleib eines gewissen ‚organizational/personal slack' als Ressourcenreserve für flexibles Reagieren bei unerwartetem Zusteuern auf einen Wendepunkt als ökonomisch notwendig erscheinen, um mit der Ambivalenz organisationaler Situationen und individueller Handlungsrepertoires in zwiespältigen Situationen angemessen umgehen zu können, in denen nicht nur die Situation der PatientInnen prekär ist, sondern auch die der MitarbeiterInnen, die gleichzeitig mächtig gegenüber PatientInnen sind und permanent psychisch (und physisch) stark belastet.

Dies ist umso wichtiger, als sich kaum exakt vorausberechnen lässt, *wann* der Wendepunkt von sinnhaft zu sinnlos genau eintritt. Da alle neun Spezifika in Wechselwirkung miteinander das Setting dieser Dynamik ausmachen, dabei aber Intensität, Zeitverlauf, Tragweite der Konsequenzen variabel sind, ist dieses komplexe Setting von den Beteiligten nicht immer auf einfache Weise zu durchschauen. Die *Vorboten* des Sinnverlustes können zunächst *unmerklich* auftreten, z. B. weil das ‚in die Bresche springen' von Kollegen als positive Teamtugend gilt und unsensible oder ignorante Führungsentscheidungen dadurch in ihrer Spürbarkeit für Betroffene eine Weile abmildern. Das Erreichen des Wendepunktes wird so eine Weile hinaus geschoben. Ändern sich diese Randbedingungen verdrängter Überlastung, kann es rascher zum ‚Ausrasten' kommen, als dem betroffenen Individuum selbst bewusst ist (Kurzschlusshandlung) bzw. als die Organisation die negativen Konsequenzen abfangen kann (keine Ressourcenpuffer mehr). Diese primär individuelle Dynamik ist von außen (z. B. durch KollegInnen und Führungspersonen) nur bedingt im Vorfeld zu wissen oder zu erahnen, wenn sie auch vielleicht sensibel in ihrem Aufkommen wahrnehmbar wäre. *Überraschungen* jedenfalls sind in dieser Gemengelage aus Sach- und Gefühlsebene jederzeit möglich, auch wenn ein sich innerorganisational aufbauender Druck im Zuge von Ressourcenknappheit, linearer Sparökonomie oder mangelnder Wertschätzung die Wahrscheinlichkeit für Überraschungen erhöht. In einem permanent ‚grenzwertigen Dahinschreiten' (vgl. Röntgenmitarbeiter) ist eine gewisse *Entwicklung auf einen Wendepunkt hin* zwar angelegt. Damit ist das Unerwartete jedoch weder inhaltlich vorab geklärt, noch ob und wann individuelle in kollektive Überforderung mündet, Demotivation das Betriebsklima untergräbt und ‚Dienst nach Vorschrift' gemacht wird.

All dies macht deutlich, dass die Beteiligten selbst Teil dieser Unübersichtlichkeit sind, indem sie selbst sich einerseits der Existenz der Spannungsfelder, Wechselwirkungen, Konflikte,

Wendepunkte und möglicher absurder Ergebnisse mehr oder weniger bewusst sind bzw. deren Entstehung unterschiedlich sensibel wahrnehmen und beobachten. Andererseits sehen sie die Entwicklung nicht intendierter Konsequenzen nicht als unbeeinflussbaren Automatismus und setzen daher Interventionen, die aber unvermeidlicherweise ebenfalls Teil des Settings werden, das der nächsten Intervention vorausgeht.

Die Frage, *wie* sich in die beschriebene Dynamik *intervenieren* lässt, kennt aus Sicht der Beteiligten viele Antworten. Sie setzen entweder auf einer allgemeinen Ebene an und sind damit entkoppelt von einem bestimmten Entwicklungsstadium der Dynamik, als eine Art permanenter Intervention im Sinne einer Kulturbildung. Oder aber, sie sind stärker anlassfallbezogen und setzen an bestimmten neuralgischen Punkten in der Dynamik an, um das Handlungsrepertoire anderer Beteiligter zu ändern in der Hoffnung auf ein Eintreten der beabsichtigten Wirkung.

In die Kategorie der permanenten Interventionen fällt die Betonung von *Sinn und Zweck* der Organisation und des individuellen Handelns als geteilte Wertebasis. Der *gesellschaftliche und soziale Kontext* gilt mit seinen *Werten und Normen* als eine Art *kulturell-geschichtliche* Hintergrundfolie mit Tiefenwirkung, z. B. wenn der humanitäre Handlungsauftrag als unverrückbar ‚oberstes Gebot' gilt, ein gesellschaftlicher Konsens besteht, dass der gegenwärtige Behandlungsstandard gehalten und weiter finanziert wird unabhängig von Demographie und Kostenentwicklung, ein persönlich-professioneller Umgangsstil wie im ‚üblichen sozialen Verkehr' gefordert wird oder auch in der Pflege eine *geistige Einstellung* der Tradition des Landes entsprechend vorherrscht bzw. vorherrschen soll. Allerdings erscheint die Wirkmächtigkeit dieser ‚Normierung über Internalisierung' *brüchig*, sonst müsste sie im täglichen Miteinander nicht eingefordert werden (vgl. Ärztlicher Direktor). Angesichts möglicher Erosion gesellschaftlicher Gebote, Traditionen und Kultur im weiteren Sinn bedarf es zusätzlicher Aktivitäten, damit die Forderung keine reine Forderung bleibt, sondern sich real in den Handlungen der Stakeholder manifestiert. Wenn beispielsweise das ‚Persönliche' aufrecht erhalten würde, indem modernste Technik genutzt wird, ohne die Zeit für das Gespräch mit den PatientInnen zu vernachlässigen, dann wäre Bezugsqualität auch gelebte Kultur.

In der engen Kopplung von Kontextfaktoren und Situation des einzelnen öffentlichen Krankenhauses übersetzen Führungshandlungen die Anforderungen aus dem Kontext in die Organisation, z. B. indem gesellschaftlichen Normen als Vorbild weiter transportiert werden, ökonomische Anreize ins Kalkül aufgenommen werden oder Verteilungskonflikte durch tradierte Routinen der Ressorcenverteilung und Entscheidungsfindung in Aushandlungsprozessen beigelegt werden. Management und Führung wird *kulturbildende* Wirkung zugeschrieben, sowohl von den Führungskräften selbst (z. B. das Vorleben als Verhaltensschule für die MitarbeiterInnen, da die ideale PatientInnenorientierung nicht von selbst entsteht; vgl. Pflegedirektorin), als auch von den MitarbeiterInnen, die für neue Organisationsmitglieder eine Unterweisung in organisationskonformem Verhalten wünschen (vgl. Oberarzt). Management und Führung gilt angesichts des wachsenden Drucks auf die Organisation als eine Art Garant dafür, dass PatientInnen auch weiterhin sinnvoll versorgt werden können, weil das sinnstiftende Credo der Organisation stabil verankert ist durch permanente Sozialisation. Systematisch betriebene OE, die an der ‚Arbeitszufriedenheit' und Stressbewältigung ansetzt (vgl. Hygienebeauftragte) kann darüber hinaus eine Entlastung der MitarbeiterInnen von Arbeits- und Zeitdruck bringen. Letzterer ist wesentlich dafür verantwortlich, dass unangepasstes Verhalten rasch diskreditiert wird und Mobbing droht. In Qualitätszirkeln, die auf freiwilliger Teilnahme basieren, kann eine Kerngruppe von ‚zwei, drei Leuten' Bewusstseinsbildung betreiben, wenn sie, als formelle oder informelle ‚Leader', anderen MitarbeiterInnen kommuniziert, dass Qualitätszirkel Orte berufsgruppenübergreifender Klärung sein können, unter welchen Bedingungen die Beteiligten derzeit und in Zukunft arbeiten (wollen), also Verbesserungsmaßnahmen auszuloten. Kontinuierliche und interdisziplinär angelegte Verbesserungsprozesse können wiederum durch ein erweitertes Qualitätsmanagement unterstützt werden (vgl. Hygienebeauftragte), das sich z. B. der regelmäßigen *Messung* von Zufriedenheitsgraden und Ausbildungsständen aller Berufsgruppen, auch externer Stakeholder, annimmt (vgl. Oberarzt).

In der Kategorie der *anlassfallbezogeneren Interventionen* zeigen sich entlang der Dynamik drei unterschiedliche Ansatzpunkte:

1. *Knappheit vorbeugen.* Hierbei wird versucht, *Kontextfaktoren bzw. Sektorgegebenheiten* zu beeinflussen. In der Annahme, dass es mit Knappheit argumentierende gesundheitspolitische Planungsüberlegungen gibt, das Leistungsspektrum des Bezirkskrankenhauses auszudünnen (vgl. die Befürchtungen der stationsleitenden Schwester und des Verwaltungsdirektors einer Reduktion auf ‚Grundpflege' und reduzierter OP-Kataloge), wird versucht, durch regionale Vernetzung die Hürde für dieses politisch-administrative Vorhaben zu erhöhen. Durch Herausstreichen der Identität des Hauses im Sinne des ‚Persönlichen', einer Schwerpunktbildung und extramural orientierten *Wissenstransfer* in Sachen Schmerzambulanz soll das Bezirkskrankenhaus zum *Kompetenzzentrum und Expertiseentwickler in der Region* werden – eine eigenständige, erhaltenswerte ‚Alternative' zur nahen Klinik, mit einer überschaubaren, organisatorischen Größenordnung und *Nähe zu den PatientInnen*. In einem *weiter gefassten Verständnis von gesellschaftlichem und sozialem Kontext* steht die Bemühung der Pflegedirektorin, ministerielle Finanzierungsschlüssel nachzubessern und so Konsequenzen absurder Rationalisierung (Windel statt Pflege) im Vorfeld bereits zu vermeiden. Weiters würde der Controller, wenn auch mit leisem Zweifel, versuchen, das Kostenbewusstsein der Versicherten in der *Gesamtgesellschaft* zu forcieren bzw. zu fördern – eine ‚politische Sache', die den Aktivitätsrahmen eines einzelnen Hauses schon zu sprengen droht.
2. *Ressourcenausweitung betreiben.* Diese kann mit Blick nach außen erfolgen, z. B. als Gewissensbildung vor Ort bei politischen Entscheidungsträgern während der Behandlung im Haus, als Medienarbeit und gezielte Informationspolitik inklusive imagefördernder Prestigeobjekte, deren ‚guter Ruf' eine Umwegrentabilität erwirtschaftet oder durch das Aufrechterhalten des ‚Persönlichen' (Zeit für das Gespräch) bei gleichzeitiger Nutzung modernster Technik, da qualitativ hochwertige (medizinische) Leistung über Mundpropaganda auf die Qualitätseinschätzung der PatientInnen und deren Nachfrage durchschlägt. Parallel dazu können auch intern die Ressourcen ausgeweitet werden durch Mobilisierung des ‚organizational/personal slack' und die Änderung von Routinen und Regeln, die die Verschwendung oder den Nichteinsatz von Ressourcen begünstigen. Hierunter fallen die Integration der Organisation durch möglichst vorurteilsfreies Miteinander, weniger berufsgruppenzentriertes Denken und ‚Klassenkampf', die Abstimmung einheitlicher Behandlungsstandards im Team und über Abteilungsgrenzen hinweg, Wissenstransfer und angemessene Einschulung der Neuen, professionelle Fortbildung, die Flexibilisierung von Hausvereinbarungen, die 20% des Pflegewissens nicht zu nutzen gestatten, eine gewisse aktive ‚Auflockerung' berufsgruppeninterner Verhaltenskodizes, das Eindämmen verschwenderischen MitarbeiterInnenverhaltens, letztlich aber auch vermehrte Selbstausbeutung.
3. *Mit Knappheit ausgewogen umgehen.* Während lineare Sparökonomie als ökonomistische Vorgehensweise den Druck in der Organisation generell erhöht, kann mit Knappheit auch im Sinn einer *Balance* von Kosten und Leistung bzw. Input und Outcome umgegangen wer-

den. Eine Mittelverwendung, die (Budget-)Zahlen genauso beachtet, wie Kriterien, die sich nicht in den Zahlen finden, aber z. B. dem sozialen und humanitären Auftrag eines öffentlichen Krankenhauses entsprechen, erteilt Effizienzbestrebungen keine Absage, stellt sie aber in den Kontext einer Effektivitätsbetrachtung. Dies erfordert Verständigung zwischen Nichtmedizinern (also auch dem budgetgenehmigenden Verwaltungspersonal) und Medizinern bzw. Pflegern in einer Situation gegenseitiger Abhängigkeit. Damit werden zwar Verteilungskonflikte nicht vermieden, aber es gibt mehr Konflikthandhabungsformen als bei linearere Sparökonomie ohne Verständigungsbemühungen. Zur Umgangsweise mit Knappheit gehört aber auch die Frage, was passiert, wenn keine weiteren Rationalisierungsmöglichkeiten in Sicht sind und die Organisation an ein Limit stößt, das nicht mehr weiter unterschritten werden kann, ohne die Versorgungsqualität der PatientInnen zu gefährden. Vor der logischen Antwort ‚Mehr Ressourcen ins System!' steht hier die Frage der Wahrnehmung des Limits durch EntscheiderInnen und die dazu nötige Wahrnehmungsfähigkeit, Achtsamkeit und Sensibilität. Fehlen diese Fähigkeiten, steigt die Wahrscheinlichkeit kontraproduktiver Entscheidungen. Im Kaffeelöffelbeispiel ist die Entscheidung rational unter Kostengesichtspunkten und gleichzeitig absurd unter dem Gesichtspunkt der *Wertschätzung*. Entscheidungen sind jedoch notwendig, vor allem, wenn andere Handlungsmöglichkeiten bereits ausgereizt sind. In dieser Brisanz liegt die hohe Aufmerksamkeit, die Entscheidungen entgegengebracht wird bzw. die diese auslösen – auch dann, wenn sie nicht passieren.

Die permanenten als auch die anlassfallbezogeneren Interventionen in die beschriebene Dynamik sollen einen Kontrapunkt setzen zur Entwicklungslinie der Dynamik und vermeiden, dass sie in einer *nicht intendierten Konsequenz* endet, in der naturgemäß das Gegenteil des Beabsichtigten erreicht wird. Dies lässt allerdings die Frage aufkommen, welche Wirkungen wiederum aus diesen Interventionen erwachsen und ob dies immer die beabsichtigten Wirkungen sind. Drei Beispiele verdeutlichen den rhetorischen Charakter der gestellten Frage, indem sie belegen, dass auch als Kontrapunkt zu einer als negativ eingeschätzten Dynamik gesetzte Interventionen nicht notwendigerweise frei von nicht intendierten Konsequenzen sind:

1. Bei der zukünftigen Strategie im regionalen Kontext (vgl. *gesellschaftlicher und sozialer Kontext*) scheiden sich die Geister. Ein Teil der Organisationsmitglieder bewertet zunehmende regionale Vernetzung (vgl. EDV-Leiter), Identitätsbildung über strategische Positionierung in der Region (vgl. Pflegedirektorin), extramural orientierten Wissenstransfer als Kompetenzzentrum und Expertiseentwickler in der Region (vgl. Ärztlicher Direktor) sowie Schwerpunktbildung (vgl. Ärztlicher Direktor und stationsleitende Schwester) als durchaus *positiv* in den Auswirkungen – z. B. als Schutzfunktion gegenüber einer Degradierung zur Nachsorgestation der Klinik. Gleichzeitig gibt es kritische Stimmen, die *negative* Auswirkungen befürchten. Der Verwaltungsdirektor sieht in monopolistischer Schwerpunktbildung einen Verlust an vielfältig qualifiziertem medizinischem Leistungsangebot an einer Stelle, was in Form reduzierter OP-Kataloge zur De-Qualifikation bei ÄrztInnen und zu mehr Risiko für PatientInnen führt. Auch der Qualitätsmanager & Organisationsentwickler sieht aufgrund der Sandwichposition des Bezirkskrankenhauses mit entsprechenden budgetären und politischen Restriktionen die Gefahr, durch Spezialisierungsbestrebungen Folgekosten zu verursachen, unter denen die Standardversorgung leidet, was ebenfalls negativ auf die Versorgungsqualität durchschlagen würde. Und auch für den Controller stellt sich beim Thema Nischenstrategie und Schwerpunktbildung zunächst die

Frage nach der optimalen Betriebsgröße einer möglichen Nische als auch deren Spezialisierungsgrad – eine abwartend-vorsichtige und Positives wie Negatives abwägende Position. Die gleiche Handlungsoption – Schwerpunktbildung – wird also *ambivalent* interpretiert. Im ersten Argumentationskontext der Schutzfunktion ist sie linear positiv bewertet, im zweiten Argumentationskontext kann sie kontraproduktiv enden, wenn die Spezialisierung Ressourcen aus der Basisversorgung abzieht und damit das Wohl der PatientInnen gefährdet wird, die nicht in die Spezialisierungsnische fallen.

2. Bei den Fragen 3 und 4, also was die Befragten bei ausreichend vorhandenen und bei knappen Ressourcen verbessern würden, bleibt der Ärztliche Direktor bei einer *Logik des Mehr vom Selben*, indem er an der Strategie festhält, die unter den Bedingungen ausreichender Ressourcen probat war. Für ihn spart ein Mehr an kompetenten ÄrztInnen Ressourcen. Demgegenüber argumentiert die Pflegedirektorin, dass jeder Oberarzt mindestens eine Schwester braucht, wonach Ressourcensparen zumindest in den Personalkosten absolut gesehen eher unwahrscheinlich ist, sobald die Ärzteschaft wächst. Welche Berufsgruppe oder welches Sachkostenbudget zum Sparen unter Knappheitsbedingungen dann primär beitragen soll, wird von den Befragten nicht weiter thematisiert, was letztlich absurd anmutet, da sich keine Berufsgruppe aus der Abhängigkeit von der Ressourcenlage bzw. aus Folgekostenüberlegungen auf einfache Weise herausdefinieren kann. In diesem Beispiel ist auch eine Differenzierung der bereits bekannten *berufsgruppenübergreifenden Konfliktlinie* zwischen *Mittelverwalter* und *Mittelverwender* (Ärzteschaft und Pflege) sichtbar. Im ressourcengetriebenen Verteilungskonflikt hat nicht jede Berufsgruppe die gleiche Ausgangsposition. Während es der Pflege in eher passivisch anmutender Wortwahl um die Sicherung von Minimalbedingungen geht, forciert die Ärzteschaft ein Mehr an ÄrztInnen und ein attraktives Gehaltsschema. Die diese Anliegen finanzierende Verwaltung wiederum kann angesichts der Wissensasymmetrie medizinische Argumente nicht prüfen, muss aber mit beiden Berufsgruppen die Ressourcenverteilung aushandeln, wobei sie die Leitprofession ‚Ärzteschaft' anerkennt. Die *Konfliktlinie Ärzteschaft/Pflege* ist damit vorprogrammiert, sobald die Pflege auf eine kongruente Personalausweitung drängt, wenn auch die ÄrztInnenstellen zunehmen. Letztlich folgt auch vermehrte serviceorientierte Selbstausbeutung der Logik des Mehr vom Selben und kann absurd enden. Die Verdrängung des eigenen Helfersyndroms (ausgedrückt in serviceorientierter Selbstausbeutung) kann lange positive Effekte im Sinne von mehr Arbeit bei gleichem Personalstand zeitigen und dazu beitragen, das Aufbrauchen der eigenen Substanz nicht zu empfinden oder heroisch zu überspielen bzw. die Gefahren für die eigene Gesundheit aus der direkten Arbeit z. B. mit onkologischen PatientInnen, was psychosomatisch auch beim Personal in erhöhte Krebshäufigkeit führt, zu ignorieren. Mündet dies jedoch in ein Burnout mit Ausfallerscheinungen, werden die Effizienzgewinne rasch aufgezehrt und es stellt sich die Frage, ob ein burnoutgefährdetes Personal nicht nur effizient, sondern auch effektiv arbeitet.

3. Ärzteschaft und Pflege mögen sich – zumindest in der Vergangenheit – wenig um die Folgekosten ihres Tuns gekümmert haben. Es wäre sonst keine Notwendigkeit ersichtlich, dass der Controller die Bewusstseinsbildung bei ÄrztInnen und Pflegern bezüglich Einnahmen, Ausgaben und erbrachten Leistungen zu seinem zentralen Anliegen erklärt und erwähnt, dass dieser andere, auf die Differenz gerichtete, Blick auf das eigene Tun seiner Auffassung nach vor allem von ÄrztInnen und Pflegern positiv angenommen wird. Dieses Einbringen einer alternativen Denk- und Handlungsweise folgt einer *Logik des Mehr vom Anderen*, die ebenfalls in eine *nicht intendierte Konsequenz* führen kann, wenn die Ökonomisierung medizinisch-pflegerischen Denkens und Handelns keinerlei Lobby für

PatientInnen innerhalb des Krankenhauses übrig lässt, die die Krankheit der PatientInnen anders zu betrachten in der Lage ist, als ökonomistisch. Sind die einzelnen PatientInnen erst einmal *vom Einzelfall abstrahierte Produktionsfaktoren* im Sinne von Anzahl, Pflegetage, Auslastungsgrade, LKF-Punktwerte und letztlich Zielerreichungsgraden, wird die Überlegung zentral, was ein(e) PatientIn ‚gebracht' und ‚gekostet' hat. PatientInnen sind nicht mehr nur PatientInnen, sondern auch eine *Kosten-Nutzen-Relation*: PatientIn = Fall = Diagnose = Leistung = Deckungsbeitrag. Diese Relativierung der fürsorglichen Stellvertreterrolle seitens des Personals für in Abhängigkeit befindliche Personen kann PatientInnen stärker auf eine Kosten-Nutzen-Relation reduzieren, als diesen lieb sein kann, da sie aufgrund der Wissensasymmetrie nicht wissen, was ihnen an Behandlungsmöglichkeiten unter Kosten-Nutzen-Gesichtspunkten vorenthalten wird. So betrachtet lässt sich nicht ausschließen, dass selbst die beste Absicht – hier das Bekanntmachen einer Berufsgruppe mit der Denkweise einer anderen Berufsgruppe, was im Sinne beklagter mangelnder Interdisziplinarität zunächst positiv zu bewerten wäre – sich in negative Auswirkungen für den zentralen Stakeholder verkehrt.

Alle drei Beispiele zeigen ein Potenzial an nicht intendierten Konsequenzen, d. h. dass die klassische Zweck-Mittel-Rationalität keineswegs aus sich heraus in ihren Handlungsfolgen klar ist und Ambivalenzen einfach zum Verschwinden bringt. Zu verwickelt sind in vielen Fällen die Konsequenzen der gesetzten Interventionen, was sich oftmals gerade in vermeintlich eindeutigen Entscheidungssituationen zeigt und – allgemeiner formuliert – die Ambivalenzen, Spannungsfelder, Wechselwirkungen und das Auftreten von Wendepunkten – wenn auch immer anders – perpetuiert. Letztlich ist dieser zeitlose Strom an Mehrdeutigkeiten nicht in einen Fluss der Eindeutigkeiten zu kanalisieren.

Wendepunkte und *nicht intendierte Konsequenzen* sind keineswegs, wie das obige Beispiel des zentralen Spannungsfeldes Sinnhaftigkeit versus Sinnverlust zunächst suggerieren mag, die einzig möglichen Konsequenzen von Interventionen unter Wechselwirkungsbedingungen. Knappheit (auch künstlich erzeugte als Intervention) kann zu einem zentralen Auslöser für eine durchaus geradlinige Überwindung eines unerwünschten Zustandes werden. Tradierte (und damit teils unbewusste) Saturiertheiten (Verschwendung), deren Opportunitätskosten z. B. inhuman anwachsende Wartelisten für PatientInnen sind, können durch Knappheit diskutierbar gemacht werden, so dass eine Verbesserung der Versorgungsqualität erreicht wird. Ähnliches gilt für die Ausweitung von OE, um ‚übergreifend zu denken und zu handeln', was in ‚vielleicht maximal 10% der Häuser' in Österreich umgesetzt ist (vgl. Hygienebeauftragte). Zwar wäre ein systematischer Bedarf an berufsgruppenübergreifender OE zugunsten verbesserter Kommunikation gegeben, also eines OE-Systems, das die MitarbeiterInnen selbst betreiben und nutzen können, da diese Eigendynamik der Schlüssel für Verbesserungen (in) der Organisation ist. Allerdings ist interdisziplinäre OE nicht umsonst zu haben. Es bedarf der Moderation, der Qualitätszirkel als Zeit und Ort und eines Abgehens von streng hierarchischem, statusorientiertem Arbeiten. Angesichts der prekären Lage von PatientInnen und der Gefährdungspotenziale, die im organisatorischen Bereich liegen, wäre ein Tabubruch bereits in der Geisteshaltung gegenüber OE in einigen der anderen 90% der Häuser bereits eine für PatientInnen positive Wende. Ein weiteres Beispiel wären diskontinuierliche Investitionen in neue Technologien, die ihre Rationalisierungsvorteile aber nur bei kontinuierlich hohen Investitionen lukrieren lassen. Hier erweisen sich gegenwärtig versäumte Investitionen als zukünftige Kostenfallen, die nur mit einer Überwindung der Diskontinuität in Investitionsfragen vermeidbar sind.

Diese Beispielliste ließe sich problemlos fortführen und zeigt auf anschauliche Weise, dass sowohl Wendepunkte als auch nicht intendierte Konsequenzen, als auch die eher geradlinig zu nennende ‚Überwindung' unliebsamer Zustände im Bereich des Möglichen liegen, ohne dass eine von beiden Möglichkeiten in einfacher Weise vorher zu determinieren wäre. Letztlich ist auch die hier ‚geradlinig' genannte Zustandsverbesserung nicht davor gefeit, unter veränderten Vorzeichen ebenfalls ins Absurde zu kippen.

Die hier bislang aufgezeigten Spannungsfelder als *zehntes Spezifikum* geben mit ihren jeweiligen Eckpunkten eines Kontinuums – beispielsweise Sinnhaftigkeit versus Sinnverlust oder auch Ökonomie versus Ökonomistik – einen Rahmen für eine Dynamik ab, deren differenzierte Analyse diverse *Konfliktlinien, Wendepunkte, Wechselwirkungen* und *nicht intendierte Konsequenzen* als Charakteristika der Spannungsfelder aufzeigt. In der nachfolgenden Übersichtstabelle wird dies nochmals auf einen Blick zusammengefasst:

Spezifikum *Spannungsfelder als Ausdruck von Ambivalenz* / Charakteristika
▪ Idealität I: Verhalten und Beziehung der Organisationsmitglieder als im Gesamtinteresse der Organisation denkend/handelnd <–> Realität I: Verhalten und Beziehung der Organisationsmitglieder als im Einzelinteresse der Organisationsmitglieder denkend/handelnd
▪ Idealität II: Verhalten und Beziehung der Ärzteschaft zu Pflege/PatientInnen als ‚kompetent', ‚verantwortungsbewusst', etc. <–> Realität II: Verhalten und Beziehung der Ärzteschaft zu Pflege/PatientInnen als Ausnutzen eines Machtgefälles
▪ Außen als gesellschaftlicher und sozialer Kontext <–> Innen als Organisation
▪ Qualität <–> Ökonomie sowie Ökonomie <–> Ökonomistik
▪ Sinnhaftigkeit <–> Sinnverlust
Spezifikum *Immanente Aspekte von Spannungsfeldern* / Charakteristika
Konfliktlinien interindividuell:
▪ Berufgruppenübergreifender Verteilungskonflikt: Verwaltung (Mittelverwalter) <–> Ärzteschaft/Pflege (Mittelverwender) sowie zwischen Ärzteschaft <–> Pflege bei steigender Ressourcenknappheit
▪ Berufsgruppenintern Verwaltung/Controlling: Methoden des Transparenzschaffens und der Entscheidungsvorbereitung
Konfliktlinien intraindividuell:
▪ Persönlicher Gewissenskonflikt Controller: Worüber informiere ich wen in welcher Art?
▪ Persönlicher Gewissenskonflikt stationsleitende Schwester: Genüge ich in der Behandlung der PatientInnen dem Gesetz und der internen Maßgabe immer früherer Entlassung oder den in der Pflegeschule gelernten und im Haus gewünschten hohen (Qualitäts-)Standards?
Wechselwirkungen: Vielschichtiges Gefüge an Relationen zwischen einzelnen Spezifika bzw. deren Charakteristika, das im Zeitverlauf beabsichtigte und unbeabsichtigte Wirkungen entfaltet und somit Raum gibt für weitere Interventionen als Handlung oder Nicht-Handlung, die die Wechselwirkung in anderer Weise perpetuieren. Alle Beteiligten sind Teil dieser Unübersichtlichkeit und bleiben dies auch, sowohl mit ihren permanenten als auch mit ihren fallweisen Interventionen, die allesamt Teil des nachfolgenden Settings werden.
▪ *Im konkreten Fall* interagieren zunächst im allgemeinen Spannungsfeld des öffentlichen Gesundheitswesens (öffentliches Gut, hohe Qualität als Anspruch, begrenzte Mittel und möglichst keine Verschwendung beim Mitteleinsatz) einzelne Spezifika: *gesellschaftlicher und sozialer Kontext* (Dokumentationspflichten, neue Technologien, regionales Wettbewerbsumfeld), *Ökonomie* als Knappheit, *Management und Führung* mit Differenzierungsstrategien im Außenverhältnis und möglicher Indifferenz gegenüber unter Knappheit leidenden *MitarbeiterInnen* im Innenverhältnis, wobei letztere ein ambivalentes Verhaltensrepertoire in der Reaktion auf die Indifferenz zur Verfügung haben, sobald sie *Sinn und Zweck* als verloren gehend ansehen, weil sich z. B. die *zentrale Beziehung* zu den *PatientInnen* nicht mehr in der angestrebten *Qualität* darstellen lässt aufgrund einer einseitigen

Sparökonomie (Ökonomistik).
Wendepunkte: Moment des Umschlagens des Bisherigen in sein Gegenteil; als Zeitpunkt kaum exakt vorausberechenbar und teils unmerklich in den Vorboten, d. h. unter Umständen überraschend eintretend.

- *Im konkreten Fall* tritt ein Wendepunkt ein, nachdem die Indifferenz von *Management und Führung* gegenüber den Wirkungen der Knappheit auf die *MitarbeiterInnen* in deren Perspektive dem bisherigen *Sinn und Zweck* der Organisation die Legitimation entzieht. War bislang der *Sinn und Zweck* durch den humanitären Auftrag definiert, nimmt *Management und Führung* mit einer indifferenten Haltung humanitäres Versagen in Kauf, was von denjenigen *MitarbeiterInnen*, deren Arbeitsethos durch Humanität bestimmt ist, wiederum als absurd, sinnlos und in weiterer Folge demotivierend erlebt wird. Das Überschreiten dieses Wendepunktes von sinnhaft zu sinnlos führt in eine nicht intendierte Konsequenz.

Nicht intendierte Konsequenzen: Nach einem Wendepunkt eintretende Absurdität bzw. Widersinnigkeit, z. B. indem eine ursprünglich positiv bewertete Absicht negative Ergebnisse zeitigt.

- *Im konkreten Fall* besteht die nicht intendierte Konsequenz darin, dass das in der ursprünglichen Situation rationale Verhalten, bei Knappheit zu sparen, sich besser zu organisieren, Rationalisierungspotenziale auszuschöpfen und den ‚organizational bzw. personal slack' zu mobilisieren die Organisation an ein Limit ohne Reserven führt. In diesem, von den MitarbeiterInnen empfundenen, Limit liegt der *Wendepunkt ins Kontraproduktive*. Das Festhalten am gleichen Rationalitätsprinzip macht unsensibel gegenüber einer Kontextveränderung, in welcher sich genau dieses Festhalten zu einem Negativum entwickelt. Unter neuen Rahmenbedingungen und bei gleichzeitiger Indifferenz von Management und Führung verkehren sich die gute Absicht und erste Rationalisierungsgewinne in ihr Gegenteil, ihren Widersinn. Gesteigerte Effizienz bzw. stringente Ökonomistik führt dann zu verminderter Effektivität bzw. wird unökonomisch.

- Interventionen, die den Wendepunkt ins Kontraproduktive, in die nicht intendierte Konsequenz vermeiden sollen, sind selbst keineswegs frei von nicht intendierten Konsequenzen in ihren Auswirkungen. So können Interventionen weiterhin der Logik des Mehr vom Selben folgen (‚mehr ÄrztInnen sparen Geld'; vgl. Ärztlicher Direktor) und damit Konflikte um knappe Ressourcen (hier absehbar mit der Pflege) zementieren. Eine strategische Spezialisierungsnische kann sich als ambivalent für die Basisversorgung der Bevölkerung erweisen, wenn die Spezialisierung finanzielle Umschichtungen zu Ungunsten der Basisversorgung nach sich zieht. Die zunehmende Beachtung ökonomischer Kriterien in medizinischen Entscheidungen, als gegenseitige Bewusstseinsbildung positiv konnotiert, mag PatientInnen unter Umständen noch stärker auf eine Kosten-Nutzen-Relation reduzieren, als sie es zuvor bereits waren, als es noch eine wie konsequent auch immer durchgehaltene medizinisch-pflegerische Lobby für PatientInnen und gegen deren Ökonomisierung gegeben hat.

- *Wendepunkte und nicht intendierte Konsequenzenn* sind zwar mögliche Folgen von Interventionen unter Wechselwirkungsbedingungen, *nicht aber die einzig möglichen Konsequenzen*. Interventionen (z. B. Knappheit) können auch eher ‚geradlinig' in positiv bewertete Zustandsveränderungen münden, z. B. in das Aufbrechen von Saturiertheiten, in die Forcierung von OE oder auch in eine Kontinuität bei Investitionen.

Tabelle 2: Das öffentliche Krankenhaus aus Sicht der eigenen empirischen Einzelfallstudie – Spannungsfelder

2.4.3 Das öffentliche Krankenhaus als nicht-triviale Organisation

Die Organisation ‚öffentliches Krankenhaus' zeigt sich anhand der bisher ausgewerteten Antworten der elf InterviewpartnerInnen als äußerst vielfältiges Phänomen. Die einzelnen Charakteristika der zehn Spezifika sind hier nicht zu wiederholen. *Generell* ersichtlich ist, dass das öffentliche Krankenhaus *keine Trivialmaschine* ist, deren Input-Output-Funktion bekannt ist, so dass Interventionen klar determinierbare Konsequenzen zeitigen. Im Gegenteil: Gerade das Thema der *Spannungsfelder* macht deutlich, dass hier *gleichzeitig widersprüchliche Handlungsrationalitäten vorliegen*, dass dies Konfliktpotenziale in sich birgt und dennoch in diesem Kontext wahrgenommen, nachgedacht, gehandelt und entschieden werden muss – selbst wenn die Beteiligten den Weg des Nicht-Handelns gehen.

Die Spannungsfelder machen nicht zuletzt deswegen eine Bandbreite an inhaltlich gegensätzlichen Positionierungsmöglichkeiten auf. Deutlich wird dies beim möglichen *MitarbeiterInnenverhalten*, das einerseits konform gehen kann mit dem obersten gesellschaftlich-sozialen Hilfsgebot, wodurch eine stabile Vertrauensbeziehung zu den PatientInnen entstehen kann. Es mag aber andererseits auch zum Ausnutzen des Machtgefälles kommen und damit zu einer Erosion von *Sinn und Zweck* der Organisation. Die *PatientInnen* selbst sind als zentrale Anspruchsgruppe in sich ebenfalls heterogen und können diverse Erwartungshaltungen an den Tag legen, die unter Umständen beim Pflegepersonal eine ‚Gratwanderung' zwischen Service und Pflege auslösen. Ähnliches gilt für die *Ökonomie*, die sich ökonomistisch und ökonomisch interpretieren lässt, was zu vollkommen unterschiedlichen Einschätzungen und Handlungen der Beteiligten führen kann.

Die Spannungsfelder geben *Ambivalenz* Raum, so dass es zu *Unübersichtlichkeit* und *Unsicherheit* kommen kann, weil nicht von vorneherein klar ist, wie sich z. B. das MitarbeiterInnenverhalten gestalten wird, welche Auswirkungen dies auf PatientInnen in ihrer mehrfach prekären Lage hat, und was dies letztlich für die *Qualität* des öffentlichen Krankenhauses als Kombinationsergebnis diverser Spezifika in den Augen unterschiedlicher Stakeholder bedeutet. Insbesondere die angesichts von Knappheit geschilderte *Dynamik* von Wechselwirkungen, Wendepunkten und möglichen nicht intendierten Konsequenzen, aber auch von eher ‚geradlinig' erreichten Zustandsverbesserungen unterstreicht den Eindruck einer Organisation des ‚Sowohl als auch' mit nicht zu unterschätzender *Verwickeltheit* bei der Leistungserbringung und deren Steuerung durch *Management und Führung*.

Dieses bislang rekonstruierte *Bild der Organisation zwischen Beharrung und Veränderung* wird im nachfolgenden *Kapitel 3* an Erkenntnissen aus empirischen Studien *anderer* OrganisationsforscherInnen im Themenbereich ‚öffentliches Krankenhaus' gespiegelt, bevor es in eine robuste Heuristik münden kann.

3 Das öffentliche Krankenhaus – ein zweiter Blick in die Empirie als systematischer Perspektivenwechsel

In *Kapitel 3* wird die reine *Binnen*perspektive der *eigenen* Einzelfallstudie verlassen, um die Erkenntnisse *anderer* empirischer Studien als *Außen*perspektive einzuführen. Somit entstehen in *Kapitel 2* und *3* insgesamt *drei Perspektiven*: der Originaltext als Volltext bzw. Textauszug, die Interpretation dieses Originaltextes sowie deren Spiegelung an den als relevant erachteten empirischen Ergebnissen Anderer, wobei diese Ergebnisse auch mit Hilfe anderer empirischer Forschungsmethoden als der qualitativen Einzelfallstudie gewonnen wurden. Mit dieser triangulierenden Vorgehensweise, eine seit den 1970er Jahren viel diskutierte Strategie der Erkenntnisgewinnung (Flick 2007, 311 unter Rückgriff auf Denzin & Lincoln 1994), verbindet sich hier die Absicht, im Verlauf der vergleichenden Zusammenschau der drei Perspektiven eine zunehmend intensivere Beschreibung der einzelnen organisationalen Spezifika und ihrer jeweiligen Charakteristika entstehen zu lassen. Dabei interessiert die Eisenhardtsche Frage, ob die Spiegelung der Binnenperspektive an der Außenperspektive lediglich die bekannten Phänomene validiert, also bereits die Binnenperspektive am konzeptionellen ‚Sättigungspunkt' angelangt ist, oder der Perspektivenwechsel auch zusätzliche Erkenntnisse generiert.

Andere methodische Zugänge erlauben andere Erkenntnisse und Wahrnehmungen, die mit den eigenen Erkenntnissen in *Einklang* stehen *oder* auch eine aufschlussreiche *Differenz* darstellen. In jedem Fall entsteht durch diesen zweiten, anders gerichteten Blick eine bessere Einschätzbarkeit dahingehend, ob die in der eigenen Einzelfallstudie interpretativ gewonnenen zehn organisationalen Spezifika mit ihren jeweiligen Charakteristika den Begriff der Organisation ‚öffentliches Krankenhaus' *inhaltlich angemessen* entfalten. Somit kann auch die *Plausibilität* der organisationalen Spezifika des öffentlichen Krankenhauses *nachvollziehbar argumentiert* werden, bevor diese in *Kapitel 4* bei der Betrachtung von Managementkonzeptionen für das öffentliche Krankenhaus als Heuristik und Themenrepertoire herangezogen werden.

Bei der Durchsicht der recherchierten Hinweise auf empirische Studien[19] lassen sich drei unterschiedliche Herangehensweisen an die Erkenntnisgewinnung und -darlegung erkennen:

---

[19] Einen guten Überblick zu in Frage kommenden empirischen Studien bieten die WISO-Datenbanken (Internetquelle WISO-net). Eine Abfrageroutine, die sich auf Krankenhäuser und Spitäler im deutschsprachigen Raum in Verbindung mit unterschiedlichen empirischen Methoden bezieht, fördert 200-300 mögliche Quellen aus dem Zeitraum der letzten 10-12 Jahre zu Tage. Dieses Zeitfenster erscheint aufgrund der Veränderungsdynamik des Gesundheitswesens im deutschsprachigen Raum sinnvoll, denn es erlaubt, zentrale Reformschritte in den deutschsprachigen Ländern zu berücksichtigen, ohne eine zu stark historisierende Perspektive einzunehmen. Innerhalb dieses Zeitfensters wurden Studien zu regional-epidemiologischen Gegebenheiten bzw. zu Gesundheitszuständen gesamter Populationen (Lebensqualitätsmessungen im Bereich der Public Health-Forschung), zu psychiatrischen Krankheitsbildern, zu (privaten) Spezialkliniken oder reinen Rehabilitations- und (geriatrischen) Pflegeeinrichtungen, zu ambulanten Diensten, zu volkswirtschaftlichen Gesamtbetrachtungen bzw. internationalen Gesundheitssystemvergleichen sowie auch zu statistisch-technischen Fragestellungen aussortiert. Laufende Forschungsarbeiten ohne öffentlich zugängliche Zwischenberichte sind ebenfalls nicht berücksichtigt. Dieser WISO-Net-Datenpool lässt sich noch ergänzen um nicht berücksichtigte Verlagsprogramme mit klarer Positionierung im Gesundheitswesenmanagement.

1. *Qualitative Fallstudien*, entweder in einem oder mehreren öffentlichen Krankenhäusern bzw. Kliniken, wobei qualitativ-explorative Einzelfallstudien mit einem ähnlich breiten Fokus wie die eigene Fallstudie nur vereinzelt vorliegen.
2. *Großzahlig orientierte*, *quantitative Studien* mit entsprechender statistischer Auswertung, inklusive *Metastudien*, die eine mehr oder weniger große Anzahl quantitativer Studien nach bestimmten Kriterien auswerten. Hier ist die weitaus größere Anzahl empirischer Studien beheimatet, die sich zudem auf einzelne Aspekte des Krankenhauses mit einer ganz spezifischen Fragestellung beziehen.
3. *Persönliche Reflexionen* (ehemaliger) ‚Insider', die als ‚gestandene' Praktikerinnen und Praktiker ihr Erfahrungswissen meist durch die Innenansicht mehrerer Organisationen im Gesundheitswesen gewonnen und schließlich als Erfahrungsbericht veröffentlicht haben.

Die Präsentation der empirischen Studien in den nächsten Teilkapiteln geschieht anhand dieser drei Kategorien. In der ersten und dritten Kategorie werden einige markante Veröffentlichungen ausführlich dargelegt und in Fußnoten punktuell ergänzt. Bei großzahlig-statistischen Untersuchungen wäre diese Vorgehensweise weniger sinnvoll, da diese meist eine präzise fokussierte, abtestbare Fragestellung haben. Hier bilden die zehn Spezifika aus der eigenen Fallstudie das Ordnungsmuster der Darstellung, zumal eine Vorabsichtung dieser Studien ergeben hat, dass zwar keine neuen Spezifika als ‚Oberbegriffe' zu erwarten sind, wohl aber inhaltliche Ergänzungen der Charakteristika. Mit Hilfe dieser Perspektiven- und Erkenntnisvielfalt wird die Plausibilität der eigenen Heuristik zu den organisationalen Spezifika des öffentlichen Krankenhauses systematisch gestärkt – sei es durch eine Bestätigung der eigenen Ergebnisse, sei es durch deren kritische Revision oder auch durch eine Erweiterung um bislang unbeachtete Aspekte.

3.1 Qualitative Studien als Einzelfallstudie oder auf Basis mehrerer Fallstudien in öffentlichen Krankenhäusern und Kliniken

3.1.1 Ethnographie des Ordenshauses „St. Marien'

Die *ethnographische Einzelfallstudie* von Margitta B. Beil-Hildebrand (2003) zur ‚Institutional Excellence' am Beispiel von ‚St.-Marien', Pseudonym für ein erfolgreiches süddeutsches, freigemeinnütziges Krankenhaus, fokussiert auf das Thema der Schaffung und Steuerung einer Unternehmenskultur und die Wirkungen dieses Unterfangens. In ihrer Studie stehen daher die folgenden, aus diesem Forschungsinteresse abgeleiteten, Forschungsfragen im Zentrum:

> „Welche Akteure lösen einen Wandel der Unternehmenskultur aus? Und wer sind die Subjekte? Wie wird die Rhetorik vermittelt? Was geschieht in der Alltagspraxis? Worin besteht das Wesen und der Einfluss der Kulturrhetorik? Wie erleben und reagieren die Mitarbeiter in ihrem Arbeitsalltag auf diese Kulturrhetorik? Kurzum, was hat die Kulturrhetorik mit den Mitarbeitern des Krankenhauses gemacht und was haben die Mitarbeiter dieser Einrichtung mit dem Krankenhaus gemacht, mit seinem Management und ihrer Patientenklientel?" (Beil-Hildebrand 2003: 20)

Methodisch setzt sie zur Generierung eines breiten Spektrums an Daten auf qualitative Sozialforschung, konkret auf „(...) teilnehmende Beobachtung und semistrukturierte Interviews, sowie Dokumentenmaterial" (Beil-Hildebrand 2003: 124). Als ehemalige Pflegekraft und Pflegedienstleiterin ist es ihr möglich, aktiv im Pflegebetrieb über ein halbes Jahr täglich mitzuarbeiten, Beobachtungsdaten zu sammeln, 15 Interviews zu führen und relevante Dokumente zu sichten. Dies geschieht nicht verdeckt, sondern nach einer Zeit des informellen und formellen Vorstellens der eigenen Forschungsabsichten bei den zukünftigen KollegInnen auf Zeit.

Als Wechselspiel zwischen Theorie und Empirie angelegt, organisiert die Autorin ihre Studie in drei großen Schritten. Zunächst wird in *Schritt 1* die Literatur zum Thema ‚Kulturwandel' analysiert, der Stellenwert der Arbeitsprozessanalyse im Rahmen dieser Literatur herausgearbeitet und die Positionierung der eigenen Studie als Organisationsforschung im öffentlichen Sektor, konkret im Gesundheitswesen, vorgenommen. Nach eigener Aussage einer ‚kritisch-realistischen Ethnographie' verpflichtet, verfolgt die Autorin einen Ansatz, der „(...) von der Realität struktualer Formen und ihrer Zusammenhänge ausgeht und dabei die Einzelheiten des Arbeitsalltags und der Arbeitsplatzverhältnisse berücksichtigt und in einem breiteren sozialpolitischen und historischen Kontext sieht." (Beil-Hildebrand 2003: 16) Im Vordergrund des Erkenntnisgewinns steht der Zusammenhang zwischen menschlichem Handeln und Struktur, genauer zwischen ‚kultureller Rhetorik' und ‚Realität' im Alltag. Der kritische Realismus erzeugt zwar keine ‚teleologischen Theorien oder Gesetze', allerdings leistet er nach Ansicht der Autorin mehr als reine Beschreibung (Beil-Hildebrand 2003, 117 und 119).

In *Schritt 2* wird der gesellschaftliche Kontext des Krankenhauses sowie das Krankenhaus selbst als Ort der empirischen Forschung mit seiner speziellen Geschichte geschildert. Nach einer Betrachtung der Entstehung, fundamentalen Prinzipien und Reformen des Gesundheitswesens in Deutschland, geht es um ‚St. Marien' selbst, das zur Zeit der Studie 331 Planbetten und 500 Vollzeitkräfte hat, eines von sechs Stadtkrankenhäusern in einer bevölkerungsreichen Stadt Süddeutschlands und für etwa 12.000 Einwohner zuständig ist, das eine Bandbreite an Fachrichtungen und Kooperationsvereinbarungen mit der lokalen Universitätsklinik bietet, eine angegliederte Krankenpflegeschule hat und ein bedeutender Arbeitgeber in der Region ist.[20]

Nach dem 2. Weltkrieg aus einer ehemaligen US-Militärkaserne und -Klinik durch Umwandlung in ein Allgemeinkrankenhaus als freigemeinnützige Institution hervorgegangen, steht gemäß den Grundsätzen christlicher Nächstenliebe und Ethik sowie angesichts der sozialen Probleme im Nachkriegsdeutschland (Flüchtlingsströme, Kriegsheimkehrer) Fürsorge, Zuwendung und Hilfe für alle Menschen unabhängig von Glaubenszugehörigkeit im Vordergrund. Es bildete sich ein personal getragener ‚Gründungsmythos' der starken Hingabe an dieses Ideal, geprägt durch die Barmherzigen Schwestern, die sich sowohl pflegerisch als auch spirituell-seelsorgerisch um die PatientInnen kümmerten. Dieser Gründungsmythos mit seinen römisch-katholisch geprägten Verhaltensnormen gerät zum ersten Mal in den 1970er Jahren unter Veränderungsdruck. Das Ansteigen medizinischer Leistungen stärkt die Rolle der Medizin, und der Staat greift über Gesetze und Verordnungen immer stärker in Finanzierung und Qualitätssicherung des Krankenhauses ein.

> „Ganz allgemein wurde die Entwicklung und der organisierte Einsatz ökonomischen und medizinischen Wissens zu einem der Hauptmerkmale im Alltag. Langsam veränderte sich die Rolle der Oberin, die lange als vorherrschend galt, und die von der Nächstenliebe geleiteten Grundsätze in der traditionellen Kultur von St. Marien fingen an zu bröckeln." (Beil-Hildebrand 2003: 189)

Die zunehmende Selbstdefinition der (mit weltlichen Kräften) operierenden Pflege anhand neuer, pflegewissenschaftlich ausgearbeiteter Pflegemodelle und -prozesse führte schließlich 1984 zu einer Strukturreform mit einer eigenen Pflegedienstleitung als ‚dritter Säule' neben

---

[20] Gewisse Parallelen zur Situation des Bezirkskrankenhauses aus der eigenen Einzelfallstudie sind augenfällig.

Verwaltungsleiter und ärztlichem Leiter. Als ein neuer Leistungsanbieter in der Nachbarschaft den Konkurrenzdruck erhöht und ein allgemeiner Pflegekräftemangel bei gleichzeitig 60%iger Fluktuationsrate sowie finanzieller und politischer Druck erzwingen, Betten abzubauen, kommt es nach langen Jahren des Erfolges zu immer schärferen internen Konflikten und einer umfassenden ‚Desorientierung'. In dieser Situation stützt auch der kirchliche Träger eine Veränderung der Führungsstruktur zugunsten einer straffen Geschäftsführung, die sich vom, bis dahin verantwortlichen, Dreier-Direktorium des Hauses nurmehr beraten lässt. Da „(...) die vertraute, traditionelle Kultur in St. Marien nicht länger gesichert war" (Beil-Hildebrand 2003: 191), aber dennoch weiter tief in der Organisation im Sinne von (individuellen) Normen und Werten verwurzelt, greift die neue Geschäftsführung in ihrer Doppelstrategie einerseits auf diese traditionellen Werte zurück und versucht andererseits über Seminare einen neuen Mitarbeitertypus zu schaffen, der sich den organisationalen Erfordernissen begeistert anpasst, in interdisziplinären Arbeitsgruppen neue Kooperationsstrukturen etabliert, dezentral Verantwortung übernimmt und organisationale Tagesprobleme selbständig (im Team) behebt. Dies geht einher mit dem Gebrauch eines neuen Vokabulars (z. B. ‚Mitarbeiterbeteiligung' oder ‚Service-Orientierung'), einer Leitbilderstellung inklusive dort verankertem Controllingsystem, der Einbindung des gesamten Personals zum Aufspüren von Verbesserungsmöglichkeiten (Effizienzgedanke), einem diffundierenden Service-Gedanken und Kostenbewusstsein sowie aktiver PR-Arbeit.

In *Schritt 3* schließlich widmet sich die Autorin der ‚Disparität' zwischen Rhetorik und Realität des Kulturprogrammes von ‚St. Marien'. Die Reaktion der MitarbeiterInnen auf die Kulturrhetorik weist eine große Bandbreite auf von Zustimmung über abwartende Distanz bis hin zu Ablehnung. Der Unterschied zwischen Worten und Taten des Managements bleibt den MitarbeiterInnen naturgemäß nicht verborgen: „Es ist bemerkenswert, wie oft sie erwähnten, dass sie sich der Motive des Managements sehr wohl bewusst sind und merken, dass die Rhetorik und die Realität durchaus zweierlei Dinge sind." (Beil-Hildebrand 2003: 326f.) Dies zeigt sich insbesondere auf der operationalen Ebene der täglich zu bewältigenden Arbeitsprozesse, sobald beispielsweise in einem PatientInnenorientierten Tagesablaufprogramm (POT) unter Zeitdruck dessen Qualitätsvorteile konterkariert werden, weil die Zeiteinheiten für die autonome Durchführung von Pflegeprozessen immer kleiner werden. Oder aber das neu eingeführte Ressourcen-Management-System rückt einerseits das Thema der Verantwortlichkeit (z. B. für Budgets) vor Ort und Delegation der Entscheidung und Selbstorganisation in den Vordergrund, und ist andererseits auch ein Mittel verstärkter Kontrolle, ähnlich wie das ‚Management by Walking About', das von den Führungskräften regelmäßig betrieben wird. Der Kulturwandel in ‚St. Marien' zeigt sich letztlich als ambivalentes Phänomen:

„Die in dieser Untersuchung vorgestellte Arbeitsprozessanalyse kommt zu dem Schluss, dass die Geschäftsführer die Mitarbeiter zwar (sinn-)erfüllt motivieren und ihnen einen größeren Handlungsspielraum einräumen, zugleich aber die zentralisierte Kontrolle verstärkt haben; eine Form der Kontrolle, die die Prärogative des Managements nicht bedroht." (Beil-Hildebrand 2003: 311f.)

Die zuletzt angesprochenen Aspekte der *nicht intendierten Konsequenz* und *Ambivalenz* sind erste Hinweise auf mögliche inhaltliche Bezüge dieser Einzelfallstudie zu den zehn Spezifika aus der eigenen Einzelfallstudie zu einem Tiroler Bezirkskrankenhaus. Bei näherer Betrachtung der empirischen Studie von Beil-Hildebrand zeigen sich noch viele weitere ‚Ähnlichkeiten' mit den Ergebnissen aus dem vorhergehenden *Kapitel 2*:

1. *PatientInnen* sind auch in ‚St. Marien' die *zentrale Anspruchsgruppe*. Dies drückt sich einerseits strukturell aus, z. B. in der Schaffung eines Patienten-Management-Service-Centers (PMSC), eines Dienstes für die Pflegeüberleitung, in der Zimmerausstattung oder in der Personalzusammensetzung mit 99% Prozent diplomiertem Pflegepersonal (Beil-Hildebrand 2003, 171, 175 und 249). Neben diesen Strukturmerkmalen ist aber auch der Gründungsethos im Sinne einer Haltung gegenüber PatientInnen wesentlich. Geprägt vom Ordenspersonal der Barmherzigen Schwestern wurde zunächst ein religiöses Motiv für die Pflege von Kranken im Haus gelebt und verankert.[21] Dieser Ethos einer Pflege als Berufung, aufopfernd und diszipliniert in religiöser Überzeugung täglich vollzogen, durchläuft zwar seit den 1960er Jahren einen Säkularisierungsprozess, was aber keine Abkehr von einer auf *PatientInnenzentriertheit* im Pflegeberuf bedeutet.[22] Vielmehr findet eine durch weltliche Pflegekräfte vorangetriebene, wissenschaftsbasierte Re-Definition derselben statt. Auch rhetorisch wird bei der Schaffung der ‚neuen' Unternehmenskultur „(...) immer wieder auf die alten, von christlicher Nächstenliebe und Gesundheitsfürsorge geprägten Motive, die bei der Gründung von St. Marien eine entscheidende Rolle gespielt hatten" (Beil-Hildebrand 2003: 204) aufgesetzt. Dabei wird auch in neuer Terminologie gefragt, wie der ‚Service' für die ‚Klientel' ständig verbessert werden könne. In diesem Sprachgebrauch ist ‚Service' nicht im Sinne einer Selbstausbeutung negativ konnotiert (Beil-Hildebrand 2003, 200, 207, 217, 247 mit Bezug auf POT) – ein Unterschied zur eigenen Einzelfallstudie auf der rhetorischen Ebene. Auch die *mehrfach prekäre, riskante Lage* der PatientInnen findet sich wieder. So erinnert die Beschreibung des ‚Pflegenotstandes' der 1990er Jahre mit entsprechendem Bettenabbau an die Abhängigkeit von einem generellen Spannungsfeld und Rahmenbedingungen, denen sich der/die Einzelne nicht entziehen kann. Und auch die Disparität zwischen der Rhetorik der Service-Orientierung und der tatsächlichen Situation auf Station, repräsentiert durch die Klage über sinkende Qualität der Pflege unter den Bedingungen von weniger Personal (der standardisierte POT ist an ausreichend Personal gebunden; Beil-Hildebrand 2003, 247 und 249), verweist auf *Konsequenzen des Zeitdrucks in der* Pflege für PatientInnen bis hin zum drohenden, auf die Organisation selbst zurückfallenden, Reputationsverlust (Beil-Hildebrand 2003, 191).[23]
2. Gerade die Sorge, dass die Qualität an den PatientInnen bzw. die Serviceorientierung allenfalls rhetorisch, aber nicht real gehalten werden kann, wird als einer der Hauptgründe für ‚Desorientierung' und möglichen *Sinnverlust* erlebt (Beil-Hildebrand 2003, 190 mit Bezug auf pflegerische Wertvorstellungen und Normen).[24] Die Brisanz dieses Themas liegt

---

[21] Aus der Sicht von Ordensfrauen ist die religiöse Zuwendung unabtrennbarer Teil des Heilungsprozesses. Dies ergibt auch die ethnographische Einzelfallstudie eines österreichischen Ordensspitals von Szabo (1998), deren Ergebnisse nachfolgend in den Fußnoten immer wieder parallel mit betrachtet werden.

[22] Szabo (1998) stellt bei der von den Ordensfrauen gebrauchten Metapher ‚Familie' mit Bezug auf den ‚weltlichen' Pflegedienst des Krankenhauses fest, „daß seine Mitglieder einerseits die durch die Ordensfrauen vermittelte Familiarität schätzen, andererseits ihre eigene Berufsorientierung die Basis liefert für eine den Ordensfrauen nicht unähnliche Orientierung den Patienten gegenüber." (Szabo 1998: 142) Auch aus der Perspektive der Metapher ‚Der Mensch/Patient steht im Mittelpunkt' erhärtet sich die Einschätzung, dass ‚geistliche' und ‚weltliche' Berufung für den Pflegeberuf inhaltlich kaum differieren (Szabo 1998, 143f.).

[23] Dass es in puncto Reputation bei Ordensspitälern viel zu verlieren gäbe zeigt auch die die österreichische Situation Mitte der 1990er Jahre. Szabo (1998) verweist auf eine Analyse des Images von Ordens- und Gemeindespitälern bei der Wiener Bevölkerung 1995, nach der ein Handeln nach der Devise ‚Patient/Mensch im Mittelpunkt' von den Befragten 94% der Ordensspitäler und 60% der Gemeindespitäler zugeschrieben wird (Szabo 1998, 150).

[24] Bayer (2002) beschreibt in seiner Einzelfallstudie auf der Basis von 16 narrativen Interviews ebenfalls eine ‚konservierende' Rolle der Pflege (Bayer 2002, 42) angesichts möglichen Sinnverlustes im ostdeutschen, konfessionellen Haus St. Elisabeth/St. Barbara. Dieses nahm bereits zu DDR-Zeiten als konfessionelles Haus eine Sonderstellung ein und durchlebt(e) nach der Zäsur 1989/90 eine Transformation im doppelten Sinn: Der gesamtgesellschaftliche System-

darin, dass das ‚neue Kulturprogramm' der Geschäftsführung darauf abzielt, gerade über die Weiterentwicklung der professionell-traditionellen, *sozial-humanitären* Werte die intrinsische Motivation des Personals aufrecht zu erhalten und damit ohne ‚teuren' externen Kontrolldruck zur Motivation und Verhaltenssteuerung auskommen zu können (Beil-Hildebrand 2003, 199f.).

3. Der *gesellschaftliche und soziale Kontext* weist ebenfalls ganz ähnliche Charakteristika auf, wie in der eigenen Einzelfallstudie. So bestätigen sich die Wirkfaktoren aus dem Kontext als auch die Einschätzung beschränkter Möglichkeiten der Beeinflussung des Kontextes durch die Organisation (Beil-Hildebrand 2003, 191 mit Bezug auf die fragliche Wirkung aktiver Lobby- und Pressearbeit). In der *Wirkrichtung* von *Kontext zu Organisation* zeigen sich die Aspekte der *Norm* und *Einstellung* in der bewussten Beibehaltung der christlichen und professionellen Grundwerte, aber auch – in Ergänzung zur eigenen Fallstudie – in einem ‚weichen' Diskurs zu Schlagwörtern modernen Managements (Beil-Hildebrand 2003, 307)[25]. Staatliche *Gesundheitspolitik* und *Administration* verpacken im GSG von 1993 die Absicht der Kostendämpfung und Einführung von ‚reguliertem' Wettbewerb (Beil-Hildebrand 2003, 156 und 162), um in dem *Spannungsfeld von Spar- und Kontrahierungszwang angemessene Qualität* sicherstellen zu können. Auch die Einführung der Australian Refined DRGs weist in Richtung *leistungsorientierterer Krankenhausfinanzierung* (Beil-Hildebrand 2003, 167). *Medizintechnologischer* Fortschritt erweist sich seit den 1960er Jahren einerseits als Möglichkeit sicherer Diagnostik und Therapie, andererseits als Druck, immer technisch auf dem neuesten Stand sein zu sollen, und damit als Finanzierungsproblem. In der *Wirkrichtung Organisation zu Kontext* zeigt sich auch hier die spezifische Rolle in der Region durch eine *exzellente Gesundheitsversorgung als Alleinstellungsmerkmal*[26] unterstützt durch eine dies betonende Öffentlichkeitsarbeit[27] und als *Arbeitgeber* in der Region (Beil-Hildebrand 2003, 174f., 221, 237ff. und 308).

---

wechsel und auf der organisationalen Ebene „(...) eine vollkommen neuartige Handlungslogik- und Entscheidungslogik (..) (Verwaltungshandeln und Finanzlogik)". (Bayer 2002: 39) Kulturbrüche, ob unausweichlich zeitgeschichtlich oder durch Managemententscheidungen unter Effizienzdruck bedingt, scheinen mit Verunsicherungen auf der persönlichen und Beziehungsebene einherzugehen, die als Sinnkrise erlebt werden und zu Bewahrungstendenzen führen, insbesondere wenn bislang abgesicherte Autonomiespielräume und Berufsbildverständnisse bedroht sind. Ähnliches beschreibt Szabo (1998) als Konsequenz betriebswirtschaftlicher Logik im Ordensspital: „Nun ist aus betriebswirtschaftlicher Sicht verständlich, daß zunächst an gesamtorganisationale Erfordernisse gedacht wird. Allerdings besteht bei dieser einseitigen Betrachtungsweise längerfristig die Gefahr, dass die organisationsinternen Gruppierungen ihre Identifikation mit der Gesamtorganisation verlieren können, wenn sie ihre lokalen Interessen nicht repräsentiert sehen." (Szabo 1998: 291)

[25] Dass dieser Diskurs in der Wirkrichtung von Kontext zu Organisation einen beachtenswerten Einfluss unabhängig von Rechtsformänderungen hat, bestätigt auch die Studie von Löser-Priester (2003) zur Privatisierung eines öffentlichen Krankenhauses im Main-Sinzig-Kreis, wonach „(...) wesentliche Umstrukturierungsmaßnahmen, wie z. B. die Zentralisierung der Personalabteilungen, bereits *vor* dem Rechtsformwechsel durch den Verwaltungsleiter (und späteren Geschäftsführer) eines der drei Kreiskrankenhäuser angestoßen und umgesetzt wurden." (Löser-Priester 2003: 348) Zum gleichen Ergebnis hinsichtlich der Diskurswirkung kommen auch Busse et al. (1997).

[26] Das Alleinstellungsmerkmal ‚Kompetenzzentrum' wird schon im vorhergehenden Teil I in den Aussagen des Ärztlichen Direktors extramural orientiert verstanden, als Schmerzambulanz und Wissenstransfer in den niedergelassenen Bereich. Je stärker integrierte Versorgungskonzepte unter Einbindung des öffentlichen Krankenhauses entstehen (Mühlbacher 2002), desto stärker wird die Rollenbeschreibung in diesem Kontext erfolgen (müssen). Einen Einblick in die Palliativversorgung und die dort auch zu definierende Rolle des Krankenhauses primär in Vorarlberg/Österreich gibt der Sammelband von Bischof et al. (Hg., 2002), in die ‚stationäre Palliativbetreuung' der Steiermark Baumgartner & Narath (2002).

[27] Szabo (1998, 232 und 245) beschreibt eine auf medizinische Themen zentrierte Öffentlichkeitsarbeit über Vortragsreihen, ebenso wie Lobbying-Arbeit, um die Ordensspitäler in gesundheitspolitischen Entscheidungsgremien besser zu positionieren.

4. Das Spezifikum *Struktur und Prozess* wird insofern aufgegriffen, als es in der Reorganisation von ‚St. Marien' mit Hilfe des Kulturprogramms zur Einführung eines zentralisierten, managementorientierten Kontrollregimes kommt, das „(...) Leistung Tag für Tag fortlaufend aufzeichnet, überwacht und evaluiert." (Beil-Hildebrand 2003: 196) Die Sicherung des *Leistungsergebnisses* wird aber nicht nur strukturell gestützt, sondern es erfolgt auch eine Betonung der Prozessebene über Seminare, die die Kommunikation und Kooperation fördern und Service-Verbesserungen eine ‚ethische Basis' (Beil-Hildebrand 2003, 202) geben sollen.

5. Fürsorge für PatientInnen bedeutet auch Fürsorge für die *MitarbeiterInnen* als Leistungserbringer (Beil-Hildebrand 2003, 217ff. und 247 mit Bezug auf die POT als geregelter Tagesablauf für PatientIn und MitarbeiterIn). Ziel der Führung ist es „(...) einen kreativen, dynamischen und starken Mitarbeiter zu schaffen, der sich den anderen Mitarbeitern von St. Marien auf sensible Weise verbunden weiß." (Beil-Hildebrand 2003: 205) Dennoch ist ein *ambivalentes Verhaltensrepertoire* der MitarbeiterInnen spürbar als Reaktion auf die Kulturrhetorik und davon abweichende Praktiken im Alltag (Beil-Hildebrand 2003, 327 mit Bezug auf das Gefühl der MitarbeiterInnen, in einem Teufelskreis zunehmend schlechterer Arbeitssituationen zu stecken). Letztlich ist das kulturbildende Führungsinstrumentarium selbst ambivalent, indem es die Kommunikation mit den Führungskräften vereinfacht, z. B. durch Stationsrundgänge und eine ‚Doktrin der Gleichheit' (Beil-Hildebrand 2003, 222) aller MitarbeiterInnen enthält, gleichzeitig aber durch eine kommunikativere und stärkere Präsenz der Führungskräfte vor Ort die Kontrolle (und damit Druck und Angst; Beil-Hildebrand 2003, 333) verstärkt. Trotz der Begeisterung für Service-Verbesserungen, der von Vielen gemachten Verbesserungsvorschläge und einer durchgehenden Identifikation mit der ethischen Basis des Hauses entgeht den MitarbeiterInnen diese Ambivalenz nicht und sie sind teils enttäuscht, verhalten sich neutral oder betrachten die von der Führung gelenkte Autonomie mit Skepsis, trotz der Teambildung, Partizipationsmöglichkeiten und Vertrauensbildung, die darin als Mittel zum Zweck auch angelegt sind sowie entsprechend propagiert werden. „Dabei war es interessant zu beobachten, dass sich die Mehrzahl der Mitarbeiter nicht nach den alten Zeiten sehnte und die neuen Programme des Krankenhauses eindeutig vorzogen, wenngleich die meisten zynische und kritische Anmerkungen machten." (Beil-Hildebrand 2003: 246) Ein Wertewandel oder Wandel der inneren Einstellung bei den MitarbeiterInnen kann so letztlich nicht festgestellt werden.[28] Teil des ambivalenten Verhaltensrepertoires der MitarbeiterInnen sind auch Strategien der ‚Selbstbelohnung' in einer gewissen Grauzone, beispielsweise Essensbestellung, damit das Stationspersonal nicht in die Cafeteria gehen muss, was von der Führung, obwohl unerwünscht, toleriert wird (Beil-Hildebrand 2003, 233ff.).

6. *Zentrale Beziehungen* sind hier – im Vergleich zur eigenen Fallstudie – um die Beziehung der Geschäftsführung zu den Berufsgruppen des Hauses zu ergänzen, die primär als *Ressourcenverteilungskonflikt* beschreibbar ist, da das operationale Tagesgeschäft weiterhin vom Direktorium der drei Berufsgruppen geleitet wird (Beil-Hildebrand 2003, 287 mit Bezug auf die nicht gewollte Entmachtung des Direktoriums durch die Geschäftsführung). *Interdisziplinäre* Seminare, um „(...) Konsens zwischen den mächtigsten Berufsgruppen in St. Ma-

---

[28] MitarbeiterInnen bemerken in der Regel Manipulationsstrategien und nur scheinbar vorhandene Handlungsspielräume recht bald und halten sich dann mit einer positiven Nutzung dieser Handlungsspielräume zurück. „In diesem Sinne ist Weiterbildung zu begrüßen, die den Mitgliedern Unterstützung für die Bewältigung der Interaktionsaufgaben vertikaler und horizontaler Art bietet, sie aber nicht im manipulativen Sinne zu einer Einstellungs- und Verhaltensänderung bewegen will." (Szabo 1998: 293)

rien herzustellen" (Beil-Hildebrand 2003: 200) werden eingeführt, um vor allem das *Informations-, Kommunikations- und Kooperationsverhalten* zu verbessern, einen *Teamgedanken* über Projektgruppen einzuführen und die Wertschätzung[29] der MitarbeiterInnen durch die Geschäftsleitung sowie den eingeschlagenen Weg der Mitarbeiterbeteiligung zu demonstrieren. Ziel ist „(...) eine Neuausrichtung der Balance zwischen Prioritäten des Managements und denen der Mitarbeiter anzustreben." (Beil-Hildebrand 2003: 288) In dieselbe Richtung zielt auch das POT mit seiner ablaufprozesshaften Symmetrie zwischen den Berufsgruppen. „Allerdings war klar, dass die Mitarbeiter nur die Dinge tun durften, die von den Geschäftsführern erwartet wurden." (Beil-Hildebrand 2003: 203) Erwartungen eines grundlegenden Wandels der traditionellen *Macht- und Hierarchiebeziehungen*[30] mündeten somit auch in Enttäuschung, Neutralität bzw. Skepsis sowie Strategien, sich der normativen, technischen und bürokratischen Kontrolle zu entziehen. Empowerment für die MitarbeiterInnen, eine verbreiterte Wissensbasis und die Übernahme von Verantwortung im Rahmen der ‚Leitplanken' des Leitbildes sollen über Kontrolllücken der Geschäftsführung hinweghelfen (Beil-Hildebrand 2003, 294, 297 und 317 mit Bezug auf den eng gesteckten Rahmen für Mitarbeiterbeteiligung). „Dabei war schon bald von der Selbstverwirklichung und der Arbeitszufriedenheit der Mitarbeiter kaum mehr viel die Rede, es ging vielmehr schlicht darum, ein komplexes Kontrollsystem einzuführen, die Leistungsqualität zu verbessern, sowie die Effektivität und Produktivität der Mitarbeiter zu steigern." (Beil-Hildebrand 2003: 316)

7. *Management und Führung* ist ein zentrales Thema, da es um das Management des kulturellen Wandels durch die Führungskräfte von St. Marien und dessen beabsichtigte wie unbeabsichtigte Wirkungen geht. Institutionell existiert neben einem Dreier-Direktorium aus Ärztlicher Leitung, Pflegedienstleitung und Verwaltungsleitung noch die Geschäftsführung (siehe Punkt 6 zuvor). Letztere kümmert sich primär um Finanzen, Rechnungswesen, Budgetierung und überwacht die Umsetzung der Politiken des Rechtsträgers und des

---

[29] Wertschätzung und unabgestimmte mentale Voreinstellungen als zentrale Probleme bei Kooperations- und Koordinationsbeziehungen innerhalb und zwischen Berufsgruppen bestätigt auch die Fallstudie von Bornewasser & Schnippe (1998) in einem nordrhein-westfälischen, konfessionell geführten 300 Betten-Haus mit Bezug auf die Schwierigkeiten der OP-Organisation, die auf 21 Interviews, teilnehmender Beobachtung und der Auswertung der OP-Dokumentation über zwei Monate hinweg beruht. Diese Einzelfallstudie verdeutlicht, wie einzelne Abgrenzungsbestrebungen laterale Kooperation unterminieren und, wenn auch nicht-intendiert, zu Intransparenz und Autonomiegewinn (gegenüber der kontrollierenden Verwaltung) beitragen. Das kreative Chaos der OP-Planung wird so zur Maßgabe, auf die sich alle anderen (Verwaltung, Pflege) einzustellen haben und das letztlich doch nur die Ärzteschaft (aus eigener Sicht) beherrschen kann.

[30] Szabo (1998, 212f., 252ff. und 276ff.) analysiert die grundlegenden Macht- und Hierarchiebeziehungen im Ordensspital sowohl in vertikaler als auch in horizontaler Hinsicht. Vertikal orientiert sich die Verwaltung eher an Delegation und Partizipation, die Ärzteschaft an Fachkompetenz und die Pflege an Sozialkompetenz. Horizontal (zwischen Berufsgruppen) zeigt sich ein differenziertes und teils ambivalentes Bild. Einerseits existieren die traditionellen ‚Blöcke' der Berufsgruppen mit entsprechenden Konflikten und *Spannungsverhältnissen* (Mittelverwalter/-verwender mit *wechselndem Machtgefälle*; AkademikerInnen = Ärzteschaft/FacharbeiterInnen = Pflege als hierarchische Barriere). Wie in der eigenen Fallstudie findet sich auch hier das Phänomen, dass das Verhältnis zur Pflege aus Ärztesicht eher friktionsfrei, aus Pflegesicht eher als Spannungsverhältnis gesehen wird. Andererseits ist Blockbildung nicht auf allen Stationen gleichermaßen vorhanden (die Psychosomatik versteht sich eher als *Team* und geht gemeinsam zum Heurigen oder auf Fortbildung; eine erfahrene, ältere Krankenschwester sagt in Umkehrung der gewohnten Hierarchie und Weisungsgebundenheit eher dem unerfahrenen, jungen Turnusarzt, was zu tun ist als umgekehrt) und es zeigen sich von der Verwaltungsseite her Interventionen zugunsten verstärkter *Kooperation* über Berufsgruppengrenzen und Hierarchieverständnisse hinweg. Hierzu gehören der Abbau statusorientierter Ärztepriviliegien (eigenes Frühstück, eigener Speisesaal, eigenes Weihnachtsbuffet), Abteilungsbudgets (neue Kooperationsnotwendigkeit von stationsführendem Arzt und Schwester), Kommissionen (Ethik, Hygiene, Arzneien), gemeinsame Weihnachtsfeier, etc. Faktisch weicht sich die Blockbildung eher kleinräumig (gemeinsames Frühstück der ÄrztInnen und Schwestern auf Station) und durch private Kontakte auf, denn in repräsentativen, symbolischen Großveranstaltungen.

Staates. Ihr ist eine Primus inter pares-Rolle zugeordnet, faktisch leitet sie damit das Krankenhaus rational im Sinne von Planung und Kontrolle der MitarbeiterInnen und Arbeitsprozesse bzw. durch eine ‚Mikro-Politik der Macht' (Beil-Hildebrand 2003, 265).[31] Führung ist dabei sowohl *Ermöglichung durch Kontextgestaltung* als auch ein *personaler* (Interventions-)*Akt* auf Basis einer persönlichen Beziehung.[32] Führungspersönlichkeiten wollen über Moderation und ‚*Vorbild* sein' *verhaltensbeeinflussend* wirken (auch moralisch-normativ; Beil-Hildebrand 2003, 198f. und 307f.) und (Selbst-)*Bewusstsein* bilden (Beil-Hildebrand 2003, 230ff. mit Bezug auf die Kostenproblematik durch überzogenen Materialbestand und gedankenlosen Verbrauch, 297 mit Bezug auf die Funktion des Leitbildes, 308 mit Bezug auf das Selbstgefühl). Management by Walking About und Stationsrundgänge verdeutlichen, „dass eine offene und aufgeschlossene Atmosphäre ganz bewusst kultiviert wurde, eine Atmosphäre mit gemeinsamen Werten und Normen und einem Verständnis von Ereignissen und Maßnahmen." (Beil-Hildebrand 2003: 274) Visuelle Kontrolle und *Eindämmen von Fehlverhalten* (Beil-Hildebrand 2003, 275 mit Bezug auf Kleiderordnung) mischt sich hier mit einer Demonstration der Fürsorge durch die Führung. Diese ‚Widersprüchlichkeit' bzw. Ambivalenz[33] hat Konsequenzen auf der MitarbeiterInnenseite: „Die Mehrzahl der Mitarbeiter von St. Marien sprach weder positiv über den Wert vertrauensvoller Arbeitsbeziehungen noch begrüßten sie die Verringerung der sozialen Distanz zwischen den Führungskräften und dem Personal." (Beil-Hildebrand 2003: 282)

8. *Ökonomie* wird hier als Perspektive der 1990er Jahre bezeichnet, basierend auf dem GSG von 1993. Unter den Vorzeichen eines massiven finanziellen Defizits „(...) setzte der kirchliche Träger von St. Marien auf grundlegende Veränderung, um mit Hilfe dieses Programms das Überleben des Krankenhauses zu sichern." (Beil-Hildebrand 2003: 193) Das Kulturprogramm wird als Reorganisation und Veränderungsprozess verstanden, der bei der wirtschaftlichen Sicht ansetzt und modernes Management ins Krankenhaus einführen soll. „Das alles führte zu gewaltigen Spannungen zwischen Service-Orientierung und Ausgaben-Planung." (Beil-Hildebrand 2003: 229) Zentraler Ansatzpunkt ist das Schaffen von Kostenbewusstsein. Die Einführung von Kostenrechnung und -planung als Teil eines ‚kalkulierenden Apparates' (Beil-Hildebrand 2003, 256) bzw. eines Ressourcen-Management-Systems zur Legitimation von Budgetzuweisungen trägt wesentlich zur *Diffusion finanzwirtschaftlich-ökonomischer Denkkategorien* und zu einer Machtverschiebung zugunsten der ökonomisch legitimierten Entscheider bei.[34] Allerdings ist die ökonomische

---

[31] Diese neue Aufgabenverteilung ist auch in einem österreichischen Ordensspital Folge einer existenziellen Krise (Szabo 1998, 167ff.).

[32] Hier kommen klar *unterscheidbare Führungsstile* ebenso ins Spiel (Szabo 1998, 175ff.) wie den Führungsstil prägende und von ihm geprägte Instrumente, wie beispielsweise die Beschreibung der Pilotprojekte zur Einführung eines MitarbeiterInnengesprächs im Kaiser-Franz-Josef-Spital/Wien bei Grossmann & Scala (2002) zeigt (der dazu einschlägige Beitrag wurde von Grossmann & Zepke verfasst).

[33] Szabo (1998) attestiert der Krankenhausleitung durch den Orden und zwei Wirtschaftsakademiker, dass letztere Partizipation und Delegation teils rhetorisch betreiben. „Die Analyse der beiden Leitungsgremien zeigte, daß zwar von gemeinsamen Entscheidungen gesprochen wird, diese in der Realität aber vor allem durch die beiden Wirtschaftsakademiker zumindest vorbereitet werden, wenn die Entscheidungen nicht sogar zu Pro-Forma-Akten werden. Den Ordensfrauen kommt dabei eine eher passive und kontrollierende Rolle zu. Im Verwaltungsbereich, im Pflegebereich und im ärztlichen Bereich konnte im Gegensatz dazu eine überwiegende Übereinstimmung zwischen Sagen und Tun festgestellt werden." (Szabo 1998: 213f.)

[34] Die Delegation von Budget- und Personalverantwortung durch die Geschäftsführung an die Ärzteschaft trägt zu dieser Diffusion wesentlich bei, zumal „(...) die leitenden Ärzte in Zukunft idealerweise durch Mehrfachidentitäten gekennzeichnet sein sollten: Mediziner zum einen; Führungskräfte im wirtschaftlichen Sinne zum anderen." (Szabo 1998: 202) Dies führt allerdings dazu, „daß von Seiten der Krankenhausleitung dem Wirtschaftlichkeitsprinzip Vorrang

Kontrolle dort nicht total, wo „(...) die aktive Untergrabung der Kontrolle durch die Manipulation statistischer Zahlen" (Beil-Hildebrand 2003: 262) stattfindet. *Sparökonomie* im Sinne eines immer geringer werdenden Personalstandes ist allgegenwärtig und steht erhöhtem Arbeitsvolumen und steigenden Qualitätserwartungen gegenüber, was zu immer stärkerem Wettbewerb zwischen den Stationen um Ressourcen und intensiverer Kontrolle der Alltagspraxis führt, so dass „(...) die täglichen sozialen Prozesse mehr und mehr umstritten und gegnerisch wurden." (Beil-Hildebrand 2003: 265)[35]

9. *Qualität* ist ein, zusammen mit der ökonomischen Situation, immerzu präsentes Thema. Neben dem medizintechnologisch verursachten und politisch weitergegebenen Kostendruck sowie verstärkter Konkurrenz waren es auch Qualitätssicherungsprobleme, die Ende der 1980er eine gewisse ‚Desorientierung' ausgelöst haben (Beil-Hildebrand 2003, 190). Mit dem aus der Finanzkrise geborenen Kulturprogramm sollte folglich auch die Service-Qualität umfassend sichergestellt werden, zumal eine entsprechende gesetzliche Verpflichtung aus dem GSG abgeleitet wird (Beil-Hildebrand 2003, 195 mit Bezug auf SGB V). Entsprechend zentral ist dieses Thema in der Öffentlichkeitsarbeit des Krankenhauses, wenn imagefördernd auf die ökonomisch erbrachte, qualitativ hochwertige ‚institutionelle Spitzenleistung' verwiesen wird (Beil-Hildebrand 2003, 237ff.). Kontinuierliche Qualitätsverbesserung ist Teil des progressiven Leitbildes. „Die Kultur von St. Marien repräsentiert demnach eine dezentralisierte, konsensus-orientierte Organisation, in der sich alle der kollektiven Verantwortung anstatt dem Individualismus verpflichtet fühlen. Das war sozusagen die Botschaft, die mit enormem Aufwand in der Öffentlichkeit präsentiert wurde." (Beil-Hildebrand 2003: 240) Dass die *Kombination professioneller Einzelqualitäten zu einer gesamthaften Qualität*[36] bis zu einem gewissen Grad auch jenseits der rhetorischen Ebene ansatzweise gelungen zu sein scheint, zeigt die Aufnahme von St. Marien in das Netzwerk gesundheitsfördernder Krankenhäuser der WHO.

10. Die Nähe zum zehnten Spezifikum aus der eigenen Fallstudie hatte sich ja bereits über die Themen *Ambivalenz* und *nicht intendierte Konsequenzen* angedeutet. Zentrale *Spannungsfelder* finden sich auch in St. Marien: Ökonomie versus Qualität wird in Punkt 8 konkret benannt, ebenso die Gefahr eintretenden Sinnverlustes in Punkt 2. *Interindividuelle Konfliktlinien* werden in der Beschreibung der Spannung zwischen Serviceorientierung (Mittelverwender) und Ausgabenplanung der Geschäftsführung als Mittelverwalter (vgl. oben Punkt 8) deutlich, ebenso wie in möglichen, zukünftigen subtilen Rebellionsformen der ‚Zeit-

---

gegenüber dem ärztlichen Autonomieprinzip zugestanden wird." (Szabo 1998: 204) So wird beispielsweise der Betriebsausflug gestrichen, sobald er steuerlich nicht mehr absetzbar ist (Szabo 1998, 282).

[35] Sparsamkeit und Ressourcenschonung wurde durch die Ordensfrauen seit jeher intuitiv gelebt, allerdings nicht systematisch zahlenbasiert (Szabo 1998, 163). Diese intuitive Logik kommt unter den Bedingungen von technischem Fortschritt, kürzeren Verweildauern und erhöhtem Personalbedarf an ihre Grenzen. Reagiert wird mit der Einführung einer weltlichen Geschäftsführung (Wirtschaftsakademiker), die die Controllingagenden übernimmt, Primarii in die strategische Planung des Hauses einbindet, die Reinigung fremdvergibt, zukünftige Ärzteverträge stärker nach Interessen des Hauses ausrichtet, das Leistungsangebot ausweitet – und bisweilen auch unpopuläre Entscheidungen trifft (Szabo 1998, 167 und 187). Dies verändert zentrale Beziehungen, wenn das ‚Familienprinzip' (der Ordensfrauen) mit dem ‚Wirtschaftlichkeitsprinzip' (der Geschäftsführung) kollidiert (Szabo 1998, 170f.).

[36] Unterrieder (2004) spricht in ihrer qualitativen Einzelfallstudie zum Allgemeinen öffentlichen Bezirkskrankenhaus St. Johann in Tirol ebenfalls von den *Qualitäten* der Qualität und thematisiert damit deren Variabilität. Sie setzt angesichts der deutlich werdenden Unschärfen des Qualitätsbegriffes, die sich im Gebrauch des Plurals von Qualität bereits andeuten, auf ein Management von Kontextbedingungen für Zuhören, Reden und Handeln. Dass dieses Kontextmanagement Not tut, bestätigt auch Etienne (2000) im qualitativen Teil ihre Studie zu fünf Spitälern. Das Thema des Managements von Rahmenbedingungen wird später in *Kapitel 5* dieser Arbeit noch unter dem Aspekt der ‚Kontextsteuerung' näher betrachtet werden.

vergeudung' (Beil-Hildebrand 2003, 330).[37] *Intraindividuelle Konfliktlinien* sind ebenfalls spürbar, wenn administrative Anforderungen nach der Visite in Zeitkonkurrenz zur Weiterbehandlung der PatientInnen treten. Der Aspekt der *nicht intendierten Konsequenzen* lässt sich sehr gut in der Einführung des POT als Maßnahme für verstärkte Service-/MitarbeiterInnenorientiertheit sowie PatientInnenzentriertheit nachvollziehen. „Der POT erscheint streng programmiert und rigide strukturiert (...). Von morgens um 6 Uhr bis zum Ende des Arbeitstages um 21 Uhr wird der Ablauf bis auf die Minute geregelt. (...) Ein weiteres Merkmal bestand in der Einführung der Leistungsqualität innerhalb der interdisziplinären Arbeitsprozesse." (Beil-Hildebrand 2003: 247) Gesetzt werden Parameter und Zeitlimits durch den POT, innerhalb derer die MitarbeiterInnen autonom handeln. Dieser Versuch einer Standardisierung soll Arbeitseinsatz und Motivation konsistent und dauerhaft sicherstellen und kontrollierbar machen. Dies wird von den MitarbeiterInnen jedoch dann als absurd erlebt, wenn eine Tätigkeit wie Verbandwechsel abgebrochen wird, um die Essenausgabe zu bewerkstelligen. Der POT intensiviert zwar die Arbeit durch ein rigides Zeitmanagement, führt aber zu keiner verbesserten Arbeitszufriedenheit, und er birgt darüber hinaus das Risiko, dass der Patient auf der Strecke bleibt. „Paradoxerweise wurde der POT ausdrücklich zu diesem Zweck eingeführt, um solche Qualitätseinbußen und/oder Service-Reduktionen in St. Marien zu verhindern." (Beil-Hildebrand 2003: 253) Im Sinne konterkarierender Effekte wohlmeinender Rhetoriken sind nicht intendierte Konsequenzen das zentrale Ergebnis: „Die von der Geschäftsführung eingeführte Rhetorik – zum Beispiel das Programm der Mitarbeiterbeteiligung und Personalentwicklung – ist schlichtweg nicht weiter getragen worden, ja es hat sogar die Glaubwürdigkeit des Spitzenmanagement unterminiert." (Beil-Hildebrand 2003: 301)

3.1.2 Rationalisierung vor Rationierung? – Thema in unterschiedlichen klinischen Settings

Im Gegensatz zur empirischen *Einzelfallstudie* von Beil-Hildebrand in ‚St. Marien', sind die nachfolgend vorgestellten empirischen Ergebnisse zur Verteilung knapper medizinischer Ressourcen auf der Basis von *drei explorativen Fallstudien* von Ellen Kuhlmann (1998) in ausgewählten klinischen Settings entstanden. Methodisch setzt die Autorin auf 20 thematisch zentrierte Leitfadeninterviews in der Chirurgie, Inneren Medizin und neurologisch-psychiatrischen Langzeitversorgung. Befragt wurden 13 Personen aus dem ärztlichen Bereich, vier aus der Pflege, zwei aus der Pädagogik und eine Person aus der Verwaltung, um sowohl unterschiedliche Krankenhaustypen im öffentlichen Bereich, Professionen als auch Hierarchieebenen zu repräsentieren.

---

[37] Eine *interindividuelle, berufsübergreifende Konfliktlinie* zwischen *Ärzteschaft* und *Pflege* liegt insbesondere im Ordensspital darin begründet, dass geistliche Schwestern sterbende PatientInnen durchaus von Behandlungen verschonen wollen, die weiteres Leid bedeuten würden, die Ärzte hingegen (unter Druck der Angehörigen) aus ihrem Verantwortungsgefühl heraus meist die gesamte Bandbreite an medizinischen Möglichkeiten auszuschöpfen suchen. Dies müssen die geistlichen Schwestern jedoch aufgrund der Weisungsmacht der Ärzteschaft hinnehmen, was auch *intraindividuelle Konflikte* in dieser Ethikfrage verursachen kann, sobald sich die Schwestern damit ‚schwer tun' (Szabo 1998, 154f.). Im Zusammenhang mit dieser Ethikfrage ist auch den *berufsgruppeninterne Konflikt der Ärzteschaft* zwischen Chirurgen (schneidendes Fach) und Internisten (nicht schneidendes Fach) zu erwähnen (Szabo 1998, 155 mit dem Beispiel eines herz- und krebskranken Patienten, der nach chirurgischer Auffassung operiert werden müsste, nach internistischer Auffassung aber nicht, da primär die Herzbeschwerden lebensbeeinträchtigend wirken), was jedoch kein ordensspitalspezifischer Konflikt ist. Ordensspitalspezifisch hingegen ist der berufsgruppeninterne Generationenkonflikt hinsichtlich ‚Sparsamkeit' in der Ärzteschaft und hinsichtlich ‚Veränderungen' bei den Ordensschwestern (Szabo 1998, 160ff.).

Im Zentrum des Forschungsinteresses stehen Allokationspraktiken im Kontext knapper Ressourcen. Wenn Rationalisierungsreserven ausgeschöpft und Budgets flexibilisiert sind, die Knappheit aber dennoch nicht beseitigt werden kann, tritt eine tägliche Entscheidungssituation auf, die ökonomische Motive in medizinische Entscheidungen – die in aller Regel für PatientInnen durch medizinische ExpertInnen getroffen – einfließen lässt. „Verdeckte Rationierung ist längst Realität im Alltag deutscher Kliniken geworden (...), ethisch vertretbare und gesellschaftlich akzeptierte Kriterien der Verteilung knapper medizinischer Ressourcen fehlen hingegen." (Kuhlmann 1998: 13) Somit zeigt sich die Ökonomie als ‚blinder Fleck', da Verteilungspraktiken noch tabuisiert und folglich auch nicht legitimiert sind (Kuhlmann 1998, 13).

Ziel der drei Fallstudien ist daher, alltagspraktischen Allokationsmustern unter Knappheitsbedingungen auf die Spur zu kommen:

> „Zwischen dem Rationierungsdiskurs und den realen Anforderungen des klinischen Alltags liegt ein breites Feld, in dem die Deutungen und Handlungen der unmittelbaren Akteure ausgebildet werden. Eben dieses Feld steht im Zentrum dieser Untersuchung. Dabei geht es zum einen um eine möglichst genaue Beschreibung, zum anderen aber um die Entschlüsselung von Logiken und Praktiken." (Kuhlmann 1998: 15)

Die Tabuisierung der breiten Diskussion von Verteilungspraktiken lässt die Verteilungsnotwendigkeit selbst nicht verschwinden, sondern verlagert die Verteilungsentscheidung auf die Mikroebene der Akteure, die dann Ressourcenentscheidungen auf der Makroebene exekutieren sollen bzw. müssen. Diese ‚Bürde' wirft Fragen auf:

> „Wie und nach welchen Kriterien werden diese Ressourcen verteilt? Welche Rolle spielen dabei medizinische, ökonomische und ethische Überlegungen? Welche alltagspraktischen Lösungsmuster zeichnen sich ab? Welche Belastungen und Konflikte, welche Wertpräferenzen provozieren die Bedingungen knapper klinischer Ressourcen?" (Kuhlmann 1998: 14)

Kuhlmann geht diesen Fragen auf der Mikroebene der Akteure nach und macht dabei sowohl den Handlungskontext verständlich als auch Wertpräferenzen und -konflikte. Nachfolgend werden ihre Ergebnisse entlang der eigenen Heuristik aus *Kapitel 2* vorgestellt:

- *PatientInnen* sind wiederum unzweifelhaft die *zentrale Anspruchsgruppe*, am deutlichsten wird jedoch deren *mehrfach prekäre, riskante Lage* aufgrund des Zuschnitts der drei explorativen Fallstudien. Einsparungen im Arzneimittelbereich und damit Veränderungen der Wirkstoffkombinationen sind von PatientInnen nicht beeinflussbar, reduzierte Personalschlüssel oder verzögerte Nachbesetzungen führen zu *Zeitdruck* bei der Betreuung, wobei die negativen Konsequenzen durch Mehrarbeit des vorhandenen Personals eine Zeitlang abgefangen werden können (was aber z. B. die *Fehlerhäufigkeit* erhöhen kann; Kuhlmann 1998, 41). „Die Verantwortlichen sind sich sehr wohl der Tatsache bewußt, daß alle Maßnahmen, die das Personal betreffen, letztlich auch auf die Patienten zurückwirken." (Kuhlmann 1998: 22) Dabei bleibt ungewiss, bis wann die Personalressource vollständig ‚ausgeschöpft' ist und wann sich die sinkende (psychosoziale) Betreuungsqualität auf die PatientInnen auszuwirken beginnt. Arbeitsverdichtung verlangt von Pflegekräften eine situative, ‚weiche' Rationierung (Kuhlmann 1998, 23), oder von ÄrztInnen eine situative Redefinition von ‚medizinischer Notwendigkeit' je nach Bedarf und ökonomischer Situation (Kuhlmann 1998, 25 sowie Punkt 3 unten). Hier greift auch das inoffizielle Vorenthalten von Laborleistungen, Therapien und Diagnostiken, die PatientInnen als Möglichkeit kaum bekannt sind, da das *Laientum* und die *Wissensasymmetrie* auf PatientInnenseite durch mangelnde ‚Aufklärung' perpetuiert werden (Kuhlmann 1998, 74).[38] Die Warteliste bei Rehabilitationsplätzen, die oberflächlichere Diabetesschulung, oder die gezielte Aussteuerung kostenträchtiger PatientInnen durch das Vollegen der Intensivstation mit geplanten OPs (und damit Minderkapazitäten für Unfallopfer mit entsprechender Letalitätsprognostik; siehe unten Punkt 8) sowie eine Optimierung der Belagsdauer, die sich immer weniger an medizinischen Notwendigkeiten orientiert, eventuell sogar die Wiederkommer-Rate erhöht oder PatientInnen gleich in eine Organisation ‚weiter schiebt', weil die Kosten-Nutzen-Relation zu ungünstig ist (Kuhlmann 1998, 27-39) sind weitere Spielarten der Rationierung. Dies zeigt deutlich, wie PatientInnen zu *betriebswirtschaftlichen Produktionsfaktoren* werden bzw. bereits geworden sind und welche *Risiken* sich für sie damit verbinden, wenn zwischen ‚guten' und ‚schlechten' Risiken unterschieden wird (Kuhlmann 1998, 42 und 44ff. mit Bezug auf Versicherungsstatus, Krankheit, Alter, sozialer Status).

- *Sinn und Zweck* stehen infrage, wenn der Konflikt zwischen Ökonomie und eigenen moralisch-ethischen Ansprüchen als besonders schwerwiegend empfunden wird. „Einige Gesprächspartner nehmen die widerstreitenden Anforderungen als so unversöhnlich wahr, daß sie ‚nie wieder Medizin studieren' würden oder ‚lieber etwas anderes machen', als sich zu pauschalisierten Therapieverweigerungen zwingen zu lassen." (Kuhlmann 1998: 58) Resignation, Ohnmachtsgefühle und kämpferisches Durchhalten sind vorkommende Reaktionsformen auf die ökonomischen Zwänge, die, weil sie die Humanität bzw. Gerechtigkeitsvorstellungen den Kosten unterordnet, klar die Gefahr des *Sinnverlustes* beinhaltet (Kuhlmann 1998, 60, 65 und 66 mit Bezug auf Reanimation am Unfallort).
- Der *gesellschaftliche und soziale Kontext* kommt als rationierender und gleichzeitig die Konsequenzen davon tabuisierender Kontext vor. Einerseits spielen in der *Wirkrichtung* von *Organisation zu Kontext gesundheitspolitische* Entscheidungen eine zentrale Rolle, weil diese *Rahmenbedingungen* den organisationalen Spielraum vor Ort definieren. Andererseits nimmt aus Sicht der Befragten die Politik aber nicht ihre Verantwortung wahr, zuzugeben, dass nicht mehr alles finanzierbar ist und die Diskussion darüber zu leiten, was leistbar ist und sein soll. Stattdessen wird auf die Formel von der ‚medizinischen Notwendigkeit' gesetzt. Diese Formel wird auch von Medizinern akzeptiert, „ist dies doch das einzige Verteilungskriterium, das mit traditionellen medizinethischen Vorstellungen kompatibel ist. (...) Diese subjektive Entlastungsfunktion kann jedoch nicht darüber hinwegtäuschen, daß die Rationierungspraktiken letztlich mit dieser Konstruktion verschleiert werden." (Kuhlmann 1998: 63)
- Das Spezifikum *Struktur und Prozess* wird gestreift, wenn Struktur- und Prozessoptimierungen im Zuge von Rationalisierungsmaßnahmen angesprochen werden, oder wenn die *Hierarchie als informationsbehindernde Struktur* benannt wird (vgl. Punkt 6 unten).
- *MitarbeiterInnen* sind als Leistungserbringer unter Knappheitsbedingungen in einer mehrfach *prekären und riskanten Lage*. Sie sind *gesundheitlich* in Gefahr, wenn bei Schutzmaßnahmen gespart wird. Sie sind Verhandlungsmasse in Sparprogrammen (Stellenstopp, reduzierte Personalschlüssel, verzögerte Nachbesetzungen), die letztlich auf unbezahlte Mehrarbeit hinauslaufen, da die aufgehäuften Überstunden nicht ausgeglichen werden können – auch weil die Angst um den Arbeitsplatz zunehmend vorherrscht. *Burnout* droht vor allem bei jenem Drittel, das uneigennützig mehr arbeitet, damit der Betrieb aufrechterhalten

---

[38] Hier sind auch die Aufzeichnungen aus der teilnehmenden Beobachtung bei der Stationsvisite in Hömke (2002) aufschlussreich. Aufklärung ist nach wie vor primär Holschuld der PatientInnen.

werden kann. Eine Überlastung des Personals führt zu erhöhten Personalausfällen und möglicherweise mehr (existenzgefährdenden) *Fehlern*. Weil außerdem moralische, rechtliche und medizinische Legitimationsmuster fehlen, die sich als leitend in der Konfliktsituation zwischen medizinischem Auftrag und ökonomischen Vorgaben erweisen könnten, ist das *MitarbeiterInnenverhalten* durchaus *ambivalent*: „Die Prozesse der Entscheidungsfindung vollziehen sich in einem hochkomplexen Geflecht struktureller Bedingungsfaktoren, institutioneller Vorgaben, situativer medizinischer Anforderungen und subjektiver Handlungsorientierungen, in dem der Einfluß ökonomischer Kriterien – mal offenkundig und mal verborgen – zutage tritt. Obschon ökonomischen Handlungsorientierungen ohne Zweifel eine wachsende Bedeutung zukommt, lassen die Verteilungskriterien und Wertpräferenzen keine Konsistenz erkennen." (Kuhlmann 1998: 72)

- *Zentrale Beziehungen* werden hier primär als *Beziehung* von *PatientInnen* zu *ÄrztInnen* thematisiert.[39] Durch die Knappheit tritt in dieser Beziehung zunehmend Verunsicherung auf, d. h. die PatientInnen antizipieren die Zwei-Klassen-Medizin und bieten freiwillig Zuzahlungen an, um angemessen behandelt zu werden, also nichts aus ökonomischen Gründen verwehrt zu bekommen. Aber auch die *Beziehung des medizinisch-pflegerischen Personals zu Management und Führung* ist gespannt, weil sie von dem Widerspruch dominiert wird, dass zwar ökonomische Kriterien bei Behandlungsentscheidungen zentral sind, dies aber die Öffentlichkeit und die PatientInnen nicht erfahren dürfen. *Berufsgruppenintern* zeigt sich die Hierarchie als Informationsbehinderung, wenn z. B. statusniedrigeren KollegInnen keine ökonomischen Hintergünde mitgeteilt werden, um das Risiko zu verringern, dass dieses Kalkül an die Öffentlichkeit dringt. Innerhalb der Ärzteschaft wächst der Anpassungsdruck und die Konkurrenz, innerhalb der Pflege die Unzufriedenheit, wobei hier die Arbeitsmarktkonkurrenz und die Angst um den Arbeitsplatz mit eine Rolle spielt.
- *Management und Führung* taucht im Sinne einer Ausgabenkontrolle bei teuren Medikamenten auf sowie als Ausgangspunkt für Vorgaben, z. B. sich ökonomisch zu verhalten. Management wird primär als *Steuerung* im Sinne einer Selektion nach ökonomischen Kriterien wahrgenommen (Kuhlmann 1998, 44-51 mit Bezug auf Versicherungsstatus, Krankheit, Alter, sozialer Status). Dabei ist die Steuerung über Budgets (und der Hinweis auf deren Einhaltung) ein zentrales Instrument, das Ökonomische immer wieder und mehr oder weniger subtil ins *Bewusstsein* der medizinischen Entscheidungsträger zu rücken.[40] Aller-

---

[39] Diese *zentrale Beziehung* ist auch Thema weiterer qualitativer Studien im deutschsprachigen Raum. Scheibler (2004) beschäftigt sich beispielsweise auf der Basis von 40 Befragungen in zwei Krankenhäusern mit der Frage einer möglichen Typenbildung des PatientInnenverhaltens und identifiziert in der Beziehung von PatientInnen zu ÄrztInnen sechs potentiell verschiedene Verhaltenstypen zwischen Compliance und Noncompliance. Hier bestätigt sich die *Heterogenität der PatientInnen als zentralem Stakeholder*, die schließlich in ganz unterschiedlichen Verhaltensweisen in der Beziehung zu ÄrztInnen ihren Ausdruck findet. Hömke (2002) bestätigt diese heterogenen Beziehungen ebenfalls in ihren zwei einwöchigen Fallbeobachtungen der Stationsvisite in den Universitätskliniken Essen und Dresden. Auf Basis ihrer teilnehmenden Beobachtung, der sechs mit Ärzten geführten Interviews und einem hinterlegten Fragebogen für PatientInnen und ÄrztInnen als Zusatzinformation kommt sie zu dem Schluss, „dass in der Arzt-Patient-Kommunikation weiterhin Defizite bestehen" (Hömke 2002: 101), wobei dieses *Machtgefälle durch Wissensasymmetrie* nicht einseitig zu beheben sein wird, sondern nur durch eine Bewegung auf beiden Seiten. „Allein die Tatsache, dass einige Patienten den Stationsarzt in Essen erst auf Wirkungen und Nebenwirkungen von verordneten Medikamenten angesprochen haben, nachdem sie meinen Fragebogen ausgefüllt hatten, halte ich für sehr bedenklich." (Hömke 2002: 101) Einen weiteren Aspekt bringt Hömke (2002) hier zur Sprache, nämlich die besondere Unsicherheit von MigrantInnenpatienten, die wenig oder gar nicht Deutsch verstehen und sprechen können und hier auf Übersetzungsleistungen des Personals angewiesen sind (Voigt & Fischer-Brühl 1999; Voigt & Praez-Johnsen 2001).

[40] Dass die krankenhausinterne Reichweite dieses zentralen Instruments durchaus unterschiedlich sein kann, verdeutlicht die qualitativ-explorative Vergleichsstudie Schottland/Deutschland von Philippi (2001) hinsichtlich der Fragestellung, „ob die Rahmenbedingungen die kaufmännische Leitung dabei unterstützen, die leitenden Ärzte zu organisati-

dings gibt das Budget als Richtschnur keinerlei Hinweis darauf, wer aus ökonomischen Gründen welche Leistung nicht bekommt. Hier hält sich das Management bzw. die Führung bedeckt und überlässt diese – aus Sicht der Mediziner – ‚Bürde' (Kuhlmann 1998, 54) den Medizinern in ihrer Alleinverantwortung (der Definition ‚medizinischer Notwendigkeit').[41]

- *Ökonomie* bzw. ökonomisches Denken ist mittlerweile *breit diffundiert*: „In allen Gesprächen zeichnet sich (...) ab: Ökonomische Überlegungen, die noch bis vor kurzem keinen Platz im klinischen Alltag hatten, sind nunmehr zum ständigen Begleiter von ÄrztInnen und Pflegekräften geworden." (Kuhlmann 1998: 16)[42] In dieser Neuorientierung zeichnen sich *vier* grundlegende *Handlungsstrategien* ab, die sich mehr oder weniger direkt auf PatientInnen auswirken. Rationalisierung vor Rationierung ist eine *erste Strategie*, die ambivalente Resultate zeitigen kann. Während es Rationalisierungspotenziale gibt, die bei ihrem Ausschöpfen PatientInnen nicht direkt negativ existenziell berühren, sind die ‚Folgekosten' für PatientInnen und Niedergelassene bei der Umstellung auf kostengünstigere Wirkstoffkombinationen schon nicht mehr so klar abschätzbar. Auch ist die ständige Suche nach dem Rationalisierungspotenzial Mehraufwand, der zu Lasten der Zeit für PatientInnen gehen kann, das Personal durchaus aber auch subjektiv ‚entlastet', weil es vor der Rationierung ‚alles versucht hat', diese zu vermeiden (Kuhlmann 1998, 18f.). Eine *zweite Strategie* ist die effizientere Ausschöpfung der Personalressource, wobei dies in Effektivitätsverluste bei den PatientInnen münden kann, wenn die Überlastung des verbleibenden Personals durch Arbeitsverdichtung in sinkende Betreuungsqualität mündet bzw. sich die Krankenstände des Personals erhöhen. Die *dritte Strategie* ist die Hereinnahme ökonomischer Kalküle in die Behandlungsentscheidung (Kuhlmann 1998, 44ff. mit Bezug auf Versicherung, Krankheitsbild, Alter, sozialer Status). In diesem erheblich sensibleren Bereich gilt: „Der Einfluß der Ökonomie stellt sich als eine Grauzone mit höchst unscharfen Konturen dar, die sich zudem in ständiger Bewegung befindet. Eine eindeutige und allgemeingültige Grenzziehung zwischen medizinischen und ökonomischen Entscheidungshintergründen scheint kaum möglich zu sein." (Kuhlmann 1998: 25) Ökonomie ist also ‚atmosphärisch' immer zugegen bei den persönlichen Entscheidungen (z. B. über die Budgetinformationen; Kuhlmann 1998, 55), auch wenn dies als ‚beschämend' empfunden wird und mit Sprachlosigkeit und Verdrängung darauf reagiert wird (Kuhlmann 1998, 27). Die Formel von der ‚medizinischen Notwendigkeit' verschleiert so ökonomisch motivierte Rationierungspraktiken (Kuhlmann 1998, 63), denn: „In Zeiten der Budgetierung ist eine Umdeutung und Neudeutung dessen zu beobachten, was als medizinisch notwendig

---

onszielkonformen Entscheidungen und Handlungen zu bewegen, und wie sie hierzu günstigerweise ausgestaltet sein sollten." (Philippi 2001: 2) Die Autorin fasst ihre empirischen Erkenntnisse dahingehend zusammen: „Die in Deutschland gewählte Vorgangsweise, wo der Gesetzgeber offenbar darauf vertraut, dass der leitende Arzt infolge des wirtschaftlichen Drucks ein Interesse an der Implementierung von am medizinischen Verfahren anknüpfenden Lenkungsinstrumenten entwickeln würde und daher auf entsprechende direkte Vorgaben verzichtet, scheint sich vor dem empirisch gezeigten weitgehenden Fehlen entsprechend gehandhabter Instrumente nicht bewährt zu haben." (Philippi 2001: 403) Sie führt dies sowohl auf den zur Zeit noch nicht ausreichend starken wirtschaftlichen Druck ebenso zurück wie auf eine fehlende, zentralisierte Entscheidungsinfrastruktur, evidenzbasierte Entscheidungen allgemeinverbindlich zu treffen. Aber auch diese Infrastruktur würde wenig nützen, wenn die Ärzteschaft nicht gewillt ist, „Teile ihrer Entscheidungsautonomie an entsprechende Gremien abzutreten und die von ihnen erarbeiteten Vorgaben zu respektieren und umzusetzen" (Philippi 2001: 407).

[41] Das Fehlen ethischer Entscheidungshilfen referiert auch Kraus (1998) als ein relevantes Ergebnis ihrer qualitativen Fallstudie zu drei Krankenhäusern und deren Transformationsbewältigung im Zuge des GSG 1993.
[42] Dass diese Entwicklung nicht auf den klinischen Alltag beschränkt ist zeigt auch die bereits ausführlich zitierte Studie von Szabo (1998) für ein österreichisches Ordensspital.

eingestuft wird." (Kuhlmann 1998: 62) Das Aussteuern kostenträchtiger PatientInnen ist die *vierte Strategie*. Insbesondere UnfallpatientInnen/NotärztInnen sind entweder mit der ‚Lüge' konfrontiert, dass die Intensivstation ‚voll sei' (Kuhlmann 1998, 31, 37) oder aber es werden Letalitätsprognostiken eingesetzt, die medizinische und ökonomische Parameter in Scoring-Modellen auf der Basis großer Populationen verknüpfen. Damit soll die ethische Frage nach dem Wert des Lebens durch mathematisch-statistische, computergestützte Verfahren entschieden werden, statt medizinisch-moralisch (1998, 33).[43] Das ‚Verschieben' kostenträchtiger PatientInnen mag das Budget der Einzelorganisation entlasten, und die Kosten in eine andere Institution des Gesundheitswesens verlagern, die Kosten des Gesamtsystems werden dadurch nicht gesenkt (Kuhlmann 1998, 36ff. mit Bezug auf das ‚Nullsummenspiel'). „Wo diese Strategien auch ansetzen, gemeinsam ist ihnen – bei allen anzuerkennenden graduellen Unterschieden – eine Qualitätseinbuße der medizinischen Versorgung bis hin zu erhöhten Risiken für PatientInnen." (Kuhlmann 1998: 71)

- *Qualität* hängt eng mit der ökonomischen Situation zusammen und ist entsprechend *fragil*. Wenn der Kostendruck im Einkauf (Sparzwang) zur Entscheidung für billigere Produkte führt (Effizienzgewinn), kann dies in *Minderqualität* münden (Effektivitätsverlust durch Pflaster, die nicht kleben, oder neue Wirkstoffkombinationen, die das Erfahrungswissen mit den alten Kombinationen entwerten; Kuhlmann 1998, 18) und eventuell sogar den Verbrauch nachfolgend erhöhen (‚juckende' OP-Hauben). Erhöhter Zeitdruck führt zu erhöhter Wahrscheinlichkeit, dass (eventuell existenzgefährdende) *Fehler* passieren. Das Ergebnis ist letztlich in allen Fällen absurd und bedeutet *reduzierte Entscheidungsqualität* im Sinne mangelnder Reflektion der Konsequenzen. Gleiches gilt für eine Optimierung der Belagsdauer. Diese mag zwar für die Klinik effizient sein, sie ist es aber nicht aber notwendigerweise auch für die PatientInnen, die zum ‚Wiederkommer' werden (müssen) (Kuhlmann 1998, 35 mit Bezug auf intensivpflichtige, allgemeinchirurgische PatientInnen). Auch ‚Verschiebepraktiken' in den ambulanten Bereich, um das eigene Budget zu entlasten, können zu Qualitätsverlusten für PatientInnen führen, die allerdings „(...) nur schwer auszumachen" (Kuhlmann 1998: 38) sind.

- Die Nähe zum zehnten Spezifikum aus der eigenen Fallstudie zeigt sich auch hier sehr plakativ über die *nicht intendierten Konsequenzen*, die sich an das Ausschöpfen von Rationalisierungspotenzialen anschließen können, z. B. wenn Mehrverbräuche billigerer Produkte die ökonomische Sparabsicht konterkarieren, oder Einsparungen bei Handschuhen für infektiöse Tätigkeiten im Gegensatz stehen zu WHO-Bemühungen um das gesundheitsfördernde Krankenhaus. Auch das Thema ‚Verschiebebahnhof' (Kuhlmann 1998, 35) zeigt, dass eine Optimierung der Kostenstruktur einer Organisation durch das Weiterreichen kostenträchtiger PatientInnen die Gesamtkosten im Gesundheitssystem nicht senkt, sondern nur verlagert und die PatientInnen größerem Risiko und möglicherweise minderer Behandlungsqualität aussetzt, wenn z. B. Schnelligkeit für den Behandlungserfolg mit ausschlaggebend ist. Somit bestätigt sich das zentrale *Spannungsfeld* ‚Ökonomie versus Qualität' in mehrfachster Weise (Kuhlmann 1998, 28ff. mit Bezug auf endoskopische Chirurgie, Onkologie, Multiple Sklerose, Epilepsie, Endoprothetik, Diagnostik per MRT, Diabetesschulungen). Insbesondere im Bereich der Intensivmedizin ist das Spannungsfeld ‚Ökonomie versus Qualität' auf das Engste verknüpft mit dem Spannungsfeld ‚Sinnhaftigkeit versus Sinnverlust' (vgl. Punkt 2 oben). *Interindividuelle Konfliktlinien* finden sich in

---

[43] Eine weitere Variante der Verlagerung von Entscheidungen stellt die Einsetzung einer Ethikkommission dar. Szabo (1998) weist auf die gesetzliche Verpflichtung hierzu in Österreich und die ebenfalls gesetzlich verankerte Zusammensetzung der Kommission hin.

der Konkurrenz um den Arbeitsplatz, oder auch in der mangelnden Transparenz ökonomischer Hintergründe. *Intraindividuelle Konfliktlinien* sind ebenfalls spürbar, wenn aufgrund des Zeitdrucks die psychosoziale Betreuung der PatientInnen auf der Strecke bleibt, oder ÄrztInnen zwangsweise in die Vermittlerrolle zwischen medizinischer Notwendigkeit und ökonomischer Unmöglichkeit kommen, „(...) ein dauerhafter und unversöhnlicher moralischer Konflikt, der eine Reihe sogenannter ‚Notlügen' gegenüber einzelnen Patienten provoziert (...)" (Kuhlmann 1998: 48). Diese Rolle wird primär von den ÄrztInnen nur widerwillig angenommen: „Je schwerwiegender die Nachteile für die PatientInnen sind und je stärker lebensnotwendige Maßnahmen tangiert sind, desto eindeutiger werden ökonomische Erwägungen zurückgewiesen." (Kuhlmann 1998: 61) Auch das Thema der *Wendepunkte* wird angerissen, wenn die Personalressource ausgeschöpft ist (Effizienzgewinn) und danach unklar wird, wann eine Wende ins Burnout oder erhöhter Krankenstand sich nachweislich negativ auf die Betreuungsqualität an den PatientInnen auswirkt (Effektivitätsverlust) – nicht zuletzt auch, weil das verbleibende Personal unter Zeitdruck mehr (eventuell existenzgefährdende) Fehler macht.

3.1.3 Fazit

Auf Basis der beiden hier ausführlicher dargelegten qualitativen Fallstudien von Beil-Hildebrand (2003) und von Kuhlmann (1998) sowie der ergänzend zitierten qualitativen Studien in den Fußnoten kann hier zunächst folgendes *Fazit* gezogen werden: Alle zehn organisationalen Spezifika aus der eigenen Fallstudie werden weitestgehend bestätigt, wobei einige Charakteristika *inhaltlich ergänzt* und in die bisher vorhandenen Tabellen eingearbeitet werden können:

- Mit Bezug auf *PatientInnen* zeigt sich, dass *‚Service am Kunden'* im Kontext einer Kulturrhetorik, die auch die Perzeption der PatientInnen durch die MitarbeiterInnen prägt bzw. prägen soll, *positiv konnotiert* ist. Die Frage der Selbstausbeutung wird sich in diesem Sprachgebrauch kaum an der Gegenüberstellung PatientIn versus KundIn entzünden, wie im eigenen Fall. Die in der eigenen Fallstudie herausgearbeitete, *mehrfach prekäre und riskante Lage* der PatientInnen wird sehr deutlich aufgrund mehr oder weniger verdeckter Rationierung als auch der nicht beurteilbaren Formel von der ‚medizinischen Notwendigkeit' (LaiInnenstatus) sowie (möglicherweise existenzgefährdender) *Fehler* aufgrund verstärkter Belastung des Personals.
- Was den *gesellschaftlichen und sozialen Kontext* anlangt, so ist in der Wirkrichtung Kontext zu Organisation der *Management-Diskurs* ein Faktor, der von außerhalb in die Organisation diffundiert. In der umgekehrten Wirkrichtung ist das Haus auch relevanter *Arbeitgeber* in der Region.
- *Struktur und Prozess* verändern sich im Zuge von Reorganisationsmaßnahmen, speziell durch Einführung *neuer Kontrollregimes*, die sich neuer Kommunikations- und Informationstechnologien bedienen, die Organisation in neuer Art in Verantwortlichkeiten einteilen und somit erlauben, bislang Unkontrolliertes managebar zu machen. Hierarchie wird als Behinderung des Informationsflusses erlebt.
- Mögliche *Fehler* betreffen nicht nur PatientInnen, sondern auch (die Gesundheit der) *MitarbeiterInnen*, z. B. wenn an Sicherheitsmaßnahmen gespart wird.

- *Zentrale Beziehungen* (hier zwischen PatientInnen und Ärzteschaft) lassen sich um das Thema der *Fremdsprache* und *interkulturellen Kommunikation* erweitern.
- Sobald in Ordenshäusern der bestehenden Führung eine Geschäftsführung zur Seite bzw. faktisch voran gestellt wird, ergibt sich für die Spezifika *zentrale Beziehungen* sowie *Management und Führung* eine zusätzliche Beziehungsebene im Ressourcenverteilungskonflikt im Vergleich zum eigenen Fall.
- Speziell zu *Management und Führung* wird die *Ambivalenz von Führungsinstrumentarien* (z. B. Management by Walking About) als auch von *Führungsverhalten* (z. B. das Tolerieren der Essenbestellung auf Station) deutlich, was nochmals betont, dass Ambivalenz als Charakteristikum allen MitarbeiterInnen, also auch der Führungsebene, eignet. So erhöht beispielsweise Management und Führung den ökonomischen Druck, überlässt aber gleichzeitig die ‚Bürde' der Rationierung im Einzelfall den Medizinern.
- Die breite Diffusion *ökonomischer* Denkkategorien (z. B. über *Budgetierungsprozesse*) bis in medizinische Entscheidungsfindungen hinein verschiebt die Machtgewichte innerhalb der Organisation. Ärztlicherseits kann dies eine besondere *psychische* Belastungskomponente darstellen, wenn medizinisches und ökonomisches Verhalten konfliktär werden, worauf sowohl mit *Sprachlosigkeit* und *Verdrängung* als auch mit dem Versuch reagiert werden kann, *PatientInnen weiter* zu *schicken* oder die medizinische Entscheidung auf mathematisch-statistische Verfahren (*Letalitätsprognostik*) bzw. eine *Ethikkommission* ‚auszulagern'.
- *Qualität* leidet unter (möglicherweise existenzgefährdenden) *Fehlern* und unter einem Effizienzdruck, der zu Minderqualität und damit zu Effektivitätsverlust führen kann. Diese mögliche kontraproduktive Entwicklung wird nur mangelhaft reflektiert (reduzierte Entscheidungsqualität).
- Organisationale *Spannungsfelder* wie der Konflikt von Ethik und Ökonomie, der hier die Konfliktlinie ‚Sinnhaftigkeit versus Sinnverlust' oder auch ‚Qualität versus Ökonomie' charakterisiert, werden aber weder durch Verdrängung, noch durch Verfahren oder Kommissionen auf der direkten Anwenderebene ‚geheilt', weil trotz z. B. eines Verfahrens auf der Basis großer Zahlen (*Letalitätsprognostiken*) der Einzelfall mit seiner Entscheidung über Leben oder Tod der konkrete Einzelfall einer Entweder-oder-Entscheidung bleibt. Die *interindividuellen Konfliktlinien* als Ausdruck organisationaler Spannungsfelder zeigen sich im berufsgruppeninternen Bereich der Ärzteschaft auch als Konflikt zwischen Chirurgen (schneidendes Fach) und Internisten (nicht schneidendes Fach).

3.2 Quantitative, großzahlig orientierte Studien

Während die zuvor dargelegten, qualitativen Fallstudien die zehn Spezifika der Organisation ‚öffentliches Krankenhaus' aus der eigenen Fallstudie auf breiter Basis bestätigt und ergänzt haben, ist bei quantitativ-großzahligen Studien zu beachten, dass diese in der Regel stärker auf einzelne Aspekte der Organisation in ihrem Kontext fokussieren und anhand der Befragung größerer Anzahlen ihre Anfangshypothesen ‚testen'. Konsequenterweise steht nachfolgend die Frage im Vordergrund, inwiefern *einzelne* Spezifika bzw. Charakteristika im Fokus quantitativer Untersuchungen stehen und welcher Erkenntnisgewinn sich daraus für die eigene Heuristik daraus ziehen lässt. Eine Darlegung der Ergebnisse der quantitativ angelegten empirischen Studien anhand der bekannten zehn Spezifika ist hierfür zweckmäßig. Zur Erinnerung wird das aus den qualitativen Studien jeweils gültige Set an Charakteristika je Spezifikum kurz tabellarisch vorangestellt. Grau unterlegt finden sich dabei die Ergänzungen der eigenen Einzelfallstudie durch die *qualitativen Studien anderer* OrganisationsforscherInnen, wie sie im zuvor gezogenen Fazit dargelegt wurden. Auf ‚Herkunftsbezeichnungen' (eigene qualitative Einzelfallstudie oder empirische Studie anderer OrganisationsforscherInnen) wird in diesem Stadium der Heuristikentwicklung verzichtet, da die diversen empirischen Aussagen unabhängig von ihrem methodischen Zustandekommen als gleichermaßen wertvoll für die weitere Argumentation gewertet werden.

3.2.1 PatientInnen

Spezifikum *PatientInnen* / Charakteristika
• Zentrale Anspruchsgruppe (Stakeholder), in sich heterogen wegen diverser Krankheitsbilder und persönlicher Erwartungshaltungen; Gefahr serviceorientierter Selbstausbeutung der Pflege, daher PatientInnen nicht KundInnen.
• PatientInnenzentriertheit von Aufnahme bis Entlassung und darüber hinaus auch im exramuralen Bereich; divergierende Grade der Aufmerksamkeit des Personals von unumwunden über stark kontext- bzw. stakeholderbezogen bis zu grenzziehend bei drohender Selbstausbeutung. Gleichzeitig wird im Kontext patientInnenzentrierter Kulturrhetorik eine positive Konnotation von ‚Service am Kunden' angestrebt.
• Mehrfach prekäre, riskante Lage: Natur von Krankheit/Verletzung; Verlust des Persönlichen in Pflege unter Zeitdruck; (möglicherweise existenzgefährdende) Fehler aufgrund verstärkter Belastung des Personals; dem generellen Spannungsfeld und Rahmenbedingungen ausgeliefert („weiche' Rationierung, ‚Verschiebebahnhof'); medizinisches Laientum und Wissensasymmetrie (Nichtbeurteilenkönnen von Wirkstoffkombinationen und so genannter ‚medizinischer Notwendigkeit'); Gefühl von Selbstbestimmung; ‚ÄrztInnenruf' als Wirkungsvermutung; mediale Vermittlung der ÄrztInnenqualität; betriebswirtschaftlicher Produktionsfaktor; mögliches Opfer ‚ausrastender' MitarbeiterInnen; bei Nischenstrategie eventuell dequalifizierte und dadurch demotivierte Pflege und Ärzteschaft; Teil einer demographischen Entwicklung und gesellschaftlichen Diskussion, deren Ausgang ungewiss ist.

Tabelle 3: PatientInnen aus Sicht qualitativer Studien

Die drei Grobcharakteristika – *PatientInnen als zentrale Anspruchsgruppe, PatientInnenzentriertheit* und eine *mehrfach prekäre, riskante Lage* der PatientInnen – bieten einige Anknüpfungspunkte für die Betrachtung der Ergebnisse quantitativ-großzahlig angelegter Studien.

Die *Zentralität des Stakeholders PatientInnen* zeigt sich beispielsweise in mittlerweile zur Selbstverständlichkeit gewordenen *PatientInnenzufriedenheitsanalysen.* Satzinger (1998) weist darauf hin, dass PatientInnenbefragungen in Deutschland gegen Mitte der 1990er Jahre zunehmend en vogue wurden – „kaum ein Kongreß, auf dem nicht irgendwelche Fragebögen gehandelt werden, kaum eine Zeitschrift, die nicht von immer neuen Befragungsergebnissen berichtet – landauf, landab, so scheint's, wird jetzt ‚drauflosbefragt'." (Satzinger 1998: 102)[44] Der hohe *Verbreitungsgrad* von PatientInnenzufriedenheitsanalysen lässt sich auch quantitativ belegen. Tscheulin & Helmig (2000) erheben in ihrer Studie Verbreitungsgrad, Stellenwert, Zielsetzung, Inhalt, Problemlagen und Konsequenzen von PatientInnenzufriedenheitsmessungen. Ihre Ergebnisse auf der Basis von 122 Rückmeldungen von Krankenhausverwaltungsdirektoren bzw. Klinikchefs in öffentlichen, freigemeinnützig/kirchlichen und privaten Krankenhäusern Baden-Württembergs zeigen, dass 90% der befragten Krankenhäuser und Kliniken die Patien-

---

[44] Die Vorgeschichte der standardisierten ‚patient surveys' im anglo-amerikanischen Raum ist prägnant zusammengefasst in Strodtholz & Badura (2006); ferner als Überblick Schupeta & Hildebrandt (Hg., 1999).

tInnenzufriedenheit erheben. Insbesondere im öffentlichen Bereich ist nach Einführung der Bundespflegesatzverordnung (BPflV) 1996 mit ihren Fallpauschalen und Sonderentgelten die Befragung von PatientInnen Standard geworden. Die Autoren führen dies auf die Verordnung zurück, wodurch Krankenhausmanager im öffentlichen und gemeinnützig/kirchlichen Bereich „(...) die politischen Direktiven einer marktwirtschaftlich orientierten Krankenhauslandschaft der Zukunft deutlich vor Augen [haben; MH]." (Tscheulin & Helmig 2000: 114)[45] Neben Qualitätsverbesserung als Motiv tritt im öffentlichen Bereich auch die Bindung der PatientInnen. Die Rücklaufquote bei PatientInnenbefragungen als auch die Akzeptanz derselben bei den MitarbeiterInnen ist im öffentlichen Bereich geringer, Verbesserungsbedarf besteht in öffentlichen Häusern bei der Qualität des Essens und es werden daher auch primär Managementaktivitäten im Bereich der ‚weichen Ersatzindikatoren' bzw. Hotelleistungen gesetzt. Zumindest mit Blick auf die Befragten in Baden-Württemberg bestätigen die Ergebnisse von Tscheulin & Helmig (2000) die *Zentralität des Stakeholders* ‚PatientInnen' zum Befragungszeitpunkt. Aber auch die *mehrfach prekäre, riskante Lage* der PatientInnen wird bestätigt, wenn PatientInnen in ihrem *medizinischen Laientum* darauf vertrauen müssen, „dass sich öffentliche Krankenhäuser, insbesondere Universitätskliniken, bezüglich der medizinischen Qualität häufig sehr gut stellen (...)" (Tscheulin & Helmig 2000: 117).

Da großzahlig orientierte Überblicksuntersuchungen wie die von Tscheulin & Helmig (2000) weder die vor Ort angewandten Messdesigns und -techniken, die ja das Ergebnis maßgeblich beeinflussen können[46], noch die Nachhaltigkeit darauf hin gesetzter Managementaktivitäten näher darlegen können, ist an dieser Stelle auch auf Studien zu verweisen, die dort ansetzen, wo die Reichweite von Verbreitungsgradstudien aufhört: *Verwertungsdefizite* nach PatientInnenbefragungen (Blum 2001) und daraus abgeleitete Verbesserungsvorschläge sind Aspekte jenseits der puren Existenz eines Instrumentariums zur Zufriedenheitsmessung und insofern relevant, als das Vorhandensein des Instrumentes an sich noch keinen dezidierten Schluss über gezogene (Management-)Konsequenzen aus Messergebnissen erlaubt. Dirks-Wetschky & Trojan (2001) sowie Trojan & Satzinger (2001) vollziehen daher auch den Brückenschlag zum Qualitätsmanagement inklusive Beschwerdemanagement.[47]

Insofern PatientInnenzufriedenheitsanalysen offenbar ein zentraler Stellenwert zukommt, werden einige nachfolgend exemplarisch und detaillierter betrachtet. Einzelne Krankenhäuser bzw. Krankenhaus-Holdings/-Verbünde sind zwar die naheliegendsten Organisationen mit einem Interesse[48] daran sind zu wissen, wie zufrieden ihre zentralen Stakeholder ‚PatientInnen' sind – aber sie sind keineswegs die einzig möglichen Initiatoren von Zufriedenheitsanalysen.

---

[45] Dieser Aspekt bestätigt beim Spezifikum *gesellschaftlicher und sozialer Kontext* im Bereich der Wirkrichtung von Kontext zu Organisation das Charakteristikum der *Gesundheitspolitik* als Einflussfaktor.

[46] Dies ist kein zu vernachlässigendes Problem. Freise (2003) zeigt die Validität unterschiedlicher Datenerhebungsverfahren auf, Blumenstock (1998) sowie Kohlmann (1998) beschreiben Fehlereinflüsse und Datenqualität in der klinischen, epidemiologischen und sozialwissenschaftlichen (PatientInnen-)Forschung, Satzinger & Raspe (2001) stellen ausführlich methodische Grundprobleme bei Befragungen dar; weiters Zinn (2001), Ruprecht (2001), Leber & Hildebrandt (2001) zu diversen Befragungsmodellen und Datenbanken sowie Lecher et al. (2002) mit weiterführender Literatur. Die ausreichende Validität von Standardmessinstrumenten argumentieren Hribek & Schmalen (2000).

[47] Dies ist eine Bestätigung des organisationalen Spezifikums *Qualität* mit seinem Charakteristikum der *Stakeholderzufriedenheit*, hier auf PatientInnen als zentralen Stakeholder bezogen. Ganz praktisch zeigt sich dies auch darin, dass die Befragung oft auf Initiative des Qualitätsmanagements für das jeweilige Krankenhaus ausgearbeitet wird (Viethen et al. 1998).

[48] Im öffentlichen Bereich wird ohne entsprechende ‚Werbemöglichkeiten' die PatientInnenzufriedenheit zu einem durch Mundpropaganda verbreiteten Unterscheidungsmerkmal, sobald eine LKF Anreize setzt, in einen Leistungswettbewerb zu treten. Damit wird auch das Spezifikum *gesellschaftlicher und sozialer Kontext* bestätigt, in den nicht nur die Organisation, sondern auch PatientInnen als Organisationsmitglieder auf Zeit eingebettet sind – hier die Richtlinienkompetenz von Gesundheitspolitik und Administration in der Wirkrichtung Kontext zu Organisation.

Das zentrale Anliegen einer *Holdingorganisation* in puncto PatientInnenbefragungen beschreiben Gomsi & Mandl (1998) für die Steiermärkische Krankenanstalten-Gesellschaft.[49] Es geht primär darum, „die Bedürfnisse der Patienten genau kennenzulernen, sich für die Erlebnisse und Eindrücke, die Patienten während ihres Spitalaufenthalts erfahren, zu interessieren und alle diese den Mitarbeitern unserer Krankenhäuser auch bewußt und verständlich zu machen." (Gomsi & Mandl 1998: 151) Die Ergebnisse dieser Befragungen zeigen im ambulanten Bereich, „(...) daß sich etwa jeder 6. Patient nicht ausreichend über seine Erkrankung bzw. Behandlung informiert fühlt. Eine wichtige Rolle scheint dabei die Verständlichkeit der Aufklärung zu spielen, da die Beurteilung der Aufklärungsqualität eng mit ihr zusammenhängt." (Gomsi & Mandl 1998: 153). Dies bestätigt einerseits die *Wissensasymmetrie* als Aspekt der *mehrfach prekären, riskanten Lage* von PatientInnen als LaiInnen, da diese zu einem konkreten Problem des Verstehens (medizinischer) Erläuterungen führt. Und es lässt darüber hinaus erkennen, dass ein Zuwenig an Information über die Behandlung momentan (in der Ambulanz), aber auch in der Zukunft (außerhalb der Ambulanz) von den PatientInnen auch als mangelnde *PatientInnenzentriertheit* im Sinne mangelnder Vorschau auf den Gesamtprozess der Behandlung erlebt wird. Im stationären Bereich (LKH Bruck) empfand jeweils nur die Hälfte der PatientInnen die Verständlichkeit der Aufklärung über Krankheit und Tagesablauf auf Station als ‚sehr gut', was als Handlungsbedarf in puncto ‚Patienteninformation/Patientenaufklärung' gesehen wird und damit auch als Bewegung in Richtung verstärkter *PatientInnenzentriertheit*. Als positiver ‚Ausreißer' (und damit als ein Indikator für ein gelingendes *Aufheben der Wissensasymmetrie*) zeigt sich die Kinder- und Jugendheilkunde in Leoben, wo die Fragen nach Aufklärung über die Erkrankung und deren Verständlichkeit sowie die Information über den Behandlungsverlauf durchweg mit hoher/höchster Zufriedenheit bewertet werden. Dennoch plädieren Gomsi & Mandl für eine genaue Analyse hoher Gesamtzufriedenheiten.

„Bei genauerer Untersuchung der oft durch allgemeine Fragen festgestellten hohen Globalzufriedenheit stieß man jedoch auf ein erhebliches Kritikpotential, wenn Patienten nach konkreten Wahrnehmungen zu für sie wichtigen Aspekten der Krankenhausbetreuung befragt wurden. (...) Wertvolle Hinweise auf eine behutsam zu interpretierende Notenskala erhält man auch, wenn man den Patienten die Möglichkeit zu frei formulierten Bemerkungen gibt. So machen beispielsweise auch Personen, die auf der dazugehörenden Notenskala mit ‚gut' gewertet haben, Anmerkungen wie ‚Betreuung durch Ärzte fand nicht statt'." (Gomsi & Mandl 1998: 155f.)

Aus methodischer Sicht ist die hier bevorzugte verstärkte ‚Ereignisorientierung' bei Befragungen eine Möglichkeit, den Grad der PatientInnenzentriertheit aus PatientInsicht besser einschätzen und mögliche prekäre, riskante Situationen für PatientInnen aus Sicht der Organisation genauer abschätzen zu können.

Krankenkassen haben als extramurale Kostenträger ebenfalls ein Interesse zu erfahren, wie zufrieden die bei ihnen versicherten PatientInnen mit den Leistungen des jeweiligen Krankenhauses sind. Die sehr umfangreiche Studie der Deutsche Angestellten-Krankenkasse (DAK) sollte „(...) das konkrete Erleben und subjektive Empfinden der Patienten (...) mit der Qualität der Hamburger Krankenhäuser (...)" (Schulte & Hildebrandt 1998: 121) transparent machen (d. h. aller Hamburger Krankenhäuser sowie von vier Fachkrankenhäusern im Umland). Angeschrieben wurden 22.745 Versicherte der DAK, 11.409 davon bildeten die Stichprobe, die methodisch mit Hilfe von Varianzanalysen, Diskriminanzanalysen und auf multiple Korrelati-

---

[49] Die PatientInnenbefragungen wurde in den fünf Landeskrankenhäusern der KAGES, in Deutschlandsberg, Hartberg, Bruck, Stolzalpe und Leoben mit Unterstützung der Universität Graz durchgeführt (Gomsi & Mandl 1998, 152).

onen hin ausgewertet wurde. Ein zentrales Ergebnis dieser Studie ist, „daß nach Ansicht der Versicherten die Kommunikation zwischen den niedergelassenen, einweisenden ÄrztInnen und dem Krankenhaus verbessert werden muss. Ebenso empfindet ein Großteil der Befragten die Aufklärung über den Umgang mit ihrer Krankheit nach dem Krankenhausaufenthalt als verbesserungswürdig." (Schulte & Hildebrandt 1998: 135) Dieses Ergebnis stützt das in der eigenen Fallstudie beschriebene Charakteristikum der *PatientInnenzentriertheit* über den gesamten intramuralen Behandlungsprozess hinweg bis in den extramuralen Bereich hinein, indem es einerseits aus der PatientInnensicht die organisationsübergreifende Prozesssicht einfordert und gleichzeitig hierin ein Verbesserungspotenzial benennt.[50]

Fachverbände, die die Interessen bestimmter Berufsgruppen artikulieren und unterstützen sollen, sind ebenfalls Auftraggeber von Studien zur PatientInnenzufriedenheit. Die empirische Studie von Layer & Mühlum (2003) im Auftrag der Deutschen Vereinigung für Sozialarbeit im Krankenhaus e. V. (DVSK) ist ein Beispiel für ein Fachverbands-Evaluationsprojekt, das erstmalig eine systematische, quantitativ orientierte Erhebung und Bewertung der Sozialarbeit im Krankenhaus aus PatientInnensicht erlaubt. Die Studie aus dem Jahr 2001 basiert auf 127 auswertbaren, standardisierten PatientInnenfragebögen aus 27 öffentlichen Krankenhäusern und ist in der Ergebnispräsentation stark deskriptiv (ohne weitergehende statistische Testverfahren). In ihrer Zusammenfassung orientieren sich Layer & Mühlum (2003) am chronologischen Verlauf des Krankenhausaufenthaltes. Demnach werden die Unterstützungsleistungen im Verlauf des Aufenthaltes stärker genutzt (Entlastungsleistung) und die zu besprechenden Anliegen sind thematisch breiter als vermutet. Es bestätigt sich ein hoher Problemdruck und das Bedürfnis nach Beratung in leistungsrechtlichen und rehabilitativen Fragen, bei Anträgen und Kontakt zu externen Diensten – ein Aspekt, der das Charakteristikum einer *PatientInnenzentriertheit* bis in den extramuralen Bereich stützt. Der psycho-sozialen Lage der PatientInnen ist allerdings nicht nur instrumentell zu begegnen, sondern auch sozial-emotional – insbesondere bei Lebenskrisen. „Nicht überall gehört dies schon zum ‚Standard-Angebot'." (Layer & Mühlum 2003: 53) Gerade dieser Aspekt zeigt einen Anklang an das Charakteristikum der mehrfach prekären, riskanten Lage durch *Verlust des Persönlichen bei einer Pflege unter Zeitdruck*.[51] Sollten hier die psycho-sozialen Dienste etwas ausgleichen müssen, das woanders entsteht? Dass hier ein Bedarf besteht, dem eine adäquate Leistung gegenübersteht zeigt „(...) die hohe Zufriedenheit mit dem Sozialdienst – und zwar sowohl in Detailbereichen als auch in der Gesamtbeurteilung." (Layer & Mühlum 2003: 53)

Hochschulnahe *Forschungsinstitute* bzw. *ForscherInnengruppen* analysieren teils aus Eigeninitiative, teils als Auftragsforschung die Lage von PatientInnen. Ein Beispiel hierfür stellt die von Blum (1998) beschriebene ‚PatientInnenzentrierte Evaluation ambulanten Operierens' als Pilotstudie des Deutschen Krankenhausinstitutes e. V. (DKI) dar. Die Einführung dieser, mit dem GSG 1993 in Deutschland erstmals möglichen, neuen Leistung wurde in sieben ausgewählten Krankenhäusern evaluiert.[52] In der ersten Jahreshälfte 1995 bekamen 979 PatientInnen nach der Operation den eigens hierfür entwickelten Fragebogen mit nach Hause und 69,2% retournierten diesen. Die Ergebnisse der Befragung zeigen klar diverse Problemlagen im Bereich der *PatientInnenzentriertheit*, sowohl im intramuralen Behandlungsprozessverlauf als auch in der extramuralen Nachsorge. Beim intramuralen Behandlungsverlauf besteht bei 25% der

---

[50] Diese Einschätzung der PatientInnen betrifft somit auch die Spezifika *zentrale Beziehungen* und *Qualität*.
[51] Dieses Problem zeigt auch die empirische Studie von Wenderlein & Schochat (2003), die bereits auf Rang 3 der Belastungsfaktoren für das Personal ‚zu wenig Zeit für den Patienten' vermerkt.
[52] Dieser Aspekt stützt das im Spezifikum *gesellschaftlicher und sozialer Kontext* unter der Wirkrichtung Kontext zu Organisation benannte Charakteristikum der *Gesundheitspolitik* bzw. *staatlichen Administration* und ihrer Einflussnahme mit Hilfe von (Struktur-)Gesetzgebung.

PatientInnen tendenzielle Unzufriedenheiten mit der Partizipation, d. h. bei Mitsprache- und Einflussmöglichkeiten in der Behandlungssituation selbst. Die Aufklärung über die Erfordernisse und die Organisation der häuslichen Nachsorge empfindet gut ein Drittel als vergleichsweise schlecht, was auch auf das Krankenhaus selbst zurückfällt, „als es für die Aufklärung zur häuslichen Nachsorge zuständig ist." (Blum 1998: 172)[53] Auch die soziale Unterstützung während der ambulanten Operation wird differenziert gesehen. Unterschieden wird nach emotionaler und praktischer Unterstützung sowie nach Schmerzkontrolle. Letztere ist besonders kritisch, da sie einen „(...) überproportionalen Einfluß auf den Heilungsverlauf und die häusliche Nachsorge" (Blum 1998: 172) hat und hier über ein Drittel der PatientInnen tendenziell unzufrieden sind. Ablauforganisatorisch zeigt sich die Wahl des Entlassungszeitpunktes als besonders heikel. „Aufgrund der ablauforganisatorischen Besonderheiten dieser Behandlungsform (Aufnahme, Operation, Entlassung am selben Tag) ist der Patient hier weit mehr auf einen reibungslosen Ablauf und ein korrektes Timing der einzelnen Behandlungssequenzen angewiesen als bei vollstationärer Behandlung." (Blum 1998: 173) Der Behandlungsstress als wahrgenommene Gesamtbelastung ist relativ gering, da über 70% der PatientInnen sich als nur gering belastet empfinden. Die an die ambulante Operation anschließende extramurale Nachsorge ist vor allem geprägt durch teils häusliche, teils professionelle Nachsorge. „Während mehr als 90% der Befragten mit der Nachsorge durch pflegende Angehörige völlig oder weitgehend zufrieden waren, fiel die Zufriedenheit mit der Nachbetreuung durch professionelle Helfer (Krankenhaus, niedergelassenen Ärzte) etwas schlechter aus." (Blum 1998: 175) Immerhin sind 16% (Krankenhaus) und 18% (niedergelassene ÄrztInnen) der PatientInnen mit der professionellen Nachsorge tendenziell unzufrieden gegenüber 9% mit der Nachsorge durch Angehörige. Insgesamt zeigt sich eine hohe Gesamtzufriedenheit mit dem ambulanten Operieren, wobei diese Akzeptanz auf eine ganze Reihe von Einzelfaktoren zurückzuführen ist. Mit Hilfe der multiplen Regressionsanalyse lässt sich einschätzen, dass für die Akzeptanz vor allem die noch intramurale, postoperative Erholungsphase zentral ist (entlassungszeitpunktbezogene Prozessorganisation) sowie die Schmerzkontrolle. Wieder zu Hause gilt eine eher hohe Toleranzschwelle: „Nur wenn die Rekonvaleszenzphase im häuslichen Umfeld als ganze zu wünschen übrig läßt bzw. der Patient diesbezüglich nicht hinreichend informiert und beraten wurde, wächst beim Patienten spürbar die Überzeugung, daß die postoperative Versorgung bei vollstationärer Behandlung deutlich besser gewesen wäre." (Blum 1998: 179) Was die Einflussfaktoren auf die Loyalität der PatientInnen (bereits auch ein zentraler Beziehungsaspekt) angeht, „läßt sich anhand der Patientenbefragung zum ambulanten Operieren nicht belegen, daß einem einzelnen Behandlungsaspekt oder einigen wenigen Leistungskomponenten eine überragende Bedeutung für die Patientenzufriedenheit oder gar ein schlechthin ausschlaggebende Rolle für die Kundenbindung zukommt." (Blum 1998: 181) Dies wird von Blum als Argument für ein umfassendes Qualitätsmanagement der Leistungskomponenten und Behandlungssequenzen gleichermaßen gewertet, da nur dadurch die PatientInnenzufriedenheit gesteigert und Multiplikatoreffekte (auch für den stationären Bereich des Krankenhauses) durch Loyalität erzielbar seien – nach Blum eine Notwendigkeit unter Wettbewerbsbedingungen. Gerade die Betrachtung dieser Art tagesklinischer Leistungen eines Krankenhauses bestä-

---

[53] Hierdurch wird ebenfalls das Spezifikum *gesellschaftlicher und sozialer Kontext* belegt, hier in der Wirkrichtung von Organisation zu Kontext, indem die Notwendigkeit einer *spezifischen Rolle in der regionalen Versorgungslandschaft* deutlich gemacht wird – speziell mit Bezug auf die Vorbereitung der häuslichen Nachsorge.

tigt den hohen Stellenwert von *PatientInnenzentriertheit intramural wie extramural*, und damit ein wesentliches Charakteristikum des Spezifikums PatientInnen.[54]

Die Befragung von PatientInnen ist die eine Seite der Medaille, um die Lage der PatientInnen zu eruieren und besser einschätzen zu können. Die andere Seite ist die Befragung derjenigen im Krankenhaus, die am meisten mit den PatientInnen zu tun haben. Eine weitere Studie des DKI als Institut in Zusammenarbeit mit der Uni Düsseldorf (Blum 2003) beleuchtet primär die *mehrfach prekäre, riskante Lage* von PatientInnen, indem das Thema pflegefremder Tätigkeiten aufgegriffen wird. Im Kontext von Personalmangel und Arbeitsüberlastung wird zunehmend eine Entlastung des Pflegedienstes gefordert, um wieder näher an den PatientInnen agieren zu können. Der in der eigenen Fallstudie bemängelte *Verlust des Persönlichen in Pflege unter Zeitdruck* scheint ein durchaus allgemeineres Phänomen zu sein und eine Bestandsaufnahme notwendig zu machen: „Mittels der schriftlichen Repäsentativerhebung unter brutto knapp 800 Pflegekräften sollte der zeitliche Aufwand für pflegefremde/patientenferne Tätigkeiten insgesamt bzw. für die verschiedenen Einzeltätigkeiten ermittelt werden." (Blum 2003: 11). Die Rücklaufquote des vom DKI entwickelten Fragebogens hierfür betrug in der Chirurgie 33,8% und in der Inneren Medizin 40,4%, abgefragt wurden 70 verschiedene Tätigkeitsarten sowie die durchschnittlichen, vom Personal selbst geschätzten Zeitverbräuche dafür. Die Befragten konnten weitere Tätigkeiten im Freitext eingeben. Als Fazit lässt sich festhalten, „dass diese Tätigkeiten einen nicht unerheblichen Anteil der pflegerischen Arbeitszeit ausmachen (ca. 28%)" (Blum 2003: 85). Trotz breiter Streuung der Aufwandswerte aufgrund großer Unterschiede in der Aufbau- und Ablauforganisation bei den Krankenhäusern ergeben sich „(...) große Entlastungspotenziale in vielen Krankenhäusern" (Blum 2003: 86), was die Diskussion um die Delegation pflegefremder Leistungen unter Kostendruck verschärft. „Dabei wird keineswegs unterstellt, dass andere Dienste diese Arbeit vollständig substituieren können" (2003: 88), allerdings wird auch vermutet, dass eine Substitution „(...) im Prinzip ohne signifikante Qualitätseinbußen erfolgen [wird; MH]." (Blum 2003: 85) Die sich auf Delegation, technische Ausstattung und optimierte Ablauforganisation beziehenden Verbesserungsvorschläge könnten ein Entlastungspotenzial mobilisieren, das je nach Proportionalität des Stellenabbaus in der Pflege die prekäre Zeitsituation mehr oder weniger entschärft.

Das aktuelle ‚Pflege-Thermometer', herausgegeben vom Deutschen Institut für Pflegeforschung e. V. (dip Hg., 2007) macht allerdings deutlich, dass sich die *mehrfach prekäre, riskante Lage* der PatientInnen tendenziell erhalten wird. Basierend auf 263 durch die Pflegedienstleitungen beantworteten und auswertbaren Fragebögen (Rücklaufquote 12,3% von 2.139 angeschriebenen deutschen Krankenhäusern) zeigt sich im Ergebnis vor allem Kostendruck und Ökonomisierung als Problem. Zwischen 1995 und 2005 wurden 48.000 Vollzeitäquivalente im Pflegebereich abgebaut. Dies schlägt sich in einer verstärkten Belastung des vorhandenen Personals aus (Überstunden, mehr Fallzahlen), weil auch das Hilfspersonal ebenfalls massiv abgebaut wurde bzw. Tätigkeiten nur bedingt auf Hilfspersonal übertragbar sind.[55] „Der Exodus

---

[54] Der hohe Stellenwert einer Gesamtsicht des Behandlungsprozesses intramural und extramural mit Blick auf die Versorgungsqualität zeigt sich auch in Studien zur Akzeptanz integrierter Versorgungssysteme aus PatientInnensicht. Andersen & Schwarze (2002) zeigen beispielsweise anhand der Daten aus der schriftlichen NOVITAS-Versichertenbefragung von 1999 (2.330 angeschrieben, Rücklaufquote 77%) detailliert die bekundeten Präferenzen der Befragten für unterschiedliche Versorgungsmodelle auf (Zu-/Abwahl, Praxisnetzte und Hausarztmodell). Zentraler Aspekt auch hier: „Das Akzeptanzniveau für innovative Versorgungsmodelle wird (..) in erster Linie bestimmt durch die Erwartungen an die Versorgungsqualität. Die Höhe der Beiträge oder die Modifikationen der Arztwahlentscheidungen sind im Vergleich zu den Qualitätserwartungen insgesamt von deutlich geringerer Bedeutung." (Andersen & Schwarze 2002: 35)

[55] Diese Problemfelder belegen sowohl das Spezifikum des *gesellschaftlichen und sozialen Kontextes* mit seinem charakteristischen *Spannungsfeld* Sparökonomie – kostengünstige Leistungserstellung – Qualität der Leistung an den PatientInnen

der Pflege aus den Krankenhäusern schreitet voran und damit auch die Rationierung pflegerischer Dienstleistungen für Patienten." (dip Hg., 2007: 46) Gleichzeitig erweist sich der Fokus pflegerischer Qualitätsbetrachtung als limitiert (Dekubitus, Stürze), 30,8 % der Befragten beklagen nurmehr mangelhafte Mobilisierung der PatientInnen, es fehlt die Zeit für Essbegleitung in Ruhe, schnelles Reagieren auf die Patientenklingel und Kontakthäufigkeit (2007, 36f.). „40% geben an, dass die Möglichkeit, eine qualitativ hochwertige Pflege anzubieten, gesunken sei, 30% bemerken sogar ein Absinken einer <u>ausreichenden</u> Versorgung." (dip Hg., 2007: 37; Unterstreichung im Original)

Einerseits bestätigen damit die PatientInnenzufriedenheitsanalysen in ihren Ergebnissen die zentralen Charakteristika des Spezifikums PatientInnen, andererseits steht die Methodik der *PatientInnenzufriedenheitsmessung* auch unter *Kritik*. Trojan (1998) beispielsweise sieht den Fokus der Zufriedenheitswahrnehmung als zu begrenzt an: Praktisch wird vor allem die Zufriedenheit mit Servicekomponenten abgefragt und damit die psycho-soziale Situation der PatientInnen vernachlässigt. Daher wären Fragebögen zu entwickeln, die diesen Aspekt der Behandlung transparenter machen.

PatientIn ist ganz offensichtlich nicht gleich PatientIn. Die Problematik der Wissensasymmetrie zwischen Laientum und Expertise (zumindest in medizinischen Belangen) zeigt sich bei Zufriedenheitsanalysen z. B. in puncto ‚Stattfinden und Verständlichkeit von Aufklärungsgesprächen'. Die sich beim Thema ‚Expertise' logisch ergebende Frage nach Fehlern hingegen ist quantitativ-großzahlig im deutschsprachigen Raum erst in Anfängen erfasst. Dabei ist die Problematik medizinischer Behandlungsfehler durchaus auch im deutschsprachigen Raum seit längerem evident (Robert Koch Institut, Hg., 2001; Sachverständigenrat für die Konzertierte Aktion im Gesundheitswesen 2003), wobei die Evidenz vor allem aber im angelsächsischen Bereich auch entsprechend empirisch belegt ist.[56] „Ursächlich für diese Nichtbefassung in Deutschland ist sicher nicht eine vergleichsweise geringere Ereignisrate, sondern eine andersartige Kultur im Umgang mit medizinischen Fehlern." (Köbberling 2005: 144) Seit 2006 erfasst zwar das Medical Error Reporting System (MERS) bundesweit (ohne Bayern) die Arzthaftungsfälle, die vor die Gutachterkommissionen und Schlichtungsstellen der Bundesärztekammer und ihre Landeskammern kommen, auch erstmals nach inhaltlichen Kriterien. Damit gilt aber nur etwa ein Viertel aller Fälle im niedergelassenen Bereich und im Krankenhaus als transparent (Internetquelle Bundesärztekammer Deutschland). Krankenhausintern kommt die Einführung von Risikomanagementsystemen in Krankenhäusern ebenfalls langsam in Gang, wie beispielsweise Eiff & Middendorf (2004) auf Basis einer Befragung von 92 MitarbeiterInnen aus 22 deutschen Krankenhäusern schlussfolgern.

Letztlich ist auch in Österreich keine hochgradigere Transparenz im Sinne eines bundesweit verpflichtenden Fehlermeldesystems gegeben. Untersuchungen zu unerwünschten Behandlungsergebnissen, wie sie beispielsweise in kanadischen Krankenanstalten durchgeführt werden, sind für Österreich unbekannt (Endel & Endel 2007, 317). Die rechtlichen Rahmenbedingungen für die Schaffung eines Fehlermeldesystems liegen in Österreich noch nicht vor, und folglich „ist die Lösung der Österreichischen Gesellschaft für Allgemeinmedizin (ÖGAM) als optimal zu begrüßen, welche eine Teilnahme an ‚Jeder-Fehler-zählt.de' empfiehlt." (Endel & Endel 2007: 317) Diese Meldeplattform ist eines von mehreren freiwilligen ‚Incident Repor-

---

als auch das Spezifikum *MitarbeiterInnen*, die ebenfalls in einer *mehrfach prekären, riskanten Lage* sind durch Burnout und steigenden Druck.

[56] In den USA beispielsweise hat die Studie ‚To err is human' des Institute of Medicine (Hg., 2000) die Öffentlichkeit und Politik sensibilisiert und seit 2005 ist dort die Fehlermeldung gesetzlich geregelt (‚Patient Safety and Quality Improvement Act' vom 21. Juli 2005; Endel & Endel 2007, 317f.). Ein Überblick zu älteren und neueren Studien medizinischer Fehler findet sich in Zipper (2006).

ting Systems (IRS)', das die PatientInnensicherheit in Analogie zu anderen Hochsicherheitsindustrien erhöhen soll (Rall et al. 2006).[57] Die Zielsetzung der IRS-Befürworter ist ein für Deutschland bundeseinheitliches Erfassungssystem, z. B. in Form von PaSIS (Stricker et al. 2006). „Man muss sich im Klaren sein, dass wir über eine der zehn häufigsten Todesursachen in Deutschland, nämlich den ‚Fehler in der Medizin' im Vergleich zu vielen anderen Diagnosen fast nichts wissen." (Stricker et al. 2006: 215)

3.2.2 Sinn und Zweck

Spezifikum *Sinn und Zweck* / Charakteristika
▪ Humanität als oberstes Gebot und *Sinn* sowie humane Behandlung gemäß PatientInnenwillen als *Zweck*.
▪ *Kein Fertigungsbetrieb*, sondern dauerhafte Erfüllung der ‚sozialen und humanitären Aufgabe' (Kontrahierungszwang).
▪ Wohlergehen von MitarbeiterInnen und weiteren Stakeholdern als Kontext.
▪ Möglicher *Sinnverlust*.

Tabelle 4: Sinn & Zweck aus der Sicht qualitativer Studien

Zwar ist die Frage nach Sinn und Zweck in der hier geschilderten Form kein dezidierter Primär-Untersuchungsgegenstand quantitativ angelegter Studien, allerdings thematisieren Zufriedenheitsanalysen von PatientInnen und MitarbeiterInnen dieses Spannungsfeld. Da die teils *mehrfach prekäre, riskante Lage* der PatientInnen bereits zuvor ausführlicher behandelt wurde, werden hier Zufriedenheitsanalysen der *MitarbeiterInnen* als ‚zweite Seite' genauer betrachtet.

Hier kann bei der gerade erwähnten Analyse von Wenderlein & Schochat (2003) angeknüpft werden. „Ziel der Studie war die Analyse hoher Fehlzeiten bei Pflegekräften. Im Gegensatz zu bisherigen Studien standen Arbeitszufriedenheit und Motivationsaspekte im Vordergrund. Neu war die gezielte Zusammenführung von Zufriedenheit und Fehlzeiten je Proband." (Wenderlein & Schochat 2003: 262) Dieser Zielsetzung liegt ein Untersuchungsmodell zugrunde, das die Arbeitsorganisation, interpersonelle Faktoren, Belastungssituation und demographische Faktoren als relativ unabhängige Variablen sieht, die Arbeitszufriedenheit und Fluktuationsbereitschaft demgegenüber als abhängige Variable, die sich dann in Fehlzeiten ausdrückt (Wenderlein & Schochat 2003, Abb. 1). Auf der Basis dieser Vorstellung wurde ein Fragebogen entwickelt, vorab getestet (146 Pretest-Probanden), modifiziert und schließlich an die Pflegekräfte in fünf Krankenhäusern in Stuttgart, Ulm, Biberach und Dietenbronn verteilt. Die Ergebnisse auf der Basis von 861 Probanden zeigen vielfältige Bezüge zu diversen Spezifika und Charakteristika, primär wird hier jedoch auf die Ergebnisse zu Sinn und Zweck eingegangen.[58] „Zweifel an der Sinnhaftigkeit der eigenen Arbeit sollten für Pflegekräfte eigentlich kein Thema sein. Trotzdem antworteten nur 43%, sie hätten am Arbeitssinn ‚fast nie' Zweifel. 45% konnten dies nur mit ‚selten' bestätigen und 11% hatten damit sogar ‚häufig' ein Problem. Erwartungsgemäß bestand ein hoher Bezug zur Arbeitszufriedenheit und zu Fehlzeiten." (Wenderlein & Schochat 2003: 267) Dieses Ergebnis kann durchaus als Bestätigung des Spannungsverhältnisses zwischen sozial-humanitärer, wertgeprägter intrinsischer Motivation und

---

[57] Speziell für die Schweiz bietet CIRSmedical eine entsprechende Plattform (Internetquelle CIRSmedical); zur Vorgeschichte hierzu Staender et al. (1997).
[58] Konkret zeigen sich in dieser Studie empirische Ergebnisse zu den Spezifika *PatientInnen, Struktur und Prozess, MitarbeiterInnen* sowie *Management und Führung*, die dann dort an passender Stelle wieder aufgegriffen werden.

realen Arbeitsbedingungen, die dies eher zu einer rhetorischen Größe werden lassen (z. B. steigender Kosten- und Zeitdruck), interpretiert werden. Folglich kann auch hier die Gefahr eines Sinnverlustes nicht geleugnet werden, auch wenn ‚nur' 11% der Probanden diese Entwicklung direkt als Problem benennen. Der hohe Bezug zu Fehlzeiten lässt in dieser Situation eher auf Resignation als individuelles Reaktionsmuster schließen, weniger auf kämpferisches Durchhalten. Wenderlein & Schochat ziehen mit Bezug auf Sinn und Zweck folgendes Fazit, das die bereits bekannte *Problematik des Spannungsfeldes zwischen sinnhaft und sinnlos* bestätigt: „Dem Gefühl der Sinnlosigkeit der Pflege, das große Arbeitsunzufriedenheit und Fehlzeiten auslöst, kann durch gezielte Informationspolitik, mehr Selbständigkeit durch Handlungs- und Entscheidungsmöglichkeiten und mehr Anerkennung entgegengewirkt werden. Das ist als wesentliche Führungsaufgabe ernster zu nehmen." (Wenderlein & Schochat 2003: 268)[59]

Die Sinnverlustproblematik ist aber nicht nur in der Pflege spürbar. In der Untersuchung von Klinke & Kühn (2006) auf Basis einer im Feber 2004 durchgeführten Repräsentativbefragung von 1.538 hessischen KrankenhausärztInnen (Rücklaufquote 39,8%) wird unter dem Ergebnispunkt ‚Berufsethische Orientierungen' vermerkt, dass nur 11% der Befragten in ihrem Arbeitsbereich in der Lage sind, Medizinisches vor Ökonomischem in der Entscheidung zu realisieren, obwohl zwischen 72% und 86% der Befragten die Vorenthaltung des medizinisch Notwendigen ablehnen:

> „Wo der subjektive Sinn für das Gute mit dem eigenen Handeln so im Konflikt steht, liegt eine beträchtliche ‚moralische Dissonanz' vor, die in diesem Ausmaß als typisches Umbruchsphänomen gelten kann. Die moralische Dissonanz ist subjektiver Ausdruck des objektiven Interessenkonflikts, der die unbewussten und vorreflexiven Elemente des individuellen Habitus einschließt und den Individuen quälendes psychisches Unbehagen bereiten kann, das lang anhält und tief ans Selbstbewusstsein rührt." (Klinke & Kühn 2006: 15)

3.2.3 Gesellschaftlicher und sozialer Kontext

Spezifikum *Gesellschaftlicher und sozialer Kontext* / Charakteristika
Einflussfaktoren in der Wirkrichtung von Kontext zu Organisation:
▪ Humanität als oberstes Gebot (Norm), internalisiert als sozialer Umgangsstil sowie geistige Einstellung der Tradition des Landes entsprechend als kulturell-geschichtlicher Hintergrund in der täglichen Pflegearbeit.
▪ Aktuelles, generelles Spannungsfeld des Gesundheitswesens zwischen Sparökonomie und ‚kostengünstiger' Leistungserstellung ohne Qualitätseinbußen; unter Kontrahierungszwang erstelltes öffentliches Gut unter Maßgabe möglichst keiner Verschwendung mit Balance von Kosten und Leistung bzw. Beachtung von Kriterien, die sich nicht in den Zahlen finden; Management-Diskurs.
▪ Gesundheitspolitik/staatliche Administration inklusive Pflegeschule legen Standards, Benchmarks, Prozeduren sowie Gesetze fest (Pflegeminuten, Dokumentationspflichten) mit starken Konsequenzen für interne operative Abläufe der Pflege; Großgeräteplan definiert Spezialisierungs- bzw. Innovationsspielraum; LKF ändert ökonomisches Anreizsystem.
▪ Ärztemarkt erfordert konkurrenzfähige Gehaltsschemata und Arbeitsbedingungen, um als Arbeitgeber attraktiv zu sein.
▪ Technologie als Treiber von Veränderung, z. B. Computernutzung; medizintechnische Ausstat-

---

[59] Bei Führungsinterventionen zugunsten verringerter Fehlzeiten wäre allerdings die geschlechtsspezifische Verteilung zu berücksichtigen, da weibliche Pflegekräfte beispielsweise in der Regel zufriedener mit ihrer Arbeit sind als ihre männlichen Kollegen (Wenderlein 2003).

> tung und regionalweite Netzwerkbildung.
> - Spezifische Rolle als Bezirkskrankenhauses in der regionalen Versorgungslandschaft mit PatientInnenorientierung als Alleinstellungsmerkmal und Rückmeldung der Zufriedenheit externer Stakeholder.
> - Mediale Vermittlung der ÄrztInnenqualität und von Prestigeobjekten.
> - Demographische Entwicklung und ihre Kostenkonsequenzen.
>
> *Einflussfaktoren in der Wirkrichtung von Organisation zu Kontext:*
> - Spezifische Rolle in der regionalen Versorgungslandschaft als Kompetenzzentrum bei Schmerztherapie mit extramural orientiertem Wissenstransfer in niedergelassenen Bereich, aber auch als regional wichtiger Arbeitgeber.
> - Gesundheitspolitik/staatliche Administration als Ansatzpunkt für Unterstützung systematisch betriebener OE in den Krankenhäusern Österreichs; als Adressat der Forderungen der Arbeitsgemeinschaft der Pflegedirektoren; als Adressat der Aufforderung zur Sicherung der Versorgung nahe an PatientInnen.
> - Gesamtgesellschaft bzw. Öffentlichkeit als Adressat von Kosteninformationen aus dem öffentlichen Krankenhaus.

Tabelle 5: Gesellschaftlicher & sozialer Kontext aus der Sicht qualitativer Studien

Viele *einzelne* Charakteristika der *Wirkrichtung vom Kontext zur Organisation* sind auch mit Hilfe quantitativer Studien belegbar:

- Humanität, soziale *Norm*, Tradition, *Umgangsstil* bzw. *kultureller Hintergrund* des (Pflege-)Personals ist unter anderem Thema im Kontext von ‚Pflegenotstand' und Abhilfe durch Anwerbung ausländischer Pflegekräfte. Hier weist die Studie des dip (Hg., 2002) nicht nur darauf hin, dass Sprachbarrieren und Qualifikationsunterschiede zu Qualitätsverlusten führen können, sondern auch auf die kulturelle Diversität, die von den Befragten aufgegriffen wurde in Begrifflichkeiten wie ‚kultursensible Pflege' und ‚transkulturelle Pflege' (dip Hg., 2002, 29; der Kulturaspekt wurde in immerhin 34 von 941 Nennungen aufgegriffen). Dieser kulturelle Aspekt mag durchaus auch eines derjenigen Kriterien sein, die sich im Dilemma des Gesundheitswesens (Sparökonomie – kostengünstige Leistungserstellung möglichst ohne Verschwendung – Kontrahierungszwang bei öffentlichen Gut) in der Rubrik 'nicht in den Zahlen vorfindbar' befinden. Kuhlmann (2006) schließt aus Daten, basierend auf Fragebögen an 3.500 ÄrztInnen, Fokusgruppen und ExpertInneninterviews zur Diffusion des Management-Diskurses als ein Element des gesellschaftlichen und sozialen Kontextes: „[D]ie Synthese von Medizin und Managementwissen verleiht dem Anspruch auf eine einzige >>Wahrheit<< noch mehr Nachdruck. Evidenzbasierung verstärkt den Anschein der Neutralität und marginalisiert klinisches Wissen, Subjektivität und Unsicherheit medizinischer Information." (Kuhlmann 2006: 210) Eine darin liegende Standardisierungstendenz sichert die medizinische Macht unter Empowerment-Bedingungen.
- Der Einfluss der *Gesundheitspolitik* bzw. *staatlichen Administration* über *gesetzliche* Maßnahmen, die wiederum Auswirkungen haben auf die krankenhausinternen, operativen Abläufe sowie auf Leistungsergebnisse (des Sektors) findet immer wieder besonders breiten Widerhall in quantitativ-großzahlig orientierten Studien: Simon (1996) beschäftigt sich detailliert mit der Frage, ob anhand der Daten der amtlichen Krankenhausstatistik „(...) signifikante Veränderungen in der Aufnahme- und Verlegungspraxis der Krankenhäuser infolge des GSG feststellbar sind, und wenn, ob es Unterschiede in Abhängigkeit von der Versorgungsstufe und Trägerschaft gab." (Simon 1996: 25) Während sich bei einer ober-

flächlichen Betrachtung der Durchschnittswerte für die Allgemeinkrankenhäuser keine signifikanten Änderungen zeigen, lassen sich bei einer differenzierteren Betrachtung nach Krankenhausgröße und Trägerschaft sehr wohl signifikante Veränderungen nachweisen.

„Es hat (..) den Anschein, daß private Krankenhausträger zumindest in relevanten Teilbereichen eine Strategie der Entlastung von ‚schlechten Risiken' betrieben haben. (...) Die Zunahme der Verlegungen zwischen den Krankenhäusern ging 1993 eindeutig zu Lasten der öffentlichen Allgemeinkrankenhäuser höherer Versorgungsstufen. (...) Ihnen steht (..) eine Strategie der Entlastung von aufwendigeren Patienten nicht offen. Eine weitere bemerkenswerte Entwicklung in 1993 ist bei den freigemeinnützigen Krankenhäusern mittlerer Größe zu beobachten. Sie verzeichneten 1993 bei der Belegung (...) einen überproportionalen Rückgang. Ob dies durch die freigemeinnützigen Krankenhäuser oder durch die einweisenden Ärzte bzw. übrigen Kliniken bewirkt wurde, ist an der Krankenhausstatistik nicht erkennbar." (Simon 1996: 36f.)

Dass Kliniken über die Belegung der Intensivstationen ihre Aufnahme steuern und Notfallmediziner über die Häufung dieser Fälle berichten, ist für Simon ein weiteres Indiz dafür, dass es bei gedeckeltem Budget zu leistungsmäßigen Kapazitätsabschottungen kommt, wobei im Einzelfall nicht nachvollziehbar ist, ob dies aus medizinischen oder ökonomischen Erwägungen passiert – was sich mit den Erkenntnissen aus der oben zitierten qualitativen Studie von Kuhlmann (1998) deckt. Als Fazit zieht Simon:

„Die vorliegenden Daten können m. E. als Beleg dafür gewertet werden, daß tiefergehende Eingriffe in die Krankenhausökonomie auch in der Bundesrepublik mit dem Risiko nichtintendierter Nebenwirkungen verbunden sind (...), wie z. B. Patientenselektion oder zunehmende Spezialisierung und ‚Rosinenpickerei' privater Anbieter (...). Am Beispiel der Aufnahme- und Verlegungspraxis der Krankenhäuser bedeutet dies, daß von Regelungen der Krankenhausfinanzierung Anreize ausgehen können, die Entscheidungen über eine Aufnahme oder Verlegung zunehmend mehr an wirtschaftlichen Überlegungen ausrichten, als an ärztlich-pflegerischen Handlungsnormen." (Simon 1996: 38)

Die Spezialisierung im Leistungsangebot und das Verschieben kostenträchtiger PatientInnen bestätigt auch die Studie von Ernst & Szczesny (2006), die mit einem Datensatz der Anästhesie einer deutschen Klinik für den Zeitraum 1989-2002 operiert und die „(…) die einzige weitere Arbeit (…) auf Basis deutscher Daten für den Zeitraum der Budgetierung ab 1993 mit empirischen Methoden (…)" (Ernst & Szczesny 2006: 581) darstellt.
Speziell für die österreichische Situation untersuchen Theurl & Winner (2005) anhand der aggregierten Daten aller Verweildauern (Durchschnitt) aller Diagnoseschlüssel (ICD-10) über alle Bundesländer die Frage, wie sich die Umstellung im Finanzierungsmodus auf eine LKF auf die Verweildauern ausgewirkt hat. Sie zeigen in ihrer deskripiven Analyse den Bruch im Jahre der LKF-Einführung (Theurl & Winner 2005, 511, Abbildung 3) und weisen auch hier auf nicht-intendierte Wirkungen hin, z. B. Anreize in Richtung steigender Krankenhaushäufigkeit (bestätigend hierzu Schützinger et al. 2007).
Alle drei Studien zeigen somit sowohl nicht-intendierte, teils auch nicht-monetäre Nebenwirkung und bestätigen damit jedenfalls die *Wirksamkeit gesundheitspolitisch-administrativer Änderungen im ökonomischen Anreizsystem*. Allerdings sind vor allem die nicht-monetären Nebenwirkungen noch kaum im Fokus gängiger empirischer Krankenhausforschung.
Mit einem sich zeitlich knapp über eine Dekade erstreckenden Blick zeigen Gerste et al. (2002) primär anhand der Daten des statistischen Bundesamtes für die deutsche Situation von 1991 bis 1999 auf, wie Regelungseingriffe durch das GSG von 1993, die BPflV und

die Pflegepersonalregelung in diesem Zeitraum zu *strukturellen Verschiebungen innerhalb des Personals* in deutschen Krankenhäusern geführt haben:

„Die Zahlen machen deutlich, dass es während der 90er Jahre insgesamt zu keiner Reduzierung im zentral bedeutsamen Personalstand der medizinischen und pflegerischen Versorgung gekommen ist. Im Gegenteil, die Betreuungsrelationen haben sich eher verbessert. Unter der Prämisse, dass bei verkürzter Verweildauer die medizinisch notwendige Versorgung der Patienten in kürzerer Zeit erbracht wird, kann von einer verdichteten Tätigkeit des Arztes und Pflegedienstes am Patienten gesprochen werden, was letztlich einer Erhöhung der Produktivität gleichkommt. Reduktionen im Personalstand haben dort gegriffen, wo patientenferne Dienste für ein Outsourcing geeignet schienen." (Gerste et al. 2002: 45)[60]

Was sich hier für die nächste Dekade bereits andeutet – „Von dem neuen DRG-basierten Vergütungssystem werden starke Veränderungen der Leistungsprozesse erwartet" (Gerste et al. 2002: 46) – zeigt sich auch mit Bezug auf die Organisation und Kosten der Verwaltung in 126 bundesdeutschen Krankenhäusern (Wolf-Ostermann et al. 2002; Lauterbach & Lüngen 2002). Ihre Bestandsaufnahme führt zur Abschätzung der Kostenkonsequenzen bei einer Umstellung auf DRG-basierte Vergütungssysteme. Dabei spielen Rechtsträger und Größe eine Rolle. „Sehr große und sehr kleine Krankenhäuser weisen ungünstige Personalkosten im Verwaltungsbereich auf." (Wolf-Ostermann et al. 2002: 1080) Beide Faktoren sind jedoch vom Krankenhaus selbst kaum gravierend zu beeinflussen, d. h. es zeigen sich durchaus ungleiche Ausgangsbedingungen bei der DRG-Einführung. „Da die zukünftigen Pauschalen Durchschnittskosten vergüten (...) müssen öffentliche Krankenhäuser mit Unterdeckungen im Bereich der Verwaltungskosten rechnen. Die Verwaltungskosten machen jedoch nur rund 6% der gesamten Kosten der medizinischen Behandlung aus. Eine Unterdeckung in diesem Bereich kann daher durch andere Bereich[e; MH] eventuell kompensiert werden. Gravierender ist, ob eine Krankenhausverwaltung willens und in der Lage ist, die Neuausrichtung des Krankenhauses zu bewältigen." (Wolf-Ostermann et al. 2002: 1081)[61] Zumindest im Bereich der Investitionsentscheidungen scheint die Mittelknappheit unter DRG-Bedingungen eine stärkere Priorisierung der Investitionen unter strategischen Entwicklungsgesichtspunkten zu fördern (Kuntz & Heil 2005 mit Daten aus 35 deutschen, eher größeren Allgemeinkrankenhäusern).

Eine Untersuchung der Auswirkungen des deutschen Arbeitszeitgesetzes für ÄrztInnen vom 1.1.1996 und dadurch ermöglichter alternativer *Arbeitszeitmodelle* (Dreischicht-, Zweischicht- oder Misch-Systeme) auf die *Qualität* der PatientInnenversorgung legen Krings et al. (1999) vor. Per Fragebogen wurden insgesamt 45 ÄrztInnen aus sechs chirurgischen Intensivstationen der Universitätskliniken Homburg/Saar, Köln, Leipzig, Lübeck, Regensburg und Würzburg befragt. Auswertungstechnisch wird auf Mittelwerte und Mann-Whitney-Test bei der subjektiven Einschätzung von Arbeitsbelastung und Arbeitszeitzufriedenheit zurückgegriffen, die Auswirkungen auf die Qualität der PatientInnenversorgung wurden in einem quasi-experimentellen Design über eine Schätzgleichung ermittelt, in die Daten von 347 PatientInnen eingegeben wurden. Die AutorInnen kommen zu dem

---

[60] Die Antwort auf die Frage, wem diese Produktivitätssteigerung zu Gute kommt, findet sich in diesen statistischen Daten nicht. Mit Blick auf den befürchteten *Verlust des Persönlichen bei Pflege unter Zeitdruck* als Teil der *mehrfach prekären, riskanten Lage* von *PatientInnen* liegt die Vermutung nahe, dass die hier argumentierte Arbeitsverdichtung bei den PatientInnen durchaus diese unerwünschte Wirkung haben könnte.

[61] Dieser Aspekt kann als Beleg für das Spezifikum *Struktur und Prozess* gewertet werden, weil vor allem die letzte Aussage deutlich macht, wie viel von dem in der Struktur stattfindenden Prozess abhängt.

Schluss, „daß ein gesicherter positiver Effekt des Zweischichtmodells auf die Verbesserung des Gesundheitszustandes der Patienten existiert. Es gibt jedenfalls keine Evidenz für die Vermutung, daß 12-Stunden-Schichten schlechtere Behandlungsergebnisse verursachen, als 8-Stunden-Schichten." (Krings et al. 1999: 141) Vielmehr führt ein Dreischichtmodell zur Beeinträchtigung des Funktionierens betrieblicher Abläufe, die in ihrer Bedeutung höher einzustufen ist, als die vermeintliche Minderbelastung der ÄrztInnen bei kürzerer Arbeitszeit.[62]

- Dass das Charakteristikum *ÄrztInnenmarkt* als Kontextvariable selbst eine gewisse Variabilität aufweist, zeigt die Betrachtung unterschiedlicher Kontexte. Während in der eigenen Fallstudie das Bestreben ersichtlich wurde, attraktive Arbeitsbedingungen und höhere Gehälter bieten zu wollen, um sich als Arbeitgeber gegenüber der nahen Klinik profilieren und behaupten zu können, ist das gleiche Thema in etwa zur selben Zeit in Deutschland sehr differenziert besetzt. Einerseits zeigen David & Schäfer (2002) auf Basis von Bundesärztekammerdaten, dass sich angehende MedizinerInnen in Deutschland aufgrund der AbsolventInnenarbeitslosigkeit eines Jahrganges durchaus Tätigkeitsfelder im Management, der Pharmaindustrie oder im Medizinjournalismus erschließen müssen. Andererseits belegt die Bestandsaufnahme des Verbandes der Krankenhausdirektoren Deutschlands e. V. (VKD) durch das DKI 1999 (Hartwig 2002) auf der Basis von 1.014 ausgewerteten Fragebögen ein anderes Bild aus der Sicht von KrankenhausdirektorInnen. Von ihnen wird der Bundesangestelltentarif (BAT) überwiegend sehr kritisch betrachtet (Hartwig 2002, 136 zu den einzelnen Kritikpunkten). „Die starren Regelungen und fehlenden Leistungsanreize des BAT erweisen sich damit zunehmend als Hindernis bei einer wettbewerbsorientierten Steuerung des Krankenhausbetriebs." (Hartwig 2002: 134)

- Dietrich & Grapp (2005) befragten 240 potenzielle Krankenhaus-PatientInnen in süddeutschen Arztpraxen hinsichtlich der Qualitätsinformationen, die PatientInnen über Krankenhäuser haben, wobei sehr deutlich wurde, dass der *medialen* Vermittlung des ÄrztInnenrufes in Presse und Fernsehen eher wenig Aufmerksamkeit geschenkt wird.

- Die *demographische Entwicklung* ist zwar offensichtlich, aber in ihren *Kostenkonsequenzen* nicht eindeutig prognostizierbar, weil das reine Älterwerden der Bevölkerung selbst noch keine Kostensteigerungsaussage begründet. Kappler & Theurl (2002) verweisen auf die unterschiedlich bewertbare Datenlage[63] und darauf, „welche grosse Bedeutung institutionelle Regelungen für die Inanspruchnahme von Gesundheitseinrichtungen haben." (Kappler & Theurl 2002: 53) Inwiefern kompensiert die familiäre Pflegesituation die Inanspruchnahme professioneller gesellschaftlicher Institutionen? In welchem Verhältnis stehen krankenhausintern kapitalintensive und arbeitsintensive Technologien? Fragen dieser Art prägen die Kostenentwicklung ebenso mit wie die Frage, ob und wie multiprofessionelle, integrierte Behandlungsprozesse in und zwischen den Organisationen des Gesundheitswesens realiter greifen, um hier medizinische, pflegerische und wirtschaftliche Belange zu koordinieren. Die demographischen Veränderungen lassen die Notwendigkeit dieser Koordinationsleistung nur stärker zu Tage treten und machen damit auch auf die Kosten ihres Fehlens aufmerksam.

---

[62] Letztlich liegt hierin auch ein Hinweis auf das das Spezifikum *Struktur* (Gesetz) *und Prozess* (funktionierender Ablauf). Beides wäre kongruent zu entwickeln, wenn es um die Resultante *Qualität* geht – so wie es auch die eigene Einzelfallstudie nahelegt.

[63] Vgl. hier die bei Kappler & Theurl (2002) angegebene Literatur; für die österreichische Situation zwischen 1978 und 1998 insbesondere Doblhammer & Kytir (2001).

In der *Wirkrichtung* von *Organisation zu Kontext* zeigen sich ebenfalls Belege durch quantitative, großzahlig orientierte Studien: Die zunehmende Gestaltung der eigenen Rolle im regionalen Kontext ist am ehesten im Umgang mit strategischer Positionierung sichtbar. Die Studie von Vera (2006) hinsichtlich der Beziehungen zu externen Stakeholdern auf der organisationalen Ebene (58 retournierte Fragebögen, Rücklaufquote 15,5%) zeigt für Krankenhäuser Nordrhein-Westfalens auf, dass vertikale Allianzen für 45% der Krankenhäuser, horizontale Allianzen für ca. 55% der Krankenhäuser Relevanz haben, so dass hier die geschaffenen Möglichkeiten zur integrierten Versorgung strategisch genutzt werden, um sich in der Region zu positionieren.

Eine Forderung an die Adresse der Gesundheitspolitik, die bevölkerungsnahe Versorgung zu sichern, ergibt sich aus einem zunächst nicht nahe scheinenden Aspekt. Reitzenstein & Schreyögg (2007) untersuchen mit Hilfe einer DEA die Frage, ob unter Effizienzgesichtspunkten bei Universitätsklinika eine Balance von Ausbildung und Krankenversorgung gegeben ist, d. h. sich die beiden unterschiedlichen Aufgabenstellungen effizient miteinander verbinden lassen, wie es ‚allgemeines Einverständnis' in der deutschen Bevölkerung ist. Von 30 möglichen Klinika haben 24 an der Studie teilgenommen und das Ergebnis ist als Auftrag an die Politik formuliert:

> „Anhand der erhobenen Daten wurde gezeigt, dass beides zusammen, wirtschaftlich gesehen, offensichtlich schwer möglich ist. (...) Nachdem sich die Krankenversorgung durch Einführung einer stärker ergebnisorientierten Vergütung einem zunehmenden Effizienzdruck ausgesetzt sieht, sollten ähnliche Instrumente auch für die Ausbildungsvergütung zur Anwendung kommen. Als begleitendes Controllinginstrument bietet sich hier wiederum die DEA an. Um Quersubventionen zwischen den beiden Bereichen zu vermeiden, erscheint gleichzeitig mehr Transparenz durch eine Verbesserung der sogenannten Trennungsrechnung in Unikliniken dringend geboten." (Reitzenstein & Schreyögg 2007: 410)

Die bereits zitierte Befragung von 240 potenziellen Krankenhaus-PatientInnen in süddeutschen Arztpraxen durch Dietrich & Grapp (2005) hinsichtlich der Qualitätsinformationen, die PatientInnen über Krankenhäuser haben, lässt die Idee einer *Öffentlichkeit als Adressat von Kosteninformationen* aus dem Krankenhaus eher weniger wirksam erscheinen. Nur 7,6% der potenziellen PatientInnen wollen sogar in puncto Qualitätsinformationen, die sie ja existenziell betreffen könnten, unaufgefordert durch das Krankenhaus informiert werden.

3.2.4 Struktur und Prozess

Spezifikum *Struktur und Prozess* / Charakteristika
• *Ort (Struktur)*, an dem zwischen Aufnahme und Entlassung ein *Behandlungs-* bzw. *Pflegeprozess* mit hohem *Komplexitätsgrad* stattfindet.
• Ergebnis hängt eng mit *Struktur und Prozess der Organisation/des Organisierens* zusammen; einseitige Entwicklung von Struktur oder Prozess führen kaum zu höherer Produktivität und besseren Ergebnissen; stark *hierarchiegewohntes* Arbeiten der ÄrztInnen behindert interdisziplinäre OE-Prozesse und den Informationsfluss.
• *Reorganisation von Struktur und Prozess*, speziell die Einführung *neuer Kontrollregimes*, neuer Kommunikations- und Informationstechnologien, erlauben es, Verantwortlichkeiten neu einzuteilen und bislang Unkontrolliertes managebar zu machen.

Tabelle 6: Struktur & Prozess aus der Sicht qualitativer Studien

Die Notwendigkeit einer gleichmäßigen Entwicklung *beider* Seiten zeigt sich im Prinzip in der *zunehmenden* Wichtigkeit einer Prozessorientierung in einer traditionell stark funktional durchstrukturierten Organisation wie dem Krankenhaus. Vera & Kuntz (2007) testen in ihrer Untersuchung der 80 Krankenhäuser in Rheinland-Pfalz zwischen Dezember 2003 und November 2004 mit Hilfe eines standardisierten Fragebogens (Rücklaufquote 53,75%) zwei Hypothesen: Erstens, dass Krankenhäuser hoher Versorgungsstufen auch eine höheren Grad an prozessorientierter Organisation aufweisen als Häuser auf niedrigerer Versorgungsstufe, und, zweitens, dass hochgradig prozessorientiert organisierte Häuser auch effizienter sind als weniger prozessorientiert organisierte.

> „Diese Hypothesen wurden empirisch überprüft. Dabei stellte die Messung der beiden zentralen Variablen ‚Prozessorientierung' und ‚Krankenhauseffizienz' eine besondere Herausforderung dar. In Bezug auf prozessorientierte Organisation musste ein neues Messkonzept entwickelt werden, während die Berücksichtigung der multiplen Krankenhausinputs und -outputs den Einsatz von Data Envelopment Analysis zur Messung der Krankenhauseffizienz erforderlich machte. Auf der Grundlage von Varianz- und Regressionsanalysen konnten beide Hypothesen bestätigt werden. Die erhobenen Daten sprechen dafür, dass der Grad an Prozessorientierung in einem Krankenhaus mit ansteigender Versorgungsstufe zunimmt und dass sich ein hoher Grad an prozessorientierter Organisation in einem Krankenhaus positiv auf dessen Effizienz auswirkt." (Vera & Kuntz 2007: 190f.)

Gleichzeitig weisen die Autoren darauf hin, dass es gerade in Krankenhäusern besonders schwierig ist, die zahlreichen Kern- und Unterstützungsprozesse zu identifizieren/differenzieren, die Teambildung zu forcieren und die extramurale Dimension der Prozesse mit einzubeziehen. Zumindest als Beleg für die Problematik der Teambildung kann die bereits zitierte Studie von Wenderlein & Schochat (2003) herangezogen werden, die den Mangel an Information, selbständiger Handlung und Entscheidung sowie Anerkennung als Grund für Sinnlosigkeitsgefühle in der Arbeit anführt.

3.2.5 MitarbeiterInnen

Spezifikum *MitarbeiterInnen* / **Charakteristika**
▪ *Ambivalentes Verhaltensrepertoire*; *fürsorglich-stellvertretende* Abwehr einer Negativentwicklung für PatientInnen; Wille zum Einbringen des eigenen *Ideenreichtums* und zur positiven Nutzung von *individuellem Handlungsspielraum*; hoher Identifikationsgrad von 80% mit dem Haus; ‚Gratwanderung' Service/Pflege; mögliches *verschwenderisches* Verhalten; *Mobbing*; demotiviert-resignatives, grenzwertiges Dahinschreiten.
▪ *Mehrfach prekäre, riskante Lage*: *Gefährdung der eigenen Gesundheit* (Psychosomatik in der Onkologie, Fehler, eingesparte Sicherheitsmaßnahmen), *Burnout*, steigender Druck am Arbeitsplatz und im Privaten; bei Nischenbildung mögliche Dequalifikation bei Pflege und Ärzteschaft.

Tabelle 7: MitarbeiterInnen aus der Sicht qualitativer Studien

Analog zu der Befragung von PatientInnen geben Zufriedenheitsanalysen Auskunft über die Lage der MitarbeiterInnen, wobei sich in Analogie zu den PatientInnen die *mehrfach prekäre, riskante Lage* bestätigt. Die internationale Vergleichsstudie (USA, Kanada, England, Schottland, Deutschland) von Körner & Busse (2002) beispielsweise kommt für die 29 mit einbezogenen deutschen Krankenhäuser bei 2.709 befragten Pflegefachkräften und einer darauf bezogenen Rücklaufquote von 42% zu folgenden Ergebnissen mit Bezug auf *Burnout*, Arbeitsplatzzufriedenheit und Berufswechselabsicht[64]: 17,4% sind unzufrieden mit dem Beruf, 15,2% bzw. 33,6% der unter 30-Jährigen sehen einen hohen *Burnout*, und 16,7% bzw. 26,5% der unter 30-Jährigen wollen im nächsten Jahr ihren *Beruf wechseln* (Körner & Busse 2002, 161). Dabei spielt auch die *kritische Personalsituation* eine Rolle, die sich darin ausdrückt, dass nur ein gutes Drittel der Befragten mit dem derzeitigen Personalstand zufrieden ist.[65] Zu einem ganz ähnlichen Befund kommt auch die bereits zuvor zitierte empirische Studie von Wenderlein & Schochat (2003). Ihre Rangliste häufigster Belastungen weist folgende Faktoren auf: „1. Konzentration, 2. häufige Arbeitsunterbrechungen, 3. zu wenig Zeit für Patienten, 4. organisatorische Probleme durch Fehlzeiten von Kollegen, 5. Mehrarbeit durch Fehlzeiten. Die Punkte 2 bis 5 haben die gleiche ‚Ursache': Zeitdruck – verschärft durch die dünne Personaldecke." (Wenderlein & Schochat 2003: 267) Fast zwei Drittel der Befragten wollen den Pflegeberuf nicht oder eher nicht bis zur Rente weiterhin ausüben.

Auch die bereits bei *Sinn und Zweck* zitierte Untersuchung von Klinke & Kühn (2006) zeigt die steigende Belastung am Arbeitsplatz auf. 31% der KrankenhausärztInnen geben an, ihr Arbeitspensum meist nicht zu schaffen und 76% beschreiben ‚Überforderungssituationen':

> „Für 43% spielt der Konflikt Versorgungsqualität/Kostendruck hierbei eine starke Rolle. 41% sehen sich von überhöhten Erwartungen von Patienten und Angehörigen überfordert. Wiederum 36% sehen starke Konflikte zwischen Berufsethos und Kostendruck als ursächlich an. Kompetenzmängel von Kollegen werden von 34% der Befragten angegeben. Überhöhte Erwartungen von Vorgesetzten spielen für 32% eine Rolle." (Klinke & Kühn 2006: 11f.)

Die *Gesundheitgefährdung* von MitarbeiterInnen ist in quantitativen, großzahlig orientierten Studien belegbar. Bonitz (2002) präsentiert hierzu Ergebnisse eines Teilprojektes, „das von Juli 1998 bis Juni 2001 unter Leitung des Hauptverbandes der gewerblichen Berufsgenossenschaften (HVBG) gemeinsam von allen Spitzenverbänden der Träger der gesetzlichen Unfallversicherung und der Krankenkassen durchgeführt und vom Bundesministerium für Arbeit und Sozialordnung (BMA) finanziell gefördert wurde" (Bonitz 2002: 167). In diesem Teilprojekt wurden Daten zur Arbeitsunfähigkeit der Jahre 1997/98 von 66.695 Personen anonymisiert analysiert. Für dieses Studienkollektiv aus unterschiedlichen Kliniktypen zeigen sich unterschiedlich hohe Arbeitsunfähigkeitsrisiken. Diese sind im Bereich ärztlicher Dienst, Führungskräfte, Labor, Sprechstundenhilfe und Büro gering, im Bereich Krankenpflege, Physiotherapie, sozialer Dienst und Sonstige mittel und hoch bei der Raumreinigung, Wäscherei, Pflegehilfe, Küche, Gastronomie, Haustechnik und Pforte/Hausdienst. Verglichen mit der Allgemeinbevölkerung

> „(...) wurde beispielsweise für die Raumreinigung eine starke Erhöhung bei Hauterkrankungen sowie bei akuten Darminfektionen sowie Geschwüren und Entzündungen des Magens oder des Zwölffingerdarms beobachtet. In der Pflegehilfe fielen die chronischen Atemwegserkrankungen und die psychischen Störungen auf. Psychische Störungen traten im gesamten Studienkollektiv relativ häufig und besonders in den patientennahen Berufsgruppen auf." (Bonitz 2002: 175f.)

Bonitz (2002) weist auch darauf hin, dass dieses Indiz für arbeitsbedingte Belastung die DAK-Studie zu Pflegeberufen ebenfalls bestätigt (DAK-BGW Hg., 2000).

---

[64] Methodisch basiert die Studie auf dem Nurse Work Index, der in eine Skalierung von 0-100 übertragen wurde, und auf dem Maslach Burnout Inventory in seiner deutschen Übersetzung.
[65] Gerade der letztgenannte Aspekt korrespondiert mit dem bereits zitierten ‚Pflege-Thermometer', das den Pflegenotstand zahlenmäßig hochrechnet (dip Hg., 2002).

Das spezielle Thema der *Schnitt- und Stichverletzungen*, geschätzt etwa mindestens 500.000 Fälle pro Jahr in deutschen Krankenhäusern, bereitet die Studie der Unfallkasse Berlin anhand der Daten aus 2001 auf (Gödecke 2005). Insbesondere Personal mit weniger Berufserfahrung ist in der Zeit zwischen 8 und 9 Uhr morgens besonders gefährdet, wobei die meisten Verletzungen auf Station passieren. Während sich die direkten Kosten für Arbeitsausfall und Verwaltung sowie Behandlung und Untersuchung der Verletzung noch eher moderat verhalten, sind die Folgekosten bei Infektionen mit z. B. Hepatitis eines Chirurgen z. B. mit 240.000 € und mehr zu veranschlagen. „Nicht zu unterschätzen ist die psychische Belastung nach einer Verletzung, solange nicht eindeutig geklärt ist, ob der Betroffene sich eine ernsthafte Erkrankung zugezogen hat oder nicht. Neben dem Leid der Betroffenen kommt es zu materiellen und Imageschäden für die Krankenhäuser." (Gödecke 2005: 228)

Ein weiterer Aspekt, der das Thema der *mehrfach prekären, riskanten Lage* ergänzt, ist der *befristete Arbeitsvertrag* und daraus resultierende Unsicherheit. Janus & Amelung (2006) zeigen anhand der 390 Antworten in ihrer Befragung von 839 ÄrztInnen an der Medizinischen Hochschule Hannover (Rücklaufquote 46,5%) auf: „Während 23% der festangestellten Ärzte mit ihrer Arbeit im Allgemeinen sehr zufrieden waren, waren lediglich 12% der Ärzte mit befristeten Positionen derselben Meinung." (Janus & Amelung 2006: 681)

3.2.6 Zentrale Beziehungen

Spezifikum *Zentrale Beziehungen* / Charakteristika
- *Beziehung der PatientInnen zur Ärzteschaft und Pflege.* Ideal wären akzeptable Unannehmlichkeiten, größtmögliche Freiheit von Angst, *kompetente* und *verantwortungsbewusste* Ärzteschaft und Pflege sowie respektvolle *Vertrauensbeziehung*. Real ‚gefährliches' *Machtgefälle* und *Gefühl von Selbstbestimmungsmöglichkeit;* mediale *Vermittlung* der ÄrztInnenqualität, weil tatsächlich *nicht* beurteilbar für Lai-Innen im Gegensatz zu Hotelleistung und Umgang des (Pflege-)Personals;
- *Beziehung von PatientInnen zur Pflege.* PatientInnenorientierung der Gesamtorganisation als Ziel/Ideal, real Machtgefälle; ‚Gratwanderung' Service/Pflege. Problematik der *Fremdsprache* und *interkulturellen Kommunikation.*
- *Beziehung Ärzteschaft zu Pflege* friktionsfrei (aus ÄrztInnensicht) bzw. *Spannungsverhältnis.*
- *Beziehung der Verwaltung zu Ärzteschaft und Pflege* als *berufsgruppenübergreifender Ressourcenkonflikt* und *Aushandlungsprozess* bezüglich einer der ‚ökonomischen Basis entsprechende Leistung'; Bewusstseinsbildung hinsichtlich ökonomischer Denkkategorien bei Ärzteschaft und Pflege durch Controlling; Anerkenntnis der *Leitprofession Ärzteschaft* durch die Verwaltung und eventuelle Isolation der Pflege in Ressourcenfragen; egalitärer Umgang mit Informationen.
- *Interdisziplinarität* als Beziehung *aller Berufsgruppen* zueinander mit Qualitätszirkeln als konkreter Maßnahme; Ansetzen an Prozessen der *Koordination*, gemeinsamer Zukunfts*planung, Kooperation, Kommunikation* zugunsten von *Team*fähigkeit; behindert durch *hierarchiegewohntes* Arbeiten der Ärzteschaft.
- *Berufsgruppeninterne Beziehungen.* Abwägen *unterschiedlicher Controllingmethoden* mit Zahlen und Kriterien, die sich nicht in den Zahlen finden; berufsgruppenspezifische *Hierarchien* überlagern individuellen *Gestaltungsfreiraum*.
- *Beziehung der Organisationsmitglieder zu externen Stakeholdern* wie *Gesundheitspolitik*/staatliche Administration, Technologielieferanten; *externen Anspruchsgruppen* wie HausärztInnen; *Drittparteienvermittlung* in Konfliktsituationen; *Gemeinden* als *Rechtsträger*, zwischengeschaltete Entscheidungsinstanzen zwischen Krankenhausführung und Rechtsträger.

Tabelle 8: Zentrale Beziehungen aus der Sicht qualitativer Studien

Die zentrale *Beziehung der PatientInnen zur Ärzteschaft und* zur *Pflege* ist bereits beim Spezifikum *PatientInnen* im Rahmen der Zufriedenheitsstudien immer wieder dergestalt Thema gewesen, dass die Zufriedenheit der PatientInnen stark von dieser Beziehung zu Ärzteschaft und Pflege mit geprägt wird, die in der eigenen Fallstudie als *reales Machtgefälle* beschrieben wurde. Der Umgang mit diesem Machtgefälle (hier primär mit Bezug auf die Beziehung PatientInnen/Ärzteschaft) zeigt sich in einer möglichen Differenzierung des PatientInnenverhaltens zwischen Compliance (PatientInnen befolgen ‚blind' ärztliche Anweisungen) und Noncompliance (PatientInnen verweigern die Befolgung ärztlicher Anweisungen). Scheibler (2004) beschäftigt sich angesichts dieser möglichen Bandbreite insbesondere mit der Frage: „In welcher Ausprägung ist ein von Wissenschaft und Politik in gleichem Maße gefordertes aktives Patientenverhalten, das sogenannte Shared Decision Making, bei den Patienten einer deutschen Universitätsklinik vorzufinden und welche Auswirkungen hat es auf ihre Zufriedenheit und subjektiv wahrgenommene Gesundheitsverbesserung?" (Scheibler 2004: 105) Die Kölner PatientInnenbefragungsstudie[66] bietet Scheibler die Möglichkeit, die Befragungsdaten von 223 internistischen und chirurgischen PatientInnen zu zwei Zeitpunkten zu analysieren (Scheibler 2004, 79ff. zum Design, den Messinstrumenten und Auswertungsverfahren der Studie). Folgende Hypothesen werden dabei geprüft:

- PatientInnen, die sich subjektiv stärker in die Therapie einbezogen fühlen, sind zufriedener mit ihrer Behandlung.
- PatientInnen, die sich subjektiv stärker in die Therapie einbezogen fühlen, empfinden stärkere Verbesserungen ihres Gesundheitszustandes.
- Nicht-chronisch erkrankte PatientInnen, die sich subjektiv stärker in die Therapie einbezogen fühlen, empfinden stärkere Verbesserungen ihres Gesundheitszustandes.

Zufriedenheit und wahrgenommene Gesundheitsverbesserungen sind folglich die abhängigen Variablen, unabhängige Variablen sind soziodemographische und krankheitsspezifische Angaben sowie die wahrgenommene Einbeziehung in Form übersetzter und validierter Perceived Involvement in Care Scales (PICS), die in der Lage sind, die subjektiv wahrgenommene Ermunterung zur Partizipation, die aktive Informationssuche der PatientInnen und die Partizipation in der Entscheidungsfindung zu erfassen (Scheibler 2004, Anhang H zu den englisch/deutschen PICS). Im deskriptiven Ergebnis für den Verhaltenstypus ‚Shared Decision Making (SDM)' wird deutlich, „dass ein Großteil der Patienten (95,5%) in ihre Behandlung einbezogen werden will, dass jedoch nur ein deutlich geringerer Teil auch tatsächlich einbezogen wird (68%)." (Scheibler 2004: 105) In drei multivariaten Regressionsanalysen zeigt sich darüber hinaus Hypothesenkonsistenz bei einem signifikanten Effekt der Einbeziehung auf die Zufriedenheit, nicht signifikant hingegen sind Gesundheitseffekte durch subjektiv wahrgenommene Einbeziehung nachweisbar.

> „Einiges an den Ergebnissen weist darauf hin, dass deutsche Patienten noch wesentlich asymmetrischere Arzt-Patienten-Interaktionen gewohnt sind [als amerikanische; MH] und dass ihnen Eigeninitiative und Partizipation noch recht wenig vertraut sind. Soziale Rollen bilden unbewusst und unvermeidbar das Fundament einer jeden Arzt-Patienten-Interaktion." (Scheibler 2004: 106)

---

[66] Die Kölner PatientInnenbefragungsstudie ist eine von mehreren Bestrebungen, quantitative Messverfahren und deren Skalenbildungen aus kanadischen, US-amerikanischen und britischen Forschungsarbeiten ins Deutsche zu übersetzen und im deutschsprachigen Kontext für die Forschung zum Shared-Decision-Making (SDM) einsetzbar zu machen. Einen Überblick hierzu vermittelt Giersdorf et al. (2003) als auch der übersetzte Artikel von Elwyn et al. (2003) als Hintergrundinformation zur ‚Vorreiter-Rolle' dieser angelsächsischen Forschungsarbeiten/-tradition.

Abgesehen davon, dass sich hier das aus dem Spezifikum *gesellschaftlicher und sozialer Kontext* bereits bekannte Charakteristikum des *internalisierten* sozialen Umgangsstils und der tradierten Rollenmuster wiederfindet, zeigt sich hier vor allem die Wirksamkeit dieser Muster im Bereich der zentralen Beziehungen. Das nach wie vor *reale Machtgefälle* zwischen PatientInnen und Ärzteschaft/Pflege wird so perpetuiert. Dies muss zwar (mit Blick auf amerikanische Entwicklungen) kein Dauerzustand sein, es zeigt sich aber auch, dass nicht nur ärztliche Informationspolitik dem Modell des ‚Expertenpatienten' Grenzen setzt:

> „Die empirischen Ergebnisse dämpfen die Partizipationsversprechen neuer Steuerungsmodelle, die insbesondere in der Policy- und Managementliteratur hervorgehoben werden. Sie belegen, dass die Chancen der NutzerInnen in einem Rahmen verharren, der durch biomedizinisches Wissen gesteckt ist. (…) Mehr Information und verbesserter Zugang zu Informationen garantieren also noch nicht unbedingt veränderte Machtbeziehungen." (Kuhlmann 2006: 209f.)

Dieser empirische Befund schärft das Bewusstsein für das Spezifikum *Spannungsfelder*, hierbei insbesondere für das Spannungsfeld zwischen *idealer* und *realer* Ausgestaltung zentraler Beziehungen.

Die *Beziehung* der *PatientInnen zur Pflege* sind aus der eigenen Fallstudie insofern als ambivalent bekannt, als es einerseits zum unmissverständlichen Selbstverständnis der Pflege gehört, dem zentralen Stakeholder PatientIn als leidendem Menschen zu helfen und unumwundene Aufmerksamkeit zukommen zu lassen. Allerdings ist nicht jedes Verhalten von PatientInnenseite dazu angetan, diese Motivation zu stärken – auch das ist in der eigenen Fallstudie unter dem Begriff der ‚Gratwanderung' Service/Pflege deutlich geworden. Wenderlein & Schochat (2003) zeigen anhand ihrer Daten, dass sich durch das Verhalten von PatientInnen und deren Angehörigen immerhin 27% der Pflegekräfte belastet fühlen, was sie in Kenntnis anderer Studien noch als wenig erachten.

Ein weiterer kommunikativer Aspekt, der zum Thema ‚Beziehung' gehört, wird im ‚Pflege-Thermometer' des Jahres 2002 erwähnt: Die Anwerbung ausländischer Pflegekräfte als mögliche Abhilfe bei der *Sprach- und Kulturproblemen der PatientInnen*. Einerseits sollen gute mündliche und schriftliche Sprachkenntnisse mit ein Einstellungskriterium sein, andererseits sehen viele in der Praxis bereits jetzt Barrieren zwischen PatientInnen und der Pflege aufgrund der Sprach- und Kulturunterschiede, die sich noch verschärfen könnten (dip Hg., 2002, 28f.).[67]

Unabhängig davon, ob sich die Beziehungen der PatientInnen primär auf Ärzteschaft oder Pflege beziehen: Der Zusammenhang von PatientInnen- und MitarbeiterInnenzufriedenheit generell ist keinesfalls zu vernachlässigen. So kommen Koop & Bungard (2004) nach Auswertung von 1.764 Fragebögen der MitarbeiterInnen und 2.488 Fragebögen der ‚KundInnen' von 32 Abteilungen in fünf Krankenhäusern zu zwei zentralen Schlüssen: „Die Beurteilung der Kunden der einzelnen Aspekte und Leistungen des Krankenhauses fällt tendenziell positiver aus, wenn diese Kontakt zu zufriedeneren Mitarbeitern hatten." (Koop & Bungard 2004: 30; fett gedruckt im Original) Das ist noch wenig überraschend. Interessanter ist da schon das folgende Ergebnis:

> „Kunden, die eine gute Zusammenarbeit der Mitarbeiter wahrnehmen, unterscheiden sich signifikant von Kunden, die die Zusammenarbeit der Mitarbeiter weniger positiv beurteilen, in der Zu-

---

[67] Die hier vorgenommene Verknüpfung von Sprache, Kultur und Qualifikation mit befürchteten Qualitätsverlusten in der Pflege belegt das Spezifikum *Qualität* als *Kombination* verschiedener Aspekte (hier eines adäquaten Personalstandes mit entsprechender sprachlicher und fachlicher Qualifikation sowie kulturellem Hintergrund) sowie die Fragilität vor allem der *Bezugsqualität*.

friedenheit mit den Leistungen des Krankenhauses insgesamt (1.39 vs. 2.15) und in der Absicht, die Leistungen des Krankenhauses wieder zu nutzen (1.40 vs. 2.14; (...))." (Koop & Bungard 2004: 30)

Dass die Wahrnehmung der PatientInnen eine relevante Größe darstellt, belegen auch Wenderlein & Schochat (2003), wenn sie in ihrer Studie auf den Zusammenhang von *Management und Führung*, Arbeitszufriedenheit der *MitarbeiterInnen* und Auswirkungen auf *PatientInnen* verweisen: „Unklare Anweisungen verursachen bei Mitarbeitern Verunsicherung, insbesondere beim Umgang mit Patienten – was diese auch merken." (Wenderlein & Schochat 2003: 267). Insofern hier die Wahrnehmung der Zusammenarbeit der MitarbeiterInnen allgemein angesprochen wird, kann dies auch für die Beziehung der Verwaltung zu Ärzteschaft und Pflege Gültigkeit besitzen.

Die in der eigenen qualitativen Fallstudie herausgearbeitete Erkenntnis einer Verbesserungswürdigkeit der *interdisziplinären Beziehungen* der Berufsgruppen in puncto *Kooperation, Koordination/Planung, Kommunikation* und *Teambildung* zeigt sich ebenfalls in der Langzeitstudie des Centrums für Krankenhaus-Management (CKM) (Eiff 2000) über einen Zeitraum von 12 Jahren. Auf der Basis eines Panels von 445 Pflegekräften, 289 ÄrztInnen und 419 VerwaltungsmitarbeiterInnen (Eiff 2000, 61, Legende zu Abb. 1) „(...) bemängeln 52 Prozent der Ärzte die nicht ausreichend zielführende Zusammenarbeit zwischen Ärzten, Pflegepersonal und Verwaltung. Ebenso negativ urteilen 70 Prozent der Verwaltungsmitglieder und sogar 75 Prozent der Pflegekräfte (...)." (Eiff 2000: 60)

Eine Facette dieses Befundes ist auch eine problematische Besprechungskultur bzw. das Fehlen von Besprechungen überhaupt – teils innerhalb der Berufsgruppe. Die zentrale Beziehung der Pflege zu anderen Berufsgruppen als auch berufsgruppenintern war mit das Thema einer Umfrage zur Tarifvertragskenntnis der Pflegenden, ihren Arbeitsbedingungen sowie möglichen Ansatzpunkten für eine gewerkschaftliche Unterstützung der Pflegekräfte in der Zukunft durch Löser-Priester (2003). Im Zuge dieser Umfrage bei 783 Pflegekräften in drei Krankenhäusern der Grund- und Regelversorgung stellt sich mit Bezug auf Kooperationsbeziehungen bei den 125 auswertbaren retournierten Fragebögen heraus, dass berufsgruppenintern Besprechungen des Pflegeteams bei zwei Dritteln der Beschäftigten Teil ihrer Arbeit sind, dass aber bei gut einem Viertel der Beschäftigten gar keine regelmäßigen Besprechungen stattfinden.

In der *Beziehung* der Organisation(smitglieder) *zu externen Stakeholdern* ergibt sich im Zuge der stärker werdenden Vernetzungsnotwendigkeit mit weiteren Anspruchsgruppen die Kommunikationsqualität zwischen KrankenausärztInnen und ÄrztInnen im *niedergelassenen Bereich* als ein wichtiger Aspekt. Strotbek & Schlaudt (2005) legen anhand einer Befragung von 60 ÄrztInnen intra- und extramural mögliche Informationsverluste offen. "Aus Sicht der Ärzte gehen (...) ‚wichtige Informationen' über ihre Patienten (...) verloren. (...) Hier beklagten sich allerdings die Krankenhausärzte signifikant stärker als die niedergelassenen Ärzte (...)" (Strotbek & Schlaudt 2005: 104). Immerhin befürchten fast die Hälfte der Befragten Informationsverluste, was ein weiteres Schlaglicht auf die *mehrfach prekäre Lage von PatientInnen* wirft, wobei deren Lage nur einen Teil der Opportunitätskosten darstellt. Überflüssige Untersuchungen, Fehlbelegungen und entgangener Umsatz werden zu realen Größen, wenn sich die ÄrztInnen jeweils nicht eingebunden fühlen und die Vertrauensbasis nicht gegeben ist.

Ergänzend hinsichtlich der Beziehungen zu externen Stakeholdern auf der organisationalen Ebene ist die Studie von Vera (2006) zu vertikalen (z. B. Krankenhaus/Niedergelassene) bzw. horizontalen (Krankenhaus/Krankenhaus) strategischen Allianzen von Krankenhäusern anzuführen. Auf der Basis von 58 retournierten Fragebögen (Rücklaufquote 15,5%) aus Krankenhäusern in Nordrhein-Westfalen ergibt sich die Schlussfolgerung: Vertikale Allianzen spielen für 45% der Krankenhäuser, horizontale Allianzen für ca. 55% der Krankenhäuser eine zentrale Rolle. Letztere dienen eher der Kostensenkung, erstere eher der Erlösoptimierung durch PatientInnenzufluss. „Insgesamt vermitteln die erhobenen Daten den Eindruck, dass vertikale strategische Allianzen von den Probanden als etwas erfolgreicher und damit zufrieden stellender als horizontale Allianzen beurteilt werden." (Vera 2006: 859) Die Krankenhausmanager nutzen hier offensichtlich die durch „(…) Gesundheitsreformen 2000 und 2004 geschaffenen Möglichkeiten zur integrierten Versorgung (…)" (Vera 2006: 859; derzeit dominieren laut Güssow (2007) noch ‚eng indikationsbezogene' Modelle).

3.2.7 Management und Führung

Spezifikum *Management und Führung* / Charakteristika
▪ Kollegiale Führung als *institutionelles* Führungsgremium bei gleichzeitiger Existenz *formeller* und *informeller* ‚Leader'.
▪ Zwischengeschaltete Entscheidungsinstanzen zwischen Krankenhausführung und Rechtsträger.
▪ Management als *Koordination* sowie Steuerung mit Controlling als zahlenbasierter/nicht zahlenbasierter *Methode*; Führung als *Verhaltensbeeinflussung* auf der Basis eines persönlichen Führungsstils; Führung als *personaler Akt*, sich selbst und Andere zu führen; Management und Führung stattfindend unter *Stress* und *Überforderung*.
▪ *Ermöglichen* durch ‚Rundumorganisation'; OE-System und Budgetierung von Qualitätszirkeln bzw. Dialogforen; Gewähren *individuellen Handlungsspielraums*, aber auch Setzen klarer Ziele; Aushandlungsprozess zwischen Mittelgebern und -nehmern sowie bei Ressourcenknappheit *Bewusstseinsbildung* und *Partizipation*; Personalauswahl/-einsatz; *professionellere* Fortbildung; Kinderbetreuung und Betriebsausflüge; Abschaffen dequalifizierender und demotivierender Arbeitsbedingungen zugunsten von Entscheidungsfreiheit.
▪ *Eindämmen* negativen MitarbeiterInnenverhaltens durch Voraussetzung/Forderung von Kompetenz, Verantwortungsbewusstsein, respektvollem Umgang; Schulung und Vorleben; *organisatorische Rahmenbedingungen* zur Förderung der Zufriedenheit aller Beteiligten; *Ausscheiden der Unwilligen*.
▪ *Demotivator* durch mangelnde *Wertschätzung* und *Indifferenz*.
▪ *Ambivalenz von Führungsinstrumentarien* (z. B. Management by Walking About) als auch von *Führungsverhalten* (z. B. das Tolerieren der Essenbestellung auf Station) zeigt, dass Ambivalenz als Charakteristikum allen MitarbeiterInnen, also auch der Führungsebene, eignet. So erhöht beispielsweise Management und Führung den ökonomischen Druck, überlässt aber gleichzeitig die ‚Bürde' der Rationierung im Einzelfall den MedizinerInnen.

Tabelle 9: Management & Führung aus der Sicht qualitativer Studien

In der bereits bei den *zentralen Beziehungen* angeführten Langzeitstudie des Centrums für Krankenhaus-Management (CKM) zeichnet Eiff (2000) aus den Daten von insgesamt 3.500 Befragten über 12 Jahre ein durchaus *zwiespältiges Bild* des Personalmanagements:

> „Auf der einen Seite mangelt es nicht an dem Anspruch, Personalarbeit müsse im Sinne von Human Resources Management eng mit der strategischen Entwicklung des Unternehmens gekoppelt sein. Auf der anderen Seite offenbart sich vielerorts eine traurige Realität: Die Personalabteilungen administrieren den ‚Kostenfaktor Personal' und realisieren als auftragnehmender Dienstleister der Betriebsleitung Personalreduktionsprogramme. Die Ressource Personal degeneriert so zum Rationalisierungsfaktor, in dem kurzfristige Kostensenkungspotenziale gesehen werden. Demgegenüber steht die Philosophie des Human Resources Management: ‚Personal' ist keine Ressource, sondern Sinn, Identifikation und Motivation sind die wirklichen Produktionsfaktoren, die es zu aktivieren gilt." (Eiff 2000: 64)

Gerade bei dieser Aktivierungsaufgabe scheinen Management und Führung jedoch teilweise weit weg von den eigenen Leitbildern, die MitarbeiterInnen in den Mittelpunkt stellen. Die Liste der ‚schlimmsten Führungsfehler' ist lang und reicht von ‚Abkanzeln' bis ‚Ziele' nicht zu konkretisieren (Eiff 2000, 63). Auch wenn zu konstatieren ist, „dass kein Führer in der Lage ist, die Mitarbeiter auf Dauer zu motivieren" (Eiff 2000: 64) und dies folglich auch nicht Aufgabe von Management und Führung sein kann, wird die dennoch notwendige Aufgabe kaum bewältigt, MitarbeiterInnen nicht zu demotivieren. „Der größte Fehler der Führung (...) liegt darin, dass nicht nur falsch ‚motiviert' wird, sondern insbesondere falsch delegiert wird." (Eiff 2000: 64)

Wenderlein & Schochat (2003) schildern in ihrer Studie die Problematik von *Management und Führung* aus Sicht des Pflegepersonals. Ihre Befragungsergebnisse zeigen, wie die Art zu managen/führen die Arbeitszufriedenheit beeinflussen kann:

> „Durch unklare oder widersprüchliche Anweisungen fühlte sich ein Viertel der Pflegekräfte belastet. Das hat Auswirkungen sowohl auf Arbeitszufriedenheit als auch auf Fehlzeiten. Unklare Anweisungen verursachen bei Mitarbeitern Verunsicherung, insbesondere beim Umgang mit Patienten – was diese auch merken. In engem Zusammenhang mit unklaren Anweisungen stehen die nicht gleich bleibenden Erwartungen des Vorgesetzten. (...) Wenn der Vorgesetzte gut organisiert, delegiert, klar führt, umfassend informiert, seine Mitarbeiter unterstützt und deren Arbeit anerkennt, dann steigt die Zufriedenheit der Mitarbeiter beachtlich. Versagt die Führung, so wird das personelle Umfeld zur Hauptbelastung für die Mitarbeiter. Das Extrem ist in diesem Zusammenhang Mobbing: Hierdurch sinkt die Arbeitszufriedenheit auf den Nullpunkt und die Fehlzeiten [steigen; MH] auf ein Maximum. (...) All diese Ergebnisse sprechen für einen partizipativen Führungsstil, bei dem Vorgesetzte sowohl Verantwortung als auch Entscheidungskompetenz delegieren." (Wenderlein & Schochat 2003: 267)

In dieser Schilderung bestätigen sich gleich mehrere Charakteristika des Spezifikums *Management und Führung*. Deutlich wird der Zusammenhang von Führungsstil bzw. Verhalten der Führungskräfte in all seiner Ambivalenz und der Zufriedenheit der Pflegekräfte. Im positiv gezeichneten Bild der Führung – klar, widerspruchsfrei, kontinuierlich, delegierend, informativ, unterstützend, anerkennend, partizipativ – finden sich die Charakteristika der *Rundumorganisation*, der beabsichtigten *Verhaltensbeeinflussung*, des *Persönlichen* der Führung, des *Ermöglichens* durch *Handlungsspielraum*, *Partizipation* und das *Eindämmen negativen Verhaltens* durch beispielgebendes *Vorleben* wieder. Im negativ gezeichneten Bild – unklar, widersprüchlich, diskontinuierlich, mobbend oder Mobbing duldend – wird das Charakteristikum von *Management und Führung* als *Demotivator* durch *mangelnde Wertschätzung* und *Indifferenz* weitgehend gleichartig reproduziert.

Für das Problem der *Demotivation* aber auch für die demgegenüber positiven Rollenbeschreibungen von *Management und Führung*, wie z. B. das *Ermöglichen*, finden sich Belege in der ebenfalls bereits zitierten Arbeitszufriedenheitsstudie unter KlinikärztInnen von Janus & Amelung (2006). Sie heben den Stellenwert nicht-monetärer Anreize für die Zufriedenheit hervor. „Einen hohen Beitrag zur Zufriedenheit lieferten medizinische und organisatorische Entscheidungsbeteiligung, Karrieremöglichkeiten und professionelle Kooperation. Die hohe Bedeutung der Partizipation an Organisationsprozessen unterstreicht die Unzufriedenheit mit etablierten Führungsstrukturen und -stilen." (Janus & Amelung 2006: 683) Geld ist damit zwar ein notwendiger, aber kein hinreichender Motivator. Und auch die intrinsische Motivation kann nicht auf ewig bemüht werden, was im Widerspruch zum Verständnis mancher Führungskräfte steht: „Nach wie vor gehen viele Chefärzte davon aus, dass die intrinsische Motivation ausreicht, um qualitativ hochwertige Versorgungsleistung zu erbringen." (Janus & Amelung 2006: 683) Die Inhalte des Charakteristikums *Ermöglichen* in der obigen Tabelle lassen sich auch mit dieser Studie als mehr als notwendig belegen.

3.2.8 Ökonomie

Spezifikum *Ökonomie* / Charakteristika
▪ *Lineare Sparökonomie* als eindimensionale Restriktion, *Knappheit*, Sparzwang wird kritisiert als Gefahr für das Wohl der PatientInnen und kommt aufgrund der Definitionsmacht für die Behandlungsqualität durch Ärzteschaft und Pflege rasch an ihr argumentatives Ende.
▪ *Balance* von Kosten und Leistung oder auch Input und Outcome; Ergebnis eines *Aushandlungsprozesses* zugunsten angemessener Effektivität und Effizienz im Kontext eines Bezirkskrankenhauses und ohne Qualitätseinbußen unter Knappheitsbedingungen.
▪ *Knappheit* als *Auslöser organisationaler Dynamik*, die sich auf *Wendepunkte* hin bewegen und zu *nicht intendierten Konsequenzen* führen kann.
▪ *Diffusion* ökonomischer Denkkategorien, (z. B. über *Budgetierungsprozesse*) bis in medizinische Entscheidungsfindungen hinein verschiebt die Machtgewichte innerhalb der Organisation. Ärztlicherseits kann dies eine besondere *psychische* Belastungskomponente darstellen, wenn medizinisches und ökonomisches Verhalten konfliktär werden, worauf sowohl mit *Sprachlosigkeit* und *Verdrängung* als auch mit dem Versuch reagiert werden kann, *PatientInnen weiter zu schicken* oder die medizinische Entscheidung auf mathematisch-statistische Verfahren (*Letalitätsprognostik*) bzw. eine *Ethikkommission* ‚auszulagern'.
▪ *Legitimation* gegenüber *Rechtsträgern/Geldgebern*.
▪ *Erfolgreiche Steuerung ärztlichen Verhaltens* über *ökonomische Anreizsysteme und Wettbewerbsdenken*.

Tabelle 10: Ökonomie aus der Sicht qualitativer Studien

Die bereits zuvor zitierte CKM-Langzeitstudie (Eiff 2000) zeigt im Prinzip genau den *Sparökonomie*-Umgang mit Knappheit, hier bezogen auf Personal, wenn Personalabteilungen den ‚Kostenfaktor Personal' nurmehr verwalten, um kurzfristiger Kostensenkungspotenziale willen.

Dass der *Mangel an Balance* zwischen Kosten und Leistung bzw. Input und Outcome zu neuen *Aushandlungsprozessen* führen sollte, um negative Konsequenzen auf die Qualität der Leistungserstellung zu vermeiden, wird auch in dem sich auftuenden Spannungsfeld von ‚DRG-Einheitspreis' und Sonderfall ‚Palliativmedizin' deutlich. Roeder et al. (2002) arbeiten diesen Konflikt anhand ihrer Betrachtung der Verweildauer von 1.290 Fällen aus 57 palliativmedizinischen Zentren im Zeitraum von Mai bis August 2001 heraus. Mit Hilfe der Münsteraner Mappingtabelle werden die Codierungen auf 102 australische DRGs umgelegt und ausgewertet, mit dem Ergebnis, „dass die palliativmedizinischen Spezialabteilungen nicht adäquat über die vorhandenen DRGs finanzierbar sind." (Roeder et al. 2002: 1003) Die zentrale Problematik ist, dass der DRG-Gruppierungsalgorithmus die Verweildauer, die in der Palliativmedizin in etwa doppelt so lang ist, wie in der kurativen Medizin, nicht abbilden kann, da er sich an letzterer orientiert. Die AutorInnen schlagen angesichts der Finanzierungslast der Krankenhäuser eine Verhandlung über Sonderregeln vor.

„Die pauschalierende Vergütung darf nicht dazu führen, dass die palliativmedizinische Therapieoption, die nachweislich einen erheblichen Nutzen für die Patienten bringt, (…) aus ökonomischen Gründen nicht mehr angeboten werden kann. Das angestrebte deutsche Einheitsprinzip würde damit einen medizinpolitisch und international gewünschten Versorgungszweig kurzfristig zerstören." (Roeder et al. 2002: 1004)

Die *Diffusion ökonomischen Denkens* im Sinne von Anreizsystemen und Wettbewerb zeigt sich beispielsweise in der von Dahlgard et al. (2000) in 77 deutschen Krankenhäusern (davon 31 Universitätsklinika) mit über 1.000 Betten durchgeführten Befragung zu Planung, Zielsetzung und Einschätzung von Profit-Centern. In dieser Größenklasse wurden primär Krankenhäuser in öffentlicher Trägerschaft mit einem klassischen Drei-Säulen-Modell in der Führung angesprochen. Einen jeweils spezifischen Fragebogen bekamen sowohl Krankenhausleitungen als auch betriebliche Interessenvertretungen.[68] Antworten gingen von 54 Krankenhäusern ein (Rücklaufquote 70%), wobei in 9 Krankenhäusern sowohl Leitung als auch Interessenvertretung antworteten. Parallel dazu wurden 20 Betriebsleitungen von Krankenhäusern aller Größenordnungen in Nordrhein-Westfalen via Landeskrankenhausgesellschaft befragt. Die Befragung zeigt fünf wesentliche Ergebnisse, die einzelne Charakteristika des Spezifikums Ökonomie stützen. „Betriebsleitungen und Personalräte gehen offen auf das Modell der Profit-Center zu; dies ist eine deutliche Veränderung gegenüber der Situation noch vor einigen Jahren." (Dahlgard et al. 2000: 84) Dies kann als Hinweis auf eine *Diffusion ökonomischer Denkkategorien und Steuerungsinstrumente* gewertet werden. Allerdings herrschen sowohl bei Betriebsleitungen als auch Personalräten unterschiedlichste Vorstellungen und Kenntnisse über Konzept und Ausgestaltungsmöglichkeiten vor, d. h. die Frage wie ein konkretes ökonomisches Steuerungsinstrument zur *Verhaltenssteuerung* im Kontext eines *Wettbewerbsdenkens* auszusehen hat, wird unterschiedlich interpretiert. Klar ist im Kontext der Studie, dass *Anreizsysteme* den ökonomischen Erfolg der Profit-Center steigern sollen, z. B. durch teilweises Einbehaltendürfen von Budgetüberschüssen im Profit-Center, durch die Verknüpfung von Profit-Center-Erfolg und Investitionsentscheidungen, oder auch durch personenbezogene Boni. Eher unklar bleiben die Sanktionen bei Nichterfüllung (Dahlgard et al. 2000, 79f.; nur ein Haus gab überhaupt ‚Sanktionen' an, ohne sie inhaltlich zu erläutern). „Gemeinsam wird auch die herausragende Bedeutung der Zielsetzung ‚Wirtschaftlichkeit' betont; unterschiedlich nehmen Betriebsleitungen und Personalräte allerdings die Folgen wahr" (Dahlgard et al. 2000: 84). Dies betrifft die Aspekte Outplacement, Outsourcing und Motivation. Während Betriebsleitungen die Motivation sowohl der Führungskräfte als auch der Beschäftigten gefördert sehen, sehen Personalräte die Arbeitsplatzsicherheit und Motivation gefährdet. „Die Beteiligung der Personalräte an diesem Prozess [der Profit-Center-Implementierung; MH] ist allerdings eher gering, ein Drittel der Personalräte gibt an, an diesem Prozess gar nicht beteiligt zu sein." (Dahlgard et al. 2000: 85)

Neben der Diffusion des Profit-Center-Gedankens ist hier auch das Thema der innerbetrieblichen Leistungsverrechnung zu betrachten. Kuntz & Vera (2005) zeigen die uneindeutigen Auswirkungen auf die Effizienz am Beispiel des Universitätsklinikums Hamburg-Eppendorf (UKE) und der dort eingeführten budgetrelevanten internen Leistungsverrechnung für Anästhesieleistungen auf. Aus der Analyse der Kosten- und Leistungsdaten von insgesamt 57.145 Fällen über einen Betrachtungszeitraum von 3 Jahren mit Hilfe des Mann-Whitney-U-Test und des Kolmogoroff-Smirnoff-Z-Test sowie einer Fragebogenaktion bei den 12 ChefärztInnen der operativen Disziplinen als zusätzlicher Sichtweise auf die quantitativen Ergebnisse ziehen die Autoren einen ambivalenten Schluss:

„Der Vergleich der Leistungskennzahlen für die Jahre 2001 und 2002 mit denen für 2000 zeigt, dass die Zahl der erbrachten Anästhesieleistungen konstant geblieben sind, obwohl die Fallschwere der operierten Patienten am UKE im Betrachtungszeitraum deutlich angestiegen ist. Dies spricht dafür, dass sich die Effizienz der Operateure nach der Einführung der Leistungsverrechnung für Anästhe-

---

[68] Die Befragung wurde sowohl von der Deutschen Krankenhausgesellschaft als auch der Gewerkschaft ÖTV unterstützt.

sien verbessert hat. Allerdings hängt diese Einschätzung in hohem Maße von der Entwicklung der Fallschwere am UKE ab, die wegen der Neueinführung des DRG-Systems von den beteiligten Ärzten vermutlich verzerrt erfasst wurde. Darüber hinaus lassen auch die Antworten der befragten Chefärzte, die nach ihrem subjektiven Empfinden keine Effizienzwirkungen feststellen konnten, Zweifel an den gemessenen Effizienzsteigerungen aufkommen. Im Ergebnis kann demzufolge die Einführung einer internen Leistungsverrechnung für Anästhesieleistungen am UKE aus Effizienzsicht nicht uneingeschränkt als Erfolg bezeichnet werden." (Kuntz & Vera 2005: 614)

Auch in der oben bereits zitierten Studie von Simon (1996) zeigt sich, dass das in der eigenen Fallstudie verwaltungsseitig eingebrachte Charakteristikum *erfolgreicher Steuerung ärztlichen Verhaltens* über *ökonomische Anreizsysteme und Wettbewerbsdenken* durchaus ambivalent beurteilt werden kann. So ist anhand der Daten aus der Krankenhausstatistik die Wirksamkeit gesundheitspolitisch-administrativer Regelungseingriffe zugunsten finanzieller Entlastung des Gesamtsystems auf der Ebene der Entscheider in den einzelnen Organisationen nachvollziehbar. Gleichzeitig werden jedoch auch nichtmonetäre Nebenwirkungen deutlich, d. h. „(...) daß innerhalb des sozialen Normengefüges im Krankenhaus eine Veränderung eintritt, die es ab einem bestimmten Entwicklungspunkt generell als legitim erscheinen läßt, medizinisch sinnvolle und erfolgversprechende Maßnahmen aus ökonomischen Gründen zu unterlassen." (Simon 1996: 39) Diese Effekte bedürfen nach Simon einer weiteren Erforschung. Im Prinzip zeigt sich bei Simon auch, dass ökonomische Instrumentarien, wie z. B. geänderte Anreizstrukturen, nicht nur *Legitimation* gegenüber Rechtsträgern/Geldgebern vermitteln, indem über sie der Erfolg finanzieller Entlastung begründet wird, sondern dass diese Instrumentarien durchaus auch auf das ‚soziale Normgefüge' wirken, aus dem heraus sie in ihre instrumentellen Legitimität beurteilt werden. Im Klartext: Das Instrument verändert die Bedingungen seiner Beurteilung mit.

Genau diese Konsequenz ist auch ersichtlich in der Untersuchung von Klinke & Kühn (2006) auf Basis einer im Feber 2004 durchgeführten Repräsentativbefragung von 1.538 hessischen KrankenhausärztInnen (Rücklaufquote 39,8%). Unter dem Punkt ‚Berufsethische Orientierungen' zeigen sich die verunsichernden Auswirkungen der Rationierungsdebatte:

„Es fällt ein ungewöhnlich hoher Anteil gewählter relativierender, abgeschwächter oder unverbindlicher Antwortmöglichkeiten (‚eingeschränkt richtig', ‚eher falsch', ‚problematisch' usw.) auf, was auf große Unsicherheit in einer Situation hindeutet, in der die herkömmlichen Normen in Frage stehen." (Klinke & Kühn 2006: 14)

Noch ernüchternder ist, dass nur 11% derjenigen, die der Norm voll zustimmen, dass das Medizinische vor dem Ökonomischen zu rangieren hat, nach eigener Einschätzung selbst auch in einem Kontext arbeiten, der diese Norm realisieren lässt (Klinke & Kühn 2006, 15).

Die *Frage intendierter und nichtintendierter Wirkung* spielt eine zentrale Rolle bei jeder Änderung der Anreizstruktur. Für die österreichische Situation analysieren Sommersguter-Reichmann & Stepan (2000) „(...) Kosten- und Leistungsdaten ausgewählter österreichischer Krankenanstalten mit Hilfe von Indexzahlen, Äquivalenzzahlen und der Data Envelopment Analysis (DEA) für den Zeitraum von 1994 bis 1997 (..)" (Sommersguter-Reichmann & Stepan 2000: 49). Insofern der verbindlichen Einführung einer gedeckelten LKF (GLKF) in Österreich 1997 eine Testphase ab 1993 vorausging, geben die Daten zu den 23 Spitälern (18 unter öffentlichem und 5 unter privater Trägerschaft) aus diesem Zeitraum Aufschluss über das Verhalten öffentlicher und privater Spitäler im ‚Test'- und ‚Ernstfall'. Im Ergebnis zeigt die empirische Analyse zu den Konsequenzen der geänderten Anreizstruktur folgendes Bild:

„In vielen Fällen entspricht ein Punkteanstieg nicht dem Kostenanstieg, was als Indiz für ‚creeping' gewertet werden kann. (...) Bezüglich allfälliger Leistungsverlagerungen konnten vereinzelt Tendenzen nachgewiesen werden (...) zu Leistungsverlagerungen innerhalb des Krankenhauses (...), wobei die Richtung der Verlagerung unmittelbar mit der Profitabilität von LDF-Punkten im Hinblick auf die Mittelzuteilung zusammenhängen dürfte. (...) Die durchschnittliche Verweildauer ist in beiden Trägergruppen deutlich gesunken, obwohl die Anzahl der stationär behandelten Patienten im selben Zeitraum gestiegen ist. (...) Mit der Einführung der GLKF sind neue Verhaltensweisen an den Tag getreten, die eine unmittelbare Konsequenz der geänderten Anreizstrukturen der neuen Finanzierung darstellen." (Sommersguter-Reichmann & Stepan 2000: 60f.)

Insofern ‚creeping', d. h. die Punkteanteilsmaximierung je Krankenhaus ohne Veränderung der intramuralen Produktivität, das Gesamtsystem in seiner Produktivität nicht verbessert, ist die Frage, ob weiterhin durch ‚creeping' gegen das System „gespielt" wird und damit ein Teil der Anreizwirkung als unintendiert bezeichnet werden kann, noch nicht ganz zu beantworten. In einer späteren Untersuchung auf der Basis von 25 Fonds-Spitälern zeichnet sich bei einer DEA für den Zeitraum 1997-2000 eine besser belegbare Antwort für die österreichische Situation ab:

„The analysis of productivity changes over time has revealed that the actual improvement in efficiency has not yet taken place. In return, our analysis reveals the incentives inherent in the new system expressed by the attempt to maximise the budget share by optimising the number of credit points. In addition, the correlation between budget share and efficiency in 1999 rather points to the arbitrary selection of steering factors and assignment of LKF budgets." (Stepan & Sommersguter-Reichmann 2005: 121)

Das Spielen mit dem/gegen das System scheint sich fortzusetzen.

3.2.9 Qualität

Spezifikum *Qualität* / Charakteristika
- *Resultat einer in sich stimmigen Kombination* diverser Spezifika als Gefüge, in welchem Qualität oder Nichtqualität entsteht; *Resultat* eines aufgaben*adäquaten* Personalstandes nach ausgeschöpfter Rationalisierung; *Resultat* von *Umwegrentabilität*; überschaubarer Organisationsgröße mit *Nähe zu den PatientInnen* sowie interner Institutionalisierung zur qualitätssteigernden Bewusstseinsbildung.
- *Divergente Qualitätsvorstellungen und Qualitätswahrnehmungen*, je nachdem, ob PatientInnen als medizinische LaiInnen medizinische Leistung *nach Gefühl beurteilen müssen*, oder ob sie Hotelleistung und Umgang/Zeit des Personals bewerten; diverse *Zufriedenheiten* intramuraler/extramuraler Stakeholder.
- *Kein Selbstläufer*, sondern *fragil und riskant* aufgrund *ambivalenten* MitarbeiterInnenverhaltens und (möglicherweise existenzgefährdender) Fehler; *Gesundheitsgefährdungen* und *Burnout* des Personals; Personalzuwachs mit weniger Bezugsqualität; unklarer ‚Reflexionsqualität' bei Management- und Führungsentscheidungen, d. h. *Qualität* leidet unter Effizienzdruck, der zu Minderqualität und damit zu Effektivitätsverlust führen kann, wobei diese mögliche kontraproduktive Entwicklung nur mangelhaft reflektiert wird, was einer verminderten *Entscheidungsqualität* gleichkommt; *indifferentem* Führungsverhalten mit Demotivationsfolgen; der Abhängigkeit von erfolgter *Bewusstseinsbildung* und genutzter *Partizipation*; teurer Spezialisierungsstrategie mit weniger Ressourcen für Basisversorgungsqualität; *ambivalenter* Ökonomie; externer Vorgaben, die intern nicht mehr durch Rationalisierung abzufedern sind und zu grenzwertigem Dahinschreiten führen bzw. ‚Dienst nach Vorschrift'; Hierarchie als Behinderung von Interdisziplinarität.

Tabelle 11: Qualität aus der Sicht qualitativer Studien

Die Befragung von 240 potenziellen Krankenhaus-PatientInnen in süddeutschen Arztpraxen durch Dietrich & Grapp (2005) hinsichtlich der Qualitätsinformationen, die PatientInnen über Krankenhäuser haben, zeigt sehr deutlich die Problematik auf, die mit unterschiedlichen *Qualitätsvorstellungen, Qualitätswahrnehmungen und Möglichkeiten der Qualitätsbeurteilung* einhergeht. Sie formulieren vier Hypothesen, die sie mit ihrer Befragung testen, wobei sie die Befragten in jeweils 120 ‚schwere' und ‚leichte' Repräsentativfälle (quotiert nach soziodemographischen Merkmalen) unterteilen:

> „1. Ein höherer Informationsstand von Patienten bezüglich der Leistungen von Krankenhäusern hat einen positiven Einfluss auf das durch die Patienten subjektiv bewertete Ergebnis von Behandlungen im Krankenhaus." (Dietrich & Grapp 2005: 215; im Original kursiv)
> „2. Die subjektive Ergebniswahrnehmung hat einen direkten Effekt auf die Wechselabsicht sowie einen direkten als auch indirekten Effekt auf das zukünftige Informationssuchverhalten von potenziellen Krankenhauspatienten." (Dietrich & Grapp 2005: 216; im Original kursiv)
> „3. Die Wahrnehmung der Qualitätsinformationen über Leistungen von Krankenhäusern entsprechen der Strukturierung der Qualität von Krankenhausleistungen anhand der Potenzial-, Prozess- und Ergebnisdimension." (Dietrich & Grapp 2005: 218; im Original kursiv)
> „4. Je höher der Schweregrad der Erkrankung von Patienten ist, desto wichtiger sind sowohl medizinisch-pflegerische Informationsbestandteile über die Qualität als auch medizinisch-pflegerisch orientierte Quellen bzw. Kanäle von Qualitätsinformationen." (Dietrich & Grapp 2005: 218; im Original kursiv)

Was Hypothese 1 & 2 anlangt, so fundiert eine signifikante Korrelation zwischen Informationsstand, subjektiver Zufriedenheit, Informationssuchverhalten und Wechselabsicht (Dietrich & Grapp 2005, 223, Tabelle 3) die konzeptionelle Bedeutung der Informationspolitik.

Die dritte Hypothese hingegen wird durch eine explorative Faktorenanalyse nicht näher bestätigt. „Die Struktur der für die potenziellen Patienten relevanten Qualitätsinformationen ist gemäß der empirisch ermittelten Faktorlösung eine andere als die Strukturierung der Qualität der Krankenhausleistungen nach den Potenzial-, Prozess- und Ergebnisdimensionen." (Dietrich & Grapp 2005: 224) Sehr hoch werden von allen PatientInnen aggregiert medizinische Behandlungsaspekte und pflegerische Betreuung gewichtet, weniger wichtig sind objektive Qualitätsindikatoren und eher unwichtig nichtmedizinische/-pflegerische Informationen.

Die vierte Hypothese schließlich, „gemäß der die Bedeutung der Qualitätsinformationen je nach Fallschwere unterschiedlich gewichtet werden, kann (..) als bestätigt angesehen werden" (Dietrich & Grapp 2005: 225) Was die in der vierten Hypothese angesprochenen Informationskanäle angeht, so stehen bei ‚leichten' und ‚schweren Fällen' die ÄrztInnen an erster Stelle (91,8%), dann mit 59,5% folgen Freunde, Bekannte, Verwandte an Platz 2 und an dritter Stelle rangiert das Internet (34,9%). Eigeninformationen des Krankenhauses (20%) sowie ein Tag der offenen Tür (16,4%) haben demgegenüber weniger Gewicht. Stattdessen wünschen sich PatientInnen noch eher unaufgefordert Informationen seitens ihrer (Haus-/Fach-)ÄrztInnen (35,4%) und der Krankenkassen (22,8%). Bemerkenswert ist auch, dass hierbei, entgegen der vierten Hypothese, kein Unterschied durch den Schweregrad der Erkrankung zum Tragen kommt. Dies bedeutet letztlich, „dass die Krankenhäuser selbst einen nur geringen direkten Einfluss auf die Verbreitung von Qualitätsinformationen haben" (Dietrich & Grapp 2005: 228).

Die von Dietrich & Grapp (2005) in ihrer empirischen Analyse erzielten Ergebnisse bestätigen und relativieren zugleich diverse Charakteristika des Spezifikums Qualität aus der eigenen Fallstudie. Dass Qualität vor allem aus dem *Zusammenspiel mehrerer Spezifika* besteht, ist insofern offensichtlich, als die Befragten die medizinische und pflegerische Betreuung am wichtigsten erachten (und damit auch die Spezifika *MitarbeiterInnen* und *zentrale Beziehungen* als qualitätsrelevant erachten). Im Kontext des Spezifikums *Qualität* selbst wiederum wird die *Zufriedenheit intramuraler/extramuraler Stakeholder* deutlich bestätigt, wenn niedergelassene (einweisende) ÄrztInnen sowie Freunde, Bekannte und Verwandte als zentrale Informationsquellen für potenzielle PatientInnen dienen. Zu diesem Punkt ist die Untersuchung von Klinke & Kühn (2006) auf Basis einer Repräsentativbefragung von 1.538 hessischen KrankenhausärztInnen bemerkenswert, die hier Kooperationsdefizite feststellt: „Nur in den Abteilungen von 31% der Befragten wird systematisch mit niedergelassenen Ärzten zusammengearbeitet, was nur in 18% als ‚gut' eingestuft wird." (Klinke & Kühn 2006: 13) Dieselbe Untersuchung macht unter das Thema der *Minderqualität* unter Effizienzdruck deutlich: „Manche sehen in den DRGs die Aufforderung zu industrieller Produktion und machen z.B. so viele Hüften, dass sie ‚blutig' entlassen werden müssen, weil die Betten fehlen. Für 24% der Ärzte ist der Pflegestandard in ihrer Abteilung deutlich verbesserungswürdig." (Klinke & Kühn 2006: 13)

3.2.10 Spannungsfelder

Spezifikum *Spannungsfelder als Ausdruck von Ambivalenz* / Charakteristika
▪ Idealität I: Verhalten und Beziehung der Organisationsmitglieder als im Gesamtinteresse der Organisation denkend/handelnd <–> Realität I: Verhalten und Beziehung der Organisationsmitglieder als im Einzelinteresse der Organisationsmitglieder denkend/handelnd ▪ Idealität II: Verhalten und Beziehung der Ärzteschaft zu Pflege/PatientInnen als ‚kompetent', ‚verantwortungsbewusst', etc. <–> Realität II: Verhalten und Beziehung der Ärzteschaft zu Pflege/PatientInnen als Ausnutzen eines Machtgefälles ▪ Außen als gesellschaftlicher und sozialer Kontext <–> Innen als Organisation ▪ Qualität <–> Ökonomie sowie Ökonomie <–> Ökonomistik ▪ Sinnhaftigkeit <–> Sinnverlust
Spezifikum *Immanente Aspekte von Spannungsfeldern* / Charakteristika
Konfliktlinien interindividuell: ▪ Berufgruppenübergreifender Verteilungskonflikt: Verwaltung (Mittelverwalter) <–> Ärzteschaft/Pflege (Mittelverwender) sowie zwischen Ärzteschaft <–> Pflege bei steigender Ressourcenknappheit. ▪ Berufsgruppenintern Verwaltung/Controlling: Methoden des Transparenzschaffens und der Entscheidungsvorbereitung. ▪ Berufsgruppenintern im Bereich der Ärzteschaft als Konflikt zwischen Chirurgen (schneidendes Fach) und Internisten (nicht schneidendes Fach). *Konfliktlinien intraindividuell:* ▪ Persönlicher Gewissenskonflikt Controller: Worüber informiere ich wen in welcher Art? ▪ Persönlicher Gewissenskonflikt stationsleitende Schwester: Genüge ich in der Behandlung der PatientInnen dem Gesetz und der internen Maßgabe immer früherer Entlassung oder den in der Pflegeschule gelernten und im Haus gewünschten hohen (Qualitäts-)Standards? *Wechselwirkungen*: Vielschichtiges Gefüge an Relationen zwischen einzelnen Spezifika bzw. deren Charakteristika, das im Zeitverlauf beabsichtigte und unbeabsichtigte Wirkungen entfaltet und somit Raum gibt für weitere Interventionen als Handlung oder Nicht-Handlung, die die Wechselwirkung in anderer Weise perpetuieren. Alle Beteiligten sind Teil dieser Unübersichtlichkeit und bleiben dies auch, sowohl mit ihren permanenten als auch mit ihren fallweisen Interventionen, die allesamt Teil des nachfolgenden Settings werden. ▪ *Im konkreten Fall* interagieren zunächst im allgemeinen Spannungsfeld des öffentlichen Gesundheitswesens (öffentliches Gut, hohe Qualität als Anspruch, begrenzte Mittel und möglichst keine Verschwendung beim Mitteleinsatz) einzelne Spezifika: *gesellschaftlicher und sozialer Kontext* (Doku-

mentationspflichten, neue Technologien, regionales Wettbewerbsumfeld), *Ökonomie* als Knappheit, *Management und Führung* mit Differenzierungsstrategien im Außenverhältnis und möglicher Indifferenz gegenüber unter Knappheit leidenden *MitarbeiterInnen* im Innenverhältnis, wobei letztere ein ambivalentes Verhaltensrepertoire in der Reaktion auf die Indifferenz zur Verfügung haben, sobald sie *Sinn und Zweck* als verloren gehend ansehen, weil sich z. B. die *zentrale Beziehung* zu den *PatientInnen* nicht mehr in der angestrebten *Qualität* darstellen lässt aufgrund einer einseitigen Sparökonomie (Ökonomistik).

Wendepunkte: Moment des Umschlagens des Bisherigen in sein Gegenteil; als Zeitpunkt kaum exakt vorausberechenbar und teils unmerklich in den Vorboten, d. h. unter Umständen überraschend eintretend.

- *Im konkreten Fall* tritt ein Wendepunkt ein, nachdem die Indifferenz von *Management und Führung* gegenüber den Wirkungen der Knappheit auf die *MitarbeiterInnen* in deren Perspektive dem bisherigen *Sinn und Zweck* der Organisation die Legitimation entzieht. War bislang der *Sinn und Zweck* durch den humanitären Auftrag definiert, nimmt *Management und Führung* mit einer indifferenten Haltung humanitäres Versagen in Kauf, was von denjenigen *MitarbeiterInnen*, deren Arbeitsethos durch Humanität bestimmt ist, wiederum als absurd, sinnlos und in weiterer Folge demotivierend erlebt wird. Das Überschreiten dieses Wendepunktes von sinnhaft zu sinnlos führt in eine nicht intendierte Konsequenz.

Nicht intendierte Konsequenzen: Nach einem Wendepunkt eintretende Absurdität bzw. Widersinnigkeit, z. B. indem eine ursprünglich positiv bewertete Absicht negative Ergebnisse zeitigt.

- *Im konkreten Fall* besteht die nicht intendierte Konsequenz darin, dass das in der ursprünglichen Situation rationale Verhalten, bei Knappheit zu sparen, sich besser zu organisieren, Rationalisierungspotenziale auszuschöpfen und den ‚organizational bzw. personal slack' zu mobilisieren die Organisation an ein Limit ohne Reserven führt. In diesem, von den MitarbeiterInnen empfundenen, Limit liegt der *Wendepunkt ins Kontraproduktive*. Das Festhalten am gleichen Rationalitätsprinzip macht unsensibel gegenüber einer Kontextveränderung, in welcher sich genau dieses Festhalten zu einem Negativum entwickelt. Unter neuen Rahmenbedingungen und bei gleichzeitiger Indifferenz von Management und Führung verkehren sich die gute Absicht und erste Rationalisierungsgewinne in ihr Gegenteil, ihren Widersinn. Gesteigerte Effizienz bzw. stringente Ökonomistik führt dann zu verminderter Effektivität bzw. wird unökonomisch.
- Interventionen, die den Wendepunkt ins Kontraproduktive, in die nicht intendierte Konsequenz vermeiden sollen, sind selbst keineswegs frei von nicht intendierten Konsequenzen in ihren Auswirkungen. So können Interventionen weiterhin der Logik des Mehr vom Selben folgen (‚mehr ÄrztInnen sparen Geld'; vgl. Ärztlicher Direktor) und damit Konflikte um knappe Ressourcen (hier absehbar mit der Pflege) zementieren. Eine strategische Spezialisierungsnische kann sich als ambivalent für die Basisversorgung der Bevölkerung erweisen, wenn die Spezialisierung finanzielle Umschichtungen zu Ungunsten der Basisversorgung nach sich zieht. Die zunehmende Beachtung ökonomischer Kriterien in medizinischen Entscheidungen, als gegenseitige Bewusstseinsbildung positiv konnotiert, mag PatientInnen unter Umständen noch stärker auf eine Kosten-Nutzen-Relation reduzieren, als sie es zuvor bereits waren, als es noch eine wie konsequent auch immer durchgehaltene medizinisch-pflegerische Lobby für PatientInnen und gegen deren Ökonomisierung gegeben hat.
- *Wendepunkte und nicht intendierte Konsequenzen sind* zwar mögliche Folgen von Interventionen unter Wechselwirkungsbedingungen, *nicht aber die einzig möglichen Konsequenzen*. Interventionen (z. B. Knappheit) können auch eher ‚geradlinig' in positiv bewertete Zustandsveränderungen münden, z. B. in das Aufbrechen von Saturiertheiten, in die Forcierung von OE oder auch in eine Kontinuität bei Investitionen.

Tabelle 12: Spannungsfelder aus der Sicht qualitativer Studien

Organisationale *Spannungsfelder* resultieren aus der Querschnittsbetrachtung der bisher separat betrachteten Spezifika und ihrer jeweiligen Charakteristika. Für die Spannungsfelder als Ausdruck von Ambivalenz lassen sich durchgängig Belege finden:

- Idealität I (Gesamtinteresse) versus Realität I (Einzelinteresse) ist eine Frage der Betrachtungsebene. Wird das staatliche Gesamtinteresse an einer angemessen finanzierten Gesundheitsversorgung und das Überleben des einzelnen Krankenhauses betrachtet, können Stepan & Sommersguter-Reichmann (2005; Thema ‚Creeping' und Budgetanteilsmaximierung) herangezogen werden.
- Idealität II (Verantwortungsbewusstsein) versus Realität II (Ausnutzen des Machtgefälles) ist bei Scheibler (2004; Thema Perpetuierung des nach wie vor realen Machtgefälles zwischen PatientInnen und Ärzteschaft/Pflege) ausgeführt.
- Außen versus Innen findet sich bei Simon (1996; Thema Aufnahme- und Verlegungsselektion, Rosinenpickerei) und Theurl & Winner (2005; Thema Anreize in Richtung steigender Krankenhaushäufigkeit) in dem Sinne, dass von außen kommende *gesundheitspolitisch-administrative Änderungen im ökonomischen Anreizsystem* auch die internen Handlungsnormen verändern, wobei die nicht-monetären Nebenwirkungen dieser Änderungen noch kaum im Fokus gängiger empirischer Krankenhausforschung sind.
- Qualität versus Ökonomie bzw. Ökonomie versus Ökonomistik zeigt sich Klinke & Kühn (2006; Thema Minderqualität unter Effizienzdruck) sowie bei Eiff (2000; Thema Personalabteilungen sparen den ‚Kostenfaktor Personal' ein).
- Sinnhaftigkeit versus Sinnverlust schließlich findet sich pflegebezogen bei Wenderlein & Schochat (2003; Thema große Arbeitsunzufriedenheit und Fehlzeiten) und auf die Ärzteschaft bezogen bei Klinke & Kühn (2006; Thema ‚berufsethische Orientierungen' und ‚moralische Dissonanzen').

Interindividuelle Konfliktlinien können sich ergeben aus Untersuchungen zu unerwünschten Behandlungsergebnissen, die gleichzeitig auf geringe Neigung des Fehlerzugebens stoßen (Stricker et al. 2006), aus Situationen blutiger Entlassung, aber auch wegen überhöhter Erwartungen von PatientInnen/Angehörigen und Vorgesetzten bzw. wegen Kompetenzmängel von Kollegen (Klinke & Kühn 2006). Die oben erwähnten ‚moralischen Dissonanzen' (Klinke & Kühn 2006) weisen auf starke *intraindividuelle Konfliktlinien* hin.

Wechselwirkungen, *Wendepunkte* und *nicht intendierte Konsequenzen* sind auch quantitativ-empirisch ein Thema, z. B. wenn Theurl & Winner (2005) anhand der aggregierten Daten aller Verweildauern (Durchschnitt) aller Diagnoseschlüssel (ICD-10) über alle Bundesländer sinkende Verweildauern und erhöhte Krankenhaushäufigkeit belegen, oder wenn ChefÄrztInnen oftmals davon ausgehen, dass ausschließlich intrinsische Motivation qualitativ hochwertige Versorgungsleistung dauerhaft sicherstellt ohne die sonstigen Rahmenbedingungen weiter zu betrachten (Janus & Amelung 2006). Zunehmend klar wird auch eine Rekursivität in folgender Form: Bei Simon (1996) zeigt sich bereits, dass ökonomische Instrumentarien, wie z. B. geänderte Anreizstrukturen, nicht neutral sind, sondern das ‚soziale Normgefüge', aus dem heraus ihre instrumentelle Legitimität beurteilt wird, mit verändern. Dies belegen dann auch Klinke & Kühn (2006) mit ihren Ergebnissen zur ‚berufsethischen Orientierung' und den vorgefundenen verunsichernden Auswirkungen der allgegenwärtigen Rationierungsdebatte auf das medizinischen Entscheidungen hinterlegte Normgefüge.

3.2.11 Fazit

Die Darlegung der Ergebnisse der quantitativ angelegten und meist großzahligen Studien bestätigt die zehn Spezifika als eine robuste Heuristik, um die vielfältigen Facetten der Organisation ‚öffentliches Krankenhaus' transparent zu machen. Der teilweise vorkommende Mehrfachbezug auf eine Studie verdeutlicht, dass diese Facetten zwar einzeln fokussiert werden können, dass je nach Hypothesenbildung und Ergebnis aber auch unterschiedliche Charakteristika diverser Spezifika angesprochen sind. Dadurch wird der innere Zusammenhang der einzelnen Facetten analytisch sichtbar und provozierte Ausblendungen durch die Konzentration auf eine zu analysierende Facette fallen somit weniger ins Gewicht.

Die Ergebnisse sollen hier nicht im Einzelnen wiederholt werden. In der Gesamtschau zeigt sich eine leichte Abstufung zwischen sehr breit bearbeiteten Spezifika und Spezifika, bei denen diese Bearbeitungsbreite weniger stark ausgeprägt ist:

- Das Spezifikum *PatientInnen* fällt in die erstgenannte Kategorie. Es gibt Studien zu allen drei Grobcharakteristika über den gesamten betrachteten Zeitrahmen hinweg und die Situation der PatientInnen ist aus Sicht unterschiedlicher Institutionen erfasst. Dies mag wesentlich mit dem ‚Boom' der Zufriedenheitsanalysen in diesem Zeitraum zusammenhängen. So weit sich diese Analysen auch auf *MitarbeiterInnen* beziehen, kommt weiters die *zentrale Beziehung* zwischen PatientInnen und MitarbeiterInnen ins Spiel und damit wiederum die Entstehung von *Qualität* als Kombination unterschiedlicher Einflussfaktor*qualitäten*, wie der Brückenschlag zum Qualitäts-/Beschwerdemanagement dann auch nahe legt. Ferner bestätigt sich hier auch die Gefahr des Sinnverlustes als Teil des Spezifikums *Sinn und Zweck*. Die offensichtlich *mehrfach prekäre, riskante Lage der PatientInnen* schlägt auf *MitarbeiterInnen* mit sozial-humanitärer intrinsischer Motivation negativ durch. Ist das Wohlergehen der Stakeholder nur noch eine rhetorische Größe, die realiter (z. B. unter Kosten- und Zeitdruck) nicht mehr gelebt wird, fördert dies ‚Desorientierung', Arbeitsunzufriedenheit und Fehlzeiten.

- Analog zur Lage der *PatientInnen* ist die Lage der *MitarbeiterInnen* ebenfalls umfassend empirisch-quantitativ betrachtet. Allerdings kommt hier die *mehrfach prekäre, riskante Lage der MitarbeiterInnen* stärker zum Tragen als das a*mbivalente Verhaltensrepertoire*. Dass es ein gewisses Potenzial für demotiviert-resignatives Verhalten als eine Facette der Ambivalenz gibt, wird besonders dort klar, wo Führungsfehler und ihre Konsequenzen thematisiert werden, also in quantitativ-empirischen Studien zu *Management und Führung*, die die *Bandbreite* zwischen *Ermöglichen* und *Demotivieren* als Wirkung von managen und führen aus unterschiedlichen Blickwinkeln beleuchten. Auch das Spezfikum der *Ökonomie* ist in seinen zwei zentralen Interpretationen belegt: einseitige Sparökonomie sowie die Balance von Input und Outcome ohne Qualitätseinbußen. Dass je nach Umgangsweise mit Knappheit eine Dynamik nicht intendierter Konsequenzen ausgelöst werden kann, ist ebenso erfasst wie die organisationsweite Diffusion des ökonomischen Denkens, z. B. via Profit-Center, Wettbewerbsdenken, interne Leistungsverrechnung oder Rationierung. *Qualität* ist ebenso breit bearbeitet im Sinne einer *Resultante* einer in sich stimmigen Kombination von diversen Spezifika. Auch der Aspekt der *Minderqualität* unter Effizienzdruck, der die Fragilität von Qualität deutlich werden lässt, ist untersucht.

- Demgegenüber etwas weniger durchdringend empirisch quantitativ beforscht zeigen sich die Spezifika *gesellschaftlicher und sozialer Kontext*, aber auch *Struktur und Prozess*. Was die *Wirkrichtung Kontext zu Organisation* anbelangt, so sind von dem aus den bisher betrachteten qualitativen Studien zum *gesellschaftlichen und sozialen Kontext* bereits bekannten Set an acht Einflussfaktoren sechs Charakteristika auch in den quantitativen Studien belegen, wobei sich für die Aspekte Technologie als Treiber von Veränderungen und die spezifische Rolle in der regionalen Versorgungslandschaft keine vergleichbaren Studien in den genannten Datenquellen finden ließen. In der umgekehrten Wirkrichtung (Organisation zu Kontext) lassen sich durchaus empirische Belege für alle drei Charakteristika finden. Das Spezifikum *Struktur und Prozess* ist in der eigenen Fallstudie vor allem als ‚zwei Seiten' der selben ‚Ergebnismedaille' beschrieben worden. Zunächst gibt Struktur einem mehr oder weniger komplexen Behandlungsprozess einen Ort. Beide Fakoren sind jedoch *gleichmäßig zu entwickeln*, wenn ein verbessertes Ergebnis erreicht werden soll. Weiters werden Reorganisationsmaßnahmen mit *neuartigen Kontrollregimes* in Verbindung gebracht, die Verantwortlichkeiten neu zuschneiden und bislang Unkontrolliertes in den Managementfokus rücken. Von diesen Aspekten ist vor allem die Idee einer kongruenten Entwicklung von Struktur und Prozess in quantitativen Studien präsent, insofern auf eine Aufwertung des Prozessgedankens gegenüber Strukturlösungen und auf die Behinderung der Selbständigkeit durch strukturierende, tiefe Hierarchien hingewiesen wird.

Angesichts dieser ersichtlichen Bandbreite an quantitativ-empirischen Untersuchungen sind auch die Belege für organisationale *Spannungsfelder* als Resultat der Querschnittsbetrachtung der bisher separat erörterten Spezifika keine wirkliche Überraschung mehr.

Große zusätzliche Themen, die es notwendig machen würden, die bislang herausgearbeitete Heuristik deutlich umzugestalten, zeichnen sich nicht ab. Aus einer *Kritik* an der Methodik der *PatientInnenzufriedenheitsmessung* sowie aus der Betrachtung von empirischen Forschungsthemen im angelsächsischen Raum ist ableitbar, dass sich das Grobcharakteristikum einer *mehrfach prekären, riskanten Lage der PatientInnen* durchaus noch umfangreicher thematisieren ließe. So wird z. B. die Beachtung der *psycho-sozialen* Situation in den Zufriedenheitstests eingemahnt. Zentral erscheint auch der Umgang mit *Fehlern*. Die Bereitschaft, diese *transparent* zu machen, wird trotz ihrer Evidenz als kulturbedingt niedrig eingeschätzt, d. h. deren quantitativ-großzahlige Erfassung im deutschsprachigen Raum steht erst in den Anfängen. Mit Bezug auf die MitarbeiterInnen wäre der Aspekt der Arbeitsvertragsgestaltung, der das Charakteristikum eines verstärkten Drucks am Arbeitsplatz noch klarer hervorhebt, stärker zu erheben. Allerdings: Diese Aspekte wären durchaus in der momentan vorhandenen Heuristik – von zentralen Beziehungen über Management und Führung bis hin zu Spannungsfeldern – integrierbar.

3.3 Persönliche Reflexionen (ehemaliger) ‚Insider'

Die Schilderung persönlicher Lebenswege durch die Organisation ‚Krankenhaus' (und meist weiterer Organisationen des Gesundheitswesens) erlaubt es, das explizierte Wissen und die breite Erfahrungsbasis (eventuell ehemaliger) ‚Insider'[69] als ‚gestandene' PraktikerInnen für die Betrachtung der Spezifika der Organisation ‚öffentliches Krankenhaus' zu erschließen. Als Beispielfall wird hier das Buch ‚Hilfe Krankenhaus' von Maria Pruckner (1999) aus mehreren Gründen herangezogen. Ihr Erfahrungsbericht umfasst den Zeitraum von ihrem Einstieg als 15jährige Hospitantin über ihre Zeit als diplomierte Krankenschwester bis hin zu ihrer Tätigkeit in der Privatwirtschaft als Organisationsberaterin für Heil- und Pflegeeinrichtungen. Entsprechend umfassend ist die damit einhergehende Erfahrungsbasis aber auch die Möglichkeit,

---

[69] Es ist bemerkenswert und durchaus nachvollziehbar, dass Veröffentlichungen, die sehr stark die eigene Arbeit im Krankenhaus reflektieren und eher kritische Anmerkungen enthalten, meist aus einem gewissen ‚Abstand zu den Dingen' geschrieben werden bzw. vielleicht auch erst dann schreibbar sind, wenn sich im Schreiben die Distanz als zugleich Mittel und Ergebnis des ‚Durcharbeitens' einstellt. In einigen Fällen spielt sicher auch das pragmatische Argument eine Rolle, der eigenen Position/Person nicht schaden zu wollen, solange man diese Position innehat. Im Vergleich zu den anderen Quellen sind sie jedenfalls selten anzutreffen.

ihre persönlichen Erfahrungen aus einer auf Wahrnehmung, Dialog und Gruppendynamik achtenden ‚theoretischen' BeraterInnenposition heraus zu reflektieren. Dies wiederum bedeutet eine Fülle an Anknüpfungspunkten zu den bisher betrachteten Studien. So entsteht letztlich ein vielfältig gemusterter ‚Geschichtenteppich', durch dessen ‚Begehung' die Spezifika und Charakteristika des öffentlichen Krankenhauses nochmals genauer betrachtbar sind. Dies geschieht hier aus dem Fluss der Rekapitulation dieser persönlichen Reflexionen und nicht zwangsweise in der Abfolge der Spezifika 1 bis 10.

Im Prinzip ist die Schilderung von Pruckner die Beschreibung einer Irritation und ihrer mannigfachen Konsequenzen. Der Beginn Ihres Erfahrungsberichtes ist geprägt von ihren Erlebnissen als Hospitantin, die gleich zu Beginn auf extreme Weise mit dem Tod einer Patientin konfrontiert wird. „Ich hatte mir das Krankenschwesterdasein anders vorgestellt: verständnisvoll gütige Blicke, zartes Lächeln, die blaue Tracht mit den hübschen weißen, gestärkten Hütchen" (Pruckner 1999: 24) – es ist das Jahr 1976. Trotz dieser Desillusionierung bleibt die Überzeugung aufrecht, die richtige Entscheidung getroffen zu haben. „Ich wollte verstehen, was ich tat, was ich erlebte und was ich noch erleben würde. Ich begann verbissen zu lernen und zu arbeiten." (Pruckner 1999: 25) Jahre später steht die Erkenntnis, „daß es keine perfekten Theorien, Konzepte, Modelle und schon gar keine Patentrezepte und Patentlösungen für die Probleme kranker Menschen gibt und geben kann. Doch nun stellte sich die Frage, mit welcher Einstellung ich an meine Arbeit herangehen sollte." (Pruckner 1999: 25) Die sich nach konfliktreichen Jahren anbahnende empathische Herangehensweise entspannt das Verhältnis zur eigenen Verbissenheit und vermeintlichen Stärke, die aus der Verdrängung der Gefühle und des Mitleidens resultiert und ermöglicht einen Blick auf die organisationalen und persönlichen Umstände, die genau diese Verdrängung nahelegen.

Pruckner beschreibt die Spezifika der Organisation ‚öffentliches Krankenhaus' vor allem in den beiden Kapiteln ‚Leitbilder' und ‚Leidbilder'. Die daran anschließenden Kapitel ‚Helfen als kreative Interaktion', ‚Probleme lösen' und ‚Handlungsspielräume' sind demgegenüber stark konzeptionell gestaltete Kapitel, die im Prinzip ein Soll-Aufmerksamkeitsraster für diejenigen bereitstellen, die in ein Krankenhaus intervenieren wollen oder müssen. Aus diesem Grund wird nachfolgend primär auf die beiden Kapitel der Leit- und Leidbilder zurückgegriffen.

3.3.1 Leitbilder

Im Kapitel ‚Leitbilder' vergleicht Pruckner das Krankenhaus mit dem Theater. Offen liegen die strukturellen Parallelen:

> „Öffentlich-rechtliche Trägerschaft, öffentliche Bedarfsdeckung, Multidisziplinarität, hierarchische Organisation, kollegiale Führung durch eine wirtschaftliche, technische und künstlerische Leitung, eher hohe Personalfluktuation; eigenständiges, geistiges, emotionales und kreatives menschliches Potential, hohe Fachkompetenz, Selbstdisziplin und Disziplin im Teamwork als absolute Voraussetzung; Berufung, Neigung, Begabung, Engagement und gesunder Idealismus als Anforderungsprofil für ihre Führungskräfte und Mitarbeiter, und die Zielgerichtetheit der Organisation auf menschliche und gesellschaftliche Phänomene sind beiderseits gegeben." (Pruckner 1999: 40)

Und dennoch sind Krankenhäuser trotz dieser strukturellen Ähnlichkeitsanmutung keine Theater und umgekehrt. Die Differenz, die sich durch den Vergleich prägnanter erschließen lässt, liegt in den (fehlenden) Interaktionen und Prozessen, die die Struktur täglich ausfüllen. Hier zeigen sich detailliert diejenigen Merkmale, die das öffentliche Krankenhaus zu einer spezifischen Organisation machen. Im Vergleich zum Theater – und dieser ist zwangsweise in seiner Verallgemeinerung manchmal etwas holzschnittartig, deshalb aber nicht weniger aussagekräftig – sind für Pruckner vor allem die folgenden Aspekte spezifisch für ein Krankenhaus:

- Während es für Theatermenschen nahezu selbstverständlich ist, über Angst, Neid, Niedergeschlagenheit bei Misserfolg, Zweifel und Konflikte, ungeliebte Bühnenpartner oder auch das Bangen um das Urteil der Kritik zu reden, gilt dies zwar für die Gefühlslagen der KrankenhausmitarbeiterInnen auch. „Aber sie sprechen nicht darüber. Ja, sie gestehen sich diese Gefühle oft gar nicht ein." (Pruckner 1999: 30; im Original fett gedruckt) Diese Erfahrungsschilderung erinnert an die *Sprachlosigkeit* und *Verdrängung* als Thema aus den qualitativen Fallstudien von Kuhlmann (1998). Im Kontext dieser Studien waren Sprachlosigkeit und Verdrängung bei medizinisch-pflegerischen Entscheidungsträgern Konsequenz des Spezifikums *Ökonomie*, genauer der *Diffusion* ökonomischer Denkkategorien. Letztere führt in ein ‚atmosphärisches' Zugegensein ökonomischer Überlegungen bei Entscheidungen über sogenannte ‚medizinische Notwendigkeiten', die dadurch ökonomisch motiviert um- und neu gedeutet werden, was wiederum *intraindividuelle Gewissenskonflikte* beförderte.

- „Den ‚Proben' wird im Krankenhaus viel zuwenig Zeit und Raum gegeben. (…) Oft werden Aufführungen zwangsläufig ein einziges Probieren (…) vor ‚Publikum'. Außerdem bleiben ‚Proben' im Krankenhaus oft reine Sprechproben. Handlungen hingegen können kaum geübt werden. (…) Aber wie wäre es mit einer professionellen Begleitung und einem gezielten Training im Praxisalltag?" (Pruckner 1999: 36f.) Dieser ‚Systemfehler', der in Sachen ‚Probe' die psychomotorische Aneignung neuen Wissens weitgehend ausblendet, lässt sich mit zwei der bekannten Spezifika des Krankenhauses in Verbindung bringen. Erstens wird hierin deutlicher, worin die *professionelle Fortbildung* auch bestehen könnte, die beim Spezifikum *Management und Führung*, genauer bei dessen Charakteristikum *Ermöglichen*, vom Qualitätsmanager erwähnt wurde. Zweitens zeigen sich in dieser Schilderung die *nicht intendierten Konsequenzen* einer ExpertInnenorganisation, die bei der Weiterentwicklung ihrer fachlichen Expertise sehr oft auf eine traditionelle Vermittlungsform außerhalb des Praxisalltages setzt, statt diese Entwicklung im Praxisalltag selbst zu organisieren, kurz: der es in gewisser Hinsicht an didaktisch-organisatorischer Expertise mangelt. „Meine Erfahrung hat mir gezeigt, daß auf diese Weise viel schneller umgesetzt werden kann, was unzählige Vorträge und Bücher nie bewirken: die verständige Anwendung von Wissen sowie die Stärkung des Selbstvertrauens und der Selbstsicherheit des Mitarbeiters." (Pruckner 1999: 37) Hierin bestätigt sich auch die Einschätzung des Oberarztes aus der eigenen Einzelfallstudie, dass bei externem Seminarbesuch gerade der anschließende *Wissenstransfer* in die Organisation zurück Teil der Effektivitätsbeurteilung professioneller Fortbildung sein müsste und *Teamfähigkeit* belegen würde, wie auch im vorhergehenden *Kapitel 2* dieser Arbeit bereits angeklungen.

- „Im Krankenhaus wird auf die unmittelbare Reaktion des ‚Publikums' wenig Wert gelegt. Patienten lassen vieles einfach über sich ergehen. (…) Dies lässt sich ändern. Ich würde daher vorschlagen, ‚Applaus' und ‚Buhruf' in das Krankenhaus zu integrieren und wie auf dem Theater zu kultivieren. Die direkte und umgehende Rückmeldung ist das Um und Auf." (Pruckner 1999: 39f.; im Original teilweise fett gedruckt) Einerseits zeigen sich hierin sowohl die *divergierenden Aufmerksamkeitsgrade* gegenüber *PatientInnen*, die letztlich auch das *Spannungsfeld* in den *zentralen Beziehungen* von ideal/real in puncto *Machtgefälle* illustrieren. Andererseits bestätigt sich bei den zentralen Beziehungen auch die bei der Diskussion des Shared Decision Making angeklungene Internalisierung sozialer Normen und Rollen. Wenn von Scheibler (2004) deutschen PatientInnen attestiert wird, asymmetrische Beziehungen zwischen Ärzteschaft und PatientInnen eher gewohnt zu sein, als amerikanische PatientInnen, weist dies auf ein kulturell eingebettetes, persönliches Verhalten hin, eben mehr oder weniger Mitsprache in Entscheidungssituationen einzufordern und mehr oder weniger über sich ergehen zu lassen.

- „Im Krankenhaus sind die ‚Spiele' ernst. Gefühle und Reaktionen entstehen spontan, sie sind nicht ‚inszeniert' und nur im Ausnahmefall vorgetäuscht. Und selbst dann wirken sie nicht sehr überzeugend. Die primäre Aufgabe von Ärzten, Pflegern und Schwestern ist daher, auf die Gefühle von Patienten zu ‚hören' und auf sie zu reagieren." (Pruckner 1999: 40) Damit wird kritisiert, was im Krankenhaus gängige Praxis ist: „(…) Ärzte, Schwestern und Pfleger (…) konzentrieren sich (..) hauptsächlich auf den menschlichen Organismus, weniger auf das menschliche Verhalten. Dieses steht hingegen im Theaterberuf im Vordergrund." (Pruckner 1999: 33) Sowohl die Kritik an der Organismuszentriertheit als auch der unverrückbare Ernst der Situation im Krankenhaus verweisen auf mehrere Spezifika gleichzeitig. *PatientInnen* (und nicht nur ihr Organismus) sind klarerweise der *zentrale Stakeholder*, schließlich liegt in der Kunst des Hinhörens und der Transformation unangenehmer Gefühle in angenehme Gefühle durch die *MitarbeiterInnen* der *Sinn und Zweck* der Organisation. Die Existenzialität der Situation – im Krankenhaus geht es um Leben oder Sterben – liegt aber nicht nur in der Krankheit oder Verletzung als solche begründet, sondern auch darin, dass sich *Fehler* sowohl auf Seiten der PatientInnen als auch der MitarbeiterInnen existenzbedrohend auswirken können, weswegen beide Seiten in einer *mehrfach prekären, riskanten Lage* sind. Dies verleiht dem *Spannungsfeld* von *Sinnhaftigkeit* und *Sinnverlust* erhebliche Brisanz.
- „(…) Theater haben in gewisser Weise die Absicht, zu ‚heilen'. Sie verzichten auf den direkten Eingriff in die persönliche Sphäre des einzelnen und tendieren zum psychosomatisch-medizinischen Ansatz. Das ermöglicht ihnen, intimer und konkreter zu werden als Krankenhäuser, die permanent dem Risiko persönlicher Verletzung begegnen müssen." (Pruckner 1999: 41) Gerade diese Differenz zwischen beiden Organisationen verdeutlicht, wie sehr die *zentralen Beziehungen* im Krankenhaus eine *ständige Gratwanderung* darstellen, weswegen letztlich auch ein ambivalentes Verhaltensrepertoire von MitarbeiterInnen aller Hierarchieebenen kaum erstaunen kann, da eben bei Kontrahierungszwang nicht einfach irgendwann der Vorhang fällt, sondern die Wahrung von Distanz genauso wie Empathie bei Bedarf im Alltag selbst stattfinden muss.

Die Betrachtung von Theater und Krankenhaus sowohl in puncto Gleichartiges wie Differentes hat Bezüge zu einer Reihe von Spezifika aufgewiesen, die das öffentliche Krankenhaus prägen, und auch bereits viele Charakteristika im Detail bestätigt. Dies ist der Auftakt zu weitergehenden Beobachtungen, die sich vor allem im Kapitel ‚Leidbilder' finden lassen und über den Vergleich mit dem Theater hinaus weitere Bestätigungen als auch Differenzierungen einzelner Spezifika erlauben.

3.3.2 Leidbilder

Das Kapitel ‚Leidbilder' gliedert sich in vier Unterkapitel, die auch den jeweilig eingenommenen Blickwinkel auf die Organisation bezeichnen: Krankenhäuser von innen und außen, Bedürfnisse im Krankenhaus, typische Vorstellungen vom und im Krankenhaus und was einfach nicht paßt. Die in diesen vier Perspektiven vorherrschenden Beobachtungen weisen, wie auch das Kapitel ‚Leitbilder' mit seinem Theatervergleich zuvor, breit gestreute Bezüge zu den bislang bekannten zehn Spezifika und deren Charakteristika auf.

Bei dem Fokus auf ‚Krankenhäuser von innen und außen' zeigt sich für Pruckner zunächst, dass die Außenperspektive (des Personals) auf den/die PatientIn eine andere ist, als die Innensicht der PatientInnen. Diese Differenz wird aber im Krankenhaus weitgehend negiert, was sich schon daran zeigt, dass PatientInnen kaum zu Wort kommen. Zum Teil ist dies Ergebnis einer Ausbildungssozialisation, in der das Wissen über Krankheiten im Vordergrund steht, aber nicht der Umgang mit dem kranken Menschen – ein Umstand, der durchaus auf den *gesellschaftlichen und sozialen Kontext* ‚Pflegeschule' bzw. ‚Universität' mit entsprechenden Ausbildungsordnungen verweist. Zum Teil liegt es aber auch an einer naturgemäßen Uneindeutigkeit. „(..) Krankheiten, in denen Ursache, Lösung und Wirkung völlig eindeutig sind, gibt es nur im Lehrbuch. Der erkrankte Mensch bietet diese Eindeutigkeit nicht." (Pruckner 1999: 61) In uneindeutigen Situationen wird Sicherheit konstruiert, ist Marketinggegenstand, wird medial vermittelt. Dieser Umgang mit Uneindeutigkeit als auch die Abhängigkeit der *zentralen Beziehung* der PatientInnen zu Ärztschaft und Pflege von gegenseitigem Verstehen schärft einmal mehr den Blick für die *mehrfach prekäre, riskante Lage*, primär auf Seiten der *PatientInnen*, da dieses Verstehen keineswegs gelingen muss, wobei das Nichtgelingen für PatientInnen höchstwahrscheinlich folgenreicher ist, als für die MitarbeiterInnen.

Hinzu kommt, dass nicht nur die PatientInnen eine in sich *heterogene* Gruppe bilden, sondern auch die Perspektive der Helfer auf die PatientInnen keine größere Homogenität aufweist. Pruckner berichtet hier von einem Experiment, dass 15 Helfer ein und denselben Patienten bzw. ein und dieselbe Patientin anhand eines fixen Frageasters beschreiben sollen:

> „Jeder Helfer präsentiert andere Auskünfte. Somit ergeben sich 15 verschiedene Pflegepläne über denselben Patienten. Es entsteht sogar der Eindruck, daß sich 15 verschiedene Helfer über 15 verschiedene Patienten den Kopf zerbrochen haben. Jedenfalls ist der Versuchsleiter mit 15 verschiedenen Wirklichkeiten konfrontiert, und er muß sich fragen, wie der Patient diese 15 verschiedenen Wirklichkeiten erlebt, denn auch dieser hat seine Wirklichkeit. Muß er nicht Angst bekommen? Muß er nicht das Gefühl haben, daß er von seinen Helfern völlig unterschiedlich wahrgenommen wird?" (Pruckner 1999: 62)

Die Unausweichlichkeit dieser Unterschiedlichkeit wirft die Beteiligten zurück auf die Notwendigkeit der Verständigung mittels Sprache. „Solange aber keiner mit dem Patienten spricht, werden wir alle an schizophrenen Zuständen bzw. unter unserer Pseudohilfe leiden" (Pruckner 1999: 65; im Original fett gedruckt) – ein Aspekt, der auf die *mehrfach prekäre, riskante Lage* von *MitarbeiterInnen* hinweist, auf *Burnoutgefahr* und die negative Seite eines *ambivalenten Verhaltensrepertoires* (möglicherweise aus missverstandenem Selbstschutz).

Die hier als unausweichlich charakterisierte Unterschiedlichkeit hat eine weitere Konsequenz: „Jeder Patient (...) braucht eine andere Form von Unterstützung. Das Dienstleistungsverständnis von Krankenhäusern wirkt so, als ginge es hier um eine systematische Produktion standardisierbarer Leistungen. Tatsächlich aber haben die Dienstleistungen in einem Krankenhaus den Charakter hochentwickelten Chaosmanagements, das mehr oder weniger gut beherrscht wird." (Pruckner 1999: 65) In dieser Diktion sind PatientInnen jeweils singuläre ‚Projekte', deren Problemstellung relativ neuartig ist und kooperativ angelegte ExpertInnenhandlungen erfordert, da jeweils unterschiedliche Expertise benötigt wird. Diese prozessuale Notwendigkeit liegt oft quer zu hierarchischen Zuständigkeiten und verweist damit auf das Hierarchieproblem als Charakteristikum des Spezifikums *Struktur und Prozess*, als auch des Spezifikums *zentrale Beziehungen*. In puncto *Interdisziplinarität* und *berufsgruppeninterne Beziehungen* wurde hierarchiegewohntes Arbeiten als *Hindernis* für individuellen Gestaltungsfreiraum als auch für die Entwicklung einer Teamfähigkeit benannt.

Das Thema Innen/Außen ist aber auch ein Thema, das sich im Spezifikum *gesellschaftlicher und organisationaler Kontext* widerspiegelt. Die Gesetzgebung manifestiert zwar eine moralische Erwartung an die Organisation und ihre einzelnen Mitglieder, letztlich auch durch die Erklärung von PatientInnenrechten (Würde, Selbstbestimmung, Individualität, wertschätzender Umgang, etc.), überlässt die Behandlung der PatientInnen und damit die Gestaltung der *zentralen Beziehung* im Detailprozess der Organisation selbst. Je nachdem, wie die Rechtslage in den formellen und informellen organisationalen Routinen interpretiert wird, kommt es zu mehr oder weniger konfliktreichen Situationen: „Helfer müssen daher die gültigen formellen Regeln der Organisation brechen, wenn sie ihre Patienten zufrieden stellen wollen. Genau das wird zwar von ihnen erwartet, aber gleichzeitig wird es ihnen fast unmöglich gemacht. Sie können daher nur falsch handeln, entweder gegenüber der Organisation oder gegenüber dem Patienten." (Pruckner 1999: 68) Diese klassische Dilemmasituation ist als *inter- und intraindividuelle Konfliktlinie* zu handhaben. Dialog als konkretes Ausräumen von Unwissen über den jeweils Anderen und demzufolge genauere Hilfestellung wäre eine Möglichkeit; Versachlichung ist hingegen die gängige Umgangsweise, worauf bereits der abstrahierende Sprachgebrauch im Krankenhaus hinweist. „Durch nichts kann die enorme Komplexität eines Krankenhauses auf den ersten (und oberflächlichen) Blick besser bewältigt werden, als durch diese Versachlichung der emotionalen und irrationalen Phänomene. Aber mit dieser Versachlichung kommt es zu einer Spaltung der Beziehung zwischen Helfer und Patient." (Pruckner 1999: 71) Der Preis dieser Bewältigungsstrategie ist ein Verlust an Humanität, der vom *gesellschaftlichen und sozialen Kontext* per moralischem Appell oder legislativ begrenzt werden soll. Im Ergebnis muss Humanität, d. h. „(...) die Wahrnehmung für den Menschen, der die Krankheit aus einem Buch ‚verkörpert'" (Pruckner 1999: 74), im Krankenhaus stattfinden und kann nicht auf einfache Weise von außen hineingetragen werden – ein Aspekt, der das *Verhältnis von Außen und Innen als Spannungsfeld* weitgehend nachvollziehbar macht. Außer Frage steht dabei aber auch, dass eine Außenperspektive eine Erleichterung darstellen kann für die Selbstbeobachtung und Selbstorganisation der Internen.

Das zweite, große Thema im Rahmen der Leidbilder betrifft die ‚Bedürfnisse im Krankenhaus'. Im Vordergrund stehen dabei für Pruckner die Bedürfnisse des *zentralen Stakeholders PatientInnen* und eine entsprechende *PatientInnenzentriertheit* der Organisation und ihrer MitarbeiterInnen. Bereits in der vierfachen Zielsetzung für Heil- und Pflegeberufe mit Blick auf die PatientInnen – „Sicherheit, das frühzeitige Erkennen von Gefahren, Zufriedenheit, Geborgenheit" (Pruckner 1999: 81) – manifestiert sich *Humanität* als *Sinn und Zweck* der Organisation und der in ihr passierenden Tätigkeiten sowie eine bestimmte, positiv konnotierte Ausprägung *ambivalenten MitarbeiterInnenverhaltens*, das sich als *fürsorglich-stellvertretende* Abwehr einer Negativentwicklung für PatientInnen beschreiben ließ. „Fast alle Worte, die im Krankenhaus mit der Vorsilbe ‚ver-' beginnen, z. B. ‚Ver-letzung oder ver-binden', stehen im Zusammenhang mit ‚Sicherheit'. Auf diesen Teilbereich sind Krankenhäuser vorbereitet und spezialisiert. In ihm sehen sie den wesentlichen Schwerpunkt ihrer Arbeit." (Pruckner 1999: 81)

Das ‚Erkennen von Gefahren' für PatientInnen durch MitarbeiterInnen hingegen ist primär erfahrungsgeleitet. „Je mehr Erfahrung Mitarbeiter haben, desto größer ist in der Regel auch ihr Vorstellungsvermögen. Sie haben oft genug erlebt, daß das Unerwartete eintritt und daß Ereignisse geschehen, die theoretisch nicht geschehen dürften." (Pruckner 1999: 81) Einmal mehr zeigt sich in dieser Beschreibung die *mehrfach prekäre, riskante Lage* primär der *PatientInnen*, aber auch von *MitarbeiterInnen*, die mit PatientInnen in Situationen geraten können, in denen ihr Erfahrungswissen als Expertise nicht ausreicht, die Situation hilfreich für PatientInnen einzuschätzen und demgemäß zu handeln. Diesem Risiko begegnen Krankenhäuser primär mit Prävention, bezogen „(...) aber fast ausschließlich auf die aktuelle Krankheitssituation. Präventionsmedizin im weiteren Sinn (...) vor allem die Aufklärung und die Beratung gesunder Menschen (...) verstehen Krankenhäuser (noch) nicht als ihre Aufgabe." (Pruckner 1999: 81f.) In dieser Einschätzung bestätigen sich zumindest zwei Aspekte des Spezifikums *gesellschaftlicher und sozialer Kontext*. Erstens wird deutlich, wie sich in *Wirkrichtung Kontext zu Organisation* die bislang *kulturell-geschichtlich tradierte* und *gesetzlich-administrativ* formulierte *Rolle* des Zweckes ‚Akutversorgung' die Wahrnehmung möglicher zukünftiger Präventionsfelder prägt – auch wenn Pruckner durch ein ‚(noch)' in Klammern gesetzt andeutet, dass hier Veränderungen in der Rollenwahrnehmung durch die Krankenhäuser anstehen. Zweitens zeigt sich in dem letztgenannten Aspekt vor allem, dass in der *Wirkrichtung von Organisation zu Kontext* die *Rolle* durchaus *aktiv spezifiziert* werden könnte – hier als Präventionsaktivität, was im eigenen Fallbeispiel als ‚regionales Kompetenzzentrum Schmerztherapie' in Ansatz gebracht worden war.

‚Zufriedenheit' ist „(...) die Verständigung mit dem Patienten über seine Bedürfnisse." (Pruckner 1999: 82) Hiermit ist *die zentrale Beziehung* der *PatientInnen zu Ärzteschaft und Pflege* angesprochen, aber auch das *ambivalente Verhaltensrepertoire* beider Seiten – schließlich muss die Verständigung nicht gelingen. Auf der Seite der MitarbeiterInnen kann es zu Fehlverhalten ebenso kommen wie auf Seite der PatientInnen, wenn diese in dem Sinne unverständig sind, dass aus Sicht der MitarbeiterInnen Sicherheit und Gefahrenerkennung vor Zufriedenheit rangieren und dies durchaus quer zu ihrer eigenen Erwartungshaltung als primär Zufriedenheit fordernde KundInnen liegen kann. Damit wird die im Bereich der *zentralen Beziehungen* angesprochene *Gratwanderung* von *Service* und *Pflege* illustriert, die ja im eigenen Fallbeispiel zum Inhalt hatte, dass PatientInnen eben nicht einfach KundInnen sind, deren Erwartungen ausnahmslos zu erfüllen seien. KundInnen zu verwöhnen ist nicht Aufgabe des Krankenhauses. Dies impliziert, dass ‚Bedürfnisse im Krankenhaus' nicht nur PatientInnenbedürfnisse sind, sondern berühren, wie beim Spezifikum *Sinn und Zweck* als Charakteristikum angeführt, auch das Wohlergehen der MitarbeiterInnen.

‚Geborgenheit' schließlich ist etwas, das die MitarbeiterInnen des Krankenhauses nicht mehr allein leisten können, auch wenn sie die primären AnsprechpartnerInnen sind und in einer Sondersituation Halt geben sowie Hoffnung und Zuversicht vermitteln. Ebenso braucht es die Nähe der Freunde und Lieben. Die Verknüpfung beider Arten des Umsorgens zeugt von hohem Betreuungsstandard – ein Aspekt, der die *Qualität als Resultat einer in sich stimmigen Kombination diverser Spezifika* ebenso vor Augen führt wie die *Fragilität* von Qualität mit entsprechenden Konsequenzen für die Lage der PatientInnen: „Wo (..) Patienten allein gelassen werden, wird ihr emotionaler Zustand bald in instabile organische Zustände umschlagen" (Pruckner 1999: 82).

Pruckner behandelt im Teilkapitel ‚Bedürfnisse' auch den Aspekt des Raumes als Ergebnis architektonischer Gestaltung. Dieser Aspekt hat sich in der eigenen Fallstudie im Spezifikum *Struktur und Prozess* allenfalls angedeutet in der Bezeichnung des öffentlichen Krankenhauses als *Ort* für einen *Behandlungs- bzw. Pflegeprozess*. In der Beschreibung von Pruckner wird dieser Ort plastisch: „Stellen Sie sich ein Krankenhaus vor, dessen ursprünglicher Bau im Laufe von 110 Jahren immer mehr erweitert und verändert worden ist. Seine An- und Umbauten zeigen deutlich, aus welcher Zeit sie stammen. Das Krankenhaus hat fünf unscheinbare Eingänge. Einer davon könnte ein Haupteingang sein. Das erkennt man aber erst, wenn man direkt vor ihm steht." (Pruckner 1999: 89) Eine als solche kaum erkennbare Portiersloge, schwer begreifbare Hinweistafeln, viele und breite Gänge mit unklaren Grenzziehungen einzelner ‚Stationen‘, indifferente Farbgestaltung und nichtssagende Bilder, den direkten Blick vermeidende MitarbeiterInnen und PatientInnen vervollständigen den Eindruck von Disharmonie, unfreundlicher Sterilität und Orientierungsverlust.

‚Typische Vorstellungen vom und im Krankenhaus‘ umreißt als Titel den dritten Aspekt, den Pruckner im Kapitel der Leidbilder aufgreift. Klischeehaftes ist Teil dieser typischen Vorstellungen. So können PatientInnen als arm, hilfsbedürftig, lästig, unappetitlich, dankbar, geduldig, undankbar und ungeduldig gesehen werden (Pruckner 1999, 95-99). ÄrztInnen können als Götter, geldgierige Scharlatane, hochnäsig und arrogant erscheinen (Pruckner 1999, 99-102). Pflegekräfte schließlich können als Engel, Madonnen, herrschsüchtig, gewalttätig, ‚leicht zu haben‘ oder schwul wahrgenommen werden (Pruckner 1999, 102-106). Diese große Bandbreite an Vorstellungen lässt sich sowohl auf persönliche Einstellung (z. B. die Neigung zu grober Vereinfachung und einem Rückzug auf das Funktionelle, vor allem bei Überforderung durch Komplexität) oder Unsicherheit als auch auf Sozialisation (z. B. Ekel als nicht ansprechbares Tabu oder dass man ab einer bestimmten Hierarchieebene nicht mehr zu fragen, sondern zu wissen hat), organisationale Voraussetzungen (z. B. keine Handschuhe aus Sparsinn) oder auch auf den naturgemäßen ‚Beziehungsabbruch‘ in der Beziehung zu den PatientInnen zurückführen. „Beziehung und Nähe werden vorbeugend abgewehrt." (Pruckner 1999: 98f.) Sowohl diese hier dargestellte Wahrnehmungsbandbreite selbst, als auch die Beweggründe, bestimmte Wahrnehmungen zu präferieren, untermauern die *Heterogenität* von PatientInnen und MitarbeiterInnen sowie ein *ambivalentes Verhaltensrepertoire* beider Seiten.

Neben diesen personengebundenen Zuschreibungen beschäftigt sich Pruckner auch mit solchen, die sich auf die Tätigkeit einer Berufsgruppe beziehen, also auf ÄrztInnen als diejenigen, die Krankheit behandeln und PatientInnen gesund machen sowie Pflegekräfte, die Menschen pflegen. Verpackt in diese Zuschreibungen sind vor allem Beschreibungen von *zentralen Beziehungen* und darin angelegten Spannungen. „Die Arbeitsverteilung in unseren Spitälern ist so lange mit Konflikten verbunden, solange Ärzte nicht unabhängig davon, was zu tun ist, mithelfen, anstatt bisweilen untätig herumzustehen. (...) Das Risiko, ausgenützt oder ausgelacht zu werden (...) halte ich für sehr gering." (Pruckner 1999: 108) Diese persönliche Einschätzung betrifft den *berufsgruppenübergreifenden Konflikt* zwischen Ärzteschaft und Pflege und definiert damit ein *Spannungsfeld*, das sich aus *interindividuellen Konflikten* speist. Dass *hierarchiegewohntes* Arbeiten der Ärzteschaft Interdisziplinarität behindert, wird hier einmal mehr überaus deutlich. Angesichts dieser Beschreibung ist es nachvollziehbar, dass in der eigenen Fallstudie die Beziehung Ärzteschaft/Pflege aus Sicht des ärztlichen Direktors als *friktionsfrei*, aus Sicht der Pflegedirektorin als *Spannungsverhältnis* geschildert wird. Beide treffen ihre Aussage aus einer zwar formal gleichwertigen Direktoriumsposition, mit Blick auf ihre Berufsgruppe ist dieser gleiche Status aber eher nicht gegeben. Diese Statusdifferenz stört die Ärzteschaft offensichtlich weniger als die Pflege.

Wird von der Ärzteschaft abstrahiert und auf die Medizin und ihre generellen Machbarkeiten verwiesen, wird auch das Spezifikum des *gesellschaftlichen und sozialen Kontextes*, insbesondere in seinen Charakteristika der *internalisierten Normen*, der *Technologie* als auch des *aktuellen, generellen Spannungsfeldes* bestätigt:

„In Anbetracht gegenwärtiger und zukünftiger technischer, gentechnischer und pharmakologischer Möglichkeiten stellt sich (..) die gesellschaftspolitische Frage, was zukünftig verändert werden muß: der ärztliche Eid oder die medizinischen Handlungsspielräume, die zwar Leben verlängern, aber die Lebensqualität eines Menschen nicht verbessern können. Diese Fragen müssen wir gemeinsam beantworten. Ärzte können und wollen sie nicht allein lösen. Die Antworten darauf können nicht über einen Kamm geschoren werden, sie müssen die Wertvorstellungen und Ressourcen einer Gesellschaft ebenso berücksichtigen wie die Bedürfnisse jedes einzelnen." (Pruckner 1999: 109f.)

Pruckner handelt unter dem Thema ‚Typische Vorstellungen ...' auch noch vier weitere Aspekte ab, die direkt auf die bereits bekannten Spezifika Bezug nehmen: Management, Krankenhaus, Grundlagen und Art der Betreuung. Dabei schildert sie meist wiederum eine Bandbreite an möglichen Sichtweisen auf die Themen und bezieht innerhalb dieser Bandbreite Position vor dem Hintergrund ihrer Erfahrungen.

‚Management', der erste dieser vier Aspekte, wird durch zwei entgegengesetzte Pole beschrieben:

„Krankenhausmanager verwenden zur Zeit noch Modelle und Methoden aus Wirtschaft und Industrie, um Lösungen für ihre Aufgabenstellungen zu finden. Sie suchen jedoch nach neuen Wegen, denn hinter diesen Modellen stehen maschinell-technomorphe Vorstellungen von Systemen. Sie enthalten daher nur sachbezogene Problemlösungsinstrumente, die sich an bereits Geschehenem und an einem logisch-rationalen Input-Output-Denken orientieren. All dies paßt nicht in die Erfahrungswelt eines Krankenhauses und schon gar nicht zu jener der Helfer. Ärzte, Schwestern und Pfleger sind Experten für lebende Systeme, und sie wissen, daß die Wirkung von Maßnahmen nicht vorhersagbar und auch nicht direkt beeinflußbar ist. Zeitgemäße ganzheitliche Organisations- und Managementmodelle gehen daher bei der Beobachtung von Organisationen von lebenden Systemen aus. Sie stellen den Beziehungsaspekt, die inneren und äußeren Zusammenhänge, die Umwelt, die Funktionen und Verknüpfungen, Gegenwart und Zukunft in den Vordergrund. Sie entsprechen dem Selbstverständnis der Helferberufe, allerdings nicht dem vieler Betriebswirte. Der Nachteil dieser Sichtweise ist, daß es keine standardisierten Antworten und Maßnahmen gibt, weil jede Organisation ihre eigene Geschichte und ihre individuellen Probleme hat, die nach individuellen Lösungen verlangt." (Pruckner 1999: 117f.; im Original teilweise fett gedruckt)

Wie unschwer zu vermuten ist, plädiert Pruckner angesichts dieser Problematik für eine systemische Sichtweise und steuert eine Reihe von Praxiserfahrungen bei, die die Probleme maschinell-technomorpher Zugänge zum Krankenhausmanagement aufzeigen. Dies erlaubt wiederum Bezüge zu diversen Spezifika der Organisation. Identifizierbar sind mehrere Probleme, die ineinander verwoben sind. Die permanente Ausnahmesituation für die MitarbeiterInnen im täglichen Krankenhausbetrieb kommt in handlungsleitenden Managementmodellen der Führungskräfte nicht vor. Widerstand der MitarbeiterInnen wird von Managern und Projektplanern dann zwar als Bedrohung ernst genommen, nicht aber konstruktiv aufgegriffen. In dieser kritischen Situation wird keine Gestaltungs- und Fachkompetenz in untere Ebenen, die nahe an PatientInnen agieren, verlagert, sondern eher in Bereiche fern der PatientInnenebene investiert, um die Managementkapazität zur Führung der widerständigen MitarbeiterInnen zu erhöhen – „(...) ein immer größerer ‚Wasserkopf' mit all seinen negativen Auswirkungen." (Pruckner 1999: 119)

Diese Beschreibung innerorganisationaler Dynamik belegt eine Reihe von Charakteristika des Spezifikums *Management und Führung* in einem komplexen Krankenhaus, dessen „(...) Dienstleistungen (...) vorwiegend durch menschliche Fähigkeiten und Fertigkeiten entstehen." (Pruckner 1999: 120) Das Auftreten von Widerstand mit seinen möglichen negativen Auswirkungen auf Organisation und PatientInnen macht den *Stress* und die *Überforderung* deutlich, unter denen nicht nur die MitarbeiterInnen selbst stehen, sondern auch die qua Hierarchie verantwortlichen ManagerInnen und Führungskräfte. Die *interindividuelle Konfliktlinie*, die in der eigenen Fallstudie am Beispiel der Verwaltung und insbesondere anhand von Controllingmethoden festgemacht wurde, kann dadurch erweitert werden auf alle Berufsgruppen und bestätigt damit die Problematik berufsgruppeninterner Hierarchien und den eingeengten individuellen Gestaltungsspielraum (zur Selbstorganisation) im Rahmen der *zentralen Beziehungen*. „Hier besteht eine große Herausforderung an das Ausdrucksvermögen eines Managers und an seine Fähigkeit, sinnvolle Unterscheidungen zu treffen, Strukturmerkmale zu erkennen, Begriffe zu definieren und Ergebnisse gerecht zu bewerten." (Pruckner 1999: 120) Ob und in welcher Art die Führungskräfte, egal aus welcher Berufsgruppe, dieser Herausforderung gewachsen sind, entscheidet sich auf der individuellen Ebene. Allerdings liegt die Konsequenz bei management- und führungsmäßiger ‚underperformance' auf der Hand: Dort wo Bewertungsgerechtigkeit nicht nachvollziehbar ist und Widerstand nur als auszuräumend ernst genommen wird, ist die *Demotivationswirkung durch mangelnder Wertschätzung und Indifferenz* auf die MitarbeiterInnen nicht weit.

Pruckner bringt das Thema der Leistung mit dem Thema der *Ökonomie* zusammen. Mit der leistungsorientierten Krankenhausfinanzierung ist das *Anreizschema* zur Leistungsrefundierung geändert worden. Dadurch, als auch vor dem Hintergrund verstärkter Kostentransparenz, stellt sich die Frage: „Wird unser Geld in Krankenhäusern ökonomisch eingesetzt?" (Pruckner 1999: 121), die sie dann in Richtung einer Ökonomie als Gemeinschaftsprodukt beantwortet.

> „Mit jeder erbrachten Leistung werden in Patienten und ihren Helfern körperliche, geistige und seelische Wechselwirkungen und Zustände erzeugt, die das Ergebnis günstig oder ungünstig beeinflussen können. Um die Frage zu beantworten, ob, wie und wann in Krankenhäusern ökonomisch gehandelt wird, bedarf es daher der ständigen Zusammenarbeit aller beteiligten Personen in jedem einzelnen Fall." (Pruckner 1999: 121)

Diese Darstellung einer Art ‚Einzelfallökonomie' illustriert prägnant die im Spezifikum *Ökonomie* präsente zweite Interpretationsmöglichkeit von *Ökonomie als Balance von Input und Outcome* sowie als *Aushandlungsprozess zugunsten angemessener Effizienz und Effektivität*. Aber auch die erste Interpretationsmöglichkeit – lineare Sparökonomie – wird durch den Gedanken angemessener Ökonomie mit berührt: „Sagen wir doch: ‚Krankenhäuser dürfen Geld und Kraft nicht verschwenden!' Sparsamkeit am falschen Ort zur falschen Zeit kann tödlich sein. Mit dem Begriff ‚verschwenden' würde rasch klar, was nicht passieren soll. (...) In den noch nie näher betrachteten Interaktionen und Abläufen im Krankenhäusern finden sich unzählige Kanäle, in denen das Geld nutzlos versickert." (Pruckner 1999: 123) *Lineare Sparökonomie* ist dort kontraproduktiv, wo sie dem Wohl der PatientInnen schadet, aber sie ist gleichzeitig auch ein Anlass, Verschwendungsroutinen aufzudecken und zu brechen. Diese Beschreibung verweist wiederum auf die zweite Interpretationsmöglichkeit für Ökonomie als Balance, die dann ins Spiel kommt, wenn die lineare Sparökonomie ihre Initialfunktion erfüllt hat.

Der für die Feststellung von mehr oder weniger ökonomischem Verhalten notwendige Einbezug der beteiligten PatientInnen und MitarbeiterInnen trifft auch auf die Qualitätsbestimmung der Leistung eines Krankenhauses zu, die gängigerweise in diversen TQM-Vorstellungen in den Dimensionen von Struktur-, Prozess- und Ergebnisqualität vorgenommen wird. „Aus meiner Sicht kann TQM nur auf der Ebene der Strukturqualität sinnvoll eingesetzt werden. Die Beobachtung der Prozeß- und Ergebnisqualität zeigt jedoch, daß dieser Ansatz Patienten und dem komplexen Handlungsgebiet von Medizin und Pflege nicht gerecht werden kann. Alles im Krankenhaus basiert auf Beobachtungen, die von Gefühlen, Beziehungen und Vorstellungen beeinflußt sind." (Pruckner 1999: 125) In dieser Einschätzung der Reichweite von TQM als Steuerungsansatz für ‚Qualität' spiegeln sich zwei der drei Charakteristika des Spezifikums *Qualität* aus der eigenen Fallstudie: *Divergente Qualitätsvorstellungen und*

Qualitätswahrnehmungen sind angesichts der Vielfalt an Beteiligten anzunehmen. Und Qualität ist *fragil und riskant*, weil sich angesichts der Konstruktion von TQM mit seinen drei Qualitätsdimensionen die Frage aufdrängt, welche ‚Reflexionsqualität' bei TQM-basierten Management- und Führungsentscheidungen tatsächlich anzutreffen ist in puncto Angemessenheit von TQM-Dimensionen für die Repräsentation der Besonderheiten der Organisation Krankenhaus. Dieser mögliche ‚misfit' zwischen den ‚realen' Gegebenheiten der Organisation Krankenhaus und deren Wahrnehmung in einem TQM-Konstrukt, das wiederum handlungsleitend für (Qualitäts-)Manager sein soll, verweist auf die Frage, wie die Organisation ‚Krankenhaus' gesehen werden kann – der zweite der oben genannten drei Aspekte.

Zunächst sind nicht alle Krankenhäuser gleich, das macht die Aufzählung der unterschiedlichen Typen an Krankenanstalten in Österreich deutlich (Pruckner 1999, 126-129). Die Frage, ob innerhalb dieser Vielfalt die Behandlung überall gleich ist, verweist auf typische Dilemmasituationen, *intraindividuelle Konfliktlinien* und daraus erwachsende *nicht intendierte Konsequenzen*. „Nehmen sie ihre Pflichten wörtlich, können Mitarbeiter nur falsch handeln: Behandeln sie alle gleich, betreuen sie nicht individuell; und betreuen sie individuell, betreuen sie nicht alle gleich. Viele Aufträge der Heil- und Pflegeberufe enthalten solche Paradoxien." (Pruckner 1999: 129) Innerhalb dieser nicht intendierten Konsequenzen, in der Gleichheitsprinzip und Individualität kollidieren, bleibt nur der immer wieder neue Versuch, keinen der PatientInnen besser oder schlechter zu stellen, weil keines der beiden Prinzipien in Reinkultur durchzuhalten ist. Dies umreißt ein *Verhaltensrepertoire der MitarbeiterInnen*, das von außen betrachtet eventuell als *ambivalent* eingestuft werden kann.

Der dritte Aspekt – ‚Grundlagen' – meint im Detail:

- ‚Gesundheit/Krankheit', hier im Sinne der WHO-Definition, die sowohl subjektives Krankheitsempfinden als auch objektiv feststellbare Störungen beinhaltet und damit einmal mehr die *Heterogenität der PatientInnenzustände* in Abwesenheit von Gesundheit als Krankheit anerkennt.
- ‚Energiekreis' im Sinne eines Regelkreises, der PatientInnen und HelferInnen gleichermaßen einbindet. Inhaltlich besteht dieser Problemlösungskreis aus Informationssammlung, Problem- und Ressourcenfeststellung, Zielfestlegung, Maßnahmenvereinbarung, Durchführung und Ergebniskontrolle. Dies erinnert insgesamt stark an den Plan-Do-Check/Study-Act-Managementzyklus, der unter anderem auch in Qualitätsmanagementmodellen vertreten wird und belegt in eindrucksvoller Weise die *Diffusion* von Elementen aus diversen *Managementdiskursen*, wie er nach Analyse der qualitativen Studien als Zusatzcharakteristikum aufgenommen wurde.
- ‚Innere Vorgänge in ÄrztInnen', die traditionell von einem linear-prognostischem Denken geprägt sind. So „(...) geht es im medizinisch-linearen Modell eindeutig um die Befragung, Untersuchung und Beobachtung des Patienten durch den Arzt und nicht um den Informationsaustausch zwischen ihm und den Patienten." (Pruckner 1999: 138) Der Ablauf von Anamnese, Status Praesens, Diagnose, Differentialdiagnose, Prognose, Therapie, Therapieverlauf und Therapieabschluss, wobei der Eigenbeitrag der PatientInnen erst in der Therapiephase voll akzeptiert ist, verdeutlicht diese lineare Logik. In dieser Konstellation bleibt die *Wissensasymmetrie* zu Ungunsten der PatientInnen aufrecht (und damit ein Bestandteil von der *mehrfach prekärer, riskanter Lage*), so lange diese Denktradition nicht verlassen wird.

Der Aspekt der ‚Betreuung durch ÄrztInnen und Pflegekräfte' ist der vierte und letzte der oben benannten Apekte und widmet sich primär der Arbeitsorganisation von Krankenhäusern. Hier zeigt sich, dass die beim Spezifikum PatientInnen in der eigenen Fallstudie eingeforderte PatientInnenzentriertheit durchaus arbeitsorganisatorische Implikationen mit sich bringt.

> „Die funktionsorientierte Arbeitsorganisation ist die historisch gewachsene und am weitesten verbreitete Form. Ihr Vorteil ist, daß das Personal je nach Qualifikation eingesetzt werden kann. Damit wird auch geregelt, ob es mehr oder weniger Nähe zum Patienten gibt. (...) Der Nachteil ist, daß Ärzte und Pflegende auf diese Weise immer nur Teilaspekte ihre Patienten kennenlernen. (...) Ein umfassender Informations- und Meinungsaustausch im Team würde Klarheit über die Zusammenhänge und Gesamteindrücke herstellen. Dieser Austausch unterbleibt aber, weil es in diesem Modell genügt, wenn alle wissen, was sie zu tun haben. Weiters hemmt diese Form der Organisation die rasche Erweiterung des Erfahrungsschatzes (...)" (Pruckner 1999: 141ff.).

In dieser Form der Arbeitsorganisation sind beide Seiten tendenziell unzufrieden und es erscheint naheliegend, dass PatientInnen mit ihren Teilaspekten durch die jeweils funktionswahrnehmenden MitarbeiterInnen eher distanziert betrachtet werden. Hierin liegt die Gefahr, dass PatientInnen zu primär *betriebswirtschaftlichen Faktoren* werden und das *Persönliche* (der Pflege) als Ergebnis einer gewissen ‚Nähe' abnimmt – beides Bestandteile des Charakteristikums einer *mehrfach prekären, riskanten Lage* der PatientInnen.

> „Sich an der Beziehung zum Patienten zu orientieren heißt, dessen Bedürfnisse zur Maxime der eigenen Arbeit zu machen (...). Bei dieser Organisationsform sind bestimmte Helfer für bestimmte Patienten zuständig (...). Mit diesem Modell steigen Effizienz, Qualität und Zufriedenheit, das Fehlerrisiko sinkt. Beziehungen und Vertrauen werden verbessert. Mehr Überblick und Übersicht (...) führen zu einem verbesserten Informationsaustausch zwischen Patienten und Helfern, zu einem verbesserten Urteilsvermögen der beteiligten Personen und zu wesentlich besseren Lernprozessen, ganz zu schweigen von den hervorragenden Ergebnissen. (...) Die Bedürfnisorientierung senkt auch die Kosten, denn sie minimiert die verdeckten Strategien, mit denen sich die Beteiligten in den Mittelpunkt zu stellen versuchen. Zufriedene Menschen fordern nicht. (...) Der bedürfnisorientierten Arbeitsablauforganisation kommt aus meiner Sicht ein einziger, wenig bedeutsamer Nachteil zu: Streng schematisierte ‚Radl'- und Turnusdienste müssen einem bedarfsgerechten und flexiblen Personaleinsatz weichen. (...) Die Frage ist, wer dazu bereit ist!" (Pruckner 1999: 143f.; im Original teilweise fett gedruckt)

Die hier geschilderte Alternative einer bedürfnisorientierten Arbeitsablauforganisation bestätigt in ihren positiven Aspekten eine ganze Reihe der bekannten Spezifika und deren Charakteristika. Was die *PatientInnen* als *zentrale Stakeholder* angeht, findet sich dieses Charakersitikum in den zur Maxime werdenden Bedürfnissen wieder und belegt damit weitergehend das Charakteristikum der *PatientInnenzentriertheit* der Organisation und ihrer Mitglieder. Das *Fehlerrisiko* als Teil der *mehrfach prekären, riskanten Lage* der PatientInnen sinkt. Auch das Spezifikum von Struktur und Prozess wird dahingehend belegt, dass *Struktur und Prozess nicht getrennt zu entwickeln* sind, wenn bessere Ergebnisse bzw. eine höhere Produktivität erzielt werden soll. *MitarbeiterInnen* sind in der bedürfnisorientierten Organisationsform eher in der Lage, die positiven Aspekte ihres grundsätzlich ambivalenten Verhaltensrepertoires vermehrt im Organisationsalltag auszuleben, so sie bereit zu einem bedarfsgerechten, flexiblen Personaleinsatz sind. Zufriedenheit ist keine rein auf PatientInnen zu beziehende Kategorie. *Zentrale Beziehungen* gewinnen in allen Konstellationen an Vertrauen, d. h. sowohl die Beziehung mit den PatientInnen, als auch die berufsgruppenübergreifenden und berufsgruppeninternen Beziehungen. Das Spezifikum der

Ökonomie wird im Sinne einer Kostensenkung berührt, muss aber hier auch im Kontext der *Qualität* betrachtet werden. ‚Kostensenkung' bedeutet hier ein Vermeiden des Entstehens von Strategien der Selbstinszenierung, die im Gesamtablauf Reibungsverluste produzieren. Es werden also möglicherweise entstehende Kosten im Vorfeld verhindert, die sich vor allem durch psychische Stressbelastung, unnütze Wege, etc. ausdrücken und deswegen durch ihr Nichtauftreten auch die Qualität der Arbeitsbeziehungen heben. Dieser Kostenbegriff ist erst in zweiter Linie ein monetärer.

Es ist bezeichnend für Pruckner, dass sie trotz der ausführlich aufgezählten positiven Effekte bedürfnisorientierter Organisationsformen ein weiteres Mal keine harte Entweder-oder-Position aufbaut, sondern eine Sowohl-als auch-Position zulässt. „Es gibt Tätigkeiten, die besser und rascher funktionell abgewickelt werden, zum Beispiel das Servieren der Mahlzeiten. (...) Jemandem bei der Nahrungsaufnahme zu helfen, ist jedoch eine große Vertrauensfrage, und es verlangt eine ausgewogene zwischenmenschliche Beziehung. (...) Es wird daher jeweils von Aufgabe zu Aufgabe zu unterscheiden sein, welchem Modell man den Vorzug gibt." (Pruckner 1999: 144)

‚Was einfach nicht passt' ist eine abschließende Querschnittsbetrachtung im Kapitel der Leidbilder. Pruckner identifiziert vier zentrale Problembereiche im Krankenhaus: Unzureichende Zusammenarbeit, unterschätzte Philosophien, unbekannte PatientInnenrechte und letztlich eine Dilemmasituation mit ungewissem Ausgang. Diese vier Problembereiche berühren mehrere der bekannten Krankenhausspezifika und unterstreichen damit, was sich im Spezifikum der Qualität in der eigenen Fallstudie bereits manifestiert hat: Qualitätsentscheidend in einer komplexen Organisation mit vielschichtigen Bezügen ist die *in sich stimmige Kombination diverser Spezifika*.

Die Zusammenarbeit ist dort unzureichend, wo die strategische Basis nicht geteilt wird und berufsgruppenbezogene Abspaltung vorherrscht. „Es ist nicht nur verschwenderisch, sondern sogar sinnlos und gefährlich, wenn Mediziner und Pflegende getrennte Wege gehen. (...) Und betriebswirtschaftliche Methoden allein sind zu wenig, um die bedrohlichen Kommunikations-, Beziehungs- und Organisationsprobleme in den Griff zu bekommen." (Pruckner 1999: 145)

Unterschätzte Philosophien meint, „dass das Geschehen in einem Krankenhaus stark von Menschenbildern, Lebensphilosophien und Glaubensfragen abhängig ist" (Pruckner 1999: 145), und dass dies primär ein gesellschaftlich gemachtes Phänomen ist: „Krankenhäuser sind das Spiegelbild ihrer Umwelt." (Pruckner 1999: 146) Diese beeinflusst die individuelle Ausprägung, ob der Mensch rein körperlich-materiell und folglich distanziert, zwischenmenschlich aus taktischen Gründen der Informationsgewinnung oder als notwendiger, autonomer Teil einer dialogisch-interaktiven, zwischenmenschlichen Behandlungsbeziehung durch die Helfer gesehen wird.

PatientInnenrechte sind, davon geht Pruckner zumindest für die Zeit, in die ihre Buchveröffentlichung fällt, aus, „(...) noch längst nicht ins Bewusstsein der Bevölkerung gedrungen, und auch im Gesundheitswesen sind sie noch nicht sicher verankert" (Pruckner 1999: 147). Dabei würde PatientInnenanwaltschaften, die bei Verdacht auf Behandlungsfehler unterstützend zur Verfügung stehen, eine wichtige Rückmeldefunktion an das Krankenhausmanagement zukommen – eine Schlüsselfunktion, die noch zu wenig genutzt wird:

„Bei ihnen sammeln sich die Erfahrungen, welche Erwartungen und Bedürfnisse erkrankte und hilfesuchende Menschen mitbringen und wie sie die Hilfe ihrer Helfer erleben. (...) Besonders ausschließlich rational denkende Betriebswirte unter den Krankenhausmanagern werden sich mit den organisatorischen Konsequenzen von Gefühlen und emotionalen Problemen auseinandersetzen (...)

müssen. Die Diskussionen über den Zwang zum Sparen werden nämlich nur dann überzeugend vermittelt werden können, wenn neben rationalen, rechnerischen, technischen, instrumentellen und methodischen Argumenten auch über Verantwortung, Vertrauen, Verständnis, Gefühl und Autonomie gesprochen wird. Denn Ethik ist eine Grundvoraussetzung für Sparsamkeit." (Pruckner 1999: 149)

Die Untergliederung des Krankenhauses in Fachbereiche und Berufsgruppen regelt die täglichen Aktionen, Berichts- und Befehlsroutinen sowie die Interaktionen mit anderen Fachbereichen formell. Dies geht mit einer gewissen Inflexibilität einher. Gleichzeitig bleiben die MitarbeiterInnen insofern voneinander abhängig, als die Betreuungsleistung an den PatientInnen gemeinsam erbracht werden muss. Folglich „müssen sich die Mitarbeiter auf informellem Weg, also wider die organisatorischen Regelungen, verständigen. Dieses Phänomen, das durch Kommunikationsstörungen und inflexible Organisationsstrukturen entsteht, spielt im Krankenhaus eine katastrophale Rolle." (Pruckner 1999: 151) Interdisziplinäre Zusammenarbeit führt durch die Doppelbindung an Objektivität und Humanität in die bereits bekannte Dilemmasituation, in der jede Handlung die ‚falsche' ist, weil entweder die formellen Regeln eingehalten werden zugunsten suboptimaler Leistung an den PatientInnen oder aber die Leistung an den PatientInnen optimal erfolgt unter ‚Verletzung' der formellen Regeln. „Das Grundprinzip der Doppelbindung ist, daß nie richtig gehandelt werden kann und daß es nur scheinbar Alternativen gibt. Der einzige Ausweg ist, sich weder für das eine noch das andere zu entscheiden." (Pruckner 1999: 152) Sie sieht durch diese Doppelbindung weitreichende Konsequenzen im Sinne von Entfremdung, Entpersönlichung, Konfliktgeladenheit und innerer Kündigung. Auch „(...) frühzeitige Erkrankung, Medikamentenmißbrauch, Alkoholismus oder Selbstmord" (Pruckner 1999: 153; im Original fett gedruckt) sind ‚Auswege'. Absurderweise ist ein Krankenhaus dieser Prägung gesundheitsgefährdend für PatientInnen und MitarbeiterInnen, egal ob in einer leitenden Position oder nicht.

Während die ersten beiden Problembereiche in ihren allgemein gehaltenen Formulierungen die Spezifika *PatientInnen, Sinn und Zweck, zentrale Beziehungen* und *Ökonomie* ansprechen, untermauert der dritte Problembereich primär das Spezifikum des *gesellschaftlichen und sozialen Kontextes*, indem ein externer Stakeholder benannt wird, dessen Zufriedenheitsrückmeldung für die Organisation an sich interessant sein müsste – auch wenn diese ‚Schlüsselfunktion' vom Krankenhausmanagement zu wenig genutzt wird. Dieser Aspekt zeigt auch auf, wie *Management und Führung* an Authentizität gewinnen könnte durch die Wertschätzung der ethischen Komponente als Voraussetzung für auch *ökonomisch* positive Effekte. Der vierte Problembereich schließlich verweist zentral auf das Spezifikum der *Spannungsfelder*, auf diverse *Konfliktlinien* intra- und interindividueller Natur sowie schließlich auf die *nicht intendierte Konsequenz* eines gesundheitsgefährdenden/-zerstörenden Krankenhauses.

3.3.3 Fazit

Auch die nähere Betrachtung dieser persönlichen Reflexionen hat die bis dato bekannten zehn Spezifika bis in ihre jeweiligen Charakteristika hinein sehr detailreich bestätigt. Ein zusätzliches Charakteristikum hat sich beim Spezifikum *Struktur und Prozess* ergeben: Raumgestaltung (Architektur). Auch *interindividuelle Konflikte*, die in der eigenen Fallstudie am Beispiel der Verwaltung und insbesondere anhand von Controllingmethoden festgemacht wurden, konnten als Charakteristikum *aller* Berufsgruppen ausgewiesen werden.

Es ist an einigen Stellen in den Kapiteln Leitbilder und Leidbilder bereits angeklungen: Pruckner schlägt immer wieder die Brücke zu Organisations- und Managementvorstellungen, die um Darstellung, Aufmerksamkeit, Wahrnehmung, Erkennen, Verstehen, Sprache, Wille und Verwirklichung, Motive des Helfens, Fehlerarten, Lernen und letztlich um die Handhabung von Komplexität und ihrer Dilemmata kreisen. Ihre Bezüge auf Paul Watzlawick, Heinz von Foerster, Werner Heisenberg und Albert Einstein vermitteln einen ersten Eindruck von der ihrer Konzeptualisierung zu Grunde liegenden ‚Weltsicht'. Diese Art der Theoriebildung zum Krankenhausmanagement ist eine spezifische Ausprägung innerhalb einer Bandbreite an theoretischen Ansätzen, die eine bestimmte ontologische und epistemologische Position zum Ausgangspunkt nimmt. Bevor die gesamte Bandbreite der theoretischen Ansätze im nachfolgenden *Kapitel 4* näher dargestellt und analysiert wird, ist zum bisherigen Stand der Erkenntnis folgendes festzuhalten: Alle in *Kapitel 3* angeführten empirischen Studien lassen, unabhängig von ihrem methodischen Ansatz, den Schluss zu, dass die zehn Spezifika aus der eigenen Einzelfallstudie in *Kapitel 2* die Organisation ‚öffentliches Krankenhaus' angemessen repräsentieren. Mit ‚angemessen repräsentiert' ist hier kein Totalitäts- oder Vollständigkeitsanspruch gemeint, der suggerieren soll, hier das Krankenhaus ‚an sich' spezifiziert und charakterisiert zu haben. Dass die Summe der Perspektiven ‚die' Wahrheit ‚über' den Betrachtungsgegenstand ergibt, ist nicht der Ausgangspunkt der hier vorgenommenen Zusammenstellung der empirischen Ergebnisse. Was aber als Ausgangspunkt konstruktiv zur Verfügung gestellt werden kann an dieser Stelle, ist eine plausible, nachvollziehbar robuste Heuristik als Referenzpunkt und Hintergrundfolie für die Rekonstruktion der in der Literatur vorfindbaren Krankenhausmanagementkonzepte.

4 Managementkonzeptionen für das öffentliche Krankenhaus

In diesem Kapitel der Arbeit ändert sich das Ausgangsmaterial. Im Mittelpunkt stehen hier die Managementkonzeptionen für das öffentliche Krankenhaus, die es nachfolgend detailliert zu rekonstruieren gilt. Systematisiert wird die Rekonstruktion der Konzeptionen anhand von fünf Leitfragen, die an jede der nachfolgend näher betrachteten Managementkonzeptionen[70] gestellt werden:

1. Welche *Aufgabenstellung* wird behandelt und warum gibt es die jeweils betrachtete Managementkonzeption für öffentliche Krankenhäuser?
2. Wie behandelt die jeweilige Managementkonzeption diese Aufgabenstellung und welche *grundlegenden Annahmen* werden dabei getroffen?
3. Welcher *Gesamteindruck* des Managements öffentlicher Krankenhäuser entsteht?
4. In welcher Art und Weise gestalten das Selbstverständnis der Aufgabenstellung, die grundlegenden Annahmen und der Gesamteindruck die *Spezifika* und *Charakteristika* der Heuristik aus *Kapitel 3* inhaltlich aus?
5. Ergeben sich *‚blinde Flecken'* aus einem differenzierenden Abgleich zwischen jeweiliger Managementkonzeption und der Heuristik aus *Kapitel 3*?

Die aus der letzten Frage möglicherweise resultierenden ‚blinden Flecken' der jeweiligen Managementkonzeption könnten wiederum Ansatzpunkte für eine Weiterentwicklung auf der konzeptionellen Ebene ergeben. Dies wäre dann Gegenstand der Betrachtungen in *Kapitel 5* dieser Arbeit. Doch zunächst zurück zur Rekonstruktion der Managementkonzeptionen für das öffentliche Krankenhaus.

Krankenhausmanagement ist kein neues Thema. Seit gut einem halben Jahrhundert differenziert sich die Literatur in diesem Bereich beständig aus. Umfangreiche Verlagsprogramme und ein Bestand an Fachzeitschriften, die mit Detailbetrachtungen und oftmals auch in Form von ‚How-to-do'-Vorschlägen bestimmte, definierte Bereiche des öffentlichen Krankenhauses gestaltbar machen (wollen), sind die sichtbare Konsequenz dieser langjährigen Entwicklung.[71]

---

[70] Bei der Betrachtung von Konzeptionen des Managements öffentlicher Krankenhäuser, die ihren gedanklichen Ursprung in den 1950er und 1960er Jahren haben, wäre korrekterweise von Konzepten der ‚Betriebsführung' zu sprechen. Bereits in den 1970er Jahren werden jedoch die Begriffe ‚Betriebsführung' und ‚Management' synonym gesetzt. So verwendet z. B. Eichhorn (1971) in Band II, 1. Auflage seiner ‚Krankenhausbetriebslehre' den Begriff ‚Krankenhausmanagement' gleichermaßen wie ‚Betriebsführung', Adam (1972) betitelt sein Buch ‚Krankenhausmanagement', spricht dann aber primär von ‚rationaler Betriebsführung', um den ‚Erfordernissen' modernen Managements zu genügen (Adam 1972, Vorwort) und die ‚Krankenhausbetriebslehre' von Hörmann & Ingruber (1988) trägt zunächst den Untertitel ‚Grundzüge der Betriebsführung im Krankenhaus', der dann von Ingruber (1994) durch ‚Grundlagen für modernes Krankenhausmanagement' ersetzt wird.
[71] Im deutschsprachigen Raum wären hier z. B. ‚Das Krankenhaus', ‚Führen und Wirtschaften im Krankenhaus', ‚Krankenhaus-Umschau (ku)', ‚Österreichische Krankenhaus-Zeitung', etc. zu nennen, die auch immer wieder spezielle Themenhefte zu aktuellen Managementproblemen in Krankenhäusern aufgreifen. So war das Sonderheft der ‚Krankenhaus Umschau (ku)' 2002 dem Controlling gewidmet, in 2005 stand dagegen Risikomanagement im Vordergrund.

In der nachfolgenden Darstellung der Literatur zum Thema ‚Krankenhausmanagement' stehen allerdings weniger Detailbetrachtungen und Einzelthemen im Vordergrund, sondern vielmehr Managementkonzeptionen mit mehr oder weniger explizitem ‚Ganzheitlichkeitsanspruch'. In ihnen repräsentiert sich am ehesten die in *Kapitel 3* dargelegte Heuristik. Allerdings ist auch hier eine Ausdifferenzierung der Managementliteratur unübersehbar, was eine *systematische Bestandsaufnahme* notwendig macht, um die Genese diverser Konzeptionen nachvollziehen zu können. Die Rekonstruktion der in einer Managementkonzeption getroffenen grundlegenden Annahmen hat hierbei einen hohen Stellenwert, da grundlegende Annahmen in der Regel einen letztgültigen Referenzpunkt für die inhaltliche Ausgestaltung einer Konzeption darstellen und – trotz rhetorischer Zugeständnisse an ‚andere' wissenschaftliche Positionen – sehr oft über längere Zeit relativ stabil bleiben.[72] Sie sind daher geeignet, diverse Managementkonzeptionen voneinander zu unterscheiden, auch wenn die Aufgabenstellung(en) als Ausgangspunkt verschiedener Managementkonzeptionen ident sein sollten – z. B. ‚Problemlösungen für die Praxis' als idente Aufgabenstellung in verschiedenen Managementkonzeptionen.

4.1 Krankenhausbetriebslehre und Krankenhausmanagement in der Diktion von Siegfried Eichhorn

Die 1950er Jahre sind in der deutschsprachigen Literatur zum Krankenhauswesen zunächst von dem Vorhaben geprägt, eine spezielle Betriebswirtschaftslehre (SBWL), wie sie in der Industrie oder anderen Dienstleistungsbranchen zu dieser Zeit bereits vorhanden ist, zu etablieren. Eichhorn skizziert dieses Vorhaben bereits 1957/58 in seinem Beitrag ‚Krankenhausbetrieb' zum Handwörterbuch der Betriebswirtschaft:

> „*Ordnung* und *Vollzug* des Betriebsgeschehens im Krankenhaus sind noch nicht methodisch erforscht und im einzelnen Krankenhaus nur selten genau festgelegt. Sowohl Planung wie auch Organisation weisen in den meisten Fällen freie (lose) Formen auf. Im allgemeinen wird der Arbeitsablauf vom Prinzip der Meisterwirtschaft bestimmt, es fehlt weithin noch die Zwangsläufigkeit. (...) Die vom *Deutschen Krankenhausinstitut*, Düsseldorf, eingeleiteten umfassenden Studien sollen auch in Deutschland für eine methodische Planung und straffe Organisation des betrieblichen Ablaufs in Krankenhäusern sorgen. Daneben aber bedarf es der betriebswirtschaftlichen und arbeitswissenschaftlichen Weiterbildung der Verwaltungsleiter und der leitenden Krankenschwestern." (Eichhorn 1957/58: Spalte 3494f.; kursiv wie im Original)

Der Abhilfe der hier postulierten Mangelerscheinungen, z. B. ‚fehlende Zwangsläufigkeit', widmet Eichhorn seine drei Bände der ‚Krankenhausbetriebslehre', die er zwischen 1967 und 1987, teils mit mehreren Folgeauflagen, veröffentlicht.

Band I erscheint erstmals 1967 und beschäftigt sich vor allem mit speziellen Merkmalen und Arten des öffentlichen Krankenhausbetriebes, der Planung von Kapazitäten und des

---

Neben Monographien und Sammelbände zum Krankenhausmanagement, wie sie sich in speziellen Themenreihen z. B. der Verlage Hans Huber, Kohlhammer, Springer, Ullstein Mosby u. a. finden, bilden Veröffentlichungen nationaler oder europäischer Forschungsinstitutionen (z. B. ÖBIG oder das European Observatory der WHO), von Universitäten und Fachhochschulen, Stiftungen (z. B. Bertelsmann oder auch Robert Bosch), Interessenverbänden (z. B. DKI), aber auch der jeweiligen nationalen (Bundes-)Ministerien weitere Quellen für Informationen zum Gesundheitswesen und seiner Entwicklung.

[72] Mit dieser Formulierung soll nicht ausgeschlossen werden, dass sich auch grundlegende Annahmen im Zuge der Entwicklung einer Managementkonzeption verändern können. Das wäre im Rahmen der Rekonstruktion dann ebenfalls darzustellen.

Krankenhausbaus, den nötigen betriebswirtschaftlichen Grundlagen zu Planung, Organisation und Kontrolle sowie einer umfassenden Betrachtung des Pflegedienstes aus einer planend-organisierenden Sichtweise. „Vielfach mangelt es in der Krankenhauspraxis auch heute noch an einer einheitlichen Planung, Organisation und Kontrolle aller Arbeiten und Tätigkeiten, vor allem aber an einer systematischen Abstimmung der verschiedenen Leistungsbereiche, Leistungsstellen und Arbeitsabläufe." (Eichhorn 1967: 161) In den beiden Folgeauflagen 1974 und 1975 wird diese Fokussierung auf den Managementzyklus von Planung, Organisation und Kontrolle prinzipiell beibehalten, auch wenn Veränderungen aus organisatorisch-technischen oder juridischen Gründen aufgenommen werden, z. B. neue Arbeitszeitregelungen oder Überlegungen zu einer Leistungsdifferenzierung in der Pflege von Intensiv- bis Minimalpflege.

In Band II, der 1971 in der Erstauflage, 1973 in einer weitgehend unveränderten zweiten Auflage und 1977 in einer überarbeiteten Auflage erscheint, versteht Eichhorn das Krankenhaus als sozial-technisches, dynamisch-offenes, adaptives ‚System', in welchem ‚Entscheidungen' über ‚Ziele', ‚Mittel' und ‚Strukturen' der Krankenhausarbeit getroffen werden. Die Erklärung und Gestaltung von Entscheidungen im System Krankenhaus wird zum zentralen Inhalt der Krankenhausbetriebslehre. Band II orientiert sich an den Phasen des Entscheidungsprozesses in Form eines Regelkreises, in dem die Durchsetzungsentscheidungen und deren Kontrolle an die vorgelagerten Zielentscheidungen rückgekoppelt werden, so dass man „(...) das Gesamtkrankenhaus als ‚Kontrollsystem' ansehen kann" (Eichhorn 1971: 101). Ein ausgeprägtes Informationssystem und Rechnungswesen soll den Entscheidern ihre Arbeit im Kontext der bestehenden Wirtschaftsordnung erleichtern.

Band III der ‚Krankenhausbetriebslehre' schließlich erscheint 1987 und beschäftigt sich primär mit der Krankenhaus-Leistungsrechnung. Dieser Fokus ist einem, zunehmend in den Vordergrund rückenden, ‚Kostspieligkeitsgrad' geschuldet, „denn trotz der ständig steigenden Kosten werden wichtige, an das Krankenhaus gestellte Bürgererwartungen nicht erfüllt." (Eichhorn 1987: V) Dabei sind Kosten bzw. Lasten für die Allgemeinheit nur die eine Seite der Medaille. „Vernachlässigt dagegen werden bisher noch die auf den Patienten ausgerichteten eigentlichen Leistungen und deren gesamtwirtschaftliche Nutzen im Dienste der Gesundheit." (Eichhorn 1987: V) Hier setzt Eichhorn mit seiner ‚krankenhausspezifischen Leistungsrechnung' an, um die Primärleistung bzw. Hauptzielsetzung (Veränderung des Gesundheits-/Krankheitszustandes der PatientInnen) mit der Sekundärleistung bzw. den Nebenzielen des Krankenhauses (Diagnostik, Therapie, Pflegetage, etc. als Kombination der Produktionsfaktoren Arbeit, Sachgüter und Betriebsmittel) zu koppeln – eine auf PatientInnen bezogene Betrachtungsweise, die seiner Auffassung nach bislang gefehlt hat.

In gewisser Weise als Fortführung dieser Frage nach Kosten und Leistungen für PatientInnen und Gesellschaft sind weitere Publikationen von Eichhorn zu sehen, die seine Krankenhausbetriebslehre als Managementkonzeption ausdifferenzieren. Erwähnenswert sind hier vor allem die Mitte der 1990er Jahre kulminierenden Betrachtungen zum Werte- und Strukturwandel als auch die zunehmend häufiger gestellte Qualitätsfrage.[73]

---

[73] Mit ‚kulminierenden Betrachtungen' ist hier gemeint, dass auch bei Eichhorn diese Themen nicht vom Himmel fallen, sondern es diverse Vorarbeiten gibt, bevor eine monographische Verdichtung einsetzt. So sind Themen wie ‚Qualität', ‚Leistung', ‚Systemplanung im Gesundheitswesen', ‚Effektivitätsmessung', ‚Zielvorstellungen und Ansprüche', ‚Ordnungspolitik', etc. Themen der zahlreichen Artikel, die Eichhorn veröffentlicht. Dies zeigt sich in der von 1954 bis 1987 reichenden Veröffentlichungsliste zu Eichhorns Beiträgen in Gronemann & Keldenich (1988, 465-474) ebenso, wie in den Thematiken späterer Artikel und Sammelbandbeiträge nach 1987, z. B. Eichhorn (1989), (1991), (1995), (1995a), (1995c), (1996), (1999) und (2001) bzw. in Eichhorns letzter zentraler Monographie aus dem Jahr 1997. Eine genauere Betrachtung von Eichhorns ‚Spätwerk' nach Abschluss der drei Bände zur Krankenhausbetriebslehre erfolgt in Kap. 4.1.8.

Eichhorn setzt mit seinen Bestrebungen für eine SBWL des Krankenhausbetriebes einen über Jahrzehnte hinweg gültigen Referenzpunkt für viele weitere Autoren im Bereich der Krankenhausbetriebslehre bzw. des Krankenhausmanagements. Aus diesem Grund werden nachfolgend primär die Überlegungen Eichhorns zur Krankenhausbetriebslehre von ihren Anfängen her anhand der oben benannten fünf Leitfragen rekonstruiert.

4.1.1 Die Aufgabenstellung

In der oben eingangs zitierten Passage aus dem Handwörterbuch der Betriebswirtschaft von 1957/58 zeigt sich bereits deutlich, dass die methodische Erforschung des Betriebsgeschehens in öffentlichen Krankenhäusern im Argen liegt. Was dies für die *Aufgabenstellung* einer ausformulierten Krankenhausbetriebslehre bedeutet, führt Eichhorn 1967 im Vorwort zu Band I aus. „Die Betriebswirtschaftslehre hat sich bisher in Theorie und Praxis vorwiegend um den erwerbswirtschaftlich-privatwirtschaftlichen Betrieb, um die Unternehmung, bemüht." (Eichhorn 1967: Vorwort) Die Erforschung nicht-erwerbswirtschaftlicher Betriebe ist folglich eine Randerscheinung. Gleichzeitig konstatiert er eine sich in der allgemeinen Betriebswirtschaftslehre (ABWL) langsam durchsetzende Erkenntnis, „daß die Betriebswirtschaftslehre ein System zu entwickeln hat, in dem jede Betriebsart und jede betriebliche Erscheinung ihren logischen Platz hat, in das sich jeder Betriebstyp einordnen läßt." (Eichhorn 1967: Vorwort) Zwischen einer BWL für alle Betriebstypen und einer faktisch randständigen Erforschung nicht-erwerbswirtschaftlicher Betriebe entsteht folglich eine ‚Lücke', die Nachholbedarf signalisiert. „Die vorliegende Krankenhausbetriebslehre soll diese Lücke schließen. Sie soll kein Handbuch sein. Es handelt sich vielmehr um die systematische Darstellung der Lehre vom Krankenhausbetrieb." (Eichhorn 1967: Vorwort) Hierin liegt eine eigenständige *theoretische Aufgabenstellung*. Während die ABWL „(...) Probleme, die allen Betrieben gemeinsam sind" (Eichhorn 1967: Vorwort), betrachtet, soll die spezielle BWL (SBWL) wiederum sicherstellen, dass keine ‚wichtigen Problemstellungen' übersehen werden. Allgemeine und spezielle BWL weisen somit einen jeweils eigenständigen, gleichwertigen Betrachtungsmodus auf, sind dabei aber gleichzeitig auch aufeinander bezogen.

Neben diese theoretische Aufgabenstellung tritt für Eichhorn eine *praxisbezogene Aufgabenstellung*. Sie ergibt sich aus den Veränderungen in der täglichen Krankenhausverwaltungspraxis im Zuge der ‚Modernisierung'. „Das Krankenhaus der Vergangenheit war eine unselbständige Dienststelle im Rahmen der Verwaltung des Krankenhausträgers, das moderne Krankenhaus ist ein Betrieb, charakterisiert durch einen hochkomplizierten und störungsanfälligen Betriebsprozeß." (Eichhorn 1967: Vorwort) In dieser Situation ist es Aufgabe der ‚Krankenhausbetriebslehre' – analog zu einer speziellen Industrie- oder Bankbetriebslehre – der Praxis Hilfestellung zu geben durch die „(...) fundierten Anregungen, um den immer komplizierter werdenden Tagesfragen erfolgreich begegnen zu können." (Eichhorn 1967: Vorwort) Dabei geht es Eichhorn angesichts der Vielgestaltigkeit der Krankenhausbetriebe nicht um detaillierte Verfahrensregeln für jeden einzelnen praktischen Fall. Der Praktiker „(...) soll vielmehr die für ihn gleichfalls geltenden größeren Zusammenhänge erkennen lernen und zu eigenen Überlegungen angeregt werden, ob und inwieweit die entwickelten Grundlagen für seinen besonderen Fall zur Anwendung kommen können." (Eichhorn 1967: Vorwort)[74]

---

[74] Bei dieser Auslegung der praktischen Aufgabenstellung mag die 1957/58 geäußerte Erwartung einer Weiterbildung von Führungskräften in Verwaltung und Pflege auf der Basis einer methodischen Erforschung des Krankenhausbetriebes letztlich subsumiert werden.

Diese *Aufgabenstellung einer praxisrelevanten Theoriebildung*, die über ihre methodisch-forscherisch entwickelten Grundlagen mehr ‚Zwangsläufigkeit' in das praktische Betriebsgeschehen bringt, bleibt in Eichhorns Überlegungen zur ‚Krankenhausbetriebslehre' bzw. zum Krankenhausmanagement über die Zeit hinweg aufrecht. Darüberhinaus fand und findet diese ‚doppelte' Aufgabenstellung über die vergangenen Jahrzehnte hinweg breiten Widerhall bei Autoren im deutschsprachigen Raum, die ihre Ausführungen als betriebswirtschaftlichen Beitrag zum Management öffentlicher Krankenhäuser verstehen. Doch dazu mehr bei der Betrachtung dieser Literatur in Kapitel 4.2.

Während die Aufgabenstellung der Krankenhausbetriebslehre bereits aus dem Vorwort zu Band I von Eichhorns ‚Krankenhausbetriebslehre' klar nachvollziehbar hervorgeht, zielt die Rekonstruktion der *grundlegenden Annahmen* der Krankenhausbetriebslehre auf die Genese von Eichhorns SBWL ‚Krankenhausbetriebslehre'. Dabei wird *chronologisch* vorgegangen, denn dies macht inhaltliche Querverweise aus z. B. den Folgeauflagen von Band I auf den zuvor veröffentlichten Band II verständlicher. Im Vordergrund steht somit der *Gedankengang*, nicht die Abfolge der Bände. In den nachfolgenden Unterkapiteln wird zunächst die 1967 publizierte Erstauflage von Band I betrachtet, danach Band II in den ersten beiden Auflagen von 1971 und 1973, da diese vor den beiden Folgeauflagen zu Band I von 1974 und 1975 erschienen sind. In weiterer Folge wird die 3. Auflage zu Band II von 1977 herangezogen, und schließlich Band III, der 1987 erscheint und ohne Folgeauflagen bleibt.[75] Im Anschluss daran werden die oben genannten weiteren Veröffentlichungen näher betrachtet.

4.1.2 Grundlegende Annahmen – Krankenhausbetriebslehre Band I in der ersten Auflage von 1967

Im Prinzip zeigen sich die ersten grundlegenden Annahmen und deren Konsequenzen für Eichhorns Konzeption der Krankenhausbetriebslehre bereits bei der obigen Schilderung der Aufgabenstellung einer noch zu etablierenden SBWL.

Praxisrelevanz mit normativem Impetus

Die Vorstellung, der Praktiker „(...) soll vielmehr die für ihn gleichfalls geltenden größeren Zusammenhänge erkennen lernen und zu eigenen Überlegungen angeregt werden, ob und inwieweit die entwickelten Grundlagen für seinen besonderen Fall zur Anwendung kommen können" (Eichhorn 1967: Vorwort) unterstellt eine praktische Relevanz der Krankenhausbetriebslehre in zweierlei Hinsicht. ‚Angebotsseitig' wird unterstellt, dass die Krankenhausbetriebslehre als SBWL mit ihren ‚entwickelten Grundlagen' den PraktikerInnen etwas ‚zu sagen' hat, ihnen einen Erkenntnis- bzw. Lernfortschritt bringt (,größere Zusammenhänge') und ihnen bei der erfolgreichen Bewältigung ihrer Tagesfragen ‚hilft'. ‚Nachfrageseitig' wird aus Sicht der SBWL unterstellt, dass die PraktikerInnen genau an einer derartigen SBWL interessiert sind, die für sie ‚entwickelten Grundlagen' auf ihren Fall beziehen und auf Anwendbarkeit hin prüfen. Diese Verhaltens*norm* sollen die PraktikerInnen im Umgang mit der SBWL an den

---

[75] Trotz der Tatsache, dass Eichhorn sehr umfangreich zum Thema Krankenhausbetrieb in seinen vielen Facetten publiziert hat, wie die Veröffentlichungsliste Eichhorns in Gronemann & Keldenich (1988, 465-474) nachweist, erfolgt hier eine Konzentration auf Eichhorns dreibändige Krankenhausbetriebslehre von 1967 bis 1987, ganz im Sinne der zuvor bereits dargelegten ‚kulminierenden Betrachtungen' in monographischer Verdichtung. Auf weitere Quellen wird nur dann zurückgegriffen, wenn sich darin relevante Differenzen zu Ausführungen in den drei Bänden der Krankenhausbetriebslehre finden lassen.

Tag legen, um fehlender ‚Zwangsläufigkeit' im Krankenhausbetrieb entgegenzutreten, wie es der zuvor zitierte Handwörterbuchartikel von 1957/58 als Mangelerscheinung vermittelt.[76] *Praxisrelevanz mit normativem Impetus* kann daher als *erste grundlegende Annahme* der Krankenhausbetriebslehre im Sinne von Eichhorn betrachtet werden.

Eine klar bestimmte ABWL als Referenzpunkt

Auch aus der zuvor schon geschilderten *theoretischen Aufgabenstellung* lassen sich weitere grundlegende Annahmen rekonstruieren. Das Postulieren einer ‚Lücke', die eine SBWL zu füllen in der Lage wäre, setzt eine *ABWL als notwendigen Referenzpunkt für die SBWL* voraus. Dies ist die *zweite grundlegende Annahme*. Dass es sich bei diesem Referenzpunkt um keine beliebige, sondern ganz bestimmte ABWL handelt, legt Eichhorn (1967) in der Einleitung zu Band I dar, in der er ganz grundlegend ansetzt:

„Bekanntlich stellt die Wirtschaft eines Volkes jene Gesamtheit von Tätigkeiten und Einrichtungen dar, die der planmäßigen Befriedigung aller materiellen und immateriellen Bedürfnisse der Menschen dienen, wie Essen, Trinken, Kleiden, Wohnen, aber auch die Bedürfnisse der kulturellen Betreuung oder der Gesundheitsfürsorge. Dabei ist es die Knappheit der zur Verfügung stehenden Mittel, die es erforderlich macht, daß gewirtschaftet wird. Die dazu notwendigen Planungen und Handlungen geschehen in den Betrieben. Der gesamtwirtschaftliche Sinn einer jeglichen betrieblichen Betätigung besteht also darin, die für die Bedürfnisbefriedigung der Menschen erforderlichen Güter materieller Art – sogenannte Sachleistungen – zu produzieren oder Güter immaterieller Art – sogenannte Dienstleistungen – bereitzustellen. In dieser Aufgabe findet alles betriebliche Geschehen seine Begründung und Rechtfertigung, und zwar ohne Rücksicht auf das Wirtschaftssystem, in dem sich die betriebliche Betätigung vollzieht. Die spezifische planmäßige Leistung des Krankenhauses im Rahmen dieser allgemeinen Bedürfnisbefriedigung besteht nun im Erkennen, Heilen, Bessern oder Lindern von Krankheiten, Leiden oder Körperschäden der das Krankenhaus aufsuchenden Patienten." (Eichhorn 1967: 11)

Diese längere Textpassage, die von einer gesamtwirtschaftlich-allgemeinen Funktion der Betriebe die Leistung des Krankenhausbetriebes im Besonderen ableitet, zeigt Eichhorns Nähe zur ABWL im Sinne Erich Gutenbergs.[77] Auch für Eichhorn finden sich die Grundlagen der BWL inhaltlich wieder in der *planmäßigen* Befriedigung diverser menschlicher Bedürfnisse durch die in Betrieben produzierten Sach- und Dienstleistungen unter *Knappheitsbedingungen* als *systemindifferentes* Geschehen in allen Wirtschaftssystemen, unabhängig davon, ob es sich um privates, öffentliches oder vergesellschaftetes Eigentum an den Betrieben handelt (Eichhorn 1967, 13

---

[76] Inwiefern diese Verhaltensnorm praktisch greift, ist schwer zu beurteilen. Die Rekonstruktion der Schriften zur SBWL ‚Krankenhausbetriebslehre' kann naturgemäß nur das konzeptionelle *Angebot* beleuchten. Da die LeserInnen der ‚Krankenhausbetriebslehre' in diesem Angebot keine ‚Stimme' haben, kann hier nicht nachvollzogen werden, ob, und wenn ja, was die LeserInnen in welcher Form auf ihre eigene praktische Situation bezogen haben, und wieviel an Anregungswirkung für sie von diesem Bezug ausging. Es bedürfte einer empirischen Wirkungsanalyse zur Rezeption identifizierbaren ‚SBWL-Buchwissens', in der PraktikerInnen offen legen, ob und wie z. B. bestimmte SBWL-Wissensbestände in Reflexions- und Entscheidungssituationen des Alltags eine Rolle spielen. Diese Rezeptionsgeschichte der Krankenhausbetriebslehre ist hier letztlich aber nicht Thema – auch wenn sie wohl noch nicht geschrieben ist.

[77] Dies ist nicht weiter überraschend, stammt Eichhorn doch, wie Albach anmerkt, „(..) aus einer guten und seriösen betriebswirtschaftlichen Schule: der Kölner Schule Erich Gutenbergs." (Albach 1988: 15). Dass die konstitutiven Elemente des Betriebes, wie sie Gutenberg gesehen hat, auch für Eichhorn das Fundament einer Krankenhausbetriebslehre abgeben, bestätigt auch Koch (1988) in seiner Würdigung des wissenschaftlichen Werkes von Siegfried Eichhorn.

mit explizitem Bezug auf Gutenberg 1951). Eine Alternative hierzu wird nicht diskutiert, so dass die *zweite grundlegende Annahme* einer ‚lückenfüllenden' SBWL dahingehend *ergänzt* werden kann, dass als Referenzpunkt für die Krankenhausbetriebslehre eine ABWL im Sinne Gutenbergs ‚Grundlagen der Betriebswirtschaftslehre' gemeint ist.[78] Diese Festlegung hat weit reichende konzeptionelle Konsequenzen.

Typologienbildung

Ganz generell widmet sich Eichhorn in der Einleitung zu Band I vor allem den Merkmalen und Arten der Krankenhausbetriebes. Ausgehend von obiger Leistungsbeschreibung (Erkennen, Heilen, Bessern, Lindern) knüpft Eichhorn an die Unterscheidung von Produktions- und Dienstleistungbetrieb an und definiert Krankenhäuser als *Dienstleistungsbetriebe*, genauer als „(...) einen besonderen Typ innerhalb der Gruppe der Gastbetriebe (..)" (Eichhorn 1967: 12). Einerseits ist das Krankenhaus ‚Gastbetrieben' im Fremdenverkehr ähnlich, da hier ein sofort am Gast erbrachter und durch ihn unmittelbar konsumierter Dienst im Vordergrund steht. Andererseits ist der ‚Gastbetrieb Krankenhaus' besonders, da es sich um einen ‚Krankendienst' handelt, der in diversen ‚Betriebsarten' erbracht wird, die Eichhorn (1967, 17ff.) anhand von sechs Kriterien differenziert: Ärztlich-pflegerische Zielsetzung (Allgemein- und Fachkrankenhäuser), ärztliche Besetzung (Anstalts- und Belegkrankenhäuser), Verweildauer, Zahl der Krankenbetten (Kleinstkrankenhäuser unter 50 Betten bis zu Großkrankenhäusern über 600 Betten), Bandbreite an Fachdisziplinen (Ergänzungs- und Mindestversorgung, Grund- und Regelversorgung, Zentral- und Maximalverorgung) sowie Behandlungs- und Pflegeintensität (Akutkranke, Langzeitkranke und Chronischkranke; Alterskranke sind aufgrund ihrer Krankheitsverläufe allen drei Krankheitsgruppen zuzuordnen).

Interessant ist an dieser *typologischen* Vorgangsweise, die ja nicht nur die Krankenhausbetriebsarten systematisiert, sondern auch die dazugehörigen PatientInnen, vor allem die Existenz der *Typologie* selbst. *Reale Vielfalt* wird nach bestimmten Kriterien *geordnet*, seien sie inhaltlich (z. B. ärztlich-pflegerische Zielsetzung, Krankheitsverläufe) oder auch quantitativ (z. B. Bettenanzahl, Anzahl der angebotenen Fachdisziplinen). Dass diese Typologie im Sinne ordnender Systematik ungeordneter Praxis *notwendiger Bestandteil einer Krankenhausbetriebslehre* zu sein hat, ist insofern die *dritte grundlegende Annahme*, als Eichhorn weder die Notwendigkeit einer Typologie an sich, noch die Notwendigkeit gerade dieser und keiner anderen Typologie näher begründet.[79]

Durch Sinn regulierte Wirtschaftlichkeitsüberlegung als verkörpertes Rationalprinzip

Während Typologien Unterschiedliches kategorisieren, ist die *besondere Zwecksetzung* eines unmittelbaren Dienstes am kranken Menschen in jedem Krankenhaus gleich und

---

[78] Die Krankenhausbetriebslehre ist mit der Vorstellung einer sich notwendigerweise als Teildisziplin der ABWL etablierenden SBWL kein Einzelfall. Auch für die SBWL Controlling, die sich zur selben Zeit im deutschsprachigen Raum zu formieren beginnt, gilt beispielsweise, dass der weitaus größte Teil der Fachvertreter Controlling als SBWL eingebettet in eine ABWL à la Gutenberg verstanden wissen will (Habersam 1997).
[79] Eine Typologie als ordnendes Schema bietet Eichhorn (1967, 24-30) auch beim Thema ‚Bedarf und Bedürnisse' an. Diese werden nach Kategorien wie Träger, Dringlichkeit, Befriedigung, Umfang, Dauer, Regelmäßigkeit, geographische Verbreitung, Anpassungsfähigkeit an Einkommen und Preise unterschieden.

„(...) von tiefgreifendem Einfluß auf das gesamte Betriebsgeschehen im Krankenhaus. Jeder Wirtschaftlichkeitsüberlegung sind dadurch unsichtbare Grenzen gesetzt, die zu überschreiten den eigentlichen Zweck des Krankenhausbetriebes gefährden könnte. So gesehen haftet dem Krankenhaus eine besondere Verantwortung an, wodurch sich die Betriebsführung im Krankenhaus stets aufs neue vor sehr schwierige, aber auch verantwortungsvolle Aufgaben gestellt sieht." (Eichhorn 1967: 12).

Die hier vorgenommene Positionierung des Krankenhauses und seiner Betriebsführung in einem *Spannungsfeld* von besonderem *Zweck* des Krankenhauses und *Wirtschaftlichkeitsüberlegungen* resultiert in ‚schwierigen' und ‚verantwortungsvollen' Aufgaben, es muss abgewogen und entschieden werden, und es stellt sich die Frage, nach welcher Maxime dies (durch die Betriebsführung) geschieht. Diese Frage ist für Eichhorn geklärt: „Auch im Krankenhaus ist oberste Maxime für das gesamte Betriebsgeschehen das Wirtschaftlichkeitsprinzip" (Eichhorn 1967: 13), das in Form wirtschaftlicher Verhaltensweise „(...) das Rationalprinzip als das Grundgesetz allen menschlichen Handelns im Bereich der Wirtschaft oder des Krankenhauses (...)" (Eichhorn 1967:13) verkörpert. Allerdings liegt hierin ausdrücklich kein Selbstzweck. „Der betriebliche Leistungsprozeß als ein rein technischer Vollzug kombinativer Akte nach dem Prinzip der Wirtschaftlichkeit wird auch im Krankenhaus erst dann zu einem sinnvollen Vorgang, wenn man ihm eine Zielsetzung beigibt." (Eichhorn 1967: 14) Für das menschliche Handeln im öffentlichen Krankenhausbetrieb gilt folglich ein durch sinngebende Zielsetzung reguliertes Rationalprinzip in Form des Wirtschaftlichkeitsprinzips – die *vierte grundlegende Annahme*.

Im Fall der öffentlichen Krankenhäuser bedeutet ‚sinngebende Zielsetzung' eine *bedarfswirtschaftliche* Orientierung: „Im Gegensatz zur Unternehmung ist im Krankenhaus sämtliches Betriebsgeschehen unmittelbar auf die Deckung des Bedarfs der Bevölkerung an stationärer Krankenversorgung ausgerichtet." (Eichhorn 1967: 14)[80] Bedarfsdeckung wiederum ist begründet durch „(...) fest vorgegebene ethisch humanitäre oder soziale Bindungen (...) mit Rücksicht auf das übergeordnete Ganze der Caritas und Humanitas, oder aber auch auf das Wohl der Gesamtheit" (Eichhorn 1967: 15f.), was sich letztlich auch in einer gemeinnützigen bzw. am Gemeinwohl orientierten Widmung des Betriebsergebnisses ausdrückt, die die Autonomie des öffentlichen Krankenhauses im Gegensatz zu erwerbswirtschaftlich orientierten Krankenhäusern einschränkt. Eine mögliche ‚Gefährdung' dieser sinngebenden Zielsetzung als *wertbehaftetem Akt* resultiert aus, gegenüber der Humanitas möglicherweise dominierenden, Wirtschaftlichkeitsüberlegungen, die als rein technischer Vollzug der Faktorkombination einen *wertfreien Akt* darstellen. „Das für die Unternehmung typische Streben nach maximalem Verdienst hat in unserer Wirtschaftsordnung eine derartige Bedeutung erlangt, daß sich selbst Personen in anderen Betriebstypen diesem Einfluß nicht entziehen können und ihr Verhalten danach einstellen." (Eichhorn 1967: 16) Dies begründet eine besondere Verantwortung (der Betriebsführung) im Kontext der Motive der im öffentlichen Krankenhaus Tätigen und der gesellschaftlichen Entwicklung. Streben nach maximalem Verdienst konterkariert zwar den Dienst-, Gemeinnützigkeits- und Bedarfswirtschaftsgedanken, hat ihn aber laut Eichhorn noch nicht verdrängt, sondern der Dienstgedanke verweist „(...) das Streben nach Verdienst meist an die zweite Stelle" (Eichhorn 1967: 16).

---

[80] Hier spricht Eichhorn (1967, 12f. und 15) zwar allgemein vom ‚Krankenhaus', grenzt sich aber über die Bedarfsdeckung von erwerbswirtschaftlichen Privatkrankenhäusern ab, wodurch die Krankenhausbetriebslehre primär auf Krankenhäuser mit öffentlichem Versorgungsauftrag bezogen ist, auch wenn dieser Auftrag durch teils unterschiedliche Träger des Krankenhauses sichergestellt werden kann.

Zielsetzung, Planung, Organisation, Kontrolle in kausaler Rückkopplung

Ausgehend von diesen Merkmalen und Arten des Krankenhausbetriebes gliedert Eichhorn seinen ersten Band der Krankenhausbetriebslehre in weitere vier Kapitel: Kapazitätsplanung, betriebswirtschaftliche Probleme des Krankenhausbaues, betriebswirtschaftliche Grundlagen der Planung, Organisation und Kontrolle sowie Planung und Organisation des Pflegedienstes. Bereits diese Aufzählung der Kapitelüberschriften macht deutlich, dass für Eichhorn ‚Planung' eine zentrale Stellung in der Krankenhausbetriebslehre einnimmt und der Planungsgedanke alle Kapitel des ersten Bandes durchwirkt.

In Kapitel 1 knüpft Eichhorn an die Bedarfsdeckung als generelles Ziel und *spezifische Aufgabenstellung* an und bezieht dies auf das einzelne Krankenhaus und seine(n) Träger in der Region, vor Ort.

> „Ausgangspunkt aller ärztlichen, pflegerischen und wirtschaftlichen Überlegungen im Krankenhaus ist die Festlegung der Aufgabenstellung. (...) In einer qualitativen und einer quantitativen Komponente bestimmt die ärztlich-pflegerische Zielsetzung also den Kreis der Kranken, die ärztlich behandelt, pflegerisch betreut und wirtschaftlich versorgt werden sollen. Aus der qualitativen Komponente ergibt sich im einzelnen, welche Gruppen von Patienten behandelt werden, auf welche Behandlungsarten das Krankenhaus ausgerichtet ist und welche diagnostischen und therapeutischen Einrichtungen vorgehalten werden. Die quantitative Komponente fixiert aufgrund der zu versorgenden Gebietsbevölkerung nach der Ermittlung des Bettenbedarfs die Zahl der bereitzustellenden Krankenbetten. (...) Die Festlegung der Zielsetzung gehört eindeutig in die Kompetenz des Krankenhausträgers. (...) Vielfach sind sich die Krankenhausträger aber über die Bedeutung der Zielsetzung noch nicht genug im klaren (...)." (Eichhorn 1967: 21).

Diese Feststellung der Notwendigkeit einer qualitativ (wer wie behandelt wird) und quantitativ (in wieviel Betten) definierten Zielsetzung ist nicht nur praktisch relevant, sondern auch für eine BWL, die mittels fundierter Anregungen einen Beitrag zum praktischen Erfolg der im Krankenhaus Tätigen leisten will. „Die Betriebswirtschaftslehre trägt ihren Sinn nicht in sich selbst. Um Aussagen darüber machen zu können, ob ein Verhalten (...) betriebswirtschaftlich richtig oder falsch ist, bedarf es genauer Aussagen und Angaben darüber, worauf es im Krankenhaus letztlich ankommt." (Eichhorn 1967: 22) Hinsichtlich dessen, worauf es ankommt, unterscheidet Eichhorn zwei Fälle. Bei medizinisch-pflegerisch Unabdingbarem „(...) besteht die betriebswirtschaftliche Aufgabe nur darin, Mittel und Wege zu finden, um den medizinisch begründeten ärztlich-pflegerischen Standard so wirtschaftlich wie irgend möglich zu realisieren." (Eichhorn 1967: 22) Ist dieser Standard zwar wünschenswert, aber nicht unabdingbar,

> „(...) setzen betriebswirtschaftliche Überlegungen anderer Art ein. In solchen Fällen muß ermittelt werden, ob der beim Patienten erzielte Effekt in einem vernünftigen Verhältnis zum personellen und materiellen Mehraufwand steht. (...) Damit aber beginnen die Schwierigkeiten. Der exakte Vergleich von Ergebnis und Aufwand setzt voraus, daß sich sowohl Ergebnis als auch Aufwand quantifizieren und beurteilen lassen. Beim Aufwand ist dies in aller Regel möglich. Dagegen entzieht sich das Ergebnis der Dienstleistung ‚stationäre Krankenversorgung' in einigen Bereichen jeglicher Möglichkeit, genau erfaßt und quantifiziert zu werden. (...) Letztlich kommt es auf die persönliche Ansicht eines einzelnen an, wenn es darum geht, den Erfolg derartiger Maßnahmen zu beurteilen." (Eichhorn 1967: 22f.)

Trotz dieser *systematisch* unvermeidbaren ‚Ungenauigkeit' bei der Erfassung der Ergebnisse der Leistungserbringung, die zudem letztlich auch nur im Einzelfall beurteilbar sind, ist „(...) so genau wie möglich festzulegen, was im einzelnen im Bereich von Behandlung, Pflege und Versorgung erreicht werden soll." (Eichhorn 1967: 23) Verständlich wird diese Forderung vor dem Hintergrund einer Kausalvermutung, die gleichzeitig die *fünfte grundlegende Annahme* darstellt und die Eichhorn selbst treffend formuliert: „Je genauer und je detaillierter man dabei den ärztlichen Standard definiert, um so leichter lassen sich später die verschiedenen Organisationsformen beurteilen sowohl im Hinblick auf ihren Aufwand als auch im Hinblick auf ihren Erfolg im Rahmen der gegebenen Zielsetzung." (Eichhorn 1967: 23) Kurz: Zwischen Zielsetzungsdetailliertheit (Standard) und Beurteilbarkeit der Organisationsform (Aufwand, Erfolg, Zielerreichungsgrad) besteht ein Kausalzusammenhang. In dieser *Kausalbeziehung* bestehen die zuvor geschilderten Schwierigkeiten mit der Ungenauigkeit in der Erfolgsdarstellung allerdings schon nicht mehr, sondern es wird suggeriert, dass die Beurteilbarkeit von Aufwand und Erfolg lediglich vom Detailgrad der Zielfestlegung abhängt. Auf das sich hier andeutende Organisationsverständnis wird noch einzugehen sein.

Auf eine möglichst genaue und detaillierte *Zielsetzung folgt* bei Eichhorn die *Planung* als logischer nächster Schritt. Das Planungsverständnis zeigt sich dabei weniger in den Planungsgegenständen (Betten- und Leistungskapazität, Krankenhausbau, Pflegedienst) als vielmehr in der Art und Weise, wie die Planungsgegenstände beplant werden. Eichhorn verfolgt einen über Organisationsgrenzen hinaus *integrierend* wirkenden, *rückgekoppelten, analytischen* Planungsansatz, der sich bei der *Betten*bedarfsrechnung in vier Phasen zeigt:

„1. Totale Information über die Inanspruchnahme der Krankenhäuser in der Vergangenheit und Gegenwart (Analyse des Bettenangebotes, der Krankenhausfälle, der Verweildauer, der Belegung, der Zu- und Abwanderungen usw.).
2. Totale Information über die Entwicklungstendenzen der Determinanten des Bettenbedarfs.
3. Berücksichtigung nichtqualifizierbarer Unwägbarkeiten für den künftigen Bettenbedarf und Beachtung gesundheits- und sozialpolitischer Grundsatzentscheidungen.
4. Endgültige Entscheidung über das als notwendig erachtete Angebot.
Rein rechenbar sind nur die ersten beiden Phasen. Die Überlegungen der Phasen drei und vier entziehen sich der strengen Berechenbarkeit." (Eichhorn 1967: 39)

Zur Unterstützung seines Anspruchs auf ‚*totale* Information' führt Eichhorn (1967, 40-71) bereits bestehende Datenquellen auf und belegt, dass zumindest die ersten beiden Phasen der analytischen Planung durchaus mit Informationen aus bestehenden Datenquellen berechnet und plausibel interpretiert werden könnten.

Die *Kapazitätsplanung* (Leistungen im Behandlungs- und Versorgungsbereich) als Stufe 2 der Planung behandelt Eichhorn gegenüber der Bettenbedarfsplanung sehr kurz. Im Vordergrund steht die Gesamtkapazität als „(...) Addition der Kapazitäten der einzelnen Leistungsbereiche und Leistungsstellen" (Eichhorn 1967: 72). Traditionell wird über die Bettenanzahl je Leistungsstelle der Raumbedarf geplant und damit auch die Kapazität. Wünschenswert wäre hingegen keine eindimensionale Raum-Funktion-Planung ohne Berücksichtigung möglicher Multifunktionalitäten, sondern eine auf jeden und jede einzelne PatientIn bezogene Vorausbestimmung aller Leistungen. „Da ein solches Verfahren praktisch undurchführbar ist, muß man versuchen, mit einer groberen, dafür aber einfacheren Rechnung auszukommen." (Eichhorn 1967: 74) Basis hierfür sind die fachabteilungsspezifischen, langjährigen *Erfahrungswerte* zu den notwendigen Einzelleistungen je Patient im Durchschnitt.

Das sich hier abzeichnende *Planungsverständnis* hat zunächst zwei Seiten. Einerseits wird für eine analytische Planung plädiert, die auf totale Information und strenge Berechenbarkeit setzt, wo immer diese zu erlangen ist, diverse Einzelplanungen zu einem Gesamtbild integriert und damit einen geschlossenen Rückkopplungskreislauf indiziert. Anderseits gibt es Unwägbarkeiten und (politische) Entscheidungen, die im Vorhinein nicht bekannt sind, so dass trotz aller vorausschauenden Analytik ein gewisses Maß an Unberechenbarkeit bleibt. Und es gibt Situationen, wo auf langjährige Erfahrungswerte zurückgegriffen werden muss, weil die totale Information aus praktischen Gründen nicht herstellbar ist.

Diese zwei Seiten des Planungsverständnisses finden sich auch in Kapitel 2 wieder, das dem Krankenhausbau gewidmet ist. „Bereits vor Baubeginn muß der Betriebsablauf fixiert sein, damit der Bau praktisch nur noch das Gehäuse um den gedanklich schon bestehenden Betrieb bilden kann." (Eichhorn 1967: 78) Planung ist somit die gedankliche Vorwegnahme der Zukunft. An dieser Stelle manifestiert sich Gutenbergs Vorstellung eines plandeterminierten Betriebes und Eichhorn (1967, 78) weist unter Bezug auf Gutenbergs ‚Produktion' dezidiert darauf hin, dass Bereitstellungsplanung (Betriebsmittel, Arbeit, Sachgüter) und Ablaufplanung zu integrieren sind. Die Qualität der Planung besteht letztlich darin, dass diese „(...) lückenlos, systematisch und methodisch das Gesamtgeschehen des Betriebes umfaßt." (Eichhorn 1967: 84) Auch die bereits bekannte Rückkopplung ist in der Krankenhausbauplanung gegenwärtig. In allen Planungsstufen sind Korrekturplanungen aus dem laufenden Betrieb vorgesehen, wenn sich die anfänglichen Schätzungen und die darauf basierenden Grob- und Detailplanungen als unrealistisch erweisen. Diese sachliche Rückkopplung im Zeitablauf wird ergänzt durch eine personale Rückkopplung unterschiedlicher Beteiligter.

Eichhorn konstatiert aber auch *Qualitätsmängel der Planung* sowie der späteren Nutzung durch mangelnde Berücksichtigung der Leistungs- und Funktionsgrößen sowie mangelnden Einbezug der im Krankenhaus verantwortlich Tätigen. „So gesehen wird man die betriebsplanerische Mitarbeit bei der Bauplanung nicht auf die Krankenhausleitung begrenzen können, sondern mit zunehmender Detaillierung die für die jeweiligen Leistungsstellen zuständigen Personen hinzuziehen müssen." (Eichhorn 1967: 84) Anders gesagt: Erst die *Partizipation* der späteren Nutzer sichert die Qualität der planerischen Vorentscheidungen über die Rahmenbedingungen der späteren Nutzung. Was oben die Rückkopplung mit der Planung anderer Krankenhausträger im regionalen Kontext war, ist hier eine betriebsinterne Rückkopplung mit den späteren Nutzern – eine Art *Gegenstromverfahren der Planung*, auch wenn Eichhorn diesen Begriff hier nicht verwendet.

Die zwei Seiten des Planungsverständnisses zeigen sich schließlich auch in der Planung von Investitions- und Vorhaltekosten, die Eichhorn (1967, 87-112) detailreich ausführt. Auch hier ist integrierte, gesamtbetriebliche Planung nötig, denn „man kann keine Kosten- und Erlösplanung aufstellen, ohne alle die eingesetzten Mittel und alle die Tätigkeiten zu planen, die zu Kosten und Leistungen – und damit zu Erlösen – führen. Hier allein dürfte der Grund liegen, warum in der Praxis die Kosten- und Erlösrechnung vielfach versagen und zum Formalismus werden muss." (Eichhorn 1967: 117)[81] Aber selbst wenn dies gelänge, blieben „(...) die nicht quantifizierbaren Unwägbarkeiten, die gemeinsam mit den finanziellen Möglichkeiten und anderen, mehr subjektiven Überlegungen des Krankenhausträgers oder der Betriebsleitung die Investitionsentscheidung letztlich bestimmen." (Eichhorn 1967: 123)

---

[81] Eichhorn (1967, 117) setzt die Termini ‚Investitionsrechnung' und ‚Kosten- und Erlösvorausberechnung' gleich, weil letztere die in der Praxis übliche Bezeichnung ist.

Beherrschbarkeit extern verursachter Veränderung durch Planung, Organisation, Kontrolle

Die bislang herausgearbeiteten beiden Seiten der Planung werden von Eichhorn in Kapitel 3 wieder aufgegriffen und unter dem Titel ‚betriebswirtschaftliche Grundlagen der Planung, Organisation und Kontrolle' in einen breiteren Kontext gestellt. Gleich zu Beginn von Kapitel 3 begründet Eichhorn, warum Planung, Organisation und Kontrolle in systematischer Art und Weise überhaupt notwendig sind. Diese Begründung offenbart die *sechste grundlegende Annahme* mit entsprechenden konzeptionellen Konsequenzen: Die Umweltdynamik verursacht organisationale Veränderung. Dies ist die zweite Kausalbeziehung, wobei vier *Auslöser der Veränderung* des Krankenhauses ausschlaggebend waren (und sind):

- der medizinische und medizintechnische Fortschritt,
- die Weiterentwicklung der allgemeinen Technik wie z. B. Datenverarbeitung,
- die Intensivierung der Arbeit und die zunehmende Arbeitsteilung, die auch eine stärkere gegenseitige Abhängigkeit der Leistungsstellen im Krankenhaus als auch von externen Leistungserbringern nach sich zieht sowie
- die Angleichung des Krankenhausstandards an den allgemeinen Lebensstandard (vor allem in der Hotelkomponente).

All diese extra- und intramuralen Aspekte befinden sich im Fluss und wirken auf die Organisation als Stimuli der Veränderung. Aus dieser Kausalbeziehung zieht Eichhorn allerdings auch einen konzeptionellen Schluss:

„Diese Entwicklung des Pflegeheimes zur zentralen Institution des Gesundheitswesens in Form des Krankenhausbetriebs ist der Hauptgrund dafür, daß man es im Krankenhaus unter keinen Umständen mehr der einzelnen Leistungsstelle überlassen kann, darüber zu entscheiden, wie die Arbeit ablaufen soll, sondern daß es von einer systematischen Planung, Organisation und Kontrolle aller Arbeiten an allen Leistungsstellen und von der Koordination der einzelnen Leistungsstellen untereinander abhängt, ob für den Gesamtbetrieb Krankenhaus ein Höchstmaß an Wirksamkeit erreicht wird." (Eichhorn 1967: 161)

In dieser Textpassage wird klar, dass einerseits Veränderung für unvermeidbar gehalten wird und darauf organisatorisch zu reagieren ist, dies aber nicht im Sinne traditioneller ‚Meisterwirtschaft' zu geschehen hat. Wenn jede Leistungseinheit nach den Vorstellungen des jeweiligen Vorgesetzten geführt wird, befördert dies mangelnde Koordination und Uneinheitlichkeit selbst in einfachsten Routinen, was „(...) heute ein sehr wichtiges und brennendes Problem ist." (Eichhorn 1967: 162). Daher soll den unvermeidbaren Veränderungen auf andere Art wirksam begegnet werden, worin sich die Konsequenz der *sechsten grundlegende Annahme* auf der Handlungsebene ausdrückt. Eichhorn geht mit explizitem Bezug auf Gutenberg[82] davon aus, dass nur eine systematische Planung, Organisation und Kontrolle die unvermeidbaren Veränderungen wirksam handhaben lässt. Analog zur obigen Auslegung der ABWL als Rahmen für die SBWL gibt es auch hierzu keine Alternative.

In dieser spezifischen Auslegung ist die Planung ‚straff', die Organisation vollziehend und die Kontrolle abweichungsbezogen. „Straffe Planung aller Tätigkeiten ist die erste Voraussetzung für einen wirtschaftlichen Ablauf der Krankenhausarbeit. (...) Die Planung ist ein gestaltender, ein ordnender Akt, der gedanklich das betriebliche Geschehen in Bahnen drängt, die

---

[82] In puncto Planung bezieht sich Eichhorn hier auf Gutenberg (1951) und (1952).

vom Krankenhausträger und von der Betriebsleitung für wünschenswert und zweckmäßig befunden werden." (Eichhorn 1967: 162) Organisation ist der Vollzug der Planung. „Aufgabe der Organisation ist also, das vom Krankenhausträger oder von der Betriebsleitung Gewollte und in der Planung als möglich Erkannte, zur praktischen, betrieblichen Durchführung zu bringen." (Eichhorn 1967: 162) Die Kontrolle schließlich dient der Überwachung, „ob und inwieweit die Planung realisiert und die organisatorischen Regelungen eingehalten werden." (Eichhorn 1967: 162) Abweichungen vom Geplanten können an Undurchführbarkeiten in der Praxis liegen oder auch an mangelnder Plan- und/oder Regelungsbeachtung.

> „Bei der Kontrolle treten also die Vorteile systematischer Planungen und eindeutiger organisatorischer Regelungen klar zutage. Je fest umrissener die Planung, je bestimmter die Organisation, um so leichter läßt sich ihre Einhaltung kontrollieren, um so leichter lassen sich Planungs- und Organisationsmängel oder aber auch Nichtbeachten durch das Personal feststellen." (Eichhorn 1967: 162)

Diese *siebte grundlegende Annahme* tritt ebenfalls in Form einer, mittlerweile der dritten, Kausalbeziehung auf, indem zwischen Bestimmungsgrad in Planung und Organisation und mehr oder weniger leichter Durchführbarkeit von Kontrolle eine Kausalität angenommen wird.

Hier zeigt Eichhorn eine Präferenz für diejenige Seite der Planung, die von analytisch-methodischem Vorgehen, Totalität, Berechenbarkeit und Integration geprägt ist. Die zuvor immer wieder auch präsente zweite Seite des Planungsverständnisses – Unwägbarkeiten und (politische) Entscheidungen, Unberechenbarkeit und Rückgriff auf langjährige Erfahrungswerte – kommt hier kaum mehr zum Tragen. Die Wortwahl einer ‚fest umrissenen Planung' und einer ‚bestimmten Organisation' suggeriert die Beherrschbarkeit zukünftiger Situationen, so dass alles, was sich außerhalb dieses Kreislaufs von Planung, Organisation und Kontrolle abspielt, eine nicht weiter zu behandelnde Restgröße darstellt.

Maschinenmodell der Organisation und zweckdienliche Interdisziplinarität

Die sich hier langsam herausschälende Organisationsvorstellung wird noch deutlicher in Eichhorns Sichtweise moderner BWL. Auch wenn Planung, Organisation und Kontrolle seit jeher „(...) zu den Grundmerkmalen jedes Wirtschaftens" (Eichhorn 1967: 163) gehören, sieht Eichhorn das spezielle Verdienst moderner BWL darin,

> „in Zusammenarbeit mit der Betriebswissenschaft, der Betriebssoziologie und der Arbeitswissenschaft und nicht zuletzt auch der Technik Planen, Organisieren und Kontrollieren zu einem funktionsfähigen Apparat der Betriebsführung entwickelt zu haben, der im Krankenhaus dazu beitragen kann, den ärztlich-pflegerischen Wirkungsgrad zum Wohle der Patienten zu sichern." (Eichhorn 1967: 163)

Diese Textpassage ist in mehrerlei Hinsicht aufschlussreich:

- Das, aus der Sicht Eichhorns erreichte, Entwicklungsziel moderner BWL – der funktionsfähige ‚Apparat der Betriebsführung' – legt in der gewählten Begrifflichkeit und vor dem Hintergrund der bereits dargelegten Kausalbeziehungen, Regelkreisvorstellungen und Präferenzen im Planungsverständnis eine *achte grundlegende Annahme* offen: Die Organisation ist eine durch Führung steuerbare Trivialmaschine.

- Weiters beruht das Erreichen dieses Entwicklungsziels auf einer gewissen *Interdisziplinarität* durch den Bezug auf Nachbarwissenschaften. Dieser Ansatz hatte sich bereits bei der Bauplanung in Kapitel 2 angedeutet, als die Notwendigkeit beschrieben wurde, dem „(...) Grenzgebiet von Betriebswirtschaft, Technik und Architektur (...) Bedeutung zuzumessen" (Eichhorn 1967: 81, Fußnote 3) und er wird hier inhaltlich um Betriebswissenschaft, Betriebssoziologie und Arbeitswissenschaften erweitert.
- Schließlich stellt sich nach obigem Zitat die Frage, nach welchen Prinzipien der ‚funktionsfähige Apparat der Betriebsführung' zum Wohl der PatientInnen wirksam werden kann. Hier unterscheidet Eichhorn Wirtschaftlichkeit, Produktivität und Rentabilität. Wirtschaftlichkeit ist für Eichhorn der auf wirtschaftliches Handeln bezogene Ausdruck des allgemeingültigen Rationalprinzips menschlichen Handelns. Demnach handelt der Mensch allgemein zielbewusst und versucht unter der Bedingung der Mittelknappheit, das Ziel nach dem Mini-Max-Prinzip zu verwirklichen (minimale Mittel für gegebenes Ziel bzw. bei gegebenen Mitteln maximale Zielerreichung). Produktivität ist demgegenüber ein „(...) rein technischer Begriff" (Eichhorn 1967: 167) der Ergiebigkeit der Leistungserstellung und Rentabilität beschreibt das Verhältnis von Erfolg bzw. Gewinn zu eingesetztem Kapital.

Revidiertes allgemeines Rationalprinzip und ein reformuliertes Spannungsverhältnis

Eichhorn wehrt sich vehement gegen einen undifferenzierten Gebrauch der Begriffe ‚Rentabilität' und ‚Wirtschaftlichkeit' in der Diskussion um die Krankenhausfinanzierung, da Rentabilität auf möglichst hohen Gewinn zielt und Wirtschaftlichkeit auf optimale Bedarfsdeckung – zumindest im öffentlichen Krankenhaus.

> „Das Streben nach größerer Wirtschaftlichkeit im Krankenhaus kann nicht gegen das oberste Gesetz, dem Wohl der Kranken zu dienen, verstoßen. Krankenhäuser müssen vielmehr wirtschaftlich, d. h. in Zweckmäßigkeiten, denken, wenn sie die geforderte ärztlich-pflegerische Ergiebigkeit der Krankenhausarbeit unter möglichst sparsamem und schonendem Einsatz von Personal und Sachen erreichen wollen." (Eichhorn 1967: 170, Fußnote 6).

Bislang war das Spannungsverhältnis im öffentlichen Krankenhaus durch Wirtschaftlichkeitsüberlegungen auf der einen, und dem bedarfswirtschaftlich Auftrag auf der anderen Seite bestimmt. Dieses *Spannungsverhältnis besteht jetzt aber nur noch, sobald Rentabilität statt Wirtschaftlichkeit gemeint ist*. Mit der obigen Festsetzung, dass der in der Wirtschaftlichkeit angelegte schonende Ressourceneinsatz die ‚ärztlich-pflegerische Ergiebigkeit' gar nicht konterkarieren kann, werden Rationalprinzip im Sinne der Wirtschaftlichkeit und sinngebende Zielsetzung einer Bedarfswirtschaft zu Verbündeten gegenüber einem Rentabilitätsstreben.

Der Unterschied zur bisherigen Formulierung der vierten grundlegenden Annahme ist klar: Bislang war das formale Rationalprinzip als Grundgesetz menschlichen Handelns, das in Wirtschaftsbetrieben und damit auch in Krankenhäusern in seiner konkreten Form des Wirtschaftlichkeitsprinzips auftritt, reguliert durch eine sinngebende Zielsetzung im Sinne einer bedarfswirtschaftlichen Zielsetzung. Diese Trennlinie ist jetzt aufgehoben. Aus einer wirtschaftlichen Betriebsführung erwächst somit keine Sinnkrise mehr für das öffentliche Krankenhaus, wohl aber aus einer möglicherweise unwirtschaftlichen (verschwenderischen) oder auch einer rentabilitätsorientierten. Die *vierte grundlegende Annahme* muss folglich in zwei Schritten *umformuliert* werden: Eine sinngebende, ärztlich-pflegerische Zielsetzung reguliert ein allfälliges Rentabilitätsstreben. Wirtschaftliches Vorgehen hingegen dient dem Erreichen der ärztlich-pflegerischen Zielsetzung als oberstes Betriebsziel und wird unter *Knappheitsbedingungen* zu einer unabdingbaren Randbedingung ärztlich-pflegerischer Arbeit. Vor dem Hintergrund dieser Annahme ist es nur konsequent, sich der Verbesserung der Wirtschaftlichkeit als rationalitätskonformem Akt zu widmen, d. h. zu rationalisieren.

Rationalisierung als permanente Aufgabe und Interdisziplinarität als neutraler Akt

Eichhorn sieht in der Rationalisierung „(...) eine wissenschaftliche Methode, die helfen soll, die traditionelle Routine im Betrieb durch systematische Planung, Organisation und Kontrolle zu ersetzen (...) also Bestgestaltung der Arbeit, und zwar als dauerhaftes qualitatives Optimum" (Eichhorn 1967: 171), wobei betriebssoziologische Gegebenheiten zu berücksichtigen sind. „Rationalisieren bedeutet bewußtes Bemühen um eine Verbesserung, um eine Vereinfachung des Arbeitsvollzuges durch organisatorische Maßnahmen und unter Einsatz der jeweils geeigneten technischen Hilfsmittel." (Eichhorn 1967: 171) Dies dient der Hebung der Wirtschaftlichkeit, letztlich ist aber auch die Wirtschaftlichkeit der Rationalisierungsmaßnahmen selbst wiederum permanent zu überprüfen (Eichhorn 1967, 172).

Insofern Rationalisierung systematische Planung, Organisation und Kontrolle im Betrieb implementieren soll, folgen auch konkrete Rationalisierungmaßnahmen dem bereits bekannten Schema: Zielfestlegung, Erfassung des Ist-Zustandes, kritische Betrachtung und Darlegung der Mängel, Idealplan, zu verwirklichender Soll-Zustand, Kontrolle – ein Kreislauf mit *Unendlichkeitscharakter*: „Die Rationalisierung stellt sich nämlich nicht als eine einmalige Aufgabe, sondern als ein laufender Prozeß dar. Immer wieder tauchen neue Probleme auf, die es zu lösen gilt." (Eichhorn 1967: 172) Dieser Aspekt ist geeignet, die *sechste grundlegende Annahme inhaltlich* zu *ergänzen*: Nur ein auf *Dauer* angelegter Prozess der systematischen Planung, Organisation und Kontrolle lässt die unvermeidbaren Veränderungen wirksam handhaben.

In der Betrachtung des Rationalisierungsprozesses zeigt sich noch konkreter der Charakter der *Interdisziplinarität* als im Bezug auf Nachbarwissenschaften wie Betriebswissenschaft, Betriebssoziologie, Arbeitswissenschaft und Technik. Die Erfassung des Ist-Zustandes bedient sich systematisch bekannter betriebs- und arbeitswissenschaftlicher Analysemethoden der Arbeit, Abläufe, benötigten Zeiten, Frequenzen und Bewegungen (Eichhorn 1967, 176, Fußnote 12 mit Bezug auf z. B. Taylor 1913 über Fayol 1929 bis zu REFA-Untersuchungen aus den 1950er und 1960er Jahren). Vorhandene Unterlagen werden ausgewertet, das Personal führt Aufzeichnungen, Interviews ergänzen diese Aufzeichnungen oder es wird der Arbeitsablauf auch direkt beobachtet. Die Maßstäbe zur Beurteilung des Ist-Zustandes liegen in der Intuition und Erfahrung des Beobachtenden, im krankenhausinternen Vergleich über die Zeit, in einem Betriebsvergleich mit anderen Krankenhäusern (hier eher in Bezug auf einzelne Leistungsstellen bzw. Abläufe) und letztlich auch in betriebseigenen Soll-Vorstellungen. Der Feststellung, Analyse und Kritik des Ist-Zustandes folgt die Entwicklung und Einführung des Soll-Zustandes als brauchbare, bisherige Schwächen beseitigende, Alternative, die „(...) von allen Beteiligten akzeptiert werden" (Eichhorn 1967: 187) muss.

In diesem Rationalisierungsregelkreis bedeutet *Interdisziplinarität* zunächst den Import von Methodenwissen aus den Nachwissenschaften. Die Absicht ist das Nutzbarmachen von Methoden des Erkenntnisgewinns, die sich im jeweiligen theoretischen Kontext der Nachbarwissenschaft bewährt haben und die geeignet sind, die Funktionsfähigkeit des ‚Apparates der Betriebsführung' zweckdienlich zu unterstützen. Hieraus erschließt sich eine *neunte grundlegende*

Annahme: Methoden des Erkenntnisgewinns sind so weit neutral, dass sich ihre Übernahme ohne den jeweiligen Kontext der Nachbarwissenschaften in die Krankenhausbetriebslehre als unproblematisch erweist.

Optimierungsobjekte

Entsprechend diesen Vorstellungen von Rationalität, Wirtschaftlichkeit, Produktivität und Rationalisierung wendet sich Eichhorn in Kapitel 3 noch verschiedenen Optimierungsobjekten zu. *Personal* ist der zentrale Faktor:

> „Vom einzelnen Mitarbeiter, von der gemeinsamen Arbeit in den vielen kleinen Mitarbeitergruppen und von der Zusammenarbeit aller dieser Gruppen untereinander hängt letztlich die Qualität der Krankenhausarbeit ab. Mehr als in allen anderen Betrieben des Wirtschaftslebens wird das Ansehen des Krankenhauses bei den Patienten und in der Öffentlichkeit vom Personal bestimmt. (...) – Erwähnt sei noch, dass nicht nur die Leistungsqualität, sondern auch die Wirtschaftlichkeit des Betriebsgeschehens im Krankenhaus in erster Linie vom Personal abhängt." (Eichhorn 1967: 190f.)

Die zentrale Stellung des Personals hängt folglich mit einer weiteren, der vierten, Kausalbeziehung zusammen, die gleichzeitig die *zehnte grundlegende Annahme* darstellt. Qualität und Wirtschaftlichkeit sind Ergebnis der (Zusammen-)Arbeit der Einzelnen, der Gruppe und der Gruppen untereinander. Dieser Kausalzusammenhang wiederum rechtfertigt den hohen Stellenwert der Arbeitseinsatzplanung unter Rahmenbedingungen wie Personalmangel, ansteigendes Lohnniveau, verbesserte Arbeitsbedingungen und Arbeitszeitverkürzung. Hier reicht Improvisation nicht aus, denn diese Rahmenbedingungen müssen im Stellenplan (mit den Teilplänen zu Aufgabe, Umfang und Qualifikation), Dienstplan und bei der Arbeitseinsatzorganisation berücksichtigt werden. Letztere soll sicherstellen, dass das Höchstmaß an Arbeitsleistung erzielt wird, wobei dies von mehreren Faktoren abhängt: Fähigkeit, innerer Antrieb, Bindung an die Aufgabe, Leistungsbewusstsein, gerechte Bezahlung in Relation zu Anderen, Technik, Arbeitsablauf und Arbeitsplatz. Nur unvorbereitete Krankenhäuser trifft die Notwendigkeit, auf improvisierte, unter Zeitdruck geborene Maßnahmen zurückgreifen zu müssen. „Man muss sich schon die Mühe machen, sich in die Einzelheiten des Betriebsablaufes hineinzudenken" (Eichhorn 1967: 191) – zumal es keine einheitlichen Rezepte für alle Krankenhäuser gleichermaßen gibt.

Bei der *Sachgüterplanung* steht der Materialbedarf im Vordergrund, wobei die Arznei- und Heilmittelplanung der schwieriger zu planende Bereich ist aufgrund von stärkeren Verbrauchsschwankungen und Unsicherheiten durch eine Vielzahl neu angebotener Medikamente. „Vielfach führt das Prinzip der Vorsicht zu einer unnötigen Überhöhung der Lagerbestände. (...) Dabei besteht die größte Gefahr der Zwischen- und Unterläger darin, daß sie ungeplant und heimlich sind, in keiner Bestandsmeldung erscheinen und damit auch nicht kontrolliert werden können." (Eichhorn 1967: 204) Hier hilft nur ständige Kontrolle und Korrektur der Bestandsmeldung, sofern hier ein Kostenminimum bei sicherem Lagerbestand angestrebt wird. Auch die Vermeidung von Materialverlusten (z. B. Ablaufdatum beachten) oder die Verwendung genormten Materials kann hier einen Beitrag zur Wirtschaftlichkeit leisten.

Die *Arbeitsablaufplanung* schließlich ist der schwierigste Planungsgegenstand, da es hier um die Koordination einer Vielzahl von Einzelfunktionen, die in eine sinnvolle und zweckmäßige Abfolge gebracht, koordiniert, in ihrer Zwangsläufigkeit gestaltet sowie in Durchlaufzeit und Faktorauslastung optimiert werden müssen. „Für jeden Schritt des Arbeitsablaufes werden dann Personaleinsatz, Arbeitsplatz, Organisationsform, technische Hilfsmittel, Zeitaufwand und Zeitablauf (Termine) festgelegt." (Eichhorn 1967: 206) Es geht um eine möglichst weitreichende planerische Vorausschau in Routinen ebenso wie in fallweisen Tätigkeiten. „Daneben wird es immer wieder Situationen geben, die sich planerisch nicht erfassen lassen oder für die sich Planung nicht lohnt. In solchen Fällen wird improvisiert." (Eichhorn 1967: 209)

Der sich bei der Personal- und Arbeitsablaufplanung abzeichnende Stellenwert der Improvisation als zunächst ungeliebter Notlösung, die sich aus einem Mangel an Vorausdenken ergibt, bzw. als Lösung, die nur dort angewendet werden soll, wo Planung nicht greift oder sich nicht lohnt, belegt in beiden Fällen Eichhorns Präferenz für eine möglichst umfassende, genaue Vorwegnahme der Zukunft durch Planung. Gleichzeitig enthält diese Präferenz eine Bewertung der Improvisation als zweitbeste Lösung. Ihr möglicher Einsatz wird reduziert auf unplanbare oder sich für Planung nicht lohnende Situationen, wobei in diesen Formulierungen mitschwingt, dass diese Situationen gegenüber den planbaren vernachlässigbar sind. Was sich oben bereits im Streben nach totaler Information für die Bettenbedarfsplanung gezeigt hat, findet sich hier im Streben nach einer möglichst totalen Erfassung des gesamten Geschehens im Krankenhausbetrieb durch den Regelkreis von systematischer Planung, Organisation und Kontrolle wieder – nur mit einem mittlerweile weiter gesteckten Anspruch.

Die Rolle der Hierarchie

Auch das vierte und letzte Kapitel in Band I weicht nicht von diesem Verständnis ab, sondern spielt dies am Beispiel des Pflegedienstes durch. Insbesondere bei der Dienstplangestaltung zeigt sich erneut Eichhorns Abneigung gegen das vorherrschende ‚Meisterprinzip', hier allerdings mit einer bemerkenswerten Nuance:

> „Im Interesse von Patienten, Personal und Wirtschaftlichkeit ist es unumgänglich, die Grundsatzfragen der Leitung des Pflegedienstes nicht der autonomen Entscheidung der Stationsschwester, der Klinikoberschwester, der Gruppenschwester oder der Abteilungsschwester zu überlassen, sondern von Seiten der Oberin einheitlich für das gesamte Krankenhaus zu regeln, für alle Stationen, Kliniken oder Abteilungen." (Eichhorn 1967: 257)

Während Eichhorn bis dahin die traditionelle Routine autonomen Durchwursteln durch eine umfassende, systematische Planung, Organisation und Kontrolle ersetzen wollte, setzt er hier zusätzlich auf *Hierarchie*, um Einheitlichkeit und Systematik in der Entscheidung von Grundsatzfragen in Bezug auf Planung, Organisation und Kontrolle zu sichern. Somit wird die Regelungsfunktion der Hierarchie und Re-Zentralisierung der Entscheidung zu einem wesentlichen Mittel, Planung, Organisation und Kontrolle statt autonomer Einzelentscheidung vor Ort in der Organisation zu verankern, was sich in der *elften grundlegenden Annahme* folgendermaßen formulieren lässt: Eine adäquate Betriebsführung des öffentlichen Krankenhauses ist letztlich nur durch umfassende, systematische Planung, Organisation und Kontrolle, gestützt auf eine ausdifferenzierte Leitungshierarchie, unter Zurückdrängen eines aus Überraschung geborenen Improvisierens sowie durch Ablösen des Entscheidungsautonomie fördernden Meisterprinzips zu gewährleisten. Diese Annahme wird auch dadurch gestützt, dass Eichhorn sich des *dynamischen* Zustandes der Krankenhausum- und innenwelt bewusst ist und diesen Zustand durch ein *Mehr* an systematisch-umfassender Planung als Entwurf einer gewünschten Ordnung durch die Führung, ein *Mehr* an Organisation und Kontrolle für alle Bereiche des Krankenhausbetriebes, ein *Mehr* an vereinheitlichten Routinen zu handhaben sucht.

Ein hohes Maß an Zuversicht in die Durchschaubarkeit und Führbarkeit des öffentlichen Krankenhauses in Struktur und Prozess zeigt sich auch in Band II der Krankenhausbetriebslehre, dessen erste Auflage vier Jahre nach Band I erscheint.

4.1.3 Grundlegende Annahmen – Krankenhausbetriebslehre Band II in der ersten und zweiten Auflage von 1971 und 1973

Rhetorische Modernisierung der Organisationsdefinition: System und Entscheidung

Im ersten Kapitel von Band II definiert Eichhorn (1971) gleich auf der ersten Seite die ‚Organisation Krankenhaus' in zweifacher Hinsicht: Erstens, „Krankenhäuser sind sozial-technische, zielgerichtete, dynamisch-offene, adaptive Systeme" (Eichhorn 1971: 11). ‚System' meint eine Menge von Elementen, die „(...) in bestimmten Relationen und wechselseitigen Zusammenhängen zueinander stehen, wobei die Gesamtheit dieser Beziehungen die Struktur des Systems ausmacht" (Eichhorn 1971: 11). Elemente sind die bekannten sozialen und technischen Produktivfaktoren – menschliche Arbeit, Sachgüter, Betriebsmittel – und somit beschreibt ‚System' lediglich die bereits bekannte Faktorkombination im Sinne von Gutenbergs ‚Produktion'. In Band I ist der Systembegriff nur in ‚Wirtschaftssystem' und ‚betriebliches Plansystem' enthalten und hat kein eigenes Stichwort im Register. Ferner steht das ‚betriebliche Plansystem' in Band I in einem ganz spezifischen inhaltlichen Kontext, nämlich als Integration der Bauplanung in das gesamte betriebliche Plansystem. Dieser enge Zuschnitt des Systembegriffs wird in Band II aufgegeben. Der Systembegriff avanciert zum Oberbegriff, unter den sich Organisationen als zielgerichtete Sozialsysteme, Betriebe als Organisationen und Krankenhäuser als spezielle Betriebe jeweils subsumieren lassen. Das ‚sozial-technische System' Krankenhaus hat jetzt ein ‚Zielsystem', ‚Informationssystem' und ‚Kontrollsystem'. Auch die weiteren Bestandteile der obigen Definition – ‚zielgerichtet', ‚dynamisch-offen' und ‚adaptiv' – sind inhaltlich bereits bekannt aus der oben dargelegten vierten, fünften und sechsten grundlegenden Annahme.

Zweitens, „Krankenhäuser sind also Organisationen, die Entscheidungen über Ziele und Mitteleinsatz der Krankenversorgung treffen, diese Entscheidungen durchsetzen und die Entscheidungsdurchsetzung dann auch kontrollieren." (Eichhorn 1971: 11) Diese Definition hat Konsequenzen für das Verständnis von Aufgabe und Inhalt der Krankenhausbetriebslehre: „Die Erklärung und Gestaltung der menschlichen Entscheidungen auf allen Ebenen der betrieblichen Hierarchie und auf allen Teilbereichen des Krankenhausbetriebes machen damit den Inhalt der Krankenhausbetriebslehre aus, die sich als eine Lehre vom Entscheidungsprozeß darstellt." (Eichhorn 1971: 11) Entschieden wird hier über „(...) die Kombinationen und Aktivitäten der Produktivfaktoren Arbeitskräfte, Sachgüter und Betriebsmittel" (Eichhorn 1971: 11) auf der Basis zielorientierter, relevanter Informationen. Auch wenn hierdurch wieder auf die ABWL im Sinne von Gutenbergs ‚Produktion' als Klärung der Grundlagen der BWL Bezug genommen wird, wird durch den Einbezug der entscheidungsorientierten BWL eine weitere *Ergänzung der zweiten grundlegenden Annahme* nötig: Eine *ABWL als notwendiger Referenzpunkt für die SBWL* ist als ABWL sowohl im Sinne von Gutenbergs ‚Grundlagen der Betriebswirtschaftslehre' zu verstehen als auch im Sinne einer entscheidungsorientierten BWL[83].

---

[83] Die von Eichhorn angegebene Literatur zum ersten Kapitel von Band II zeigt in der ersten (1971) und zweiten (1973) Auflage gleichermaßen Bezüge auf die Bearbeitung des Themas ‚Entscheidung' unter anderem durch Bleicher

Willensbildung (Ziele) und Willensdurchsetzung (Mittel) in gruppenbestimmter Organisation

Mit der Vorstellung, dass Ziele und Mittel entschieden werden müssen, verbindet Eichhorn die beiden ‚neuen' Begriffe ‚System' und ‚Entscheidung': „Der Entscheidungsprozeß über die Ziele der Krankenhausarbeit mündet ein in das Zielsystem als die Vielzahl der vom Krankenhaus verfolgten Ziele, die durch ein Netz von Beziehungen untereinander verbunden sind." (Eichhorn 1971: 12)

Der Entscheidungsprozess selbst wiederum unterteilt sich in Willensbildung und Willensdurchsetzung. Zielentscheidungen, die zu einem Zielsystem führen, ordnet Eichhorn der Willensbildung zu. Die Willensdurchsetzung hingegen ist geprägt von Struktur- und Ablaufentscheidungen, die wiederum das sozial-technische und das Informations-System sowie Betriebs- und Kontrollprozesse betreffen. Die Erkenntnis aus letzteren ist rückzukoppeln an die vorangegangenen Entscheidungen. „So gesehen kann man das Krankenhaus auch als ein Kontrollsystem im Sinne eines Regelkreises definieren." (Eichhorn 1971: 12)

Eichhorn knüpft hier explizit an die Kreislaufvorstellung aus der Abfolge von Planung, Organisation und Kontrolle in Band I an, also an einen gewissen sozialtechnologischen Automatismus des ‚Apparates der Betriebsführung' und der Trivialmaschine, wie er sich in der neunten grundlegenden Annahme findet. Andererseits sieht Eichhorn den Entscheidungsprozess abhängig von Faktoren, die gegenüber dem reibungslosen Automatismus eines ‚Einpersonen-Betriebsmodells' (Eichhorn 1971, 15) Skepsis aufkommen lassen: Art und Zahl der Beteiligten, deren Fähigkeiten, Betriebs- und Arbeitsmittel, Motive und Ziele der Entscheidungsträger, Kommunikation sowie gegenseitige Information. Dass sich all dies „(...) nur unvollkommen in eine formale Organisation einfügen läßt, führt dazu, daß aus diesem Zusammenwirken vielschichtige, oft von der formalen Organisation abweichende soziale Beziehungen und Gruppierungen im Krankenhaus bilden." (Eichhorn 1971: 12) Dieser Umstand nimmt „(...) wiederum einen gewissen Einfluß auf die Fragen der Willensbildung und Willensdurchsetzung" (Eichhorn 1971: 12) und damit auf die Frage, wie es zu einem Zielsystem des Krankenhauses kommt, das „(...) in seinem Leistungsprozeß eine Vielzahl soziologisch höchst unterschiedlich strukturierter Personengruppen integriert." (Eichhorn 1971: 15) Von dieser organisationsbezogenen, soziologisch angehauchten Einschätzung ist es nur ein kurzer Schritt zur Überlegung, wie mehr oder weniger harmonisch diese Integration verläuft.

Ziel- und Interessenkonflikte, Homo-oeconomicus-Denken und Verhandlungslösung

Eichhorn sieht die Konfliktsituation als praktisch vorherrschend und kritisiert die Unterstellung von Interessenkongruenz im Krankenhaus, die sich in der Praxis so kaum zeige. Er argumentiert, dass, selbst wenn der Krankenhausträger die Bedarfsdeckung der Bevölkerung als Hauptziel definiert, die betrieblichen Entscheidungsinstanzen nicht automatisch der ‚verlängerte Arm' des Trägers sind, sondern eigene Zielsetzungen verfolgen, z. B. den eigenen Bedürfnissen angepasste Dienstzeiten in der Pflege und in der Verwaltung. Auch das Erwerbsstreben ist im Krankenhaus gegenwärtig.

> „Das wird vor allem dann deutlich, wenn man die Diskussion um die Arbeitszeitverkürzung, die Dienstzeitregelung, die Dienstplangestaltung und die Lohn- und Gehaltsentwicklung verfolgt, in

---

(1964), Chmielewicz (1970), Gäfgen (1968), Gutenberg (1962), Hax (1965) und Heinen (1966) und (1969). In der dritten Auflage (Eichhorn 1976) kommen noch Hauschildt (1973) und Knapp (1972) hinzu.

erster Linie aber die Verhandlungen der Krankenhausträger mit den leitenden Krankenhausärzten um den sogenannten ‚Chefarztvertrag', insbesondere um das Liquidationsrecht bei Privatpatienten. Gerade dieses sicherlich legitime Erwerbsstreben der leitenden Krankenhausärzte als der Personengruppe, deren Tätigkeit den Hauptinhalt der Krankenhausleistung ausmacht, kann in der Krankenhauspraxis zu vielgestaltigen und vielschichtigen Konflikten innerhalb des Gesamtprozesses der Zielentscheidungen führen." (Eichhorn 1971: 17)

In dieser Beschreibung der Dominanz persönlicher Interessen zeigt sich eine *wesentliche Einschätzungsänderung der individuellen Motivlage* durch Eichhorn. Während er in Band I noch die Auffassung vertrat, dass der Dienstgedanke so weit verankert ist, dass das individuelle Streben nach Verdienst meist an die zweite Stelle verwiesen wird (Eichhorn 1967, 16), so sieht er dieses Regulativ (vgl. die *vierte grundlegende Annahme*) 1971 bereits zusehends erodiert. Es ist jetzt von der *zwölften grundlegenden Annahme* geprägt, dass das persönliche Nutzenoptimum mittlerweile die Dominanz des Dienstgedankens gebrochen hat und das gesamtbetriebliche Wirtschaftlichkeitsoptimum unterlaufen kann. Der homo oeconomicus ist, nicht nur bei leitenden KrankenhausärztInnen, ein legitimes Verhaltensmodell, das es in den Zielentscheidungsprozess einzukalkulieren gilt.

In weiterer Konsequenz dieser grundlegenden Annahme erscheint nunmehr auch die vierte grundlegende Annahme in differenzierterem Licht. Ihr zufolge reguliert eine sinngebende, ärztlich-pflegerische Zielsetzung ein allfälliges Rentabilitätsstreben. Auf der Basis von Eichhorns gerade geschildertem Menschenbild ist dies kein Automatismus mehr. Individuelles Nutzenoptimieren kann die Oberhand gewinnen und folglich wirtschaftliches Vorgehen als unabdingbare Randbedingung ebenso wie die caritative ärztlich-pflegerische Zielsetzung als oberstes Betriebsziel unterlaufen. Dass der Dienstgedanke als Regulativ nicht mehr die zuvor suggerierte Stabilität aufweist macht allerdings erst recht darauf aufmerksam, dass zwischen einer sinngebenden ärztlich-pflegerischen Zielsetzung und dem individuellen Nutzenoptimieren (z. B. als maximaler Verdienst oder bequeme Arbeitszeitregelung) nach wie vor ein Spannungsverhältnis besteht – nur dass das Pendel der Wertigkeiten zu Beginn der 1970er Jahre aus Eichhorns Sicht zur Seite des individuellen Nutzenoptimums ausschlägt. Die vierte grundlegende Annahme ist daher zu relativieren: Eine sinngebende, ärztlich-pflegerische Zielsetzung im Sinne des caritativen Dienstgedankens reguliert günstigenfalls ein allfälliges Rentabilitätsstreben und das Optimieren des individuellen Nutzens – allerdings ist dies nicht bei jedem Organisationsmitglied zu jeder Zeit in gleich hohem Ausmaß zu erwarten.

Eichhorn geht in seinen Überlegungen nicht so weit, eine Sinnkrise zu postulieren. Dennoch macht er deutlich, dass es diese Bestrebungen interner *Machtzentren* gibt, und dass noch weitere, externe Machtzentren mit eigenständigen Interessen und Zielvorstellungen dazu kommen: Krankenhausträger, Krankenkassen, niedergelassene ÄrztInnen, Parteien, konfessionelle Gruppen, etc. sowie die PatientInnen selbst, die aktiv eigene Ansprüche an den Ablauf im Krankenhaus geltend machen. Angesichts der hierin begründeten internen und externen Heterogenität der Interessen und Zielvorstellungen, „stellt sich der Zielentscheidungsprozeß in der Praxis stets als ein Verhandlungsprozeß dar, in dem die unterschiedlichen Ansprüche der Beteiligten an das Krankenhaus zum Ausgleich gebracht werden müssen. Das Ergebnis dieses Willensbildungsprozesses ist fast immer ein Kompromiß (...)" (Eichhorn 1971: 19).

Machtverteilung und Konfliktlösung zwecks Zielintegration

Macht und Einfluss der an diesem Prozess Beteiligten sind nicht gleichverteilt, z. B. aufgrund von Wissensasymmetrien, und diese Machtverhältnisse spiegeln sich in den Zielen des Krankenhauses als autorisiertes Prozessergebnis wieder. Darin eine Konfliktlösung zu sehen trügt. Die informellen Gruppen- oder Einzelziele existieren nach wie vor bei den täglichen Entscheidungen vor Ort, sind aber „(...) durch das autorisierte Zielsystem des Krankenhauses gebunden, mit der Folge, daß sie bei der Realisierung ihrer eigenen Zielvorstellungen gewissen Beschränkungen unterworfen sind." (Eichhorn 1971: 22) Die Frage, wie es angesichts dieser ‚Nur-Quasi-Konfliktlösungen' (Eichhorn 1971, 22) trotzdem zu einer Zielintegration kommen kann, beantwortet Eichhorn mit einer Bandbreite im Führungsstilrepertoire von ‚strikt normierend' über persönliche Bandbreite gewährend bis ‚materieller Kompensation', „der im Krankenhaus künftig sicherlich größte Bedeutung zukommen wird" (Eichhorn 1971: 22f.), z. B. durch gezielte Verhaltensanreize, wie „Liquidation sämtlicher Gebühren, auch bei den Privatpatienten, durch das Krankenhaus und finanzielle Beteiligung der leitenden Ärzte an den Einnahmen aus den Arzthonoraren für alle Patienten ihrer Fachabteilung." (Eichhorn 1971: 23):

Die bislang geschilderte Handhabung von Zielkonflikten zeigt eine *dreizehnte grundlegende Annahme*: Zielkonflikte sind die Regel. Zielsysteme sind folglich das Ergebnis machtbestimmter Kompromisse zwischen divergenten Zielvorstellungen, die angesichts weiterbestehender Individual- und Gruppenziele ‚Quasi-Konfliktlösungen' darstellen. Deren Nachhaltigkeit kann unterstützt werden durch strenge Verhaltensnormierung und Kontrolle, definierte Schwankungsbandbreiten für persönliches Verhalten und materielle Verhaltensanreize (Führungsstilrepertoire).

Eichhorn entwirft eine detaillierte Zielsystem-Hierarchie (Eichhorn 1971, 26, Abbildung 2), wobei Genauigkeit in der Zielformulierung zentral ist für die Sicherung der Wirtschaftlichkeit im Vorgehen, die Erfolgsmessung und vor allem, „wenn man einen Konfliktausbruch überhaupt vermeiden oder bestehende Konflikte unterdrücken möchte." (Eichhorn 1971: 32) Hinzu kommt Operationalität in eindeutig meßbarer Quantität sowie in der Qualität. Letztere wird über quantifizierbare Unterziele operationalisierbar gemacht – auch wenn das übergeordnete Ziel qualitativ bleibt. Dies ist notwendig, weil „(...) das Sich-sträuben gegen jede Operationalität und gegen jedes Quantifizieren im ärztlich-pflegerischen Bereich ein Charakteristikum des Krankenhausbetriebes ist." (Eichhorn 1971: 33) Weiters gehört zu den Anforderungen eine eindeutige Dringlichkeitsdefinition, eine klare Rangordnung der Unterziele, um persönliche Spielräume einzuschränken, Zielkompatibilität sowie gerade so viel Elastizität, „als sie die Anpassungsfähigkeit an die Veränderungen der die Krankenhausarbeit determinierenden Daten betrifft." (Eichhorn 1971: 35) An diesen Ausführungen ist zweierlei interessant:

- Das hinterlegte Menschenbild eines individuellen Nutzenoptimierers erhält eine *weitere Facette* – die des Nutzens einer persönlichen, von außen nicht einsehbaren oder gar determinierbaren Autonomie. „Nicht Operationalität und Quantifizierbarkeit der Verhältnisse (...) sind es, die Arzt und Schwester vielfach suchen, sondern vielmehr das Verwischen, das Verschleiern der Gegebenheiten." (Eichhorn 1971: 32) Aus diesem Streben nach Autonomieerhalt resultiert für Eichhorn eine Gefährdung zweckgerichteter Planung und Organisation als Voraussetzungen für eine adäquate Betriebsführung.
- Vor allem eindeutige Festlegungen sind der Schlüssel für erfolgreiche Arbeit. Im Prinzip wird eine weitere, die fünfte, *Kausalbeziehung* unterstellt, die eine *Spielart der fünften grundlegenden Annahme* darstellt – nur hier bezogen auf die Konflikthandhabung und nicht auf die

Organisationsform. Eichhorn beschreibt es als besonders bedeutungsvoll, dass Zielsetzungen eindeutig und abgestimmt sind, damit Konflikte *erst gar nicht ausbrechen oder unterdrückt* werden können. Und die Anforderung ‚Zielkompatibilität' geht schließlich in die gleiche Richtung einer idealerweise reibungslosen, harmonischen Krankenhausarbeit.

Information als Grundlage von Entscheidungen

Ausschlaggebend für Entscheidungen, egal ob sie Ziele betreffen, Abläufe oder Strukturen, sind Informationen. Eichhorn (1971, 64) unterscheidet dabei fünf Stufen des Entscheidungsprozesses. Es geht darum, zu wissen, was man will (eindeutige Zielsetzung), was war und was ist, wie das angestrebte Ziel erreichbar ist (verschiedene Realisierungsmöglichkeiten) sowie welche Folgen dieses Streben nach sich ziehen wird. „Nach Vorliegen dieser Information kann die Entscheidung getroffen werden." (Eichhorn 1971: 64) Klar ist, dass hiermit ein Idealzustand an Gewissheit zugunsten rationaler Entscheidungen beschrieben wird, den es aber anzustreben gilt, um ein Mindestmaß an Ungewissheit bei Entscheidungssituationen zu gewährleisten. Demgegenüber ist die Entscheidungspraxis im Krankenhaus vor allem von Informationsmängeln gekennzeichnet, die Eichhorn minutiös auflistet, um zu dem Schluss zu kommen, dass es des Aufbaues eines umfassenden Krankenhausinformationssystems (KIS) für unterschiedliche Informationsbedürfnisse bedarf. In dieser Idealvorstellung steckt die *vierzehnte grundlegende Annahme*, dass ein KIS real zu schaffen ist, das Informationsbedarf und Informationsangebot zur Deckung bringt und damit Ungewissheit idealerweise auf ein Mindestmaß reduziert. Alle weiteren Ausführungen basieren auf dieser Annahme.

„Information (..) ist das zielorientierte Ergebnis der Datenverarbeitung, also die Ausgabe (output) eines geistig intellektuellen oder entsprechend elektronisch organisierten Datenumwandlungsprozesses in Form speziellen Zweckwissens." (Eichhorn 1971: 66) Er schildert ausführlich Elemente des KIS – sowohl für intra- als auch extramurale Informationsanforderungen, klassifiziert Entscheidungs-, Orientierungs-, Kontroll- und Anweisungsinformationen und stellt Grundsätze für das Informationssystem auf. Kennzahlensysteme nehmen breiten Raum in der Betrachtung ein (Eichhorn 1971, 79-96) und demonstrieren, wie sich das gesamte Informationssystem in Subsysteme unterteilen lässt (Verwaltung, Diagnostik und Therapie sowie Planung, Organisation und Kontrolle des Betriebes), die dann wiederum einzelne, weitere Subsysteme beinhalten. In dieser gesamten Informationsarchitektur ist die Informationsübermittlung von Sender zu Empfänger problemlos möglich. Dies ergänzt die *vierzehnte grundlegende Annahme* in puncto *Informationsübertragung*, die *verzerrungsfrei funktioniert*, d. h. die Empfängerwahrnehmung ist zwangsweise mit der Senderbotschaft ident. Dies bedeutet wiederum: Information ist eigenständig das, was sie ist, und braucht folglich keine Verstehensspielräume.

Wird auf der Basis der Informationen, die das Informationssystem liefert, von den Entscheidern entschieden, ist die Umsetzung dieser Entscheidung wiederum auf mögliche Abweichungen hin zu kontrollieren.

„Der im Zuge dieses Kontrollprozesses laufend angestellte Soll-Ist-Vergleich und die sich gegebenenfalls daran anschließenden Korrekturen der Ziel-, Struktur- und Ablaufentscheidungen bezwecken, die Organisation Krankenhaus einem Gleichgewichtszustand anzunähern. Wenn auch das Krankenhaus wie alle anderen Betriebe ein äußerst komplexes, probalistisches System darstellt und weit davon entfernt ist, sich als Ganzes automatisch selbst steuern zu können, so führt doch dieses Rückkopplungssystem (feedback) des Kontrollprozesses dazu, daß man Einzelbereiche des Krankenhauses als Regelkreis im Sinne der Kybernetik und das Gesamtkrankenhaus als ein ‚Kontrollsystem' ansehen kann." (Eichhorn 1971: 101)

Der hier ‚im Sinne der Kybernetik' angeführte Regelkreis, der das Krankenhaus zu einem gleichgewichtsorientierten Kontrollsystem macht, ist der deutlichste Hinweis auf ein systemorientiertes Programm und damit auf die Einführung von Systemtheorie und Kybernetik in die ABWL.[84] In diesem Sinne ist auch die *zweite grundlegende Annahme* einer allgemeinen BWL als Referenzpunkt für eine ‚lückenfüllende' SBWL *nochmals zu ergänzen*. Neben die ABWL-Konzeption Gutenbergs und eine entscheidungsorientierte BWL tritt zusätzlich ein systemorientiertes Programm.

Weiters wird erneut die *achte grundlegende Annahme* belegt: Die Organisation ist eine durch Führung steuerbare Trivialmaschine. Diese Maschine wird jedoch hier deutlicher zu einem Produkt des Regelkreises, der eine Steuerungslogik in das ‚äußerst komplexe, probalistische System' einführt, weil ‚das Ganze' keinen Automatismus der Selbststeuerung aufweist. Erst mit dieser Führungsintervention der ‚laufend angestellten Soll-Ist-Vergleiche' scheint der bezweckte ‚Gleichgewichtszustand' erreichbar. Letzterer wiederum weist eine inhaltliche Nähe zu der in der *fünften grundlegenden Annahme* dargelegten Konflikthandhabung auf, nach der Zielsetzungen eindeutig und abgestimmt sind, damit Konflikte erst gar nicht ausbrechen oder unterdrückt werden können. Zumal es sich als zweckmäßig erweist, „die Kontrollergebnisse mit den jeweils Verantwortlichen durchzusprechen und mit ihnen die Möglichkeiten der Abhilfe oder Verbesserung zu diskutieren." (Eichhorn 1971: 103) In dieser Logik bleibt die Korrektur zunächst beim dafür Verantwortlichen. Die Pflicht, sich in voraus festgelegter Weise zu informieren (via reporting) verbleibt bei der Führung. Sie greift nur bei außergewöhnlichen Abweichungen ein, „wenn eine Korrektur der Ziel- oder Strukturentscheidungen notwendig ist." (Eichhorn 1971: 103 mit Bezug auf ‚management by exception') Im Vorhinein ist daher die Bandbreite an tolerierter Abweichung zu definieren, weiters ab welcher Abweichungshäufigkeit gemeldet werden muss, wer zu informieren ist und, letztlich, wie bei Routinen alternativ entschieden werden kann. Greifen diese Führungsprinzipien, ist auch der angestrebte Gleichgewichtszustand zum Greifen nahe, der hier wie eine andere Form der Harmonie durch Zielkongruenz erscheint.

Im weiteren Verlauf von Band II beschäftigt sich Eichhorn im Detail mit dem Rechnungswesen als Informationsgrundlage (zweites Kapitel), der Datenverarbeitung (drittes Kapitel), schließlich mit der Preis- und Mengenbildung im Krankenhausmarkt bei gesellschaftlich gegebener Wirtschaftsordnung und daraus abgeleiteten Finanzierungsbedingungen für Bedarfswirtschaften ein (viertes Kapitel). Unter dem Gesichtspunkt der Rekonstruktion grundlegender Annahmen bringt das zweite und vierte Kapitel weitere grundlegende Annahmen hervor.

Produktivfaktoren als Mittel zum Zweck

Das Rechnungswesen im Krankenhaus wird als integrierter Bestandteil des zuvor erläuterten Informationssystems gesehen und stellt damit eine instrumentelle Vertiefung der dortigen Überlegungen dar. Eichhorn (1971, 119-138) identifiziert sieben Haupteinflussfaktoren auf die

---

[84] Eichhorn (1971) verweist in seinem Literaturverzeichnis auf systemtheoretisch-kybernetische Literatur von Beer (1967), Grochla (1970) und Langen (1964). Während sich in der 2. Auflage (Eichhorn 1973) daran nichts ändert, kommen in der 3. Auflage (Eichhorn 1976) noch die Verweise auf Hill et al. (1974), Lochstampfer (1974) und Ulrich (1969) hinzu.

Kosten, die die Krankenhausleitung beachten und handhaben muss, und rekurriert dabei vor allem auf Überlegungen moderner Kostentheorie: Intervallfixe Kosten und eher linearer Gesamtkostenverlauf, Substitutionsbemühungen, optimale Nutzung des qualitativen Leistungsvermögens, ‚Verfahrenswechsel', Verweildauer bzw. die ‚Losgröße', Betriebstyp und Betreuungsintensität. Die moderne Kostentheorie des Industriebetriebes scheint für das Krankenhaus leicht adaptierbar. Insbesondere die von Eichhorn selbst zweimal vorgenommene inhaltliche Gleichsetzung von industriellem Spachgebrauch und Sprachgebrauch der Krankenhausdienstleistung (Verfahrenswechsel = neue Behandlungsmethode, Losgröße = Verweildauer) zeigt letztlich die *fünfzehnte grundlegende Annahme* eines reinen Mittelcharakters der Produktivfaktoren. Einerseits ist das Krankenhaus als sozialer Dienstleister kein Produktionsbetrieb mit Gewinnstreben. Andererseits ist aus der hier eingenommen *kostentheoretischen* Sichtweise die Produktion dieser Dienstleistung mit den gleichen kostentheoretischen Überlegungen erfassbar, wie die industrielle Produktion in einem Fertigungsbetrieb. Darin keinen Widerspruch zu sehen bedeutet, die Produktivfaktoren als reine, neutrale Mittel zum Zweck zu betrachten, die unabhängig von einer wertbehafteten Zielsetzung rein kostenbezogen optimiert zu kombinieren sind.

Die Strategie des ‚Mehr vom Selben'

Die einzelbetriebliche Betrachtung greift zu kurz, wenn volkswirtschaftliche Zusatzkosten anfallen, die nicht in die einzelwirtschaftliche Kalkulation eingehen, z. B. Infrastrukturerschließung, Landschaftsverschandelung, späte Gesundheitsschäden durch schlechte Arbeitsbedingungen, etc. Auf der anderen Seite gibt es volkswirtschaftliche Zusatzerträge, die ebenfalls nicht rein einzelwirtschaftlich zuzurechnen sind, z. B. Hebung des Gesundheitszustandes und höhere Lebenserwartung, allgemein höherer Wohlstand, etc. „Die endgültige Feststetzung der Höhe der Zusatzkosten und -erträge ist letztlich eine Sache der gesellschaftlichen Bewertung." (Eichhorn 1971: 183) Analog zur einzelwirtschaftlichen Ebene plädiert Eichhorn für ein *Mehr* an systematisch-umfassender Planung, Organisation und Kontrolle. Auf gesellschaftlicher Ebene ist einer langsam entstehenden ‚cost-benefit-analysis' (Eichhorn 1971, 185) prinzipiell die gleiche Generierung an Durchschaubarkeit von Kosten und Erträgen zuzutrauen, wie der im einzelnen öffentlichen Krankenhaus durchgeführten Kosten- und Leistungsrechnung.

> „Es erweist sich (..), daß dieser Schritt keineswegs so revolutionär ist, wie es auf den ersten Blick erscheinen könnte; denn durch eine gesellschaftliche Bewertung von Kosten- und Nutzengrößen werden keine grundsätzlich neuen Probleme aufgeworfen. Jede Wirtschafts-, Sozial- und Gesundheitspolitik beruht fast immer auf einer allgemeinen Bewertung der ‚Mittel' und ‚Zwecke', deren relative Bedeutung nur in großen Zügen bestimmt werden kann, weil ein wesentlicher Teil aller ‚Kosten' und ‚Nutzen' ihrem Wesen nach ‚politisch' und daher exakten Berechnungen nicht zugänglich ist. Diese scheinbar so ‚subjektiven' und ‚irrationalen' Formen der gesamtwirtschaftlichen Kostenrechnung werden schon lange in weiten Bereichen der Praxis der öffentlichen Wirtschaft angewandt." (Eichhorn 1971: 183f.)

Trotz dieser systematisch gegebenen Unexaktheit plädiert Eichhorn auch hier, analog zur systematischen Planung, Organisation und Kontrolle in der Einzelwirtschaft, für eine möglichst große Annäherung an Exaktheit durch eine *Strategie des ‚Mehr vom Selben'*. An der klassischen Kosten- und Erfolgsrechnung auf einzelwirtschaftlicher Ebene ist festzuhalten, sie ist jedoch zu ergänzen „(...) durch eine gesamtwirtschaftliche Kostenrechnung, die unter Einbeziehung aller gesamtwirtschaftlichen Kosten und Nutzen allein in der Lage ist, den Erfolg der betrieblichen Betätigung im Krankenhaus unter gesellschaftlichen Aspekten zu ermitteln." (Eichhorn 1971: 184)

Aus dieser Handhabungsstrategie lässt sich die *sechzehnte grundlegende Annahme* rekonstruieren: Es lassen sich ‚alle' Kosten und Nutzen einer betrieblichen Betätigung im Bereich des Gesundheitswesens erfassen, sei es auf einzelwirtschaftlicher oder gesamtgesellschaftlicher Ebene. Auf beiden Ebenen ist Unexaktheit durch eine Strategie des ‚Mehr vom Selben' zu handhaben, d. h. es bedarf vor allem einer Verfeinerung des bestehenden Instrumentariums. Die sich bereits bei der betrieblichen Planung zeigende Präferenz Eichhorns für analytisch-methodisches Vorgehen, Totalität, Berechenbarkeit und Integration zeigt sich hier wieder auf einer gesamtgesellschaftlichen Ebene.

Marktversagen und die Rolle des Staates bzw. der allgemeinen Wirtschaftsordnung

Gegenüber dem zweiten Kapitel bietet das dritte Kapitel zu Technik und Organisation der Datenverarbeitung und Informationsgewinnung in puncto grundlegender Annahmen nichts Neues. Im vierten und letzten Kapitel von Band II stellt Eichhorn das Krankenhaus in den Kontext der gesellschaftlich gültigen Wirtschaftsordnung. Strukturell ist der Krankenhausmarkt angebots- wie nachfrageseitig vielfach monopolistisch, zumindest oligopolistisch organisiert, so dass bei freier Preisbildung, in der Krankenhäuser ihr Gewinnmaximum realisieren, „(...) viele Patienten diesen gewinnmaximalen Pflegesatz nicht zahlen könnten oder wollten." (Eichhorn 1971: 230) Anders gesagt bleibt bei Gewinnmaximierung und freier Preisbildung „zwischen dem aus objektiven medizinischen Gründen zu deckenden Bedarf an Krankenhausleistungen und dem Angebot an Krankenbetten immer eine mehr oder weniger große Diskrepanz bestehen (...)" (Eichhorn 1971: 239) – letztlich eine Umschreibung für Marktversagen, auch wenn Eichhorn diesen Begriff nicht explizit verwendet.

Eine aufgrund von Marktversagen bedarfswirtschaftlich handelnde Betriebsführung richtet sich nach dem Kostendeckungsprinzip, was zu anderem Preis- und Mengengebaren führt als bei erwerbswirtschaftlicher Zielsetzung und atomistischer Konkurrenz. Dieses Prinzip kann zwar das Marktversagen umgehen, weist dafür jedoch andere Schwierigkeiten auf. Selbst wenn Kalkulationsrichtlinien die Fragen klären können, was zu den Kosten rechnet, wie sie zu bewerten und verbuchen wären bliebe immer noch die Frage, „ob die tatsächlich entstandenen Kosten in jeder Höhe erstattet werden sollen, ohne Rücksicht auf die Betriebsgestaltung und Betriebsführung des jeweiligen Krankenhauses." (Eichhorn 1971: 247) Wird sie bejaht, fehlt dem Krankenhaus der Anreiz zu wirtschaftlicher Betriebsführung. Wird sie verneint, müssen andere ‚Anreize' den fehlenden Wettbewerbspreis unter Konkurrenzbedingungen als Anlass zur Rationalisierung, Beseitigung von Verschwendung und wirtschaftlicher Gebarung ersetzen.

Dem Dienstgedanken und der Hingabe an die Caritas traut Eichhorn hier nurmehr begrenzte Wirksamkeit zu, folglich müssen andere als die ideell-intrinsischen Normen greifen: Kostenfestpreise oder Einheitspreise als Durchschnittspreise für bestimmte Leistungsgruppen bei gleichzeitiger Vorgabe von Normen hinsichtlich Leistungsqualität, Belegung und Verweildauer. Diese Gleichzeitigkeit an Normierung ist notwendig, um das Ausweichen in Minderleistung, Minderbelegung und Verweildauerausdehnung zu verhindern. Das Verhalten der einzelnen Betriebsleitungen wird so insgesamt berechenbar gemacht und es bleibt wenig Spielraum für Überraschungen, zumal auch die Bedarfsseite im Zuge staatlicher Rahmenplanung administrativ nach Quantität und Qualität zu normieren ist, wenn Preis und Kaufkraft als Selektionskriterien ausscheiden. Dieses umfassend angelegte Korsett rechtfertigt „(...) unter Umständen sogar eine gewisse Aufsicht seitens der zuständigen Gesundheitsbehörde (...)" (Eichhorn 1971: 258). Diese Auslegung staatlicher Rahmenplanung *illustriert* ausführlich die *siebte grundlegende Annahme* und die darin angelegte Präferenz für analytisch-methodisches Vorgehen, Totalität, Berechenbarkeit und Integration.

Im Schlussteil des vierten Kapitels zu ‚Krankenhaus und Wirtschaftsordnung' greift Eichhorn nochmals den Obertitel des Kapitels auf und merkt hierzu Grundsätzliches an. „Die Art und Weise, in der die Planungen und Handlungen der vielen Einzelwirtschaften im Rahmen einer Volkswirtschaft abgestimmt werden, wird mit ‚Wirtschaftsordnung' bezeichnet (...)" (Eichhorn 1971: 280). Grundsätzlich steht als Ordnungsform die Planwirtschaft bzw. zentrale Verwaltungswirtschaft und die freie Marktwirtschaft zur Verfügung. Im Krankenhauswesen hat der Staat ein Interesse an der permanenten Leistungsbereitstellung für alle Individuen, auch wenn das einzelne Individuum gerade keinen aktuellen Bedarf hat. Eichhorn definiert sechs Voraussetzungen für ein effizientes Krankenhauswesen in Selbstverwaltung:

1. Auf Krankenhausseite muss ideologiefrei anerkannt werden, dass es gewisser Regeln und Abstimmungen bedarf, „wenn der notwendige Bedarf an Krankenhausleistungen stets und möglichst wirtschaftlich gedeckt werden soll." (Eichhorn 1971: 286) Diese Regelungen betreffen Bedarf, Angebot, Qualität und Wirtschaftlichkeitskontrolle.
2. Regionale Planungs- und Arbeitsgemeinschaften „mit direkter Zwangsmitgliedschaft aller Krankenhäuser des jeweiligen Planungsgebietes (...)" (Eichhorn 1971: 286).
3. Die Einbeziehung der Ärzteschaft in die Gesamtverantwortung durch Selbstverwaltung. „Sie müßten die Gesamtbelange des einzelnen Krankenhauses, der Krankenhausregion und des gesamten Krankenhauswesens vertreten und nicht so sehr die Einzelbelange des Krankenhausarztes, dessen Eigeninteresse nicht immer und in jedem Fall mit dem Gesamtinteresse des Krankenhauswesens voll übereinstimmen muß." (Eichhorn 1971: 287)
4. Der Selbstverwaltung „(...) muß ein ganz bestimmtes Maß an organisatorischer und wirtschaftlicher Eigenständigkeit entsprechen (...). Darüber hinaus bedarf es der Intensivierung der Managementfunktion (...), der Qualifizierung der Krankenhausleitung (...) sowie der Schaffung von Anreizen (...) zu wirtschaftlichen Verhaltensweisen" (Eichhorn 1971: 287).
5. Ein allumfassendes KIS.
6. Eine freiwillige, jährliche Prüfung durch einen Wirtschaftsprüfer mit den Informationsadressaten ‚Bevölkerung' und ‚Sozialleistungsträger' (Eichhorn 1971: 287).

Die Zusammenfassung dieser Voraussetzungen offenbart einen starken Appellcharakter, der die in einigen Annahmen zugrundeliegende Idee, dass eine straffe Planung, Organisation und Kontrolle eine adäquate Betriebsführung für das Krankenhaus als Trivialmaschine sicherstellt (vgl. die achte, neunte und zwölfte grundlegende Annahme), unterstützt. Allerdings wird im Appellcharakter mehr deutlich, als nur die Hoffnung, dass der Appell etwas nützt. Er müsste nicht so stark ausfallen, wenn die Beteiligten nur einen geringen Spielraum zum Ausscheren aus diesem Set an Voraussetzungen für effiziente Selbstverwaltung hätten. Gerade dies scheint aber nicht der Fall zu sein, d. h. es bestehen für eine straffe Betriebsführung relativ (zu) viele Freiheitsgrade bei den Beteiligten. Hieraus lässt sich die *siebzehnte grundlegende Annahme* ableiten, dass auch bei straffer Planung, Organisation und Kontrolle als Inbegriff der Betriebsführung bzw. des Managements im modernen Krankenhaus die Beteiligten ‚mitmachen' wollen müssen, wenn es zu einer effizienten Verhaltensweise und zu wirtschaftlicher Zielrealisation kommen soll. Dieser Aspekt kam zwar schon einmal ansatzweise in der Partizipation der Ausführenden beim gegenstromähnlichen Planungsverfahren auf (vgl. oben), ist aber hier letztlich über die Massivität der Appelle deutlicher rekonstruierbar.

Was die Rekonstruktion weiterer grundlegender Annahmen angeht, so sind in der *zweiten Auflage von Band II aus dem Jahre 1973 keine weitergehenden Neuerungen* erkennbar. Allerdings lässt Eichhorns Unterscheidung in eine kooperative und eine autoritäre Leitungsstruktur eine *Ergänzung der zuletzt dargelegten siebzehnten grundlegenden Annahme* zu.

Funktionalität kooperativer Leitungsstruktur

Beide Leitungsstrukturen fußen auf Hierarchie, so dass es *nicht* um ein *Infragestellen der Hierarchie* an sich gehen kann. Der Krankenhausträger gibt Aufgaben an die Krankenhausleitung weiter, die diese hausintern „(...) an Zwischen und Unterinstanzen weitergibt. Die Hierarchie ist also auch im Krankenhaus eine zwangsläufige Folge der unterschiedlichen Bedeutung, die den verschiedenen Stellen im Entscheidungs- und Leistungsgefüge des Gesamtkrankenhauses zukommt. Nur bei völliger Gleichwertigkeit aller Stellen wäre ein hierarchieloser Zustand denkbar." (Eichhorn 1973: 63) Letzterer bleibt für Eichhorn ein reines Gedankenexperiment. Viel dringlicher stellt sich ihm die Frage, in welcher Art die Aufgaben in einem arbeitsteilig organisierten Krankenhaus delegiert werden, was wiederum Auswirkungen auf die Gliederungstiefe der Hierarchie hat sowie auf den Einbezug der Beteiligten.

An dieser Stelle setzt die Unterscheidung in kooperativ-demokratische und autoritär-diktatorische Leitungsstruktur an. Die kooperativ-demokratische Leitungsstruktur versichert sich bereits in der Phase der Entscheidungsvorbereitung und in institutionalisierter Form des Sachverstands der MitarbeiterInnen. „Eine kooperativ eingestellte Krankenhausbetriebsleitung wird nicht mehr der Überzeugung sein, daß sie alles besser weiß und besser beherrscht als ihre Mitarbeiter und deswegen grundsätzlich auf Beratungen und Besprechungen mit den Mitarbeitern verzichten kann." (Eichhorn 1973: 64) Entscheidungen fallen primär im Kollegialprinzip nach Mehrheiten und bei gegebenem Sachverstand der Kollegienmitglieder. Liegt der Sachverstand ausschließlich bei einer Person, z. B. Spezialwissen in Diagnostik und Therapie, ist auch eine Einzelentscheidung zweckmäßig. Die Durchsetzung der Entscheidung zieht einen Auftrag an die Ausführenden nach sich, die Leitung kontrolliert nurmehr den Erfolg und stellt die Dienstaufsicht. „Die nachgeordneten Instanzen unterliegen mithin nur einer führungsbezogenen Kontrolle durch die übergeordneten Instanzen." (Eichhorn 1973: 65)

Anders bei der autoritär-diktatorischen Leitungsstruktur. Hier werden Ausführungsaufgaben befohlen. Nach Direktorialprinzip fällen Einzelinstanzen Entscheidungen, da sie „(...) a priori über die höheren Einsichten verfügen." (Eichhorn 1973: 65) Die Kontrolle erfolgt ebenfalls zentral für das Gesamtkrankenhaus durch die Leitung und richtet sich sowohl auf die Durchführung als auch auf den Erfolg.

Eichhorn bezeichnet die kooperativ-demokratische Leitungsstruktur als „(...) den Zielvorstellungen der Mehrzahl der Krankenhausträger" (Eichhorn 1973: 70) entsprechend, „(...) da die Vorteile einer richtig verstandenen kooperativen Leitungsstruktur bei weitem die damit verbundenen Nachteile überwiegen" (Eichhorn 1973: 74). Er zeigt allerdings neben den Möglichkeiten auch die Grenzen der kooperativ-demokratischen Leitungsstruktur auf. Zunächst hängt „(...) die Effizienz von Mehrheitsvoten (...) maßgeblich davon ab, ob die an der Entscheidung Beteiligten alle gemeinsam und jeder für sich für die Folgen ihrer Entscheidung einzustehen haben oder nicht." (Eichhorn 1973: 66) Zusätzlich zur Frage des Spürens von

Entscheidungskonsequenzen liegt eine weitere Randbedingung für effizient-demokratische Leitung in der geforderten Kongruenz von Sachcharakter und Sachverstand. „Je allgemeiner der Sachverhalt, um so größer die Zahl derjenigen, die man an der Entscheidung beteiligen kann oder soll; je spezieller der Sachverhalt, um so geringer die Zahl der möglichen Entscheidungsträger." (Eichhorn 1973: 66) Diesen Kausalzusammenhang will Eichhorn jedoch nicht ausschließlich gelten lassen und plädiert für den ‚gesunden Menschenverstand' als Gegengewicht zu einer möglichen Eingleisigkeit ‚fundierten Sachwissens' bei speziellen Sachverhalten. Diesen können MitarbeiterInnen ohne spezifischen Sachverstand trotzdem beratend einbringen, „(...) eine Funktion, die im Hinblick auf die vielseitigen Erfahrungen derartiger Mitarbeiter nicht hoch genug eingeschätzt werden kann. Nicht zuletzt sollte man bei einer Reihe von Entscheidungen auch daran denken, sich die Beratungsfunktion des Patienten zunutze zu machen." (Eichhorn 1973: 67)

Die Verbreiterung der Erfahrungs(wissen)basis als auch die Konfrontation mit den Konsequenzen der eigenen Entscheidung ist in beiden Fällen *funktional im Sinne effizienterer Entscheidungen*. Die Entscheidungsdelegation geht auch in kooperativ-demokratischen Leitungsstrukturen nicht so weit, dass der Krankenhausträger die Entscheidung über die Krankenhausleitung aus der Hand gibt. „Diejenige Instanz, die Betriebsführungsaufgaben an andere Instanzen delegiert, muß sich diejenigen Personen, die diese Aufgabe übernehmen sollen, eigenständig und eigenverantwortlich auswählen können." (Eichhorn 1973: 67) Dies schließt eine Beratungsfunktion oder auch eine Vorschlagsliste der von dieser Entscheidung künftig Betroffenen allerdings nicht aus. Mit dieser funktionalen Interpretation von Partizipation kann die *siebzehnte grundlegende Annahme ergänzt* werden: Auch bei straffer Planung, Organisation und Kontrolle als Inbegriff der Betriebsführung bzw. des Managements im modernen Krankenhaus müssen die Beteiligten ‚mitmachen' wollen, wenn es zu einer effizienten Verhaltensweise und zu wirtschaftlicher Zielrealisation kommen soll. Effizientere Entscheidungen kommen durch Partizipation der Beteiligten/Betroffenen zwecks Verbreiterung der Erfahrungs(wissen)basis und bei Konfrontation der Entscheider mit den Konsequenzen der eigenen Entscheidung zustande.

Hinderliche Traditionen – Illustrationen bekannter grundlegender Annahmen

Das größte Manko in der Praxis der Krankenhausbetriebsführung besteht in der traditionsbezogenen Verhaftetheit der Ärzteschaft als selbständige PraktikerInnen, die ihre PatientInnen bislang in einem als Pflegeheim verstandenen Krankenhaus aufsuchten und behandelten. Diese im modernen Krankenhaus antiquierte Tradition wirkt nach:

> „Diagnostik und Therapie führen nach wie vor ein Eigenleben innerhalb der Gesamtorganisation. Aus dieser Sicht kann man sagen, daß sich das einzelne Krankenhaus nach wie vor als die Addition mehrerer selbständiger Fachkliniken darstellt. Die leitenden Fachärzte sehen ihren Aufgabenbereich vielfach noch als eigenständige Tätigkeit an, bei deren Ausführung sie nur sich selbst gegenüber verantwortlich sind. Für die vielen Krankenhausärzte sind sowohl der Pflegedienst als auch die Versorgung und die Verwaltung Mittel zum Zweck, um ihre eigenständige Tätigkeit durchführen zu können." (Eichhorn 1973: 73)

Dieses Nachwirken tradierter Denk- und Verhaltensmuster zeigt sich vor allem als Mangel an Integration, hoher Entscheidungsautonomie vor Ort und Zielinkongruenz, was Eichhorn bislang bereits als effizienzhindernd betrachtet hat. Erst die Einbindung der Ärzteschaft und der Pflege in die wirtschaftliche Gesamtverantwortung (1973, 78) ist eine angemessene Antwort auf die Frage, „(...) wo das Primat der Krankenhausarbeit liegt, beim Arzt oder bei der Verwaltung. Die richtige Antwort (...) kann nur lauten: Weder beim Arzt noch bei der Verwaltung, sondern einzig und allein bei der institutionalisierten ärztlich-pflegerischen Zielsetzung des Krankenhauses." (Eichhorn 1973: 78)

Dies beseitigt nicht das Spannungsverhältnis zwischen ärztlich-pflegerischen Forderungen und verwaltungsseitigen Begrenzungen. „Die Konfliktsituation ist vielmehr notwendig. Nur durch den Konflikt wird man gezwungen, seine eigenen Vorstellungen zu überdenken, zu präzisieren und klar darzulegen. Es darf nur nicht zu einem Neben- oder sogar Gegeneinander auf Dauer kommen; der Konflikt muß zur Lösung gebracht werden." (Eichhorn 1973: 78) Dabei könnte eine Abkehr vom Modell der berufsständischen Krankenhausleitung, in der „(...) ‚dreispurig' nebeneinander her organisiert (...)" (Eichhorn 1973: 82) wird, zugunsten einer funktionsorientiert aufgeteilten Betriebsleitung unterstützend wirken – analog einem funktionalistisch organisierten Produktionsbetrieb mit Bereichsdirektoren und auf der Basis des Führungsprinzips von ‚Management by Objectives' (MbO). „Mit Sicherheit aber wird eine Zentralisierung der Entscheidungsprozesse im Bereich der Leistungserstellung wesentlich dazu beitragen können, die heute noch bestehende allzustarke Aufsplitterung des Krankenhauses zu beseitigen und über ein Integration von Diagnostik und Therapie in die Gesamtorganisation des Krankenhauses für die notwendige Einheitlichkeit der Krankenhausleistung zu sorgen." (Eichhorn 1973: 84)

Dies illustriert einerseits die vierte grundlegende Annahme, derzufolge der caritative Dienstgedanken allfälliges Rentabilitätsstreben und das Optimieren des individuellen Nutzens nicht bei jedem Organisationsmitglied zu jeder Zeit in gleich hohem Ausmaß reguliert. Schließlich akzeptiert Eichhorn offensichtlich den hieraus erwachsenden Konflikt für eine gewisse Zeit. Andererseits zielt er mit seiner Einbindungs- und Zentralisierungsstrategie schon eher auf einen Zustand, der in der fünften grundlegenden Annahme als erstrebenswert dargestellt wird, nämlich dass Zielsetzungen eindeutig und abgestimmt sind, damit Konflikte erst gar nicht ausbrechen oder unterdrückt werden können und – so wäre zu ergänzen – die Einheitlichkeit der Leistungserstellung gesichert ist. Das Setzen auf materielle Anreize, um diesen Zustand möglichst zu stabilisieren, ist ebenfalls nicht neu. Allerdings sind die Vorschläge teils konkreter als zuvor: Fixe und variable Gehaltsanteile für die Leitung sowie eine persönliche Honorierung bei persönlich zurechenbaren Kostenunterschreitungen. Letztlich muss auch die Ausbildung auf allen Ebenen verbessert werden, insbesondere im Rahmen einer „(...) interdisziplinären postgraduate-Ausbildung in Fragen des Managements im Gesundheits- und Krankenhauswesen" (Eichhorn 1973: 80) Dieses Ansinnen lässt sich unter die erste grundlegende Annahme einer Praxisrelevanz mit normativem Impetus subsumieren, indem eine intensivierte Managementqualifikation auf Top- und Mittelmanagementebene im Sinne der Krankenhausbetriebslehre geschaffen werden soll, sodass der vertretene Effizienzgedanke möglichst breit in die Organisationsleitung diffundieren kann.

4.1.4 Grundlegende Annahmen – Krankenhausbetriebslehre Band I in der zweiten und dritten Auflage von 1974 und 1975

Im Vorwort zur 2. Auflage von Band I stellt Eichhorn (1974) klar, dass diese „(...) nicht nur überarbeitet, sondern völlig neu gefaßt werden mußte." (Eichhorn 1974: 5) Allerdings finden sich in dieser ‚Neufassung' primär Vertiefungen bereits bekannter Ansatzpunkte aus Band I von 1967, die einer inzwischen veränderten Praxis geschuldet sind sowie Positionen der konzeptionellen Weiterentwicklung in Band II von 1971 und 1973, hinter die Eichhorn nicht mehr zurückgehen will.

Zunächst verdeutlicht Eichhorn im ersten Kapitel nochmals, was Krankenhausbetriebsführung bzw. Krankenhausmanagement[85] inhaltlich ausmacht: Gegenstand der Führung/des Managements ist der Entscheidungsprozess, Mittel zum Zweck sind Planung, Organisation und Kontrolle. Eine weitere Ergänzung betrifft die Einführung der Produktionsfunktionen Typ A bis C (Eichhorn 1974, 18f. mit Bezug auf Gutenberg 1972) und eine Einordnung der ‚Produktion' von Leistung im Krankenhaus zu den Produktionsfunktionen vom Typ ‚B' und ‚C' (Eichhorn 1974, 19). Im zweiten Kapitel hält Eichhorn, analog zur Erstauflage, an der erstrebenswerten ‚totalen Information' fest und legt dabei noch stärkeres Gewicht auf ein Gesamtsystem der Versorgung, das alle Institutionen auf allen Versorgungsstufen integriert.

Die mangelnde interne Koordination durch das alte Meisterprinzip mit hoher lokaler Entscheidungsautonomie als Manko im einzelnen Krankenhausbetrieb sieht Eichhorn auch als Manko des gesamten Gesundheitswesens. Auf und zwischen den verschiedenen Versorgungsstufen herrscht ‚Disintegration' (Eichhorn 1974, 117), deren Nachteile offensichtlich sind: Mangel an Koordination ambulanter und stationärer Betreuung sowie mit der Weiterversorgung (z. B. Rehabilitation), unbegründete Doppeluntersuchungen, personelle und apparative Überkapazitäten im Krankenhaus und im niedergelassenen Bereich (zumal mit einer 5-Tage-Woche), geringes ärztlich-pflegerisches Erfahrungswissen bei Unterauslastung, überdimensioniertes Bettenangebot, zu lange Verweildauer. Angesichts dieser negativen Konsequenzen geht es um die Überwindung der Schnittstellen und organisationalen Trennungen. Eichhorn greift dabei explizit auf Begriffe aus der Systemtheorie zurück, wenn er für Effizienz und Wirtschaftlichkeit des Gesamtsystems voraussetzt, „daß sowohl die Strukturierung der einzelnen Subsysteme als auch die Beziehungen zwischen den Subsystemen auf das Ziel des Gesamtsystems ausgerichtet sind, d. h. auf eine optimale Gesundheitsfürsorge und Krankenversorgung bei sinnvoller Begrenzung der notwendigen personellen und sachlichen Aufwendungen." (Eichhorn 1974: 116) In weiterem Rahmen gedacht geht es nicht nur um die Integration von ambulanter, semistationärer und stationärer Leistung, sondern auch um die Integration der anderen Versorgungsbereiche/-stufen (Eichhorn 1974, 130-141): Präventivmedizin, allgemeinärztliche Versorgung, Pulmologie, Psychiatrie, Rehabilitation, Altenversorgung/Pflege und Hauspflege. Erst ein Gesamtplanungsansatz, der letztlich auch über die Region hinausreichen muss, kann hier zu einer dauerhaft optimierten Ressourcenallokation führen. Eichhorn plädiert für ein integrierte Gesundheitsplanung über diverse Zeithorizonte hinweg (1 Jahr, 4-6 Jahre, 12-15 Jahre, bis zu 30 Jahre) und durchgeführt im Sinne einer langfristigen Programmplanung, mittelfristigen Aktionsplanung und kurzfristigen Operationsplanung. Als Planungsgrundlage dient dabei eine normative Bedarfsprognose, die sich an der Bevölkerungsentwicklung orientiert, den Trend einer zunehmenden Krankenhaushäufigkeit fortschreibt, eine Verweildauerverkürzung vorsieht sowie eine Auslastung von 85%.

Auch wenn hier der Fokus der Planung auf eine gesamtstaatliche Ebene und damit maßgeblich erweitert ist, so ändert diese Erweiterung des Anwendungsbereiches der grundlegenden Annahmen nichts an deren grundsätzlicher inhaltlicher Ausrichtung. Der funktionsfähige ‚Apparat der Betriebsführung' wird hier mit den gleichen Präferenzen im Planungsverständnis zu einem funktionsfähigen ‚Apparat der Staatsführung'. So bleibt die *achte grundlegende Annahme* im Prinzip erhalten, nämlich dass die Organisation (hier die Ebene des staatlich bewirtschafteten

---

[85] Die synonyme Verwendung von Betriebsführung und Management war zwar bereits in Band II von 1971 angelegt (Eichhorn 1971, 40ff.). Hier ist sie explizit der Fall, denn die Entscheidungen „(...) treffen die mit der Betriebsführung, dem Management" (Eichhorn 1974: 26) betrauten Personen.

Gesundheitswesens) eine durch Führung steuerbare Trivialmaschine ist. Analog dazu wäre die *elfte grundlegende Annahme reformulierbar* in der Art: Eine adäquate Führung *des öffentlichen Krankenhauswesens* ist letztlich nur durch umfassende, systematische Planung, Organisation und Kontrolle, gestützt auf eine ausdifferenzierte Leitungshierarchie, unter Zurückdrängen eines aus Überraschung geborenen Improvisierens sowie durch Ablösen des Entscheidungsautonomie fördernden Meisterprinzips zu gewährleisten.

Auch das dritte, vierte und fünfte Kapitel der zweiten Auflage von Band I bietet hinsichtlich grundlegender Annahmen keine neuen Erkenntnisse. Zwar werden z. B. bei der Investitionsplanung neue DIN-Vorschriften für die Gliederung von Kostenarten berücksichtigt, im vierten Kapitel wird die Planung des Personaleinsatzes an den Anfang gestellt, Rationalisierung hingegen als eher kleiner Abschnitt an den Schluss des Kapitels, oder im Bereich des Pflegedienstes (Kapitel 5) kommen neue Vorgabewerte für den Pflegezeitaufwand für Tätigkeitsgruppen und Krankenpflegekategorien, neuere Anhaltszahlen/Personalschlüssel für sich verkürzende Wochenarbeitszeiten in der Pflege (Eichhorn 1974, 376, Tabelle) oder auch Strukturvorgaben für unterschiedliche Pflegeintensitäten hinzu. Letztlich sind dies aber entweder Aktualisierungen bekannter Systematiken aus der Erstauflage oder eine Veränderung der Dramaturgie des Textes, die an den grundlegenden Annahmen nichts weiter ändern.

Ein Blick auf die 3. Auflage von Band I (Eichhorn 1975) schließlich erlaubt angesichts eher marginaler Änderungen im Bereich der Programmierung des Pflegedienstes (Geteilter Dienst, Schichtdienst, Mischformen; Eichhorn 1975, 425, Anhang V) das bereits bekannte Fazit: Trotz einer Fokuserweiterung in Richtung gesamtgesellschaftliche Planung und Integration bleibt es letztlich bei der oben vorgenommenen Reformulierung der dreizehnten grundlegenden Annahme.

4.1.5 Grundlegende Annahmen – Krankenhausbetriebslehre Band II in der dritten Auflage von 1977

Eichhorn sieht im regen Interesse an der Krankenhausbetriebslehre den wesentlichen Grund für eine dritte Auflage von Band II, die die Veränderungen in der Technik, der Legislative, den Führungsfragen, der Leitungsorganisation, der Kostenrechnung und den Fragen einer gesamtwirtschaftlichen Einordnung des Krankenhauswesens seit 1973 aufgreift. Gegenüber den vorhergehenden Auflagen werden die Ausführungen zu ‚Technik und Organisation der Datenverarbeitung und Informationsgewinnung' weggelassen. Dafür wird das Rechnungswesenkapitel der vorhergehenden Auflage geteilt in ‚Krankenhausinformationssystem' einerseits und ‚Rechnungswesen im Krankenhaus' andererseits, womit die Gesamtanlage in vier Kapitel erhalten bleibt.

Lineares Denken

Im ersten Kapitel ändert sich bis zur Beschreibung der Leitungsstruktur textlich lediglich Marginales in der Beschreibung der ‚Organisation Krankenhaus'. Dieses wird nach wie vor als ein Kontrollsystem im Sinne des Regelkreises verstanden (Eichhorn 1977, 12). Allerdings macht die neu gestaltete Graphik zum Entscheidungsprozess deutlicher als zuvor, dass die Ziele von den Mitteln getrennt sind. Willensbildung führt zur Zielentscheidung, Willensdurchsetzung zu Mittelentscheidungen in Struktur und Ablauf, von letzteren führt aber graphisch kein Weg mehr zurück zu den Zielentscheidungen. In gewisser Weise widerspricht diese Visualisierung dem inhaltlich dargelegten Regelkreisgedanken durch eine Betonung von Linearität und beschreibt damit letztlich die beiden Pole, zwischen denen sich Eichhorns Konzeption der Krankenhausbetriebslehre bewegt.

Führungsstilrepertoire

Ging es bislang um die Dichotomie von kooperativ-demokratisch und autoritär-diktatorischem Führungsstil, wird jetzt das Spannungsverhältnis von Führung und Geführten unter Rückgriff auf Max Weber etwas ausführlicher typologisiert. Eichhorn geht nunmehr von fünf Führungsstilen aus – patriarchalisch, charismatisch, autokratisch, bürokratisch sowie kooperativ – und führt weiter aus, dass die ersten vier als ‚traditionelle' Führungsstile in ihrem Autoritätsanspruch keineswegs mehr unangefochten sind.

> „Die Loslösung des Autoritätsanspruches von dem Eigentum und seine Begründung primär aus der Idee der Leistung heraus, aber auch die Wandlungen in den gesellschaftlichen und geistigen Voraussetzungen des Wirtschaftssystems haben in der jüngeren Vergangenheit neue Entwicklungen auf dem Gebiet der Betriebsführung eingeleitet. Den geistigen Anstoß zu einem derartigen Umdenken gab die ‚Human-Relations'-Bewegung (...)" (Eichhorn 1977: 43).

Aus dem Fokus auf Zusammenarbeit sind neue ‚Führungstechniken und -technologien' entstanden, die sich auf Kooperation, Partizipation und ‚aktiv' mitbestimmende MitarbeiterInnen stützen und entsprechende Organisationsformen erfordern: „Pluralinstanzen, Kollegien, Teams, Mitarbeiterbesprechungen" (Eichhorn 1977: 44). Diese werden bereits in der Phase der Entscheidungsvorbereitung als institutionalisierte Beratung aktiv eingesetzt, fällen je nach Sachcharakter und Sachverstand Entscheidungen mit, delegieren und kontrollieren schließlich die Durchführung der Entscheidung. Der Vorgesetzte wiederum kontrolliert das Ergebnis und stellt die Dienstaufsicht. Eichhorn macht trotz seiner ‚Nähe' zum kooperativem Führungsstil, die ja schon in der Vorauflage sichtbar war, an mehreren Stellen deutlich, dass dieser nicht per se der ‚bessere' Führungsstil ist. Vielmehr sieht er „(...) Führungsstile als wählbare und unter spezifischen Bedingungen effiziente Verhaltensweisen der Führungspraxis bei der einflußnehmenden Beziehung zwischen Leitung und Geführten (...)" (Eichhorn 1977: 40). Was diese spezifischen Bedingungen anlangt, so lässt sich ganz generell sagen, „daß mit zunehmender Komplexität der Entscheidungsaufgaben kooperatives Führungsverhalten angezeigt ist; überwiegen dagegen programmierbare Tätigkeiten und Routineaufgaben, wird sich in aller Regel ein autokratisches Führungsverhalten empfehlen." (Eichhorn 1977: 47) Als weitere spezifische Bestimmungsmomente kommen Reife, Selbständigkeit, Sensitivität und Verantwortungsbewusstsein der Beteiligten und die Betriebsziele der Organisation hinzu. All dies bedenkend kommt Eichhorn zum Schluss:

> „Es gibt nicht den Führungsstil, sondern es gilt, aus der Situation im Einzelfall eine schöpferische Balance zu schaffen zwischen Freiheit und Ordnung, Gleichheit und Hierarchie, Eigenständigkeit und Anpassung, persönlichem Spielraum und sozialer Bindung. Führen heißt mithin das Beherrschen der verschiedenen Führungsstile in allen ihren Ausbildungsformen, gleichzeitig aber auch das Vorhandensein eines hohen Maßes an sozialer Sensitivität, um zu erkennen, welches Führungsstils oder welcher Variante eines bestimmten Führungsstils man sich im Einzelfall bedienen muß. Dabei ist durchaus denkbar, in den verschiedenen Phasen den Entscheidungsprozeß unterschiedlich zu führen (...). Moderne Führungsausbildung wird mithin in zwei Richtungen erfolgen müssen: Beherrschung moderner Führungsmethoden sowie moderner Führungsinstrumente (...), zum anderen

Vermitteln der notwendigen sozialen Sensitivität, um durch richtiges Erkennen der jeweiligen Führungssituation auch das richtige Führungsverhalten zu entwickeln." (Eichhorn 1977: 48)

Eichhorns Ausführungen zum Führungsstil sind mit *Bezug auf grundlegende Annahmen* in mehrerlei Hinsicht interessant:

- *Die sechste grundlegende Annahme* lässt sich durch eine weitere Facette des *gesellschaftlichen und sozialen Kontextes* ergänzen, die als Wertewandel die Vorstellung von Führung in Organisationen berührt und folglich eine weitere Quelle der Umweltdynamik darstellt.
- Das Verständnis von Management und Führung als Verhaltensbeeinflussung mit Hilfe diverser Führungstechniken, wie es in der *dreizehnten grundlegenden Annahme* zum Ausdruck kommt, wo *Zielkonflikte* durch *‚Quasi-Konfliktlösungen'* im Rahmen einer instrumentellen Bandbreite harmonisiert werden, wird erweitert. In dieses *instrumentelle Repertoire* gehören ab jetzt auch diverse *Führungsstile*.
- Die siebzehnte grundlegende Annahme, wonach im modernen Krankenhaus die Beteiligten ‚mitmachen' wollen müssen, wenn es zu einer effizienten Verhaltensweise und zu wirtschaftlicher Zielrealisation kommen soll, wird modifiziert. Partizipation der Beteiligten/Betroffenen zwecks Verbreiterung der Erfahrungs(wissen)basis gilt vor allem in komplexen Situationen als angemessene Handhabungsstrategie.
- Die ‚schöpferische Balance' der Führung ist immer einzelfallbezogen, d. h. es ist eine situative Führung notwendig, kein genereller Führungsstil, der auf alle Situationen gleichermaßen passt. Eichhorn macht dabei einerseits ein *ganzes Set an Spannungsfeldern* auf, das das bisher dominierende Spannungsfeld zwischen sinngebender ärztlich-pflegerischer Zielsetzung und dem Optimieren individuellen Nutzens (vgl. die *vierte grundlegende Annahme*) wesentlich erweitert und die Ambivalenz praktischer Situationen der Führung verdeutlicht: Freiheit/Ordnung, Gleichheit/Hierarchie, Eigenständigkeit/Anpassung, persönlicher Spielraum/soziale Bindung.
- Insofern ein differenziertes Bündel an Führungsstilen das Repertoire darstellt, aus dem die Führung situativ angemessen wählen kann und wird, gibt es eine ‚richtige' Kombination von Situation und Stil als Instrument. Damit die Führung das situativ ‚richtige' wählt, ist Instrumentenkenntnis ebenso notwendig wie Sensitivität im Erkennen der situativen Notwendigkeiten. Letztlich, so wird suggeriert, ist der Balanceakt zu schaffen, d. h. es gibt einen passenden Führungsstil, der die Beherrschung der entsprechenden Situation erlaubt. Diese Annahme eines ‚best fit' verfeinert die *achte grundlegende Annahme* (Trivialmaschine) ebenso wie die *dreizehnte grundlegende Annahme* (Führungsstilrepertoire), wenn von einem ‚richtigen' Konnex zwischen organisationaler Situation und Führungsstil als Kausalbeziehung ausgegangen wird.

Die weiteren Ausführungen im ersten Kapitel der 3. Auflage von Band II beinhalten die Aufgaben des Krankenhausmanagements bzw. der kollegialen Führung sowie nachgelagerter Leitungsstrukturen, die organisatorische und bauliche Gliederung, eine realtypische Betrachtung der Leitung anhand einer ‚Schwachstellenanalyse' mit diversen ‚Überwindungsstrategien' und eine Beschreibung des Kontrollsystems. Trotz teils neuer Überschriften bieten diese Ausführungen hinsichtlich *grundlegender Annahmen keine weiteren Neuerungen*. Im Ergebnis gilt dies auch für das zweite, dritte und vierte Kapitel. Allerdings ist die inzwischen veränderte Lage an Gesetzen und Verordnungen zur Finanzierung der Krankenhausleistung ausführlich zu berücksichtigen. Diese Aktualisierung macht zwar keine Revision grundlegender Annahmen erforderlich, sie verdeutlicht jedoch die bestehenden Zielkonflikte zwischen Leistungsfähigkeit und Wirtschaftlichkeit unter zentralen Randbedingungen: Bedarf, Finanzierung und Preisgestaltung (Eichhorn 1977, 254-264).

4.1.6 Grundlegende Annahmen – Krankenhausbetriebslehre Band III von 1987

Der dritte Band von Eichhorns Krankenhausbetriebslehre trägt nicht mehr den Untertitel ‚Theorie und Praxis der Krankenhausbetriebslehre', sondern ‚Theorie und Praxis der Krankenhaus-Leistungsrechnung'. Dieser Fokus als Reaktion auf den ‚Kostspieligkeitsgrad' des Krankenhauswesens (Eichhorn 1987, 4) spiegelt sich auch in der Gliederung wider.

Die Einleitung zeigt zunächst diverse Gründe für das Unbehagen Vieler in puncto Leistungsfähigkeit des Krankenhauswesens auf. Folglich stehen Ergiebigkeitsmaße im Zentrum des ersten Kapitels, das auch den in der dritten Auflage von Band II benannten Zielkonflikt zwischen Leistungsfähigkeit und Wirtschaftlichkeit wieder aufgreift. Dieser Zielkonflikt wird im zweiten Kapitel in Kennzahlensysteme überführt, die dann im dritten Kapitel die Basis einer Leistungsrechnung bilden, die Qualität und Risiko einschätzbarer machen soll. Das vierte Kapitel schließlich stellt Sicherungsprogramme für Qualität und Leistungsfähigkeit vor. Trotz dieser Konzentration auf eine kennzahlenbasierte Krankenhausleistungsrechnung zeichnet sich die Herangehensweise Eichhorns durch einen breiteren Blick auf die Situation des Krankenhauswesens aus, wie er bereits in der Einleitung zum Tragen kommt, in der die Beschäftigung mit Ergiebigkeitsmaßen und Qualitätsfragen der ‚Krankenhausproduktion' argumentativ vorbereitet wird.

Kostensteigerung, politische Leerformeln und fehlende Ergiebigkeitsmaße

Zentraler Ausgangspunkt in der Einleitung sind die steigenden Kosten im Gesundheitswesen, denen wenig positive Veränderungen des Gesundheitszustandes der Bevölkerung gegenüberstehen. Das führt zur Überlegung, ob hier nicht am Bedarf ‚vorbeiproduziert' wird (Eichhorn 1987, 1f.). Gründe dafür gibt es auf individueller und organisational-institutionaler Ebene. Die individuellen Ansprüche der PatientInnen wachsen: „Selbst bei unverändertem Leistungsniveau kann auf diese Weise der Eindruck eines Mangels entstehen." (Eichhorn 1987: 2) Andererseits können PatientInnen als medizinische LaiInnen die Leistungsfähigkeit und Qualität der Versorgung nur bedingt beurteilen und ihre ‚Konsumentensouveränität' (Eichhorn 1987, 5) beschränkt sich weitgehend auf die Frage der Arztwahl zu Beginn der Behandlung. Auf der Seite der MitarbeiterInnen mag die Motivation in sicheren, bürokratischen Strukturen weniger hoch sein, was sich in ‚gewissen Bequemlichkeiten' (Eichhorn 1987, 3) ausdrücken kann.

Politische Institutionen steuern zu inkonkret über Leerformeln, wie z. B. ‚optimale Patientenversorgung', ohne konkrete Leistungsziele für die bedarfswirtschaftlich ausgerichteten Organisationen zu geben, und dies obwohl klar ist, dass ohne marktwirtschaftliche Allokation eine administrative Allokation diese Lücke im Verteilungsmechanismus schließen muss. Eine reine Orientierung an Finanzzielen in Ermangelung operativer Leistungsziele konterkariert den bedarfswirtschaftlichen Auftrag, da dadurch eine erwerbswirtschaftliche Logik befördert wird statt einer gemeinnützigen. Massenmedien legen besonders hohe Maßstäbe an die Leistungsfähigkeit an, gleichzeitig sollen die Pflegesätze niedrig sein und möglichst kein Defizit entstehen. Hier wird ein bedarfswirtschaftlicher Betrieb mit erwerbswirtschaftlichem Maß gemessen, was

„(...) ein offensichtliches Informationsdefizit sowohl im Hinblick auf die Sach- als auch die Formalziele des Krankenhausbetriebes" (Eichhorn 1987: 4) bei den Beurteilenden offenbart. An diesem Informationsdefizit hat auch die Institution ‚Wissenschaft' ihren Anteil. „Eingegrenzt auf den Bereich der Wirtschafts- und Sozialwissenschaften zeigt sich, daß sich deren Forschungen und Untersuchungen bis zum heutigen Tage auf den Bereich der erwerbswirtschaftlich-privatwirtschaftlichen Unternehmungen konzentrieren (...)" (Eichhorn 1987: 4) – ein Argument, das Eichhorn bereits im Vorwort zum ersten Band 1967 vorgebracht hat. Entsprechend wenig Vorbereitung auf diesen Managementbereich findet (1987 immer noch) durch die Hochschulausbildung statt. Angesichts all dieser Aspekte „(...) muß es überraschen, daß es im Bereich der Krankenhausversorgung bisher weder eine systematische Aufstellung von Effektivitäts- und Qualitätsnormen noch eine wirksame Überwachung zur Einhaltung dieser Normen gibt, wenn man von einigen wenigen Ansätzen absieht." (Eichhorn 1987: 5)

Auch wenn gerade im direkten Arzt-PatientInnen-Verhältnis eine exakte Effektivitäts- und Qualitätsbeurteilung schwierig erscheint, plädiert Eichhorn für „(...) eine wertfreie Darstellung und Abklärung aller mit der Kosten-/Nutzenrelation verbundenen offenen Fragen und ungelösten Probleme im Bereich der Leistungsfähigkeit, Qualität und den leistungsbezogenen Ergiebigkeitsmaßen der Krankenhausproduktion (...)" (Eichhorn 1987: 6).

Der von Eichhorn hier eingenommene, breitere Blick auf die Situation der ‚Krankenhausproduktion' macht nicht nur das Verhalten einer Reihe von Beteiligten zum Thema, sondern stützt auch eine ganze Reihe grundlegender Annahmen inhaltlich:

- Die in der sechsten grundlegenden Annahme eingeführte Umweltdynamik als Verursacher organisationaler Veränderung lässt sich um Massenmedien bereichern.
- Die immer noch mangelnde Vorbereitung zukünftiger Krankenhausführungskräfte aufgrund fehlender Hochschulausbildung sichert die Aktualität der *ersten grundlegenden Annahme* einer *praxisrelevante Wissenschaft mit normativem Impetus*.
- Exakte Beurteilung, wertfreie Darstellung sowie Abklärung aller mit der Kosten-/Nutzenrelation verbundenen offenen Fragen macht die Nähe Eichhorns zu einer sich selbst als wertfreie Wissenschaft definierenden BWL deutlich (vgl. die *zweite grundlegende Annahme* mit Bezug auf Gutenberg) und bestätigt sein Verständnis von Planung als analytisch-methodischem Vorgehen, zielend auf Totalität, Berechenbarkeit und Integration.

Angesichts dieser Ausgangssituation konzentriert sich Eichhorn im ersten Kapitel auf ‚Ergiebigkeitsmaße der Krankenhausproduktion'. Hier finden sich viele Ausführungen wieder, die bereits in den vorhergehenden Bänden und Auflagen gemacht wurden, und die hier nicht wiederholt werden müssen. Vier Aspekte sind dabei jedoch interessant. Erstens wird deutlicher als bisher die Lage der PatientInnen beschrieben, zweitens wird eine BWL der Dienstleistung gefordert, drittens wird die Qualitätsthematik besonders behandelt, viertens wird Quantifizierung als Strategie des Umgangs mit Unsicherheit und Risiko argumentiert.

PatientInnen als Produktivfaktoren und damit als Mittel zum Zweck

Das Krankenhaus als Betrieb und Organisation hat nach wie vor in den PatientInnen, in der Linderung oder Heilung von Leid, Krankheit oder körperlichen Schäden seinen *Sinn und Zweck* als ‚kundenpräsenzbedingter' Dienstleistungsbetrieb. Allerdings tritt der *Humanfaktor* ‚PatientIn' als ‚Dienstleistungsobjekt' klarer als bisher neben die Potential- und Repetierfaktoren, wobei für das Produktionsergebnis der *Wille der PatientInnen*, wieder gesund zu werden, ‚unverzichtbar' ist. (Eichhorn 1987, 7f.). In gewisser Weise stellt dies eine Spielart der *siebzehnten grundlegenden Annahme* dar, wonach die Beteiligten ‚mitmachen' wollen müssen, wenn es zu einer effizienten Verhaltensweise und zu wirtschaftlicher Zielrealisation kommen soll. Für PatientInnen als ‚Beteiligte' an der Organisation auf Zeit gilt auch: Die *Partizipation* der Beteiligten/Betroffenen zwecks Verbreiterung der Erfahrungs(wissen)basis gilt vor allem in *komplexen Situationen* als angemessene Handhabungsstrategie. Als eine derartige Situation kann die Behandlung der PatientInnen auch aus Eichhorns Sicht gelten.

Das in vielfältigster Ausprägung mögliche Persönlichkeits- und Krankheitsartenmuster der PatientInnen trifft auf das Ressourcenmuster des Krankenhauses und auf dessen Personal. Zwischen beiden Mustern entsteht eine interaktive Beziehung, die zunächst mit einer Interpretation der Persönlichkeits- und Krankheitsartenmuster der PatientInnen beginnt. Im weiteren Zeitablauf „(...) integriert man den Patienten damit in den Versorgungsprozeß, schreibt ihm krankenhaustypische Identität und Motive zu, klassifiziert ihn als akuten oder chronischen Fall und gestaltet ihn auf diese Weise zu einer immer technischer werdenden Aufgabe des Versorgungsprozesses." (Eichhorn 1987: 10) In diesem *Spannungsfeld* von Einmaligkeit der PatientInnen und deren rein technischer Deutung durch Professionisten, die zur Entfremdung und Entpersönlichung führen kann, ist die Frage der PatientInnenorientierung letztlich eine des verantwortlichen Handelns der Entscheidungsträger im Versorgungsprozess. Eichhorn geht hier nicht so weit, deswegen einen intraindividuellen Konflikt bei den Entscheidungsträgern zu sehen, er zeigt aber das Spannungsfeld zwischen sich selbst ganzheitlich wahrnehmenden PatientInnen und einer technisch-reduktionistischen Interpretation der Krankheit der PatientInnen durch diverse Professionisten im Krankenhausbetrieb auf. Die Gefahr der Entfremdung und Entpersönlichung, die Eichhorn hier beschreibt, macht dieses Mal am Beispiel der PatientInnen deutlich, was bislang aus *kostentheoretischer* Sichtweise argumentiert wurde: Die Produktivfaktoren sind als reine, neutrale Mittel zum Zweck zu betrachten (vgl. die *fünfzehnte grundlegende Annahme*). In diesem Fall wird der Patient, reduziert auf seine ‚Krankheit', zum neutralen Produktivfaktor bzw. Objekt für ProfessionistInnen.

BWL der Dienstleistung als theoretische Zukunftsperspektive

Die *dynamische Beziehung* PatientInnen/Krankenhaus(personal) hat ein Ergebnis, das in hohem Maß „(...) vom Zusammenwirken aller subjektiven und situationsbedingten Bestimmungsfaktoren für den Ablauf des Versorgungsprozesses, die in der Regel außerhalb der unmittelbaren Einwirkungsmöglichkeiten des Versorgungsmanagements liegen" (Eichhorn 1987: 12f.) abhängt und daher nur schwer zu beurteilen ist. Dieser Aspekt wiederum führt dazu, „(...) daß es nicht ohne weiteres möglich ist, Leistungs- und Einsatzdimensionen sowie Ergiebigkeitsmaße aus der Produktionswirtschaft auf den Dienstleistungsbereich der Krankenhauswirtschaft zu übertragen." (Eichhorn 1987: 12) Eichhorn kritisiert – wie bisher – die Konzentration der BWL auf eine Industriebetriebslehre erwerbswirtschaftlichen Zuschnitts. Darüber hinausgehend sieht er jedoch die Notwendigkeit für „(...) eine spezielle Betriebswirtschaftlehre der Dienstleistungen (...)" (Eichhorn 1987: 12, Fußnote 2), die, angestoßen durch die Krankenhausbetriebslehre, den Spezifika des Krankenhausbetriebes, insbesondere der Bedeutung von Kommunikation und Kooperation, gerecht werden kann. Diese Haltung ändert nichts an der *ersten grundlegenden Annahme* einer *Praxisrelevanz mit normativem Impetus* als ein Bestimmungsmoment der Krankenhausbetriebslehre. Was jedoch die *zweite grundlegende Annahme der ABWL als notwendigen Referenzpunkt für die SBWL* anlangt, so wird dem Blick zurück (ABWL im Sinne Gutenbergs ‚Grundlagen der Betriebswirtschaftslehre') und in die Gegenwart der 1970er Jahre (entscheidungsorientierte sowie systemorientierte BWL) *ein Blick nach vorn hinzugesellt.* Weil die einfache Übertragung industriebetriebswirtschaftlicher Konzepte auf Dienstleistungen nicht funktioniert, wird in Zukunft eine SBWL der Krankenhaus-Dienstleistung notwendig werden, die Eichhorn selbst hier aber nicht weiter ausführt.

Dazu gehört auch, Kriterien für die Operationalisierung der Leistungsfähigkeit bzw. Bedarfsdeckung (institutioneller Sinn) zu entwickeln, zumal die Tendenz (momentan) dahin geht,

> „(...) die bedarfswirtschaftlich-gemeinnützige, humanitäre oder auch karitative Aufgabenstellung des Krankenhauses zu vernachlässigen und aus dem betrieblichen Zielsystem auszugliedern (..). Statt dessen ist man bestrebt, unter erwerbswirtschaftlich-privatwirtschaftlichen Vorzeichen der Eigenwirtschaftlichkeit des Krankenhausbetriebes die Bedeutung einer zentralen Zielvorgabe zuzumessen, und auf diese Weise die Zielsetzung des Krankenhauses gleichzusetzen mit ‚Kostendeckung' unter den Nebenbedingungen von ‚sparsamer Wirtschaftsführung' und ‚kaufmännischer Rechnungslegung'. (...) Dabei ist es primär auf den ständigen Kampf um kostendeckende Pflegesätze und damit um Eigenwirtschaftlichkeit zurückzuführen, daß sich die Krankenhäuser nur schwer von der erwerbswirtschaftlich-privatwirtschaftlichen Gedankenwelt der Erträge und Aufwendungen abwenden und in den bedarfswirtschaftlichen Kategorien von Leistungen, Nutzen und Mitteleinsatz denken lernen. Sicher dürfte aber sein, daß die Leistungsbereitschaft der Krankenhäuser in dem Maße wachsen wird, wie es gelingt, Kriterien für die Leistungsfähigkeit der Krankenhausversorgung zu entwickeln." (Eichhorn 1987: 20)

Eichhorn spricht sich nicht kategorisch gegen jegliche erwerbswirtschaftliche Aspekte beim Betreiben eines öffentlichen Krankenhauses aus. Er lehnt diese Tendenz aber sehr wohl in dem Fall ab, in dem das Streben nach ‚Kostendeckung' den Auftrag des Krankenhauses unterminiert und PatientInnen nur noch als ‚Pflegesatzeinnahme' oder ‚Vollbelegungs-Sicherung' vorkommen.

Auch die Krankenhausführung ist nicht „(...) von sich aus und allein in der Lage, die bedarfswirtschaftlichen und erwerbswirtschaftlichen Aspekte der Krankenhausleistungsfähigkeit zu artikulieren und zu konkretisieren" (Eichhorn 1987: 23), weshalb hier ein Vakuum zu Tage tritt, das nur bedingt zu füllen zu sein scheint. Eichhorn macht hierzu drei Vorschläge:

- Bewusstseinsbildung: Angesichts mangelnder Ausbildungsangebote hierzu müssen sich die Führungskräfte aller Berufsgruppen „(...) der unterschiedlichen Wirkungen der bedarfs- und erwerbswirtschaftlichen Aspekte der Krankenhausleistungsfähigkeit bewusst werden." (Eichhorn 1987: 23)
- Darlegungsformen: Von der Krankenhauspraxis und darin involvierten Wissenschaften ist zu prüfen, „(...) ob und inwieweit die bisherigen Konzepte sozialer und gesellschaftsbezogener Rechnungslegung auch für Krankenhäuser praktikabel sind" (Eichhorn 1987: 24) Bei mangelnder Operationalisierbarkeit bliebe „(...) als Ausweg die rein verbale Darlegung (...) in Form einer Sozialberichterstattung mit einigen numerischen Angaben über den Nutzen und die Kosten des Gesundheitsbeitrages." (Eichhorn 1987: 24)
- Gerichtete Aufmerksamkeit der Entscheidungsträger: Für Behörden und Krankenhausträger geht es darum, „(...) dem bedarfswirtschaftlichen Aspekt der Krankenhausleistungsfähigkeit mehr Aufmerksamkeit zu schenken (...) denn zum Nachweis und zur Beurteilung der Krankenhausleistungsfähigkeit kann eine Rechnungslegung unter erwerbswirtschaftlichen Vorzeichen in keinem Fall ausreichen." (Eichhorn 1987: 24)

Alle drei Vorschläge weisen darauf hin, dass es eine umfassende Darlegungsnotwendigkeit gibt, die nicht rein auf erwerbswirtschaftliche Kenngrößen abstellt, weil das den Sinn des öffentlichen Krankenhauses verfehlen würde, wobei die im Detail darzulegenden Kriterien aber noch zu entwickeln sind. Damit wird die *vierzehnte grundlegende Annahme illustriert*, wonach ein KIS real zu schaffen ist, das Informationsbedarf und Informationsangebot zur Deckung bringt und damit Ungewissheit idealerweise auf ein Mindestmaß reduziert.

Struktur-, Prozess- und Ergebnisqualität

Der Qualitätsgedanke wird von Eichhorn in Band III systematischer aufgegriffen als bisher. Für den Bereich der Medizin und Pflege stellen die Zielsetzungen aus Naturwissenschaft, sozial-ethischem Umgang mit PatientInnen und Ökonomie die Bewertungsdimensionen für Qualität zur Verfügung, wobei keine Überbetonung nur einer Dimension anzustreben ist, da die Ziele und Werte so unterschiedlich ausfallen.

Instrumentell lassen sich die drei Kategorien der Ergebnis-, Prozess- und Strukturqualität unterscheiden, wobei gerade die Ergebnisqualität nur sehr schwierig als ‚Outcome-Messung' darstellbar ist, da sich die ‚Verbesserung des Gesundheitszustandes des Patienten' (Eichhorn 1987, 40) nicht exakt definieren und messen lässt. Zurückgegriffen wird daher primär auf Prozessqualitätsmerkmale, die den Ablauf bestimmen. Strukturqualitätsmerkmale hingegen erweisen sich meist als ‚stumpfes' bzw. ‚schwerfälliges' Mess- und Steuerungsinstrument, da zwischen Struktur- und Prozessqualität kein zeitloses Abhängigkeitsverhältnis herrscht und Strukturen mitunter ‚jahrelange Umsetzungszeiträume' bei Veränderungen benötigen (Eichhorn 1987, 41).

Qualität als Konglomerat hatte sich bereits aus der zwölften grundlegenden Annahme ergeben: Qualität und Wirtschaftlichkeit sind Ergebnis der (Zusammen-)Arbeit der Einzelnen, der Gruppe und der Gruppen untereinander. Diese Annahme, die sich auf das Resultat von miteinander arbeitenden Beteiligten bezieht, gilt im übertragenen Sinn ebenso für die an der Qualitätsentstehung jeweils beteiligten Qualitätsdimensionen – sowohl im Bereich der Zielvorstellungen, wo nicht eine Werthaltung dominieren soll, als auch im Bereich von Ergebnis, Prozess, Struktur und Ressourcen. Keine der angesprochenen Qualitätsdimensionen ist alleine für die Entstehung von Qualität verantwortlich, sondern diese entsteht im Zusammenspiel der angegebenen Dimensionen.

Ungewissheit, Risiko, Quantifizierung, Gewissheit, Rationalitätsgewinn

Im zweiten Kapitel widmet sich Eichhorn Kennzahlen als Informationsträgern bei Entscheidungen unter Ungewissheit. Die Ausgangslage ist dabei immer noch defizitär: „Fast immer fehlen die notwendigen Informationen, um in konkreten Fragen von Leistungsfähigkeit und Wirtschaftlichkeit gewiß zu sein und aufgrund dieser Gewißheit rational entscheiden zu können." (Eichhorn 1987: 58) Die Verknüpfung von Informationen, die Gewissheit schaffen und damit Ungewissheit absorbieren, mit der Rationalität von Entscheidungen räumt Kennzahlen einen zentralen Stellenwert: „Sie sind dadurch definiert, daß sie zahlenmäßig erfaßbare, krankenhausrelevante Sachverhalte quantifizieren sowie operationalisieren und auf diese Weise in konzentrierter und prägnanter Form darüber informieren." (Eichhorn 1987: 60) Ganze Kennzahlensysteme sind notwendig, um die Einseitigkeit, die in der Reduktion auf eine einzige Zahl liegt, zu vermeiden und stattdessen die vielfältigen und komplexen Interdependenzen krankenhausbetrieblicher Sachverhalte umfassend abzubilden und zu integrieren. Dabei ist der Fall der quantifizierbaren Elemente und deren quantifizierbarer Beziehung dem Fall der nicht quantifizierbaren Beziehung eindeutig vorzuziehen, denn sie sind „(...) aussagefähiger als solche ohne zahlenmäßig-rechnerische Angaben über das Beziehungsgefüge." (Eichhorn 1987: 67) Diese Annahme wird allerdings nicht mehr näher begründet. Sie ergänzt die *vierzehnte grundlegende Annahme*: In der Schaffung von Gewissheit (Rationalität) sind quantifizierbare, zahlenmäßig-rechnerische Aussagen zu bevorzugen, da ihre Aussagekraft *höher* ist. Eine mögliche verbale Darstellung taucht hier nicht einmal mehr als ungeliebter ‚Ausweg' auf.

Kennzahlensysteme sind mehrdimensional, flexibel, kausalitätsorientiert, führungsorientiert und prospektiv, und sie erfassen alle Funktionsbereiche des Krankenhausbetriebes. Ihr Aufbau ist ein ‚Muss' für die Krankenhausleitung, wenn sie das Wesentliche vom Unwesentlichen trennen, auf Relationen und Ergiebigkeitsmaße achten, Kausalzusammenhänge erkennen, sich der eigenen Position im ‚Krankenhausmarkt' bewusst werden und ein Führungsinstrument handhaben will, das sie zielorientiert planen, entscheiden und handeln lässt. Die Voraussetzungen für die sinnvolle Generierung und Anwendung von Kennzahlensystemen sind Exaktheit in der Zielsetzung, sachlogische und methodische Richtigkeit, Zeitraumbezogenheit, Aktualität, aussagefähiges Grundmaterial, bereinigte Preisentwicklung und ein Kontextverständnis bei Einzelkennzahlen. Sowohl in der Beschreibung dessen, was mit Kennzahlen(systemen) an Positivem für die Krankenhausleitung verbunden ist, als auch der Anwendungsvoraussetzungen, derer es für die Nutzung von Kennzahlen(systemen) bedarf, zeigt sich das Verständnis der bereits bekannten grundlegenden Annahmen *sieben* (planerisches, analytisch-methodisches Vorgehen, Totalität, Berechenbarkeit und Integration), *acht* (Trivialmaschine) und *sechzehn*, sofern dort vorgeschlagen wird, *Unexaktheit durch eine Strategie des ‚Mehr vom Selben' zu handhaben*, d. h. durch *Verfeinerung des bestehenden Instrumentariums*.

Im dritten Kapitel beschäftigt sich Eichhorn mit Qualitätssicherungsprogrammen (Eichhorn 1987, 104) und einem Risikomanagementansatz (Eichhorn 1987, 155). Auf die einzelnen kybernetischen Regelkreismodelle der Ausgestaltung von Qualitätssicherung muss hier nicht eingegangen werden (Eichhorn 1987, 105, Abbildung 6 und 106-129). Aufschlussreicher ist da schon die Definition der methodischen Anforderungen an Qualitätssicherungsprogramme:

- Objektivität, als „(...) Verfahrenstransparenz sowie Übereinstimmung (...) mit den anerkannten Normen wissenschaftlichen Vorgehens." (Eichhorn 1987: 134)
- Validität ist „(...) die wirklichkeitsgetreue Abbildung der realen Versorgungsqualität. (...) Zunächst ist zu fragen, ob die für die empirische Erfassung der Qualität ausgewählten Merkmale in Form direkt erfaßbarer Sachverhalte das Qualitätsausprägungsprofil der medizinisch/pflegerischen Versorgung tatsächlich eindeutig abbilden (...). Zum zweiten ist dann die Validität der Feststellungstechniken für die quantitative Ausprägung der ausgewählten Merkmale zu klären." (Eichhorn 1987: 135) Das Zahlenmodell soll möglichst strukturgleich sein mit der abzubildenden Qualität.
- Reliabilität liegt vor, wenn das Ergebnis „(...) von der Erhebungsperiode, vom Erhebungspersonal sowie vom Erhebungsinstrumentarium unabhängig ist." (Eichhorn 1987: 137)
- Sensitivität bezieht sich auf die Empfindlichkeit des Verhältnisses von ausgewähltem Qualitätsmerkmal und einer Veränderung in der Versorgungsqualität. Eichhorn kritisiert, dass in der ‚Informationshypothese' davon ausgegangen wird, dass dieser Zusammenhang genau bekannt ist bzw. ermittelbar ist. „Diese Informationshypothese gilt für die realen

Situationen der medizinischen/pflegerischen Versorgung jedoch nur bedingt." (Eichhorn 1987: 138) Daher sieht er die Notwendigkeit, „(...) daß man sowohl die Zahl einbezogener Qualitätsmerkmale als auch die der instrumentellen Ansätze erhöht." (Eichhorn 1987: 138)

Die Gesamtheit der hier definierten Anforderungen zeigt die Nähe Eichhorns zu den wissenschaftstheoretischen Grundfesten derjenigen ABWL, die er als Refenzpunkt für die Krankenhausbetriebslehre bislang immer wieder angegeben hat. Das Fußen auf anerkannten wissenschaftlichen Normen des Vorgehens beim Erkenntnisgewinn, die Vorstellung einer objektiven Realität, die sich auch wirklichkeitsgetreu abbilden lässt, die Neutralität dieser Erkenntnis im Sinne einer Reliabilität schaffenden Unabhängigkeit ihres Zustandekommens, schließlich die Überlegung einer stärkeren Annäherung an die objektive Realität durch ein ‚Mehr' an Qualitätsmerkmalen und Instrumenten sind allesamt Vorstellungen, die nicht nur einer Gutenbergschen Vorstellung eines Wissenschaftsprogramms der ABWL eignen, sondern auch den Vorstellungen von beispielsweise Heinens entscheidungsorientierter Betriebswirtschaftslehre oder Ulrichs kybernetischem Systemansatz in Form des St. Galler Management-Modells.[86]

Zeigen die Qualitätssicherungsmaßnahmen *Qualitätsmängel* auf, so ist der Schritt von der Qualitätssicherung zur *Qualitätsentwicklung* notwendig, um Ausgleichsstrategien für entsprechende Mängel in Ansatz zu bringen: OE (z. B. durch Ressourcenverbesserung) für Struktur- und Informationsmängel, Lernprozesse (z. B. durch Aus- und Weiterbildung) für Wissens-/Erfahrungsmängel und Anreizsysteme (z. B. positive/negative Anreize, ‚moral persuasion') für Verhaltensmängel.

Risikomanagement wird von Eichhorn (1987, 155) als notwendige Ergänzung der Kennzahlensystembildung und Qualitätssicherung ins Spiel gebracht. Der Grund hierfür liegt in der Vergangenheitsorientiertheit der Krankenhausleistungsrechnung, deren Zuschnitt ‚schmal' und ‚tief' ist und der folglich Zusatzinformationen für eine Gesamtsicht des Krankenhausleistungsgeschehens notwendig macht sowie letztlich auch in einer prospektiven Leistungsvergütung für Krankenhäuser mit Stärkung von Wettbewerbsaspekten, wodurch die wirtschaftlich-finanzielle Positionierung des Krankenhauses gefährdet werden kann. Eichhorn plädiert angesichts dieser Situation für Frühwarninformationen, die das auftretende Risiko einschätzbarer machen. „Allgemein definiert versteht man unter Risiko das Eintreten ungünstiger Ereignisse, die getroffene oder anstehende Entscheidungen bei gegebener Zielsetzung als nicht optimal erscheinen lassen." (Eichhorn 1987: 157) Das Risikomanagement muss folglich trachten, diese ungünstigen Ereignisse „(...) frühzeitig zu erkennen und zu beherrschen, und zwar im Hinblick darauf, risikoinduzierte Schäden entweder zu verhindern oder zu begrenzen." (Eichhorn 1987: 157) Risiko kann unterschiedliche Ursachen krankenhausintern/-extern haben und Eichhorn stellt hierzu sowohl Beispiele als auch mögliche Erhebungsbögen vor, aus denen das Risiko ersichtlich werden soll (Eichhorn 1987, 159ff. zu Decubitus). Auch das Risiko selbst kann unterschiedlicher Art sein – intern/extern verursacht, mono-/multikausal, kurz-/langfristig, poten-

---

[86] Vgl. hierzu Gutenberg (1929), (1951) und (1958) sowie z. B. Heinen (1969), der mittels praktisch-normativer Betriebswirtschaftslehre versucht, „(...) gewissermaßen auf einer theoretischen Vorstufe das tatsächliche Geschehen in der Betriebswirtschaft modellmäßig (...)" (Heinen 1969: 215) zu erfassen und in der Folge zu gestalten. Auch für Ulrich & Krieg (1974) steht im Vordergrund: „Bevor über Führung gesprochen werden kann, muss die zu gestaltende und lenkende Institution, die Unternehmung, dargestellt und analysiert werden" (Ulrich & Krieg 1974: 16). Dies geschieht mit Hilfe einer systemtheoretisch-kybernetischen Herangehensweise, wobei aus der sachlogisch-funktionalen Darstellung der betrieblichen Realität eine Managementlehre für die Hochschule und die ‚Kaderschulung' in Organisationen abgeleitet wird, was letztlich ebenfalls als praktisch-normatives Vorhaben verstanden werden kann.

ziell/aktuell oder auch beherrschbar/nicht beherrschbar – und mehr oder weniger Beteiligte mit den Risikofolgen betreffen.

Risikomanagement als *Bewältigung dieser Risikoausprägungen* kennt aktive und reaktive Formen, erstere bedeutet Früherkennung, Prävention und Sofortmaßnahmen, letztere bedeutet Identifikation und Wirkungsmilderung. „Sieht man das Risikomanagement in der Differenzierung ‚aktiv' und ‚reaktiv', dann empfiehlt sich, das Schwergewicht aller damit verbundenen Maßnahmen auf eine frühstmögliche Identifikation und Präventivbekämpfung von Betriebsrisiken zu konzentrieren." (Eichhorn 1987: 165) Entsprechend fokussiert sind dann auch die Ausführungen zu Frühwarnsystemen.

Dass es sich hierbei um ein dauerhaft angelegtes ‚System' im Sinne einer systematischen Institutionalisierung handelt, ist Eichhorn wichtig. Er argumentiert, dass das ‚Fingerspitzengefühl' der erfahrenen Krankenhauspraktiker spontan und improvisierend zum Einsatz kommt, aber nicht systematisch. „So kann dann eine mehr oder weniger zufällige Information dazu führen, punktuelle Schlüsse zu ziehen und, davon ausgehend, übereilte Entscheidungen ohne systematische Entscheidungsvorbereitung zu treffen." (Eichhorn 1987: 166) Eichhorn setzt dem ‚Fingerspitzengefühl' einen systematischen, zielorientiert-ganzheitlichen und konsequenten Sieben-Schritte-Maßnahmenplan entgegen. „Erst dann kann von einem aktiven Risikomanagement gesprochen werden (...)" (Eichhorn 1987: 166; die sieben Schritte in Abbildung 17). Auch hierbei spielen wiederum die Indikatoren eine zentrale Rolle, die patientenbezogen und funktions- bzw. stellenspezifisch auszurichten sind. Ein prospektives, ‚breit' und ‚flach' angelegtes patientenbezogenes Risikoscreening ergänzt Daten aus der Krankenhausleistungsrechnung (Eichhorn 1987, 170ff.). Mängelanzeigen und Überwachungsprotokolle sind weitere wesentliche Instrumente. Eichhorn schließt mit einem Beispiel zu Stürzen von PatientInnen (Anzahl, Art, Folgen, Verhinderung, Standardpflege) aus San Francisco/USA und einem Beispiel von auf Risikoprävention gerichteten Fortbildungsmaßnahmen zur Unfallaufnahme aus South Carolina/USA.

Der Umgang mit Risiko und die Ausgestaltung des Risikomanagements geht letztlich konform mit einer ganzen Reihe der bekannten grundlegenden Annahmen:

- *Praxisrelevanz mit normativem Impetus*, die *erste grundlegende Annahme*, zeigt sich klar in der Feststellung, dass ohne Abkehr von spontaner Improvisation durch Krankenhauspraktiker und deren Ablöse durch einen systematischen, zielorientiert-ganzheitlichen und konsequenten Sieben-Schritte-Maßnahmenplan aktives Risikomanagement gar nicht erst entsteht. Diese Vorstellung korrespondiert stark mit der
- elften grundlegenden Annahme, wonach eine adäquate Betriebsführung des öffentlichen Krankenhauses letztlich nur durch umfassende, systematische Planung, Organisation und Kontrolle, gestützt auf eine ausdifferenzierte Leitungshierarchie, unter Zurückdrängen eines aus Überraschung geborenen Improvisierens sowie durch Ablösen des Entscheidungsautonomie fördernden Meisterprinzips zu gewährleisten ist. Dies gilt offensichtlich auch für das Risikomanagement als Teilbereich dieser adäquaten Betriebsführung.
- Dem Risiko als unvermeidbarer Veränderung wird auch hier auf die traditionelle Art begegnet, die sich in der *sechsten grundlegenden Annahme* ausdrückt: Nur ein *auf Dauer angelegter Prozess* der systematischen Planung, Organisation und Kontrolle lässt die unvermeidbaren Veränderungen wirksam handhaben. Diese Strategie ist getragen von der Beherrschbarkeitsvorstellung der *achten grundlegenden Annahme*: *Die Organisation ist eine durch Führung steuerbare Trivialmaschine.* Ausgedrückt findet sich dies darin, dass zwar bei den Risikoarten (vgl. oben) noch in beherrschbare und nicht beherrschbare Risiken unterschieden wird, die

nachfolgenden Ausführungen sich aber alle um das beherrschbare bzw. über Indikatoren und Stufenpläne beherrschbar gemachte Risiko drehen.

Im vierten Kapitel greift Eichhorn schließlich wiederum das Thema der Qualitätssicherung auf – oftmals unter illustrierendem Rückgriff auf Formulare, Checklisten bzw. Handlungsanweisungen aus den USA, vereinzelt auch aus Deutschland. Mit Blick auf grundlegende Annahmen bietet das vierte Kapitel allerdings *keine weiteren Neuigkeiten* mehr.

4.1.7 Die in drei Bänden vorgelegte Krankenhausbetriebslehre – Gesamteindruck einer Managementkonzeption

Wie oben dargelegt, war der Beweggrund für eine *chronologisch* vorgehende Rekonstruktion der *grundlegenden Annahmen* in Eichhorns ‚Krankenhausbetriebslehre', der Genese von Eichhorns Konzeption einer SBWL ‚Krankenhausbetriebslehre' gerecht zu werden und den Gedankengang in den Vordergrund zu stellen. Dadurch konnte Rück- und Querbezügen nachgegangen werden, was die grundlegenden Annahmen auch in ihrer jeweiligen Weiterentwicklung transparenter gemacht haben sollte. Die Konsequenz dieses Vorgehens ist jedoch ein hoher Differenzierungsgrad in der Darstellung, der noch keine analysefreundliche Hintergrundfolie abgibt, vor der sich die grundlegenden Annahmen *anderer* Literaturbeiträge zur Krankenhausbetriebslehre bzw. zum Krankenhausmanagement genauer rekonstruieren ließen. Die nachfolgende Tabelle fasst daher die Annahmen in Eichhorns Krankenhausbetriebslehre in drei Bänden zusammen, bevor sie in einem zweiten Schritt neu geordnet und verdichtet werden.

	Grundlegende Annahmen der Krankenhausbetriebslehre in drei Bänden (1967 – 1987) nach Siegfried Eichhorn
1	Praxisrelevanz der SBWL mit normativem Impetus.
2	Einbettung der SBWL in die ABWL: Mit ABWL als notwendiger Referenzpunkt ist eine ABWL im Sinne Gutenbergs ‚Grundlagen der Betriebswirtschaftslehre', später auch einer entscheidungsorientierten BWL sowie eines systemorientierten Programmes gemeint. Mit Blick nach vorn wird eine SBWL der Krankenhaus-Dienstleistung notwendig.
3	Typologie im Sinne ordnender Systematik ungeordneter Praxis ist notwendiger Bestandteil einer Krankenhausbetriebslehre.
4	Reguliertes Rationalprinzip: In Band I gilt als ‚Grundgesetz' menschlichen Handelns ein durch sinngebende Zielsetzung im Sinne des caritativen Dienstgedankens (wertbehafteter Akt) reguliertes Rationalprinzip, das sich im Wirtschaftlichkeitsprinzip als rein technischem Vollzug der Faktorkombination (wertfreier Akt) verkörpert. Dies wird in späteren Überlegungen in zwei Schritten revidiert, ohne dabei die Wertproblematik mit zu thematisieren: Sinngebende, ärztlich-pflegerische Zielsetzung reguliert ein allfälliges Rentabilitätsstreben. Wirtschaftliches Vorgehen hingegen dient dem Erreichen der ärztlich-pflegerischen Zielsetzung als oberstem Betriebsziel und wird unter Knappheitsbedingungen zu einer unabdingbaren Randbedingung ärztlich-pflegerischer Arbeit. Ab jetzt gilt Sinn und(!) Wirtschaftlichkeitsprinzip versus Rentabilitätsstreben. In Band II kommt die Verlässlichkeit des Regulativs im Zeitablauf hinzu: Sinngebende, ärztlich-pflegerische Zielsetzung reguliert Rentabilitätsstreben und individuelles Nutzenoptimieren – allerdings nicht bei jedem Organisationsmitglied zu jeder Zeit in gleich hohem Ausmaß. Ohne Regulativ kann sowohl wirtschaftliches Vorgehen als auch die sinngebende ärztlich-pflegerische Zielsetzung, also Rationalität, unterlaufen werden.
5	Zwischen Zielsetzungsdetailliertheit (Standard) und Beurteilbarkeit der Organisationsform

	(Aufwand, Erfolg, Zielerreichungsgrad) besteht ein Kausalzusammenhang. Als weitere kausale Spielart mit Bezug auf Konflikthandhabung gilt: Sind Zielsetzungen eindeutig und abgestimmt, brechen Konflikte erst gar nicht aus oder können unterdrückt werden, wodurch die Einheitlichkeit der Leistungserstellung gesichert ist.
6	Die Umweltdynamik verursacht organisationale Veränderung. Nur systematische Planung, Organisation und Kontrolle lässt die unvermeidbaren Veränderungen wirksam handhaben. Dieser Aspekt wird später konkretisiert: Nur ein auf Dauer angelegter Prozess der systematischen Planung, Organisation und Kontrolle lässt die unvermeidbaren Veränderungen wirksam handhaben.
7	Zwischen Bestimmungsgrad in Planung und Organisation und mehr oder weniger leichter Durchführbarkeit von Kontrolle besteht eine Kausalbeziehung. Die Planung, die von analytisch-methodischem Vorgehen, Totalität, Berechenbarkeit und Integration geprägt ist, ist zu präferieren.
8	Die Organisation ist eine durch Führung steuerbare Trivialmaschine.
9	Methoden des Erkenntnisgewinns sind so weit neutral, dass sich ihre Übernahme ohne den jeweiligen Kontext der Nachbarwissenschaften in die Krankenhausbetriebslehre als unproblematisch erweist.
10	Qualität und Wirtschaftlichkeit sind Ergebnis der (Zusammen-)Arbeit der Einzelnen, der Gruppe und der Gruppen untereinander. Diese Kausalbeziehung gilt ebenso für die an der Qualitätsentstehung jeweils beteiligten Qualitätsdimensionen, wie diverse Zielvorstellungen bzw. Werthaltungen, Prozesse, Strukturen und Ressourcen. Keine dieser Dimensionen ist alleine für die Entstehung von Qualität als Ergebnis verantwortlich.
11	Adäquate Betriebsführung heißt umfassende, systematische Planung, Organisation und Kontrolle, ausdifferenzierte Leitungshierarchie, Zurückdrängen eines aus Überraschung geborenen Improvisierens sowie das Ablösen eines Entscheidungsautonomie fördernden Meisterprinzips. Dies gilt auch für die adäquate Führung des öffentlichen Krankenhauswesens als volkswirtschaftlicher Sektor.
12	Während zunächst (Band I) der Dienst-, Gemeinnützigkeits- und Bedarfswirtschaftsgedanke das Streben nach Verdienst noch an die zweite Stelle verweist, gilt ab Band II das Anstreben des persönlichen Nutzenoptimums als dominant. Dies kann das gesamtbetriebliche Wirtschaftlichkeitsoptimum unterlaufen. Der homo oeconomicus ist, nicht nur bei leitenden KrankenhausärztInnen, ein legitimes Verhaltensmodell, das es in den Zielentscheidungsprozess einzukalkulieren gilt.
13	Zielkonflikte sind die Regel. Zielsysteme sind folglich das Ergebnis machtbestimmter Kompromisse zwischen divergenten Zielvorstellungen, die angesichts weiterbestehender Individual- und Gruppenziele ‚Quasi-Konfliktlösungen' darstellen. Deren Nachhaltigkeit kann unterstützt werden durch strenge Verhaltensnormierung und Kontrolle, definierte Schwankungsbandbreiten für persönliches Verhalten und materielle Verhaltensanreize (Führungsstilrepertoire). Zwischen Führungssituation und Führungsstil gibt es eine Kausalbeziehung.
14	Ein KIS ist real zu schaffen, das Informationsbedarf und -angebot zur Deckung bringt und damit Ungewissheit idealerweise auf ein Mindestmaß reduziert. Informationsübertragung ist verzerrungsfrei, so dass die Empfängerwahrnehmung zwangsweise mit der Senderbotschaft ident ist. Die Information ist eigenständig das, was sie ist, und braucht folglich keine Verstehensspielräume. Je weniger Ungewissheit vorliegt, desto rationaler kann entschieden werden. In der Schaffung von Gewissheit sind quantifizierbare, zahlenmäßig-rechnerische Aussagen zu bevorzugen, da ihre Aussagekraft höher ist.
15	Produktivfaktoren inklusive PatientInnen sind neutrale Mittel zum Zweck, die unabhängig von einer wertbehafteten Zielsetzung rein kostenbezogen optimiert zu kombinieren sind.
16	Es lassen sich ‚alle' Kosten und Nutzen im Bereich des Gesundheitswesens erfassen, sei es auf einzelwirtschaftlich-betrieblicher oder gesamtgesellschaftlicher Ebene. Auf beiden Ebenen ist Unexaktheit durch eine Strategie des ‚Mehr vom Selben' zu handhaben, d. h. es bedarf vor allem einer Verfeinerung des bestehenden Instrumentariums.

17	Auch bei straffer Planung, Organisation und Kontrolle als Inbegriff der Betriebsführung bzw. des Managements im modernen Krankenhaus müssen die Beteiligten ‚mitmachen' wollen, wenn es zu einer effizienten Verhaltensweise und zu wirtschaftlicher Zielrealisation kommen soll. Ergänzt um Effizientere Entscheidungen kommen durch Partizipation der Beteiligten/Betroffenen zwecks Verbreiterung der Erfahrungs(wissen)basis und bei Konfrontation der Entscheider mit den Konsequenzen der eigenen Entscheidung zustande. Die Partizipation der Beteiligten/Betroffenen zwecks Verbreiterung der Erfahrungs(wissen)basis gilt vor allem in komplexen Situationen als angemessene Handhabungsstrategie.

Tabelle 13: Grundlegende Annahmen der Krankenhausbetriebslehre nach S. Eichhorn (1967-87)

Eine erste Betrachtung aller 17 grundlegenden Annahmen zeigt zwei inhaltlich unterscheidbare Schwerpunkte. Einerseits gibt es eine Reihe von Annahmen, die sich auf *generelle, wissenschaftstheoretische Positionen* beziehen und damit ein spezifisches Wissenschaftsverständnis vermitteln. Die Setzung, welche ABWL den Rahmen für die SBWL ‚Krankenhausbetriebslehre' abgibt, und welche nicht, wäre hierfür ein Beispiel, weil mit dieser Setzung auch die ontologischen, epistemologischen und methodologischen Konsequenzen dieser Setzung ‚eingekauft' werden. Andererseits beziehen sich viele grundlegende Annahmen auch auf *einzelne Spezifika* bzw. *Charakteristika* der Organisation ‚öffentliches Krankenhaus'. Beide Betrachtungsebenen stützen sich gegenseitig. Die generellen, wissenschaftstheoretisch fundierten und fundierenden Standpunkte geben das gedankliche Selektionsmuster für die Wahrnehmung der Krankenhauswelt durch Theorieschaffende ab. Damit wird die Wahrnehmung praktisch vorhandener Organisationen und deren Management insofern gelenkt, als Daten, die in dieses Selektionsraster passen, zu wertvollen Informationen und zweckgerichtetem Wissen für die Theoriebildung werden. Diese intellektuelle Mechanik aus Selektierendem und Selektiertem reproduziert sich selbst, indem sie einen bestimmten inhaltlichen Zuschnitt der Organisation ‚öffentliches Krankenhaus' in den Vordergrund der Wahrnehmung auf theoretischer und praktischer Ebene rückt.

Generelle wissenschaftstheoretische Positionierung

Die *zweite grundlegende Annahme* macht in ihrer inhaltlichen Ausdifferenzierung über die Zeit hinweg deutlich, dass zunächst die *ABWL* im Sinne von Erich Gutenbergs ‚Grundlagen der Betriebswirtschaftslehre' die zentrale Rolle in Eichhorns Band I (1967) der ‚Krankenhausbetriebslehre'. Die Hereinnahme eines entscheidungsorientierten sowie systemorientierten Ansatzes der ABWL erfolgt dann erstmals in Band II (1971), womit alle drei ABWL-Konzeptionen zum *notwendigen Referenzpunkt einer SBWL* ‚Krankenhausbetriebslehre' werden. Eine Alternative zu dieser konzeptionellen *Einbettung* wird weder diskutiert, noch werden diese ABWL-Konzeptionen aus Sicht der SBWL reformuliert. Eichhorn plädiert zwar in Band III für die Schaffung einer SBWL der Krankenhaus-Dienstleistungen in der Zukunft, führt dies aber zu diesem Zeitpunkt (1987) nicht mehr inhaltlich weiter aus.

Die Hereinnahme des entscheidungs- sowie des systemorientierten Ansatzes der ABWL geschieht aus einer eher akkumulativen Haltung heraus und sichert rhetorische Modernität. Dies zeigt sich deutlich in der Verwendung *neuer* Begrifflichkeiten für *bekannte* Sachverhalte. Im Zuge der Einführung des systemorientierten Ansatzes werden als ‚Systemelemente' letztlich die bekannten sozialen und technischen Produktivfaktoren menschliche Arbeit, Sachgüter und Betriebsmittel aus Gutenbergs ‚Produktion' benannt. Dadurch geht von der Einführung des

Systembegriffes letztlich keine durchgreifende inhaltliche Neuerung aus – auch wenn jetzt der Begriff ‚Zielsystem' auf mehrere Ziele und mögliche Zielkonflikte aufmerksam macht, und der kybernetische Regelkreisgedanke die zyklische Vorstellung von Planung, Organisation und Kontrolle betont.

Für das Aufgreifen des entscheidungsorientierten Ansatzes gilt ähnliches. Wurde in Band I vom Krankenhausträger oder der Betriebsführung noch primär etwas ‚festgelegt', so wird dies ab Band II primär ‚entschieden'.[87] Inhaltlich ändert sich dadurch nichts Gravierendes, obwohl Eichhorn betont, dass die Krankenhausbetriebslehre dadurch zu einer Lehre vom Entscheidungsprozess würde. Bei näherem Hinsehen wird nicht der Entscheidungsbegriff und dessen mögliche inhaltliche Intepretation thematisiert – also ob der Begriff ‚entscheiden' einen Unterschied macht zum vorher verwendeten Begriff ‚festlegen'. Vielmehr steht die Frage im Vordergrund, welche ‚Entscheidungsinformationen' als auch ‚Entscheidungen' in den Phasen der Willensbildung und Willensdurchsetzung für einen reibungslosen Betriebsverlauf idealerweise vorliegen bzw. fallen müssen, um den (kybernetisch-systemischen) Regelkreislauf von Management und Führung zu schließen[88]. Dass diese Entscheidungen bei ungleich verteilter Durchsetzungsmacht beteiligter Personengruppen geschehen, mag jedoch als Einbezug eines Organisations- und Verhaltensaspektes gewertet werden, der zuvor so stark nicht präsent war und zu etwas differenzierteren Führungsstilerörterungen führt.

Festzuhalten bleibt an dieser Stelle: Eichhorn gelingt es auf diese Weise, im Verlauf der Entwicklung seiner Krankenhausbetriebslehre diese an jeweils moderne ABWL-Konzepte anzudocken, wobei Gutenbergs faktortheoretischer Ansatz die zentrale Grundlage bleibt. Der entscheidungs- als auch der systemorientierte Ansatz werden weitgehend auf rhetorischer Ebene hinzugefügt. Eichhorn bleibt in der Rezeption grundlegender ABWL-Konzepte immer auf *funktionale Modernisierung* bedacht, so dass die – aus seiner Sicht zentrale – Errungenschaft moderner BWL, einen funktionsfähigen und wertfreien ‚Apparat der Betriebsführung' geschaffen zu haben, nicht ausgehöhlt wird.[89]

Dieses Rezeptionsmuster lässt sich auch anhand der Vorstellung von *Interdisziplinarität* und Umgang mit Nachbardisziplinen belegen. Speziell bei der Rationalisierung als permanentem Prozess zur Implementierung eines lückenlosen Regelkreises von Zielsetzung, Planung, Organisation und Kontrolle mit Feedbackschleife erweist sich der Import von Methodenwissen und Erkenntnissen aus den Nachbarwissenschaften – z. B. der Arbeitswissenschaften oder die Betriebssoziologie[90] – als nützlich. Methoden und Erkenntnisse aus den Nachbarwissenschaften sind allerdings nur insoweit interessant, als sie sich als *zweckdienlich* für die Funktionsfähigkeit des ‚Apparates der Betriebsführung' erweisen. Dafür müssen die Erkenntnisse und Methoden der Nachbarwissenschaften aber zunächst *neutralisiert* werden, also ohne ihren Kontext betrachtet werden, denn erst dadurch werden sie friktionsfrei transferierbar. In einem zweiten Schritt können sie dann auch auf das Wesentliche reduziert werden, also auf das für

---

[87] ‚Entscheidung' kommt bei Eichhorn im Stichwortregister von Band I (1967) nicht vor, ab Band II (1971) hingegen in zunehmender Differenzierung, z. B. Entscheidungsaufgaben, -informationen, oder auch -kollegium, etc.

[88] Management und Führung wird hier in einem Atemzug genannt, weil auch Eichhorn die Entscheidungen bei der Krankenhausbetriebsführung/dem Krankenhausmanagement ansiedelt. Betriebsführung als Aufgabe ist Management, als Institution wird sie auch oftmals als Krankenhausleitung bezeichnet. Die Leitung (als Instanz) hat somit die Aufgabe des Führens/Managens zugunsten optimaler Aufgabenerfüllung.

[89] Konsequenterweise spielen alternative Ansätze innerhalb der ABWL keine weitere Rolle, z. B. ein sozialkritischer Ansatz wie die Arbeitsorientierte Einzelwirtschaftslehre (AOEWL) (Raffée 1984, 34ff.) – vielleicht auch, weil der 1987 erscheinende Band III der Krankenhausbetriebslehre mit der ‚Theorie und Praxis der Krankenhaus-Leistungsrechnung' einen engeren Fokus als die vorhergehenden Bände aufweist.

[90] Gutenberg (1958) steht auch hier Pate, denn Eichhorns Aufzählung relevanter Nachbardisziplinen in Band I (Eichhorn 1967) orientiert sich weitgehend an Gutenbergs Aufzählung von Nachbarwissenschaften.

die SBWL zweckdienliche Objekt in der Argumentation. Diese *kontextbereinigende, reduzierende und objektivierende Neutralitätsvorstellung* ist explizit Gegenstand der *neunten grundlegenden Annahme*: Methoden des Erkenntnisgewinns sind so weit neutral, dass sich ihre Übernahme ohne den jeweiligen Kontext der Nachbarwissenschaften in die Krankenhausbetriebslehre als unproblematisch erweist. Weiters findet sich diese Idee friktionsfreien Transfers in der *vierzehnten grundlegenden Annahme*, derzufolge eine *verzerrungsfreie Informationsübertragung* besteht, bei der die Empfängerwahrnehmung zwangsweise mit der Senderbotschaft ident ist. Hierbei braucht Information aufgrund ihres Objektivitätscharakters keine Verstehensspielräume. Diese Annahme bereitet auch den Boden für ein real zu schaffendes KIS, das Informationsbedarf und -angebot zur Deckung bringt und damit in der Phase der Entscheidungsvorbereitung die Ungewissheit idealerweise auf ein Mindestmaß reduziert. Je stärker die *Ungewissheit absorbiert* wird, also durch Gewissheit ersetzt wird, desto *rationaler ist auch die Entscheidung* auf der Basis dieser Gewissheit. In der Schaffung von Gewissheit (Rationalität) sind quantifizierbare, zahlenmäßig-rechnerische Aussagen zu bevorzugen, da ihre Aussagekraft *höher* ist. Information ist in ihrer Totalität erfassbar, zumindest ist dies anzustreben. Information, Methode und Erkenntnis sind neutrale Vorgänge und Objekte, die friktionsfrei transferierbar sind.

Mit dieser Vorstellung von Rationalität korrespondiert auch die sechzehnte grundlegende Annahme, derzufolge Unexaktheit durch eine Strategie des ‚Mehr vom Selben' zu handhaben ist. Hierbei bedarf es vor allem einer Verfeinerung des bestehenden Instrumentariums, denn letztlich lassen sich ‚alle' Kosten und Nutzen einer betrieblichen Betätigung im Bereich des Gesundheitswesens erfassen, sei es auf einzelwirtschaftlicher oder gesamtgesellschaftlicher Ebene. Eichhorns Verweise auf vorhandene Datenquellen zur Totalplanung, umfassende Kennzahlensysteme und eine angestrebte, auf EinzelpatientInnen bezogene Vorausbestimmung aller Leistungen markieren einen Idealzustand. Dass er in Abweichung von diesem Ideal auf ‚gröbere' Rechnungen und fachabteilungsspezifische, langjährige Erfahrungswerte zurückgreifen muss, erscheint als (widerwillig) akzeptierte Notlösung. Dieser Eindruck bestätigt sich auch bei der systematischen Institutionalisierung von Frühwarnsystemen in Band III. Hier argumentiert Eichhorn gegen das ‚Fingerspitzengefühl' der erfahrenen Krankenhauspraktiker. Dieses kommt spontan und improvisierend zum Einsatz und aus zufälligen Informationen werden dann punktuelle Schlüsse und übereilte Entscheidungen ohne systematische Entscheidungsvorbereitung. Dieses wenig rationale Vorgehen reicht nicht mehr aus, Leistungsfähigkeit, Qualität und Wirtschaftlichkeit der Krankenhausversorgung dauerhaft zu sichern.

Was schließlich das *Theorie-Praxis-Verhältnis* anlangt, so konzipiert Eichhorn seine Theoriebildung als der Praxis vorgängig, und zwar im Sinne einer ‚Hilfestellung' durch fundierte Anregungen für rationale Entscheidungen im Tagesgeschäft. Theorie ist – plakativ gesprochen – erfolgversprechende Horizonterweiterung für PraktikerInnen und somit *praxisrelevant*. Gleichzeitig beinhaltet derart praxisrelevante Theoriebildung einen *normativem Impetus*, wie es die *erste grundlegende Annahme* ausführt, indem eine ganz spezifische Ordnung für die empirisch erfahrbare, konkrete Welt variantenreicher Organisationen geschaffen wird und in diese hineindiffundiert, sobald sich das Denken in gleichermaßen abstrahierenden Kategorien, Begriffen und Absichten vollzieht.[91] Dadurch entsteht ein Mehr an ‚Zwangsläufigkeit' in einer un-

---

[91] Bei Gutenberg (1929, Kapitel II) ist die Unternehmung als Erkenntnisgegenstand betriebswirtschaftlicher Theoriebildung so konstruiert, dass Fragen von theoretischem Interesse beantwortbar werden. Dazu erfolgt eine theoriegerechte ‚Bereinigung' und ‚Fixierung' der drei Grundelemente: Rationalprinzip (Zweck-Mittel-Relation), Material (Sach- und Leistungsgüter) sowie psychophysisches Subjekt (als Mittler zwischen Rationalem und Material, von dem möglichst keine Störungen des G-W-G-Umwandlungsprozesses ausgehen sollen). Vor diesem Hintergrund eines idealen und abstrahierenden Konstruktes der Unternehmung erscheint die empirisch erfahrbare Wirklichkeit der Unternehmung als unzulänglich, weil das psychophysische Subjekt unterschiedliche Befähigungen aufweist und folglich Ent-

übersichtlichen, komplizierten bis komplexen, störanfälligen und damit letztlich riskanten Praxis. Angesichts des notwendigen Umgangs mit Ungewissheit ist ordnende Systematik durch Typologien *notwendiger Bestandteil einer Krankenhausbetriebslehre*, wie es in der *dritten grundlegenden Annahme* gefordert ist. Dies stützt den Zugewinn an *Rationalität* durch Reduktion von Ungewissheit. Ohne derartige Praxisnormativität wäre es zweifellos schwieriger, PraktikerInnen theoriebasierte Überlegungen nahezubringen, die die organisationalen Praktiken zum Positiven verändern sollen, wie es die Erklärungs- und Gestaltungsaufgabe der Betriebswirtschaftslehre vorsieht. Diese Überlegungen gelten auch für die von Eichhorn 1987 dezidert angestrebte Weiterentwicklung der Krankenhausbetriebslehre zu einer SBWL der Dienstleistungen, die den Spezifika des Krankenhausbetriebes, insbesondere der Bedeutung von Kommunikation und Kooperation in komplexen, dynamischen Interaktionssituationen gerecht wird.

Die in den *grundlegenden Annahmen eins, zwei, drei, neun, vierzehn* und *sechzehn* rekonstruierbaren, generellen wissenschaftstheoretischen Positionen sind nachfolgend etwas pointiert zusammengefasst:

Wissenschaftstheoretische Positionen der Krankenhausbetriebslehre in drei Bänden (1967 – 1987) nach Siegfried Eichhorn

- Einbettung der SBWL ‚Krankenhausbetriebslehre' in die drei gängigen ABWL-Konzeptionen (faktortheoretischer Ansatz Gutenbergs, entscheidungsorientierte sowie systemorientierte BWL) als *notwendige Referenzpunkte ohne Alternative* und *ohne Reformulierung* derselben aus SBWL-Sicht.
- Neutralität und Reduktionismus im Sinne der Vorstellung, dass Methoden und Erkenntnisse aus Nachbarwissenschaften sowie Information auf einen zweckdienlichen Beitrag zum funktionsfähigen und *wertfreien* ‚Apparat der Betriebsführung' zuzuschneiden sind. Als *kontextbereinigte Objekte* sind Information, Methode und Erkenntnis *problemlos transferierbar*. Objektives braucht keine Verstehensspielräume.
- Quantitativ gestützte Rationalität als Kausalität: Wenn *Informationsbedarf und -angebot zur Deckung gebracht sind*, dann wird *Ungewissheit* durch Gewissheit ersetzt und dadurch die *Rationalität der Entscheidung* befördert. Dabei sind *quantifizierbare, zahlenmäßig-rechnerische Aussagen zu bevorzugen*, da ihre *Aussagekraft höher* ist.
- Idealismus durch Anstreben totaler Information sowie Beseitigung von *Unexaktheit durch eine Strategie des ‚Mehr vom Selben'*, d. h. durch *Verfeinerung bestehender Instrumentarien* (z. B. KIS, auf einzelne PatientInnen bezogene Leistungsrechnung, gesamtgesellschaftliche ‚cost-benefit-analysis'). ‚Gröbere' Rechnungen, langjährige *Erfahrungswerte* und Fingerspitzengefühl sind (widerwillig) akzeptierte Notlösung bei Abweichungen von diesem Idealzustand der Totalplanung mittels umfassender Kennzahlensysteme.
- Theorie-Praxis-Verhältnis als der Praxis vorgelagerte Theoriebildung mit normativem Impetus. Die Auslegung der Erklärungs- und Gestaltungsaufgabe postuliert eine *der Praxis vorangehende* und *relevante* Theoriebildung. Deren *normativer Impetus* liegt in der Schaffung einer spezifischen Ord-

---

scheidungen mehr oder weniger fundiert trifft. Von dieser Erklärung ist es nicht mehr weit zur Gestaltung, also einem praktisch-normativen Impetus im Sinne eines Beitrags zur Verbesserung dieser empirisch erfahrbaren Wirklichkeit. Gutenberg betont an anderer Stelle den Gleichklang der Interessen von TheoretikerInnen und PraktikernInnen, indem er über Gespräche mit letzteren rückblickend folgendermaßen berichtet: „Auf das Ganze gesehen, stellte sich das Unternehmen in dem Denken dieser Personen als ein Netz von Input-Output-Beziehungen dar. Es ging ihnen darum, dieses Netz leistungsfähig zu halten und durch sachkundig getroffene Maßnahmen zu verbessern. Es war das gleiche Denken, das auch die Theorie beherrschte (...)." (Gutenbergs Rückblicke 1983 in Albach 1989: 63) Auch bei Ulrich & Krieg (1974) findet sich ein ähnliches Denkmuster zugunsten praktisch-normativer Abstraktion: „Führungssysteme werden nicht mehr unmittelbar durch durch Systematisierung paktischer Erfahrungen gewonnen, sondern auf der Basis formaler *Modelle* entwickelt" (Ulrich & Krieg 1974: 14; kursiv gedruckt im Original), weswegen die Führungskräfte zur Beherrschung dieser Modelle auszubilden sind. Schließlich ist auch für Heinen (1969) ein praktisch-normatives Vorgehen explizites Credo einer entscheidungsorientierten Betriebswirtschaftslehre, die sich einer Erklärungs- und Gestaltungsaufgabe stellt.

> nung für die Praxis (Typologien) in der gestaltenden Absicht, das Denken (von PraktikerInnen) durch von der Situation abstrahierende Begriffe und Kategorien zu prägen und dadurch organisationale Praktiken zum Positiven zu verändern (wobei der Bezug auf die eigene Situation Aufgabe der PraktikerInnen bleibt). Das Ziel ist ein Mehr an ‚Zwangsläufigkeit' in einer unübersichtlichen, komplizierten bis komplexen, störanfälligen und damit letztlich riskanten Praxis, das die Rationalität von Entscheidungen sicherstellt.

Tabelle 14: Wissenschaftstheoretische Positionen der Krankenhausbetriebslehre nach S. Eichhorn (1967-87)

Grundlegende Annahmen zu einzelnen Spezifika und Charakteristika

Während die bislang betrachteten sechs grundlegenden Annahmen primär die eher generelleren und als ‚wissenschaftstheoretisch' bezeichneten Positionen zum Inhalt hatten, beziehen sich die *verbleibenden elf grundlegenden Annahmen* primär eher auf einzelne Spezifika und Charakteristika der Organisation ‚öffentliches Krankenhaus'[92]. Die *vierte grundlegende Annahme* ist hierbei in zweifacher Hinsicht interessant, da sie in der Genese von Eichhorns Krankenhausbetriebslehre mehrmals revidiert wird, und da sie mehrere Spezifika der Organisation zugleich enthält.

In ihrer ursprünglichen Variante geht diese Annahme von einem *Spannungsfeld* zwischen der besonderen *Zwecksetzung* des Krankenhauses und *wirtschaftlichem Handeln* aus. Letzteres verkörpert im wirtschaftlichen Bereich das Rationalprinzip als Grundgesetz allen menschlichen Handelns, ist aber für Eichhorn kein Selbstzweck. Wirtschaftliches Handeln bekommt einen Sinn erst im Kontext einer Zielsetzung, d. h. die *sinngebende Zielsetzung reguliert das Rationalprinzip* als ‚Grundgesetz' menschlichen Handelns, hier speziell das Wirtschaftlichkeitsprinzip aufgrund knapper Mittel. Als *Sinn und Zweck* des Krankenhauses gilt das Erkennen, Heilen, Bessern oder Lindern von Krankheiten, Leiden oder Körperschäden der *PatientInnen* im Krankenhaus. Einerseits werden PatientInnen typologisiert (Akutkranke, Langzeitkranke, Chronischkranke und Alterskranke all diesen Typen). Andererseits ist jede(r) PatientIn anders, einmalig, auch im *Willen* wieder gesund zu werden (Humanfaktor), der im Übrigen unverzichtbar ist für den Erfolg des Krankenhauses als Dienstleister. Das Persönlichkeits- und Krankheitsartenmuster der PatientInnen kann vielfältigst sein, trifft auf das Ressourcenmuster des Krankenhauses bzw. auf dessen Personal und begründet eine *zentrale interaktive Beziehung* zwischen beiden *Strukturen*. Nach einer Interpretation der Persönlichkeits- und Krankheitsartenmuster der PatientInnen folgt die Integration in den Versorgungsproze, die Zuschreibung krankenhaustypischer Identität und Motive, die Klassifikation als Fall und die Gestaltung der Person als immer technischer werdende Aufgabe des Versorgungsprozesses. Unterschiedliche Berufsgruppen nehmen PatientInnen unterschiedlich wahr, und da auch die PatientInnen alle unterschiedlich sind, ist die Interaktion von PatientIn zu PatientIn immer wieder neu konkret auszuhandeln. Diese *zentrale Beziehung beinhaltet* auch ein *Spannungsfeld*, sobald hier Einmaligkeit und ganzheitliche Selbstwahrnehmung der PatientInnen auf eine technisch-reduktionistische Deutung durch diverse Professionisten prallen, was zu Entfremdung und Entpersönlichung führen kann. Letztlich generiert sich der Grad der PatientInnenorientierung in dieser zentralen Beziehung im verantwortlichen Handeln der Entscheidungsträger im Versorgungsprozess. Das öffentliche Krankenhaus orientiert sich als Dienstleistungsbetrieb am *Bedarf* der Bevölkerung insgesamt,

---

[92] Eine Ausnahme stellen hier die *vierzehnte* und die *sechzehnte grundlegende Annahme* dar, die schon starken Organisationsbezug aufweisen (KIS zur Schaffung quantitativer Gewissheiten, Verfeinerung der bestehenden Instrumente für möglichst totale Gewissheit). Daher kommen beide Annahmen auch in der nachfolgenden Analyse nochmals vor.

als auch auf eine bestimmte Versorgungsregion bezogen, was wiederum begründet ist in gesellschaftlichen, sozialen Werten der Caritas, Humanitas und des Bedachtseins auf das Gesamtwohl der Gesellschaft. Hierin zeigt sich ein spezifischer *gesellschaftlicher und sozialer Kontext* des öffentlichen Krankenhauses. Sinn und Zweck sind möglicherweise gefährdet, sollten Wirtschaftlichkeitsüberlegungen dominierend werden und das Regulativ einer besonderen gesellschaftlich-sozialen Verantwortung (der Betriebsführung) nicht mehr greifen. Eichhorn sieht diese Tendenz in unserer Wirtschaftsordnung angelegt, kommt 1967 aber noch zu dem Schluss, dass der Dienst-, Gemeinnützigkeits- und Bedarfswirtschaftsgedanke die Oberhand behält über das individuelle Streben nach Verdienst.

Diese Annahme revidiert Eichhorn jedoch alsbald. Zunächst konzipiert er nicht mehr Wirtschaftlichkeit als im Spannungsverhältnis stehend mit Sinn und Zweck der Organisation, sondern mit *Rentabilität*. Wirtschaftliches Verhalten als ständiges Optimieren der Relation von Ziel und Mittel nach dem Mini-Max-Prinzip steht vielmehr in einem rationalen Schulterschluss neben Sinn und Zweck und damit gegen Rentabilitätsstreben. Die *vierte grundlegende Annahme* konzentriert sich in weiterer Folge darauf, dass eine *sinngebende, ärztlich-pflegerische Zielsetzung* ein allfälliges *Rentabilitätsstreben reguliert*. *Wirtschaftliches Vorgehen* verschwindet damit aus dem Spannungsfeld als möglicher Gegenpol und wird mit dieser Revision umdefiniert als per se dem Sinn und Zweck in rationaler Weise dienlich.

Der ‚Aufstieg' der Rentabilität zum Gegenpol von Sinn und Zweck deutet auch eine veränderte Einschätzung der Motivlage der *MitarbeiterInnen* durch Eichhorn an. Der Dienstgedanke als – 1967 noch funktionierendes – Regulativ gilt für Eichhorn (1971) bereits als erodiert. Dieser Aspekt drückt sich auch in der *zwölften grundlegenden Annahme* aus, die hier nahtlos subsumiert werden kann. Das persönliche Nutzenoptimum hat die Dominanz des Dienstgedankens gebrochen, der homo oeconomicus ist, nicht nur bei leitenden KrankenhausärztInnen, ein legitimes Verhaltensmodell und das gesamtbetriebliche Wirtschaftlichkeitsoptimum kann somit unterlaufen werden.[93] Auf der Basis dieses Menschenbildes in Band II (1971) gilt das Regulativ ‚caritativer Dienstgedanke' keineswegs mehr automatisch für alle Organisationsmitglieder im gleichen Ausmaß und zu aller Zeit, auch wenn es deswegen nicht gänzlich verschwindet. Das Pendel der Wertigkeiten schlägt jedoch zu Beginn der 1970er Jahre aus Eichhorns Sicht eher zur Seite des individuellen Nutzenoptimums aus. Er geht zwar in seinen Überlegungen nicht so weit, deswegen eine Sinnkrise zu behaupten, aber er plädiert sehr stark dafür, dies einzukalkulieren.

Aus der hier dargelegten Mutation des Spannungsfeldes von Sinn und Zweck, Wirtschaftlichkeit und Rentabilität lässt sich letztlich ein *zweifacher Ökonomiebegriff* interpretieren. Im ersten Fall ist *Ökonomie* an Wirtschaftlichkeit geknüpft, die über den Sinn und Zweck als ärztlich pflegerische Zielsetzung reguliert wird. Im zweiten Fall wird die Wirtschaftlichkeit Teil des Sinns und Zwecks und reguliert ein allfälliges Rentabilitätsstreben. Damit wird, überspitzt gesagt, die Ökonomie zum Regulativ einer ökonomistisch verengten Ökonomie (*Ökonomistik*), die nurmehr das individuelle Nutzenoptimum kalkuliert und das allgemeine Nutzenoptimum einer Bedarfswirtschaft wenig bis gar nicht mehr in Betracht zieht, was dann zumindest Unwirtschaftlichkeit auf einzel- wie gesamtwirtschaftlicher Ebene als mögliche Folge nach sich zieht.

---

[93] Gemessen daran, dass Eichhorn in seinen vorhergehenden Ausführungen den Umkehrschluss provoziert, dass Rentabilitätsstreben (statt rationalem Wirtschaftlichkeitsstreben) irrational ist, ist es verwunderlich, dass er dieses Verhalten hier als legitim bezeichnet, denn damit rückt er auch ein suboptimales Wirtschaftlichkeitsniveau in die Nähe dieser Legitimität. Gerade dies aber will er durch seine Krankenhausbetriebslehre im Wesentlichen ausmerzen. Auf den hierin liegenden Widerspruch geht Eichhorn jedoch nicht weiter ein, vielleicht auch – spekulativ betrachtet – weil dies die Anerkenntnis von Absurdität in seiner Art der Theoriebildung bedeuten würde. Auf diesen Aspekt wird noch zurückzukommen sein.

Zusammenfassend verweisen diese, bislang auf der organisationalen Ebene betrachteten, *grundlegenden Annahmen vier* und *zwölf* bereits auf mehrere zentrale Spezifika der Organisation ‚öffentliches Krankenhaus':

- *PatientInnen* sind der Ausgangspunkt der Leistungserstellung, denn sie generieren den Bedarf an den Leistungen des öffentlichen Krankenhauses. Sie sind einmalig, ihr Wille gesund zu werden ist als Humanfaktor klar Teil der Leistungserstellung.
- *Sinn und Zweck* des Krankenhauses als Dienstleistungsbetrieb ist das Erkennen, Heilen, Bessern oder Lindern von Krankheiten, Leiden oder Körperschäden der PatientInnen.
- Die *zentrale Beziehung* zwischen *PatientIn* und *Krankenhaus(personal)* ist immer neu auszuhandeln (Einmaligkeit der PatientInnen) und sie ist geprägt von der professionellen Gestaltung der PatientInnen als (technischer) Fall für den Versorgungsprozess. Letzteres beinhaltet ein
- *Spannungsfeld* zwischen Einmaligkeit und ganzheitlicher Selbstwahrnehmung der PatientInnen und technisch-reduktionistischer Deutung durch diverse Professionisten existiert, was zu Entfremdung und Entpersönlichung führen kann.
- Der *gesellschaftliche und soziale Kontext* stellt den Rahmen an Erwartungen dar, in den sich das öffentliche Krankenhaus einbettet: Caritas, Humanitas, Gemeinwohl. Der caritative Dienstgedanke orientiert sich dabei primär am Bedarf der Bevölkerung in der Versorgungsregion, die das unmittelbare Umfeld der Organisation darstellt.
- *MitarbeiterInnen* verhalten sich sowohl im Sinne eines caritativen Dienstgedankens als auch im Sinne einer individuellen Nutzenoptimierung (Ambivalenz).
- *Ökonomie* zeigt sich als Wirtschaftlichkeit ebenso wie als Rentabilitätsstreben und offeriert damit eine zweite Bedeutung, die in einer *Ökonomistik* als verengter Begriff der Ökonomie besteht.

Diese sieben Spezifika werden in weiterer Folge der Betrachtung der grundlegenden Annahmen noch genauer charakterisiert. Der *gesellschaftliche und soziale Kontext* stellt nicht nur einen Erwartungsrahmen dar, sondern er ist für das öffentliche Krankenhaus auch Quelle einer *Dynamik*, der sich die Organisation nicht entziehen kann – oder wie es in der *sechsten grundlegenden Annahme* formuliert ist: *Die Umweltdynamik verursacht organisationale Veränderung*. Die Auslöser dieser Veränderung sind vielfältiger Natur: Medizin, Medizintechnik, allgemeine Technik (EDV), Arbeitsintensivierung und Arbeitsteilung, zunehmende Interdependenz der Einzelleistungen (intramural und extramural) allgemeine Lebensstandardverbesserungen sowie Vorstellungen, wie Organisationen zu führen sind. Hinzu kommt, dass es nicht nur interne Machtzentren mit Einfluss auf das organisationale Geschehen gibt, sondern auch externe Machtzentren bzw. Anspruchsgruppen (stakeholder) mit eigenständigen Interessen und Zielen wie Krankenhausträger, Krankenkassen, niedergelassene ÄrztInnen, Parteien, konfessionelle Gruppen und auch die Massenmedien. Auch die PatientInnen gehören hierzu, sobald sie aktiv eigene Ansprüche an den Ablauf im Krankenhaus geltend machen, die im Zuge der allgemeinen Lebensstandardverbesserungen beständig steigen. Dies gilt zumindest für die Anfangsentscheidung, einen Arzt zu konsultieren. Danach ist die ‚Konsumentensouveränität' insofern beschränkt, als im weiteren Verlauf in der Regel die Ärzteschaft (als ExpertInnen gegenüber medizinischem Laientum) den Bedarf bestimmt. Auch die Wirtschaftsordnung ist Teil des gesellschaftlichen Kontextes und hier konstatiert Eichhorn im Prinzip Marktversagen, auch wenn er es nicht so nennt. Das Ausfallen marktlicher Steuerungsmechanismen rechtfertigt staatliche Rahmenplanung[94] und behördliche Aufsicht, Preisvorgaben, Qualitätsstandards und weitere Normierungen, da der Homo oeconomicus nicht nur individuell, sondern auch institutionell anzutreffen ist, was zu einem *Spannungsfeld zwischen einer erwerbswirtschaftlichen und einer bedarfswirtschaftlichen Gedankenwelt* führt. Die Art und Weise, wie auf diese mannigfaltigen Auslöser von Veränderung in der Organisation reagiert wird, ist wiederum stark von den Referenzkonzepten geprägt, die Eichhorn als maßgebend für seine SBWL ‚Krankenhausbetriebslehre' ansieht. Mit explizitem Bezug auf Gutenberg geht Eichhorn in der *sechsten grundlegenden Annahme* davon aus, dass nur ein auf Dauer angelegter Prozess der systematischen Planung, Organisation und Kontrolle die unvermeidbaren Veränderungen wirksam handhaben lässt.

Diese Präferenz für Gutenbergs Konzept der ABWL ist gleichzeitig eine Abkehr von der bisherigen Tradition, mit unvermeidbaren Veränderungen umzugehen. Eichhorn spricht sich an unterschiedlichen Stellen immer wieder gegen die althergebrachte ‚Meisterwirtschaft' im Krankenhaus aus, nach der es der einzelnen Leistungsstelle überlassen ist, darüber zu entscheiden, wie die Arbeit ablaufen soll. Genau dies befördert aus Eichhorns Sicht mangelnde Koordination und Uneinheitlichkeit und hindert die Organisation daran, ein ‚Höchstmaß an Wirksamkeit' zu entfalten. Dem entgegen setzt er mehr ‚Zwangsläufigkeit' in *Struktur und Prozess*, die ihren Ausdruck in dem unendlichen Regelkreis von klarer Zielsetzung, straffer, analytischer und gesamthaft integrierter Planung, vollziehender Organisation und abweichungsorientierter Kontrolle findet. Das sozial-technische System ist für Eichhorn die stabile Struktur, in der die dynamischen Betriebsprozesse eingebettet sind. Ohne diese Strukturdominanz herrscht suboptimale Improvisation vor. Und er plädiert für Rationalisierung als permanenten Prozess der Etablierung dieser Regelkreisstruktur ‚im Sinne der Kybernetik'. Rationalisierung mit den bekannten betriebswissenschaftlichen Methoden von Taylor bis REFA kann kein einmaliger Akt sein, sonst wäre ihr Auftrag missverstanden. Schließlich ist die Arbeitsablaufplanung, also die Prozessstrukturierung und -koordinierung, in Eichhorns Augen die schwierigste Planungsaufgabe im öffentlichen Krankenhaus, die folglich auch am wenigsten Improvisation verträgt.

Eichhorn sieht das Entwicklungsziel moderner BWL explizit als erreicht, einen funktionsfähigen ‚Apparat der Betriebsführung' geschaffen zu haben. Diese Auffassung, ergänzt um das Streben nach Zwangsläufigkeit im regelkreisbasierten, wohlstrukturierten Betriebsgeschehen, lässt die Organisation in der *achten grundlegende Annahme* immer mehr als eine *durch Führung steuerbare Trivialmaschine* erscheinen, in der Kompliziertheit und Probabilistik durch Management- und Führungsinterventionen in einen durchschaubaren, gestaltbaren Gleichgewichtszustand überführt wird. Die ‚schöpferische Balance' der Führung in den Spannungsfeldern der praktischen Situationen, die durch den jeweils situativ passenden Führungsstil hergestellt wird, passt hierzu ebenso wie die Vorstellung, dass Qualität in einem pragmatischen Regelkreis von Sollvorstellung zur Verbesserung des Gesundheitszustandes der PatientInnen und der Darlegung der Abweichung davon gesichert wird.

Innerhalb der organisationalen ‚black box' lässt sich die soziale Dienstleistung als rein kostenbezogen optimierte Kombination von Produktivfaktoren darstellen, die neutrale Mittel zum Zweck sind, wie es die *fünfzehnte grundlegende Annahme* eines reinen Mittelcharakters der Produktivfaktoren formuliert. In dieser Sichtweise ist die soziale Dienstleistung als gesellschaftlich und individuell gewünschtes Ergebnis der Arbeit im öffentlichen Krankenhaus Produkt einer industriellen Herstellungslogik, die primär den Produktionsfunktionen vom Typ B und C

---

[94] Zur Erinnerung: Eichhorn stellt sich ein integrierte Gesundheitsplanung über diverse Zeithorizonte bis hin zu 30 Jahren vor auf Basis einer normativen Bedarfsprognose, die die Bevölkerungsentwicklung und den Trend zunehmender Krankenhaushäufigkeit fortschreibt, eine Verweildauerverkürzung vorsieht sowie ein Auslastungsquote von 85%.

gehorcht.[95] In dieses Bild der Organisation als Trivialmaschine passen weiters auch die *Kausalbeziehungen* in sieben der siebzehn grundlegenden Annahmen, in denen sich das gewünschte ‚Mehr an Zwangsläufigkeit' des Betriebsgeschehens als Ergebnis einer praxisrelevanten SBWL manifestiert:

	Grundlegende Annahmen mit Kausalbeziehungen
5	Zwischen Zielsetzungsdetailliertheit (Standard) und Beurteilbarkeit der Organisationsform (Aufwand, Erfolg, Zielerreichungsgrad) besteht ein Kausalzusammenhang. Als weitere kausale Spielart mit Bezug auf Konflikthandhabung gilt: Sind Zielsetzungen eindeutig und abgestimmt, brechen Konflikte erst gar nicht aus oder können unterdrückt werden, wodurch die Einheitlichkeit der Leistungserstellung gesichert ist.
6	Die Umweltdynamik verursacht organisationale Veränderung. Nur systematische Planung, Organisation und Kontrolle lässt die unvermeidbaren Veränderungen wirksam handhaben. Dieser Aspekt wird später konkretisiert im Sinne eines Prozessansatzes: Nur ein auf Dauer angelegter Prozess der systematischen Planung, Organisation und Kontrolle lässt die unvermeidbaren Veränderungen wirksam handhaben.
7	Zwischen Bestimmungsgrad in Planung und Organisation und mehr oder weniger leichter Durchführbarkeit von Kontrolle besteht eine Kausalbeziehung. Diejenige Seite der Planung, die von analytisch-methodischem Vorgehen, Totalität, Berechenbarkeit und Integration geprägt ist, ist zu präferieren.
10	Qualität und Wirtschaftlichkeit sind Ergebnis der (Zusammen-)Arbeit der Einzelnen, der Gruppe und der Gruppen untereinander. Diese Kausalbeziehung gilt ebenso für die an der Qualitätsentstehung jeweils beteiligten Qualitätsdimensionen, wie diverse Zielvorstellungen bzw. Werthaltungen, Prozesse, Strukturen und Ressourcen. Keine dieser Dimensionen ist alleine für die Entstehung von Qualität als Ergebnis verantwortlich.
13	Zielkonflikte sind die Regel. Zielsysteme sind folglich das Ergebnis machtbestimmter Kompromisse zwischen divergenten Zielvorstellungen, die angesichts weiterbestehender Individual- und Gruppenziele ‚Quasi-Konfliktlösungen' darstellen. Deren Nachhaltigkeit kann unterstützt werden durch strenge Verhaltensnormierung und Kontrolle, definierte Schwankungsbandbreiten für persönliches Verhalten und materielle Verhaltensanreize (Führungsstilrepertoire). Zwischen Führungssituation und Führungsstil gibt es eine Kausalbeziehung.
14	Ein KIS ist real zu schaffen, das Informationsbedarf und -angebot zur Deckung bringt und damit Ungewissheit idealerweise auf ein Mindestmaß reduziert. Informationsübertragung ist verzerrungsfrei, so dass die Empfängerwahrnehmung zwangsweise mit der Senderbotschaft ident ist. Die Information ist eigenständig das, was sie ist, und braucht folglich keine Verstehensspielräume. Je weniger Ungewissheit vorliegt, desto rationaler kann entschieden werden. In der Schaffung von Gewissheit sind quantifizierbare, zahlenmäßig-rechnerische Aussagen zu bevorzugen, da ihre Aussagekraft höher ist.
17	Auch bei straffer Planung, Organisation und Kontrolle als Inbegriff der Betriebsführung bzw. des Managements im modernen Krankenhaus müssen die Beteiligten ‚mitmachen' wollen, wenn es zu einer effizienten Verhaltensweise und zu wirtschaftlicher Zielrealisation kommen soll. Ergänzt um Effizientere Entscheidungen kommen durch Partizipation der Beteiligten/Betroffenen zwecks Verbreiterung der Erfahrungs(wissen)basis und bei Konfrontation der Entscheider mit den Konsequenzen der eigenen Entscheidung zustande. Die Partizipation der Beteiligten/Betroffenen zwecks Verbreiterung der Erfahrungs(wissen)basis gilt vor allem in komplexen Situationen als angemessene Handhabungsstrategie.

Tabelle 15: Grundlegende Annahmen mit Kausalbeziehung

---

[95] Mit dieser gedanklichen Trennung von Ergebnis und Herstellung des Ergebnisses entgeht Eichhorn bis zu einem gewissen Grad dem Widerspruch, ganz zu Anfang seiner Ausführungen das öffentliche Krankenhaus als *Dienstleistungsbetrieb* in *Abgrenzung* vom industriellen Produktionsbetrieb definiert zu haben, hier aber gleichzeitig einen Rückgriff auf Gutenbergs ‚Gesetze industrieller Faktorkombinationen' vorzunehmen (Gutenberg 1955, 224f.).

Die Aufgabe von *Management und Führung* ist es, dieses ‚Mehr an Zwangsläufigkeit' immer wieder neu und über die gesamte hierarchische Tiefe der Organisation herzustellen. Die *elfte grundlegende Annahme* bringt dies sowohl hinsichtlich Zweck als auch Mittelwahl auf den Punkt: Eine adäquate Betriebsführung des öffentlichen Krankenhauses ist letztlich nur durch umfassende, systematische Planung, Organisation und Kontrolle, gestützt auf eine ausdifferenzierte Leitungshierarchie, unter Zurückdrängen eines aus Überraschung geborenen Improvisierens sowie durch Ablösen des Entscheidungsautonomie fördernden Meisterprinzips zu gewährleisten. Ist dieser Zustand erreicht, kann sich die Führung auf ‚Management by Exception' in den außergewöhnlichen Fällen reduzieren. Der Organisationsbegriff wird dabei zunehmend weit gefasst, so dass ‚adäquate Betriebsführung' in obiger Annahme ersetzt werden kann durch ‚adäquate Führung des öffentlichen Krankenhauswesens', ohne dass die zugrunde liegende Steuerungslogik verlassen werden müsste. Lediglich die Ebene der Betrachtung variiert.

Mit dem Fokus auf *Management und Führung*, ob auf einzelwirtschaftlicher oder gesamtgesellschaftlicher Ebene des Krankenhauswesens, zeigt sich eine funktionale Steuerungsphilosophie, die geprägt ist von einer Präferenz Eichhorns für analytisch-methodische, gesamthaft integrierte und damit lückenlose Planung, Organisation und Kontrolle, und in der ein Streben nach Totalität, Berechenbarkeit, Integration sowie möglichst weit reichender Unsicherheits- und Risikoabsorption verankert ist. Die Vorstellung, dass zur Entscheidungsvorbereitung ein KIS real zu schaffen ist, das Informationsbedarf und -angebot zur Deckung bringt und damit Ungewissheit idealerweise auf ein Mindestmaß reduziert (vierzehnte grundlegende Annahme) illustriert dies ebenso anschaulich wie die sechzehnte grundlegende Annahme, der zu Folge sich ‚alle' Kosten und Nutzen einer betrieblichen Betätigung im Bereich des Gesundheitswesens erfassen lassen, sei es auf einzelwirtschaftlicher oder gesamtgesellschaftlicher Ebene. Unexaktheit ist durch eine Strategie des ‚Mehr vom Selben' zu handhaben, d. h. es bedarf vor allem einer *Verfeinerung* des bestehenden Instrumentariums (‚cost-benefit-analysis', Frühwarnindikatoren). Auch Eichhorns detailreiche Verweise auf Datenquellen, die eine Totalplanung in greifbarere Nähe rücken, würden sie nur mit mehr Aufmerksamkeit genutzt (vgl. die Ausführungen oben zu Band I, Erstauflage) sowie die Betrachtung umfassender Kennzahlensysteme in Band II und III zielen letztlich in die gleiche Richtung umfassender Berechenbarkeit als Planungs- und Steuerungsbasis. In diese Vorstellung passt auch, dass eine auf EinzelpatientInnen bezogene Vorausbestimmung aller Leistungen erstrebenswert wäre, wenn auch praktisch undurchführbar, weswegen auf ‚gröbere' Rechnung auf der Basis fachabteilungsspezifischer, langjähriger *Erfahrungswerte* zu den notwendigen Einzelleistungen je PatientIn im Durchschnitt zurückgegriffen werden muss. Im Prinzip ist dies aber eine Notlösung, weil die totale Information aus praktischen Gründen nicht herstellbar ist oder sich deren Beschaffung nicht lohnt.

In diesem Sinne ist es auch konsequent, das Oberziel *Qualität* durch quantitative Unterziele fassbar machen zu wollen. Interessant ist hierbei einerseits das Eingeständnis, dass es schwierig ist, die Ergebnisqualität eindeutig zu definieren und messtechnisch darzulegen (insbesondere weil Qualität im Zusammenspiel der jeweils beteiligten Qualitätsdimensionen entsteht, also multidimensional ist), andererseits wird aber der *disziplinierende* Effekt dieses Versuchs auf die individuellen Nutzenoptimierer von Eichhorn positiv betont. Da es für die *MitarbeiterInnen* opportun ist, sich ihre Autonomie durch ein Vorschieben nicht näher fassbarer ‚Qualitätsargumente' zu erhalten, sucht Eichhorn gerade im Qualitätsbereich nach Möglichkeiten der Operationalisierung und Quantifizierung, um den Bereich des Intransparenten möglichst klein zu halten. Hierzu passt, dass für Eichhorn sichere, bürokratische Strukturen auf Seite der MitarbeiterInnen ‚gewisse Bequemlichkeiten' fördern und die Motivation sinken lassen kann.

Eichhorn ist klar, dass es in den *zentralen Beziehungen* innerhalb der Organisation als auch zwischen der Organisation und ihrer Umwelt Unwägbarkeiten gibt. Schließlich *sind Zielkonflikte die Regel* (*dreizehnte grundlegende Annahme*). Diese sind nicht wegzudiskutieren, ist doch beispielsweise die Krankenhausleitung nicht automatisch der ‚verlängerte Arm' des Trägers, sondern in der Lage, eigenständige Ziele zu definieren und zu verfolgen. Zielsysteme sind folglich das Ergebnis machtbestimmter Kompromisse zwischen divergenten Zielvorstellungen, die angesichts weiterbestehender Individual- und Gruppenziele ‚Quasi-Konfliktlösungen' darstellen. In einer derartigen Situation stellt sich *Management und Führung* als Verhaltensbeeinflussung zugunsten reibungsloser, harmonischer Betriebsprozesse mit Hilfe einer gewissen instrumentellen Bandbreite und mit Hilfe diverser Führungsstile dar: Die Nachhaltigkeit der ‚Quasi-Konfliktlösungen' kann unterstützt werden durch strenge Verhaltensnormierung und Kontrolle, definierte Schwankungsbandbreiten für persönliches Verhalten und materielle Verhaltensanreize (*dreizehnte grundlegende Annahme*). Auch die Budgetierung als Vorgabe von Verbrauchsmenge und Preis mit anschließender Abweichungskontrolle zählt hier zum Repertoire an Instrumenten, die zu einer Kostenverantwortlichkeit erziehen sollen. All diese Annahmen und instrumentellen Ausgestaltungen, die ihrem *Prinzip von Norm und Kontrolle* nach auch für die gesamtstaatliche Ebene gelten, suggerieren eine Beherrschbarkeit zukünftiger Situationen, so dass alles, was sich außerhalb des zu managenden Kreislaufs von Planung, Organisation und Kontrolle abspielt, eine nicht weiter zu behandelnde Restgröße darstellt.

An dieser Vorstellung ändert auch die Hereinnahme partizipativen Führungsstils nichts, der sich schon im Planungsverfahren insofern angedeutet hatte, als die Qualität der Planung davon mit bestimmt wird, inwieweit die von der Umsetzung Betroffenen auch in der Rückkopplungsschleife der Planung beteiligt werden. So geht Eichhorn in der *siebzehnten grundlegenden Annahme* zwar davon aus, dass auch bei straffer Planung, Organisation und Kontrolle als Inbegriff der Betriebsführung bzw. des Managements im modernen Krankenhaus die Beteiligten ‚mitmachen' wollen müssen, wenn es zu einer effizienten Verhaltensweise und zu wirtschaftlicher Zielrealisation kommen soll. Aber gleichzeitig soll es darüber nicht zu einer Perpetuierung oder Wiedereinführung des ‚Meisterprinzips' kommen, weswegen die *Partizipation* der Beteiligten/Betroffenen zwecks Verbreiterung der Erfahrungs(wissen)basis und als Konfrontation der Entscheider mit den Konsequenzen der eigenen Entscheidung nur insoweit zu akzeptieren ist, als sie funktional ist für *das Entstehen effizienterer Entscheidungen*. Diese ‚Funktionalität' drückt sich auch darin aus, dass die *Partizipation* der Beteiligten/Betroffenen *zwecks Verbreiterung der Erfahrungs(wissen)basis* vor allem in *komplexen* Situationen als angemessene Handhabungsstrategie gilt, also keinen generell gültigen Führungsstil darstellt. Zentral ist in diesem Zusammenhang die Einbindung der Ärzteschaft und Pflege in die wirtschaftliche Gesamtverantwortung eines Krankenhauses, um im Bruch mit der Tradition des Meistersystems die Intregration zu forcieren. Eichhorn plädiert für eine nach Funktionen statt Berufsgruppen aufgeteilte, zentralistische Leitung, die über MbO führt. Eine in diesem Sinn funktionale kooperativ-demokratische Leitung stellt weder die Hierarchie als solche in Frage, noch die Macht der oberen Instanz darüber zu entscheiden, wer in Entscheidungspositionen kommt.

Grundlegende Annahmen auf zwei Betrachtungsebenen – ein kurzes Resümee

Die bis hierher vorgenommene Restrukturierung der in den drei Bänden der Krankenhausbetriebslehre rekonstruierten grundlegenden Annahmen Eichhorns gibt den Blick frei auf eine ganze Reihe von Spezifika und Charakteristika des ‚öffentlichen Krankenhauses'. In ihr wird deutlich, wie sich generellere, wissenschaftstheoretische Positionen und einzelne Spezifika gegenseitig stützen, z. B. im starken Vertrauen auf Quantitäten und deren disziplinierend-normierende Wirkung, im Setzen auf Typologien und Kategorienbildung, im Streben nach Totalerfassung aller relevanten Aspekte, aus deren Gestaltung eine Verbesserung der Situation hervorgehen könnte, oder auch in einer letztlich zweckgerichteten Entscheidungsrationalität. Alle generellen, wissenschaftstheoretischen Positionen finden sich somit auf der Ebene der Charakterisierung der einzelnen Spezifika der Organisation wieder. Dies untermauert die zuvor noch eher thesenhaft formulierte Vorstellung eines sich gegenseitigen Stützens dieser beiden Betrachtungsebenen und verstärkt den Eindruck einer eher homogenen Krankenhausbetriebslehre als Managementkonzeption.

Zweitens ergibt sich, dass die zentrale Frage: ‚Was sind die Spezifika der Organisation ‚öffentliches Krankenhaus' und was charakterisiert Management und Führung dieser Organisation?' von der Krankenhausbetriebslehre in Eichhorns Verständnis ‚breit' und ‚fokussiert' zugleich beantwortet wird:

- *Breit angelegt* ist die Behandlung der Spezifika. Es finden sich *alle Spezifika* wieder, die sich auch für die empirisch fundierte Heuristik in *Kapitel 3* als relevant erwiesen haben – von *PatientInnen* bis *Qualität*. Weiters sind *Spannungsfelder* aufgrund von Ambivalenzen (z. B. der Verhaltensambivalenz der *MitarbeiterInnen* zwischen caritativ und nutzenoptimierend) sowie interindividuelle Konfliktlinien rekonstruierbar.
- *Fokussiert* ist Eichhorns Managementkonzeption in Form der Krankenhausbetriebslehre dahingehend, dass er klare wissenschaftstheoretische Standpunkte einnimmt, die sich aus der Einbettung in eine bestimmte Ausprägung von ABWL ergeben, und aus dieser Positionierung heraus die Spezifika und Charakteristika praktisch vorhandener Organisationen auf systematische Art beschreibt.

Beides zusammen ergibt ein sich selbst reproduzierendes Selektionsmuster für die konzeptionelle Wahrnehmung der Krankenhauswelt. Die Frage, ob und inwiefern sich dieses Selektionsmuster in den auf die in drei Bänden ausgeführte Krankenhausbetriebslehre *nachfolgenden* Publikationen verändert, ist Gegenstand des nächsten Kapitels.

4.1.8 Die Weiterentwicklung der von Siegfried Eichhorn geprägten Krankenhausbetriebslehre nach 1987

Für die Rekonstruktion der weiteren Entwicklung der Krankenhausbetriebslehre Siegfried Eichhorns werden die Publikationen nach 1987 im Detail auf *relevante inhaltliche Abweichungen* bei der Aufgabenstellung, der generellen wissenschaftstheoretischen Positionierung sowie bei grundlegenden Annahmen zu einzelnen Spezifika und Charakteristika des öffentlichen Krankenhauses hin geprüft. Als Literaturgrundlage hierfür bieten sich Eichhorns Monographie aus dem Jahre 1997 sowie eine Reihe weiterer Artikel und Sammelbandbeiträge an.[96]

---

[96] In der von Gronemann & Keldenich (1988) herausgegebenen Festschrift für Siegfried Eichhorn zum 65. Geburtstag findet sich die bereits erwähnte, umfangreiche Veröffentlichungsliste Eichhorns, die mit dem Band III der Krankenhausbetriebslehre endet. Auch nach Abschluss seiner ‚Trilogie' und Emeritierung publiziert Eichhorn weiterhin rege. Mit Ausnahme der eigenständigen Monographie von 1997 findet sich der größere Teil an Publikationen als Artikelbeitrag in gemeinsam mit Barbara Schmidt-Rettig herausgegebenen Sammelbänden. Eichhorns Publikationstätigkeit erstreckt sich zeitlich bis ins Jahr 2001. Siegfried Eichhorn verstirbt 2005 im Alter von 94 Jahren.

Thematisch fokussiert Eichhorn in den Veröffentlichungen nach Abschluss der dreibändigen Krankenhausbetriebslehre 1987 auf die einschneidenden Wirkungen politischer Entscheidungen und Gesetzesänderungen im Gesundheitswesen. Aus ihnen resultiert die Notwendigkeit, sowohl die Leitungsorganisation des Krankenhauses sowie die Anforderungen an die Qualifikation des Managements zu überdenken, als auch die zunehmende Ökonomisierung des Krankenhauswesens mit ihrem Wertewandel und regional zunehmendem Preis- und Qualitätswettbewerb zu handhaben. Auch wenn die beiden Aspekte kaum voneinander zu trennen sind, z. B. weil zunehmender Wettbewerb strategische Qualifikationen des Managements erforderlich machen kann, widmet sich Eichhorn den geänderten Anforderungen an die Leitungsorganisation und Managementqualifikationen primär in Eichhorn (1989), (1991), (1993), (1995), (1996), (1999), (2001) sowie Eichhorn & Schmidt-Rettig (2001a). Die Frage, wie die Aspekte Kosten, Zeit und Qualität in einem umfassenden Qualitätsmanagement integriert werden können, ist hingegen Thema in Eichhorn (1997).

Fokus 1: Veränderte Anforderungen an das Krankenhausmanagement

Die geänderten Anforderungen an das Krankenhausmanagement werden vor allem in Eichhorn (1995) und (2001) bzw. Eichhorn & Schmidt-Rettig (2001a) deutlich, insbesondere weil die Beiträge von Eichhorn (1995) und (2001) in der Logik von ‚Rückblick und Ausblick' geschrieben sind. Eichhorn (1995) beschreibt zunächst die bisherige, eher staatswirtschaftlich orientierte Ordnungspolitik und skizziert dann die sich abzeichnende zukünftige, eher marktwirtschaftlich orientierte Ordnungspolitik im Gesundheitswesen. Die Veränderungen in den Anforderungen an das öffentliche Krankenhaus und sein Management werden in einen breiteren Kontext von nur mehr begrenzt steigerbaren Beitragsvolumina, alternder Gesellschaft mit veränderten Krankkeitsbildern, aufwändigeren und teureren Behandlungsmethoden und finanzielle Belastungen durch die deutsche Wiedervereinigung gestellt. Reine Kostendämpfungspolitik, wie bislang prioritär, greift hier zu kurz und hat keine nachhaltige Entspannung dieser Situation zur Folge. Das GSG 1993 als auch die BPflV von 1995 leiten hier eine Trendwende ein und befördern nach Eichhorn die Tendenzen zu neuen Versorgungsformen (z. B. stärker ambulantes Operieren), mehr Markt und einem gedeckelten Budget. Die Konsequenzen auf der Managementebene sieht Eichhorn (1995, 27) vor allem in einem ‚proaktiven Management', das mit dem Krankenhausträger seine Kompetenzen abklärt, als auch in einem umfassenden Professionalisierungsschub. Zu ergänzen ist dies durch ein Managementinformationssystem, das Entscheidungen zu Leistung, Qualität, Kosten und Erlösen auch vorzubereiten gestattet.[97] Eichhorn vertieft einzelne der hier genannten Konsequenzen für das Management in weiteren Publikationen, so z. B. eine zunehmende Auflösung der harten Grenzen zwischen ambulanter und vollstationärer Behandlung in Eichhorn (1995a), Professionalisierungsstrategien im Sinne eines Einbezugs aller Berufsgruppen in die Managementverantwortung und eines partizipativen, anreiz- und sinnbewussten Führungsverhaltens in Eichhorn (1995c), ein prozessorientiertes Controlling in Eichhorn (1996) oder eine Prozessorganisation in Verbindung mit einem Profitcenter-Konzept als organisatorische Antwort auf die oben beschriebene (gesetzlich induzierte) Ökonomisierung in Eichhorn (1999).

---

[97] Einen großen Teil dieser Professionalisierungsfelder, z. B. Einbindung der Ärzteschaft und Pflege in die Budgetverantwortung oder auch ein entscheidungsorientiertes Berichtswesen, benennt Eichhorn (1991) bereits inhaltlich, ohne hier den Professionalisierungsbegriff selbst zu verwenden. Er spricht stattdessen vom (anzuhebenden) ‚qualitativen Niveau' der Führungskräfte (Eichhorn 1991, 457).

Eichhorn (2001) sowie Eichhorn & Schmidt-Rettig (2001a) schließlich enthalten eine weitgehende Bestätigung der sich in Eichhorn (1995) und (1999) bereits abzeichnenden Entwicklungen, die Eichhorn (2001) – begrifflich schärfer – in drei Krisenzustände zusammenfasst: Finanzkrise, Systemkrise und Strukturkrise. Ergänzt um das Phänomen des Wertewandels als Bewegung „(...) von der Dienstgemeinschaft zur Tarifgemeinschaft (...)" (Eichhorn 2001: 52) führt dies bei Eichhorn & Schmidt-Rettig (2001a) zu einem notwendigen „(...) Paradigmenwechsel in Struktur und Organisation der Krankenhausleitung (...)" (Eichhorn & Schmidt-Rettig 2001a: 9) und wird dort detailreich in 15 allgemeinen Thesen zu einem zukünftigen Krankenhausmanagement ausgeführt. Diese Argumentationslinie hat Eichhorn (1995b) und (1997) mit Verweis auf Bleicher (1992) bereits in Bezug auf Qualitätsmanagement als besondere Problematik des Krankenhausmanagements vorbereitet (Eichhorn 1997, 92).

Das Regulativ für eine derartige Entwicklung in Richtung ‚Gesundheitswirtschaft' sieht Eichhorn in einer Sicherung der Sozialverträglichkeit der Selbstbeteiligung, d. h. in der Verbindung von solidarischer Risikoabsicherung und Marktwirtschaft. „Die Krankheit darf keinesfalls zur Privatsache und die Gesundheitsversorgung der Bevölkerung zu einem privaten kommerziellen Konsumgut deklariert werden." (Eichhorn 2001: 55) Gerade bei einer zunehmenden Ausdifferenzierung des Angebotes und einem Wachstum der Krankenhauswirtschaft, die nicht risikolos zu haben ist, kommt es darauf an, „die humanethischen Zielvorstellungen des Krankenhauses nicht aus dem Auge zu verlieren, wonach die ganzheitliche Betreuung kranker Menschen das Hauptanliegen des Krankenhauses ist." (Eichhorn & Schmidt-Rettig 2001a: 18)

Fokus 2: Integratives Qualitätsmanagement

Auch in Eichhorns Monographie ‚Integratives Qualitätsmanagement im Krankenhaus' von 1997 wird die Ausgangssituation für das Krankenhausmanagement als Wettbewerbsumfeld beschrieben, in dem die eigene Position nur über ‚Qualitäts- und Kostenführerschaft' (Eichhorn 1997, V) gehalten werden kann. Für die Wahrnehmung dieser Aufgabe fehlen dem Krankenhausmanagement allerdings die Grundlagen, war doch Qualitätsmanagement bislang primär auf Sicherung der Produktqualität im Sinne einzelner Behandlungs- und Pflegeprozesse fixiert und folglich noch keine in das allgemeine Krankenhausmanagement integrierte Funktion. Hier setzt Eichhorn mit seinem ‚Integrativen Qualitätsmanagement im Krankenhaus' (IQMK) an, dessen Konzept er ausführlich im Hauptteil seines Buches beschreibt. In verdichteter Form finden sich diese Überlegungen zum Qualitätsmanagement bereits in Eichhorn (1995a), wo auf Total Quality Management (TQM) als Denkansatz hingewiesen wird, dies aber noch nicht im Sinne eines IQMK detailliert ausgeführt ist.

Eichhorn (1997) verweist zunächst auf die krankenhausbetrieblichen Grundlagen aus seinen früheren Publikationen und betont in einem Exkurs zur Dienstleistungsproduktion einmal mehr das Verständnis des Krankenhauses als ‚kundenpräsenzbedingten Dienstleistungsbetrieb' sowie des sozialen Interaktionscharakters der Dienstleistungen im Krankenhaus. Es folgen prinzipiellere Betrachtungen zum Qualitätsbegriff und seiner Entwicklung seit den 1960er Jahren in Richtung Mehrdimensionalität der Qualität als Merkmalsbündel. Eichhorn kritisiert dabei die reine Übernahme industrieller Konzepte der Qualitätssicherung, weil sie Qualität auf die Sachdimension reduziert und die Interaktionsdimension vernachlässigt, die gerade für einen Dienstleistungsbetrieb wie ein Krankenhaus eine zentrale Rolle spielt. Qualitätsmanagement im Krankenhaus besteht aus Planung, Sicherung, Risikoprävention, Verbesserung, Realisierung und Beurteilung von Effektivität und Effizienz anhand einer Qualitätskosten- und Qualitätsleistungsrechnung. Das daraus erwachsende Qualitätssystem ist als Subsystem des Krankenhausbetriebes nach einem kybernetischen Regelkreis gestaltet und institutionalisiert.

Ab dem siebten Kapitel beschäftigt sich Eichhorn mit der Konzeptualisierung seines IQMK-Ansatzes, dessen Ziel die bessere Bedürfnisbefriedigung durch Optimierung der Faktoren Qualität, Zeit und Kosten darstellt. Dazu bedarf es eines Qualitätsmanagements als kompatiblen Teil des gesamten Krankenhausmanagements, das die einzelnen Abteilungen oder Prozessen zuordenbaren Qualitäts(sicherungs)initiativen systematisch und ganzheitlich top-down integriert, um einem Zerfall in Einzelansätze aus Sicht der Medizin, Pflege oder auch Informatik vorzubeugen. Ansatzpunkte für die Qualitätssicherung und kontinuierliche Qualitätsverbesserung ergeben sich aus objektiven und subjektiven Qualitätsmessungen, deren methodische Varianten und Problematiken Eichhorn beschreibt, unterstützt durch Qualitätstechniken und entsprechende Datenquellen aus Dokumentation, Beobachtung und Befragung. In diesen sehr ausführlichen methodisch-instrumentellen Teil (Eichhorn 1997, 163-317) fallen auch die Risikoprävention und eher am Rande Zertifizierungsfragen sowie die Möglichkeit der Teilnahme am European Quality Award. Aus industriellen Erfahrungen zieht Eichhorn den Schluss, dass die Implementierung des IQMK auf der strategischen und operativen Ebene durch acht Unzulänglichkeitsfaktoren behindert werden kann und widmet sich folglich den Voraussetzungen dafür, dass diese behindernden Faktoren nicht weiter zur Geltung kommen. Das Schlusskapitel stellt einen Anhang mit Leitsätzen für diejenigen dar, die IQMK implementieren und organisieren wollen. Es ist sowohl eine Zusammenfassung der bisherigen Ausführungen als auch eine definitorische Checkliste, worauf bei der Organisation des IQMK praktisch zu achten ist.

Angesichts dieser kurzen inhaltlichen Zusammenfassung zentraler Publikationen Eichhorns nach 1987 stellt sich systematisch die Frage, ob in puncto *Aufgabenstellung, genereller wissenschaftstheoretischer Position* als auch *grundlegender Annahmen* zu einzelnen Spezifika und Charakteristika des öffentlichen Krankenhauses inhaltliche Differenzen in der konzeptionellen Weiterentwicklung der Krankenhausbetriebslehre zu dem bisher Rekonstruierten existieren oder nicht.

Aufgabenstellung

Die SBWL ‚Krankenhausbetriebslehre' hat in ihrer Entstehung zwischen 1967 und 1987 die *Forschungslücke* zu nicht-erwerbswirtschaftlichen Betrieben geschlossen, woraus bislang eine eigenständige *theoretische Aufgabenstellung* resultierte. Mitte der 1990er Jahre hingegen haben sich die Umstände für das Krankenhausmanagement merklich geändert:

> „Parallel zu den weltweit primär unter ökonomischen Aspekten geführten Diskussionen über die Leistungen und Kosten des Krankenhauses sind in den letzten Jahren auch die Fragen der Effektivität und der Qualität der Krankenhausmedizin und der Krankenpflege in den Vordergrund des allgemeinen Interesses gerückt. (...) Mit Stärkung der marktwirtschaftlichen Elemente in der Krankenhauspolitik hat die Qualität (..) einen anderen Stellenwert erhalten. (...) Dabei gibt es eigentlich nur zwei erfolgversprechende Wettbewerbspotentiale: die Qualität und die Kosten der Krankenhausleistungen. Hauptaufgabe des Krankenhausmanagements wird also künftig sein, sich um Qualitäts- und Kostenführerschaft in der Region zu bemühen" (Eichhorn 1997: V).

Die Frage, ob das Krankenhausmanagement der sich hier abzeichnenden Aufgabe einer „(...) Professionalisierung des Qualitätsmanagements in Medizin, Pflege und Krankenhausbetrieb (...)" (Eichhorn 1997: V) gewachsen ist, verneint Eichhorn. „Bisher (..) fehlen im Krankenhaus sowohl Konzepte und Methoden eines umfassenden Qualitätsmanagements als auch Grundlagen und praktische Handlungsanleitungen für die notwendige Integration des Qualitätsmanagements in das allgemeine Krankenhausmanagement. Das vorliegende Werk will diese Lücke schließen." (Eichhorn 1997: Vf.) Mittel zum Zweck ist ein Konzept des ‚Integrativen Qualitätsmanagements' auf Basis eines TQM-Ansatzes, der ja „(...) inzwischen auch die Erfolgsfaktoren ‚Kosten' und ‚Zeit' integriert hat und sich auf diese Weise nahtlos in das ganzheitliche Krankenhausmanagementkonzept einfügt." (Eichhorn 1997: VI)

Diese ‚Professionalitäts-Lücke' betrifft jedoch nicht nur das Qualitätsmanagement im Krankenhaus, sondern alle Krankenhausmanagementaufgaben. In Eichhorn (2001) und Eichhorn & Schmidt-Rettig (2001a) postulieren beide unisono, dass den Veränderungen in den Rahmenbedingungen – z. B. Fallpauschalen, verstärkter Wettbewerb, zunehmende Ökonomisierung – nur dann entsprochen werden kann, „wenn das bisher vielfach immer noch reaktive Verwaltungshandeln durch ein proaktives Management abgelöst wird" (Eichhorn & Schmidt-Rettig 2001a: 10). Die Ablösung der ‚Dominanz' verwalterischen Denkens und Handelns ist ein Argument, das sich seit Beginn der 1990er Jahre kontinuierlich durchzieht (Eichhorn 1991, 458f.; Eichhorn 1995, 27; Eichhorn 2001, 52) und ist für Eichhorn & Schmidt-Rettig (2001a) logische Konsequenz eines in drei Phasen ablaufenden Managementwandels von der punktuellen Einführung betriebswirtschaftlicher Instrumente Mitte der 1980er Jahre über einen beginnenden Einbezug anderer Organisation des Gesundheitswesens in eine eher gesamthafte Betrachtung angesichts gedeckelter Ressourcen in den 1990er Jahren hin zu „(..) einer nunmehr strategisch ausgerichteten Angebotspolitik (...)" (Eichhorn & Schmidt-Rettig 2001a: 19). Integrative Konzepte sind allerdings auf dieser allgemeineren Managementebene bislang ebenso die Ausnahme wie auf der Ebene des Qualitätsmanagements, woraus einmal mehr der Schluss eines ‚unausweichlichen' Paradigmenwechsels im Management von Krankenhäusern gezogen wird (Eichhorn & Schmidt-Rettig 2001a, 20). Das Krankenhaus ist als ‚Lernende Organisation' bzw. Expertenorganisation zu verstehen, in der es um den Erhalt einer Balance von Fachsystem und Sozialsystem bzw. Fachfunktion und Leitungsfunktion geht (Eichhorn & Schmidt-Rettig 2001a, 20ff.). Das *Begründungsmuster* für die Etablierung einer eigenen Konzeption hat sich somit seit 1967 *nicht geändert*. Für die 1950er/60er Jahre war die ausschlaggebende Veränderung der Modernisierungsschub, der das Krankenhaus von einer unselbständigen Dienststelle in einen hochkomplizierten und störungsanfälligen Betrieb verwandelt hat. In den 1980er/90er Jahren ist es der ökonomische Diskurs und der sich verschärfende Wettbewerb, der eine konzeptionelle ‚Lücke' reißt, die nur durch den oben skizzierten Paradigmenwechsel im Management und entsprechende integrative Ansätze zu füllen zu sein scheint.

Parallel dazu gilt ebenfalls damals wie heute, dass neben die theoretische Aufgabenstellung der Schließung dieser konzeptionellen Lücke auch eine *praxisbezogene Aufgabenstellung* tritt. Für Eichhorn (1967) besteht die Notwendigkeit ‚praktischer Handlungsanleitung' als ‚Hilfestellung' für die Praxis, während Eichhorn (1997) Krankenhausführungskräfte ebenso als Zielgruppe in der Vermittlung des ‚notwendigen Rüstzeugs' identifiziert, wie die „(...) Studierenden an den Universitäten und Fachhochschulen (...)" (Eichhorn 1997: VI). Eichhorn & Schmidt-Rettig (2001a) wiederum heben hervor, dass die im Tagungsband des 23. Kolloquiums der Robert Bosch Stiftung zur Gesundheitsökonomie dokumentierten Ergebnisse als Weiterentwicklung der Empfehlungen der Deutschen Krankenhausgesellschaft zur modernen Betriebsführung von 1969 bzw. modernen Krankenhausstruktur von 1973 zu verstehen ist. Konsequenterweise enthält der Tagungsband dann auch ‚Theoretische und praktische Grundlegungen' sowie ‚Empfehlungen' (Eichhorn & Schmidt-Rettig 2001a, 9) bzw. drückt die Robert Bosch Stiftung die Hoffung auf „(...) praktische Verwirklichung der umsetzbar formulierten

Empfehlungen in der Krankenhauswirtschaft" (Eichhorn & Schmidt-Rettig 2001: Vorwort der Robert Bosch Stiftung) aus. Somit bleibt die *Aufgabenstellung einer praxisrelevanten Theoriebildung*, die aus wissenschaftlich entwickelten Grundlagen praktisch effektive und effiziente Instrumente ableitet, in ihrer *deduktiven Form* bei der Weiterentwicklung der Krankenhausbetriebslehre als Krankenhausmanagementkonzeption aufrecht.

Generelle wissenschaftstheoretische Positionen

Insofern Eichhorn (1997) auf die gedanklichen Vorarbeiten zu krankenhausbetrieblichen Grundlagen in früheren Publikationen verweist, sind damit auch die generellen, wissenschaftstheoretischen Positionen dieser Publikationen präsent. Eine *ABWL* im Sinne von Erich Gutenbergs ‚Grundlagen der Betriebswirtschaftslehre' sowie die Hereinnahme eines entscheidungsorientierten sowie systemorientierten Ansatzes der ABWL bleibt *notwendiger Referenzpunkt einer SBWL* ‚Krankenhausbetriebslehre' und wird auch durch die Erweiterung der eigenen SBWL-Konzeption in Richtung einer SBWL des Krankenhauses als Dienstleistungsproduzenten, wie sie Eichhorn (1987, 12, Fußnote 2) einfordert, keineswegs obsolet.

Dies zeigt sehr anschaulich die Definition des Qualitätssystems als einen ‚Teil des Krankenhausbetriebssystems', das „(...) alle Aufgaben, Funktionen, Abläufe, Strukturen, Organisationsregelungen, Methoden und Maßnahmen, die zum Management der Krankenhausqualität eingesetzt werden" (Eichhorn 1997: 40) enthält. Hier tritt die Querschnittsdisziplin ‚Qualitätsmanagement' als Subsystem auf der Basis eines vierstufigen kybernetischen Regelkreises auf – ein altbekannter Gedanke in Eichhorns SBWL-Konzeption. Auch in puncto ‚entscheidungsorientierter Ansatz' gibt es bei Eichhorn (1997) keine Neuerungen.

Ausschlaggebend für eine konzeptionelle Weiterentwicklung bleibt für Eichhorn letztlich immer die Frage der *Funktionalität* mit Blick auf den funktionsfähigen ‚Apparat der Betriebsführung'. Qualitätsmanagement als Querschnittsdisziplin in der ‚neuesten Entwicklungsstufe' eines TQM-Ansatzes wird als zweckdienlich hierfür erachtet und ein Konzepttransfer in die Krankenhausbetriebslehre erscheint daher angebracht. Gleiches gilt für das in Eichhorn & Schmidt-Rettig (2001a) aufgenommene Label ‚Expertenorganisation' von Grossmann et al. (1997) – ein ebenfalls naheliegender Brückenschlag. Die Art des Einpassens dieser Ideen bestätigt den bisherigen Umgang mit *Interdisziplinarität*, als auch den in diesem Kontext vorherrschenden Eindruck von *Reduktionismus* und *Neutralität*, wonach Methoden ohne den jeweiligen Kontext der Nachbarwissenschaften in die Krankenhausbetriebslehre *unproblematisch* übernehmbar sind.

Insbesondere in den Kapiteln zur Qualitätskosten- und Qualitätsleistungsrechnung sowie zur Qualitätsmessung zeigt sich bei Eichhorn (1997) auch die *idealistische Vorstellung*, *Ungewissheit absorbieren* und durch Gewissheit und damit *rationalere Entscheidung* ersetzen zu können. Qualitätskosten- und Qualitätsleistungsrechnung ist die „Voraussetzung für die Beurteilung der Effektivität und Effizienz des Qualitätsmanagements (...) sowie der Planung, Steuerung und Überwachung der Wirtschaftlichkeit der qualitätssichernden Krankenhausaktivitäten." (Eichhorn 1997: 62) Wirtschaftlichkeit wiederum gilt als Handlungsmaxime zur Realisierung des allgemeinen Rationalprinzips im Wirtschaftsbetrieb. Kosten lassen sich in Kosten der Abweichung von bzw. der Übereinstimmung mit vorgegebenen Qualitätskriterien unterscheiden. Abweichungskosten sind z. B. für Reoperationen, Fehler in der Diagnostik, entgangene Deckungsbeiträge wegen Imageverlust zu berechnen; Übereinstimmungskosten sind Investitionen in Fehlervermeidung, z. B. in Auditierung sowie Aus- und Weiterbildung des Personals. Leistungen sind einmal die Qualitätsfähigkeit als Potenzial der MitarbeiterInnen (indirekt über Befragung zu erheben; Eichhorn 1997, 69), die Beherrschung von Methoden (über Zahl der Schulungen, Befragung und Beobachtung zu erheben; Eichhorn 1997, 69) sowie die Integration des ‚Qualitätmachens' in den Prozess der Leistungerstellung. Die Tendenz ist evident, *bevorzugt zu quantifizierbaren, zahlenmäßig-rechnerischen Aussagen* kommen zu wollen. Durch eine *Verfeinerung* des bestehenden Instrumentariums der Qualitätskosten- und Qualitätsleistungsrechnung bzw. der Verfahren der Qualitätsmessung (Eichhorn 1997, 161-187) lassen sich *„alle" qualitätsrelevanten Kosten und Leistungen erfassen*, die dann vom Qualitätscontrolling in einer Qualitätserfolgsrechnung gegenübergestellt werden können (Eichhorn 1997, 349) – eine grundlegende Idee, die sich nicht nur auf Qualitätscontrolling im engeren Sinn, sondern auf das gesamte Controlling im Rahmen der Koordinierung von ‚Investmentcentern' als spezifische Ausprägung des Profit-Center-Gedankens im Krankenhaus zutrifft (Eichhorn 1999, 4ff.; Eichhorn & Schmidt-Rettig 2001a, 29). Hierin liegt letztlich eine gewisse *Totalitätsvorstellung*. Diese ist mit dem Ganzheitlichkeitsansatz eines IQMK ebenso kompatibel, wie mit einer durchgängigen Koordinationvorstellung durch Planung, Budgetierung, Programme, Verrechnungspreise und Controlling (Eichhorn 1999; Eichhorn & Schmidt-Rettig 2001a) sowie letztlich auch mit einer Expertenorganisation, in der gesamthaft-integrativ das Ausbalancieren von Fachsystem und Sozialsystem bzw. Fach- und Leitungsfunktion gelingt (Eichhorn & Schmidt-Rettig 2001a, 22).

Auch die bereits bekannte Ablehnung des spontan und improvisierend zum Einsatz kommenden ‚Fingerspitzengefühls' erfahrener Krankenhauspraktiker im Umgang mit Risiken kommt bei Eichhorn (1997) ident wieder vor als Mangel an systematischer Analyse und Prognose in der Früherkennung von Risiken. Zufällige Informationen, punktuelle Schlüsse, übereilte Entscheidungen ohne systematische Entscheidungsvorbereitung sind kein aktives Risikomanagement, das alle Risiken erfasst, die Leistungsfähigkeit, Qualität und Wirtschaftlichkeit der Krankenhausversorgung dauerhaft sichert und dabei noch eine Chance zur Qualitätsverbesserung enthält (Eichhorn 1997, 293f.).

Schließlich findet sich auch der *normative Impetus* im *Theorie-Praxis-Verhältnis* nicht nur in der oben bereits dargelegten *Aufgabenstellung einer praxisrelevanten Theoriebildung* wieder. Qualitätsmanagement auf der Basis einer Qualitätskultur ist von Eichhorn (1997) explizit als normatives Konzept angelegt – sowohl in Bezug auf Qualitätsmanagement allgemein, als auch auf IQMK im Besonderen:

> „Sozusagen als ‚betriebliches Gewissen' schafft die Qualitätskultur also Konsistenz über das Präferenzsystem sämtlicher Mitarbeiter. Von den Führungskräften muß erwartet werden, daß sie dieses Verhalten vorleben, ihr Engagement für Qualität sämtlichen Mitarbeitern und Patienten gegenüber sichtbar machen und sich in eindeutiger und einheitlicher Weise mit dem qualitätsbezogenen Wertgefühl identifizieren. Die Mitarbeiter müssen davon überzeugt sein, daß die Qualitätspolitik nicht eine Empfehlung externer Berater ist, sondern ein Credo des Krankenhausträgers und der Krankenhausleitung. (...) Inhalt der Qualitätspolitik sind dann allgemeine Grundsätze und Normen für die Gestaltung der Qualität der Krankenhausleistungen. Es ist Aufgabe des Qualitätsmanagements, deren Einhaltung im Rahmen des strategischen und operativen Managements sicherzustellen." (Eichhorn 1997: 30)

> „IQMK ist also ein normatives Führungskonzept mit wertorientierten Handlungsempfehlungen für die Führung des Krankenhausbetriebes. (...) Als ganzheitliches Führungskonzept bezieht es sich nicht auf das ‚Ist', sondern das ‚Soll' der Krankenhausbetriebsführung, ist mithin nicht deskriptiv sondern präskriptiv und entspricht damit der normativen Konzeptdimension. IQMK ist ferner auf die Gesamtheit des soziotechnischen Systems Krankenhaus bezogen, das heißt auf den gesamten

Krankenhausbetrieb und entspricht damit der ganzheitlichen Modelldimension." (Eichhorn 1997: 85)

Kultur, authentisches Vorleben eines Wertgefühls, Überzeugung, Grundsätze, Normen, Sicherstellung auf strategischer und operativer Ebene, ganzheitliche Präskription und Modellierung – durch all diese Soll-Vorstellungen eines normativen Konzeptes entsteht ein Mehr an ‚Zwangsläufigkeit' und Sicherheit in einer letztlich riskanten Praxis (Eichhorn 1997, 36).

Dieser praktisch-normative Zugang lässt sich auch in anderen, hier näher betrachteten Publikationen Eichhorns rekonstruieren. So ist Krankenhauskultur beispielsweise in Eichhorn (1991, 462f.) ein ‚instrumenteller Ansatz', um Verhaltensrichtlinien zu implementieren, bzw. glaubwürdiges Führungsverhalten wird eingefordert, um eine ‚negative Motivationskonstellation' zu vermeiden. Bei Eichhorn (1999) ist die klare Beantwortung der oben bereits erwähnten Leitfragen zum Profit-Center-Ansatz durch das Management des Krankenhauses obligatorisch, sollen durch mangelnde Klarheit des Stellenwertes des Profit-Center-Ansatzes in der Organisation nicht Managementmöglichkeiten verschenkt werden. Und für Eichhorn (2001) ist angesichts der Tendenzen in der Gesundheitswirtschaft die Sozialverträglichkeit der Bereitstellung von Gesundheitsleistungen ein ordnungspolitisches 'Muss', wenn das Krankenhaus als Institution nicht an Sinn verlieren will – ein etwas weiter gefasster Kontext für *Praxisnormativität*. Letztlich erscheint es Eichhorn offensichtlich als schwierig, ohne Praxisnormativität z. B. in Form von Handlungsanleitungen mit Checklistcharakter (Eichhorn 1997, letztes Kapitel) oder auch in Form der thesenhaft formulierten ‚Empfehlungen zu innovativen Leitungsstrukturen' (Eichhorn & Schmidt-Rettig 2001a, 31-46, insbesondere die Thesen 14 und 15) der Erklärungs- und Gestaltungsaufgabe der Betriebswirtschaftslehre gerecht zu werden.

Als *Zwischenfazit* lässt sich hier mit Bezug auf die *generellen wissenschaftstheoretischen Positionen* festhalten, dass sich diese auch nach Abschluss der dreibändigen Krankenhausbetriebslehre 1987 bis zu den Betrachtungen in Eichhorn (2001) sowie Eichhorn & Schmidt-Rettig (2001a) *nicht grundlegend verändern*.

Grundlegende Annahmen zu einzelnen Spezifika und Charakteristika

Auch für die nachfolgende Betrachtung der grundlegenden Annahmen zu einzelnen Spezifika und Charakteristika bietet es sich an, die oben bereits vorgenommene Unterteilung der Publikationen Eichhorns nach 1987 beizubehalten. Die im *Fokus 1* enthaltenen Publikationen von Eichhorn (1995), (2001) sowie Eichhorn & Schmidt-Rettig (2001a) verdeutlichen in ihrer Rückblick-Ausblick-Logik, wie sich die Rahmenbedingungen – das ‚große Bild' – in Richtung ‚Ökonomisierung' verschoben haben und weiter verschoben werden. Diese Bewegung findet sich im *Fokus 2* – dem ‚Bildausschnitt' Qualitätsmanagement – wieder und wird in der Monographie von 1997 in entsprechender Breite und Tiefe behandelt. Die verbindende Klammer ist der seit Eichhorn (1991) kontinuierlich als notwendig argumentierte ‚Paradigmenwechsel' im Management. Angesichts der, im Vergleich zu Artikeln und Sammelbandbeiträgen, doch größeren Ausführlichkeit einer Monographie steht hier zunächst Eichhorn (1997) im Vordergrund der Rekonstruktion. Diese wird inhaltlich durch Eichhorn (1995), (2001) sowie Eichhorn & Schmidt-Rettig (2001a) erweitert, sobald sich dadurch neue Einsichten zu Charakteristika einzelner Spezifika ergeben.

Die konzeptionelle Weiterentwicklung in Eichhorn (1997) gegenüber Band III der Krankenhausbetriebslehre von 1987 bezieht sich im Wesentlichen auf zwei Aspekte: Erstens führt Eichhorn dasjenige zum Dienstleistungscharakter des Krankenhauses etwas näher aus, was

1987 noch den Stellenwert einer Fußnote hatte. Zweitens wird die 1987 geschilderte Notwendigkeit der Koordination und Integration von Qualitätssicherungsprogrammen einzelner Fachdisziplinen inklusive Hotelversorgung sowie das 1987 ebenfalls angerissene Thema der OE im Krankenhaus systematisch durch die Konzeption des IQMK aufgegriffen. Beide Aspekte gilt es nachfolgend im Detail zu rekonstruieren.

Dienstleistungscharakter

Den Dienstleistungscharakter des Krankenhauses legt Eichhorn (1987, 7) bereits dar, indem der Wille der *PatientIn* für das Gesundwerden unverzichtbar ist. Er fordert eine eigene Betriebswirtschaftslehre der Dienstleistungen, da sich die unveränderte Übernahme produktionsorientierter Konzepte in der Dienstleistungsproduktion aufgrund des Charakters einer Dienstleistung verbietet, wobei als charakteristisch für Dienstleistungen Immaterialität, mangelnde Speicherbarkeit, hohe Arbeitsintensität und Kundenpräsenz angenommen wird (Eichhorn 1987, 12, Fußnote 2).

Auf diese Überlegungen greift Eichhorn (1997) zurück und führt die konstitutiven Merkmale einer Dienstleistungsproduktion näher aus: Interne Faktoren (die Produktivfaktoren Arbeit, Sachgüter, Betriebsmittel als Leistungspotenziale) greifen bei der Produktion der immateriell, nicht sichtbaren, nicht lagerbaren und nicht transportierbaren Dienstleistung zeitgleich aktiv oder passiv auf externe Faktoren (KundInnen, deren Sachgüter) zu und integrieren diese in die Leistungserstellung. Somit erfolgen die Erstellung und der Absatz der Dienstleistung ‚uno actu'. Die Dienstleistung selbst unterteilt Eichhorn in eine persönlich-interaktive Form – dazu zählen Gesundheitsdienstleistungen, da hier das Personal das bestimmende Element ist bei der Uno-actu-Leistungserstellung – sowie weiters problemorientiert-interaktive (Werbeagentur) und unterstützend-interaktive (Autoreparatur) Formen. Gemeinsam ist allen drei Typen die Einbeziehung des externen Faktors. Eine Interaktion zwischen LeistungserbringerIn und LeistungsempfängerIn ist somit in jedem Fall notwendig und der Erfolg der Dienstleistungsproduktion ist von der Mitwirkung der KundInnen abhängig.

> „Von daher gesehen bedürfen die Annahmen und Begriffskategorien des industriellen Produktionsmodells für das Interaktionsmodell des Dienstleistungsproduktion der Änderung und Ergänzung. (...) Im Mittelpunkt der persönlich-interaktiven Dienstleistungsproduktion stehen also soziale Interaktionen, die nichtmaterielle Veränderungen bei den die Dienstleistung in Anspruch nehmenden Kunden im physischen, psychischen, sozialen, intellektuellen oder emotionalen Bereich bewirken sollen. Diese Feststellung gilt auch für die Krankenhausproduktion." (Eichhorn 1997: 7)

Die Betonung der sozialen Interaktion hat zur Konsequenz, dass die Krankenhausproduktion „(...) als ein gesteuerter, interaktiver, offener Prozeß mit komplexen Beziehungen und differenziertem Mitteleinsatz (..)" (Eichhorn 1997: 10) zu verstehen ist, und dass je stärker die Form der Interaktion ‚persönlich' ist, desto unsicherer das Ergebnis dieses Prozesses wird (Eichhorn 1997, 23 mit Bezug auf Nichtdeterminierbarkeit des Leistungserstellungsprozesses).

Das Herausstreichen der sozialen Interaktion und ihrer Konsequenzen hat für das Spezifikum *PatientInnen* zunächst einen neuen Sprachgebrauch zur Folge. PatientInnen und *KundInnen* werden zu synonymen Begriffen. ‚Kundenorientierung' avanciert zu einem eigenen Stichwort im Sachregister von Eichhorn (1997), was bei Eichhorn 1987 noch nicht der Fall war. Weiters werden die Charakteristika der PatientInnen/KundInnen noch stärker in Richtung ‚eigenständig handelnder Subjekte' ausdifferenziert. Das ist zwar in den bislang rekonstruierten

Charakteristika bereits angelegt, wenn z. B. PatientInnen trotz Typologisierung gleichzeitig auch jeweils einmalig im Persönlichkeits- und Krankheitsartenmuster sind. Diese Subjektivität wird jedoch bei Eichhorn (1997) noch stärker betont:

> „Der Begriff ‚Kunde' macht aus dem Patienten mehr als ein Objekt, an dem sich der Versorgungsprozeß vollzieht, mehr als einen Empfänger von Krankenhausleistungen (...). Der Patient wird zu jemandem, der zufrieden entlassen werden soll, von dem man sich wünscht, daß er das Krankenhaus im Bedarfsfall weiterempfiehlt oder zumindest nicht negativ darstellt, der als Wähler und Bürger Einfluß auf Image und Stand des Krankenhauses in der öffentlichen Diskussion hat." (Eichhorn 1997: 110)

Der Schwenk von passiv-abhängigen PatientInnen zu *aktiv-souveränen* KundInnen bzw. BürgerInnen als Idealvorstellung ist bei Eichhorn & Schmidt-Rettig (2001a) bereits ein zunehmend manifester Teil der Bedingungen des Wandels in den Managementanforderungen:

> „Längst ist die Mehrzahl der Patienten zu interessierten, informierten Subjekten geworden, die nicht einfach nur ‚versorgt' werden wollen. Viele Menschen sind bereit, Therapiemaßnahmen auch durch außergewöhnliche persönliche Anstrengungen aktiv zu unterstützen; die weitverzweigten Tätigkeiten von Selbsthilfegruppen (...) sind gar nicht mehr wegzudenken." (Eichhorn & Schmidt-Rettig 2001a: 7f.)

Diese Entwicklung verschärft die Diskrepanz zu den nach wie vor realen Gegebenheiten eingeschränkter ‚Konsumentensouveränität', die sich im Prinzip auf die Anfangsentscheidung, einen Arzt zu konsultieren, reduziert, so „daß sich heute viele Patienten dem Krankenhaus als einer anonymen Institution mit unpersönlichen Exekutoren von Behandlungs- und Pflegemaßnahmen ausgeliefert fühlen, auf die sie keinen Einfluß haben." (Eichhorn 1997: 110) Sie werden schematisch ‚abgewickelt', ihre formale Mündigkeit entspricht gegenüber den ExpertInnen nicht der faktischen, die verbale Kompetenz ist oft ungleichwertig[98], die Mitbestimmung bei und die Nachvollziehbarkeit von ExpertInnenentscheidungen ist minimal, es wird im Interesse der PatientInnen entschieden. All dies sind Beschreibungen einer ‚Verobjektivierung' (zu exakt dieser Wortwahl Eichhorn 1997, 110), die der gewünschten ‚Subjektivierung' in der PatientInnen-/KundInnenorientierung zuwider läuft und auch das *ökonomische Prinzip bzw. Wirtschaftlichkeitsprinzip sowie die potenzielle Leistungsfähigkeit* des Krankenhauses durch Ineffizienz unterläuft. PatientInnenferne Behandlung

> „(..) ist vor allem deswegen problematisch, weil eine stärkere Einbeziehung des Patienten bei der Planung und Durchführung diagnostischer, therapeutischer und pflegerischer Maßnahmen für den Erfolg der Krankenhausbehandlung sowohl unter psychosomatischen als auch psychosozialen Gesichtspunkten erfolgversprechend, als auch im Hinblick auf eine Begrenzung des Versorgungsaufwandes effizient ist." (Eichhorn 1997: 114)

Mit dieser Beschreibung wird auch die *zentrale Beziehung* zwischen *PatientIn* und *Krankenhaus(personal)* schärfer im Sinne eines *Spannungsfeldes Objekt/Subjekt* konturiert. Die zentrale Beziehung ist zwar immer neu auszuhandeln aufgrund der Einmaligkeit der PatientInnen. Sie ist aber vor allem auch geprägt von der Art und Weise, wie ProfessionistInnen aus den PatientInnen (technisch abzuarbeitende) Fälle für den Versorgungsprozess machen. Der Grad der Pati-

---

[98] Dies gilt nicht nur für PatientInnen aus *fremden Kulturkreisen*, worauf Eichhorn (1997, 122f.) gesondert hinweist und was ein *neues Charakteristikum der zentralen Beziehungen* darstellt.

entInnenorientierung generiert sich folglich im verantwortlichen Handeln der Entscheidungsträger im Versorgungsprozess. Hierbei zeigt sich auch eine Konsequenz für *Management und Führung* als ‚Balance halten' in den neu hinzu kommenden *Spannungsfeldern* zwischen *Subjekt und Objekt* sowie *Rationalität und Affekt*: Die Interaktion zwischen Krankenhaus und PatientInnen besteht „(...) auf einer instrumentell-rationalen und einer affektiven Ebene" (Eichhorn 1997: 13), wobei die Bedürfnisbefriedigung gleichzeitig auf beiden Ebenen stattfinden muss.

Wie mit dem *Spannungsfeld* zwischen Einmaligkeit bzw. ganzheitlicher Selbstwahrnehmung der PatientInnen und der technisch-reduktionistischen Deutung der PatientInnen als ‚Fall' durch ProfessionistInnen umgegangen wird kommt, ist zwar im Einzellfall ‚neu' zu verhandeln, gehorcht aber auch der Tradition der Disziplin im Umgang mit PatientInnen. Diesen Aspekt streicht Eichhorn (1997) heraus, wenn er hier zwei weitere Charakteristika des Spezifikums *gesellschaftlicher und sozialer Kontext* ins Feld führt:

„Fragt man nach den Gründen für die sich aus der Professionalisierung des Versorgungsprozesses ergebende ‚Verobjektivierung' des Patienten, dann lässt sich dazu folgendes feststellen: Die im vergangenen Jahrhundert einsetzenden rasanten Fortschritte der Medizin, vor allem aber das in der jüngeren Vergangenheit immer stärkere Vordringen der Medizintechnik sind der Grund dafür, daß der Patient als Individuum mit seinen subjektiven Anforderungen und Bedürfnissen zunehmend aus dem Blickfeld der Medizin gerückt ist, und daß bis heute ein wissenschaftlich-technisches, an den naturwissenschaftlichen Kenntnisstand der Medizin und an den Möglichkeiten der Medizintechnik orientiertes Qualitätsverständnis überwiegt. Dies wiederum führte zu der passiven Rolle, die der Patient heute im Medizinbetrieb (...) einnimmt. Er ist von den Ärzten mit Expertenwissen abhängig und hat kaum die Möglichkeit, die von ihnen allein getroffenen Entscheidungen über den Ablauf seines Versorgungsprozesses nachzuvollziehen." (Eichhorn 1997: 111)

Zunehmende Technisierung (der Medizin) ist die bereits bekannte, auch in Eichhorn (2001) als auch Eichhorn & Schmidt-Rettig (2001a) weitergehend bestätigte, *Umweltdynamik*; die *Statik der Tradition* ist der neue Kontextfaktor, den Eichhorn (1997) im Sinne eines *traditionell ausgerichteten Fokus der Medizin auf einen naturwissenschaftlichen Kenntnisstand* einführt. Diese Haltung befördert einen *benevolenten Paternalismus* ‚im Interesse' der PatientInnen als LaiInnen.

Die darin liegende Gefahr von ‚Entfremdung', ‚Entpersönlichung', aber auch missverstandener Verantwortlichkeit von Entscheidungsträgern im Versorgungsprozess, die ja letztlich den Grad der PatientInnenorientierung in der *zentralen Beziehung* PatientIn/KundIn zu Krankenhaus bestimmen, erscheint noch plastischer, wenn Eichhorn das ‚Partnerschaftsmodell' des Sachverständigenrates ‚Konzertierte Aktion im Gesundheitswesen' an die Stelle des benevolenten Paternalismus setzen will – ein Modell, bei dem PatientInnen mit Hilfe der ÄrztInnen selbst nach Maßgabe ihrer eigenen Werte und Rationalität entscheiden.

„Der angestrebte Wandel in der Arzt-Patienten-Beziehung wird im Krankenhausalltag dadurch gefördert, daß Krankenhausdienstleistungen heute vermehrt unter dem kritischen Auge der Öffentlichkeit und damit in transparenter Weise erbracht werden. (...) In derselben Richtung haben aber auch Tendenzen gewirkt, die eine stärkere ‚Bemündigung' des Patienten, eine vermehrte Gewährung von Patientenschutzrechten zum Ziel haben, und damit als Begleiteffekt zur größeren Patientensensibilität gegenüber Qualitätsdefiziten und zu zunehmender Wahrnehmung von Patientenrechten geführt haben. Was früher vielfach ‚gottgegeben' vom Patienten hingenommen und nicht weiter beachtet wurde, mag sich heute aus der subjektiven Sicht des Patienten oder auch objektiv als Qualitätsdefizit und auch als ärztlicher Kunstfehler darstellen." (Eichhorn 1997: 113)

Somit bleibt der caritativ-humanitäre *Sinn und Zweck* des öffentlichen Krankenhauses erhalten – Erkennen, Heilen, Bessern oder Lindern von Krankheiten, Leiden oder Körperschäden in einem *bedarfswirtschaftlichen Dienstleistungsbetrieb* für die Bevölkerung. Allerdings wandelt sich die Art der Produktion dieser Dienstleistung in der *zentralen Beziehung* von PatientInnen bzw. KundInnen zum Krankenhaus in Richtung ‚Bemündigung'. Das ‚kritische Auge der Öffentlichkeit' ist hierbei ebenso *ein weiteres neues* Charakteristikum des *gesellschaftlichen und sozialen Kontextes* wie ein *aktives Marketing* des öffentlichen Krankenhauses, um Alleinstellungsmerkmale in einem zunehmend wettbewerbsintensiven Umfeld zu kommunizieren (Eichhorn 1997, 115f. und V zur ‚Qualitäts- und Kostenführerschaft').

Eichhorn (2001) fasst die sich seit 1995 abzeichnenden Entwicklungen, begrifflich schärfer, in drei Krisenzustände zusammen. Eine Finanzkrise ist weiterhin gegeben, da die Nachfrage durch (teuren) medizinischen Fortschritt und alters- sowie geschlechtsbedingte Morbidität einer negativen Finanzsituation bei den Beitragssätzen und der Erwerbslage gegenübersteht. Die Systemkrise resultiert aus angebotsinduzierter Nachfrage, einer Entkopplung von Preis und Leistung, als auch aus einem Mangel an effektiver Leistungsmengensteuerung. Von einer Strukturkrise kann insofern gesprochen werden, als die ‚Versäulung' des Gesundheitswesens als ‚gravierendste Schwachstelle' zu bezeichnen ist, da sie Ineffizienz und Ineffektivität systematisch fördert. Die Finanzkrise hat sich insofern prolongiert, als es zu keiner effektiven Leistungsmengensteuerung bzw. Kopplung von Preis und Leistung gekommen ist, „sich das Spannungsverhältnis zwischen Leistungsmöglichkeiten und -notwendigkeiten auf der einen und zur Verfügung stehenden Ressourcen (...) ständig verschärft hat, ein Umstand, der zu einer zunehmenden Ökonomisierung des Krankenhauses geführt hat." (Eichhorn & Schmidt-Rettig 2001a: 10) Der Ökonomisierung wird auch durch die ineffiziente und ineffektive ‚Versäulung' des Gesundheitswesens Vorschub geleistet. Schließlich tritt neben die Krisenerscheinungen auch das Phänomen des Wertewandels „(...) von der Dienstgemeinschaft zur Tarifgemeinschaft (...)" (Eichhorn 2001: 52). Ausgehend von dieser Krisenbeschreibung sehen Eichhorn (2001) sowie Eichhorn & Schmidt-Rettig (2001a) Auswirkungen sowohl auf die *Rahmenbedingungen als Teil des gesellschaftlichen und sozialen Kontextes* als auch auf *Management und Führung*, das wiederum im Kontext dieser Rahmenbedingungen steht:

- Im Bereich des gesellschaftlichen bzw. gesundheitspolitischen Kontextes zeigen sich eine stärker evidenzbasierte Medizin, Managed Care-Ansätze und damit vor allem eine stärkere Vernetzung der Leistungsanbieter (Eichhorn 2001), wobei in der Zukunft zu rechnen sein wird mit noch stärkerer Vernetzung zugunsten eines 24-Stunden-Service inklusive Telemedizin sowie mehr ÄrztInnenhäuser statt Einzelpraxen (Eichhorn 2001, 54f. sowie Eichhorn & Schmidt-Rettig 2001a, 7f. sowie Teilkapitel III.1-4 zu Krankenhausnetzwerken, Praxisnetzen und sektorübergreifender Vernetzung im Sinne einer Integrationsversorgung), weiterer Technologisierung (OP-Roboter), einer stärker monistischen Finanzierung und Fallpauschalen, externer Qualitätskontrolle, machtvolleren Krankenkassen (Einkaufsmanagement), mehr privaten Anbietern und Kapitalmarktinvestments, mehr Selbstbeteiligung der PatientInnen aber auch mehr Selbsthilfegruppen sowie die aktivere Nutzung von Internet-Diensten durch PatientInnen.
- Im Kontext dieser Rahmenbedingungen wiederum ist bereits bei Eichhorn (1995) die Rede von einem ‚proaktiven Management', das mit dem Krankenhausträger seine Kompetenzen abklärt sowie einen Professionalisierungsschub erfährt durch „(...) volle Einbeziehung des Arztdienstes und des Pflegedienstes in die Entscheidungs- und Organisationsverantwortung, in die Führungsverantwortung und vor allem die Finanzverantwor-

tung" (Eichhorn 1995: 27), professionelles Personalmanagement unter Einbezug neuer Technologien, kundenorientierte Aufbau- und Ablauforganisation sowie strategisches Management zur Sicherung langfristig wirksamer Erfolgspotenziale als Gegenstück zu einem kurzfristig-verwalterischen Vollzugsdenken. Diese Aspekte finden sich bei Eichhorn (2001) sowie Eichhorn & Schmidt-Rettig (2001a) wieder in der Aufgabenbeschreibung für *Management und Führung*, indem diese eine strategische Positionierung (Beschränkung auf Kernkompetenzen, Aktivitäten im Wellnessbereich, Rolle eines regional integrierten Gesundheitszentrums), die Bildung einer lernenden Organisation, mehr Verantwortungsübernahme und Controlling (entscheidungsvorbereitendes Managementinformationssystem zu Leistung, Qualität, Kosten und Erlösen), eine Kulturbildung qualifizierter Mitarbeiterführung sowie KundInnenorientierung unter Berücksichtigung von deren sozialer Lage umfasst.

Ganzheitlich-integratives Managementkonzept

Eichhorn (1987) widmet das vierte Kapitel von Band III der Krankenhausbetriebslehre ‚Qualitätssicherungsprogrammen in der Krankenhauswirtschaft' und damit den primär in Medizin, Pflege und Hotelversorgung separat ansetzenden Qualitätssicherungsaktivitäten. Die Notwendigkeit von Koordination und Integration wird ebenfalls bereits kurz angesprochen, erste Schritte von der Qualitätssicherung zur Qualitätsverbesserung finden sich in einem neunstufigen Regelkreis (Eichhorn 1987, 122, Abbildung 9) und er schlägt auch Ausgleichsstrategien für entdeckte Qualitätsmängel vor, wie OE, Initiierung von Lernprozessen und Anreizsysteme bei Verhaltensmängeln.

Diese Überlegungen werden in Eichhorn (1997) systematisch aufgegriffen und in ein IQMK eingepasst bzw. dadurch erweitert. Ausgangspunkt ist die bekannte Multidimensionalität der Qualität als Merkmalsbündel als auch die oben bereits geschilderten Charakteristika der Dienstleistungsproduktion. Aus beiden Aspekten formt Eichhorn ein ‚Strukturmodell der Krankenhausqualität', das drei Qualitätsdimensionen (Sache, Interaktion, Gesellschaft) und drei Teilqualitäten (Potenzial, Prozess, Ergebnis) enthält (Eichhorn 1997, 27, Abb. 3 zur Übersicht). „Das Strukturmodell (...) verdeutlicht, daß sich die Gesamtqualität der Krankenhausleistung aus einer Verknüpfung der Potentialqualität des Krankenhauses und der Patienten mit der Prozeßqualität und der Ergebnisqualität zusammensetzt" (Eichhorn 1997: 26) – eine Bestätigung des Charakteristikums von *Qualität*, wonach *keine Qualitätsdimension alleine für die Entstehung von Qualität verantwortlich* ist.

Eichhorn (1997) beschreibt ausführlich die wechselseitigen Abhängigkeiten dieser Qualitätsdimensionen und Teilqualitäten und kommt zu dem Schluss:

„Es zeigt sich also, daß Qualitätsmanagement im Krankenhaus nicht auf die an objektiven und absoluten Werten und Standards orientierten industriellen Qualitätsmanagementkonzepte reduziert werden kann, die allein auf die mehr technische, medizinisch-pflegerische Qualitätsdimension des Versorgungsprozesses fokussiert sind. Qualitätsmanagement im Krankenhaus muß ebenso auch die durch die Interaktion zwischen Krankenhaus und Patient determinierten, mehr oder weniger flüchtigen, subjektiven und relativen Merkmale der Krankenhausqualität einbeziehen; mithin Zuverlässigkeit, Reagibilität, Kommunikationsfreudigkeit, Glaubwürdigkeit, Kompetenz, Höflichkeit und Verständnis des Kontaktpersonals." (Eichhorn 1997: 29)

Auf Basis dieser, bereits im Dienstleistungscharakter beschriebenen, Erkenntnis konzipiert Eichhorn seinen IQMK-Ansatzes als normatives, strategisches und operatives Krankenhausmangement, das aus den Teilaufgaben der Planung, Sicherung, Risikoprävention, Verbesserung, Realisierung und Beurteilung von Effektivität und Effizienz anhand einer Qualitätskosten- und Qualitätsleistungsrechnung besteht. Dadurch bildet sich ein Qualitätssystem als Subsystem des Krankenhausbetriebes, das wiederum nach einem kybernetischen Regelkreis gestaltet und institutionalisiert ist (Eichhorn 1997, 41, Abbildung 4). Dieses Subsystem versteht Eichhorn als kompatiblen Teil des gesamten Krankenhausmanagements, geht es doch auch hierbei um das allgemeine Ziel einer besseren Bedürfnisbefriedigung durch Optimierung der Faktoren Qualität, Zeit und Kosten. Hier bestätigen sich die *systemtheoretischen Grundlagen*, der *normative Impetus* sowie das aus *Struktur und Prozess* bekannte Charakteristikum der ‚Zwangsläufigkeit' im Sinne eines *unendlichen Regelkreises* von klarer Zielsetzung, straffer, analytischer und gesamthaft integrierter Planung, vollziehender Organisation und abweichungsorientierter Kontrolle.

Das *integrative, ganzheitliche Moment des IQMK* zeigt sich sowohl in vertikaler als auch horizontaler Richtung. Vertikal gedacht ist IQMK kompatibel mit dem allgemeinen Krankenhausmanagement, das ja auch die Qualitätspolitik festlegt, also „(...) allgemeine Grundsätze und Normen für die Gestaltung der Qualität der Krankenhausleistungen. Es ist Aufgabe des Qualitätsmanagements, deren Einhaltung im Rahmen des strategischen und operativen Managements sicherzustellen." (Eichhorn 1997: 30) Diese Funktion des Qualitätsmanagements ist aber zugleich eine horizontale Querschnittsfunktion. Qualitätsmanagement ist „(...) auf die Gesamtheit des soziotechnischen Systems Krankenhaus bezogen, das heißt auf den gesamten Krankenhausbetrieb und entspricht damit der ganzheitlichen Modelldimension." (Eichhorn 1997: 85) Schließlich geht es im Qualitätsmanagement auch darum, den Zerfall in qualitätssichernde Einzelansätze aus Sicht der Medizin, Pflege oder auch Informatik zu transformieren in ein umfassendes, systematisch und ganzheitlich top-down integriertes IQMK. Eichhorn bedient sich hier der Analogie zum TQM-Ansatz als ‚umfassendster' Ausprägung des Qualitätsmanagements, die eine ‚dominierende Stellung' in der Organisationsphilosophie einnimmt und nur durch volle ‚Einbindung' in das Betriebsführungskonzept gewährleistet ist. Demzufolge gilt:

> „IQMK ist ein langfristiges integratives Führungskonzept mit dem Ziel, die Qualität der Krankenhausleistung durch Mitwirkung aller Führungskräfte und Mitarbeiter zu günstigen Kosten kontinuierlich zu gewährleisten und zu verbessern, um auf diese Weise eine optimale Befriedigung der Bedürfnisse der ‚Kunden' des Krankenhauses zu ermöglichen. Dabei zielt IQMK auf die Absicherung der Position des Krankenhauses im Krankenhausmarkt, mithin auf den langfristigen Erfolg, ebenso aber auch auf den Nutzen für alle Führungskräfte und Mitarbeiter sowie für das gesellschaftliche Umfeld des Krankenhauses." (Eichhorn 1997: 84)

Hiermit wird ‚Qualität' der ‚entscheidende Wettbewerbsfaktor' und das Krankenhausmanagement muss sich ‚zwangsläufig' darauf hin orientieren, Qualität, Kosten und Zeit über die gesamte Wertschöpfungskette hinweg gleichzeitig zu optimieren (strategisches Reengineering). Diese Erfolgsfaktoren sind auch für Eichhorn (2001) sowie Eichhorn & Schmidt-Rettig (2001a) zentral. Qualität findet Eingang in die ‚Krankenhausphilosophie', aus der heraus das Führungskonzept ‚abgeleitet' wird (Eichhorn 1997, 84f.; Eichhorn 2001, 51; Eichhorn & Schmidt-Rettig 2001a, 11) und „Qualitätsmanagement gehört damit zu den Aufgaben aller Krankenhausführungskräfte, beginnend auf der obersten Ebene. (...) Die Instrumente des IQMK zielen (...) auf die Förderung der persönlichen Qualität und des Qualitätsbewusstseins eines jeden einzelnen Mitarbeiters als Grundvoraussetzung für eine Verbesserung der Leistungsqualität." (Eichhorn 1997: 87) Schnelle Erfolge sind eher unwahrscheinlich, was zählt ist mittel- bis langfristige Qualitäts- und Kostenführerschaft, wobei „(...) IQMK keineswegs zusätzliche Kosten erfordert; die Verbesserung der Produktivität hat zur Folge, daß zumindest mittelfristig Kosten zur Zeit eingespart und damit zusätzliche Erträge erwirtschaftet werden." (Eichhorn 1997: 87) Das Spezifikum *Management und Führung* ist somit um ein Charakteristikum reicher, nämlich das organisationsweite Streben nach Qualitäts- und Kostenführerschaft als erfolgversprechende Strategie in einem unsichereren Wettbewerbsumfeld, wie es der *gesellschaftliche und soziale Kontext* zunehmend darstellt. Erfolgversprechend heißt hierbei die mittel- bis langfristig nachhaltig gesicherte Position, woraus sich ein *Spannungsfeld* zwischen *Unsicherheit* und angestrebter *Sicherheit* in der Positionierung im Wettbewerbsumfeld ergibt.

Im organisationsweiten Bestreben bestätigt sich anschaulich auch die Auffassung, dass *Qualität* und *Wirtschaftlichkeit* Ergebnis der (Zusammen-)Arbeit der Einzelnen, der Gruppe und der Gruppen untereinander sind und dass Qualität zum Oberziel der Organisation avanciert – beides bekannte Charakteristika des Spezifikums *Qualität*. Qualitätsdenken und Qualitätsbewusstsein wird in dieser Auslegung des IQMK noch stärker als bisher zum Fluchtpunkt des Krankenhausmanagements.[99]

Die Notwendigkeit eines ganzheitlich integrierten Krankenhausmanagementkonzepts sieht Eichhorn (1997, 89f.) in der bisher einseitigen Konzentration auf ‚Produktqualität', in der aufkommenden Orientierung an der ‚Kundenzufriedenheit', als auch im stattfindenden ‚Paradigmawechsel im Management', der einen anderen Zugang zur Komplexitätshandhabung erlaubt.

„Analysiert man die bisher in der Krankenhauspraxis eingesetzten Managementkonzepte, dann zeigt sich, daß sie die gestellten Anforderungen in keinster Weise erfüllen können. Dies gilt auch für die bisherige Konzeption des Qualitätsmanagements im Krankenhaus, die auf Arbeitsteilung, Spezialisierung und Teambildung sowie einem daraus abgeleiteten streng deterministischen Vorgehen beruht. Ein so verstandenes Qualitätsmanagement bietet zwar zum Teil durchaus erfolgreiche Detailansätze zur bereichsbezogenen Bewirtschaftung der Krankenhausqualität, insbesondere der Produktqualität. Nachteilig ist jedoch einmal die große und bisher nicht bewältigte bereichsbezogene Schnittstellenproblematik. Zum anderen aber bleiben die beiden mit der Krankenhausqualität korrespondierenden, den Betriebserfolg bestimmenden Faktoren der Kosten und der Zeit bisher außen vor." (Eichhorn 1997: 92)

Eichhorn folgert hieraus, und mit Verweis auf Bleicher (1992) und damit auf den St. Galler Managementansatz, dass es eines ganzheitlichen Konzeptes bedarf, das zeitlich befristet die

---

[99] Spätestens hier drängt sich die Frage auf, wie ernsthaft IQMK ‚nur' Subsystem eines Krankenhausmanagements ist, oder schon dessen Ersatz. Eichhorn selbst hält sich in dieser Frage ambivalent. Einerseits streicht er heraus: „Eine so verstandene, nicht nur den Erfolgsfaktor Qualität, sondern zusätzlich die Erfolgsfaktoren Kosten und Zeit einschließende Managementkonzeption geht über den Rahmen des Qualitätsmanagements hinaus und wird damit zum integrierten Krankenhausmanagementkonzept." (Eichhorn 1997: 88) Andererseits überschreibt Eichhorn (1997) sein Teilkapitel 7.4. mit ‚IQMK als Teil eines integrierten Krankenhausmanagementkonzepts' und konstruiert eine Zweistufigkeit in der Entwicklung eines Qualitätsmanagements, wonach zuerst in das ganzheitlich integrierte Krankenhausmanagementkonzept alle Qualitätsaspekte eingebracht und danach wieder aus diesem Gesamtkonzept die spezifischen Teilaspekte für das Qualitätsmanagement abgeleitet werden. Der Faktor ‚Qualität' bleibt damit Ausgangspunkt für das ganzheitlich integrierte Krankenhausmanagementkonzept, wobei die Frage nach einer Differenz zwischen Teil- und Gesamtkonzept letztlich inhaltlich offen ist.

Erhöhung der Komplexität (damit auch neue Ziele bzw. neue Handlungsweisen) erlaubt und dann wieder stabilisierend bzw. komplexitätsreduzierend wirkt.

> „Daher bietet es sich an, dem notwendigen Paradigmawechsel im Krankenhausmanagement dadurch zu entsprechen, daß man dem Bottom-up-Ansatz einen ergänzenden Top-down-Ansatz sozusagen ‚überstülpt'. Dieser Top-down-Ansatz geht dann von einem ganzheitlichen, umfassenden Konzept für das Krankenhausmanagement aus, in dem alle Funktionen und Aufgaben der Teilkonzepte implizit enthalten sind." (Eichhorn 1997: 93)

In dieser Bewerkstelligung des Paradigmenwechsels bestätigt sich eine Reihe von Charakteristika des Spezifikums *Management und Führung*. So gilt auch hier beispielsweise weiterhin die Vorstellung eines funktionsfähigen ‚Apparates der Betriebsführung', einer Trivialmaschine, in der Komplexität und Probabilistik durch Management- und Führungsinterventionen in einen durchschaubaren, gestaltbaren Gleichgewichtszustand überführt wird. Weiters bestätigt sich die korrespondierende funktionale Steuerungsphilosophie, die geprägt ist von analytisch-methodischer, gesamthaft integrierter und damit lückenloser Planung, Organisation und Kontrolle, und einem Streben nach Totalität, Berechenbarkeit, Integration sowie möglichst weit reichender Unsicherheitsabsorption. Die Vorstellung eines durchschaubaren und gestaltbaren Gleichgewichtszustandes als auch das Streben nach Berechenbarkeit trotz einiger Widrigkeiten in puncto Messbarkeit prägt sowohl die Beschreibung der vier Qualitätsdimensionen des IQMK – Produkt, Service, Interaktion und Umwelt – als auch die vier bestimmenden Prinzipien das IQMK (Eichhorn 1997, 127-160). Hier zeigen sich auch noch ergänzende Charakteristika diverser Spezifika:

- Prinzip 1: Die *PatientInnen- bzw. KundInnenorientierung* beschreibt ein ‚Market-in-Prinzip', das nicht nur PatientInnen sondern auch *MitarbeiterInnen* und vor- wie nachgelagerte externe Anspruchsgruppen (z. B. Einweiser oder Reha-Kliniken) *als KundInnen* in der Wertschöpfungskette betrachtet (Eichhorn 1997, 127). Dass die diversen internen und externen Anspruchsgruppen unter Umständen divergierende Erwartungen an die Krankenhausqualität haben, bestätigt das Thema ‚Konfliktlinien' im Spezifikum der *Spannungsfelder*, wonach *Zielkonflikte die Regel sind*. Eichhorn weist hier dezidiert auf mehrere Konfliktfelder zwischen Krankenhaus und extramuralem Bereich hin (Eichhorn 1997, 133-136 mit Bezug auf andere Krankenhäuser, Niedergelassene, Kassen, Rehabilitation, Altenheime sowie ambulante Pflege). Die Vorstellung einer krankenhausinternen Kundenkette gilt als konstitutives Merkmal des IQMK, da die einzelnen Leistungsstellen ein Qualitätsbewusstsein für ihre abzugebende und die ihnen vorgelagerte Leistung entwickeln.
- Prinzip 2: Die *Versorgungsprozessorientierung* schließt eine funktionsübergreifende Verknüpfung der Leistungsstellen ein, die durch ‚Business Process Reengineering' die Krankenhausorganisation neu gestaltet wird (Eichhorn 1997, 140f. sowie 146 mit Bezug auf Hammer & Champy 1994). Eine Fortführung dieses Prinzips findet sich bei Eichhorn (1999), denn eine prozessorientierte Ablauforganisation ist für Eichhorn mehr als eine ‚Pseudo-Innovation'. Die zentralen Gestaltungsprinzipien (Dominanz der Prozesse im Sinne der Funktionsüberschreitung, keine Blindleistungen und Selbstcontrolling) sind es, „die die Qualität des Gesamtprozesses maßgeblich determinieren." (Eichhorn 1999: 9) Der Wert dieser Betrachtungsweise liegt jenseits der Mode, sobald „(..) man sich wieder bewußt wird, daß der Patient im Mittelpunkt der Krankenhausarbeit stehen muß." (Eichhorn 1999: 9) Es geht einerseits nicht um das Ausspielen von Prozess gegen Struktur, er ist jedoch andererseits durchaus bereit, das aufbauorganisatorisch dominierte Denken,

dessen Vorteilhaftigkeit in ruhigen und überschaubaren Umwelten evident ist, zu verlassen und für die dynamische und komplexe Jetzt-Zeit zu konstatieren: „So gesehen muß heute vom ‚Primat der Prozeßorganisation' gesprochen werden." (Eichhorn 1999: 11) In der Rede vom ‚Primat' zeigt sich, dass innerhalb des Spannungsfeldes zwischen Struktur und Prozess das Pendel von der bisherigen *Strukturdominanz* nun in Richtung *Prozessorientierung* wandert. War vorher der Prozess die Ergänzung der Struktur, gilt es jetzt, die Prozessorientierung „(...) durch konventionelle Formen des Organisierens zu ergänzen. (...) Entscheidend wird es sein, das Prozeßdenken auch durch eine entsprechende Weisungsbefugnis der Stellen in den prozeßorientierten Aufbaustrukturen zu institutionalisieren." (Eichhorn 1999: 11f.) Dieser Aspekt findet schließlich seine Fortsetzung in der These von Eichhorn & Schmidt-Rettig (2001a), dass im Krankenhaus das Fachabteilungsprinzip zugunsten einer prozessualen Ablaufbetrachtung zurückgedrängt wird (2001a, 32). ‚Methodischen Nachholbedarf' sieht Eichhorn (1999, 12) bei Fragen der Verbindung von Prozess und Struktur, deren Durchgängigkeit, Operationalisierung und Schnittstellenüberwindung.

- Prinzip 3: *MitarbeiterInnenbefähigung*. Hier rückt Eichhorn teils von bisher bezogenen Positionen ab. 1971 hatte die gebrochene *Dominanz des Dienstgedankens* zugunsten eines Homo oeconomicus-Verhaltens dazu geführt, *Qualität* als Oberziel in quantitative Unterziele zu fassen, um einen *disziplinierenden* Effekt auf die individuellen Nutzenoptimierer auszulösen, die sich ihre Autonomie durch Vorschieben nicht näher fassbarer ‚Qualitätsargumente' erhalten wollten. Von dieser Disziplinierungssicht wendet sich Eichhorn (1997) nun wieder zurück zur anfänglichen Unterstellung intrinsischer Leistungsmotivation, wenn er von der Krankenhausleitung die Einstellung fordert, „daß nicht nur sie selbst, sondern auch die Mitarbeiter stets ihr Bestes geben wollen, wenn sie die Gelegenheit dazu erhalten. (...) Von daher gesehen ist es für die Krankenhausleitung eine ständige Herausforderung, nicht nur die Arbeitskraft und Intelligenz der Mitarbeiter zu gewinnen, sondern auch ihr Vertrauen und ihr Engagement." (Eichhorn 1997: 146f.) Auch wenn hier nicht thematisiert wird, warum das Vertrauen ‚gewonnen' werden muss und nicht einfach da ist (Gab es Disziplinierungsversuche in der Vergangenheit mit kontraproduktivem Ergebnis? Ist vorhandenes Vertrauen schlicht die ‚kostengünstigere' Koordination?), zeigt sich doch eine *neuerliches Zurechtrücken des Bildes der MitarbeiterInnen*, und in weiterer Folge auch der Auffassung von *Management und Führung*. Eichhorn plädiert dafür, dass „(...) die Krankenhausleitung gleichzeitig auch etwas aufgibt, und zwar etwas ganz präzise Definierbares: Die im Kommando- und Kontroll-System verankerten Kontrollbefugnisse." (Eichhorn 1997: 146) Diese ‚Abkehr' wirkt allerdings radikaler als sie ist. Letztlich wird nur eine bestimmte Art der direkten Kontrolle abgemildert, was bei dem neuerlichen Vertrauensvorschuss in die *MitarbeiterInnen* nur konsequent ist. Qualitätsbewusste, intrinsisch motivierte *MitarbeiterInnen* verlangen einen eher betreuenden, beratenden Führungsstil, ein Coaching, das auch ‚Sicherheit und Selbstwertgefühl' vermittelt (Eichhorn 1997, 147) Feedback durch die Führungskräfte, weder Über- noch Unterforderung der MitarbeiterInnen, Partizipation in Entscheidungen, weniger Statushierarchie und mehr persönliche Autorität, Vertrauensmanagement und Abbau von Misstrauen charakterisieren diesen Führungsstil. Eichhorn gesteht zu, dass diese Art von Führungsstil verlangt, „daß insbesondere die Führungskräfte auf der mittleren und unteren Ebene sich hinsichtlich ihres Verhaltens am stärksten verändern müssen, ohne daß sie zumindest kurzfristig persönlich davon Vorteile haben." (Eichhorn 1997: 151) Hier wird ein gewisser *idealistischer Zug* dieser Vorstellung von *Management und Führung* deutlich, denn Eichhorn begründet nicht, warum die seit

1971 geltende Homo-oeconomicus-Motivation und damit das persönliche Nutzen-Kosten-Kalkül im Verhalten von Führungskräften plötzlich nicht mehr relevant sein soll. Letztlich geht es aber auch in dieser eher idealistischen Ausgestaltung des Führungsstils immer um Funktionalität im Sinne optimierter Wirtschaftlichkeit: „Im Gegensatz zu den Partizipationsansätzen, die auf eine Humanisierung der Arbeit gerichtet sind, steht bei der Mitarbeiterbefähigung die optimale Nutzung der personellen Krankenhausressource ‚Mitarbeiter' im Vordergrund." (Eichhorn 1997: 148) Empowerment ist funktional bei der Verfolgung wirtschaftlicher Ziele, für die Identifikation mit Entscheidungen, Qualitätsverbesserung und Optimierung. Teams, Projektgruppen, Qualitätszirkel oder teilautonome Arbeitsgruppen wie z. B. Pflegegruppen haben zwar situative Entscheidungsrechte und Entfaltungsfreiheiten, diese „(...) sind aber dahingehend begrenzt, daß die von ihr getroffenen Entscheidungen keine Vorgaben und Regelungen des übergeordneten Leistungsbereiches oder des gesamten Krankenhauses tangieren dürfen." (Eichhorn 1997: 150) Damit bleibt es letztlich bei der bereits bekannten Auslegung von *Partizipation*, wie sie in den Spezifika *Struktur und Prozess*, *MitarbeiterInnen* sowie *Management und Führung* vorliegt. Auch eine nach Business Process Reengineering funktional-partizipative Leitung stellt weder die Hierarchie als solche in Frage, noch die Macht der oberen Instanz darüber zu entscheiden, wer in Entscheidungspositionen kommt. *Management und Führung* bzw. managen und führen bleiben Verhaltensbeeinflussung zugunsten reibungsloser, harmonischer Betriebsprozesse und optimaler Aufgabenerfüllung, wobei die instrumentelle Bandbreite inklusive diverser Führungsstile hier zugespitzt wird auf einen Abbau strenger Verhaltensnormierung und Kontrolle einerseits, und einen Ausbau der persönlichen Verhaltensspielräume und eines partizipativ geprägten Umgangs (Vertrauensmanagement) sowie eines Rückzugs der Führung auf ‚management by exception' bzw. auf Coaching, Moderation und Beratung andererseits.[100] Angesichts dieser Kontinuität im Funktionalitätsverständnis von *Management und Führung* spielt es auch keine entscheidende Rolle, dass Eichhorn (2001) das Bild der *MitarbeiterInnen erneut zurechtrückt* und den allgemeinen Wertewandel als bestimmend dafür ansieht, „dass die Arbeitssituation im Krankenhaus heute nicht mehr so sehr vom Leitbild der Dienstgemeinschaft geprägt ist" (Eichhorn 2001: 51).

- Prinzip 4: *Kontinuierliche Verbesserung*. Eichhorn (1997) führt dieses Prinzip mit Bezug auf den ‚Deming-Cycle' (Deming 1986) und Kaizen (Imai 1986) ein. Dadurch wird eine Ansammlung von Regeln zu einer Kultur, es geht also um ein ‚sowohl (Qualitätssicherung) – als auch (kontinuierliche Verbesserung)' (Eichhorn 1997, 160). "Die Weiterentwicklung der Krankenhausqualität kann langsam und sogar unbemerkt vor sich gehen; aber es muß sich um einen kontinuierlichen Prozeß handeln." (Eichhorn 1997: 154f.)

Der Verweis auf den ‚Deming-Cycle' (Plan-Do-Check-Act) bestätigt die Aufgabe von *Management und Führung*, den aus *Struktur und Prozess* bekannten unendlichen kybernetischen Regelkreis immer wieder neu und über die gesamte hierarchische Tiefe der Organisation herzustellen. Dabei wird die Improvisation gegenüber der systematischen Bereitstellung von Methoden der Qualitätssicherung und Qualitätsentwicklung als weniger relevant erachtet, ist Improvisation methodisch nicht dokumentiert und folglich auch kein jederzeit ‚abrufbarer' (Eichhorn 1997, 157) Wissens*container*. Ansatzpunkte für Qualitätssicherung und kontinuierliche Qualitätsverbesserung ergeben sich aus Qualitätsmessungen, unterstützt durch Qualitätstechniken und entsprechende Datenquellen aus Dokumentation, Beobachtung und Befragung. Dieser, sehr

---

[100] Zur Präferenz für das Bemühen der Krankenhausführungskräfte um ihre MitarbeiterInnen und einen entsprechend partizipativen Führungsstil auch Eichhorn (1995c, 374f.).

ausführlich behandelte, methodisch-instrumentelle Teil macht zunächst einen weiten Messbegriff auf, wenn patientInnen- oder expertInnenorientierte, globale oder differenzierte, objektive oder subjektive Messung der Krankenhausqualität betrachtet wird. Im Detail zeigt sich allerdings, dass eine qualitative Beschreibung als selbige nur in einigen Fällen belassen wird, wie z. B. bei der mündlichen/schriftlichen Beschwerde der PatientInnen, im Rahmen von offenstrukturierten Interviews bei der sequentiellen Ereignismethode oder bis zu einem gewissen Grad bei standardisiert-offenen Fragen der Critical Incident-Technik. „Sieht man den hohen Aufwand der mit beiden Erfassungsmethoden verbunden ist, dann können sowohl die sequentielle Ereignismethode als auch die Critical Incident-Technik nicht kontinuierlich, sondern nur fallweise eingesetzt werden." (Eichhorn 1997: 174) Für eine routinisiert und kontinuierlich betriebene Qualitätsverbesserung muss folglich auf andere Methoden und Techniken zurückgegriffen werden, die stärker krankenhausseitig betrieben werden können. Objektive Kriterien krankenhausorientierter Qualitätsmessung fokussieren auf Qualitätssicherung und damit auf „(...) eine Übertragung der in den Industriebetrieben entwickelten retrospektiven Fehlerverhütungsstrategien" (Eichhorn 1997: 185) sowie auf Qualitätsaudits. Subjektive Kriterien krankenhausorientierter Qualitätsmessung ergeben sich aus Einschätzungen des PatientInnenkontaktpersonals. MitarbeiterInnenbefragung (standardisiert-offen), betriebliches Vorschlagswesen und Qualitätszirkel stehen hier methodisch zur Verfügung und lassen auch teils nicht quantifizierte Beschreibungen von Qualitätsschwachstellen zu.

Eichhorn widmet sich im Anschluss an diese grundlegenden Ausführungen zur Qualitätsmessung diversen Qualitätstechniken wie z. B. Qualitätszirkel, Quality Function Deployment (QFD), etc. sowie unterstützenden Instrumenten aus Analytik, Statistik, Problemlösungstechniken, Industrial Engineering und Psychologie bis hin zur Transaktionsanalyse. Die Sicherung der Produktqualität im medizinischen und pflegerischen Bereich sowie in der Hotelkomponente ist in ihrem Anforderungsprofil der Objektivität, Validität, Reliabilität und Sensitivität verpflichtet. Eichhorn weist hier auf seine eigenen Ausführungen in Band III der Krankenhausbetriebslehre (1987) hin. Ohne hier allzu sehr ins Detail zu gehen, weist vor allem der Passus zur Validität indirekter Messmethoden darauf hin, dass selbst da, wo keine direkten Quantitäten ermittelbar sind, „sondern nur qualitativ abgestufte Informationen, (..) nach der Erhebung unter Anwendung von indirekten Meßverfahren (z. B. Rangordnungsverfahren, Paarvergleiche, Verfahren der summierten Einschätzung, Skalogrammanalysen) Zahlenwerte zugeordnet werden müssen" (Eichhorn 1997: 251). Dies stützt sowohl den Aspekt einer primär *quantitativ gestützten Entscheidungsrationalität*, wie er in den generellen wissenschaftstheoretischen Positionen enthalten ist, als auch die bei *Management und Führung* anzutreffende Beseitigung von Unexaktheit durch eine *Strategie des ‚Mehr vom Selben'*, d. h. vor allem durch *Verfeinerung* des bestehenden Instrumentariums. Zumindest die *Sicherung der Produktqualität* zeigt sich als Überführung von *Qualitäts*informationen in *Quantitäten*. Bestätigt wird aber auch das Charakteristikum der *Qualität* als Oberziel, das in Quantitäten gefasst wird – auch wenn das damit früher verbundene Motiv der MitarbeiterInnendisziplinierung hier jetzt keine Rolle mehr spielt. Letztlich gilt diese Logik einer Überführung von Qualitätsinformationen in Quantitäten auch für die Risikobetrachtung, der sich Eichhorn im Sinne eines präventiven Managements von Qualitätsrisiken annimmt und die primär ein aktives Risikomanagement durch Frühwarnindikatoren darstellt (Eichhorn 1997, 297 zu Risikoindikatoren, 299 zu Mängelanzeigen und 303 zu Überwachungsprotokollen).

Eichhorn (1997) sieht – analog zur Praxis in Industriebetrieben – die Implementierung des IQMK auf der strategischen und operativen Ebene durch acht Unzulänglichkeitsfaktoren behindert und widmet sich folglich der Frage, wie diese behindernden Faktoren nicht weiter zur Geltung kommen könnten:

- Einseitiger Kostenfokussierung lässt sich begegnen durch differenziertes und umfassendes Erkennen der Wünsche der PatientInnen/KundInnen und durch Rationalisierung der Wertschöpfungsprozesse, um „(...) Spielraum für zusätzliche qualitätsbezogene Aufwendungen zu gewinnen." (Eichhorn 1997: 321) Der Gedanke von Krankenhausverbünden (Eichhorn & Schmidt-Rettig 2001a, 32) folgt letztlich der gleichen Rationalisierungslogik, nur organisationsübergreifend im Netzwerk betrieben.
- Der Vernachlässigung der Kundenkette wird durch Intensivierung der Wertschöpfungskettenidee zur Überwindung des abteilungsbezogenen Grabendenkens vorgebeut, wodurch „das fehlende Verständnis für die abteilungs- oder leistungsstellenübergreifenden, prozeßorientierten Anforderungen an die Krankenhausqualität" (Eichhorn 1997: 321f.) generiert wird.
- „Kurze und direkte Kommunikation und Kooperation sind die wichtigsten Ansatzpunkte, um die Schnittstellenproblematik wenn auch nicht zu beseitigen, so doch im Hinblick auf ihren negativen Einfluß zu relativieren." (Eichhorn 1997: 322) Die Einigung auf gemeinsame Prozessziele verpricht auch, „die unterschiedlichen ‚Welten' von Ärzten, Pflegekräften und Kaufleuten einander näherzubringen" (Eichhorn 1997: 323). Diese Absicht tritt noch deutlicher in den vorgeschlagenen ‚Professionalisierungsstrategien' für die Krankenhausleitung zu Tage: „Der Budgetierungsprozeß (...) kann und darf also nicht nur Sache der Verwaltung oder der kaufmännischen Geschäftsführung des Krankenhauses sein. Die Finanz- und Budgetverantwortung für die Fachabteilungen liegt voll und gemeinsam bei der jeweiligen ärztlichen und pflegerischen Leitung." (Eichhorn 1995c: 372f.)
- Qualitätsbrüche zwischen den verschiedenen Qualitätsdimensionen, die bei den PatientInnen im „(...) Augenblicke der Qualitätswahrheit (...) nicht nur Irritation, sondern auch Frustration hervorruft" (Eichhorn 1997: 324), können nur mit einem ‚ganzheitlichen Ansatz', der Kontakt- und Servicequalität mit berücksichtigt, vermieden werden, d. h. mit integrativen Managementkonzepten unter Einbeziehung von Personal und Organisationskultur (Eichhorn & Schmidt-Rettig 2001a, 19).
- Blindleistungen, z. B. bei „(...) einer kostentreibenden Verzögerung der Entscheidung und Ausführung" (Eichhorn 1997: 325) oder z. B. durch „(...) das mehrfache Wiederholen derselben Leistung (...)" (Eichhorn 1997: 325) lässt sich durch flachere Hierarchien und Process Reengineering begegnen (Eichhorn 1999, wie oben dargestellt).
- Mangelnde Eigenverantwortung und Dezentralisierung von Entscheidungen verlangt eine organisatorische Umgestaltung des Krankenhauses, die aber nur dann produktiv wird, „wenn die einzelnen Quasi-Profit-Center-geführten Leistungsstellen in die gesamte Wertschöpfungskette des Krankenhauses integriert und damit die Schnittstellenprobleme wenn auch nicht beseitigt, so doch zumindest reduziert werden." (Eichhorn 1997: 326) Dieser Gedanke findet eine Fortführung in Eichhorn (1999). Eigenverantwortung wäre zu steigern, wenn das Profitcenter auch ein ‚Responsibility Centre' und ein ‚Investmentcenter' wird, in dem die Tragweite der eigenen Entscheidungen auch über mehrere Perioden hinweg zu bedenken ist (Eichhorn 1999, 3). Als Vorteile ergeben sich „Autonomie, Erfolgsverantwortung, Flexibilität und Kundennähe." (Eichhorn 1999: 7) Die Konkurrenzsituation von Profitcentern verlangt aber auch neue, die gesamte Organisation durchziehende, Koordinationsinstrumente (z. B. Budgets, Verrechnungspreise, Controlling),

damit „(...) das kurzfristige Erfolgsdenken der Profitcenter das langfristige Erfolgspotential des Gesamtbetriebes nicht gefährdet." (Eichhorn 1999: 6) Die Nachteile der Profitcenter-Konzeption liegen daher in „Ressort-Egoismus, Scheinautonomie sowie (..) Verrechnungspreisproblematik" (Eichhorn 1999: 7) begründet. Für das Management stellen sich angesichts der Vor- und Nachteile zu klärende Fragen nach dem Stellenwert des Profitcenter-Konzeptes für das Führungsverständnis im Krankenhaus, der Bedeutung der Leistungsbeziehungen zwischen Zentralbereichen und Profitcentern für die Wettbewerbssituation des Krankenhauses als auch die interne Schnittstellenproblematik, der Motivationswirkung von Verrechnungspreisen als auch der organisatorischen und rechtlichen Konsequenzen für das Management der Fachabteilungen. Diese zentralen Fragen werden auch in Eichhorn & Schmidt-Rettig (2001a, 28-31) nach wie vor als relevant erachtet, wenn es um die Varianten des ergebnisorientierten Leistungszentrums geht. Die Problematik von Autonomie und Ressortegoismus versus Gesamtorganisationsinteresse wird dort auch unter dem Titel der ‚Expertenorganisation' wieder aufgenommen, als *Spannungsfeld* von *Fachsystem und Sozialsystem.*

- Unzureichende Personalentwicklung kann z. B. mit ‚Learning-by-doing' und ‚Training-on-the-job begegnet werden, wo übergreifendes Wertschöpfungskettendenken projektbezogen und konkret auf den eigenen Arbeitsplatz bezogen vermittelt wird (Eichhorn 1997, 326f.).
- Überzogene Schnelligkeitsvorstellungen führen zum Anspruch sofortiger Kulturrevolution statt stufenweiser Kulturevolution. Letztere ist angesichts der vielen Parallelerfordernisse in „Planung, Organisation, Personalführung sowie Beherrschung der Qualitätstechniken und Qualitätsinstrumente" (Eichhorn 1997: 328) der erfolgversprechendere, weil am ‚Machbaren' orientierte Weg. Hierbei dürfen Anreize in Form früh vorzeigbarer, auch quantitativ nachvollziehbarer Erfolge, umfassender Information, Geld, „(...) der Personalentwicklung, der Arbeitszeitflexibilisierung, der Eigenverantwortlichkeit der Arbeit sowie der Partizipation und Delegation" (Eichhorn 1997: 329) nicht fehlen – ein Aspekt, der auch bereits in Eichhorn (1995c) ein Thema war.

Für Eichhorn (1997) sind diese hier einzeln betrachteten Strategien, IQMK zur Geltung zu verhelfen, in drei großen Handlungsfeldern der Führung angesiedelt: Bewußtseinswandel, Strukturwandel und Führungswandel. Hier zeichnet Eichhorn erneut das Bild einer aktiven Führung, die die ‚Bewahrer', ‚Zuschauer' und ‚Nicht-Informierten' unter den MitarbeiterInnen motiviert, IQMK mitzutragen, die die strukturellen Änderungen in Richtung prozessorientierte Teamorganisation aktiv herbeiführt, und die die MitarbeiterInnen darin befähigt, Probleme selbst zu lösen, dabei ehrlich informiert und beherzigt, dass menschliches Handeln zum großen Teil emotional bestimmt ist – eine Spielart von *Management und Führung* als Balancehalten zwischen Rationalität und Affekt, diesmal auf *MitarbeiterInnen* als ‚interne KundInnen' bezogen.

4.1.9 Die von Siegfried Eichhorn geprägte Krankenhausbetriebslehre im Überblick

Insgesamt zeigt sich in der Rekonstruktion der Bände I-III der Krankenhausbetriebslehre von Siegfried Eichhorn als auch näher betrachteter Veröffentlichungen nach 1987 eine durchgehende Konsistenz in der *Aufgabenstellung* und der *generellen wissenschaftstheoretischen Positionierung*. Aus diesem Grund kann neben der bereits ausführlich beschriebenen Aufgabenstellung einer praxisrelevanten Theoriebildung auch die aus Kapitel 4.1.7 stammende Tabelle hier übernommen werden.

Wissenschaftstheoretische Positionen der Krankenhausbetriebslehre in drei Bänden nach Siegfried Eichhorn
- Einbettung der SBWL ‚Krankenhausbetriebslehre' in die drei gängigen ABWL-Konzeptionen (faktortheoretischer Ansatz Gutenbergs, entscheidungsorientierte sowie systemorientierte BWL) als *notwendige Referenzpunkte ohne Alternative* und *ohne Reformulierung* derselben aus SBWL-Sicht.
- Neutralität und Reduktionismus im Sinne der Vorstellung, dass Methoden und Erkenntnisse aus Nachbarwissenschaften sowie Information auf einen zweckdienlichen Beitrag zum funktionsfähigen und *wertfreien* ‚Apparat der Betriebsführung' zuzuschneiden sind. Als *kontextbereinigte Objekte* sind Information, Methode und Erkenntnis *problemlos transferierbar*. Objektives braucht keine Verstehensspielräume.
- Quantitativ gestützte Rationalität als Kausalität: Wenn *Informationsbedarf und -angebot zur Deckung gebracht sind*, dann wird *Ungewissheit* durch Gewissheit ersetzt und dadurch die *Rationalität der Entscheidung* befördert. Dabei sind *quantifizierbare, zahlenmäßig-rechnerische Aussagen zu bevorzugen*, da ihre *Aussagekraft höher* ist.
- Idealismus durch Anstreben totaler Information sowie Beseitigung von *Unexaktheit durch eine Strategie des ‚Mehr vom Selben'*, d. h. durch *Verfeinerung bestehender Instrumentarien* (z. B. KIS, auf einzelne PatientInnen bezogene Leistungsrechnung, gesamtgesellschaftliche ‚cost-benefit-analysis'). ‚Gröbere' Rechnungen, langjährige *Erfahrungswerte* und Fingerspitzengefühl sind (widerwillig) akzeptierte Notlösung bei Abweichungen von diesem Idealzustand der Totalplanung mittels umfassender Kennzahlensysteme.
- Theorie-Praxis-Verhältnis als der Praxis vorgelagerte Theoriebildung mit normativem Impetus. Die Auslegung der Erklärungs- und Gestaltungsaufgabe postuliert eine *der Praxis vorangehende* und *relevante* Theoriebildung. Deren *normativer Impetus* liegt in der Schaffung einer spezifischen Ordnung für die Praxis (Typologien) in der gestaltenden Absicht, das Denken (von PraktikerInnen) durch von der Situation abstrahierende Begriffe und Kategorien zu prägen und dadurch organisationale Praktiken zum Positiven zu verändern (wobei der Bezug auf die eigene Situation Aufgabe der PraktikerInnen bleibt). Das Ziel ist ein Mehr an ‚Zwangsläufigkeit' in einer unübersichtlichen, komplizierten bis komplexen, störanfälligen und damit letztlich riskanten Praxis, das die Rationalität von Entscheidungen sicherstellt.

Tabelle 16: Wissenschaftstheoretische Positionen der Krankenhausbetriebslehre nach S. Eichhorn (1967-87)

Entgegen der gerade dargelegten konzeptionellen Konsistenz in Aufgabenbeschreibung und den generellen wissenschaftstheoretischen Positionen, ist die Situation bei den diversen Spezifika und deren Charakteristika größtenteils anders. Mit Ausnahme der Ausführungen zu *Sinn und Zweck* zeigte sich bei allen anderen Spezifika im Verlauf der Entwicklung von Eichhorns Konzeption eine, inhaltlich mehr oder weniger weit reichende, Modifikationsnotwendigkeit in den Charakteristika. Um einen späteren inhaltlichen Abgleich der empirisch gewonnenen Erkenntnisse mit den hier vorliegenden Rekonstruktionsergebnissen zu erleichtern, werden die Modifikationen je Spezifikum kurz beschrieben und danach tabellarisch mit den bereits bekannten Charakteristika zusammengefasst. Die Modifikationen sind dabei grau unterlegt, so dass die konzeptionelle Entwicklung in den einzelnen Spezifika nach 1987 nachvollziehbar wird.

PatientInnen sowie Sinn und Zweck

Für die PatientInnen des Krankenhauses gilt auch vor Eichhorn (1997) schon, dass sie Ausgangspunkt der Leistungserstellung sind, aktiv Erwartungen artikulieren, ihr Wille zur Gesundung unverzichtbar ist und sie trotz Typologisierbarkeit auch einmalig in ihrem Persönlichkeits- und Krankheitsartenmuster sind. Dennoch werden sie unter Aufgreifen einer Idee des Dienstleistungsmanagements zunehmend als *aktiv-souveräne KundInnen* betrachtet. ‚Kundenorientierung' wird zu einem zentralen Qualitätsmerkmal des Krankenhauses, PatientInnen und KundInnen zu synonym gebrauchten Begriffen. Sie treten konzeptionell noch stärker als eigenständig handelnde, interessierte und informierte Subjekte in Erscheinung, die nicht mehr als passive Objekte versorgt werden wollen, als ‚mündige' PatientInnen mit Hilfe der ÄrztInnen selbst nach Maßgabe ihrer eigenen Werte und Rationalität entscheiden, Therapiemaßnahmen aktiv unterstützen, Internet- und Online-Dienste nutzen und sich auch extramural in Selbsthilfegruppen organisieren. Dadurch gerät die Idealvorstellung aktiv-souveräner KundInnen bzw. BürgerInnen noch schärfer in Widerspruch zur real eingeschränkten ‚Konsumentensouveränität', z. B. wenn eine ‚Verobjektivierung' durch PatientInnenferne Behandlung in der Gefahr steht, letztlich nicht nur für die PatientInnen/KundInnen, sondern auch für das Krankenhaus ineffizient zu werden – ein Aspekt, der bei den Spezifika *zentrale Beziehungen, Management und Führung* sowie *Spannungsfeldern* nochmals zu thematisieren sein wird.

Das öffentliche Krankenhaus aus Sicht der Krankenhausbetriebslehre als Krankenhausmanagementkonzeption nach Siegfried Eichhorn
Spezifikum *PatientInnen/KundInnen/BürgerInnen* / Charakteristika
▪ Ausgangspunkt der Leistungserstellung (Humanfaktor), denn PatientInnen/KundInnen/BürgerInnen generieren den Bedarf an den Dienstleistungen des öffentlichen Krankenhauses, wobei Dienstleistung gekennzeichnet ist durch Immaterialität, mangelnde Speicherbarkeit, hohe Arbeitsintensität, Kundenpräsenz sowie Erstellung und der Absatz der Dienstleistung ‚uno actu'.
▪ *Typologisierung* nach Akutkranken, Langzeitkranken und Chronischkranken, wobei eine alters- und geschlechtsspezifische Morbidität allen drei Krankheitsgruppen zuzuordnen sind.
▪ Trotz Typologie ist jede(r) PatientIn anders/einmalig in ihrem Persönlichkeits- und Krankheitsmuster.
▪ Artikulieren ihre Erwartungen, die im Zuge allgemeiner Lebensstandardverbesserungen beständig steigen, an den Ablauf im Krankenhaus zunehmend als aktiv-souveräne KundInnen, informieren sich über Internet und Online-Dienste, organisieren sich in Selbsthilfegruppen und wollen als ‚mündige' PatientInnen mit Hilfe der ÄrztInnen selbst nach Maßgabe ihrer eigenen Werte und Rationalität entscheiden.
▪ Ihr Wille gesund zu werden, ihre aktive Unterstützung der Therapiemaßnahmen sowie ein zunehmende finanzielle Selbstbeteiligung sind/werden unverzichtbarer Teil der Leistungserstellung.
▪ Gleichzeitig beschränkt sich die ‚Konsumentensouveränität' im Prinzip auf die Anfangsentscheidung, einen Arzt zu konsultieren, danach bestimmt der Arzt den Bedarf (benevolenter Paternalismus), was das Spannungsfeld Subjekt versus Verobjektivierung schärfer hervortreten lässt.
Spezifikum *Sinn und Zweck* / Charakteristika unverändert
▪ Erkennen, Heilen, Bessern oder Lindern von Krankheiten, Leiden oder Körperschäden der *PatientInnen* im Krankenhaus.
▪ *Dienstleistungsbetrieb* für den *Bedarf* der Bevölkerung (einer bestimmten Versorgungsregion), begründet in gesellschaftlichen, sozialen Werten der Caritas, Humanitas und des Bedachtseins auf das Gesamtwohl der Gesellschaft.

Tabelle 17: Das öffentliche Krankenhaus aus Sicht der Krankenhausbetriebslehre nach S. Eichhorn – PatientInnen / Sinn & Zweck

Für das Spezifikum *Sinn und Zweck* hingegen bestätigen sich die bisherigen Charakteristika insofern, als das normative Regulativ einer wachsenden Krankenhauswirtschaft nach wie vor darin gesehen wird, „die humanethischen Zielvorstellungen des Krankenhauses nicht aus dem Auge zu verlieren, wonach die ganzheitliche Betreuung kranker Menschen das Hauptanliegen des Krankenhauses ist." (Eichhorn & Schmidt-Rettig 2001a: 18)

Gesellschaftlicher und sozialer Kontext

Der gesellschaftliche und soziale Kontext ließ sich bereits in den drei Bänden der Krankenhausbetriebslehre sehr umfassend als in zwei Wirkrichtungen angelegt rekonstruieren – als Wirkrichtung Kontext zu Organisation und umgekehrt.

In der Wirkrichtung vom Kontext zur Organisation waren zunächst die gesellschaftlichen und sozialen Werte, die Wirtschaftsordnung, Umweltdynamiken, Normen und Kontrolle zentrale Aspekte. In den Publikationen nach 1987 kommen zahlreiche Aspekte hinzu, die inhaltlich von einer eher marktwirtschaftlich orientierten Ordnungspolitik mit geänderten Finanzierungsmodi, Ökonomisierung der ‚Krankenhauswirtschaft', Privatisierung und Vernetzung in einem Wettbewerbsumfeld, über Konsequenzen der Demographie bis hin zu einer ‚kritischen Öffentlichkeit' und einem gewandelten Selbstverständnis ‚mündiger' PatientInnen bzw. KundInnen/BürgerInnen reichen als Gegenbewegung zu einem benevolenten Paternalismus.

In der umgekehrten Wirkrichtung Organisation zu Kontext tritt neben eine Steuerungsphilosophie, die vor allem auf Berechenbarkeit, Totalität, Integration und Unsicherheitsabsorption auf der Mikro- und Makroebene setzt, zunehmend das Thema der strategischen Positionierung in der Region in all seinen Facetten und organisationsinternen Konsequenzen, z. B. aktives Marketing. Hier ist der Wandel vom Vollzugsdenken zum pro-aktiven Management spürbar. Dies spiegelt eine durchaus aktiv gestaltbare Rolle des einzelnen Krankenhauses bei der Erfüllung seines bedarfswirtschaftlichen Dienstleistungsauftrages wider.

Um Redundanzen in der Aufzählung vor und in der Tabelle zu vermeiden, wird hier für eine Detailbetrachtung einzelner Aspekte auf die grau hinterlegten Ausführungen in der nachfolgenden Tabelle verwiesen.

Das öffentliche Krankenhaus aus Sicht der Krankenhausbetriebslehre als Krankenhausmanagementkonzeption nach Siegfried Eichhorn
Spezifikum *Gesellschaftlicher und sozialer Kontext* / Charakteristika

Faktoren in der *Wirkrichtung* von *Kontext zu Organisation*:
▪ Bedarfswirtschaftliche *Dienstleistung* ist begründet in gesellschaftlichen, sozialen Werten der Caritas, Humanitas und des Bedachtseins auf das Gesamtwohl der Gesellschaft.
▪ Unsere Wirtschaftsordnung unterstützt gegenüber dieser besonderen gesellschaftlich-sozialen Verantwortung (der Betriebsführung) das persönliche Streben nach Verdienst und Homooeconomicus-Verhalten individuell wie institutionell, was sich auch in einem krankenhausinternen Wertewandel von der Dienstgemeinschaft zur Tarifgemeinschaft ausdrückt.
▪ Eine aus Organisationssicht bestehende *Umweltdynamik enthält Auslöser organisationaler Veränderung*:
  – Medizin, Medizintechnik (OP-Roboter), allgemeine Technik (EDV, Internet- und Online-Dienste),
  – Arbeitsintensivierung, Arbeitsteilung und zunehmende Interdependenz der Einzelleistungen (intramural und extramural), letzteres einhergehend mit erhöhter Vernetzung (24-Stundendienst, ÄrztInnenhäuser, Telemedizin) und Managed Care-Strategien,
  – allgemeine Lebensstandardverbesserungen, veränderte alters- und geschlechtsbedingte Morbidi-

tät und erhöhte Erwartungen an das Krankenhaus und die vor- und nachgelagerten Dienste (z. B. Hauskrankenpflege) bei gleichzeitig negativer Einnahmenentwicklung, was wiederum eine Ökonomisierung der Krankenhauswirtschaft und eine stärker evidenzbasierte Medizin befördert,
- Vorstellungen Betroffener bzw. Beteiligter darüber, wie Organisationen zu führen sind, auch im Sinne eines Gleichgewichts von Ökonomie, Ökologie und Hygiene, ein ‚kritisches Auge' der Öffentlichkeit sowie ein gewandeltes Selbstverständnis der Mehrzahl der PatientInnen von einer passiven Laienrolle hin zu interessierten, informierten Subjekten, die Therapiemaßnahmen aktiv unterstützen und sich in Selbsthilfegruppen organisieren (Partnerschaftsmodell),
- Paradigmenwechsel in der Organisations- und Managementphilosophie zugunsten integrativer Konzepte, die sowohl Komplexitätserhöhung als auch Komplexitätsreduzierung zu steuern zulassen (St. Galler Managementmodell der 1990er Jahre, TQM-Ansatz, Business Process Reengineering, Profit-Center als Investmentcenter) und die Wertschöpfungskette intra- und interorganisational verstehen (Krankenhausnetzwerke bzw. -verbünde, Praxisnetze und sektorübergreifende Vernetzung im Sinne einer Integrationsversorgung),
- eigenständige Interessen/Ziele externer Machtzentren bzw. Anspruchsgruppen (stakeholder) wie Krankenhausträger, Krankenkassen, niedergelassene ÄrztInnen, Parteien, konfessionelle Gruppen, Massenmedien, PatientInnen/KundInnen/BürgerInnen,
- eine staatliche Administration, die durch Ausfallen marktlicher Steuerungsmechanismen staatliche Rahmenplanung, behördliche Aufsicht, Preisvorgaben, Qualitätsstandards und weitere Normierungen einerseits als gerechtfertigt ansieht, andererseits aber auch eine zunehmend wettbewerbsstärkende bzw. marktwirtschaftlich orientierte Ordnungspolitik betreibt, was eine Kehrtwende in der Finanzierung (Fallpauschalen), Aufwertung der Versorgung im ambulanten Bereich und Bettenreduktion sowie Zentralisierung im vollstationären Bereich, mehr private Anbieter und Kapitalmarktinvestmentstrukturen im Wettbewerb um Preis und Qualität sowie folglich erhöhter wirtschaftlicher Druck, machtvollere Krankenkassen (Einkaufsmanagement), steigende Selbstbehalte für die PatientInnen bedeutet.
- *Die Statik unveränderlicher Traditionen*, beispielsweise der *traditionell auf einen naturwissenschaftlichen Kenntnisstand* und einen *benevolenten Paternalismus ausgerichtete Fokus der Medizin* ‚im Interesse der PatientInnen', obwohl ein ‚Partnerschaftsmodell' den Interessen der PatientInnen eventuell dienlicher ist, weswegen statische Tradition und Umweltdynamik in Konflikt geraten.

Faktoren in der *Wirkrichtung* von *Organisation zu Kontext*:
- Wird der Organisationsbegriff weit gefasst, kann ‚adäquate Betriebsführung' gleichgesetzt werden mit ‚adäquater Führung des öffentlichen Krankenhauswesens', d. h. auch auf gesamtgesellschaftlicher Ebene des Krankenhauswesens ist die bei *Management und Führung* hinterlegte Steuerungsphilosophie einer analytisch-methodischen, gesamthaft integrierten, lückenlosen Planung, Organisation und Kontrolle, und ein Streben nach Totalität, Berechenbarkeit, Integration sowie möglichst weit reichender Unsicherheitsabsorption funktional.
- ‚Proaktives Management', das mit dem Krankenhausträger seine Kompetenzen abklärt, professionell in allen Berufsgruppen geleistet wird, beim Personalmanagement die Herausforderungen neuer Technologien einbezieht, Aufbau- und Ablauforganisation an KundInnen orientiert sowie strategisches Management zur Sicherung langfristig wirksamer Erfolgspotenziale als Gegenstück zu einem kurzfristig-verwalterischen Vollzugsdenken betreibt. Letzteres kann konkretisiert werden als strategische Positionierung (Beschränkung auf Kernkompetenzen, Aktivitäten im Wellnessbereich, Rolle eines regional integrierten Gesundheitszentrums) sowie aktives Marketing im Wettbewerbsumfeld.

Tabelle 18: Das öffentliche Krankenhaus aus Sicht der Krankenhausbetriebslehre nach S. Eichhorn – Gesellschaftlicher & sozialer Kontext

Struktur und Prozess

Dieses Spezifikum erlebt im Verlauf von Eichhorns konzeptioneller Entwicklung eine Erweiterung der Handlungsmöglichkeiten und bezeichnet damit selbst ein *Spannungsfeld*: *Strukturorientierung* versus *Prozessorientierung*. Typologien für Krankenhäuser und ihre Dienstleistungen, der unendliche kybernetische Regelkreis sowie Hierarchie betonen Strukturelles und Strukturierendes. Im Verlauf der weiteren konzeptionellen Entwicklung kommt es jedoch zu einer stärkeren Betonung der Prozessorientierung, die Eichhorn als angemessener für die Handhabung dynamisch-komplexer Situationen ansieht. Auch wenn jetzt ein ‚Primat' der Prozessorientierung existiert, das mehr als eine Modewelle ist, geht es *nicht* um das *Ausspielen von Prozess gegen Struktur*. War zunächst der Prozess die Ergänzung der Struktur, gilt es jetzt, Prozessorientierung durch Aufbaustrukturen zu institutionalisieren, z. B. durch ein Abrücken vom Fachabteilungsprinzip zugunsten prozessualer Ablaufbetrachtung und Schnittstellenüberwindung.

Das öffentliche Krankenhaus aus Sicht der Krankenhausbetriebslehre als Krankenhausmanagementkonzeption nach Siegfried Eichhorn
Spezifikum *Struktur und Prozess* / Charakteristika
- *Typologisierung* des Krankenhauses nach ärztlich-pflegerischer Zielsetzung (Allgemein- und Fachkrankenhäuser), ärztlicher Besetzung (Anstalts- und Belegkrankenhäuser), Verweildauer, Zahl der Krankenbetten (Kleinstkrankenhäuser unter 50 Betten bis zu Großkrankenhäusern über 600 Betten), Bandbreite an Fachdisziplinen (Ergänzungs- und Mindestversorgung, Grund- und Regelversorgung, Zentral- und Maximalversorgung) sowie Behandlungs- und Pflegeintensität.
- *Typologisierung* der Krankenhausdienstleistung in eine persönlich-interaktive Form (Gesundheitsdienstleistungen mit Personal als bestimmendes Element bei der Uno-actu-Leistungserstellung) sowie problemorientiert-interaktive und unterstützend-interaktive Formen.
- Notwendig ist mehr ‚Zwangsläufigkeit' im Sinne eines *unendlichen Regelkreises* von klarer Zielsetzung, straffer, analytischer und gesamthaft integrierter Planung, vollziehender Organisation und abweichungsorientierter Kontrolle. *Rationalisierung* ist der permanente Prozess der Etablierung dieser ‚kybernetischen' Regelkreisstruktur.
- Nach Funktionen statt Berufsgruppen aufgeteilte, zentralistische Leitung, führt über MbO; eine in diesem Sinn funktionale kooperativ-demokratische Leitungsstruktur stellt weder die Hierarchie als solche in Frage, noch die Macht der oberen Instanz darüber zu entscheiden, wer in Entscheidungspositionen kommt. Dies zeigt sich auch in der Präferenz, den Bottom-up-Ansatz durch einen ‚übergestülpten' Top-down-Ansatz für ganzheitliches, umfassendes Krankenhaus(qualitäts)-Management zu ergänzen.
- Das sozial-technische System ist die stabile Struktur, in der die dynamischen Betriebsprozesse eingebettet sind. Ohne *Strukturdominanz* herrscht suboptimale Improvisation vor. Arbeitsablaufplanung, also die Prozessstrukturierung und -koordinierung, ist die schwierigste Planungsaufgabe im öffentlichen Krankenhaus, die folglich auch am wenigsten Improvisation verträgt. Dieser bis weit in die 1980er Jahre dominierenden Auffassung wird ab den 1990er Jahren entgegengehalten, dass aufbauorganisatorisch dominiertes Denken vorteilhaft war in ruhigen und überschaubaren Umwelten, dass in komplexen Umwelten mit hoher Dynamik jedoch das ‚Primat' der Prozessorganisation zweckdienlicher ist, auch wenn Krankenhausproduktion als persönlich-interaktiver, offener, komplexer Prozess mit differenziertem Mitteleinsatz im Ergebnis unsicher ist. Methodisch gestaltet wird die *Versorgungsprozessorientierung* durch ‚Business Process Reengineering', Beseitigung von Blindleistungen, Selbstcontrolling, Abrücken vom Fachabteilungsprinzip und Schnittstellenüberwindung sowie ‚Training-on-the-job', um Wertschöpfungskettendenken projekt- und arbeitsplatzbezogen zu vermitteln (Personalentwicklungsmaßnahme).
- Diese Prozessualisierung vollzieht sich auch im Qualitätsmanagement, das nicht länger auf objektive, absolute Werte und Standards industrieller Qualitätsmanagementkonzepte reduziert wird, sondern auch die subjektiven und relativen Merkmale der persönlichen Beziehung zwischen

- Krankenhauspersonal und PatientInnen einbezieht (Interaktionskompetenz als Schlüssel).
- Eine Strukturkrise besteht auch wegen der ‚Versäulung' des Gesundheitswesens, die Ineffizienz und Ineffektivität systematisch fördert, wobei die Säulen durch Krankenhausnetzwerke, Praxisnetze, sektorübergreifende Vernetzung (Integrationsversorgung) und Managed Care-Ansätze durchlässiger gemacht werden sollen.

Tabelle 19: Das öffentliche Krankenhaus aus Sicht der Krankenhausbetriebslehre nach S. Eichhorn – Struktur & Prozess

MitarbeiterInnen

Das Bild der *MitarbeiterInnen* ist von *Ambivalenz* geprägt. Ist im ersten Band der Krankenhausbetriebslehre 1967 ein Bild der MitarbeiterInnen als intrinsisch motivierte, am Bedarf orientierte Dienstleister dominierend, so erweitert sich in den 1970er Jahren das Verhaltensrepertoire der MitarbeiterInnen alsbald um Homo oeconomicus-Züge, so dass disziplinierende Maßnahmen ergriffen werden, um einem Missbrauch von Qualitätsargumenten zwecks persönlichem Autonomiegewinn zu begegnen. Dieses Bild wird wiederum revidiert im Zuge eines integrierten Qualitätsmanagementansatzes, in welchem die *MitarbeiterInnen* erneut als intrinsisch motivierte Bestleister gesehen werden, deren Partizipation unverzichtbar ist. In den Publikationen aus dem Jahr 2001 wiederum wird der Wertewandel von der Dienstgemeinschaft zur Tarifgemeinschaft erneut bemüht, um eine weiteres Mal die aufgemachte Ambivalenz im Spannungsfeld von caritativem Dienstethos und Optimierung des persönlichen Kosten-Nutzen-Kalküls zu belegen. Trotz dieses Lavieren zwischen zwei Extrempositionen hat jedes Verhaltensrepertoire der MitarbeiterInnen auf seine Art funktional zu sein – und die Sicherstellung dieser Funktionalität ist Auftrag an *Management und Führung*.

Das öffentliche Krankenhaus aus Sicht der Krankenhausbetriebslehre als Krankenhausmanagementkonzeption nach Siegfried Eichhorn
Spezifikum *MitarbeiterInnen* / Charakteristika
• Interpretative ‚Pendelbewegungen' im Zeitablauf: 1967 behält der Dienst-, Gemeinnützigkeits- und Bedarfswirtschaftsgedanke noch die Oberhand über das individuelle Streben nach Verdienst –> 1971 gilt die *Dominanz des Dienstgedankens gebrochen*, der Homo oeconomicus ist legitimes Verhaltensmodell und das gesamtbetriebliche Wirtschaftlichkeitsoptimum kann somit unterlaufen werden. Ein *caritativer Dienstgedanke ist nicht bei jedem Organisationsmitglied zu jeder Zeit in gleich hohem Ausmaß zu erwarten*, so dass sich MitarbeiterInnen sowohl im Sinne eines caritativen Dienstgedankens als auch im Sinne einer individuellen Nutzenoptimierung verhalten. Die Existenz sicherer, bürokratischer Strukturen kann auf Seite der MitarbeiterInnen ‚gewisse Bequemlichkeiten' fördern und die Motivation sinken lassen –> 1997: MitarbeiterInnen wollen immer ihr Bestes geben, wenn sie die Gelegenheit dazu bekommen. –> 2001: MitarbeiterInnen arbeiten und leben heute eher nach den Regeln einer Tarifgemeinschaft als einer Dienstgemeinschaft.
• In puncto *Qualität* als Oberziel liegt in quantitativen Unterzielen ein *disziplinierender* Effekt für individuelle Nutzenoptimierer, da es für *MitarbeiterInnen* nicht mehr opportun ist, Autonomie durch Vorschieben nicht näher fassbarer ‚Qualitätsargumente' zu erhalten. Gerade im Qualitätsbereich hält Operationalisierung und Quantifizierung den Bereich des Intransparenten möglichst klein.
• Einerseits ist die Beteiligung der von Umsetzungsentscheidungen Betroffenen notwendig, wenn es auch bei straffer Planung, Organisation und Kontrolle zu einer effizienten Verhaltensweise und zu wirtschaftlicher Zielrealisation kommen soll. Andererseits ist die *Partizipation* bzw. ein *Empowerment* der Beteiligten/Betroffenen nur insoweit zu akzeptieren ist, als sie funktional ist, d. h.

> nicht das Meisterprinzip befördert, sondern die Erfahrungs(wissen)basis verbreitert und die Konfrontation der Entscheider mit den Konsequenzen der eigenen Entscheidung forciert. Allerdings gilt Partizipation bzw. Empowerment der Beteiligten/Betroffenen zwecks Verbreiterung der Erfahrungs(wissen)basis vor allem in komplexen Situationen als angemessene Handhabungsstrategie. Die situativen Entscheidungsrechte und Entfaltungsfreiheiten der MitarbeiterInnen in Teams, Projektgruppen, Qualitätszirkel oder teilautonome Arbeitsgruppen sind dabei aber so zu begrenzen, dass sie Hierarchie und Machtverteilung nicht radikal in Frage stellen.
> - Unabhängig vom gerade aktuellen MitarbeiterInnenbild gilt die Maxime eines wirtschaftlich optimalen Einsatzes des Produktivfaktors Arbeit in der sozialen Interaktion mit PatientInnen/KundInnen.
> - Zuverlässigkeit, Reagibilität, Kommunikationsfreudigkeit, Glaubwürdigkeit, Kompetenz, Höflichkeit, Verständnis, Qualitätsbewusstsein wären idealerweise persönliche Kompetenzen/Eigenschaften der MitarbeiterInnen im Umgang mit PatientInnen/KundInnen. Interaktionskompetenz des Personals wird zur Schlüsselkompetenz.
> - MitarbeiterInnen sind in der Wertschöpfungskette auch KundInnen der jeweils vorgelagerten Prozessstufe. Personalentwicklung durch Learning-by-doing/Training-on-the-job soll Wertschöpfungskettendenken projekt- und arbeitsplatzbezogen vermitteln.

Tabelle 20: Das öffentliche Krankenhaus aus Sicht der Krankenhausbetriebslehre nach S. Eichhorn – MitarbeiterInnen

Zentrale Beziehungen

Die *Beziehung von PatientInnen/KundInnen zum Krankenhaus* ist unbestritten ‚die' zentrale Beziehung, nicht erst seit ‚Kundenorientierung' zum Schlagwort geworden ist. In der persönlich-interaktiven Form der Gesundheitsdienstleistung ist für die Uno-actu-Erstellung die Interaktion zwischen Leistungserbringer und Leistungsempfänger das ausschlaggebende Moment. Dienstleistungsproduktion im Krankenhaus tritt somit deutlich als immer wieder neu zu gestaltende, soziale Interaktion zu Tage, die nichtmaterielle Veränderungen im physischen, psychischen, sozialen, intellektuellen oder emotionalen Bereich bewirken soll. Allerdings gilt für diese soziale Interaktion auch, dass je stärker sie ‚persönlich' ist, desto unsicherer ihr Prozessergebnis wird.

Eichhorn fügt hier noch den Aspekt der *Zugehörigkeit zu einem fremden Kulturkreis* hinzu. Der Konflikt zwischen der Einmaligkeit der PatientIn/KundIn (Subjekt) und ihrer Re-Interpretation als technischer Fall durch Professionisten (Verobjektivierung) ist im Falle eines benevolenten Paternalismus als Verhaltensmaxime für Entscheidungsträger im Versorgungsprozess ohnehin gegeben und kann die zentrale Beziehung in Richtung ‚Entfremdung', ‚Entpersönlichung', aber auch missverstandene Verantwortlichkeit durch die Entscheidungsträger determinieren. Diese Tendenz mag sich bei mangelnder gegenseitiger Ausdrucks- und Wahrnehmungsmöglichkeiten noch verschärfen. Benevolentem Paternalismus setzt Eichhorn ein ‚Partnerschaftsmodell' entgegen, bei dem PatientInnen/KundInnen mit Hilfe der ÄrztInnen selbst nach Maßgabe ihrer eigenen Werte und Rationalität entscheiden.

Zielkonflikte und Quasi-Konfliktlösungen in ‚Expertenorganisationen' sowie die Einbindung der Ärzteschaft in die Gesamtverantwortung charakterisieren demgegenüber primär *krankenhausinterne zentrale Beziehungen*, was nochmals ein anderer Fokus ist, als auf PatientInnen/KundInnen, die immer nur Organisationsmitglieder auf Zeit sind. Innerhalb der krankenhausinternen, hierarchischen Beziehung zwischen Führenden und Geführten (MitarbeiterInnen) bleibt Funktionalität das zentrale Credo.

Das öffentliche Krankenhaus aus Sicht der Krankenhausbetriebslehre als Krankenhausmanagementkonzeption nach Siegfried Eichhorn
Spezifikum *zentrale Beziehungen* / Charakteristika
<ul><li>Die *zentrale Beziehung* zwischen *PatientIn/KundIn* und *Krankenhaus(personal)* ist eine persönliche, soziale Interaktion, die als Dienstleistung nichtmaterielle Veränderungen im physischen, psychischen, sozialen, intellektuellen oder emotionalen Bereich bewirken soll. Als persönliche, soziale Interaktion ist das Ergebnis des Dienstleistungsprozesses unsicher und aufgrund des Uno-actu-Prinzips immer wieder neu auszuhandeln (Einmaligkeit der *PatientInnen/KundInnen*); in der Interaktion muss eine Bedürfnisbefriedigung gleichzeitig auf einer instrumentell-rationalen und einer affektiven Ebene stattfinden (was ein weiteres *Spannungsfeld* aufzeigt).</li><li>Die *zentrale Beziehung* zwischen *PatientIn/KundIn* und *Krankenhaus(personal)* ist geprägt von der professionellen Wahrnehmung der *PatientInnen/KundInnen* als (technischen) Fall für den Versorgungsprozess. Somit generiert sich der Grad der Orientierung an den *PatientInnen/KundInnen* unter Berücksichtigung von deren sozialer Lage im verantwortlichen Handeln der Entscheidungsträger innerhalb des *Spannungsfeldes* zwischen Einmaligkeit und ganzheitlicher Selbstwahrnehmung (Subjekte, Partnerschaftsmodell einer ‚mündigen' Beziehung) und technisch-reduktionistischer Deutung durch diverse Professionisten (Verobjektivierung, benevolenter Paternalismus). Letzteres kann zu Entfremdung, Entpersönlichung und missverstandener Verantwortlichkeit führen – insbesondere, wenn die *PatientInnen/KundInnen* einem *fremden Kulturkreis* angehören und dadurch die Artikulations- und Wahrnehmungsmöglichkeiten eingeschränkt sind. PatientInnenferne, schematische und unpersönliche Behandlung ist aber sowohl unter psychosomatischen als auch psychosozialen Gesichtspunkten sowie im Hinblick auf eine Begrenzung des Versorgungsaufwandes ineffizient, d. h. sie schöpft das Leistungspotenzial des Krankenhauses nicht aus. Interaktionskompetenz des Personals wird damit zur Schlüsselkompetenz.</li><li>Die *Einbindung der Ärzteschaft und Pflege in* die *wirtschaftliche Gesa*mtverantwortung eines Krankenhauses ist zentral, um im Bruch mit der Tradition des Meistersystems die Integration zu forcieren. Hierbei dient der Faktor ‚Qualität' und die Vorstellung einer krankenhausinternen Kundenkette, mithin eine *Versorgungsprozessorientierung* als Ausgangs- und Fluchtpunkt für ein ganzheitlich integriertes Krankenhausmanagementkonzept.</li><li>Die hierarchische Beziehung zwischen MitarbeiterInnen und Management/Führenden verfolgt primär wirtschaftliche Ziele, Empowerment und MitarbeiterInnenpartizipation muss diesbezüglich funktional sein (z. B. MitarbeiterInnenbefragung zwecks Qualitätsverbesserung).</li><li>*Zielkonflikte sind die Regel*, Unwägbarkeiten folglich nicht wegzudiskutieren, ist doch beispielsweise die Krankenhausleitung nicht automatisch der ‚verlängerte Arm' des Trägers, sondern in der Lage, eigenständige Ziele zu definieren und zu verfolgen. *Zielsysteme* sind folglich das *Ergebnis machtbestimmter Kompromisse* zwischen divergenten Zielvorstellungen, die angesichts weiterbestehender Individual- und Gruppenziele ‚*Quasi-Konfliktlösungen*' darstellen. Profitcenter als ‚Investmentcenter' können Autonomie, Erfolgsverantwortung, Kundennähe stärken, produzieren aber auch Ressort-Egoismus und eine Verrechnungspreisprobleme, die gesamtorganisationalen Zielen zuwider laufen können (Spannungsfeld von Fachsystem und Sozialsystem in ‚Expertenorganisationen').</li><li>*Extramurale Beziehungen* gewinnen an Gewicht durch gesundheitspolitische Anreize für Managed Care-Ansätze und stärkere Vernetzung (ÄrztInnenhäuser, Krankenhausnetzwerke, Praxisnetze und sektorübergreifende Vernetzung, Telemedizin).</li></ul>

Tabelle 21: Das öffentliche Krankenhaus aus Sicht der Krankenhausbetriebslehre nach S. Eichhorn – zentrale Beziehungen

Management und Führung

Es ist für ein Krankenhausbetriebslehre- bzw. Krankenhausmanagementkonzept wenig überraschend, dass *Management und Führung* das charakteristikareichste Spezifikum darstellt. Die Gesamtheit der Charakteristika zeigt eine große Bandbreite an Aspekten, die sich ganz generell in die *Gestaltung von Rahmenbedingungen* einerseits und *konkrete Interventionen* durch Management und Führung andererseits unterteilen lassen:

- Als der Gestaltung von *Rahmenbedingungen* dienlich sollen hier all diejenigen Charakteristika bezeichnet werden, in denen es um eine Verortung von Entscheidung, die Krankenhausleitung als Institution, Kausalbeziehungen und Apparaturhaftes in einer Trivialmaschine, Traditionelles im Sinne ‚althergebrachter' Kultur und letztlich um festgefügte Regeln und Haltungen geht.
- Als konkret auf *Interventionen* gerichtet können diejenigen Charakteristika gelten, in denen es um den Weg zu den Zielsetzungen der gerade beschriebenen Steuerungsphilosophie geht, wie das Sicherstellen der ‚Zwangsläufigkeit' des kybernetischen Regelkreises, Verhaltensbeeinflussung zugunsten harmonischer Betriebsprozesse, ‚Quasi-Konfliktlösungen', Budgetierung als Erziehung zur Kostenverantwortlichkeit, funktionale Partizipation und die ‚schöpferische Balance halten' in den zahlreichen und diversen Spannungsfeldern als nicht negierbare Rahmenbedingung.

Eichhorn hat hier im Lauf der konzeptionellen Weiterentwicklung diverse Charakteristika sowohl auf der Ebene der Rahmenbedingungen als auch der konkreten Interventionen ergänzt, z. B. Coaching und Moderation durch Führungskräfte, das Spannungsfeld Rationalität/Affekt, Controlling als Entscheidungsvorbereitung oder auch das Bilden einer lernenden Organisation, etc. Um auch hier Redundanzen in der Aufzählung vor und in der Tabelle zu vermeiden, wird für eine Detailbetrachtung einzelner Aspekte abermals auf die grau hinterlegten Ausführungen in der nachfolgenden Tabelle verwiesen.

Ein interessanter Punkt ist hier jedoch vorab noch zu erwähnen. Die Vertiefung des Charakters der persönlich-interaktiven Dienstleistung im Gesundheitswesen, in der die *MitarbeiterInnen* eine zentrale Rolle spielen und gleichzeitig für eine ‚erfolgreiche' Dienstleistungsproduktion auf das Mittun der *PatientInnen/KundInnen/BürgerInnen* angewiesen sind, weist auf eine weitere Quelle für Unsicherheit hin. Diese Quelle ist diesmal nicht aus der Organisationsumwelt, dem *gesellschaftlichen und sozialen Kontext* ableitbar, sondern stammt aus dem Kernprozess der Organisation selbst. Je persönlicher die interaktive Dienstleistungsproduktion als *zentraler Beziehung* im Krankenhaus ist, desto weniger determiniert, also unsicherer, erscheint das Ergebnis der Interaktion. Die Absorption dieser Unsicherheit und damit ein Zugewinn an Gewissheit geschieht hier allerdings primär durch Investition in die *Interaktionsqualität* des Personals als Schlüsselkompetenz und durch *Kulturbildung*.

Das öffentliche Krankenhaus aus Sicht der Krankenhausbetriebslehre als Krankenhausmanagementkonzeption nach Siegfried Eichhorn
Spezifikum *Management und Führung* / Charakteristika
Gestaltung von Rahmenbedingungen: - Entscheidungen sind bei der Krankenhausbetriebsführung/dem Krankenhausmanagement angesiedelt (Führung = Management); institutionell wird die Führung oftmals als Krankenhausleitung bezeichnet; die Leitung (als Instanz) hat die Aufgabe des Führens/Managens zugunsten optimaler Aufgabenerfüllung. So legt beispielsweise das allgemeine Krankenhausmanagement die Quali-

tätspolitik fest (allgemeine Grundsätze, Normen) und das Qualitätsmanagement stellt deren Einhaltung im Rahmen des strategischen und operativen Managements sicher. Dabei werden qualitätssichernde Einzelansätze aus Medizin, Pflege oder Informatik umfassend, systematisch und ganzheitlich top-down integriert.

- Planung, Organisation und Kontrolle sind durch Kausalbeziehungen verbunden. Zwischen Zielsetzungsdetailliertheit und Beurteilbarkeit der Organisationsform nach Aufwand und Erfolg mit Blick auf die Zielsetzung besteht ein Kausalzusammenhang. Sind die Zielsetzungen eindeutig und abgestimmt, brechen Konflikte erst gar nicht aus oder können unterdrückt werden, die Einheitlichkeit der Leistungserstellung ist gesichert. Analog dazu gilt, dass es einen ‚richtigen' Konnex zwischen organisationaler Situation und Führungsstil gibt. Weiters besteht zwischen Bestimmungsgrad in Planung und Organisation und mehr oder weniger leichter Durchführbarkeit von Kontrolle eine Kausalbeziehung.
- Althergebrachte ‚Meisterwirtschaft', nach der einzelne Leistungsstellen entscheiden, wie die Arbeit ablaufen soll, befördert mangelnde Koordination, Uneinheitlichkeit und hindert die Organisation daran, ein ‚Höchstmaß an Wirksamkeit' zu entfalten (gerade angesichts der bei gesellschaftlicher und sozialer Kontext beschriebenen Umweltdynamik); sie ist folglich systematisch abzulösen durch funktional orientiertes Management.
- Die moderne BWL hat den funktionsfähigen ‚Apparat der Betriebsführung' geschaffen, wonach die Organisation immer mehr als eine durch Führung steuerbare Trivialmaschine erscheint, in der Komplexität und Probabilistik durch Management- und Führungsinterventionen in einen durchschaubaren, gestaltbaren Gleichgewichtszustand überführt wird, z. B. durch gesteuertes Erhöhen und Reduzieren von Komplexität.
- Innerhalb der organisationalen ‚black box' lässt sich die soziale Dienstleistung als rein kostenbezogen optimierte Kombination von Produktivfaktoren darstellen, die neutrale Mittel zum Zweck sind wie in einem Fertigungsbetrieb, und die primär den Produktionsfunktionen vom Typ B und C gehorchen. Gleichzeitig verbietet sich aber eine unveränderte Übernahme produktionsorientierter Konzepte in der Dienstleistungsproduktion aufgrund des Charakters der Dienstleistung (Immaterialität, mangelnde Speicherbarkeit, hohe Arbeitsintensität und Kundenpräsenz). Die Erstellung und der Absatz der persönlich-interaktive Dienstleistung erfolgen ‚uno actu', wobei das Personal das bestimmende Element ist und der Erfolg (physische, psychische, soziale, intellektuelle oder emotionale Veränderung) der Dienstleistungsproduktion von der Mitwirkung der KundInnen abhängig ist. Daher ist auch in die Interaktionskompetenz des Personals als Schlüsselkompetenz zu investieren.
- Zur Entscheidungsvorbereitung (Rolle des Controlling) ist ein KIS real zu schaffen, das Informationsbedarf und –angebot zur Deckung bringt und damit Ungewissheit idealerweise auf ein Mindestmaß reduziert. Es lassen sich ‚alle' Kosten und Nutzen einer betrieblichen Betätigung im Bereich des Gesundheitswesens erfassen (einzelwirtschaftlich und gesamtgesellschaftlich). Unexaktheit ist durch eine Strategie des ‚Mehr vom Selben' zu handhaben, d. h. durch Verfeinerung des bestehenden Instrumentariums, z. B. der ‚cost-benefit-analysis', der Qualitätssicherung oder Risikobetrachtung. Datenquellen zwecks Totalplanung sowie umfassende Kennzahlensysteme sind vorhanden. Eine auf EinzelpatientInnen bezogene Vorausbestimmung aller Leistungen wäre erstrebenswert, ist aber praktisch undurchführbar, weswegen ‚Grobrechnung' auf der Basis fachabteilungsspezifischer, langjähriger Erfahrungswerte angestellt werden – eine praktisch bedingte Notlösung.
- Auf einzelwirtschaftlicher und gesamtgesellschaftlicher Ebene des Krankenhauswesens zeigt sich eine funktionale Steuerungsphilosophie, die geprägt ist von analytisch-methodischer, gesamthaft integrierter und damit lückenloser Planung, Organisation und Kontrolle, und einem Streben nach Totalität, Berechenbarkeit, Integration sowie möglichst weit reichender Unsicherheitsabsorption.
- Bildung einer lernenden Organisation und einer Kultur qualifizierter MitarbeiterInnenführung.
- Kultur-Evolution statt Kultur-Revolution, d. h. eine am ‚Machbaren' orientierte Vorgehensweise, die auf Anreize in Form früh vorzeigbarer, auch quantitativ nachvollziehbarer Erfolge, umfassender Information, Geld, Personalentwicklung, Arbeitszeitflexibilisierung, Eigenverantwortlich-

keit Partizipation und Delegation setzt.

Konkrete Interventionen innerhalb der geschaffenen Rahmenbedingungen:
- Aus der Umweltdynamik als Auslöser von Veränderungen folgt: Nur ein auf Dauer angelegter Prozess der systematischen Planung, Organisation und Kontrolle lässt diese unvermeidbaren Veränderungen wirksam handhaben. Zunehmende Umweltdynamik und Wettbewerbsintensität erfordert die Gestaltung zentraler Handlungsfelder der Führung – Bewusstseinswandel, Strukturwandel und Führungswandel durch ein pro-aktives, professionalisiertes Management durch alle Führungskräfte aller Berufsgruppen, mit dem Krankenhausträger abgeklärte Kompetenzen, eine dezentrale Verantwortungsübernahme unterstützt durch Profitcenter als Responsibility- bzw. Investmentcenter, professionelles Personalmanagement unter Einbezug neuer Technologien, kundenorientierte Aufbau- und Ablauforganisation (Versorgungsprozessorientierung mittels Business Process Reengineering statt Fachabteilungsprinzip und ‚Learning-by-doing'- bzw. ‚Training-on-the-job'-Personalentwicklung, Wertschöpfungskette für interne und externe Kunden) sowie strategisches Management zur Sicherung langfristig wirksamer Erfolgspotenziale als Gegenstück zu einem kurzfristig-verwalterischen Vollzugsdenken. Konkret wäre eine strategische Positionierung z. B. als Beschränkung auf Kernkompetenzen, Aktivitäten im Wellnessbereich, Rolle eines regional integrierten Gesundheitszentrums, Mitgliedschaft in einem Krankenhausverbund bzw. -netzwerk zwecks Rationalisierungsvorteilen und das Anstreben regionaler ‚Qualitäts- und Kostenführerschaft' auszulegen. Umweltmanagement integriert ökonomische, ökologische und hygienische Anforderungen, Controlling bereitet Entscheidungen mit Hilfe eines Managementinformationssystems zu Leistung, Qualität, Kosten und Erlösen vor und berechnet Budgets und Verrechnungspreise, aktives Marketing kommuniziert die Alleinstellungsmerkmale des Hauses nach außen. Integratives Qualitätsmanagement ist als normatives, strategisches und operatives Konzept hierzu kompatibel und deckt die Teilaufgaben der Planung, Sicherung, Risikoprävention, Verbesserung, Realisierung und Beurteilung von Effektivität und Effizienz anhand einer Qualitätskosten- und Qualitätsleistungsrechnung ab.
- Management und Führung hat die Aufgabe, die, unter Struktur und Prozess detaillierter beschriebene, ‚Zwangsläufigkeit' des unendlichen, kybernetischen Regelkreises immer wieder neu und über die gesamte hierarchische Tiefe der Organisation sicherzustellen und das aus der Überraschung geborene Improvisieren eines Entscheidungsautonomie fördernden Meisterprinzips zurückzudrängen. Bei erreichter ‚Zwangsläufigkeit' ist der Rückzug der Führung auf ‚management by exception' opportun.
- Management und Führung ist Verhaltensbeeinflussung zugunsten reibungsloser, harmonischer Betriebsprozesse mit Hilfe einer gewissen instrumentellen Bandbreite inklusive diverser Führungsstile. Die Nachhaltigkeit der ‚Quasi-Konfliktlösungen' kann unterstützt werden durch strenge Verhaltensnormierung und Kontrolle, definierte Schwankungsbandbreiten für persönliches Verhalten und materielle Verhaltensanreize. Budgetierung als Vorgabe von Verbrauchsmenge und Preis mit anschließender Abweichungskontrolle soll zur Kostenverantwortlichkeit erziehen. Qualitätsbewusste, intrinsisch motivierte MitarbeiterInnen verlangen weniger direkte Kontrolle durch Führungskräfte und einen eher betreuenden, beratenden Führungsstil, ein Coaching, das auch ‚Sicherheit und Selbstwertgefühl' vermittelt; weiters Feedback, weder Über- noch Unterforderung, Partizipation in Entscheidungen, weniger Statushierarchie und mehr persönliche Autorität, Vertrauensmanagement und Abbau von Misstrauen. All diese Annahmen und instrumentellen Ausgestaltungen nach dem Prinzip von Norm und Kontrolle suggerieren eine Beherrschbarkeit zukünftiger Situationen, wobei idealistischerweise insbesondere von Führungskräften der mittleren und unteren Ebene Verhaltensänderung zugunsten partizipativer Führung gefordert wird, ohne dass diese zumindest kurzfristig persönlich davon Vorteile haben. Alles, was sich außerhalb des zu managenden Kreislaufs von Planung, Organisation und Kontrolle abspielt, stellt eine nicht behandelnde Restgröße dar.
- Auch bei straffer Planung, Organisation und Kontrolle müssen die Beteiligten ‚mitmachen' wollen, wenn es zu einer effizienten Verhaltensweise und zu wirtschaftlicher Zielrealisation kommen

soll. Da aber das ‚Meisterprinzips' nicht fortgeführt oder wiedereingeführt werden soll, ist Partizipation bzw. Empowerment der Beteiligten/Betroffenen zwecks Verbreiterung der Erfahrungs(wissen)basis und als Konfrontation der Entscheider mit den Konsequenzen der eigenen Entscheidung nur insoweit zu akzeptieren, als sie funktional ist für das Entstehen effizienter Entscheidungen und optimaler Nutzung personeller Ressourcen. Partizipation zwecks Verbreiterung der Erfahrungs(wissen)basis gilt vor allem in komplexen Situationen als funktionalangemessene Handhabungsstrategie, z. B. in Form von Teams, Projektgruppen, Qualitätszirkel oder teilautonome Arbeitsgruppen. Zentral ist in diesem Zusammenhang die Einbindung der Ärzteschaft und Pflege in die wirtschaftliche Gesamtverantwortung eines Krankenhauses (gemeinsame Prozessziele und Budgetierung), um im Bruch mit der Tradition des Meistersystems die Integration und Überwindung von Schnittstellen zu forcieren. Eine nach Funktionen statt Berufsgruppen aufgeteilte, zentralistische Leitung führt über MbO. In diesem Sinn funktional kooperativ-demokratische Leitung stellt weder die Hierarchie als solche in Frage, noch die Macht der oberen Instanz darüber zu entscheiden, wer in Entscheidungspositionen kommt.

- Management und Führung hat die ‚schöpferische Balance' in einem ganzen Set an Spannungsfeldern zu wahren, die sowohl organisationsintern als auch mit außenstehenden Beteiligten/Betroffenen bestehen können: Freiheit/Ordnung, Gleichheit/Hierarchie, Eigenständigkeit/Anpassung, persönlicher Spielraum/soziale Bindung, Subjekt/Verobjektivierung, Rationalität/Affekt, Fachsystem/Sozialsystem in der ‚Expertenorganisation'.

Tabelle 22: Das öffentliche Krankenhaus aus Sicht der Krankenhausbetriebslehre nach S. Eichhorn – Management & Führung

Ökonomie

Ausgehend von der Unterscheidung in *Ökonomie* und *Ökonomistik* erschließt sich für das Spezifikum der Ökonomie neben der Ökonomistik eine weitere Quelle möglicher Ineffektivität bzw. Unwirtschaftlichkeit: ‚Verobjektivierung' von PatientInnen. Ökonomisierung ist ein stärker werdender Trend, sobald mit den vorhandenen Ressourcen nicht alles, was möglich oder notwendig ist, auch realisiert werden kann, und das Gesundheitswesen ordnungspolitisch forciert als Sektor wettbewerbsintensiver wird. Diese Entwicklung mündet in einen intra- und interorganisationalen Rationalisierungsschub.

Das öffentliche Krankenhaus aus Sicht der Krankenhausbetriebslehre als Krankenhausmanagementkonzeption nach Siegfried Eichhorn
Spezifikum *Ökonomie* / Charakteristika
- *Mittelknappheit* als zentral angenommene Legitimation ökonomischen Denkens. Je stärker die Schere zwischen Leistungsmöglichkeit/-notwendigkeit und verfügbaren Ressourcen aufgeht und je stärker Wettbewerb den wirtschaftlichen Druck erhöht, desto ‚ökonomisierter' wird das Krankenhauses (Rationalisierung z. B. durch Vernetzung und Evidence Based Medicine, Managed Care Ansätze, aber auch Produktivitätssteigerung durch Vermeidung von Blindleistungen, funktionsübergreifende Versorgungsprozessorientierung, optimale Nutzung der MitarbeiterInnenpotenziale durch Partizipation, gemeinsame Budgetverantwortung, Profitcenter als Investmentcenter sowie adäquater Anreize für ökonomisches Verhalten).
- 1967: *Ökonomie* als Wirtschaftlichkeit optimiert ständig die Relation von Ziel und Mittel, ist als betriebliches Handeln abgeleitet aus dem Mini-max-Prinzip als ‚rationales Grundgesetz' menschlichen Handelns und wird *reguliert über* den *Sinn und Zweck* (ärztlich-pflegerische Zielsetzung).
- 1971: *Ökonomie* als Wirtschaftlichkeit bzw. *wirtschaftliches Vorgehen* ist per se dem *Sinn und Zweck* in rationaler Weise dienlich, beide gemeinsam regulieren allfälliges Rentabilitätsstreben im Sinne einer *Ökonomistik* individueller Nutzenkalküle, die das allgemeine Nutzenoptimum einer Bedarfs-

wirtschaft wenig bis gar nicht mehr in Betracht ziehen, was Unwirtschaftlichkeit nach sich ziehen kann.
▪ ‚Verobjektivierung' der PatientInnen durch anonymes Abwickeln eines Falles unterläuft das *ökonomische Prinzip bzw. Wirtschaftlichkeitsprinzip sowie die potenzielle Leistungsfähigkeit* des Krankenhauses durch Ineffizienz. Letztere besteht darin, dass das Erfolgspotenzial einer stärkeren Einbeziehung der PatientInnen unter psychosomatischen und psychosozialen Gesichtspunkten sowie hinsichtlich einer Begrenzung des Versorgungsaufwandes nicht effizient genug genutzt wird.

Tabelle 23: Das öffentliche Krankenhaus aus Sicht der Krankenhausbetriebslehre nach S. Eichhorn – Ökonomie

Qualität

Zunächst war *Qualität* immer schon das Ergebnis einer Kombination von Einzel- und Gruppenleistungen sowie unterschiedlicher Qualitätsdimensionen. Dieser Gedanke wird kontinuierlich weitergeführt, wodurch sich Qualität zunehmend als Querschnittsfunktion darstellt, die das Denken und Handeln Aller durchdringt bzw. durchdringen soll. So betrachtet bleibt es nicht bei einer Feststellung der Multidimensionalität sowie der Notwendigkeit der Zusammenarbeit und Quantifizierung, um Intransparenz klein zu halten. Vielmehr geht es um die Implementierung eines Strebens nach Qualität, das auch die Quantifizierung als externe Disziplinierungsstrategie zugunsten einer Selbstdisziplinierung durch freiwilliges Streben nach Qualität überflüssig macht. Dies gewinnt insofern an Relevanz, als das Uno-actu-Prinzip der persönlich-interaktiven Dienstleistungsproduktion im Krankenhaus aufgrund des Persönlichen ergebnisunsicher ist und damit auch qualitativ fragil. Gleichzeitig ist aber die Optimierung von Qualität, Kosten und Zeit über die gesamte Wertschöpfungskette hinweg das Um und Auf einer einer nachhaltig gesicherten Position in einem zunehmend wettbewerbsintensiven Umfeld. Hier tut sich letztlich auch ein weiteres *Spannungsfeld* auf zwischen einer der Interaktion zwischen Krankenhauspersonal und PatientInnen inhärenten *Unsicherheit* auf der einen Seite und der über Optimierung angestrebten nachhaltigen *Sicherheit* in der Positionierung in einem wiederum unsicheren Wettbewerbsumfeld.

Das öffentliche Krankenhaus aus Sicht der Krankenhausbetriebslehre als Krankenhausmanagementkonzeption nach Siegfried Eichhorn
Spezifikum *Qualität* / Charakteristika
▪ *Qualität* und *Wirtschaftlichkeit* sind *Ergebnis der (Zusammen-)Arbeit der Einzelnen, der Gruppe und der Gruppen untereinander*. Dies gilt im übertragenen Sinn auch für die an der Qualitätsentstehung jeweils beteiligten Qualitätsdimensionen, da *keine Qualitätsdimension alleine für die Entstehung von Qualität verantwortlich* ist, sondern diese im Zusammenspiel der angegebenen Dimensionen entsteht (*Multidimensionalität*).
▪ *Qualität* als Oberziel ist in quantitative Unterziele zu fassen, wodurch ein *disziplinierender* Effekt auf *MitarbeiterInnen* als individuelle Nutzenoptimierer entsteht, sobald es nicht mehr opportun ist, Autonomie durch Vorschieben nicht näher fassbarer ‚Qualitätsargumente' zu erhalten. Operationalisierung und Quantifizierung halten den Bereich des Intransparenten möglichst klein. Entdeckte Qualitätsmängel können aber auch durch OE, Initiierung von Lernprozessen und Anreizsysteme bei Verhaltensmängeln ausgeglichen werden.
▪ In der persönlich-interaktiven Dienstleistungsproduktion nach dem Uno-Actu-Prinzip steht die soziale Interaktion zwischen Leistungserbringer und Leistungsempfänger im Vordergrund. Je stärker die Form der Interaktion ‚persönlich' ist, desto unsicherer ist das Ergebnis dieses Prozes-

ses, z. B. weil Zuverlässigkeit, Reagibilität, Kommunikationsfreudigkeit, Glaubwürdigkeit, Kompetenz, Höflichkeit, Verständnis des Personals das Ergebnis beeinflussen. Teil der Bewertung der Interaktionsqualität ist auch, ob die Interaktion mehr ‚objektivierend' (benevolenter Paternalismus, Fallschemata, naturwissenschaftlich-technisches Qualitätsverständnis) oder ‚subjektivierend' (Partnerschaftsmodell, aktiv mitbestimmte Entscheidung, subjektive Qualitätserwartung) gestaltet ist. Tendenziell nimmt die Sensibilität der PatientInnen gegenüber Qualitätsdefiziten zu, und die Bereitschaft, Qualitätsdefizite als gottgegeben hinzunehmen, ab.

- Ordnungspolitisch gewollter zunehmender Wettbewerb um Preis und Qualität führt einerseits zu stärker krankenhausindividuellen Strategien der Qualitäts- und Kostenführerschaft bzw. der strategischen Positionierung, und andererseits angesichts dieser organisationalen Autonomie zu verstärkter interner (Controlling von Qualitätsindikatoren) und externer Qualitätskontrolle.

- Die Optimierung von Qualität, Kosten und Zeit über die *gesamte Wertschöpfungskette* und den *gesamten Versorgungsprozess* hinweg wird zwangsläufig zum entscheidenden Wettbewerbsfaktor, will das Krankenhauses im Krankenhausmarkt langfristig Erfolg haben und Nutzen für alle Führungskräfte, MitarbeiterInnen sowie die Gesellschaft stiften. Anzuerkennen ist dabei, dass diverse interne und externe Anspruchsgruppen divergierende Erwartungen an die Krankenhausqualität haben können, was zu *Zielkonflikten* führen kann.

- *Das Streben nach Qualität* und *kontinuierlicher Verbesserung* durchzieht das Denken und Handeln aller Organisationsmitglieder permanent. Dabei reicht die Konzentration auf einzelne Qualitätsaspekte (z. B. Produkt oder Service oder Interaktion oder Umwelt) nicht mehr aus, sondern Qualitäts- und Kostenführerschaft bedarf eines integrativen Qualitätsmanagements, das die drei Qualitätsdimensionen (Sache, Interaktion, Gesellschaft) und drei Teilqualitäten (Potenzial, Prozess, Ergebnis) kombiniert. Qualitätsmanagement wird damit zu einer organisationalen Querschnittsfunktion, zu einem Teil des normativen, strategischen und operativen Krankenhausmangements, das Planung, Sicherung, Risikoprävention, Verbesserung, Realisierung und Beurteilung von Effektivität und Effizienz anhand einer Qualitätskosten- und Qualitätsleistungsrechnung darstellt und die Qualitätspolitik der Krankenhausführung/des Krankenhausmanagements realisiert. Dabei steht eine *quantitativ gestützte Entscheidungsrationalität* im Vordergrund.

- „Methodischer Nachholbedarf" besteht in Fragen der Verbindung von Prozess und Struktur, deren Durchgängigkeit, Operationalisierung und bei der Schnittstellenüberwindung, damit Qualität als integrative Querschnittsfunktion zum Tragen kommt. Weiters verlangen qualitätsbewusste, intrinsisch motivierte *MitarbeiterInnen* einen eher partizipativen, vertrauensbasierten Führungsstil mit mehr persönlicher Autorität. Das Einbeziehen von Personal- und Organisationskultur sowie deren anreizorientierte weitere Entwicklung ist daher notwendig zur Vermeidung von Qualitätsbrüchen.

- Überzogene Schnelligkeitsvorstellungen (Kultur-Revolution statt Kultur-Evolution) sind auch unter Qualitätsgesichtspunkten kontraproduktiv.

Tabelle 24: Das öffentliche Krankenhaus aus Sicht der Krankenhausbetriebslehre nach S. Eichhorn – Qualität

Spannungsfelder, Konfliktlinien und Wechselwirkungen

Diese Spezifika, die aus einer *Querschnittsbetrachtung* der vorhergehenden Spezifika erwachsen sind, finden bei Eichhorn im Verlauf der Weiterentwicklung seiner Konzeption vor allem eine Ausweitung der *Spannungsfelder*, entweder in Form weiterer Spielarten bekannter Spannungsfelder oder durch Aufnahme neuer Spannungsfelder.

Zu den bekannten Spannungsfeldern zählen *Sinn und Zweck* versus Wirtschaftlichkeit, das sich dann in Sinn und Zweck inklusive Wirtschaftlichkeit versus Rentabilität transformiert,

Ökonomie bzw. Rationalität versus *Ökonomistik* bzw. Irrationalität, die *Idealität* des Dienstgedankens versus einer *Realität* des Homo oeconomicus, oder auch die Einmaligkeit der Person versus die Person als technischer Fall für ProfessionistInnen. Abgezeichnet haben sich bislang auch weitere Spannungsfelder wie Freiheit versus Ordnung, Gleichheit versus Hierarchie, Eigenständigkeit versus Anpassung sowie persönlicher Spielraum versus soziale Bindung. Das bereits bekannte Spannungsfeld *Idealität* versus *Realität* zeigt sich alsbald in einer weiteren Form. Aktiv-souveräne *KundInnen* werden passiv-abhängigen *PatientInnen* gegenübergestellt. Ebenso wird mit *Subjektempfinden* versus *Verobjektivierung* ein Spannungsfeld betont, das in Form von Einmaligkeit versus technischer Fall bereits angelegt war.

Neu hinzukommende Spannungsfelder sind Rationalität versus Affekt, Sicherheit versus Unsicherheit, Strukturorientierung versus Prozessorientierung in einer dynamischen Umwelt sowie Reduktion versus Erhöhung von Komplexität. Die Bedürfnisbefriedigung der PatientInnen im Krankenhaus ist sowohl auf einer affektiven Ebene als auch einer rationalen Ebene gleichzeitig zu gewährleisten. Sicherheit drückt sich in der angestrebten, nachhaltig sicheren Wettbewerbsposition aus, wobei das Wettbewerbsumfeld gleichzeitig eine von zwei Unsicherheitsquellen ist. Die zweite Unsicherheitsquelle sind die möglichen Überraschungen in der Interaktionsqualität durch den hohen Stellenwert des Persönlichen in einer Dienstleistung, die nach dem Uno-actu-Prinzip funktioniert. In überschaubaren Umwelten gilt Strukturdominanz als optimale Form des Organisierens. In einer komplexeren Umwelt mit erhöhter Dynamik wird das Primat des Prozessdenkens als erfolgversprechenderes Modell angenommen. Insofern Komplexität ein ständiger Begleiter der Organisation ist, bleiben zwei Arten des Umgangs damit: Komplexitätsreduktion erlaubt Stabilisierung, eine zeitlich befristete Komplexitätserhöhung erlaubt Veränderung, die dann wieder in Stabilität durch Komplexitätsreduktion zu überführen ist. Dieses Öffnen und Schließen ist steuerbar durch Management und Führung, indem einem Bottom-up-Ansatz ein Top-down-Ansatz 'übergestülpt' wird, wodurch die Kontrolle von Rahmenbedingungen der Bewegung im Spannungsfeld von Reduktion versus Erhöhung von Komplexität nicht entgleitet. Dieses zeitweise Erlauben einer Komplexitätserhöhung wird als ‚Paradigmawechsel im Management' bezeichnet, der einen anderen Zugang zur Komplexitätshandhabung erlaubt. Dieser muss allerdings immer auch funktional bleiben im Sinne eines angestrebten Gleichgewichtszustandes, einer Balance zwischen den Seitenbegrenzungen der aufgezeigten Spannungsfelder.

Konfliktlinien bleiben primär als interindividuelle Zielkonflikte bestehen, ebenso wie der Wunsch nach einem, durch das Management forcierten, Bruch der Ärzteschaft mit dem traditionellen Meistersystem. In Ansätzen kommen auch *Wechselwirkungen*, allerdings ausschließlich als Wenn-Dann-Beziehungen, in den Blick. Im Spannungsfeld von *Subjektempfinden* versus *Verobjektivierung* in der PatientInnen-/KundInnenorientierung (vgl. *zentrale Beziehungen*) wird auch die Auswirkung dieser zentralen Interaktion auf das *ökonomische Prinzip bzw. Wirtschaftlichkeitsprinzip sowie die potenzielle Leistungsfähigkeit* des Krankenhauses betrachtet. Dabei erweist sich eine stärkere Einbeziehung der PatientInnen bei der Diagnostik, Therapie und Pflege für den Erfolg der Krankenhausbehandlung sowohl unter psychosomatischen als auch psychosozialen Gesichtspunkten als auch im Hinblick auf eine Begrenzung des Versorgungsaufwandes als effizienter als eine Behandlung fern von den Bedürfnissen der PatientInnen. Hinzu kommt, dass PatientInnen nicht nur KundInnen, sondern auch BürgerInnen sind, die sich in die öffentliche Diskussion um den Status des Krankenhauses einschalten können.

Das öffentliche Krankenhaus aus Sicht der Krankenhausbetriebslehre als Krankenhausmanagementkonzeption nach Siegfried Eichhorn
Spezifikum *Spannungsfelder als Ausdruck von Ambivalenz* / Charakteristika
<ul><li>Mutierendes *Spannungsfeld* im Zeitverlauf: Zunächst *Sinn und Zweck* des Krankenhauses <–> *wirtschaftliches Handeln* als rationales Grundgesetz allen menschlichen Handelns. Später *Sinn und Zweck* und *Wirtschaftlichkeit* <–> *Rentabilität* (die die Wirtschaftlichkeit und damit die Rationalität unterlaufen kann).</li><li>*Ökonomie* als Wirtschaftlichkeit im Dienst von Sinn und Zweck ist rational, ebenso wie eine Rationalisierungsstrategie, die wirtschaftliche Spielräume eröffnet <–> *Ökonomistik* als Rentabilitätsstreben hat mögliche Unwirtschaftlichkeit durch einseitige Kostenfokussierung zur Folge und gilt folglich nicht als rational.</li><li>Idealität I: Dienst-, Gemeinnützigkeits- und Bedarfswirtschaftsgedanke behält die Oberhand über das individuelle Streben nach Verdienst, das Sozialsystem der Gesamtorganisation steht im Vordergrund der Bemühungen der Einzelnen in einer ExpertInnenorganisation <–> Realität I: Dominanz des Dienstgedankens gebrochen, der Homo oeconomicus ist legitimes Verhaltensmodell, das gesamtbetriebliches Wirtschaftlichkeitsoptimum ist gefährdet, nicht zuletzt weil hier das autonome Fachsystem bzw. die Einzelexpertise im Vordergrund der Bemühungen der Einzelnen in der ExpertInnenorganisation steht.</li><li>Idealität II: Aktiv-souveräne KundInnen <–> Realität II: Passiv-abhängige PatientInnen mit eingeschränkter ‚Konsumentensouveränität'.</li><li>Im *Spannungsfeld* zwischen Einmaligkeit und ganzheitlicher Selbstwahrnehmung der PatientInnen (Subjekt/Partnerschaftsmodell) <–> technisch-reduktionistischer Deutung durch diverse ProfessionistInnen kann es zu Entfremdung und Entpersönlichung der PatientInnen kommen (Verobjektivierung/benevolenter Paternalismus). Der Grad der PatientInnenorientierung in diesem Spannungsfeld generiert sich im verantwortlichen Handeln der EntscheidungsträgerInnen im Versorgungsprozess. Für den Grad der PatientInnenorientierung ausschlaggebend ist auch die *Statik des traditionell auf einen naturwissenschaftlichen Kenntnisstand ausgerichteten Fokus der Medizin*, was einen *benevolenten Paternalismus* befördern und ein Partnerschaftsmodell behindern kann.</li><li>Die Ambivalenz praktischer Situationen drückt sich auch noch in einem *Set weiterer Spannungsfelder* aus: Freiheit/Ordnung, Gleichheit/Hierarchie, Eigenständigkeit/Anpassung, persönlicher Spielraum/soziale Bindung, Rationalität/Affekt als gleichzeitig zu Erreichendes in der Bedürfnisbefriedigung der PatientInnen, Sicherheit/Unsicherheit, Strukturorientierung/Prozessorientierung in einer dynamischen Umwelt, Komplexitätsreduktion als stabilisierendes Moment/Komplexitätserhöhung als veränderndes Moment (‚Paradigmenwechsel' im Management).</li></ul>
Spezifikum *Immanente Aspekte von Spannungsfeldern* / Charakteristika
Konfliktlinien interindividuell:<ul><li>*Zielkonflikte sind die Regel*, Unwägbarkeiten folglich nicht wegzudiskutieren, ist doch beispielsweise die Krankenhausleitung nicht automatisch der ‚verlängerte Arm' des Trägers, sondern in der Lage, eigenständige Ziele zu definieren und zu verfolgen. Zieldivergenzen können natürlich auch mit allen anderen Organisationen im extramuralen Bereich bestehen (andere Krankenhäuser, Niedergelassene, Kassen, Rehabilitation, Altenheime sowie ambulante Pflege).</li><li>Zentral ist die *Einbindung der Ärzteschaft und Pflege* in die *wirtschaftliche Gesamtverantwortung* eines Krankenhauses, um im Bruch mit der Tradition des Meistersystems die Integration zu forcieren. Ein Mittel der Konflikthandhabung liegt in einem gemeinsamen Budgetierungsprozess, wodurch die Finanz- und Budgetverantwortung für die Fachabteilung (als Responsibility- oder Investment-Center betrachtet) auf die ärztliche/pflegerische Leitung übergeht.</li></ul>*Konfliktlinien intraindividuell:*<ul><li>-</li></ul>*Wechselwirkungen:*<ul><li>Wechselwirkungen sind in der Regel als Wenn-Dann-Beziehung konzipiert und damit in ihren Konsequenzen weitgehend determiniert. Bei der *zentralen Beziehung* im öffentlichen Krankenhaus wird dies ebenfalls deutlich, auch wenn das Ergebnis der Wenn-Dann-Beziehung mit ‚Unsicher-</li></ul>

> heit' betitelt wird: Die soziale Interaktion zwischen PatientInnen/KundInnen und Krankenhauspersonal macht die Krankenhausproduktion zu einem gesteuerten Prozess komplexer Beziehungen bei differenziertem Mitteleinsatz, wobei das Ergebnis dieses Prozesses umso unsicherer wird, je stärker ‚persönlich' die Form der Interaktion ist. Schließlich kommen dann in der Interaktion die flüchtigen, subjektiven und relativen Eigenschaften des Kontaktpersonals zum Tragen, wie Zuverlässigkeit, Reagibilität, Kommunikationsfreude, Glaubwürdigkeit, Kompetenz, Höflichkeit und Verständnis. Unsicherheit als Ergebnis bleibt hierbei jedoch Konsequenz einer Wenn-Dann-Beziehung.
>
> - Die Frage, wie die soziale Interaktion zwischen PatientInnen/KundInnen und Krankenhauspersonal gestaltet ist, hat jedoch noch weiter reichende Konsequenzen, z. B. auf das *ökonomische Prinzip bzw. Wirtschaftlichkeitsprinzip sowie die potenzielle Leistungsfähigkeit* des Krankenhauses. Eine stärkere Einbeziehung der PatientInnen bei Diagnostik, Therapie und Pflege macht die Krankenhausbehandlung sowohl unter psychosomatischen als auch psychosozialen Gesichtspunkten als auch im Hinblick auf eine Begrenzung des Versorgungsaufwandes effizienter. Hinzu kommt die Rolle der PatientInnen/KundInnen als BürgerInnen, die die öffentliche Diskussion um den Status des Krankenhauses mit prägen (Imagefaktor, das kritische Auge der Öffentlichkeit).
>
> *Wendepunkte*:
> - -
>
> *Nicht intendierte Konsequenzen*:
> - -

Tabelle 25: Das öffentliche Krankenhaus aus Sicht der Krankenhausbetriebslehre nach S. Eichhorn – Spannungsfelder

4.1.10 Fazit

Siegfried Eichhorn gelingt es, die in seinem Handwörterbuchartikel von 1957/58 aufgezeigte ‚Lücke' einer bis dahin randständigen Betrachtung der Bedarfswirtschaften in der ABWL in umfassender Weise zu schließen. Die Art und Weise, *wie* die selbst gewählte Aufgabenstellung vor dem Hintergrund der identifizierten Lücke definiert wird, als auch wie die zur Erfüllung dieser Aufgabenstellung notwendige Theoriebildung erfolgt, bleibt über die Zeit *konsistent*. Bildlich gesprochen geht es (bei) Eichhorn immer darum, im Theoriegebäude gängiger ABWL-Architektur ein Zimmer zu belegen, das bislang noch nicht ausgebaut war. Dabei wird die Statik des Gebäudes genutzt, nicht geändert. Das Interieur hingegen wird der jeweils gültigen ‚Modernität' angepasst.

Als *theoretische Aufgabenstellung* gilt der Lückenschluss, auch wenn die Lücke im Zuge der Etablierung der Krankenhausbetriebslehre zunehmend als Beseitigung des Mangels an integrativen Managementkonzepten in Erscheinung tritt (vgl. z. B. Eichhorn 1967 mit 1997). Als *praktische Aufgabenstellung* bleibt die Hilfestellung für die Krankenhauspraxis und die methodisch-qualitätvolle Ausbildung der zukünftigen PraktikerInnen in Verwaltung bzw. Management (vgl. z. B. Eichhorn 1957/58 mit 2001). Schließlich wird auch die *wissenschaftstheoretische Positionierung* nicht verändert: Einbettung in die als gängig erachtete ABWL, Reduktionismus, Neutralität und Objektivität, quantitativ gestützte Rationalität als Kausalität, Idealismus und Praxisnormativität. So viel zur ‚Statik' des Theoriegebäudes.

Die ‚Modernität' des Interieurs zeigt sich in den Spezifika. Während das Spezifikum *Sinn und Zweck unverändert* bleibt, wonach die humanethischen Zielvorstellungen einer ganzheitlichen Betreuung kranker Menschen den Sinn und Zweck eines Krankenhauses ausmachen (vgl. Eichhorn 1967 mit Eichhorn & Schmidt-Rettig 2001a), ist in allen *anderen Spezifika* eine *Bewegung* in den Charakteristika nachvollziehbar:

- *PatientInnen* werden zunehmend als *aktiv-souveräne KundInnen* und *BürgerInnen* betrachtet, die Orientierung an ihnen wird zu einem zentralen Qualitätsmerkmal. Dieser Idealvorstellung als eine Seite des *Spannungsfeldes* steht eingeschränkte KonsumentInnensouveränität und Verobjektivierung des Subjekts durch benevolenten Paternalismus gegenüber.
- Der *gesellschaftliche und soziale Kontext* wird in beiden Wirkrichtungen ergänzt. Insgesamt zeigt sich eine Abkehr von verwalterischem Vollzugsdenken und dessen Ersatz durch zeitgemäße Managementinstrumente.
- Im Spezifikum *Struktur und Prozess* wird *Prozessorientierung* als angemessener für die Handhabung dynamisch-komplexer Situationen angesehen. Damit wird *nicht Prozess gegen Struktur ausgespielt*, da auch eine Prozessorientierung entsprechender Aufbaustrukturen bedarf.
- Das Verhaltensrepertoire der *MitarbeiterInnen* ist *ambivalent* und oszilliert zwischen *caritativem Dienstethos* und *Homo-oeconomicus*. Im Zeitablauf der Publikationsspanne von 1967 bis 2001 gewinnt mal die eine, mal die andere Zuspitzung die Oberhand, zuletzt rangiert die Tarifgemeinschaft vor der Dienstgemeinschaft. *Management und Führung* hat die Funktionalität des Verhaltens zu sichern. Partizipation und Empowerment, situative Entscheidungsrechte und -freiheiten sind so zu gewähren und gleichzeitig zu begrenzen, dass die Interaktionskompetenz des Personals wirtschaftlich optimal genutzt werden kann ohne die Hierarchie und bestehende Machtverteilung in Frage zu stellen.
- In der persönlich-interaktiven, Uno-actu-Erstellung der Gesundheitsdienstleistung wird die Interaktion zwischen Leistungserbringer und Leistungsempfänger und damit die *Beziehung von PatientInnen/KundInnen zum Krankenhaus* unbestritten zur *zentralen Beziehung*. Die *Zugehörigkeit zu einem fremden Kulturkreis* lässt das Spannungsfeld zwischen Subjekt und Verobjektivierung durch Professionisten mangels gegenseitiger Ausdrucks- und Wahrnehmungsmöglichkeiten noch schärfer hervortreten. *Krankenhausinterne zentrale Beziehungen* sind durch Zielkonflikte geprägt und durch Quasi-Konfliktlösungen funktional zu gestalten. Ohne die Einbindung der Ärzteschaft als Leitprofession in die wirtschaftliche Gesamtverantwortung und Versorgungsprozessorientierung ist das sich auftuende *Spannungsfeld von Fach- und Sozialsystem in der Expertenorganisation* nicht zu handhaben.
- *Management und Führung* zeigt sich einerseits als *Gestaltung von Rahmenbedingungen* und ist andererseits auch charakterisiert durch konkrete *Interventionen*. Zunehmend wird die Professionalisierung im Personalmanagement, also Coaching, Moderation und Vertrauensaufbau, sowie im strategischen Bereich und im Marketing relevant. Management und Führung muss dabei die Unsicherheit aus der Organisationsumwelt und -innenwelt absorbieren, da die persönliche, interaktive Dienstleistungsproduktion als *zentrale Beziehung* im Krankenhaus je persönlicher auch je unsicherer im Ergebnis wird. Investitionen in die Interaktionsqualität des Personals als Schlüsselkompetenz sowie Kulturbildung sollen diese Unsicherheitsabsorption sicherstellen.
- Knappheit als zentrale Legitimation *ökonomischen Denkens* resultiert in zwei Handhabungsformen der Knappheit: Ökonomie als Wirtschaftlichkeitsprinzip gilt als Widerpart zu einer Ökonomistik, die als rein rentabilitätsfokussiertes Vorgehen in der Gefahr steht, unwirtschaftlich und ineffektiv zu werden. Dieses Spannungsfeld gewinnt insofern an Relevanz, als die Ökonomisierungstendenzen und resultierende intra- und interorganisationale Rationalisierungsschübe ökonomische und ökonomistische Ausprägungen annehmen können.
- *Qualität* als Ergebnis der Kombination von Einzel- und Gruppenleistungen sowie unterschiedlicher Qualitätsdimensionen wird zunehmend zu einer normativ, strategisch und operativ alles durchdringenden Notwendigkeit, die das Individuum möglichst bereits

freiwillig anstreben soll. Qualitätsdenken wird insofern relevanter, als das Uno-actu-Prinzip der Dienstleistungsproduktion im Krankenhaus aufgrund des Persönlichen ergebnis*unsicher* und damit qualitativ fragil ist. Gleichzeitig soll die Optimierung von Qualität, Kosten und Zeit über die gesamte Wertschöpfungskette hinweg die strategische Wettbewerbsposition *sichern*. Dieses Spannungsfeld verschärft sich, da die Bereitschaft kritischer werdender *PatientInnen/KundInnen/BürgerInnen* abnimmt, Qualitätsdefizite einfach hinzunehmen.

- Die Querschnittsbetrachtung der vorhergehenden Spezifika ist charakterisierbar durch eine quantitative und inhaltliche Ausweitung der Spannungsfelder. Neu hinzu kommen die Spannungsfelder Rationalität versus Affekt, Sicherheit versus Unsicherheit, Strukturorientierung versus Prozessorientierung in einer dynamischen Umwelt sowie Reduktion versus Erhöhung von Komplexität. Konsistenz zeigt sich bei den Konfliktlinien als interindividuelle Zielkonflikte und dem Wunsch nach einem Bruch der Ärzteschaft mit dem traditionellen Meistersystem. Wechselwirkungen kommen als Wenn-Dann-Beziehungen in den Blick.

Es gelingt offensichtlich mit Hilfe dieser Modifikationen in den Charakteristika die Managementkonzeption ‚modern' zu halten im Sinne einer Aufnahme jeweils aktueller Anregungen aus Praxis und Theorie, z. B. der Umgang mit PatientInnen aus anderen Kulturkreisen, oder indem das Aufkommen von ganzheitlich-integrativen Managementansätzen in die eigene Theoriebildung eingepasst wird.

Diese Modernisierungsstrategie hat allerdings zur Konsequenz, dass die *Spannungsfelder* in Anzahl und inhaltlicher Differenziertheit zunehmen, die nach konzeptioneller *Handhabung* verlangen nach dem Motto: Gelungene Handhabung heißt *funktionale* Handhabung. Zwei Beispiele verdeutlichen dies:

- In Teams, Projektgruppen, Qualitätszirkeln bzw. teilautonomen Arbeitsgruppen sind situative Entscheidungsrechte und Entfaltungsfreiheiten als angemessene Reaktion auf zunehmende Komplexität erwünscht. Ihre Autonomie ist aber gleichzeitig so zu begrenzen, dass Vorgaben und Regelungen des übergeordneten Leistungsbereiches oder des gesamten Krankenhauses nicht tangiert werden. *Partizipation* und *Empowerment* müssen *funktional* bleiben, so dass weder die Hierarchie, noch die Macht der oberen Instanz darüber zu entscheiden, wer in Entscheidungspositionen kommt, grundlegend in Frage gestellt wird durch Handlungen und Entscheidungen an der Basis. Diverse Führungsstile sind folglich Mittel, Infragestellungen derart grundlegender Art nicht zu forcieren, was durch einen Abbau strenger Verhaltensnormierung und Kontrolle und den Ausbau der persönlichen Verhaltensspielräume und eines partizipativ geprägten Umgangs (Vertrauensmanagement) sowie eines Rückzugs der Führung auf ‚management by exception' bzw. auf Coaching, Moderation und Beratung ja durchaus entstehen könnte. Zugespitzt formuliert: *Management und Führung* bzw. managen und führen bleibt Verhaltensbeeinflussung im Rahmen bestehender Machtverteilung trotz gestärkter Position des Subjektes, sei es als *PatientIn/KundIn/BürgerIn* oder *MitarbeiterIn*.
- Die Rede vom ‚Primat der Prozessorganisation' mag zwar einer Mode der 1990er Jahren folgen, sie heißt aber nicht, dass mit der Strukturdominanz radikal gebrochen wird, sondern dass der Prozess durch die Struktur als konventionelle Form des Organisierens ergänzt wird (Weisungsbefugnisse, Aufbaustruktur, institutionalisierte Schnittstellenüber-

windung). Zugespitzt formuliert: Die Struktur bleibt die bestimmende Randbedingung der Prozesse.

Das zu rekonstruierende *Muster* wird bereits ersichtlich: Beim Auftreten einer ‚Störung' der bisherigen Als-ob-Konstruktion der Organisation wird ein Spannungsfeld aufgemacht, das die *Inklusion der Störung durch Etablierung einer Gegenseite* sichert. Diese Handhabungsstrategie ist durchgängig präsent, letztlich auch auf der Ebene der wissenschaftstheoretischen Positionierung. Der von Eichhorn postulierte ‚Paradigmenwechsel' zugunsten einer Ergänzung der Komplexitäts*reduktion* durch Komplexitäts*erhöhung* ist kein echter Paradigmenwechsel, indem das der Komplexitätsreduktion zu Grunde liegende Planungs-, Steuerungs- und Kontrollparadigma verlassen würde. Stattdessen wird durch die Inklusion der Gegenseite das Feld des bestehenden Paradigmas ausgedehnt. Ohne Grundannahmen verändern zu müssen, ist die Anwendung des Paradigmas *raffinierter* geworden, da es sein Repertoire um Komplexitäterhöhung erweitert hat. Welche Konsequenzen für das Paradigma selbst daraus erwachsen, wird allerdings nicht mehr systematisch reflektiert.

Ein Paradigmenwechsel, der keiner ist, lässt die funktionale Steuerungsphilosophie von *Management und Führung* unangetastet. So gilt weiterhin die Vorstellung eines funktionsfähigen ‚Apparates der Betriebsführung', der die Organisation als eine durch Management und Führung steuerbare Trivialmaschine erscheinen lässt, in der Komplexität und Probabilistik durch Management- und Führungsinterventionen in einen durchschaubaren, gestaltbaren Gleichgewichtszustand überführt wird. Komplexitätsreduktion und Komplexitätserhöhung sind eindeutig determinierbare Zustände. *Komplexitätsreduktion* erlaubt Stabilisierung, eine zeitlich befristete *Komplexitätserhöhung* erlaubt Veränderung, die dann wieder in Stabilität durch Komplexitätsreduktion zu überführen ist. Dem Bottom-up-Ansatz wird ein Top-down-Ansatz 'übergestülpt', wodurch die Kontrolle von Rahmenbedingungen und Bewegungen im *Spannungsfeld* von *Reduktion* versus *Erhöhung* von Komplexität nicht entgleitet. Damit bleibt die Fiktion analytisch-methodischer, gesamthaft integrierter, lückenloser Planung, Organisation und Kontrolle ebenso aufrecht wie das Streben nach Totalität, Berechenbarkeit, Integration sowie möglichst weit reichender Unsicherheitsabsorption. Da weder Fiktion noch Streben weitergehend begründet werden, macht dieser Begründungsabbruch sie zur Norm, um sie in der Theoriebildung präsent halten zu können.

Abgesichert wird diese Art der Normierung dann in einem zweiten Schritt über eine *Empfehlung an Management und Führung*: Balance halten! Diese vordergründig praxisnahe, theoretisch fundierte Handlungsanweisung bewirkt, dass eine ‚Störung' der bisherigen Als-ob-Konstruktion der Organisation als inhaltliche ‚Gegenseite' im Spannungsfeld inkludiert ist und damit dem vorhandenen Steuerungsparadigma unterworfen werden kann, ohne dieses ändern zu müssen. Die Verfahrensregel des Balancehaltens konserviert diesen Zustand. Diese Art der Konservierung hat allerdings eine Kehrseite. Sie *verhindert*, dass das Aufkommen von Wendepunkten und nicht intendierten Konsequenzen, die empirisch hochgradig relevant wären, konzeptionell-systematische in der bestehenden Als-ob-Konstruktion abgebildet werden kann. Dies markiert einen konzeptionellen ‚blinden Fleck'. Die Hereinnahme von Wendepunkten und nicht intendierten Konsequenzen in die Krankenhausmanagementkonzeption wäre der eigentliche Paradigmenwechsel, weil damit die wissenschaftstheoretische Positionierung und deren Widerhall in den Charakteristika der einzelnen Spezifika Grundannahmen gleichzeitig in Frage gestellt werden müssten. Ob dies bewusst oder unbewusst vermieden wird, bleibt Spekulation. Rekonstruierbar bleibt hingegen das Ausblenden dieser Möglichkeit, irritiert zu werden, indem die Theoriebildung systematisch hermetisch bleibt. Innerhalb dieser Hermetik bleibt dann nur noch, die Theoriebildung zum Krankenhausmanagement additiv zu erweitern.

Allerdings ist diese Art der Hermetik nicht ironiefrei. Indem ‚Balance halten' als ultima ratio gilt, muss die Theoriebildung systematisch auf die Urteils- und Handlungsfähigkeit der Akteure im Akt des Balancehaltens setzen. Damit bereitet sie die Legitimität einer Verhaltensweise vor, die explizit *nicht* in ihrer Absicht steht: Improvisation und ‚Muddling through'. So wird das bisher vehement Negierte unbeabsichtigt wieder in den Mittelpunkt der Theoriebildung zurückgeholt. Einerseits ist diese Dialektik per definitionem nicht abzuschaffen, andererseits gibt es innerhalb der Konzeption keine Möglichkeit, diese zu integrieren. In diesem Auseinanderfallen ist konzeptionell das Ende des bisherigen Denkmodells erreicht, zumindest so lange sich die Theoriebildung selbst keine systematische Möglichkeit für die Auseinandersetzung mit dieser nicht zu negierenden Dialektik als selbstreflexive und selbstbeobachtende Theoriebildung verschafft. Letzteres würde sie in die Lage versetzen, die eigene Immunisierungsstrategie auch als defensive Routine der Theoriebildung zu thematisieren. Bevor diese theoriestrategische Thematik jedoch näher betrachtet werden kann, ist auch an dieser Stelle wieder ein systematischer Zwischenschritt erforderlich, der die argumentative Basis der bisherigen Argumentationslinie verbreitern soll. Die Frage ist, *inwiefern* und *inwieweit* sich die hier rekonstruierten Vorstellungen einer von Siegfried Eichhorn geprägten Krankenhausbetriebslehre als richtungweisend für die Ausformulierung der SBWL bzw. weiterer Krankenhausmanagementkonzepte im deutschsprachigen Raum erwiesen haben bzw. weiterhin erweisen. Erst dann kann der Abgleich der empirisch erarbeiteten Spezifika und ihrer Charakteristika aus *Kapitel 2* und *3* mit dem hier rekonstruierten Managementkonzept der Krankenhausbetriebslehre fundiert erfolgen.

4.2 Die Sichtweise anderer AutorInnen in Differenz zu Siegfried Eichhorns Konzeption

Die ‚Pionierleistung' Siegfried Eichhorns im Lückenschluss einer fehlenden SBWL für bedarfswirtschaftliche Dienstleistungsorganisationen wird erheblich besser einschätzbar bei einem Blick auf weitere Publikationen zu diesem Thema. Diese sind zunächst eher spärlich vorhanden.

Durch die Titelwahl neugierig macht Adam (1972): ‚Krankenhausmanagement im Konfliktfeld zwischen medizinischen und wirtschaftlichen Zielen'. Dies lässt zunächst eine breit angelegte Monographie vermuten, allerdings schränkt Adam bereits mit dem Untertitel ‚Studie über Möglichkeiten zur Verbesserung der Strukturorganisation und des Entscheidungsprozesses' den Fokus der Betrachtung ein. Als Ziel der Studie erklärt er die Übertragung von Organisationsstrukturen und Techniken aus der industriellen Unternehmensforschung auf das Krankenhaus, um „(..) Grundsätze eines wirtschaftlich effizienten Führungsmodells für Krankenhäuser aufzuzeigen." (Adam 1972: Vorwort) Konfrontiert mit fehlenden bzw. unzureichenden Daten bleibt es dann in weiterer Folge bei einem ‚Grundmodell zur Strukturorganisation', das Adam (1972, Vorwort) als ‚Denkanstoß' verstanden wissen will. Ein Blick in das, mit Rücksicht auf Lesbarkeit des Buches für PraktikerInnen, auf eine Seite beschränkte Literaturverzeichnis zeigt einen Verweis auf die ‚Produktion' von Gutenberg in der 10. Auflage sowie einen Verweis auf ‚Entscheidungsprozesse' von Kirsch (1971).

Etwas anders gelagert erscheint zunächst ‚Krankenhausmanagement' von Axtner (1978). Hierbei handelt es sich um eine empirische Einzelfallstudie, aus der ‚Empfehlungen zu Zielen,

Rechtsform, Organisation, Information und Führung' abgeleitet werden, wie auch im Untertitel angekündigt. Erschienen ist die Studie als Band 33 der Schriften zur öffentlichen Verwaltung und öffentlichen Wirtschaft. Daher ist der theoretische Vorspann in den ersten beiden Kapiteln auch stark von der zu dieser Zeit aktuellen Verwaltungsliteratur geprägt sowie von der Vorstellung, dass letztlich die Gesundheitspolitik die Ziele vorzugeben hat, die dann im Einflussbereich des einzelnen Krankenhausmanagements operationalisiert werden. Axtner kritisiert einige Definitionen Eichhorns, interessanterweise gerade die bei Eichhorn eher additiv hinzugefügten Konzepte aus Systemtheorie und entscheidungsorientierter BWL, als zu allgemein und leerformelhaft (Axtner 1978, 21, Fußnote 2) und zieht daraus die Konsequenz, Gutenbergsche Faktortheorie weitgehendst zu übertragen: „Der Bereich des Ressourcenmanagements eines Krankenhauses unterscheidet sich in vielen Aspekten nur geringfügig von entsprechenden Bereichen anderer Unternehmungen" (Axtner 1978: 28). Auch wird mit Gleichsetzungen operiert, wie z. B. Chefarzt = Werkmeister oder Operationsplan = Arbeitsplan (Axtner 1978, 32, Fußnote 36). Der Managementzyklus wird ebenso in die Phasen der Zielbildung, Planung, Organisation und Kontrolle unterteilt und das von Gutenberg aufgezeigte Dilemma der Ablaufplanung sieht Axtner im Krankenhaus letzthin als ‚intensiviert' gegeben „(...) durch die stochastische Nachfrage nach Krankenhausleistungen, die im Extremfall ohne Zeitverzögerung zu befriedigen ist und damit jede Reihenfolgeplanung umstoßen kann." (Axtner 1978: 33, Fußnote 40) Für eine nähere Klärung des Managementsbegriffs verweist Axtner (1978, 29, Fußnote 27) dann vor allem auf Gutenberg (1962) und Grochla (1974) – Literaturquellen, die auch Eichhorn (1971) und (1977) als zentrale Referenzpunkte benennt. Gleiches gilt für Entscheidungen, für deren Konzeptualisierung Axtner ebenso wie Eichhorn auf Bleicher (1971) und Kirsch (1971) verweist. In puncto Informationsbereitstellung für Entscheidungen gilt ebenfalls verzerrungsfreie Informationsübertragung (Empfängerwahrnehmung = Senderbotschaft) und es werden umfangreiche Informationsgruppen für das operative Management in den verschiedensten Managementbereichen des Krankenhauses analog zu Fertigungsbereichen gebildet. Informationen sind auch bei Axtner eigenständig, objektiv und in ihrer Totalität erfassbar. Ein KIS wäre real zu schaffen, das Informationsbedarf und -angebot zur Deckung bringt, wodurch Ungewissheit idealerweise auf ein Mindestmaß reduziert würde. Die Datenquellen zur Totalplanung erscheinen als vorhanden, die Problematik besteht letztlich vielmehr in einer „(...) unzureichenden Informationsnutzung wie Informationsunterdrückung durch Mitarbeiter und Vorgesetzte, die eigene Machtpositionen schaffen, bewahren oder ausbauen wollen." (Axtner 1978: 50) Auch dies sind nach der Lektüre von Eichhorn keine fremdartigen Aspekte.

Für die 1970er Jahre lässt sich als *Fazit* festhalten, dass Adam (1972) und Axtner (1978) nicht aus dem Rahmen grundlegender Annahmen fallen, wie er von Eichhorn in seinem Werk abgesteckt wurde. Allerdings haben die angeführten Publikationen keine der Eichhornschen Konzeption vergleichbare theoriebildende ‚Reichweite'. So betrachtet können sie als fokussierte, exemplarische Bestätigungen von Eichhorns Konzeption gelten.

Die in den 1980er Jahren stattfindende Ausdifferenzierung der Literatur zu Führung und Management öffentlicher Krankenhäuser wirft die Frage auf, ob dieses ‚in der Tradition von Siegfried Eichhorn stehen' das weiterhin bestimmende Moment für theoretische Konzeptionen zum Krankenhausmanagement im deutschsprachigen Raum bleibt. Für die weitergehende Bearbeitung dieser Fragestellung werden, in Analogie zur Rekonstruktion von Siegfried Eichhorns Managementkonzeption, ähnlich umfassend angelegte Publikationen zum Themenbereich ‚Krankenhausbetriebslehre' bzw. ‚Betriebswirtschaft und Management' im Krankenhaus herangezogen, die ebenfalls als ‚Grundlagenwerk' des Faches gelten bzw. diesen Anspruch erheben. Kurz: Es geht nachfolgend um die Rekonstruktion des konzeptionellen ‚Mainstreams' zur Krankenhausbetriebslehre bzw. zum Krankenhausmanagement.

4.2.1 Aufgabenstellung und generelle wissenschaftstheoretische Positionierung

In den hier primär interessierenden Literaturkreis fallen die Arbeiten von Hörmann & Ingruber (1988) sowie Ingruber (1994), da diese eine ‚Krankenhausbetriebslehre' mit explizitem Bezug auf Eichhorns Konzeption vorlegen. Weiters zählt hierzu das mittlerweile in der vierten Auflage erschienene Grundlagenwerk zu ‚Betriebswirtschaft und Management' im öffentlichen Krankenhaus von Peters & Schär (Hg., 1994), später Haubrock et al. (Hg., 1997), Haubrock & Schär (Hg., 2002) und (Hg., 2007).[101] Als neuere Positionierung auf dem Markt der Krankenhausmanagementbücher kann Busse et al. (Hg., 2006) betrachtet werden. Hier stellen die Herausgeber ohne weitere Beachtung der vorhergehend genannten Literaturquellen zum Thema ‚Management im Gesundheitswesen' fest: „Ein umfangreiches deutschsprachiges Lehrbuch zu diesem Gebiet fehlte bislang." (Busse et al. Hg., 2006: Vorwort) Diese Lücke wollen sie vor allem dadurch schließen, dass sie die wichtigsten Managementaspekte aller Sektoren im Gesundheitswesen behandeln, „d. h. der Zahler, der Leistungserbringer und der Industrie." (Busse et al. Hg., 2006: Vorwort)

Aufgabenstellung

Hörmann & Ingruber (1988) klären bereits in ihrem Vorwort zur ‚Krankenhausbetriebslehre', welche Zielgruppen sie in welcher Weise ansprechen wollen:

> „Dieses Buch, das in erster Linie als Lehrbuch für die Aus- und Weiterbildung in den Sanitätsberufen, für den Studenten, der sich mit dem Fach der Krankenhausökonomie und Krankenhausbetriebslehre beschäftigt sowie als Nachschlagewerk für alle im Krankenhaus tätigen Berufsgruppen gedacht ist, soll auch jeden am Krankenhauswesen Interessierten die Möglichkeit geben, den ‚Betrieb Krankenhaus' näher kennen zu lernen." (Hörmann & Ingruber 1988: Vorwort)

Als ‚Lehrbuch' und ‚Nachschlagewerk' fußt die Krankenhausbetriebslehre auf einem gesicherten Wissensbestand, so dass die primäre *Aufgabenstellung* darin besteht, „Kenntnisse darüber zu vermitteln, wie im Rahmen der gesetzlichen und finanziellen Vorgaben der Krankenhausbetrieb ökonomisch und doch patientengerecht zu organisieren ist." (Hörmann & Ingruber 1988: Vorwort) Sechs Jahre später findet sich dieser Auftrag in ganz ähnlicher Form wieder, dieses Mal „(...) zur Vorbereitung auf Managementpositionen im Krankenhaus- und Gesundheitswe-

---

[101] In den Ausführungen von Hörmann und Ingruber spiegelt sich vor allem die österreichische Situation wider, wo es z. B. um nationale Spezifika wie Rechtsgrundlagen, Finanzierungsformen, Betriebsgesellschaften, kollegiale Führungskonstellationen, Vernetzung mit extramurale Institutionen, Aus- und Fortbildungseinrichtungen oder gesamtstaatliche Rahmenplanung im Gesundheitswesen geht. Mit Ausnahme der 2. Auflage (Haubrock et al., Hg., 1997), in der Christian Köck (1997) 15 Seiten zu ‚Qualitätsverbesserung im Krankenhaus' schreibt, sind/waren auch alle anderen Autoren des Herausgeberbandes Mitglieder deutscher Institutionen. Daher wird durchgängig auf die Rahmenbedingungen des deutschen Gesundheitswesens Bezug genommen, z. B. durch Verweise auf Gutachten des Sachverständigenrates, bei Finanzierungsformen und ihren gesetzlichen Grundlagen bzw. Gesundheitsreformgesetzen, aber auch z. B. bei dem Thema ‚Pflegeversicherung'. Dies gilt auch für die Ausführungen in Busse et al. (Hg., 2006), wenngleich dort öfter auch die Situation in der Schweiz und in den angelsächsischen Ländern mit berücksichtigt wird, was vor allem auch mit dem persönlichen Werdegang der Herausgeber zu tun haben dürfte.

sen" (Ingruber 1994: 1). Auch der Anspruch eines Nachschlagewerkes bleibt erhalten. Insgesamt wird deutlich, dass es mittlerweile nicht mehr um die Etablierung einer SBWL ‚Krankenhausbetriebslehre' geht, was noch für Eichhorn ein eigenständiges Motiv für Forschung und Veröffentlichung darstellte. Die für die Theoriebildung der SBWL bedeutsame ‚Lücke' im Rahmen einer ABWL, die es bei Eichhorn 1967 noch zu füllen galt, erscheint hier bereits als geschlossen. Folglich ist eine eigenständige *theoretische Aufgabenstellung* nicht das zentrale Anliegen. Vielmehr dominiert eine *praxisbezogene Aufgabenstellung* im Sinne einer Wissensvermittlung von bereits *per se als praxisrelevant angesehenen Inhalten* an Interessierte.[102]

Diese Auslegung einer *praxisbezogenen Aufgabenstellung* ist auch für Peters & Schär (Hg., 1994) sowie Haubrock et al. (Hg., 1997), Haubrock & Schär (Hg., 2002 und Hg., 2007) maßgebend. Siegfried Eichhorn übernimmt in seinem Geleitwort zu Peters & Schär (Hg., 1994) selbst die Verortung der ‚neuen Lücke' „(...) zwischen wissenschaftlichen Orientierungen auf der einen Seite und der Vielzahl der kasuistischen und punktuellen Veröffentlichungen zu den Tagesfragen der Krankenhauspraxis" (Peters & Schär, Hg., 1994: 8), die das ‚Lehrbuch' durch eine „(...) systematische und praxisnahe Darstellung der betriebswirtschaftlichen Tatbestände des Krankenhauses im Kontext der Gesundheitswirtschaft" (Peters & Schär, Hg., 1994: 8) schließt. Die betriebswirtschaftlichen Tatbestände als Orientierungswissen sind also bekannt, und daher geht es um ein Lehrbuch als ‚Leitfaden' für PraktikerInnen. Dieses praxisbezogene Verständnis der Aufgabenstellung bleibt in allen vier Auflagen des Lehrbuches aufrecht. Der Anspruch der Herausgeber, wissenschaftstheoretische Darstellungen und praktische Beispiele im Sinne einer ‚Ableitung' miteinander zu verknüpfen (Haubrock & Schär, Hg., 2002, 15) belegt dies ebenso wie das Geleitwort zur dritten Auflage, in dem Siegfried Eichhorn in dem Buch eine wertvolle Hilfe bei der Qualifizierung von Führungskräften auf allen Ebenen und in diversen Ausbildungsstätten sieht, und das in der vierten Auflage wiederum abgedruckt ist (Haubrock & Schär Hg., 2007, 17).

Busse et al. (Hg., 2006) machen ebenfalls eine Lücke aus, die im Mangel einer umfassenden Sektorbetrachtung nach diversen Akteuren liegt: Krankenversicherung, Krankenhäuser, Arztpraxen und Praxisnetze, Integrierte Versorgung und Arzneimittelindustrie. Der Mangel liegt also auch hier nicht im Wissen, sondern in dessen Zusammenschau und Arrangement in einem „(...) Grundlagenwerk für die Lehre an Universitäten, Fachhochschulen und anderen Bildungseinrichtungen sowie zur betriebsinternen Weiterbildung in allen Sektoren des Gesundheitswesens (...)" (Busse et al. Hg., 2006, V). Auch in dieser Interpretation einer *praxisbezogenen Aufgabenstellung* sind Studierende und PraktikerInnen (als Führungskräfte) gleichermaßen angesprochen.

Generelle wissenschaftstheoretische Positionierung

Einbettung der SBWL in gängige ABWL-Konzeptionen

Als Lehrbuch und Nachschlagewerk weist die Krankenhausbetriebslehre von Hörmann & Ingruber (1988) sowie Ingruber (1994) einen starken Skriptcharakter auf. Es wird viel an Typologie, Definition und Kurzbeschreibung geliefert, der Text kommt ohne Zitation und meist

---

[102] Hier ist zu berücksichtigen, dass der österreichische Gesetzgeber die Vermittlung von Grundkenntnissen der Krankenhausbetriebslehre an das Sanitätspersonal vorschreibt (Hörmann & Ingruber 1988, 11 sowie Ingruber 1994, 141 mit Bezug auf Lehrgänge des ÖIK – Österreichisches Institut für Krankenhausbetriebsführung).

ohne Quellenangabe aus[103] und fasst somit das Denken anderer Autoren in eigenen Worten kurz zusammen. Aus diesem Grund gestattet erst ein Blick ins Literaturverzeichnis eine genauere Einschätzung, auf welchem Gedankengut diese Diktion der Krankenhausbetriebslehre aufbaut.

Mit dem engen Fokus auf ‚Krankenhausbetriebslehre' bleibt der einzige Referenzpunkt Eichhorn mit seinen Bänden I bis III in den Auflagen von (1975), (1977) und (1987), ferner eine weitere Quelle grundlegender Überlegungen von Eichhorn (1982) sowie Eiff (1987). Mit einem etwas breiteren Fokus, gerichtet auf eine ABWL als Rahmen für die SBWL ‚Krankenhausbetriebslehre', zeigen sich Bezüge auf die dreibändige ABWL von Bea et al. (Hg., 1985) sowie Wöhe (1976). Ebenfalls in diese Richtung geht der Verweis auf Vahlens Kompendium der Betriebswirtschaftslehre (1984) sowie Reichard (1987) mit seiner BWL öffentlicher Verwaltungen. Auf einer noch etwas allgemeineren Betrachtungsebene findet sich der Verweis auf Krankenhaus-Ökonomik bei Herder-Dorneich & Wasem (1986). Was den Fokus auf SBWL und ABWL angeht, so wiederholen sich bei Ingruber (1994) die allermeisten der gerade angeführten Quellen, teilweise mit neueren Auflagen. Aus Eichhorns Werk kommen zwei weitere Artikel (Eichhorn 1976 und 1979) dazu, als auch die von Gronemann & Keldenich (1988) herausgegebene Festschrift zum 65. Geburtstag von Siegfried Eichhorn. Im Bereich der ABWL ist weiters der Sammelband zur ABWL von Scheuch (Hg., 1990) als auch der Rückgriff auf Hans Ulrich (1970) zur Unternehmung als produktivem sozialem System von Interesse. Dieser hier absichtlich etwas ausführlichere Blick in die literarischen Bezugspunkte der Krankenhausbetriebslehre von Hörmann & Ingruber (1988) sowie Ingruber (1994) lässt bereits vermuten, dass die Differenzen zur Konzeption Eichhorns vernachlässigbar sind.

Unstritig ist sowohl bei Hörman & Ingruber (1988) als auch bei Ingruber (1994), dass eine *ABWL* als *notwendiger Referenzpunkt* für die SBWL ‚Krankenhausbetriebslehre' gesehen wird. Insofern Eichhorn auch für Hörmann und Ingruber der zentrale Referenzpunkt bleibt, kann die *Einbettung der SBWL* ‚Krankenhausbetriebslehre' in drei gängige ABWL-Konzeptionen (faktortheoretischer Ansatz Gutenbergs, entscheidungsorientierte sowie systemorientierte BWL) ebenfalls für die SBWL ‚Krankenhausbetriebslehre' von Hörmann und Ingruber gelten. Zwar wäre durch die Bezüge auf die oben genannten weiteren Quellen im Bereich der ABWL prinzipiell die Möglichkeit gegeben, andere ABWL-Ansätze ins konzeptionelle Kalkül zu ziehen. Raffée (1984) weist beispielsweise auf Evaluationsansatz, situativen Ansatz, Ansatz der Arbeitsorientierten Einzelwirtschaftslehre (AOEWL) und Marketingansatz hin; ähnlich auch Mugler et al. (1990) in ihrer Behandlung aktueller Grundkonzepte der BWL. Ebenfalls würdigt Schanz (1985, 79-97) die AOEWL und das verhaltenstheoretische Programm als Bestandteile der Heterogenität der BWL. Letztlich ist jedoch nicht entscheidend, was es prinzipiell zu beachten *gäbe*, sondern was als relevant für die eigene Konzeption *selektiert* wird. Und hier zeigt sich, dass es auch Hörmann und Ingruber auf eine *Einbettung der SBWL* im Sinne theoretischer Zugehörigkeit auf konzeptioneller Ebene *ohne Alternative* und *ohne Reformulierung* dieser ABWL-Konzeptionen aus SBWL-Sicht ankommt, wie sie auch bei Eichhorn vorfindbar ist.

Auch bei Peters & Schär (Hg., 1994) sowie Haubrock at al. (Hg., 1997), Haubrock & Schär (Hg., 2002 und Hg., 2007) ist dieser Zuschnitt an theoretischer Zugehörigkeit unschwer nachzuvollziehen. Als Konnex zur ABWL wird in Peters & Schär (Hg., 1994) durch die Ausführungen von Preuß (1994) zum ‚Krankenhaus als Betrieb' und (1994a) zu ‚Aufgaben und Struktur des Krankenhausmanagements' primär Bezug genommen auf Schierenbeck (1987) sowie Peters (1992). Speziell mit Fokus auf das Krankenhaus sind die Krankenhausbetriebslehre von Eichhorn (1975 und 1987) sowie die Krankenhausbetriebswirtschaft von Naegler

---

[103] Mit Ausnahme der Quellenangaben bei Abbildungen und gesetzlichen Grundlagen.

(1992), der im gleichen Herausgeberband die Kapitel zur ‚Leitungstätigkeit' und zur ‚Planung' bearbeitet, die zentralen Referenzen. In Preuß (1994a) kommen zudem Vorstellungen von Controlling bei Horváth (1991), von Management bei Koreimann (1986) und Staehle (1980) sowie von Entscheidungstheorie bei Sieben & Schildbach (1980) bzw. Bamberg & Coenenberg (1989) ergänzend hinzu. Dieses Kapitel ist explizit in systemorientierter Sichtweise angelegt, d. h. der Betrieb ist zweckorientiert, offen, dynamisch, komplex, sozio-technisch und zielorientiert (Preuß 1994a, 110) – entsprechende Formulierungen finden sich auch bei Eichhorn (1971, 11ff.) gleich zu Beginn des zweiten Bandes unter ‚Krankenhaus als Organisation'. Betriebliche Realität wird über Modelle vereinfacht abgebildet (Preuß 1994a, 110) und der Betrieb selbst aus modellanalytischen Gründen in Subsysteme unterteilt (Führungssystem, Zielsystem, Informationssystem, Controllingsystem und Ausführungssystem). Diese zentralen Bezüge ändern sich auch nicht in Haubrock at al. (Hg., 1997), wo das ‚Krankenhaus als Betrieb' jetzt von Peters & Preuß (1997) gemeinsam beschrieben wird. Auch hier bleiben die zentralen Referenzen der Erstauflage erhalten, ergänzt um den Systembegriff von Ulrich (1970). In Haubrock & Schär (Hg., 2002) übernimmt Schär (2002) die Thematik ‚Krankenhaus als Betrieb' und ergänzt bereits bekannte Bezüge z. B. um Heinen (1976) sowie Wöhe (1984). Dieses Muster wird schließlich auch für das gleiche Teilkapitel in Haubrock & Schär (Hg., 2007) beibehalten, das bis in die Literaturhinweise weitgehend gleich bleibt (Schär & Reschke 2007).

Ansätze einer Erweiterung dieses Referenzrahmens finden sich – als kurzes Intermezzo – im Teilkapitel ‚Krankenhausmanagement' von Naegler et al. (2002). Begründet wird dies damit, dass das Außerachtlassen der unterschiedlichen Werthaltungen der Berufsgruppen dazu geführt hat, „dass die Implementierung und Anwendung betriebswirtschaftlicher Methoden in Medizinbetrieben immer noch so außerordentlich große Mühe machen und vielfach nicht die ihnen gebührende Akzeptanz finden." (Naegler et al. 2002: 177) Die negativen Auswirkungen dieses Zustandes begründen die Notwendigkeit für Organisations- und Personalentwicklung. Die Bezüge auf eine hierfür einschlägige Literatur bleiben jedoch eher rudimentär. Aus Grossmann (1995) wird lediglich seine Kritik des Fürstentümer-Denkens zitiert, weiters aus Luhmann (1972) Veränderungsbereitschaft oder aus Eichhorn (1996) der Verweis auf ein notwendigerweise prozessorientiertes Controlling. Die weitergehende ‚Verarbeitung' dieser Ansätze zielt jedoch „(...) auf die Darstellung der Betriebsführungsprozesse als hierarchisches Prozessmodell" (Naegler et al. 2002: 181) und bedeutet somit *keine inhaltliche Veränderung in den generellen wissenschaftstheoretischen Positionen*, zumal an die Controllingkonzeption von Horváth (1991) angeknüpft wird. Damit wird das in der Organisationspraxis immer stärker aufkommende Controlling in die eigene Theoriebildung integriert (Naegler et al. 2002, 211). Gleichzeitig muss die eigene wissenschaftstheoretische Positionierung nicht verändert werden, da die zitierte Controllingliteratur ebenfalls der Positionierung verpflichtet ist, die sich bei Eichhorn rekonstruieren ließ (Habersam 1997). Schließlich wird dieses Intermezzo in Haubrock & Schär (Hg., 2007) faktisch wieder zurückgenommen, da das Teilkapitel ‚Krankenhausmanagement' jetzt ohne Umschweife auf Controlling als ‚wesentliches Managementinstrument' bezogen wird (Zapp 2007, 227). Was hierbei unter Controlling sowie Kosten-, Leistungs-, Erlös- und Ergebnisrechnung verstanden wird, knüpft nahtlos an die Vorstellungen der vorangehenden Auflage an, wie sich an der Controllingliteratur von Bramsemann bis Weber im Literaturverzeichnis en detail nachvollziehen lässt. Somit bleibt es durch alle vier Auflagen hindurch bei der *Einbettung der SBWL* ‚Krankenhausbetriebslehre' in die drei gängigen ABWL-Konzeptionen (faktortheoretischer Ansatz Gutenbergs, entscheidungsorientierte sowie systemorientierte BWL). Dass Eichhorn und Gutenberg zentrale Referenzkonzeptionen bleiben, zeigt sich auch in der von Eichhorn inhaltlich übernommenen Definition des Systems Krankenhaus durch Schär (2002,

111) als auch in der Feststellung von Schär (2002) zur Aktualität dieser Konzeption(en): „Die heutige Betriebswirtschaftslehre geht (..) von einem System von Produktionsfaktoren aus, das in seiner Grundstruktur von Gutenberg entwickelt worden ist." (Schär 2002: 102) Die Mittel des Managements der komplexen Organisation Krankenhaus bleiben in ihrer funktionalen Auslegung die selben wie bisher, auch wenn jetzt stärker über Prozesse als über Funktionsgliederung nachgedacht wird und dies bereits als ‚Sichtwechsel' zugunsten eines ‚ganzheitlichen' Konzeptes verstanden werden soll (Haubrock 2007, 173).

In Busse et al. (Hg., 2006) ändern sich die Bezüge auf die Basisliteratur, da im Einführungskapitel ‚Management im Gesundheitswesen' (Busse & Schreyögg 2006) vor allem auf Steinmann & Schreyögg (2005) Bezug genommen und die Abgrenzung zur Gesundheitsökonomie argumentiert wird. Management im Gesundheitswesen wird dabei im engeren Sinne als Sach- und Managementfunktion für diejenigen Organisationen definiert, „die Produkte und Dienstleistungen bereitstellen, um die Nachfrage nach Gesundheitsleistungen zu befriedigen (..)" (Busse & Schreyögg 2006: 6) – also keine Gesamtbetrachtung des Gesundheitsmarktes und seiner Ordnungspolitik. Mit dieser Definition wird aber auch die Betonung von *Funktionalität* deutlich. Den Autoren geht es vor allem um „(…) eine technische Kompetenz zur Lösung von Problemen in Unternehmen oder Organisationen des Gesundheitswesens (..)." (Busse & Schreyögg 2006: 3) Diese findet dann Ausdruck in einer institutionellen Sichtweise, in der das Gesundheitswesen mit seinen Organisationen, analog zu einem Verkehrs- oder Energiewesen, unterteilt wird in eine Sachfunktion (Einkauf, Produktion, Verkauf) und eine Managementfunktion (Planung, Organisation, Kontrolle). Dieses Schema wird dann erweitert, indem das Management der Sachfunktionen Leistung, Kunden, Finanzen, Personal, Information und Controlling sowie Change Management je Akteur/Sektor vorgestellt wird. Inhaltlich werden damit die funktionalen Planungs-, Organisations- und Kontrollvorstellungen übernommen, die bei Eichhorn mit seinen Bezügen auf Gutenberg bereits präsent sind. Diese Vorstellung von ‚Management' kommt allerdings *ohne* Bezug auf die Kritik dieser Vorstellung aus, wie sie sich bei Steinmann & Schreyögg (2005) ja hinsichtlich des Planungsparadigmas umfassend findet – in gewisser Weise bereits ein eigenes Beispiel für Reduktionismus.

Neutralität und Reduktionismus

Funktionales Zuschneiden der Methoden und Erkenntnisse aus Nachbarwissenschaften auf deren zweckdienlichen Beitrag zu einem funktionsfähigen ‚Apparat der Betriebsführung' zeigt sich bei Hörmann & Ingruber (1988) in Überlegungen zur Humanisierung des Arbeitsplatzes durch Hereinnahme arbeitswissenschaftlichen und arbeitsmedizinischen Wissens, z. B. über Strahlen- und Laserschutz sowie Krankenhaushygiene. Weiters spielt bauplanerisches Wissen eine zentrale Rolle, weil durch Fehlplanungen hohe Folgekosten determiniert werden können – ein Aspekt, der auch Eichhorn (1967) bereits stark beschäftigt hat. Für Ingruber (1994) ergibt sich aufgrund des hohen Anteils der Personalkosten an den Gesamtkosten ebenfalls die Notwendigkeit einer Optimierung. Hierzu können Nachbardisziplinen wie Arbeitsstudien (Ingruber 1994, 129ff. mit Bezug auf F. W. Taylor und REFA-Methoden) sowie Ökologie, als „(…) jene Wissenschaft, die sich mit den Wechselbeziehungen zwischen Lebewesen und der natürlichen Umwelt befaßt" (Ingruber 1994: 255) Beiträge leisten, z. B. in der Baumaterialienwahl, Vermeidung von Entsorgung, Abfallwirtschaftskonzepte inklusive Abwässer, was sich auch ökonomisch (langfristig) rechnet. Auch bei Ingruber (1994) fehlen die ‚Sicherheitsthemen'

Strahlen- und Laserschutz sowie Krankenhaushygiene sowie die Krankenhaus-Architektur und Bauplanung nicht.[104]

Bei Peters & Schär (Hg., 1994) ist diese Auslegung von Interdisziplinarität teils eher indirekt nachvollziehbar, z. B. wenn bei der Arbeitsablaufplanung (Naegler 1994, 185ff.) wiederum auf Eichhorn (1975) verwiesen wird oder Hauke (1997, 185ff.) unter die Vorgehensweise beim Organisieren auch Beobachtungen und Zeitmessstudien subsumiert. Teils ist Interdisziplinarität in dem oben gemeinten Sinne aber auch direkt nachvollziehbar, wenn z. B. das Abfallmanagement (und damit ökologische Gesichtspunkte) beim Sachgütereinsatz (Haubrock 1994, 205ff.; Haubrock 1997, 125ff.; Haubrock 2002, 280ff.) bzw. beim Materialmanagement (Haubrock 2007a) besonders berücksichtigt wird. In Busse et al. (Hg., 2006) zeigt sich, bezogen auf den Sektor Krankenhaus, diese Art der funtionalen Interdisziplinarität ebenfalls primär im Funktionsbereich ‚Personal' mit dem Verweis auf arbeitswissenschaftliche Methoden (Engelke & Schmidt-Rettig 2006, 293).

Quantitativ gestützte Rationalität als Kausalität sowie ein Ideal des Optimums

Die Vorstellung von *neutraler, objektiver, friktionsfreier* ‚Information' ist auch für Hörmann & Ingruber (1988) selbstverständlich. Postuliert wird: „Ein Krankenhaus-Informationssystem (KIS) muß alle diejenigen Informationen liefern, die für Betriebsentscheidungen notwendig sind. In das KIS sind alle Bereiche des Krankenhauses einzubeziehen" (Hörmann & Ingruber 1988: 82). Hieraus geht zunächst hervor, dass ein *KIS* anzustreben ist, das *Informationsbedarf und -angebot zur Deckung bringt und* in der Phase der Entscheidung dem Management Entscheidungshilfe ist. Insofern im betrieblichen Rechnungswesen dafür ein zentrales Instrument gesehen wird, wird auch die *quantifizierbare, zahlenmäßig-rechnerische Aussage* in ihrer *Aussagekraft* bestätigt – auch wenn Hörmann & Ingruber (1988) dies nicht explizit mit dem Begriff *Rationalität* verknüpfen.

Weiters steckt ein gewisser *Idealismus* in der Absicht, Pflege, Behandlung, Versorgung und Verwaltung total zu erfassen. Die EDV als neutrales Hilfsmittel befindet sich zwar im Bereich der Erfassung medizinischer Teilleistungen noch im Versuchsstadium. Das aber suggeriert immerhin, dass Information in ihrer Totalität erfassbar sein *soll*, und dass durch eine *Verfeinerung des bestehenden Instrumentariums* der Zustand von Informationslücken abschaffbar ist. Dies ist die Beseitigung von *Unexaktheit durch eine Strategie des ‚Mehr vom Selben'* und durch *Verfeinerung des bestehenden Instrumentariums*. Auch für Ingruber (1994) steht ein gesamthaft angelegtes Informationssystem im Vordergrund der Bemühungen um eine ‚optimale Steuerung' (Ingruber 1994, 148): „[M]oderne Krankenhäuser brauchen **integrierte Informationssysteme mit hierarchischen Strukturen** der Informationsverarbeitung, in denen die Einzelziele harmonisch im Sinne eines optimalen Informations- und Kommunikationsflusses miteinander verbunden sind." (Ingruber 1994: 149; kursiv und fett gedruckt im Original)

Die Absicht einer möglichst ‚totalen' Planung als anzustrebendes Ideal zeigt sich bei Hörmann & Ingruber (1988, 173) vor allem in dem Bedauern, dass es an konkreten Planungskonsequenzen auf der Maßnahmenebene mangelt und nicht so sehr an Datenquellen zur Totalplanung und umfassenden Kennzahlensystemen. Auch wenn es zwischen den Ländern Unterschiede gibt im Planungszeitraum, in der Planverbindlichkeit, der Terminologie und Plan-

---

[104] Die Kenntnis von Rechtsnormen spielt zwar im Krankenhaus ebenfalls eine große Rolle. Normen sind aber unausweichlich zu beachtende Rahmenbedingungen, weswegen die Normanwendung nicht im Sinne eines hochgradig selektiven Wissenstransfers aus Nachbardisziplinen zwecks funktionsfähiger Betriebsführung zu verstehen ist.

fortschreibung sowie im Einbezug von Sonderbereichen, sollten diese praktischen Schwierigkeiten nicht die grundlegende Absicht einer möglichst umfassenden, vergleichbaren und integrierten Planung konterkarieren.

Bei Peters & Schär (Hg., 1994) sowie Haubrock et al. (Hg., 1997), Haubrock & Schär (Hg., 2002 und Hg., 2007) scheint diese grundlegende Absicht bereits verwirklicht, zumindest stellt sie keine eigene Problemstellung mehr dar. ‚Information' ist bei Peters & Schär (Hg., 1994) im Teilkapitel von Preuß (1994a) als zweckgerichtetes Wissen definiert. Auch hier gilt: „Es ist (..) dafür Sorge zu tragen, daß die Informationen einem Empfänger nicht nur nach qualitativen und quantitativen Aspekten übermitttelt werden, sondern auch am richtigen Ort und zur gewünschten Zeit zur Verfügung gestellt werden." (Preuß 1994a: 113; ident Peters & Preuß 1997: 73) *Informationsbedarf und -angebot* sind also *zur Deckung zu bringen* in der Phase der Entscheidungsfindung des Managements. Als Datenquellen dienen z. B. Finanzbuchhaltung und Kostenrechnung. Die Beziehung zwischen Sender und Empfänger ist dabei unproblematisch:

> „Bei der Informationsübermittlung werden Informationen von einem Sender zu einem Empfänger geleitet. Nachdem der Sender Informationen formuliert und die Übermittlung veranlaßt ist, werden die Informationen von dem Empfänger an- bzw. aufgenommen. Die Notwendigkeit solcher Kommunikationstätigkeiten ergibt sich aus der betrieblichen Arbeitsteilung." (Preuß 1994a: 114; ident Peters & Preuß 1997: 73)

Das Controllingsystem integriert Informationsversorgungssysteme mit den Informationsverwendungssystemen und sorgt so im Informationsverwendungssystem für „[d]ie Auswahl der optimalen Entscheidungsalternative (..) unter Verwendung exakter Lösungsmethoden. Planung kann demzufolge als systematisch durchgeführter Entscheidungsprozeß bezeichnet werden. Die Ergebnisse der Planungstätigkeit sind singuläre Imperative, deren Einhaltung durch Kontrollen zu überprüfen ist." (Preuß 1994a: 114) Der Zyklus von Planung/Entscheidung und Kontrolle erscheint hier vom Informationsgesichtspunkt her genauso unproblematisch wie die Sender-Empfänger-Beziehung. Der objektiv bestehende Informationsbedarf ist sowohl erkennbar durch Controlling als auch informativ zu befriedigen. „Im Ausführungssystem werden nun die getroffenen Entscheidungen umgesetzt." (Preuß 1994a: 117) Das *Ideal* ‚optimaler Steuerung' im Sinne friktionsfreier Informationsversorgung, -verwendung, darauf aufbauender optimaler Entscheidung und deren Umsetzung erscheint hiermit umfassend bzw. ‚total' realisiert.

Diese grundlegende Sichtweise verändert sich auch in den Folgeauflagen nicht. Die bisher geschilderten Charakteristika münden einerseits darin, dass eine objektive Information 1:1 übertragbar ist, und andererseits eine Art der Totalplanung mit möglichst umfassenden, exakten, zeit- und adressatengerecht aufbereiteten Informationen auf Basis des Rechnungswesens anzustreben ist. Diese Idealvostellung findet vor allem bei der Beschreibung von Controlling als Managementinstrument (Naegler et al. 2002; Zapp 2007) ihre nahtlose Fortsetzung, dort noch ergänzt um die Balanced Scorecard (BSC) als zukünftige Art der Kennzahlenverknüpfung und integrativ wirkendes Controllinginstrument. Die „Entwicklung und Implementierung eines den Informationsbedürfnissen des Krankenhausmanagements gerecht werdenden, nachfrageorientierten Berichtswesens und regelmäßige Berichterstattung (...)" (Naegler et al. 2002: 212) gehört zur Aufgabenliste für Controlling (Zapp 2007). Bedingungen der Erfüllbarkeit oder auch des Erfüllungsgrades dieser Aufgabenstellung stehen dabei nicht zur Debatte. Als Problem wird vielmehr gesehen, dass der praktische Durchdringungsgrad des Krankenhauses mit Controlling noch zu gering ist (Naegler et al. 2002, 215). Informationslücken bzw. *Unex-*

aktheit sind also auch hier *durch eine Strategie des „Mehr vom Selben'* mit Hilfe *des bestehenden Instrumentariums* abzuschaffen, was im kennzahlenbasierten Performance-Measurement bereits weitgehend gelungen scheint:

> „Zusammenfassend lässt sich festhalten, dass Performance-Measurement-Konzepte sowohl vergangenheits- als auch zukunftsorientierte Steuerungsinformationen für alle Leistungsebenen liefern. Darüber hinaus ermöglichen sie kurz- und langfristige Verbesserungsmöglichkeiten für alle Leistungsebenen. Des Weiteren beinhalten die Konzepte monetäre und nicht-monetäre Kennzahlen. Letztendlich beinhalten sie quantitative und qualitative Informationen und neben strategischen auch operative Kennzahlen." (Haubrock 2007b: 343f.)

In Busse et al. (Hg., 2006) ist ‚Informationsmanagement und Controlling' als immer wichtiger werdendes Querschnittsthema bezeichnet (Busse & Schreyögg 2006, 7). Bezogen auf das Krankenhaus (Fleßa & Weber 2006) zeigt sich auch hier, dass ‚Information' selbst unproblematisch ist, und dass allenfalls die Informationsbeschaffung und Aufbereitung ein (instrumentell lösbares) Problem darstellt. Controlling wird als ‚Wahrnehmung der Koordinationsfunktion' verstanden, die einer soliden Datenbasis bedarf (Fleßa & Weber 2006, 351), wobei auch hier die Solidität eine Frage des gewählten Instruments im operativen und strategischen Controlling ist. Lediglich mangelnde Datenflüsse zwischen ambulantem und stationärem Bereich erscheinen hinderlich bei der Anwendung von Modellen der linearen Optimierung (Fleßa & Weber 2006, 363f.).

Theorie-Praxis-Verhältnis als der Praxis vorgelagerte Theoriebildung mit normativem Impetus

Das Theorie-Praxis-Verhältnis zeigte sich bereits in der durchgehend befürworteten *praxisbezogenen Aufgabenstellung* als Wissensvermittlung bereits *per se praxisrelevanter Inhalten* an Interessierte. Ergänzend zu dieser in der Aufgabenstellung definierten Absicht weisen Hörmann & Ingruber (1988) auf den österreichischen Gesetzgeber als Norminstanz hin, der im Rahmen der Ausbildung von Sanitätspersonal betriebswirtschaftliche Kenntnisse vorschreibt. Nicht umsonst wird der Betriebswirtschaftslehre zugeschrieben, „Verfahren zur bestmöglichen Erreichung der ‚Unternehmensziele' entwickelt" (Hörmann & Ingruber 1988: 15) zu haben. Ein Beispiel für eine wirtschaftliche Soll-Vorstellung, die eine rechtliche Norm ergänzt, wäre die praxisnormative Formulierung eines strategischen Controlling im Sinne einer Umweltbeobachtung, die Krankenhäuser „(...) trotz staatlicher Bedarfsplanung (...) betreiben sollten. Nur dann besteht die Möglichkeit, Entwicklungen, die bei gegebener hoher Fixkostenbelastung der Krankenhäuser kaum beeinflussbar erscheinen, langfristig planerisch zu erfassen und einer strukturellen Änderung zuzuführen." (Ingruber 1994: 146) Dies illustriert auf einer instrumentellen Ebene Eichhorns Idee, dass ein Mehr an ‚Zwangsläufigkeit' in einer komplexen und riskanten Praxis *notwendiger Bestandteil einer Krankenhausbetriebslehre* ist.

Ein ganz ähnliches Bild zeigt sich auch in der Rekonstruktion der Überlegungen zu ‚Betriebswirtschaft und Management im Krankenhaus' bei Peters & Schär (Hg., 1994) sowie Haubrock et al. (Hg., 1997), Haubrock & Schär (Hg., 2002 und Hg., 2007). Bereits im Vorwort geht es den jeweiligen Herausgebern um „(...) Praktikabilität der erarbeiteten Handlungsempfehlungen (...)" bzw. darum, „mit dem vorliegenden Lehrbuch ein Bewußtsein bezüglich sachbezogener Managementprobleme zu schaffen und damit einen Beitrag für die zielorientierte und erfolgreiche Bewältigung von Führungsaufgaben in Krankenhausbetrieben zu leisten." (Peters & Schär Hg., 1994: 7) Im Vorwort von Haubrock & Schär (Hg., 2002) drückt sich dieser Beitrag in der Hoffnung aus, „die Leserin bzw. den Leser durch die inhaltliche Gestaltung zur schöpferischen Durchdringung der gebotenen Inhalte zu motivieren und Querverbindungen bzw. Systeminhalte besser erkennbar werden zu lassen." (Haubrock & Schär, Hg., 2002: 16; sinngemäß ident Haubrock & Schär, Hg., 2007, 22)

Explizit wird der *normative Impetus* dann in der Darstellung der betriebswirtschaftlichen Grundlagen:

> „Die Betriebswirtschaftslehre als wissenschaftliche Disziplin ist darauf gerichtet, Erkenntnisse über ihr Erkenntnisobjekt Betrieb zu gewinnen. Dabei erstreckt sich die Erkenntnisgewinnung einerseits auf den Betriebsaufbau und den Betriebsprozeß (explikative Aufgabe der Betriebswirtschaftslehre) und andererseits auf die Ableitung von betriebszielgerechten Handlungsregeln (präskriptive oder praktisch-normative Aufgabe der Betriebswirtschaftslehre)." (Preuß 1994: 92; ident Peters & Preuß 1997: 67)

Die gleiche, sinngemäß idente Auffassung von einer Erklärungs- und Gestaltungsaufgabe findet sich auch bei Schär (2002), wobei Schär den Modellcharakter der Betriebswirtschaftslehre deutlichst macht, wenn aus dem Erfahrungsobjekt ‚Betrieb' „(...) mit Hilfe eines Identitätsprinzips ein abstraktes Erkenntnisobjekt herausgeschält wird." (Schär 2002: 87; sinngemäß ident Schär & Reschke 2007, 19). Dieser praxisnormative Modell- und Modellierungsgedanke ist konsistent mit der Vorstellung, dass es darum geht, „neben wissenschaftstheoretischen Darstellungen an praktischen Beispielen jeweils zu verdeutlichen, wie sich der Krankenhausbetrieb als zweckorientiertes, dynamisches, äußerst komplexes, soziotechnisches und zielorientiertes System zu verstehen hat. (...) Nachfolgend kommt es zu einer Übertragung exemplarischer betriebswirtschaftlicher Aspekte auf den Krankenhausbereich." (Haubrock & Schär, Hg., 2002: 15). Beispielgebende und daher per se *praxisrelevante* Theoriebildung gestaltet somit das Denken von Theoretikern und Praktikern gleichermaßen im Sinne einer positiv deduzierten betriebswirtschaftlichen Soll-Vorstellung.

In Busse et al. (Hg., 2006) wird die Vorstellung einer der Praxis vorgelagerten Theoriebildung mit normativem Impetus ebenfalls in der praxisbezogenen Aufgabenstellung, sie lässt sich aber auch sehr gut an der Vorstellung eines ‚Change Management' als unabdingbarer Voraussetzung für die Bewältigung von Veränderung nachvollziehen (Schubert 2006; ferner Kirchner & Kirchner 2000).

Fazit

Der Abgleich der rekonstruierten Inhalte in Siegfried Eichhorns ‚Lebenswerk' und in den Publikationen der anderen AutorInnen mit einem ähnlich weit reichenden Anspruch zeigt in puncto *Aufgabenstellung* lediglich, dass die ‚Pionierleistung' Eichhorns, eine SBWL ‚Krankenhausbetriebslehre' etablieren zu wollen, als eigenständiges Motiv für Forschung und Veröffentlichung für die später in dieses Forschungsfeld Eintretenden keine Rolle mehr spielen muss. Diese ‚Lücke' scheint durch Eichhorn bereits geschlossen. Vielmehr dominiert eine *praxisbezogene Aufgabenstellung* im Sinne einer Wissensvermittlung von bereits *per se als praxisrelevant angesehenen Inhalten der Betriebswirtschaftslehre* an Interessierte. Die betriebswirtschaftlichen Tatbestände sind bekannt, ein Lehrbuch als ‚Leitfaden' für PraktikerInnen soll diese vielmehr ansprechend vermitteln.

Die *generelle wissenschaftstheoretische Positionierung* zeigt ebenfalls *keine nennenswerten Differenzen* zwischen der Konzeption Eichhorns und der Perspektive der anderen AutorInnen. Die inhaltliche Deckungsgleichheit in den vier zentralen Aspekten

- Einbettung der SBWL in gängige ABWL-Konzeptionen,
- Neutralität, Reduktionismus und Funktionalität,
- Quantitativ gestützte Rationalität als Kausalität sowie ein zu Grunde liegendes Ideal des Optimums,
- Theorie-Praxis-Verhältnis als der Praxis vorgelagerte Theoriebildung mit normativem Impetus

ist allerdings nicht nur dort sehr hoch, wo die Deckungsgleichheit durch eine explizite Bezugnahme der anderen AutorInnen auf Eichhorn zu erwarten gewesen wäre.

Die *Einbettung der SBWL in gängige ABWL-Konzeptionen* ist bei allen anderen AutorInnen ebenso klar auf den faktortheoretischen Ansatz Gutenbergs, die entscheidungsorientierte sowie die systemorientierte BWL zugeschnitten, wie bei Eichhorn selbst. Dieser Zuschnitt kommt *ohne* die nähere Betrachtung einer *Alternative* und *ohne Reformulierung* dieser ABWL-Konzeptionen aus SBWL-Sicht aus. Auch wenn sich in Busse et al. (Hg., 2006) die Bezüge auf die Basisliteratur ändern und Eichhorn folglich kein markanter Referenzpunkt mehr ist, so zeigt sich dennoch in der reduktionistischen Auslegung dieser Basisliteratur eine Betonung von *Funktionalität*, die *inhaltlich* diejenigen funktionalen Planungs-, Organisations- und Kontrollvorstellungen übernimmt, die bei Eichhorn mit seinen Bezügen auf Gutenberg bereits präsent waren. Derart funktionaler *Reduktionismus* zeigt sich auch in der *Neutralitätsvorstellung*, wenn Informationen, Methoden und Erkenntnisse aus Nachbarwissenschaften, insbesondere der Arbeitswissenschaften, funktional zugeschnitten werden auf ihren zweckdienlichen Beitrag zu einem funktionsfähigen ‚Apparat der Betriebsführung' – ein selektiv-akkumulatives Motiv *aller* AutorInnen.

Der Aspekt der *quantitativ gestützten Rationalität als Kausalität* sowie ein zu Grunde liegendes *Ideal des Optimums* verweisen beide auf die durchgängig bei allen AutorInnen vorfindbare zeitlose *Linearität des Denkens*. Ausgangspunkt dieser Linearität ist, dass *quantifizierbaren, zahlenmäßig-rechnerischen Aussagen mehr Aussagekraft zugeschrieben* wird *als qualitativen Beschreibungen*, und damit auch *mehr Gewissheit und Rationalität*. *Informationsbedarf und -angebot friktionsfrei zwischen Sender und Empfänger zur Deckung zu bringen* erweist sich allenfalls als Problem des Datenmangels, der durch *Verfeinerung des bestehenden Instrumentariums* bzw. vermehrte instrumentelle Durchdringung der Organisation behebbar ist. Diese lineare *Strategie des ‚Mehr vom Selben'* stützt einen *Idealismus* der ‚totalen' Planung, eines objektiv erkennbaren Informationsbedarfs, darauf aufbauender optimaler Entscheidung und friktionsfreier Umsetzung – kurz: ‚optimale Steuerung' als ewige Herausforderung ist bewältigbar.

Das *Theorie-Praxis-Verhältnis*, gedacht als eine *der Praxis vorgelagerte Theoriebildung mit normativem Impetus* ist ebenfalls allgemein geteiltes Gedankengut aller AutorInnen. Dies deutet sich bereits bei der von allen befürworteten *praxisbezogenen Aufgabenstellung* als Wissensvermittlung bereits *per se praxisrelevanter Inhalten* an. Massiv gegenwärtig ist die Vorstellung von einer Erklärungs- und Gestaltungsaufgabe dann in der Idee, dass eine komplizierte und riskante Praxis nur mit einem Mehr an ‚Zwangsläufigkeit' handhabbar sei. Letztere entsteht, indem die Betriebswirtschaftslehre als wissenschaftliche Disziplin Erkenntnisse über Betriebe gewinnt, diese expliziert und daraus zielgerechte Handlungsregeln praktisch-normativ ableitet. Dieser *normative Impetus* findet sich in der Übertragung exemplarischer betriebswirtschaftlicher Aspekte auf den

Krankenhausbereich ebenso wie in den Soll-Vorstellungen eines ‚Change Management' als unabdingbarer Voraussetzung für die Bewältigung von Veränderung.

Angesichts der sehr großen Deckungsgleichheit zwischen der Konzeption Eichhorns und den Konzeptionen der anderen AutorInnen in Bezug auf die Aufgabenstellung als auch auf die *generelle wissenschaftstheoretische Positionierung*, wird die bei Eichhorn herausgearbeitete Tabelle zu seinen wissenschaftstheoretischen Grundfesten als generell gültige Positionsbeschreibung des rekonstruierten konzeptionellen ‚Mainstreams' verwendet:

Generelle wissenschaftstheoretische Positionierung des konzeptionellen ‚Mainstreams' in der Krankenhausbetriebslehre bzw. im Krankenhausmanagement
▪ Einbettung der SBWL ‚Krankenhausbetriebslehre' in die drei gängigen ABWL-Konzeptionen (faktortheoretischer Ansatz Gutenbergs, entscheidungsorientierte sowie systemorientierte BWL) als *notwendige Referenzpunkte ohne Alternative* und *ohne Reformulierung* derselben aus SBWL-Sicht.
▪ Neutralität, Reduktionismus und Funktionalität im Sinne der Vorstellung, dass Methoden und Erkenntnisse aus Nachbarwissenschaften sowie Information auf einen zweckdienlichen Beitrag zum funktionsfähigen und *wertfreien* ‚Apparat der Betriebsführung' zuzuschneiden sind. Als *funktionale und kontextbereinigte Objekte* sind Information, Methode und Erkenntnis *problemlos transferierbar*, *akkumulierbar* und brauchen keine Verstehensspielräume.
▪ Quantitativ gestützte Rationalität als Kausalität sowie ein zu Grunde liegendes Ideal des Optimums: *Informationsbedarf und -angebot lassen sich friktionsfrei zwischen Sender und Empfänger zur Deckung bringen*, so dass *Ungewissheit* durch Gewissheit ersetzt und die *Rationalität der Entscheidung* befördert wird. Dabei wird *quantifizierbaren, zahlenmäßig-rechnerischen Aussagen höhere Aussagekraft zugeschrieben*. Datenmangel ist durch *Verfeinerung des bestehenden Instrumentariums* bzw. vermehrte instrumentelle Durchdringung der Organisation behebbar (z. B. KIS, auf einzelne PatientInnen bezogene Leistungsrechnung, gesamtgesellschaftliche ‚cost-benefit-analysis'). ‚Grobere' Rechnungen, langjährige *Erfahrungswerte* und Fingerspitzengefühl sind (widerwillig) akzeptierte Notlösung bei Abweichungen von diesem Idealzustand der Totalplanung mittels umfassender Kennzahlensysteme. Diese *lineare Strategie des ‚Mehr vom Selben'* stützt folglich die *Idealvorstellung* ‚totaler' Planung, eines objektiv erkennbaren Informationsbedarfs, darauf aufbauender optimaler Entscheidung und friktionsfreier Umsetzung – kurz: einer bewältigbaren ‚optimalen Steuerung' als ewiger Herausforderung.
▪ Theorie-Praxis-Verhältnis als der Praxis vorgelagerte Theoriebildung mit normativem Impetus. Die Auslegung der Erklärungs- und Gestaltungsaufgabe postuliert eine *der Praxis vorangehende* und *relevante* Theoriebildung. Deren *normativer Impetus* liegt in der Schaffung einer spezifischen Ordnung für die Praxis (Typologien) in der gestaltenden Absicht, das Denken (von PraktikerInnen) durch von der Situation abstrahierende Begriffe und Kategorien zu prägen und dadurch organisationale Praktiken zum Positiven zu verändern (wobei der Bezug auf die eigene Situation Aufgabe der PraktikerInnen bleibt). Das Ziel ist ein Mehr an ‚Zwangsläufigkeit' in einer unübersichtlichen, komplizierten bis komplexen, störanfälligen und damit letztlich riskanten Praxis, das die Rationalität von Entscheidungen sicherstellt. Dieses Mehr an ‚Zwangsläufigkeit' entsteht, indem die Betriebswirtschaftslehre als wissenschaftliche Disziplin Erkenntnisse über Betriebe gewinnt, diese expliziert und daraus zielgerechte Handlungsregeln praktisch-normativ ableitet – z. B. in der Übertragung exemplarischer betriebswirtschaftlicher Aspekte auf den Krankenhausbereich, oder auch in den Soll-Vorstellungen eines ‚Change Management' als unabdingbarer Voraussetzung für die Bewältigung von Veränderung.

Tabelle 26: Generelle wissenschaftstheoretische Positionierung des konzeptionellen ‚Mainstreams'

4.2.2 Spezifika und deren Charakteristika

In ihrem Aufbau folgt die Krankenhausbetriebslehre von Hörmann & Ingruber (1988) dem Prinzip ‚vom Allgemeinen zum Besonderen', d. h. von Grundbegriffen wie Produktionsfaktor, menschliche Bedürfnisse, Güter, Märkte, etc. über Betriebstypen hin zur Definition des Krankenhauses als speziellen Betriebstyp: „Krankenanstalten nehmen im Rahmen der Betriebswirtschaftslehre eine Sonderstellung ein: sie sind arbeits-, kapital- und kostenintensive Dienstleistungsbetriebe" (Hörmann & Ingruber 1988: 17; im Original fett gedruckt). Diese sind zudem gesetzlich über das Krankenanstaltengesetz (KAG) bis hinein in die Wirtschaftsführung detailliert geregelt. Nach einem kurzen Verweis auf die historische Entwicklung vom Hospital im römischen Reich bis zu den Reichssanitätsgesetzen als Grundlage für moderne Krankenanstalten, die heute Teil eines Netzwerks an Einrichtungen des Gesundheitswesens sind, steht die ‚Betriebsführung im Krankenhaus' im Mittelpunkt. Als Besonderheiten gelten die Bedarfsdeckung, das Fehlen marktwirtschaftlicher Regelung nach Angebot und Nachfrage, die ‚Dienstleistung' am Menschen (PatientInnen) unter Wirtschaftlichkeitsgesichtspunkten, die diffizile Frage, wie der Output zu definieren sei (Wirksamkeitsmessung) sowie die bereits angesprochenen rechtlichen Gegebenheiten. Letztere werden detailliert als Grundlagen der Krankenhausorganisation ebenso behandelt, wie Themen der Anstaltsordnung, der Ablauf- und Aufbauorganisation, leitende Organe und kollegiale Führung sowie die Umweltbeziehungen, z. B. zum Träger, den PatientInnen oder auch dem niedergelassenen Bereich. Die Betrachtung der Funktionsbereiche im Krankenhaus nimmt breiten Raum ein: Leistungserstellung stationär und ambulant, Rechnungswesen und Statistik inklusive die sich bereits ankündigende Umstellung auf ein DRG-System, Personal, Beschaffung und Material, Hotel, Technik, Logistik, Entsorgung, Sicherheit, Kontroll- und Revisionswesen. Der bei Eichhorn prominent behandelte Aspekt des Krankenhausbaus spielt eine untergeordnete Rolle, auch der Planungsaspekt ist primär auf die gesamtgesellschaftliche Ebene der Krankenanstalten- und Gesundheitswesenplanung bezogen. Das Spannungsfeld ‚Management und Humanität' wird im Schlusskapitel extra behandelt und steht unter dem Motto, dass wirtschaftliches Handeln und medizinischpflegerische Leistungsqualität Hand in Hand gehen.

Bei Ingruber (1994) ist der Aufbau weit gehend gleich, allerdings zeigen sich einige Gewichtsverschiebungen. So streicht Ingruber (1994) nicht mehr einzelne Funktionsbereiche heraus, sondern behandelt folgende Themen: Grundlagen inklusive ‚Zielsystem' mit Fokus auf das DRG-System als Systemwandel in Richtung LKF, Führung, Organisation und Planung, Personal, Medizin, Rechnungswesen und Information, Beschaffung, Material und Logistik, Hoteldienste, Finanzierung, Investition, Technik, Marketing, Umweltschutz, Sicherheit, Sicherung von Qualität und Leistungsfähigkeit, Bau, Krankenanstaltenplanung sowie das Spannungsfeld von Humanität, Technik und Wirtschaftlichkeit. Gegenüber Hörmann & Ingruber (1988) sind die Grundlagen erweitert, die ‚Funktionsbereiche' differenzierter und stärker auf Führung, Planung, Finanzierung, Investition und Sicherung von Qualität bzw. Leistungsfähigkeit sowie Außenauftritt (Marketing) gerichtet. Das Spannungsfeld ‚Management und Humanität' schließlich erfährt eine Erweiterung in Richtung Technik, wobei dies jedoch keine inhaltlichen Konsequenzen hat, da sich der bisherige Tenor, teils bis in einzelne Formulierungen hinein, erhält. Diese Kurzfassung zentraler Inhalte bei Hörmann & Ingruber (1988) bzw. Ingruber (1994) zeigt bereits in Umrissen das Set an Spezifika und Charakteristika, das sich bereits in der Krankenhausbetriebslehre Eichhorns rekonstruieren ließ.

Die Überlegungen zu ‚Betriebswirtschaft und Management im Krankenhaus' bei Peters & Schär (Hg., 1994) sowie Haubrock et al. (Hg., 1997), Haubrock & Schär (Hg., 2002 und Hg.,

2007) greifen dieses Set an Spezifika und Charakteristika ebenfalls auf, wobei die Gesamtanlage der mittlerweile vier Auflagen dieses ‚Standardwerkes' über die Zeit eher marginal verändert wurde. Am Anfang stehen – wie auch bei Hörmann & Ingruber (1988) sowie Ingruber (1994) – jeweils allgemein gehaltene Ausführungen zu ‚Gesundheit', ‚Gesellschaft', ‚Ökonomie', ‚soziale Sicherungssysteme' und ‚Gesundheits- und Sozialpolitik'. Während diese Aspekte bei Peters & Schär (Hg., 1994) noch teils Gegenstand einzelner Kapitel sind, werden sie ab Haubrock et al. (Hg., 1997) bereits zusammenfassend in einem ‚gesundheitsökonomischen' Grundlagenkapitel dargelegt, bevor dann auf die speziellere Ebene des Krankenhauses als ‚Betrieb' betrachtet wird. An den präsentierten Inhalten ändert diese Zusammenfassung wenig, sind doch die zentralen Konzepte über die verschiedenen Auflagen hinweg weitgehendst ident:

- Gesundheit wird als ökonomisches Gut definiert, ist somit knapp in Relation zu den unendlichen menschlichen Bedürfnissen, so dass letztlich ökonomische Mechanismen – wirtschaftliches Entscheiden nach dem Rationalprinzip effizienter und effektiver Zielerreichung, Kosten-Nutzen-Analysen, Ausgleich von Angebot und Nachfrage über diverse Koordinationsmechanismen – bei der Befriedigung unendlicher Bedürfnisse durch endliche Mittel zum Einsatz kommen. Das staatliche Gesundheitswesen ist dabei insofern besonders, als Kontrahierungszwang (gesellschaftlich gewünschte Garantie des Zugangs zu Gesundheitsdienstleistungen für PatientInnen), das Auseinanderfallen von Angebot, Inanspruchnahme und Finanzierung sowie zusätzliche gesundheits- und sozialpolitische Lenkungsmechanismen über den Marktpreis hinaus (z. B. staatliche Rahmenplanung und Verhandlungslösungen zwischen diversen Interessengruppen) bestehen.
- Die drei Grundprinzipien der sozialen Sicherung sind das Versicherungs- und Versorgungsprinzip, die nach der Maßgabe von Solidarität organisiert sind sowie das Fürsorgeprinzip, das nach Maßgabe der Subsidiarität organisiert ist. Ergänzt wird das staatliche Gesundheitswesen durch private Dienstleister (Krankenversicherungen, Privatkliniken). In Haubrock & Schär (Hg., 2007) bekommt das Versicherungswesen als ‚Finanzierungselement des sozialen Netzes' wieder ein gesondertes Teilkapitel, da hier insbesondere auch die neueren Reformen in der Rentenversicherung mehr Raum fordern.
- Angebotsseitig umfasst das Versorgungssystem stationäre und ambulante Dienste, Arzneimittel, Heil- und Hilfsmittel, Krankentransport und Rettungsdienst, die selbst wiederum Teil unterschiedlicher Sektoren des Gesundheitswesens sind (Prävention, Kuration, Rehabilitation und Forschung/Lehre/Ausbildung). Das Krankenhaus schließlich ist in dieser Systematik dem stationär-kurativen Sektor zuzurechnen. In Haubrock et al. (Hg., 1997) findet sich auch noch eine etwas genauere Aufarbeitung der Spezifika der Krankenhauswirtschaft dahingehend, dass gesundheitspolitisch angestrebt ist, die Kostensteigerung des Gesundheitswesens nurmehr parallel zur Grundlohnsummensteigerung zuzulassen und Strukturveränderungen zu Lasten stationärer Strukturen vorzunehmen. Damit es unter diesen Bedingungen nicht zu Qualitätsverlusten kommt, gilt eine gesetzliche Pflicht zur Qualitätssicherung. Weiters wird verstärkt evaluiert, um rational Kosten und Nutzen abzuwägen, unnötige Leistungen zu reduzieren und Wirtschaftlichkeitsreserven transparent zu machen. Deutlicher als zuvor wird hier der ordnungspolitische Spielraum ausgelotet zwischen staatlicher und marktlicher Steuerung des Gesundheitswesens, wobei hier auf Eichhorn & Schmidt-Rettig (Hg., 1995) verwiesen wird. Bei Haubrock & Schär (Hg., 2002) kommt zusätzlich noch der Hospizgedanke in einem eine halbe Seite umfassenden Teilkapitel zum Tragen, der in Haubrock & Schär (Hg., 2007) dann etwas weiter ausgebaut wird.

- Nachfrageseitig stellt die demographische Entwicklung das bestehende Versorgungssystem vor neue Herausforderungen, d. h. es geht um sozial verträgliche Finanzierung von Leistungen für eine alternde Gesellschaft.

Das ‚Krankenhaus als Betrieb' ist in diese Rahmenbedingungen eingebettet und als Einzelwirtschaft Erkenntnisgegenstand der speziellen Betriebswirtschaftslehre ‚Krankenhausbetriebslehre'. Mit Gutenberg werden systemdifferente und -indifferente Tatbestände unterschieden, der Betrieb als Ort der Leistungserstellung in geldlicher und güterlicher Hinsicht charakterisiert sowie unterschiedliche konstitutionelle Rahmenbedingungen im Sinne einer Trägerschaft des Krankenhauses geklärt. Die Leistungserstellung selbst orientiert sich sowohl an Gutenbergs Kombination der Produktionsfaktoren Arbeit, Sachgüter, Betriebsmittel durch den dispositiven Faktor und ergänzt um PatientInnen als ‚Dienstleistungsobjekte', als auch an Eichhorns zweistufigem Betriebsprozess (Veränderung des Gesundheitszustandes der PatientInnen und dementsprechende Diagnosen, Therapien, Pflege, Versorgungs- und Verwaltungsleistung). Als betriebliche Funktionsbereiche werden Finanzierung, Investition, Beschaffung, Leistungserstellung und Leistungsverwertung identifiziert. Bei Haubrock et al. (Hg., 1997) finden sich auch die ersten Hinweise auf Fallklassifikationssysteme wie z. B. DRGs. Haubrock & Schär (Hg., 2002 und Hg., 2007) weisen aber auch explizit darauf hin, industrielle Ansätze für das Krankenhaus keinesfalls ungeprüft zu übernehmen, sondern nur deren praktikable Anteile – eine besondere Spielart des oben bereits betrachteten Themas der Interdisziplinarität, hier intern gewendet auf den Transfer von Erkenntnissen einer BWL für Industriebetriebe in eine BWL der Gesundheitsdienstleistungsbetriebe.

Die Aufgaben des Krankenhausmanagements werden bereits bei Peters & Schär (Hg., 1994) breit abgehandelt, bevor es auch hier zu einer genaueren Betrachtung verschiedener Aspekte der betrieblichen Leitungstätigkeit kommt. Aus systemorientierter Sichtweise des Betriebes ergeben sich die Subsysteme ‚Führung', ‚Ziele', ‚Information', ‚Controlling' und ‚Ausführung', wobei letzteres die Funktion hat, die zuvor vom dispositiven Faktor getroffenen Entscheidungen zu realisieren. Das Management, der dispositive Faktor im Sinne aller Führungskräfte, gestaltet das sozio-technische System ‚Betrieb' zielgerichtet. Im einzelnen bedeutet diese Funktion Personal zu führen, Haupt- und Nebenziele zu formulieren, zu planen, mit Hilfe diverser Techniken zu entscheiden und auch zu kontrollieren. All dies kann im Kontext eines autoritären oder kooperativen Führungsstils mit mehr oder weniger starker Dezentralisierung geschehen. Planungsaufgaben (Ziele, Kapazitäten im Rahmen regionaler Gegebenheiten, Arbeitsablauf – alle mit starkem Bezug auf Eichhorns Krankenhausbetriebslehre) und Sachgütereinsatz bis hin zu ökologischen Themen werden umfassend behandelt, den Abschluss bilden Fragen der Krankenhausfinanzierung vor dem Hintergrund der gerade geltenden Gesetzeslage und eine eigene Betrachtung des Pflegemanagements, wie dies auch bei Eichhorn bereits der Fall war.

Bei Haubrock et al. (Hg., 1997) sowie Haubrock & Schär (Hg., 2002 und Hg., 2007) sind die Führungsaufgaben noch differenzierter gefasst. Die Organisationsaufgabe wird bis hin zur OE betrachtet, Controlling als Managementunterstützung wird mit breitem Bezug auf eine primär funktionalistische Controllingliteratur bearbeitet.[105] Vom Controlling abgegrenzt wird das Thema der Überwachung im Sinne der Revision. Die oben bereits erwähnte gesetzliche Verpflichtung zur Qualitätssicherung schlägt sich folgerichtig im Qualitätsmanagement als

---

[105] So wird neben Horváth (2001) auch beispielsweise auf Eschenbach (Hg., 1995), Güntert (1990), Heigl (1989), Horak (1993), Küpper (1995) und (2001), Mann (1989), Preißler (1994), Röhrig (1983), Sieben (1986) und Weber (1994) und (2002) verwiesen.

Führungsaufgabe nieder, so dass sich Qualitätsverbesserung in der Organisation routinisiert. Bei Haubrock & Schär (Hg., 2002 und Hg., 2007) wird dann weitergehend im Kapitel ‚Managementmethoden' auf die Konzepte ‚Kaizen', ‚Lean Management', ‚Qualitätsmanagement', ‚Prozessmanagement' und ‚Managed Care' verwiesen. Demgegenüber ist das Thema ‚Krankenhausmanagement' bei Haubrock & Schär (Hg., 2002) wiederum in der bekannten Konzentration auf ein hierarchisches Prozessmodell und auf die Funktionen der Leitungstätigkeit (Planen, Ziele setzen, etc.) ausgerichtet. Auch das Thema ‚Controlling' kommt als Managementunterstützung wieder prominent vor, jetzt instrumentell ergänzt um die BSC und Betriebsvergleiche bzw. Benchmarking sowie ausdifferenziert in diverse ‚Bindestrich-Controlling'-Ansätze wie z. B. ‚Kapazitäts-Controlling', ‚Leistungs-Controlling' oder auch ‚Personal-Controlling'. Insgesamt legt dies eine weitgehende Diffusion von Controllingkonzepten im Krankenhaus nahe, die bei Haubrock & Schär (Hg., 2007) dann schließlich dazu führt, Controlling als ‚wesentliches Managementinstrument' zu bezeichnen. Konsequenterweise wird dann Controlling, Kosten-, Leistungs-, Erlös- und Ergebnisrechnung als auch Kennzahlensysteme inklusive BSC fast die Hälfte des Teilkapitels ‚Krankenhausmanagement' gewidmet. Ausdifferenzierter ist bei Haubrock & Schär (Hg., 2002 und Hg., 2007) auch der Aspekt ‚Management und Führung' durch eine Berücksichtigung situativer Führung, einer Bandbreite an Führungsstilen zwischen autoritär und kooperativ, möglichen Rollenkonflikte einer Führungskraft sowie des Marketinggedankens als marktorientierter Unternehmensführung auch für Krankenhäuser. Das Pflegemanagement schließlich wird ab Haubrock et al. (Hg., 1997) erweitert und es kommen Aspekte wie z. B. ‚Professionalisierung' und ‚Pflegevisite' (Haubrock & Schär, Hg., 2002) sowie Aspekte der Pflegepolitik als eigenständiges Teilkapitel (Müller 2007) hinzu. Der noch bei Peters & Schär (Hg., 1994) präsente Bezug auf Pflege in der Psychiatrie entfällt, dafür wird in Haubrock & Schär (Hg., 2007) das klinische Risikomanagement mit starkem Pflegebezug aufgenommen. Die Pflegedokumentation ist bei Haubrock et al. (Hg., 1997) bereits ‚Schlüsselinstrument' des Pflegemanagements, bei Haubrock & Schär (Hg., 2002) kommt der Dokumentation als ärztlicher und pflegerischer Aufgabe bereits ein eigenes und umfassendes Kapitel zu, was in Haubrock & Schär (Hg., 2007) dann schließlich ein eigenständiges Teilkapitel zu ‚Dokumentation und Informatik' wird (Laux & Schär, 2007). Krankenhausfinanzierung zieht sich als Thema durch alle Auflagen und wird primär der jeweils aktuellen Gesetzeslage angepasst. So spielen bei Haubrock et al. (Hg., 1997) die medizinisch-leistungsgerechte Budgetierung, ambulante Behandlungsformen, mögliche Umwidmungen von ‚Akutbetten' in ‚Pflegebetten' beim gleichen Träger inklusive der notwendigen Personalumschichtung eine zentrale Rolle; für Haubrock & Schär (Hg., 2002) stehen die alsbald einzuführenden G-DRGs als leistungsorientierter Finanzierungsansatz im Vordergrund, was für Haubrock & Schär (Hg., 2007) bereits zum fixen Bestandteil der Krankenhausfinanzwirtschaft geworden ist (Haubrock 2007c).

In Busse et al. (Hg., 2006) steht die Kombination aus Sachfunktion des Managements und Akteur/Sektor im Vordergrund. Die Funktionen Leistung, Kunden, Finanzen, Personal, Information und Controlling sowie Change werden für die einzelnen Akteure bzw. Sektoren durchgespielt, also auch für das Krankenhaus. Dies macht es notwendig, die Rekonstruktion der Spezifika und Charakteristika, die sich bei Eichhorn ergeben haben, durch alle Sachfunktionen des Managements, auf das Krankenhaus bezogen, hindurch zu betreiben.

Angesichts der inhaltlichen Kontinuität bei Peters & Schär (Hg., 1994) sowie Haubrock et al. (Hg., 1997), Haubrock & Schär (Hg., 2002 und Hg., 2007) sowie bei Hörmann & Ingruber (1988) bzw. Ingruber (1994) kann nachfolgend auf die jeweils neueste Publikation zurückgegriffen werden. Als ‚Erinnerungsposten' wird vorweg jeweils die Rekonstruktion des jeweiligen

Spezifikums aus Eichhorns Werk zusammengefasst, bevor die Sichtweise anderer AutorInnen mit Blick auf mögliche Abweichungen rekonstruiert wird.

PatientInnen

In der Entwicklung von Eichhorns Krankenhausbetriebslehre ist auch die Sichtweise der *PatientInnen* einer Veränderung unterworfen. Diese sind zunächst PatientInnen und damit Ausgangspunkt der Leistungserstellung, später idealerweise *aktiv-souveräne KundInnen* und *BürgerInnen*. Sie generieren den Bedarf an den Dienstleistungen des öffentlichen Krankenhauses, wobei Dienstleistung gekennzeichnet ist durch Immaterialität, mangelnde Speicherbarkeit, hohe Arbeitsintensität, Kundenpräsenz sowie Erstellung und der Absatz der Dienstleistung ‚uno actu'. Die Orientierung an ihnen wird zu einem zentralen Qualitätsmerkmal des Krankenhauses, denn sie artikulieren ihre Erwartungen an den Ablauf im Krankenhaus zunehmend als aktivsouveräne KundInnen, informieren sich über Internet und Online-Dienste, organisieren sich in Selbsthilfegruppen und wollen als ‚mündige' PatientInnen mit Hilfe der ÄrztInnen selbst nach Maßgabe ihrer eigenen Werte und Rationalität entscheiden. Dies gilt es anzuerkennen und für den Therapieerfolg als auch die wirtschaftliche Führung des Krankenhauses (zunehmend finanzielle Selbstbeteiligung) aktiv zu nutzen. Diese Idealvorstellung von in ihrer Einmaligkeit akzeptierten *PatientInnen* ist bei Eichhorn allerdings die eine Seite eines *Spannungsfeldes*. Die andere Seite ist die ebenfalls vorfindbare eingeschränkte Konsumentensouveränität und die Verobjektivierung des Subjekts in einer Haltung des benevolenten Paternalismus seitens der beteiligten Professionisten (*Typologisierung*).

Bei Ingruber (1994) lässt sich diese Sichtweise auf *PatientInnen* vor allem programmatisch im oben bereits erwähnten Schlusskapitel zum Spannungsfeld von ‚Management und Humanität' nachvollziehen. „Es muß eine Organisation angestrebt werden, in der der **Patient im Mittelpunkt** steht." (Ingruber 1994: 294; kursiv und fett gedruckt im Original) In dieser Muss-Bestimmung sind die *PatientInnen* Ausgangspunkt der Leistungserstellung ebenso wie deren zentraler Fokus. Im Anschluss daran wird über diskrete Aufnahmeprozesse, kurze Wartezeiten in einer behaglichen Ambulanz, Namensschilder für das Stationspersonal, individualisierte Besuchszeiten, übersichtliche Broschüren, Seelsorge, Spitalscafé, Bibliothek und weitere Services, Rooming-in auf der Geburtenstation, Sterben in Würde im eigenen Bett und Zimmer sowie eine all diese Aspekte unterstützende Architektur geschrieben. Einige dieser Aspekte lassen sich durchaus als Plädoyer für Respekt gegenüber der Individualität der einzelnen PatientInnen lesen. Die beschränkte Souveränität der PatientInnen kommt schließlich bei der Betrachtung der Beziehung der PatientInnen zum Krankenhaus vor. Dort wird klargestellt, dass der einweisende bzw. behandelnde Arzt die Leistungen des Krankenhauses für PatientInnen bestimmt. Sie haben also allenfalls die Anfangswahl ‚ihres' Haus- oder Facharztes oder gehen in Richtung ‚Selbsthilfegruppe' und ‚Selbstmedikation' (Ingruber 1994, 41f.). „Auch bei der Beurteilung der erbrachten Leistungen spielt der Patient eine geringe Rolle." (Ingruber 1994: 31)

Das Thema der Typologisierung ist bei Ingruber (1994) insofern ausgeprägt, als zu dieser Zeit die Vorüberlegungen zu einer Änderung des Finanzierungsmodus in Österreich im Entstehen sind[106], was eine Klassifikation der PatientInnen in DRGs oder Patient Depending

---

[106] In Österreich wird 1997 auf der Basis eines Vorlaufs in 19 Referenzkrankenanstalten und der Analyse von 400.000 Krankenhausaufenthalten mit 175.000 erbrachten medizinischen Einzelleistungen eine LKF eingeführt, die die Leis-

Groups (PDGs) fordert, auch um die Versorgung der ‚Servicepopulation' für das Krankenhaus genauer planbar zu machen (Ingruber 1994, 22-26 sowie 287ff. mit Bezug auf gesamtstaatliche Planung). Zentrale Differenzen zwischen Eichhorns Konzept und Ingruber (1994) sind in puncto PatientInnen folglich nicht feststellbar.

Diese weitgehende Bestätigung des PatientInnenbildes bei Eichhorn gilt auch für die Überlegungen zu ‚Betriebswirtschaft und Management im Krankenhaus' bei Haubrock & Schär (Hg., 2007). Hier sind PatientInnen, wie oben bereits angedeutet, durchgängig als ‚Dienstleistungsobjekte' konzipiert, was sich an vielen Stellen rekonstruieren lässt, so z. B. bereits im gesundheitsökonomischen Grundlagenkapitel (Haubrock & Schär 2007a). Dort wird ‚Individualverhalten' zugleich ein- und ausgeräumt:

> „Fragen des individuellen Verhaltens gegenüber dem Wirtschaftsgut Gesundheit sind zwar (...) von besonderer Bedeutung, da der Gesundheitszustand des einzelnen Menschen durch sein eigenes Verhalten entscheidend beeinflußt wird; gleichwohl werden diese Probleme im Rahmen des vorliegenden Lehrbuches nicht behandelt, weil sich die gewählte Thematik ausschließlich mit betriebswirtschaftlichen und volkswirtschaftlichen Fragestellungen des Gesundheitswesens befaßt." (Haubrock & Schär 2007a: 29)

Die nach dem Semikolon gelieferte Begründung für die explizite Ausklammerung des individuellen Verhaltens potenzieller PatientInnen aus der betriebs- und volkswirtschaftlichen Perspektive bedeutet, dass PatientInnen in dieser Perspektive primär als Objekte, teilweise mit Werkstückcharakter vorkommen. Dies wird auch deutlich

- im Verweis auf die zunehmende Ähnlichkeit von Krankenhäusern und Industriebetrieben (Haubrock & Schär 2007a, 29),
- im Gegenstand-Sein diverser gesamtgesellschaftlicher Bedarfsprognosetechniken (Haubrock & Schär 2007a, 41f.)
- in der Bezeichnung ‚Störgröße' bei Planabweichungen, z. B. durch PatientInnenrückgang (Zapp 2007, 233),
- in der Abhängigkeit, „ob und inwieweit die am Versorgungsprozess beteiligten Entscheidungsträger die Ganzheitlichkeit des Patienten in ihre Überlegungen einbeziehen und sich dafür verantwortlich fühlen." (Schär & Reschke 2007: 150)

Einerseits als ‚Dienstleistungsobjekt' konzipiert, wird andererseits eingeräumt, dass sich *PatientInnen* immer stärker als Fordernde und Mitfinanziers, also nicht mehr als „(...) ausschließlich passives Objekt caritativer Bemühungen (...)" (Schär & Reschke 2007: 156) verstehen. Inwieweit dieses Selbstverständnis auch in die Organisation Eingang findet, bleibt angesichts der oben zitierten Abhängigkeit von der Verantwortung der Entscheidungträger aber unklar.

Auch die Professionalisierung der Pflege, wie sie z. B. ihren Ausdruck findet in einem durchstrukturierten Pflegeprozess, dem Bezug auf einen eigenen Ethikkodex sowie auf ExpertInnenstandards bei Pflegeinterventionen (Georg 2007, 512, 514 und 523) und im pflegerischen Risikomanagement (Georg 2007a) kann nicht darüber hinwegtäuschen, dass die Umsetzung dieses idealen Prozesses in der Praxis auf die *realen Restriktionen* der Umsetzung stößt, von denen knappe Ressourcen nur eine Restriktion darstellen, wenn auch eine mit weitreichenden Konsequenzen. „Die Pflegenden betrachten den Patienten zunehmend als aktiven Mitgestalter

---

tungserstellung in den öffentlichen Krankenanstalten u. a. anhand von dokumentierten leistungsorientierten Diagnosefallgruppen (LDF) refundiert.

der Pflegesituation. Daher ist es auch erforderlich, dass die Gestaltung der Pflege immer neu in Aushandlungsprozessen zwischen Patienten und Pflegenden festgelegt wird." (Reinhart & Georg 2007: 541) Nun ist allerdings entscheidend, wie die Rahmenbedingungen dieses Aushandlungsprozesses aussehen: „Durch die zunehmende Rationalisierung im Gesundheitswesen ist in den letzten Jahren eine erhebliche Arbeitsverdichtung aufgetreten. Es wird also immer schwieriger, die erforderlichen Freiräume zu erschließen und Nischen zu finden, in denen solche Aushandlungsprozesse zwischen Pflegenden und Patienten überhaupt noch stattfinden können." (Reinhart & Georg 2007: 541) Damit steht und fällt allerdings auch der Nutzen von Pflegevisiten als Instrument der Partizipation von PatientInnen und der Qualitätsentwicklung in der Pflege. Hier muss sich die Pflege mit Rahmenbedingungen arrangieren, die durch Vorgaben, z. B. ökonomischer oder gesetzlicher Natur, sowie das Verhalten Anderer, z. B. ärztliche Entscheidungen, mit bestimmt werden.

Im Qualitätsmanagement als einer lösungsorientierten Managementmethode (Haubrock 2007) finden sich ebenfalls Ansätze, der von Eichhorn konstatierten, zunehmend aktiveren Artikulation steigender Erwartungen durch die PatientInnen einen systematischen Ort zu geben. Haubrock (2007) zeigt dabei einerseits die gesetzlichen Verpflichtungen auf, andererseits die Umsetzung auf der organisationalen Ebene in puncto Dienstleistungs- und Interaktionsqualität inklusive regelmäßige Kundenzufriedenheitsbefragungen. Insgesamt lehnt sich dieses Teilkapitel sehr an Eichhorns Systematik der Qualitätskategorien und -dimensionen aus 1997 an und greift dann in weiterer Folge auf Qualitätsmanagementsysteme wie DIN EN ISO 9000, EFQM und KTQ zurück, die allesamt die Kundenorientierung inkludieren.

Bei Busse et al. (Hg., 2006) wiederum ist ‚Kundenmanagement' eine eigene Sachfunktion, die sich im Krankenhaus erst langsam etabliert (Helmig & Graf 2006). Sie unterteilt sich in Akquise, Bindung und Rückgewinnung von Kunden, wobei der darin liegende Verlauf als idealtypisch bezeichnet wird. Hierbei spielen ebenfalls Zufriedenheitsanalysen, TQM und die Frage der Beziehungsqualität eine zentrale Rolle. Gefordert ist eine Anpassung der Strukturen, der Managementsysteme und der Kultur an den Kunden, so dass letztlich von einer umfassenden Kundenorientierung gesprochen werden kann. Die Kundenbeziehung kann ‚gemessen' werden, ‚vorökonomisch' in Zufriedenheitsanalysen und mit Hilfe der ‚Critical Incident technique', ‚ökonomisch' als Kundenumsätze entlang des ‚Customer Lifetime Value' (Helmig & Graf 2006, 167). Beschwerdemanagement wird als Kundenbindungsstrategie verstanden, ein ‚sichtbares Zeichen' (Helmig & Graf 2006, 173) von Kundenorientierung. Außerdem sind Beschwerden der Anlass dafür, Anstrengungen zur Kundenrückgewinnung zu unternehmen, die sich allerdings ökonomisch rechnen sollte.

Fazit: Insgesamt zeigt sich, dass Eichhorns Sichtweise der *PatientInnen* geteilt wird. Dies betrifft vor allem die Vorstellung *aktiv-souveräner KundInnen* und eine Orientierung an ihnen als Qualitätsmerkmal des Krankenhauses. Das *Spannungsfeld* zwischen souveränen KundInnen und einer Verobjektivierung des Subjekts durch benevolenten Paternalismus seitens beteiligter Professionisten taucht zwar auf, wird aber – im Unterschied zu Eichhorn – kaum als Gefahrenmoment und damit als Spannungsfeld gesehen. Was *nicht* im Gedankengang der anderen AutorInnen auftaucht ist, dass im Prinzip auch die Messung der KundInnenbeziehung über einen ‚Customer Lifetime Value' als benevolenter Paternalismus ausgelegt werden kann. Dies allerdings aus ökonomischer Perspektive, nicht aus medizinischer, denn letztlich werden ökonomische Kenngrößen benutzt, um KundInnen zu selektieren und daran Leistungsentscheidungen zu knüpfen. An der Logik, dass trotz der von ExpertInnen *für* PatientInnen bzw. KundInnen/ BürgerInnen entschieden wird, ändert sich nichts.

Sinn und Zweck

Das zuvor thematisierte Eingehen auf die berechtigten Erwartungen der *PatientInnen* bzw. *KundInnen* unterstreicht zugleich den *Sinn und Zweck* des öffentlichen Krankenhauses als Dienstleistungsbetrieb für den Bedarf der Bevölkerung: Erkennen, Heilen, Bessern oder Lindern von Krankheiten, Leiden oder Körperschäden der *PatientInnen* im Krankenhaus. Diese Leistung begründet sich aus gesellschaftlichen, sozialen Werten der Caritas, Humanitas und des Bedachtseins auf das Gesamtwohl der Gesellschaft.

Im Prinzip kann das bei Ingruber (1994, 94) im Kapitel ‚Organisationskultur des Krankenhauses' gezeigte Leitbild der ‚Steiermärkischen Krankenanstalten Gesellschaft mbH' als Beispiel auf der Organisationsebene herangezogen werden. Definiert werden hier Aufgabe (z. B. effiziente Versorgung), Beziehung zu den PatientInnen (z. B. aktive Einbeziehung der PatientInnen) und Grundsätze des Handelns (z. B. Teamorientierung, ständige Aus- und Weiterbildung) als anzustrebender, idealer *Sinn und Zweck*, der dem Auftrag des Krankenanstaltengesetzes auch Genüge tut.

Auch bei Haubrock & Schär (Hg., 2007) ist diese Basis unbestritten, da das Krankenhaus schlicht als bedarfsbezogene Dienstleistungseinrichtung gilt als Teil des sozialen Netzes: „Es handelt sich um Einrichtungen, in denen primär durch ärztliche und pflegerische Leistungen Krankheiten, Leiden oder Körperschäden festgestellt, geheilt oder gelindert werden sollen oder Geburtshilfe geleistet wird." (Haubrock 2007: 47) Diese Rechtsgrundlage aus dem Krankenhausgesetz (Gericke et al. 2006, 55; Schär & Reschke 2007, 149) verweist auf die gesellschaftliche Funktion und die gesellschaftliche Absicht hinter der Institution ‚öffentliches Krankenhaus' und zeigt sich auch in der Funktionsbeschreibung für das Krankenhaus (Gericke et al. 2006, 54f.).

Fazit: Dieses Spezifikum ist unumstritten, nennenswerte Differenzen zu Eichhorns Konzept sind nicht ersichtlich.

Gesellschaftlicher und sozialer Kontext

Bereits bei der Betrachtung von *Sinn und Zweck* waren Einflüsse des *gesellschaftlichen und sozialen Kontextes* auf die Entwicklung des öffentlichen Krankenhauses deutlich geworden. Relevante Einflussfaktoren in der *Wirkrichtung von Kontext zu Organisation* kommen bei Eichhorn sehr ausführlich zum Tragen:

- Gesellschaftliche, soziale Werte der Caritas, Humanitas und des Bedachtseins auf das Gesamtwohl der Gesellschaft.
- Von der Wirtschaftsordnung gestütztes persönliches Streben nach Verdienst und Homooeconomicus-Verhalten individuell wie institutionell (Tarifgemeinschaft vor Dienstgemeinschaft).
- Umweltdynamik enthält Auslöser organisationaler Veränderung:
    - Medizin, Medizintechnik (OP-Roboter), allgemeine Technik (EDV, Internet- und Online-Dienste),
    - Arbeitsintensivierung, Arbeitsteilung und zunehmende Interdependenz der Einzelleistungen (intramural und extramural), letzteres einhergehend mit erhöhter Vernetzung (24-Stundendienst, Ärztehäuser, Telemedizin) und Managed Care-Strategien,

- allgemeine Lebensstandardverbesserungen, veränderte alters- und geschlechtsbedingte Morbidität und erhöhte Erwartungen an das Krankenhaus und die vor- und nachgelagerten Dienste (z. B. Hauskrankenpflege) bei gleichzeitig negativer Einnahmenentwicklung, was wiederum eine Ökonomisierung der Krankenhauswirtschaft und eine stärker evidenzbasierte Medizin befördert,
- Vorstellungen Betroffener bzw. Beteiligter darüber, wie Organisationen zu führen sind, auch im Sinne eines Gleichgewichts von Ökonomie, Ökologie und Hygiene, ein ‚kritisches Auge' der Öffentlichkeit sowie ein gewandeltes Selbstverständnis der Mehrzahl der PatientInnen von einer passiven Laienrolle hin zu interessierten, informierten Subjekten, die Therapiemaßnahmen aktiv unterstützen und sich in Selbsthilfegruppen organisieren (Partnerschaftsmodell),
- Paradigmenwechsel in der Organisations- und Managementphilosophie zugunsten integrativer Konzepte, die sowohl Komplexitätserhöhung als auch Komplexitätsreduzierung zu steuern zulassen (St. Galler Managementmodell der 1990er Jahre, TQM-Ansatz, Business Process Reengineering, Profit-Center als Investmentcenter) und die Wertschöpfungskette intra- und interorganisational verstehen (Krankenhausnetzwerke bzw. -verbünde, Praxisnetze und sektorübergreifende Vernetzung im Sinne einer Integrationsversorgung),
- eigenständige Interessen/Ziele externer Machtzentren bzw. Anspruchsgruppen (stakeholder) wie Krankenhausträger, Krankenkassen, niedergelassene ÄrztInnen, Parteien, konfessionelle Gruppen, Massenmedien, PatientInnen/KundInnen/BürgerInnen,
- eine staatliche Administration, die durch Ausfallen marktlicher Steuerungsmechanismen staatliche Rahmenplanung, behördliche Aufsicht, Preisvorgaben, Qualitätsstandards und weitere Normierungen einerseits als gerechtfertigt ansieht, andererseits aber auch eine zunehmend wettbewerbsstärkende bzw. marktwirtschaftlich orientierte Ordnungspolitik betreibt, was eine Kehrtwende in der Finanzierung (Fallpauschalen), Aufwertung der Versorgung im ambulanten Bereich und Bettenreduktion sowie Zentralisierung im vollstationären Bereich, mehr private Anbieter und Kapitalmarktinvestmentstrukturen im Wettbewerb um Preis und Qualität sowie folglich erhöhter wirtschaftlicher Druck, machtvollere Krankenkassen (Einkaufsmanagement), steigende Selbstbehalte für die PatientInnen bedeutet.

- Die Statik unveränderlicher Traditionen, beispielsweise der traditionell auf einen naturwissenschaftlichen Kenntnisstand und einen benevolenten Paternalismus ausgerichtete Fokus der Medizin ‚im Interesse der PatientInnen', obwohl ein ‚Partnerschaftsmodell' den Interessen der PatientInnen eventuell dienlicher ist, weswegen statische Tradition und Umweltdynamik in Konflikt geraten.

In umgekehrter Richtung – *Wirkrichtung Organisation zu Kontext* – zeigt sich bei Eichhorn, dass die bei Management und Führung hinterlegte Steuerungsphilosophie einer analytisch-methodischen, gesamthaft integrierten, lückenlosen Planung, Organisation und Kontrolle, und ein Streben nach Totalität, Berechenbarkeit, Integration sowie möglichst weit reichender Unsicherheitsabsorption als funktional angesehen wird auch für die ‚adäquate Führung des öffentlichen Krankenhauswesens' insgesamt. Organisationsseitig wird auch das Thema der strategischen Positionierung in der Region bis hin zu einer pro-aktiv gestaltbaren Managementrolle im einzelnen Krankenhaus virulent, die Prozessorientierung, Integration entlang der Wertschöpfungskette, Komplexitätsreduktion und -erhöhung, aber auch aktives Marketing beinhaltet.

Insgesamt also eine Abkehr von verwalterischem Vollzugsdenken und dessen Ersatz durch zeitgemäße Managementinstrumente.

Dieser Zuschnitt an Kontextfaktoren lässt sich teilweise auch bei Ingruber (1994) rekonstruieren. So zeigt beispielsweise die Graphik zu den Umweltbeziehungen des öffentlichen Krankenhauses (Ingruber 1994, 30) diejenigen Akteure und Institutionen, die auch für Eichhorn die relevanten Anspruchsgruppen darstellen. Die weiteren Bestimmungsgrößen der Umweltdynamik wie technische Neuerungen, Arbeitsintensivierung, Arbeitsteilung, zunehmende Interdependenz kommen in den Beschreibungen zu den einzelnen Funktionsbereichen vor. Das Krankenhaus wird auch als Ansammlung hochtechnisierter Geräte beschrieben, deren Bedeutung ständig zunimmt und das Personal vor die Schwierigkeit stellt, immer komplizierter werdende Geräte fehlerfrei beherrschen zu sollen. Im Funktionsbereich Personalwesen ist von zunehmender interner Arbeitsteilung, der Ausdifferenzierung in mehr Berufsgruppen und der Konsequenz gesenkter Verweildauern die Rede. „Bei gleichbleibender Auslastung und sinkender Verweildauer ergibt sich daher eine Erhöhung der Arbeitsintensität und im weiteren ein erhöhter Personalbedarf." (Ingruber 1994: 120) Bezüglich der umgekehrten *Wirkrichtung von Organisation zu Kontext* zeigt sich bei Ingruber (1994) in den jeweiligen Kapiteln zur staatlichen Krankenhausplanung sehr wohl auch die bei *Management und Führung* hinterlegte Steuerungsphilosophie einer analytisch-methodischen, gesamthaft integrierten, lückenlosen Planung, Organisation und Kontrolle. Das Streben nach Totalität, Berechenbarkeit, Integration sowie möglichst weit reichender Unsicherheitsabsorption wird als funktional angesehen für die ‚adäquate Führung des öffentlichen Krankenhauswesens' insgesamt. Deutlich wird dies sowohl in den berücksichtigten Planungsfaktoren – Einzugsgebiet, Krankenhaushäufigkeit, Verweildauer, Belegungsgrad, extramurale Versorgung – als auch in dem Anspruch „(...) einer stärkeren Beachtung des Umfeldes der stationären Betreuung" (Ingruber 1994: 286).

Die Überlegungen in Haubrock & Schär (Hg., 2007) sowie Busse et al. (2006) gehen ebenfalls in diese Richtung. Am ehesten lässt sich der technische Fortschritt in der Informatik und Dokumentation nachvollziehen, wobei dies primär die intramurale EDV und Dokumentation umfasst (Laux & Schär 2007). Ergänzend zur Technologienutzung ist hier das *Health Technology Assessment* (HTA) zu nennen, um Argumente für/gegen Kostenübernahmen durch die Krankenversicherung zu generieren (Busse 2006). Weiters sind die Aspekte der Vernetzung und Integration (Haubrock 2007), von Prozessmanagement entlang der Wertschöpfungskette (Haubrock 2007; Busse 2006) über TQM (Haubrock 2007; Busse 2006) zu Managed Care Programmen als Managementmethoden (Haubrock 2007) sowie evidenzbasierte Leitlinien (Gericke et al. 2006) präsent. Auch die Ökonomisierung des als Sektors auf der Basis von Krankenhausentgeltgesetzen, Fallpauschalenverordnungen (G-DRGs) und der Beibehaltung einer dualen Finanzierung (Investition und Betrieb) (Haubrock 2007c) ist durchgängig Thema (Gericke et al. 2006; Neubauer & Ujlaky 2006; Schubert 2006). Ein Aspekt, der bei Haubrock & Schär (Hg., 2007) noch ergänzend hinzukommt, sind die *Hospizdienste*, die eine Reaktion auf die geänderten gesellschaftlichen Verhältnisse, wonach das Sterben im Kreis der Familie zunehmend ein Relikt aus dem 19. Jahrhundert geworden ist – was nicht heißt, dass die Sehnsucht nach einem Abschied nehmen in einem persönlichen Umfeld nicht weiter präsent wäre. „Nach Umfrageergebnissen möchten bis zu 90% der Deutschen zu Hause sterben, allerdings beenden 60% der Bundesbürger in Krankenhäusern und weitere 25-30% in Alten- und Pflegeheimen ihr Leben." (Schär 2007: 83). In der *umgekehrten* Wirkrichtung zeigt sich die hinterlegte Steuerungsphilosophie einer analytisch-methodischen, gesamthaft integrierten, lückenlosen Planung, Organisation und Kontrolle, ein Streben nach Totalität, Berechenbarkeit, Integration sowie möglichst weit reichender Unsicherheitsabsorption durchaus in der starken Controllingorientierung des ‚Krankenhausmanagements' inklusive einer zunehmend relevanten strategischen Komponente (Zapp 2007; Fleßa & Weber 2006), als auch die Notwendigkeit aktiven Marketings bzw. Kundenmanagements in einem Wettbewerbsumfeld (Haubrock 2007d; Helmig & Graf 2006). Weiters ist auch der aktive Gang in die Region durch ‚kreisüberschreitende Clusterbildung' präsent (Gericke et al. 2006).

Fazit: Was die bestätigte Fülle an Wirkfaktoren anlangt, so sind nach der Rekonstruktion von Haubrock & Schär (Hg., 2007) sowie Busse et al. (Hg., 2006) zwei Wirkfaktoren in der Wirkrichtung Kontext zu Organisation noch zu ergänzen: HTA und *Hospizdienste*.

Struktur und Prozess

Die für Eichhorn zentralen Charakteristika von *Struktur und Prozess* lassen sich unter dem Titel ‚strukturdominiertes Denken mit starker Akzentverschiebungen' zusammenfassen. Typologienbildung und eine ‚kybernetische' Regelkreisstruktur von klarer Zielsetzung, straffer, analytischer und gesamthaft integrierter Planung, vollziehender Organisation und abweichungsorientierter Kontrolle, die durch Rationalisierung permanent mit einer gewissen ‚Zwangsläufigkeit' etabliert wird, gibt ein strukturiertes Korsett der Organisation ab. Das sozial-technische System ‚Krankenhaus' mit seinen dynamischen Betriebsprozessen ist darin eingebettet, denn ohne Strukturdominanz herrscht suboptimale Improvisation vor. Prozessstrukturierung und Prozesskoordinierung als schwierigste Planungsaufgabe verträgt am wenigsten Improvisation. Über MbO bleibt auch eine kooperativ-demokratische Leitungsstruktur funktional, da hierdurch weder die Hierarchie als solche in Frage gestellt wird, noch die Macht der oberen Instanz darüber zu entscheiden, wer in Entscheidungspositionen kommt. Allerdings wird der *Prozessorientierung* zugetraut, eine angemessenere Handhabung dynamisch-komplizierter Situationen zu erlauben, z. B. in der Schnittstellenüberwindung intra- und extramural und in Fragen der Qualitätsentwicklung. Schließlich besteht die Strukturkrise auch wegen der ‚Versäulung' des Gesundheitswesens, die Ineffizienz und Ineffektivität systematisch fördert, wobei die Säulen durch Krankenhausnetzwerke, Praxisnetze, sektorübergreifende Vernetzung (Integrationsversorgung) und Managed Care-Ansätze durchlässiger gemacht werden sollen. Aber diese Verschiebung der Aufmerksamkeit weg von Fachabteilungen und hin zur Wertschöpfungskette *spielt nicht Prozess gegen Struktur aus*. Auch eine Prozessorientierung bedarf entsprechender Aufbaustrukturen, z. B. für ein Training-on-the-job als Personalentwicklungsmaßnahme.

Strukturzentriertheit findet sich bei Ingruber (1994) dort, wo z. B. Arten von Krankenanstalten unterschieden werden (Ingruber 1994, 37f.), eine ‚moderne stationäre Krankenversorgung' unterteilt wird in Normal-, Intensiv- und Langzeitbetreuung (Ingruber 1994, 137), im Personalwesen Dienstplan, Stellenplan und Dienstanweisung bzw. Stellenbeschreibung als auch Methoden der quantitativen Personalbedarfsermittlungen die vorrangig beschriebenen Aspekte darstellen (Ingruber 1994, 102-136), oder wenn unter ‚Betriebsführung' primär die Anstaltsordnung, das Organigramm und detaillierte Aufgabenlisten für jedes Mitglied der kollegialen Führung beschrieben werden (Ingruber 1994, 55-60). Weiters enthält das Kapitel ‚Organisation' ausführlichere Betrachtungen zur Aufbauorganisation und demgegenüber weniger zur Ablauforganisation (Ingruber 1994, 72-91). Eine Differenz zu Eichhorns Konzept liegt bei Ingruber (1994) im fehlenden Bezug auf den kybernetischen Regelkreis.

Auch bei Haubrock & Schär (Hg., 2007) ist zunächst eine gewisse Strukturdominanz in der ‚Übertragung exemplarischer betriebswirtschaftlicher Aspekte im Krankenhausbereich' (Schär & Reschke 2007) rekonstruierbar. Diese besteht primär aus der Übertragung so genannter ‚Grundtatbestände', also dem Zusammenwirken der Gutenbergschen Elementarfaktoren, der Auflistung wesentlicher Rechtsformen und Betriebsführungsstrukturen sowie von Zielsystemen. Hierbei ist der ‚Prozess' im Krankenhaus grob unterteilbar in die Schritte Aufnahme, Diagnose, Therapie und Entlassung, wobei die einzelnen Prozessschritte und Prozessebenen genau zu analysieren sind, damit sie einer umfassenden Leistungsplanung und -steuerung inklusive Budgetierung zugänglich gemacht werden können. In den Überlegungen zum Prozessmanagement ist diese Strukturdominanz insofern abgeschwächt, als es zwar vordringlich um das Strukturieren und Optimieren der Prozesse geht, aber auch ein „Anpassen der Organisationsstrukturen an die Prozessorientierung" (Haubrock 2007: 175) gefordert wird.

Ein ganz ähnlicher Zugang findet sich auch in Busse et al. (Hg., 2006) an den Stellen, wo auf Donabedians Qualitätsdreieck – Structure, Process, Outcome – hingewiesen wird, das auch als Modell für Maßnahmen des Leistungsmanagements zu betrachten ist (Busse 2006, 12). Allerdings gilt auch dort wiederum die Strukturqualität als ‚Voraussetzung der Leistungserbringung' (Busse 2006, 13), was diese gegenüber dem Prozess wieder in den Vordergrund rückt.

Fazit: Die stärkere Beachtung des Prozessgedankens, d. h. die oben angesprochene ‚starke Akzentverschiebung' bei Eichhorn, findet sich in ganz ähnlicher Form auch bei den anderen AutorInnen, zumindest in den neueren Publikationen. Auch dort wird versucht, *Prozessorientierung* als angemessenere Handhabung dynamisch-komplizierter Situationen funktional zu nutzen, ohne damit *Prozess gegen Struktur* auszuspielen, und ohne Hierarchie bzw. Machtverteilung in Frage zu stellen.

MitarbeiterInnen

Eichhorn präsentiert ein *ambivalentes* Verhaltensrepertoire der *MitarbeiterInnen* im Zeitablauf, indem er zwischen zwei Polen hin- und herpendelt. 1967 gilt, dass ein Dienst-, Gemeinnützigkeits- und Bedarfswirtschaftsgedanke noch die Oberhand über das individuelle Streben nach Verdienst behält. 1971 ist die Dominanz des Dienstgedankens hingegen bereits gebrochen. 1991 gilt wiederum das Credo hochgradig intrinsischer Motivation, 2001 geht Tarifgemeinschaft vor Dienstgemeinschaft. Dieses Changieren macht zumindest deutlich, dass ein caritativer Dienstgedanke nicht bei jedem Organisationsmitglied zu jeder Zeit in gleich hohem Ausmaß zu erwarten ist. Sichere, bürokratische Strukturen können ‚gewisse Bequemlichkeiten' fördern und die Motivation sinken lassen, das Wirtschaftlichkeitsoptimum wird unterlaufen. Die Transformation von ‚Qualität' in quantitative Unterziele diszipliniert, weil sich *MitarbeiterInnen* keine Autonomie mehr durch Vorschieben nicht näher fassbarer ‚Qualitätsargumente' erhalten, der Bereich des Intransparenten wird dadurch möglichst klein gehalten. Zwar ist letztlich die Beteiligung der von Umsetzungsentscheidungen Betroffenen notwendig, wenn es auch bei straffer Planung, Organisation und Kontrolle zu einer effizienten Verhaltensweise und zu wirtschaftlicher Zielrealisation kommen soll – insbesondere in komplexen Situationen gilt dies als angemessene Handhabungsstrategie. Aber: Partizipation und Empowerment, situative Entscheidungsrechte und -freiheiten sind zu gewähren und gleichzeitig zu begrenzen, so dass einerseits die Interaktionskompetenz des Personals zum Tragen kommt, dieses wirtschaftlich optimal genutzt werden kann, ohne die Hierarchie und bestehende Machtverteilung in Frage zu stellen, und die Konfrontation der Entscheider mit den Konsequenzen der eigenen Entscheidung forciert wird. In der Wertschöpfungskette sind die *MitarbeiterInnen auch KundInnen* der jeweils vorgelagerten Stufe.

Dieses Bild von sich innerhalb sicherer Strukturen möglicherweise ambivalent verhaltenden *MitarbeiterInnen* ist bei Ingruber (1994) eher rudimentär präsent. Zunächst sind diese, analog zu Eichhorn, Träger der Arbeitskraft und Produktivfaktoren, gleichzeitig können sie aber auch als Führungskräfte dispositiver Faktor sein. Das Aufgabenbündel des dispositiven Faktors, der ‚kollegialen Führung', ergibt sich z. B. aus der jeweiligen Anstaltsordnungen und ist letztlich normativ eindeutig bestimmt, also wenig ambivalent. Im Vordergrund der Leitungsfunktion steht Planung, Organisation und Kontrolle sowie die Verpflichtung zur Zusammenarbeit in der kollegialen Führung. Im Konfliktfall entscheidet die nächste Hierarchieebene, d. h. der Krankenhausträger.

Eine disziplinierende Wirkung durch Quantifizierung sieht Ingruber (1994) skeptischer als Eichhorn. „Alle Maßnahmen zur Messung eines Zustandes von Patienten sind jedoch immer wieder mit großer Unsicherheit behaftet, da Gesundheit und Erkrankung qualitative und individuelle Größen sind, die sich einer vollständigen Messung entziehen." (Ingruber 1994: 29) Was in dieser Situation unklarer Leistungsgüte gemacht werden kann, ist eine inputbezogene Personalbedarfsermittlung nach Leistungseinheitsrechnung (Zahl notwendiger Arbeitsstunden), Arbeitsplatzrechnung (Mindestbesetzung) und Kennzahlen (Anhaltzahlen als Relation von Personal, zu Leistung bzw. Bett), jeweils in der Praxis erweitert um zusätzliche Parameter wie z. B. Arbeits(zeit)gesetze, saisonale Auslastungsschwankungen, bauliche Funktionalität, Verweildauertendenz, Qualifikation, Moral und Verantwortungsbewusstsein, etc. Ingruber (1994) plädiert angesichts der Vorteile (Einfachheit) und Nachteile (örtliche Gegebenheiten und Durchnittswerte) von Kennzahlen für deren Verwendung nur dann, wenn die Berechnungsgrundlagen transparent sind, und auch dann nur im Sinne einer globalen Orientierung, d. h. sie „sollten (..) nicht unbedingt die Grundlage für die Bestimmung des realen Personalbedarfs im konkreten Fall darstellen." (Ingruber 1994: 107) Disziplinierung und Motivierung erfolgt eher über eindeutige Arbeitsplatzbeschreibung in jeder Hierarchiestufe, MitarbeiterInnenbeurteilungsgespräch und Dienstanweisung, Job Rotation bzw. Anreize durch MbO als Führungsstil sowie Gehalt und Statussymbole. Personalentwicklung im Sinne von Fortbildung bzw. Höherqualifikation und humanen Arbeitsbedingungen (Sozialleistungen, Arbeitsplatzsicherheit, persönliche Entfaltung, Aufstiegsmöglichkeiten, Laufbahnplanung etc.) soll auf die menschlichen Bedürfnisse der Anerkennung, Sicherheit und des beruflichen Fortkommens in einem sozialen Umfeld eingehen. Gerade bei der Betrachtung von Fehlzeiten zeigt sich ein ganzes Bündel von Ursachen jenseits der von Eichhorn angesprochenen Bequemlichkeit aus Saturiertheit – von ungünstigen Arbeitsbedingungen in baulicher und organisatorischer Hinsicht, fehlenden Informationen, autoritärem Führungsstil, Über- oder Unterforderung, intransparenter Entlohnung bis hin zu außerbetrieblichen Ursachen. Die Partizipation der MitarbeiterInnen in der Erstellung der Dienstanweisung ist zwar funktional gedacht im Sinne geringerer Fehlzeiten durch kooperativen Führungsstil, eine Unterwanderung des Meisterprinzips ist allerdings kein Thema. Vielmehr wird im Kapitel ‚Organisation und Planung' auf das Delegationsprinzip verwiesen und damit auf den Grundsatz, Entscheidungen so weit in der Hierarchie nach unten zu verlagern, wo gerade noch der beste Überblick über die Situation vorherrscht.

Pointierter als bei Eichhorn wird bei Ingruber (1994) das Thema ‚Organisationskultur' im Zusammenhang mit personalwirtschaftlichen Aspekten benannt. Mangelhafte Identifikation der MitarbeiterInnen mit dem Krankenhaus sind Kennzeichen ‚kranker' Organisationskulturen. „In diesem Sinne sind viele unserer Krankenhäuser ‚krank'." (Ingruber 1994: 91) Vielleicht ist dies ein Hinweis auf Eichhorns Tarifgemeinschaft vor Dienstgemeinschaft. Jedenfalls soll Kulturpolitik im Krankenhaus die Identifikation positiv beeinflussen. Dabei spielen – neben dem Führungsstil – vor allem Personalauswahl, Personaleinsatz und -entwicklung eine zentrale Rolle.

Die Überlegungen zum Personalmanagement in Haubrock & Schär (Hg., 2007) greifen die Ambivalenz im Verhaltensrepertoire der *MitarbeiterInnen* ebenfalls *nicht* auf (Schär 2007a). Vielmehr geht es darum, Personalbedarf und Personalbeschaffung wirtschaftlich optimiert in Einklang zu bringen. Ist das, was vom Personal erwartet wird nicht deckungsgleich mit dem, was das Personal mitbringt, ist Personalentwicklung zu betreiben, die Person zu versetzen oder zu entlassen. Dieser ‚sachliche' Umgang mit einer neutralisierten Ressource gibt keinen Anlass, Verhaltensambivalenz von Einzelnen in den Mittelpunkt zu stellen, denn die Lücke zwischen Erwartung der Organisation und Leistung des Personals ist oder wird geschlossen – oder eben nicht. In letzterem Fall wechselt die Person. Diese Haltung darf nicht darüber hinwegtäuschen, dass das Personal im Dienstleister Krankenhaus nicht nur von den Kosten her eine zentrale Rolle spielt: „Das Personal im Krankenhaus erbringt die Dienstleistung am Patienten und bestimmt damit die Qualität der Leistungen." (Schär 2007a: 304) Somit kommt der Führung die Aufgabe zu, die MitarbeiterInnenzufriedenheit positv zu beeinflussen, Personalentwicklung zu betreiben und eine Interessengleichheit von Organisation und MitarbeiterInnen anzustreben. Hier taucht dann schon eine bestimmte, wenig ambivalente, Ausprägung der Sichtweise von MitarbeiterInnen auf, wenn Schär (2007b) darlegt, was MitarbeiterInnen (von der Führung) erwarten:

> „Mitarbeiter wollen leistungsbezogen geführt werden. (…) Mitarbeiter wollen über die jeweilige Arbeitssituation und über die Beziehung der eigenen Aufgaben zum Gesamtleistungsgeschehen im Krankenhaus informiert werden. (…) Mitarbeiter wollen (…) in den Entscheidungsprozess einbezogen werden. Mitarbeiter wollen (…) nach einheitlichen Kriterien beurteilt werden. Mitarbeiter wollen ihre Fähigkeiten und Fertigkeiten weiterentwickeln und über Fort- und Weiterbildung gefördert werden." (Schär 2007b: 333)

Dieses Menschenbild, das am ehesten der bei Eichhorn 1997 geäußerten Vorstellung nahe kommt, dass MitarbeiterInnen immer ihr Bestes geben wollen, wenn sie die Gelegenheit dazu bekommen, lässt auf der anderen Seite für *MitarbeiterInnen als Führungskräfte* ebenfalls nur bestimmte Soll-Vorstellungen des Verhaltens zu, d. h. MitarbeiterInnen sind mündig, mit eigenen zu respektierenden Interessen, die durch Überzeugung und sinnvolle Tätigkeitszuweisung zu führen sind, somit mittels Delegation und Eigenverantwortlichkeit (Schär 2007b, 334).

In Busse et al. (2006) ist Personalmanagement ebenfalls eine eigenständige Sachfunktion (Engelke & Schmidt-Rettig 2006). Hier wird der ExpertInnencharakter der MitarbeiterInnen betont, der mit hoher Autonomie und, im öffentlichen Sektor, meist mit Unkündbarkeit einhergeht. Neben dieser Besonderheit, die von den AutorInnen nicht in mögliche Verhaltensambivalenzen ‚übersetzt' wird, wie bei Eichhorn in seiner Bequemlichkeitsbemerkung, spielen weitere Faktoren eine Rolle: Arbeitsmarkt, Technologien und Behandlungsmethoden, Arbeitsrecht, Tarifsysteme und spezielle gesetzliche Vorgaben für das Krankenhaus. Unter diesen Bedingungen gilt es auch hier, die Interessen der MitarbeiterInnen auf Unternehmensziele hin zu bündeln. In dieser Hinsicht funktional ist auch die Dezentralisierung von Entscheidungsautonomie und -verantwortung gleichermaßen in ergebnisorientierten Leistungszentren, die von Medizin und Pflege dual geleitet werden sollen. Im Vordergrund steht dabei die verbesserte Koordination beider Berufsgruppen mit Blick auf die PatientInnen.

Fazit: Während über die notwendige Funktionalität von Maßnahmen des Personalmanagements – z. B. Partizipation, Entscheidungsautonomie gewähren und Verantwortung einfordern, Delegation, Personalentwicklung – in puncto wirtschaftlich optimaler Leistungserfüllung bei allen anderen AutorInnen ebenfalls kein Zweifel besteht, ist die Betrachtung von Verhaltensambivalenzen der MitarbeiterInnen keineswegs so explizit, wie es in den Pendelbewegungen von Eichhorns Menschenbild deutlich wird. MitarbeiterInnen erscheinen somit eher als neutrale Ressource ‚Personal', oder zumindest als neutralisierbare Ressource, indem die Interessen zwischen MitarbeiterInnen und Organisation harmonisiert werden. Gelingt dies nicht, wechseln die Personen.

Zentrale Beziehungen

Eichhorn betrachtet vor allem die Beziehungsqualität zwischen diversen Anspruchsgruppen. Die *zentrale Beziehung* zwischen *PatientIn/KundIn* und *Krankenhaus(personal)* ist eine persönliche, soziale Interaktion, die als Dienstleistung nichtmaterielle Veränderungen im physischen, psychischen, sozialen, intellektuellen oder emotionalen Bereich bewirken soll. Das Ergebnis des Dienstleistungsprozesses ist unsicher und aufgrund des Uno-actu-Prinzips immer wieder neu auszuhandeln. Die Bedürfnisbefriedigung muss gleichzeitig auf einer instrumentell-rationalen und einer affektiven Ebene stattfinden, was ein weiteres *Spannungsfeld* aufzeigt. Geprägt von der professionellen Wahrnehmung der *PatientInnen/KundInnen* als (technischen) Fall für den Versorgungsprozess generiert sich der Grad der Orientierung an den *PatientInnen/KundInnen* im verantwortlichen Handeln der Entscheidungsträger innerhalb des *Spannungsfeldes* Einmaligkeit und ganzheitliche Selbstwahrnehmung (Subjekte, Partnerschaftsmodell einer ‚mündigen' Beziehung) versus technisch-reduktionistischer Deutung durch diverse ProfessionistInnen (Verobjektivierung, benevolenter Paternalismus). Letzteres kann zu Entfremdung, Entpersönlichung und missverstandener Verantwortlichkeit führen – insbesondere, wenn die *PatientInnen/KundInnen* einem *fremden Kulturkreis* angehören und dadurch die Artikulations- und Wahrnehmungsmöglichkeiten eingeschränkt sind. PatientInnenferne, schematische und unpersönliche Behandlung ist aber sowohl unter psychosomatischen als auch psychosozialen Gesichtspunkten sowie im Hinblick auf eine Begrenzung des Versorgungsaufwandes ineffizient, d. h. sie schöpft das Leistungspotenzial des Krankenhauses nicht aus. Interaktionskompetenz des Personals wird damit zur Schlüsselkompetenz. Die *Einbindung der Ärzteschaft und Pflege in* die *wirtschaftliche Gesamtverantwortung* und *Versorgungsprozessorientierung* eines Krankenhauses ist zentral, um im Bruch mit der Tradition des Meistersystems die Integration zu forcieren. ‚Qualität' und die krankenhausinterne Kundenkette werden Ausgangs- und Fluchtpunkt für ein ganzheitlich integriertes Krankenhausmanagementkonzept. Die hierarchische Beziehung zwischen MitarbeiterInnen und Management/Führenden verfolgt primär wirtschaftliche Ziele, Empowerment und MitarbeiterInnenpartizipation muss diesbezüglich funktional sein (z. B. MitarbeiterInnenbefragung zwecks Qualitätsverbesserung).

Zielkonflikte sind für Eichhorn *die Regel*, Unwägbarkeiten folglich nicht wegzudiskutieren, ist doch beispielsweise die Krankenhausleitung nicht automatisch der ‚verlängerte Arm' des Trägers, sondern in der Lage, eigenständige Ziele zu definieren und zu verfolgen. *Zielsysteme* sind folglich das *Ergebnis machtbestimmter Kompromisse* zwischen divergenten Zielvorstellungen, die angesichts weiterbestehender Individual- und Gruppenziele ‚*Quasi-Konfliktlösungen*' darstellen. Profitcenter als ‚Investmentcenter' können Autonomie, Erfolgsverantwortung, Kundennähe stärken, produzieren aber auch Ressort-Egoismus und eine Verrechnungspreisprobleme, die gesamtorganisationalen Zielen zuwider laufen können (Spannungsfeld von Fachsystem und Sozialsystem in ‚Expertenorganisationen'). *Extramurale Beziehungen* gewinnen an Gewicht durch gesundheitspolitische Anreize für Managed Care-Ansätze und stärkere Vernetzung (ÄrztInnenhäuser, Krankenhausnetzwerke, Praxisnetze und sektorübergreifende Vernetzung, Telemedizin).

Bis zur ‚Entfremdung' und ‚Entpersönlichung' geht Ingruber (1994) in seiner Beziehungsbeschreibung zwar nicht explizit, er beschreibt aber klar die Ausgangslage der PatientInnen als medizinische LaiInnen mit folglich wenig Einfluss auf die Art der Leistungserbringung, in einer Situation des Leidens konfrontiert mit unbekannter Technik und „(...) einem Betriebsklima, das oftmals von ständiger Eile, Gereiztheit, Unpersönlichkeit oder Gleichgültigkeit geprägt ist" (Ingruber 1994: 294). Daher ist es kein großer gedanklicher Schritt, auch eine technisch-reduktionistische Beziehungsdefinition durch ProfessionistInnen als möglich anzunehmen. In Bezug auf die hausinternen Beziehungen macht Ingruber (1994) deutlich, dass bei kooperativem *Führungsstil* die Chance besteht, Konflikte und Interessendivergenzen in einem frühen Stadium auszuräumen. Dieser Führungsstil erhöht auch die Bindung der MitarbeiterInnen an die Organisation, beugt Rivalität und Cliquenbildung vor, was die Integration durch Vertrauen und Offenheit wahrscheinlicher macht.

Auch in Haubrock & Schär (Hg., 2007) steht die Interaktion PatientIn/Krankenhaus im Vordergrund.

> „Der eigentliche Versorgungsprozess ergibt sich aus der interaktiven Beziehung zwischen den Patienten einerseits und dem Krankenhaus andererseits (...) differenziert nach den Entscheidungsbereichen <<Diagnostik>>, <<Therapie>>, <<Pflege>> und <<Versorgung>>. (...) Die Intensität der am Patienten orientierten Krankenhausarbeit hängt davon ab, ob und inwieweit die am Versorgungsprozess beteiligten Entscheidungsträger die Ganzheitlichkeit des Patienten in ihre Überlegungen einbeziehen und sich dafür verantwortlich fühlen." (Schär & Reschke 2007: 150)

Die Managementmethoden, die als umfassende Managementkonzepte angelegt sind, stellen diese Interaktion ins Zentrum der Gestaltung: Kaizen und diverse Qualitätsmanagementsysteme von TQM über EFQM, DIN und KTQ, Lean Management, Prozessmanagement und letztlich auch Managed Care-Ansätze haben in ihren Leitgedanken eine Orientierung an KundInnen (extern/intern), an Struktur-, Prozess- und Ergebnisqualität sowie an Zeit und Kosten (Haubrock 2007). Der explizite Rückgriff auf Eichhorns Qualitätsdimensionen (Haubrock 2007, 194, Tabelle 4.2-5) macht hier ebenfalls deutlich, dass neben der Sach- und gesellschaftlichen Dimension die Interaktionsdimension die dritte Säule darstellt, die sich klar auf die Beziehung Patient/Krankenhaus(personal) bezieht.

Was die *hierarchische Beziehung* von Führung/Management zu den MitarbeiterInnen anlangt, so gibt die Bandbreite an möglichen Führungsstilen (Schär 2007b, 327f.) die Optionen vor, die es situativ zu wählen gilt, damit effektive Führung ein wirtschaftliches Ergebnis sicherstellt. Speziell im Pflegemanagement (Reinhart & Georg 2007) und den Ausführungen zur Pflegepolitik (Müller 2007) wird dann etwas deutlicher, dass zwischen der Pflege und den anderen Berufsgruppen nicht unerhebliche Zielkonflikte bestehen. Einerseits ist die Pflege die Berufsgruppe mit großem Prozesswissen und der stärksten Nähe zu PatientInnen, was sich auf die ‚compliance' und Verweildauer der PatientInnen positiv auswirkt. Die Pflegevisite ist ein explizit partizipativ angelegtes Instrument in der Interaktion PatientInnen/Pflege (Reinhart & Georg 2007, 541). Andererseits ist die althergebrachte „(...) Einteilung des pflegerischen Handlungsfelds entlang der medizinischen Fachgebiete immer fragwürdiger." (Reinhart & Georg 2007: 501) Emanzipation und Neupositionierung der Pflege unter Bedingungen des Wertewandels, der Ökonomisierung und immer noch tradierter Führungs- und Verwaltungsvorstellungen führen in der Organisation zu Friktionen. „Es wird in naher Zukunft darauf ankommen, ob und wie die traditionell einflussreichen und starken Professionen im Gesundheitswesen, in der Medizin und in der Ökonomie die weitere Profilbildung der Pflege und ihre Autonomie zulassen werden." (Müller 2007: 560)

In Busse et al. (Hg., 2006) sind zentrale Beziehungen in den diversen Sachfunktionen angesprochen. Das ‚Leistungsmanagement' (Gericke et al. 2006) auf der Mikroebene betrachtet insbesondere die Beziehung PatientIn/Ärzteschaft als ‚Schlüsselrolle', wobei die Beziehung innerhalb der Ärzteschaftshierarchie als geprägt durch die Weisungsbefugnis und Vorbildwirkung der Chef- und Ober-ÄrztInnen dargestellt wird. Konflikte werden hier nicht beschrieben. Das ‚Kundenmanagement' (Helmig & Graf 2006) betrifft die Beziehungen zu den diversen Stakeholdern, die als KundInnen bezeichnet werden können. PatientInnen, ZuweiserInnen, Krankenkassen und -versicherungen, intern die MitarbeiterInnen, Staat und Öffentlichkeit als auch weitere AnschlussheilbehandlerInnen. Die Phasen Akquise, Bindung und eventuell Rückgewinnung betreffen alle Stakeholder gleichermaßen und sind in ihrer Beziehungsqualität und Zufriedenheitsausprägung regelmäßig objektiv zu analysieren. Die KundInnenbeziehung ist messbar, ‚vorökonomisch' in Zufriedenheitsanalysen und mit Hilfe der ‚Critical Incident Technique', ‚ökonomisch' als Kundenumsätze entlang des ‚Customer Lifetime Value' (Helmig & Graf 2006, 167). Aufgrund des Uno-actu-Prinzips der Dienstleistungserstellung ist ständige Analyse auch notwendig, da die Dienstleistung immer wieder aufs Neue erstellt werden muss und damit Vertrauen und Vertrautheit in der Beziehung erforderlich ist. Sämtliche Marketingstrategien und der gewählte Kommunikationsmix zielen dabei auf Beziehungsführerschaft als Wettbewerbsvorteil, Organisationsstrukturen, Management und Kultur sind darauf hin anzupassen. Auch Beschwerdemanagement wird als KundInnenbindungsstrategie verstanden, ein ‚sichtbares Zeichen' (Helmig & Graf 2006, 173) von Kundenorientierung. Außerdem sind Beschwerden der Anlass dafür, Anstrengungen zur KundInnenrückgewinnung zu unternehmen, die sich allerdings ökonomisch rechnen sollte. Im Prinzip zeigt sich in diesem Abschnitt die 1:1-Übertragung eines KundInnenmanagements aus Industrie und Dienstleistung unter Berücksichtigung rechtlicher Restriktionen bei der Werbung (Helmig & Graf 2006, 168). Im ‚Personalmanagement' schließlich (Engelke & Schmidt-Rettig 2006) werden primär die internen Beziehung thematisiert, so dass hier nochmals auf die Ausführungen zum ExpertInnencharakter (hoher Autonomiegrad, öffentliche Sektor und Unkündbarkeit) zu verweisen ist. Der Versuch, „die Interessen aller Mitarbeiter und die von ihnen verfolgten Ziele an den Unternehmenszielen auszurichten" (Engelke & Schmidt-Rettig 2006: 298) und eine in dieser Hinsicht funktionale Dezentralisierung verändert die Beziehung in den ergebnisorientierten Leistungszentren, wenn diese von Medizin und Pflege dual geleitet werden sollen. Schließlich bedeutet dies für beide Berufsgruppen eine ‚Neupositionierung' (Engelke & Schmidt-Rettig 2006, 298), die die verbesserte Koordination beider Berufsgruppen mit Blick auf die PatientInnen zum Ziel hat, wobei ‚dual' nicht gleichberechtigt meint. „Nicht gleichberechtigt heißt, dass Aufgaben klar abgegrenzt werden und die Zuständigkeiten und Verantwortungen hinsichtlich der Medizin und der Pflege unverändert bleiben." (Engelke & Schmidt-Rettig 2006: 299) Das Umsetzen dieser Soll-Vorstellung bzw. dieses ‚Paradigmenswechsels' (Engelke & Schmidt-Rettig 2006, 300) hängt allerdings an veränderten Managementqualifikation und wird daher auf das Personalmanagement zurück, dass diese Art der Qualifizierung unterstützt. Auch hier erscheinen Konflikte allenfalls zwischen den Zeilen eines positiv formulierten Soll-Zustandes in zentralen Beziehungen.

Fazit: Mit einigen Abstrichen im Bereich der Beachtung von primär interindividueller ‚Konfliktträchtigkeit' zentraler Beziehungen als auch kultureller Zugehörigkeit sind die Differenzen zu Eichhorn gering. Allerdings wird in der puristischen Interpretation der PatientInnen als KundInnen etwas deutlicher sichtbar, was bei Eichhorn bereits als ‚Entfremdung', ‚Entpersönlichung' und ‚Verobjektivierung' benannt wurde: Die kritiklos vorgenommene Reduktion der PatientIn auf ihren/seinen Beitrag zur Generierung eines ‚Customer Lifetime Value' für die Organisation, ohne dabei Eichhorns Einschätzung der Gefährlichkeit dieser Entwicklung zu übernehmen.

Management und Führung

Dieses Spezifikum wird bei Eichhorn sehr umfangreich und in vielen Aspekten behandelt. Dabei lassen sich ganz generell die Betrachtungsebene der Rahmenbedingungen und die Betrachtungsebene der konkreten Interventionen innerhalb der Rahmenbedingungen unterscheiden:

Gestaltung von Rahmenbedingungen:

- *Institutionell* wird die Führung oftmals als *Krankenhausleitung* bezeichnet, die als Instanz die Aufgabe des Führens/Managens zugunsten *optimaler* Aufgabenerfüllung hat. Beispiel: Qualitätspolitik (allgemeine Grundsätze, Normen) sowie Qualitätsmanagement für deren Einhaltung im Rahmen des strategischen und operativen Managements. Dabei werden qualitätssichernde Einzelansätze aus Medizin, Pflege oder Informatik umfassend, systematisch und ganzheitlich top-down integriert. *Entscheidungen* sind bei der Krankenhausbetriebsführung/dem Krankenhausmanagement angesiedelt.
- Planung, Organisation und Kontrolle sind *kausal* verbunden, ebenso Zielsetzungsdetailliertheit und Beurteilbarkeit der Organisationsform nach Aufwand und Erfolg. Sind die Zielsetzungen *eindeutig* und abgestimmt, brechen Konflikte erst gar nicht aus oder können unterdrückt werden, die Einheitlichkeit der Leistungserstellung ist gesichert. Analog dazu gibt es einen ‚*richtigen*' (kausalen) Konnex zwischen organisationaler Situation und Führungsstil sowie zwischen Bestimmungsgrad in Planung und Organisation und mehr oder weniger leichter Durchführbarkeit von Kontrolle.
- *Althergebrachte* ‚Meisterwirtschaft' befördert mangelnde Koordination, Uneinheitlichkeit und hindert die Organisation daran, ein ‚Höchstmaß an Wirksamkeit' zu entfalten; sie ist folglich systematisch abzulösen durch funktional orientiertes Management.
- Die moderne BWL hat den funktionsfähigen ‚*Apparat* der Betriebsführung' geschaffen, wonach die Organisation immer mehr als eine durch Führung steuerbare *Trivialmaschine* erscheint, in der Komplexität und Probabilistik durch Management- und Führungsinterventionen in einen durchschaubaren, gestaltbaren Gleichgewichtszustand überführt wird, z. B. durch gesteuertes Erhöhen und Reduzieren von Komplexität.
- Innerhalb der organisationalen ‚black box' lässt sich die soziale Dienstleistung als rein kostenbezogen *optimierte Kombination* von Produktivfaktoren darstellen. Gleichzeitig verbietet sich eine unveränderte Übernahme produktionsorientierter Konzepte in der Dienstleistungsproduktion aufgrund des Charakters der Dienstleistung (Immaterialität, mangelnde Speicherbarkeit, hohe Arbeitsintensität, Kundenpräsenz und Uno-actu-Prinzip). Der Erfolg der Dienstleistungsproduktion (physische, psychische, soziale, intellektuelle oder emotionale Veränderung) ist von Personal und KundInnen abhängig. Daher ist auch in die Interaktionskompetenz des Personals als Schlüsselkompetenz zu investieren.

- Zur Entscheidungsvorbereitung (Controllingrolle) ist ein KIS real zu schaffen, das Informationsbedarf und -angebot zur Deckung bringt und damit Ungewissheit idealerweise auf ein Mindestmaß reduziert. Es lassen sich ‚alle' Kosten und Nutzen einer betrieblichen Betätigung im Bereich des Gesundheitswesens erfassen (einzelwirtschaftlich und gesamtgesellschaftlich). Unexaktheit ist durch eine Strategie des ‚Mehr vom Selben' zu handhaben, d. h. durch Verfeinerung des bestehenden Instrumentariums, z. B. der ‚cost-benefit-analysis', der Qualitätssicherung oder Risikobetrachtung. Datenquellen zwecks *Totalplanung* sowie umfassende Kennzahlensysteme sind vorhanden. Eine auf EinzelpatientInnen bezogene Vorausbestimmung aller Leistungen wäre erstrebenswert, ist aber praktisch undurchführbar, weswegen ‚Grobrechnung' auf der Basis fachabteilungsspezifischer, langjähriger Erfahrungswerte angestellt werden – eine praktisch bedingte Notlösung.
- Auf *einzelwirtschaftlicher und gesamtgesellschaftlicher Ebene* des Krankenhauswesens zeigt sich eine *funktionale Steuerungsphilosophie*, die geprägt ist von analytisch-methodischer, gesamthaft integrierter und damit lückenloser Planung, Organisation und Kontrolle, einem Streben nach Totalität, Berechenbarkeit, Integration sowie möglichst weit reichender Unsicherheitsabsorption.
- Bildung einer lernenden Organisation und einer Kultur qualifizierter MitarbeiterInnenführung.
- Kultur-Evolution statt Kultur-Revolution, d. h. eine am ‚Machbaren' orientierte Vorgehensweise, die auf Anreize in Form früh vorzeigbarer, auch quantitativ nachvollziehbarer Erfolge, umfassender Information, Geld, Personalentwicklung, Arbeitszeitflexibilisierung, Eigenverantwortlichkeit Partizipation und Delegation setzt.

Neben der Gestaltung von Rahmenbedingungen sind es *konkrete Interventionen* innerhalb der geschaffenen Rahmenbedingungen, die *Management und Führung* auszeichnen:

- Aus der Umweltdynamik als Auslöser von Veränderungen folgt: Nur ein auf Dauer angelegter Prozess der systematischen Planung, Organisation und Kontrolle lässt diese unvermeidbaren Veränderungen wirksam handhaben. Zunehmende Umweltdynamik und Wettbewerbsintensität erfordert die Gestaltung zentraler Handlungsfelder der Führung – Bewusstseinswandel, Strukturwandel und Führungswandel – durch ein pro-aktives, professionalisiertes Management aller Führungskräfte aller Berufsgruppen, mit dem Krankenhausträger abgeklärte Kompetenzen, eine dezentrale Verantwortungsübernahme unterstützt durch Profitcenter als Responsibility- bzw. Investmentcenter, professionelles Personalmanagement unter Einbezug neuer Technologien, kundenorientierte Aufbau- und Ablauforganisation (Versorgungsprozessorientierung mittels Business Process Reengineering statt Fachabteilungsprinzipund ‚Learning-by-doing'- bzw. ‚Training-on-the-job'- Personalentwicklung, Wertschöpfungskette für interne und externe Kunden) sowie strategisches Management zur Sicherung langfristig wirksamer Erfolgspotenziale als Gegenstück zu einem kurzfristig-verwalterischen Vollzugsdenken. Konkret wäre eine strategische Positionierung z. B. als Beschränkung auf Kernkompetenzen, Aktivitäten im Wellnessbereich, Rolle eines regional integrierten Gesundheitszentrums, Mitgliedschaft in einem Krankenhausverbund bzw. -netzwerk zwecks Rationalisierungsvorteilen und das Anstreben regionaler ‚Qualitäts- und Kostenführerschaft' auszulegen. Umweltmanagement integriert ökonomische, ökologische und hygienische Anforderungen, Controlling bereitet Entscheidungen mit Hilfe eines Managementinformationssystems zu Leistung, Qualität, Kosten und Erlösen vor und berechnet Budgets und Verrechnungspreise, *aktives Marke-*

ting kommuniziert die Alleinstellungsmerkmale des Hauses nach außen. Integratives Qualitätsmanagement ist als normatives, strategisches und operatives Konzept hierzu kompatibel und deckt die Teilaufgaben der Planung, Sicherung, Risikoprävention, Verbesserung, Realisierung und Beurteilung von Effektivität und Effizienz anhand einer Qualitätskosten- und Qualitätsleistungsrechnung ab.

- Management und Führung hat die Aufgabe, die, unter *Struktur und Prozess* detaillierter beschriebene, ‚Zwangsläufigkeit' des unendlichen, kybernetischen Regelkreises immer wieder neu und über die gesamte hierarchische Tiefe der Organisation sicherzustellen und das aus der Überraschung geborene Improvisieren eines Entscheidungsautonomie fördernden Meisterprinzips zurückzudrängen. Bei erreichter ‚Zwangsläufigkeit' ist der Rückzug der Führung auf ‚management by exception' opportun.
- Management und Führung ist Verhaltensbeeinflussung zugunsten reibungsloser, harmonischer Betriebsprozesse mit Hilfe einer gewissen instrumentellen Bandbreite inklusive diverser Führungsstile. Die Nachhaltigkeit der ‚Quasi-Konfliktlösungen' kann unterstützt werden durch strenge Verhaltensnormierung und Kontrolle, definierte Schwankungsbandbreiten für persönliches Verhalten und materielle Verhaltensanreize. Budgetierung als Vorgabe von Verbrauchsmenge und Preis mit anschließender Abweichungskontrolle soll zur Kostenverantwortlichkeit erziehen. Qualitätsbewusste, intrinsisch motivierte *MitarbeiterInnen* verlangen weniger direkte Kontrolle durch Führungskräfte und einen eher betreuenden, beratenden Führungsstil, ein Coaching, das auch ‚Sicherheit und Selbstwertgefühl' vermittelt; weiters Feedback, weder Über- noch Unterforderung, Partizipation in Entscheidungen, weniger Statushierarchie und mehr persönliche Autorität, Vertrauensmanagement und Abbau von Misstrauen. All diese Annahmen und instrumentellen Ausgestaltungen nach dem Prinzip von Norm und Kontrolle suggerieren eine Beherrschbarkeit zukünftiger Situationen, wobei *idealistischerweise* insbesondere von Führungskräften der mittleren und unteren Ebene Verhaltensänderung zugunsten partizipativer Führung gefordert wird, ohne dass diese zumindest kurzfristig persönlich davon Vorteile haben. Alles, was sich außerhalb des zu managenden Kreislaufs von Planung, Organisation und Kontrolle abspielt, stellt eine nicht weiter zu behandelnde Restgröße dar.
- Auch bei straffer Planung, Organisation und Kontrolle müssen die Beteiligten ‚mitmachen' wollen, wenn es zu einer effizienten Verhaltensweise und zu wirtschaftlicher Zielrealisation kommen soll. Da aber das ‚Meisterprinzips' nicht fortgeführt oder wiedereingeführt werden soll, ist Partizipation bzw. Empowerment der Beteiligten/Betroffenen zwecks Verbreiterung der Erfahrungs(wissen)basis und als Konfrontation der Entscheider mit den Konsequenzen der eigenen Entscheidung nur insoweit zu akzeptieren, als sie *funktional* ist für das Entstehen effizienterer Entscheidungen und optimaler Nutzung personeller Ressourcen. Partizipation zwecks Verbreiterung der Erfahrungs(wissen)basis gilt vor allem in komplexen Situationen als funktional-angemessene Handhabungsstrategie, z. B. in Form von Teams, Projektgruppen, Qualitätszirkel oder teilautonome Arbeitsgruppen. Zentral ist in diesem Zusammenhang die Einbindung der Ärzteschaft und Pflege in die wirtschaftliche Gesamtverantwortung eines Krankenhauses (gemeinsame Prozessziele und Budgetierung), um im Bruch mit der Tradition des Meistersystems die Integration und Überwindung von Schnittstellen zu forcieren. Eine nach Funktionen statt Berufsgruppen aufgeteilte, zentralistische Leitung führt über MbO. In diesem Sinn funktionale kooperativ-demokratische Leitung stellt weder die Hierarchie als solche in Frage, noch die Macht der oberen Instanz darüber zu entscheiden, wer in Entscheidungspositionen kommt.

- Management und Führung hat die ‚schöpferische Balance' in einem ganzen Set an Spannungsfeldern zu wahren, die sowohl organisationsintern als auch mit außenstehenden Beteiligten/Betroffenen bestehen können: Freiheit/Ordnung, Gleichheit/Hierarchie, Eigenständigkeit/Anpassung, persönlicher Spielraum/soziale Bindung, Subjekt/Verobjektivierung, Rationalität/Affekt, Fachsystem/Sozialsystem in der ‚Expertenorganisation'.

Das Spezifikum *Management und Führung* erscheint bei Ingruber (1994) zunächst stärker formal charakterisiert, war doch bereits beim Spezifikum *Struktur und Prozeß* die ‚Betriebsführung' assoziiert mit Anstaltsordnung, Organigramm und Aufgabenliste für jedes Mitglied der kollegialen Führung. Unbestritten ist die Dominanz des dispositiven Faktors, institutionell betrachtet die Krankenhausleitung bzw. der Krankenhausträger, der die anderen Produktionsfaktoren ‚organisiert' und dabei über deren Einsatz nach dem Wirtschaftlichkeitsprinzip entscheidet. Unterstützt wird die dispositive Tätigkeit im weiteren Sinn durch eine privatrechtliche Form der Betriebsgesellschaft (Ingruber 1994, 46f. mit Beispielen der Ausgliederung) und im engeren Sinn durch Informationssysteme, die in der Verknüpfung von administrativen und medizinischen Daten das Problem der Unvergleichbarkeit von Input-Output-Relationen inner- und zwischenbetrieblich lösen. Das Rechnungswesen mit seinen Informationssystemen ist eingebettet in ein Controlling, das als Instrument der Unternehmensführung die Entwicklung, Verarbeitung und Weitergabe von Informationen auf operativer wie strategischer Ebene betreibt. Die Ausführungen zu Anstaltsordnung, Organisationsplan, Organigramm, Führungsstruktur und Rechtsgrundlagen der kollegialen Führung zeigen zunächst eine relativ stärkere Gewichtung der Aufbauorganisation gegenüber der Ablauforganisation. In der Aufgabenbeschreibung für die leitenden Organe sind für die LeiterInnen der ÄrztInnen, des pflegerischen Dienstes und der Verwaltung primär die klassischen Managementätigkeiten der Planung, Organisation, Kontrolle, Entscheidung, Koordination, Gestaltung und letztlich des ‚Sorge tragens' enthalten. Bei Unstimmigkeiten innerhalb der kollegialen Führung kommt die hierarchisch nächsthöhere Instanz zum Zug: „Wird in der Anstaltsleitung keine Einstimmigkeit bei der Beschlußfassung erzielt, hat der Träger der Krankenanstalt zu entscheiden." (Ingruber 1994: 55)

Speziell im Funktionsbereich ‚Personalwesen' finden sich weitere Hinweise auf das Verständnis von *Management und Führung*. Hier spielt die Ablauforganisation eine stärkere Rolle. Stehen der quantitative sowie qualitative Personalbedarf, der Stellenplan und die Dienstanweisungen im Sinne von Aufgabenbeschreibung, Kompetenzabgrenzung, Rechten und Pflichten fest, geht es um die Details des Personaleinsatzes mittels Dienstplangestaltung, wobei hier ein Balanceakt gefordert ist zwischen ungestörtem Betriebsablauf und Wahrung der Interessen der MitarbeiterInnen – ebenfalls ein Aspekt der *zentralen Beziehungen*. MitarbeiterInnenbeurteilung und Personalentwicklung gehören ebenfalls zu den Führungsaufgaben. Die Aufgabe von Management und Führung ist es, die Rahmenbedingungen strukturell so zu gestalten, dass zwischen den persönlichen Bedürfnissen der MitarbeiterInnen (Entwicklung, Entfaltung, Anerkennung, sichere und humane Arbeitsbedingungen, Aufstieg bzw. Weiterkommen, Entscheidungsfreiheit, Sozialleistungen) und den Interessen des Krankenhausbetriebes bzw. der Krankenhausträger (wirtschaftliche und qualitativ hochwertige Leistungserstellung primär an den PatientInnen und sekundär in den medizinisch-pflegerischen Einzelleistungen und der Hotelkomponente, kooperative MitarbeiterInnen) ein Gleichgewichtszustand gehalten werden kann. Dies erscheint möglich, weil: „Wirtschaftlichkeit und Humanität sind keine unverträglichen Ziele; (...) Die medizinisch-pflegerische Leistungsqualität wird sicher nicht negativ beeinflußt, wenn das Krankenhaus ‚wirtschaftlich' arbeitet." (Ingruber 1994: 294) In der Folge werden Maßnahmen der Betriebsführung vorgeschlagen, die sowohl wirtschaftlich als auch die humane

Behandlung der PatientInnen zum Ziel haben und beim Spezifikum *PatientInnen* bereits oben detaillierter aufgelistet worden waren: diskrete Aufnahme, geringe Wartezeiten, flexible Abläufe auf Station z. B. bei Besuchszeiten, informative Aufklärung und Gespräche bzw. Broschüren, soziale Dienste, ansprechende bauliche Gestaltung. Letztlich bestätigen sich in den Ausführungen von Ingruber (1994) die bei Eichhorn rekonstruierten Charakteristika, wenn auch an einigen Stellen die Ausführungen bei Eichhorn inhaltlich weitreichender sind, z. B. bei zugrundeliegenden Kausalitätsannahmen, der Figur des endlosen kybernetischen Regelkreises oder auch der Bekämpfung des althergebrachten ‚Meisterprinzips'.

In Haubrock & Schär (Hg., 2007) ist das Spezifikum *Management und Führung* zunächst präsent als ‚Betriebsführungsstruktur', meist als Linienorganisation verwirklicht, sowie als ‚Zielsystem' (Schär & Reschke 2007). Letzteres bedeutet auch die Möglichkeit von Zieldivergenzen, z. B. zwischen Träger, Krankenhausleitung oder auch PatientInnen, die es zu überwinden gilt: „Wenn Ziele die betrieblichen Entscheidungen sowie Struktur und Ablauf des Krankenhausgeschehens determinieren sollen, müssen sie weiter konkretisiert werden: Aus den Hauptzielen werden Zwischen- und Unterziele abgeleitet, welche die Mittel zur Realisierung der betrieblichen Haupt- und Nebenziele darstellen." (Schär & Reschke 2007: 156) Sind die Ziele geklärt, müssen die Prozessschritte analysiert werden, die zu den Ergebnissen führen und es müssen Zielvereinbarungen getroffen werden, denn dies „ist von allen Managementtechniken die praxisgerechteste." (Schär & Reschke 2007: 137) Budgetierung ist ebenfalls ein zentrales Führungsinstrument, denn sie „(…) verdeutlicht also jedem Budgetverantwortlichen die ökonomischen Grenzen, innerhalb derer das Unternehmen Krankenhaus wirtschaftlich geführt werden soll." (Schär & Reschke 2007: 161) Dieses Instrument braucht allerdings notwendigerweise die Akzeptanz aller Betroffenen, um zu funktionieren. Und es bedarf der Entscheidungsspielräume, Weisungsbefugnisse und Einflussmöglichkeiten der Budgetverantwortlichen, sonst ist der Anreiz gering, Budgetierung als betriebswirtschaftliches Führungsinstrument zu akzeptieren.

Aus neuen Managementmethoden erwachsen neue Managementanforderung. „Gesundheitseinrichtungen werden in Zukunft ohne eine Optimierung des funktionalen und strukturellen Managements nicht mehr auskommen. Die Notwendigkeit der Anwendung umfassender Managementkonzepte wird immer notwendiger." (Haubrock 2007: 168) Insbesondere Prozessmanagement macht in seinen Anforderungen deutlich, dass die bisherige Art der Führung obsolet geworden ist, weil die Funktionsgliederung des Arbeitsablaufes ineffizient und ineffektiv ist, wenn dadurch Bereichsdenken, Partialinteressen und Spezialisierung gefördert werden. „Das Denken im Management der Krankenhäuser muss von einem vorausschauenden, eigenverantwortlichen, kosten- und marktorientierten Krankenhausmanagement bestimmt werden, um dem erhöhten wirtschaftlichen Druck standzuhalten. (…) Wesentliche Bedeutung (…) kommt dem Führungsverhalten des Managements selbst zu." (Haubrock 2007: 180)

In ‚Aspekte der Führung und des Führungsstils' (Schär 2007b) werden einerseits die Unterschiede zwischen Managen als sachorientierter Funktionsausübung (Planung, Organisation, Kontrolle, Berechenbarkeit) und Führen als interpersonaler Akt des Richtunggebens, der Motivation, Inspiration und umfassenden Veränderung thematisiert. Zwischen diesen Polen finden Führungskräfte ihre individuelle ‚Handschrift', die als Verbindung von Führungsinstrumenten und Führungsstil das Verhalten von MitarbeiterInnen beeinflussen sollen. Führungskräfte haben bestimmte Eigenschaften (Verantwortlichkeit, Engagement, Selbstbewusstsein, Selbstsicherheit, Urteilsvermögen), die jeweils in bestimmten Bandbreiten und im Kontext von Führungsstilen situativ angemessen zum Einsatz kommen. Führungsmodelle, die bestimmte ‚Reifegrade' von MitarbeiterInnen mit einem bestimmten Führungsstil kombinieren, sollen hier zur Orientierung der ‚richtigen' Kombination dienen. Dabei sind Führungspersonen selbst wiederum Teil von Rahmenbedingungen und Zwängen, die konträr zu den persönlichen Motiven liegen können. Dadurch entstehen ‚Dilemmata' und ‚Intrarollenkonflikte', Spannungen zwischen ‚Verstand und Gefühl' und innere ‚Zwiespältigkeit' treten auf (Schär 2007b, 330). Hierbei „(…) schätzt Neuberger (1990) das Ignorieren der vorliegenden Ambivalenz als nachteiliger ein als die Friktionen, die bei der bewussten Auseinandersetzung entstehen können." (Schär 2007b: 330) Ein sachlogischer Organisationsprozess ist Gegenstand der Führung und Mittel zum Zweck, d. h. zur Zielerreichung. Entscheidung ist Wahl zwischen evaluierten Alternativen und kann optimal oder zufrieden stellend ausgehen. Delegation bewahrt die Führungskraft davor, durch Überarbeitung ineffektiv zu werden. Schließlich werden Soll-Vorstellungen zum Führungsstil definiert, wobei die MitarbeiterInnen als mündig, mit eigenen zu respektierenden Interessen zu sehen sind, die durch Überzeugung, sinnvolle Tätigkeitszuweisung, Delegation und Eigenverantwortlichkeit zu führen sind, was letztlich einen eher demokratischen Führungsstil nahe legt.

In Busse et al. (Hg., 2006) ist *Management* Bestandteil aller Sachfunktionen und folglich gleich zu Beginn in Abgrenzung von der institutionellen Sichtweise definiert: „Demgegenüber befasst sich Management im **funktionalen Sinne**, unabhängig von bestimmten Personen, mit Handlungen die zur Steuerung von Prozessen in Unternehmen dienen (Steinmann und Schreyögg 2000, S. 6)." (Busse & Schreyögg 2006: 3; fett gedruckt im Original) In funktionaler Sicht durchzieht Management die Sachfunktionen Leistung, Kunden, Finanzen, Personal, Controlling und Information sowie Change, wobei all diese Sachfunktionen in allen Gesundheitsunternehmen vorkommen, unabhängig davon, ob sie profitorientiert oder nonprofitorientiert sind. Dies macht auch den breiten Ansatz in der Betrachtung unterschiedlicher Akteure erforderlich. Die Betonung der Sachfunktion heißt aber nicht, dass die ManagerInnen als Personen nicht auch Schlüsselkompetenzen bräuchten, die sich empirisch in drei Kategorien unterteilen lassen: technische, soziale und konzeptionelle Kompetenz. ‚Management im Gesundheitswesen' konzentriert sich auf die Vermittlung technischer Kompetenz, zur Ausübung der Funktion in Organisationen des Gesundheitswesens. Technische Kompetenz im engeren Sinn meint dabei die Fähigkeit, „(…) Wissen, Techniken und Methoden auf den konkreten Kontext anzuwenden." (Busse & Schreyögg 2006: 3) Bezogen auf das Krankenhaus wird im Leistungsmanagement Wert gelegt auf das Management von Veränderung, angestoßen durch Kontextvariablen wie den medizin-technischen Fortschritt, Demographie und Krankheitsbild sowie Vergütungssysteme auf G-DRG-Basis (Gericke et al. 2006). Praktisch bedeutet dies Planen, Steuern und Umsetzen in der PatientInnenbehandlung unter Beachtung von Qualität und Kosten. Dabei kommt der Ärzteschaft zentrale Bedeutung zu, wobei evidenzbasierte Medizin bzw. medizinische Leitlinien als Möglichkeit gesehen werden, die Über-, Unter- und Fehlversorgung zu minimieren. Die Instrumente des Kundenmanagements (Helmig & Graf 2006) sind bereits bei den *zentralen Beziehungen* geschildert worden (vgl. oben), im Finanzbereich (Neubauer & Ujlaky 2006) sind die G-DRGs und die beibehaltene duale Finanzierung die wesentlichen Ramenbedingungen für die Steuerung der Leistungsmenge bzw. Kapazitätsauslastungsgrade, da die Preise letztlich über die G-DRGs administrativ festgelegt sind. Personalmanagement in der ‚ExpertInnenorganisation' war ebenfalls bereits Thema beim Spezifikum *MitarbeiterInnen*. Dort ging es um die Harmonisierung der Interessen der MitarbeiterInnen mit den Unternehmenszielen, um Dezentralisierung von Entscheidungsautonomie und Verantwortung gleichermaßen und duale Leitung von Leistungszentren mit verbesserter Koordination (vgl. oben). Letztere zu bewerkstelligen ist auch der zentrale Auftrag an Informationsmanagement und Controlling (Fleßa & Weber 2006). Operatives Controlling im Krankenhaus bedeutet einerseits die gesetzlich verankerten Aufgaben der Kosten- und Leistungsrechnung zu erledigen (DRGs und ihre Konsequenzen in puncto Deckungsbeitragsdenken, Erlös- und Leistungsplanung, Portfolioüberlegungen). Dies beinhaltet Überlegungen zu Profit Centern und interner Leistungsverrechnung. Interne Budegtierung, Wirtschaftlichkeistrechnungen und Benchmarking sind weitere Instrumente der betriebswirtschaftlichen Steuerung durch Controlling. Strategisch rücken Leistungsprogrammplanung und integrierte Koordination über Kennzahlensysteme wie die BSC in den Vordergrund. Change-Management schließlich (Schubert 2006) soll pro-aktiv das Management in die Lage versetzen, nicht krisengetrieben zu sein, sondern ‚organisationsweite Überforderung und Blockade' im Vorhinein zu vermeiden. Das Modell von Lewin (1947) – Unfreeze, Transition, Refreeze – ist hier maßgebend, wobei wichtige Entscheidungsträger und Multiplikatoren einzubeziehen sind. Veränderungsmanagement vollzieht sich in unterschiedlichen Zeitdimensionen (kurzfristig, mittelfristig, langfristig) und präferiert dabei diverse Instrumente. Eine Kosten- und Leistungsanalyse ist schnell machbar; Prozessreorganisationen, SWOT-Analyse oder auch BSC-Einführung erfordern mehr Zeit; konsequente Ausrichtung an KundInnen, Risikomanagement und Aufbau strategischer Partnerschaften, TQM und Innovationskultur sind Langfristthemen. ‚Bombenwurfstrategien' als Veränderungstreiber eignen sich im Krankenhaus kaum angesichts der ‚Wissens- und Machtverteilung' (Schubert 2006, 422). Damit kommt letztlich in allen Sachfunktionen die klassische Managementvorstellung zum Tragen: „Planung, Organisation, Personaleinsatz, Führung sowie Kontrolle (…)" (Busse & Schreyögg 2006: 3 mit Bezug auf Koontz & O'Donnell 1955).

Fazit: Grosso modo ist die bei Eichhorn transparent gewordene *generelle Steuerungsphilosophie* und der daraus erwachsende Impetus für *Management und Führung* durchwegs ersichtlich, das strukturelle Korsett der Organisation so zu gestalten, dass die Prozesse innerhalb dieses Korsetts ziel- und aufgabenorientiert gehalten werden können. Es ist und bleibt die zentrale Aufgabe des dispositiven Faktors, des Managements bzw. der Führung, die Elementarfaktoren so zu kombinieren, dass ein optimales Ergebnis erreicht wird. Dass dabei eine *innere Zwiespältigkeit bei Führungskräften* aufkommen kann, bestätigt die Existenz *intraindividueller* Spannungsfelder, die bei Eichhorn keine Rolle gespielt hatten.

Ökonomie

Mittelknappheit ist bei Eichhorn die zentrale Legitimation ökonomischen Denkens. Je stärker die Schere zwischen Leistungsmöglichkeit/-notwendigkeit und verfügbaren Ressourcen aufgeht, je stärker Wettbewerb den wirtschaftlichen Druck erhöht, desto ‚ökonomisierter' wird das Krankenhauses (Rationalisierung z. B. durch Vernetzung und Evidence Based Medicine, Managed Care Ansätze, Produktivitätssteigerung durch Vermeidung von Blindleistungen, Versorgungsprozessorientierung, optimale Nutzung der MitarbeiterInnenpotenziale durch Partizipation, gemeinsame Budgetverantwortung, Profitcenter als Investmentcenter, adäquate Anreize für ökonomisches Verhalten).

1967 gilt: *Ökonomie* als Wirtschaftlichkeit optimiert ständig die Relation von Ziel und Mittel, ist als betriebliches Handeln abgeleitet aus dem Mini-max-Prinzip als ‚rationales Grundgesetz' menschlichen Handelns und wird *reguliert über* den *Sinn und Zweck* (ärztlich-pflegerische Zielsetzung). 1971 wird dieses *Spannungsfeld reinterpretiert*: Ökonomie als Wirtschaftlichkeit bzw. *wirtschaftliches Vorgehen* ist per se dem *Sinn und Zweck* in rationaler Weise dienlich, beide gemeinsam regulieren allfälliges Rentabilitätsstreben im Sinne einer *Ökonomistik* individueller Nutzenkalküle, weil individuelle Nutzenmaximierung die wirtschaftliche Bedarfsdeckung unterlaufen kann. Der intra- und interorganisationale Rationalisierungsschub kann sowohl eine ökonomische als auch eine ökonomistische Ausprägung annehmen. Auch die ‚Verobjektivierung' der *PatientInnen/KundInnen/BürgerInnen*, der ‚anonyme Fall', unterläuft das *ökonomische Leistungsfähigkeitspotenzial* des Krankenhauses durch Ineffizienz, sobald das Erfolgspotenzial einer stärkeren Einbeziehung der PatientInnen unter psychosomatischen und psychosozialen Gesichtspunkten sowie hinsichtlich einer Begrenzung des Versorgungsaufwandes nicht effizient genug genutzt wird.

Bei Ingruber (1994) ist die scharfe Abgrenzung zur Rentabilität so nicht vorfindbar. Das bei *Management und Führung* angesprochene Spannungsfeld von Management und Humanität war ja bereits entschärft worden nach dem Motto „Wirtschaftlichkeit und Humanität sind keine unverträglichen Ziele" (Ingruber 1994: 294). Wirtschaftlichkeit dient dem *Sinn und Zweck* der Organisation. Die Kontrolle der Einhaltung des Wirtschaftlichkeitsprinzips obliegt dem betrieblichen Rechnungswesen bzw. dem Controlling, was einerseits zur Rechenschaftslegung gegenüber dem Rechtsträger und der Öffentlichkeit dient, andererseits „(...) zur Unterstützung der Krankenhausleitung durch Planung, Kontrolle, Analysen und Entwicklungen von Handlungsalternativen zur Steuerung des Betriebsgeschehens im Krankenhaus" (Ingruber 1994: 144).

Auch in Haubrock & Schär (Hg., 2007) ist, analog zu Eichhorn, das ökonomische Prinzip das in der Wirtschaft gelebte allgemeine Vernunftprinzip menschlichen Handelns, wonach Zwecke verfolgt und dafür möglichst geringe Mittel eingesetzt oder mit gegebenen Mitteln möglichst viel des Zweckes/Zieles erreicht werden will (Schär & Reschke 2007). In dieser Vorstellung kommt über das Zielsystem entweder das erwerbswirtschaftliche Prinzip der Gewinnmaximierung zum Tragen oder aber das Kostendeckungsprinzip. Für öffentliche Krankenhäuser gilt primär die Bedarfsdeckung als Hauptziel, finanzwirtschaftliche Ziele betreffen die Liquiditätssicherung, Kostendeckung (Eigenwirtschaftlichkeit) und Investitionssicherung (funktioneller Kapitalerhalt). Öffentliche Krankenhäuser in Deutschland streben eine ‚Punktlandung' im Budget (Haubrock 2007c, 415) an, weil sie Mehrerlöse zu 85-90% an die Krankenkassen abführen müssen, Minderlöse aber nur zu 40% erstattet bekommen. Rentabilität als Streben nach Gewinnmaximierung kommt somit allenfalls indirekt ins Kalkül, z. B. wenn über Privatisierung von Leistungsbereichen des öfentlichen Krankenhauses in der Zielausrichtung nachgedacht wird, oder wenn ganze Managed-Care-Organisationen mit einem festgelegten Budget ihre Versicherten versorgen müssen. „Hieraus ergibt sich der Gewinn oder Verlust des Leistungserbringers." (Haubrock 2007: 214)

Busse et al. (Hg., 2006) wiederum gehen ebenfalls konform mit der Bedarfsdeckung als Oberziel und legen die Grundzüge der dualen Krankenhausfinanzierung dar (Gericke et al., 2006). Hierbei wird deutlich, dass es sehr vielfältige Erlösmöglichkeiten über die G-DRG-Fallpauschalen hinaus für die Krankenhäuser gibt, so dass sich ökonomische Anreize sowohl innerhalb als auch außerhalb des Fallpauschalensystems ergeben. Diese ökonomischen Anreize auszuloten ist vor allem Aufgabe des Controlling, das die Daten für die Entgeltverhandlungen mit den Krankenkassen bereitstellt und dabei auf die Einhaltung des geplanten Case-Mix drängen muss, um die geplanten Deckungsbeiträge realisieren zu können (Fleßa & Weber 2006). Neben einer mehrstufigen Deckungsbeitragsrechnung und der internen Leistungsverrechnung sind Wirtschaftlichkeitsanalysen und Benchmarking von Kosten und Leistungen zentral. „Damit können Ineffizienzen aufgezeigt und Partner erkannt werden, die bei ähnlichen Inputs bzw. Outputs bessere Effizienzergebnisse erzielen." (Fleßa & Weber 2006: 362) Auch hier scheint die bereits bekannte ökonomische Zweck-Mittel-Rationalität als zentrales Konzept auf. Schließlich geht es auch im Change Management kurzfristig um Erlössteigerung und Kostensenkung, mittelfristig um effizienter Ressourcennutzung durch Abbau nicht wertschöpfender Tätigkeiten und langfristig um eine Excellence-Kultur der kontinuierlichen Verbesserung und des TQM (Schubert 2006).

Fazit: Während bei Eichhorn die Abgrenzung zu finanzwirtschaftlichen Größen wie Rentabilität klar gezogen wird und demgegenüber Wirtschaftlichkeit in der Bedarfswirtschaft vorherrscht, zeigt sich die Perspektive der anderen AutorInnen nicht ganz so präzise an dieser Stelle – insbesondere bei einsetzender Wettbewerbslogik und der Frage, wer bei welcher Erlösstruktur noch am ‚Markt' bleibt.

Qualität

Aus dem *gesellschaftlichen und sozialen Kontext* heraus führt der *ordnungspolitisch* gewollte zunehmende Wettbewerb um Preis und Qualität einerseits zu krankenhausindividuellen Strategien der Qualitäts- und Kostenführerschaft bzw. der strategischen Positionierung, und andererseits angesichts dieser organisationalen Autonomie zu verstärkter interner (Controlling von Qualitätsindikatoren) und externer Qualitätskontrolle. In der Entstehung sind für Eichhorn Qualität und Wirtschaftlichkeit Ergebnis der (Zusammen-)Arbeit der Einzelnen, der Gruppe und der Gruppen untereinander. Dies gilt im übertragenen Sinn auch für die an der Qualitätsentstehung jeweils beteiligten Qualitätsdimensionen, da *keine Qualitätsdimension* alleine für die Entstehung von Qualität verantwortlich ist, sondern diese im Zusammenspiel der angegebenen Dimensionen entsteht (Multidimensionalität). Das *Ergebnis* dieses Zusammenspiels ist allerdings unsicher, weil in der persönlich-interaktiven Dienstleistungsproduktion nach dem Uno-Actu-Prinzip die soziale Interaktion zwischen Leistungserbringer und Leistungsempfänger im Vordergrund steht. Je stärker die Form der Interaktion ‚persönlich' ist, desto unsicherer ist das Ergebnis dieses Prozesses, z. B. weil Zuverlässigkeit, Reagibilität, Kommunikationsfreudigkeit, Glaubwürdigkeit, Kompetenz, Höflichkeit, Verständnis des Personals das Ergebnis beeinflussen. Teil der Bewertung der Interaktionsqualität ist auch, ob die Interaktion mehr ‚objektivierend' (benevolenter Paternalismus, Fallschemata, naturwissenschaftlich-technisches Qualitätsverständnis) oder ‚subjektivierend' (Partnerschaftsmodell, aktiv mitbestimmte Entscheidung, subjektive Qualitätserwartung) gestaltet ist. Tendenziell nimmt die Sensibilität der PatientInnen gegenüber Qualitätsdefiziten zu, und die Bereitschaft, Qualitätsdefizite als gottgegeben hinzunehmen, ab – auch dies Aspekte eines *gesellschaftlichen Wertewandels*.

Das Streben nach Qualität und *kontinuierlicher Verbesserung* durchzieht das Denken und Handeln aller Organisationsmitglieder permanent. Dabei reicht die Konzentration auf einzelne Qualitätsaspekte (z. B. Produkt oder Service oder Interaktion oder Umwelt) nicht mehr aus, sondern Qualitäts- und Kostenführerschaft bedarf eines integrativen Qualitätsmanagements, das die drei Qualitätsdimensionen (Sache, Interaktion, Gesellschaft) und drei Teilqualitäten (Potenzial, Prozess, Ergebnis) kombiniert. Qualitätsmanagement wird damit zu einer organisationalen Querschnittsfunktion, zu einem Teil des normativen, strategischen und operativen Krankenhausmangements, das Planung, Sicherung, Risikoprävention, Verbesserung, Realisierung und Beurteilung von Effektivität und Effizienz anhand einer Qualitätskosten- und Qualitätsleistungsrechnung darstellt und die Qualitätspolitik der Führung/des Managements realisiert. Dabei steht eine *quantitativ gestützte Entscheidungsrationalität* im Vordergrund.

Qualität als Oberziel ist in quantitative Unterziele zu fassen, wodurch ein *disziplinierender* Effekt auf *MitarbeiterInnen* als individuelle Nutzenoptimierer entsteht, sobald es nicht mehr opportun ist, Autonomie durch Vorschieben nicht näher fassbarer ‚Qualitätsargumente' zu erhalten. Operationalisierung und Quantifizierung halten den Bereich des Intransparenten möglichst klein. Entdeckte Qualitätsmängel können aber auch durch OE, Initiierung von Lernprozessen und Anreizsysteme bei Verhaltensmängeln ausgeglichen werden.

Die Optimierung von Qualität, Kosten und Zeit über die *gesamte Wertschöpfungskette* und den *gesamten Versorgungsprozess* hinweg wird zwangsläufig zum entscheidenden Wettbewerbsfaktor, will das Krankenhauses im Krankenhausmarkt langfristig Erfolg haben und Nutzen für alle Führungskräfte, MitarbeiterInnen sowie die Gesellschaft stiften. Anzuerkennen ist dabei, dass diverse interne und externe Anspruchsgruppen divergierende Erwartungen an die Krankenhausqualität haben können, was zu *Zielkonflikten* führen kann. ‚Methodischer Nachholbedarf' besteht in Fragen der Verbindung von Prozess und Struktur, deren Durchgängigkeit, Operationalisierung und bei der Schnittstellenüberwindung, damit Qualität als integrative Querschnittsfunktion zum Tragen kommt. Weiters verlangen qualitätsbewusste, intrinsisch motivierte *MitarbeiterInnen* einen eher partizipativen, vertrauensbasierten Führungsstil mit mehr persönlicher Autorität. Das Einbeziehen von Personal- und Organisationskultur sowie deren anreizorientierte weitere Entwicklung ist daher notwendig zur Vermeidung von Qualitätsbrüchen. Überzogene Schnelligkeitsvorstellungen (Kultur-Revolution statt Kultur-Evolution) sind auch unter Qualitätsgesichtspunkten kontraproduktiv.

Ingruber (1994) verzeichnet 18 Stichworte zum Thema ‚Qualität' – von ‚Qualitätsanforderungsprofil' bis ‚Qualitätszirkel' – und arbeitet das Qualitätsthema differenziert auf. In der ‚Muster-Anstaltsordnung' (Ingruber 1994, 49ff.) sind Maßnahmen und Einrichtungen zur Qualitätssicherung aufgenommen. Dabei wird Qualität als umfassendes Querschnittsanliegen der Organisation deutlich, da Qualitätssicherung von einer QS-Kommission über die Aus- und Fortbildung bis zu Ethik und Hygiene reicht. Insbesondere wird auch die sachliche und organisatorische Zusammenarbeit intra- und extramural erwähnt, was der Kombinationsvorstellung Eichhorns nahe kommt. Auch in den beispielhaft gemeinten Aufgabenlisten für die kollegiale Führung ist die „Initiative für die Einrichtung qualitätssichernder Maßnahmen und Überwachung derselben" (Ingruber 1994: 54) vorgesehen.

In dem von Ingruber eigens der ‚Sicherung von Qualität und Leistungsfähigkeit im Krankenhaus' gewidmeten Teilkapitel findet sich zu Beginn eine an DIN-Normen erinnernde Qualitätsdefinition, wobei zugestanden wird, dass sich die Qualitätsvorstellungen unterschiedlicher Beteiligter (ÄrztInnen, PatientInnen, Rechtsträger) voneinander unterscheiden können (subjektive Qualitätsvorstellungen). Die leistungsbezogenen Qualitätsvorstellungen lassen sich messen, sobald Qualitätsziele und Messkriterien definiert sind. „Aufgabe der Qualitätssicherung im Krankenhaus ist die Feststellung der Qualität, deren Verbesserung und die Erhaltung einer bereits erreichten hohen Qualität" (Ingruber 1994: 264) – unter Beachtung des *Wirtschaftlichkeitsprinzips*. Somit ergeben sich zwei Ziele für ein qualitätssicherndes Qualitätsmanagement: Leistungsverbesserung zugunsten hoher Qualität und effektive sowie effiziente Leistungserbringung. Dabei gilt: „Eine Verbesserung der Qualität muß nicht zu einer Verteuerung des Krankenhauses führen, sondern kann zum Teil auch Kosteneinsparungen bringen." (Ingruber 1994: 265) Hiermit wird ein mögliches Spannungsfeld von Kostendruck und Qualität entschärft, solange es qualitätsneutrale oder gar -erhöhende wirtschaftliche Maßnahmen durchzuführen gibt. Ob diese Randbedingung immerzu erfüllt werden kann, wird nicht weiter thematisiert. Kategorial lassen sich Struktur-, Prozess- und Ergebnisqualität unterscheiden, wobei die Ergebnisqualität über quantitative Hilfsgrößen „wie Mortalitäts- und Morbiditätsraten, Indizes über den Gesundheitszustand oder die Patientenzufriedenheit" (Ingruber 1994: 266) messbar gemacht wird. Letztlich hängt jede Qualitätsbeurteilung von Maßstäben, Kriterien und Indikatoren ab, „wobei diese konkret meßbar sein müssen." (Ingruber 1994: 268) Vom Ablauf her ist

Qualitätssicherung ident mit Planung (Problem- und Merkmalsauswahl, Sollwertedefinition), Organisation (Dokumentation des Erreichten, statistischer Qualitätsgrad, Qualitätsbeeinflussung) und Kontrolle der Einhaltung der Qualitätspläne und Maßnahmen zu sehen. Intern können Qualitätszirkel, Aus-, Fort- und Weiterbildung, Visite, Pathologie selbstgesetzte Standards, von außen können übernehmbare Standards, Kennzahlen und Methodenvergleiche in der Behandlung in die Qualitätssicherung einfließen. Auch für Ingruber (1994) ist *Qualität* also das Ergebnis von Kombinationen in personaler/institutioneller und dimensionaler Hinsicht, sie dient der Wirtschaftlichkeit und ist in quantitative Unterziele zu fassen bzw. in den Beurteilungskriterien messbar zu machen. Lediglich der bei Eichhorn mit Transparenz verbundene disziplinierende Effekt auf die individuellen Nutzenoptimierer fällt hier nicht ins Gewicht, was einmal mehr auf das bereits rekonstruierte Bild der *MitarbeiterInnen* (vgl. oben) verweist.

Bei Haubrock & Schär (Hg., 2007) ist Qualitätsmanagement eine von mehreren Managementmethoden, „(…) nach heutigem Verständnis eine Führungsaufgabe" (Haubrock 2007: 182), die auf allen Hierarchieebenen als integrative Querschnittsfunktion umzusetzen ist. Qualität ist angesichts der geänderten Rahmenbedingungen ein wichtiger Wettbewerbsfaktor neben der effizienten Leistungserstellung, also der Wirtschaftlichkeit. Dabei gilt die effiziente Leistungserstellung als „(…) Grundlage für ein fachlich gebotenes sowie wissenschaftlich adäquates qualitatives Behandlungsergebnis (..)" (Haubrock 2007: 195) Haubrock greift in vielen Aspekten auf Eichhorn zurück, so beispielsweise in den Qualitätsdimensionen (Sache, Ineraktion, Gesellschaft) und Qualitätskategorien (Potenzial, Prozess, Ergebnis), wobei zu beachten ist, dass mit der Gesundheitsreform 2000 die Ergebnisqualität als wichtiger erachtet wird, als Prozess- und Strukturqualität, weiters die externe Qualitätssicherung einen höheren Stellenwert bekommen hat und das ohnehin verpflichtende interne Qualitätsmanagement ergänzt. Auch in der Unsicherheit des Ergebnisses im Dienstleistungsprozess des Krankenhauses erfolgt der Rückgriff auf Eichhorn, ebenso wie in diversen Messlogiken und Betrachtungen von deren Aufwand und erwartbaren Ergebnissen.

Für Busse et al. (Hg., 2006) zeigt sich Qualität ebenfalls als Querschnittsthema. So argumentiert Busse (2006, 12) explizit für Qualität als Teil des Leistungsmanagements, also nicht für eine eigene Sachfunktion. Beim Leistungsmanagement in Krankenhäusern (Gericke et al. 2006) zeigt sich dann die gleiche Zielrichtung der Gesundheitsreform 2000, wie sie gerade im vorherigen Abschnitt beschrieben wurde, als auch ein stärkerer bezug auf Konzepte wie ‚clinical governance', das im britischen Gesundheitssystem durch jährliche Vor-Ort-Inspektionen der Commission for Health Audit and Inspection (CHAI) schon zu merkbaren Qualitätsverbesserungen geführt hat. Die Veröffentlichung der Ergebnisse der Inspektion als auch die Verpflichtung der Krankenhäuser, einen Aktionsplan als Reaktion auf den Audit zu erstellen, erhöht den Druck auf das Management, tätig zu werden – ein Ansatz, der auch für Deutschland als ‚interessant' (Gericke et al. 2006, 76) erachtet wird.

Fazit: Auch in der Beschäftigung mit der Querschnittsdisziplin ‚Qualität' sind die Differenzen zu Eichhorn vernachlässigbar, mit einer gewissen Ausnahme beim positiv dargestellten Effekt externer Qualitäts-Audits nach britischem Modell und dessen möglicher Übertragbarkeit auf die deutsche Situation bei der Weiterentwicklung des Qualitätsmanagements.

Spannungsfelder

Das Spezifikum der Spannungsfelder ist bei Eichhorn (1967) auch *Ausdruck einer gewissen Ambivalenz* in dem Sinne, dass entgegengesetzte Positionen die Bandbreite dazwischen liegender

Möglichkeiten angeben, wobei sich diese Positionen selbst ebenfalls ändern können. Dies zeigt sich vor allem in der beim Spezifikum der Ökonomie bereits angesprochenen *Mutation* des Spannungsfeldes *Sinn und Zweck* <–> *wirtschaftliches* Handeln als *rationales* Grundgesetz allen menschlichen Handelns in einem ökonomischen Kontext, der von Knappheit geprägt ist, also durch ein Auseinanderfallen von Leistungsnotwendigkeit und zur Verfügung stehenden Ressourcen, was in sich bereits ein Spannungsfeld bedeutet. Dieses Spannungsfeld wandelt sich im weiteren Verlauf (Eichhorn 1971) zu *Sinn und Zweck und Wirtschaftlichkeit* <–> *Rentabilität*. Rentabilitätsstreben bzw. *Ökonomistik* kann die Wirtschaftlichkeit und damit die Rationalität der *Ökonomie* als Wirtschaftlichkeit im *Dienst von Sinn und Zweck* unterlaufen, sobald sie Unwirtschaftlichkeit zur Folge hat und damit irrational ist, z. B. wenn das autonome Fachsystem bzw. die Einzelexpertise im Vordergrund der Bemühungen der Einzelnen in der Expertenorganisation steht (und was zu Lasten der Beziehungsqualität gehen kann). Auch die ‚Verobjektivierung' der *PatientInnen/KundInnen/BürgerInnen*, der ‚anonyme Fall', kann das *ökonomische Leistungsfähigkeitspotenzial* des Krankenhauses durch Ineffizienz unterlaufen, sobald das Erfolgspotenzial einer stärkeren Einbeziehung der PatientInnen unter psychosomatischen und psychosozialen Gesichtspunkten sowie hinsichtlich einer Begrenzung des Versorgungsaufwandes nicht effizient genug genutzt wird.

Die anderen AutorInnen stimmen unisono Eichhorns Auffassung einer Zweck-Mittel-Rationalität als grundlegend für menschliches Handeln, und damit im wirtschaftlichen Kontext dem ökonomischen Prinzip als Ausdruck dieser Rationalität zu. Eine ähnlich scharfe Grenzziehung zur finanzwirtschaftlichen Größe der Rentabilität lässt sich aber nicht rekonstruieren. Stattdessen gilt: Wirtschaftlichkeit garantiert in der Bedarfswirtschaft die Einhaltung von *Sinn und Zweck*, weil es negative Konsequenzen der Knappheit durch Effizienzgewinne vorab gar nicht erst aufkommen lässt. „Wirtschaftlichkeit und Humanität sind keine unverträglichen Ziele" (Ingruber 1994: 294), eine Vorstellung, die ein mögliches Spannungsfeld bereits im Vorfeld analog zu Eichhorn (1971) entschärft. Selbst unter Beachtung des *Wirtschaftlichkeitsprinzips* ist es möglich, das Spannungsfeld von Kostendruck und Qualität zu umgehen, wenn eine Verbesserung der Qualität nicht zu einer Verteuerung des Krankenhauses führt, sondern auch Kosten einspart. Ob diese Bedingung für die Entschärfung der Spannungsfelder immerzu erfüllt werden kann, wird nicht weiter thematisiert.

Auch in Haubrock & Schär (Hg., 2007) ist, analog zu Eichhorn, das ökonomische Prinzip das in der Wirtschaft gelebte allgemeine Vernunftprinzip menschlichen Handelns nach der Zweck-Mittel-Rationalität (Schär & Reschke 2007). Über das Zielsystem kommt entweder das erwerbswirtschaftliche Prinzip der Gewinnmaximierung zum Tragen oder aber das Kostendeckungsprinzip. Für öffentliche Krankenhäuser gilt primär letzteres, so dass Rentabilität (Gewinn oder Verlust) allenfalls indirekt ins Kalkül kommt, z. B. wenn über Privatisierung von Leistungsbereichen des öffentlichen Krankenhauses in der Zielausrichtung nachgedacht wird, oder wenn ganze Managed-Care-Organisationen mit einem festgelegten Budget ihre Versicherten versorgen müssen. Busse et al. (Hg., 2006) gehen ebenfalls konform mit der Bedarfsdeckung als Oberziel und der bereits bekannten ökonomischen Zweck-Mittel-Rationalität. Indem Gericke et al. (2006) die ökonomischen Anreize innerhalb als auch außerhalb des Fallpauschalensystems (G-DRGs) darlegen, schaffen sie die argumentative Basis für ein Controlling, das Daten für die Entgeltverhandlungen mit den Krankenkassen bereitstellt, die Einhaltung des geplanten Case-Mix überwacht, mehrstufige Deckungsbeiträge kalkuliert, interne Leistungsverrechnung, Wirtschaftlichkeitsanalysen und Benchmarking realisiert (Fleßa & Weber 2006). Ziel ist immer, Ineffizienzen aufzuzeigen, Abgrenzungen zu einem Rentabilitätsstreben wie unter Wettbewerbsbedingungen lassen sich in dieser Auslegung des Controllingauftrages kaum ausmachen. Im Change Management schließlich geht es ebenfalls kurzfristig um Erlössteigerung und Kostensenkung, mittelfristig um effizientere Ressourcennutzung durch Abbau nicht wertschöpfender Tätigkeiten und langfristig um eine Excellence-Kultur der kontinuierlichen Verbesserung und des TQM (Schubert 2006). Wettbewerb, der statt staatlicher Planung das Steuerungsvakuum füllt, gilt als Stärkung der Effizienz durch Bereinigung ineffizienter Strukturen, wobei der Wegfall von Strukturen immer schärfer in Konflikt geraten wird zum Gebot des Versorgungsauftrages bzw. optimalen Zugangs zu medizinischen Leistungen (Gericke et al., 2006, 71). Hier liegt zumindest eine Perpetuierung des Spannungsfeldes von Ökonomie und Ökonomistik vor.

Während sich in puncto Sinn und Zweck, Wirtschaftlichkeit und Rentabilität die Positionen bei Eichhorn faktisch verschoben haben, lässt sich beim Spannungsfeld *Idealität <–> Realität* die *Änderung der Vorliebe für eine bestimmte Position über die Zeit hinweg* nachvollziehen. Dass der Dienst-, Gemeinnützigkeits- und Bedarfswirtschaftsgedanke *idealiter* die Oberhand über das individuelle Streben nach Verdienst behält (Eichhorn 1967), wird etwas später (Eichhorn 1971) realistischerweise relativiert. Die Dominanz des Dienstgedankens ist gebrochen und der Homo oeconomicus zum legitimen Verhaltensmodell geworden. In das Selbe Spannungsfeld gehört auch die Vorstellung aktiv-souveräner KundInnen <–> Passiv-abhängige PatientInnen mit eingeschränkter ‚Konsumentensouveränität'.

Insbesondere dieser letztgenannte Aspekt ist auch bei Ingruber (1994) präsent. Einerseits werden *PatientInnen* als Ausgangspunkt der Leistungserstellung in den Mittelpunkt gestellt durch ein Plädoyer für Respekt gegenüber der Individualität der einzelnen PatientInnen (Ingruber 1994, 294-299). Andererseits kommt die beschränkte Konsumentensouveränität der PatientInnen ebenfalls vor, wenn klargestellt wird, dass der einweisende bzw. behandelnde Arzt die Leistungen des Krankenhauses für PatientInnen bestimmt und die Rolle bei der Beurteilung der erbrachten Leistungen gering ist (Ingruber 1994, 31). PatientInnen haben also allenfalls die Anfangswahl ‚ihres' Haus- oder Facharztes oder gehen in Richtung ‚Selbsthilfegruppe' und ‚Selbstmedikation' (Ingruber 1994, 41f.).

Das *Spannungsfeld* zwischen Einmaligkeit und ganzheitlicher Selbstwahrnehmung der PatientInnen (Subjekt/Partnerschaftsmodell) <–> technisch-reduktionistischer Deutung durch diverse Professionisten enthält für Eichhorn die *Gefahr* von Entfremdung und Entpersönlichung der PatientInnen (Verobjektivierung/benevolenter Paternalismus). Der Grad der PatientInnenorientierung in diesem Spannungsfeld generiert sich im verantwortlichen Handeln der Entscheidungsträger im Versorgungsprozess. Für den Grad der PatientInnenorientierung ausschlaggebend ist auch die *Statik des traditionell auf einen naturwissenschaftlichen Kenntnisstand ausgerichteten Fokus der Medizin*, was einen *benevolenten Paternalismus* befördern und ein Partnerschaftsmodell behindern kann.

Bis zur ‚Entfremdung' und ‚Entpersönlichung' geht Ingruber (1994) in seiner Beziehungsbeschreibung zwar nicht explizit, er beschreibt aber klar die Ausgangslage der PatientInnen als eingeschränkt im Sinne medizinischen Laientums, mit folglich wenig Einfluss auf die Art der Leistungserbringung, in einer Situation des Leidens konfrontiert mit unbekannter Technik und „(…) einem Betriebsklima, das oftmals von ständiger Eile, Gereiztheit, Unpersönlichkeit oder Gleichgültigkeit geprägt ist" (Ingruber 1994: 294). Daher ist es kein großer gedanklicher Schritt, auch eine technisch-reduktionistische Beziehungsdefinition durch ProfessionistInnen als möglich anzunehmen.

Was für Eichhorn ein klares Gefahrenmoment enthält und auf diese Weise zu einem Spannungsfeld wird, wirkt bei Haubrock & Schär (2007a) im Verhältnis weniger ‚gespannt'. Die explizite Ausklammerung des individuellen Verhaltens potenzieller PatientInnen aus der betriebs- und volkswirtschaftlichen Perspektive weist *PatientInnen* zunächst die Rolle von Objekten, teilweise mit Werkstückcharakter zu. Die Verweise auf die zunehmende Ähnlichkeit von Krankenhäusern und Industriebetrieben (Haubrock & Schär 2007a, 29), das Gegenstand-Sein diverser gesamtgesellschaftlicher Bedarfsprognosetechniken (Haubrock & Schär 2007a, 41f.), die Bezeichnung ‚Störgröße' bei Planabweichungen, z. B. durch PatientInnenrückgang (Zapp 2007, 233), die Abhängigkeit der PatientInnen davon inwieweit Entscheidungsträger deren Ganzheitlichkeit in ihre Überlegungen einbeziehen und sich dafür verantwortlich fühlen (Schär & Reschke 2007, 150) lässt das ‚Dienstleistungsobjekt' *PatientInnen* klar hervortreten. Dass diese immer stärker als Fordernde und Mitfinanziers nicht mehr rein passive Objekte caritativer Bemühungen sein wollen (Schär & Reschke 2007, 156) wird zwar zugestanden, aber dennoch nicht als zentrales Spannungsfeld betrachtet, weil ja auf die Ansprüche der PatientInnen im Qualitäts- und Kundenmanagement speziell eingegangen werden kann. Dort hat die aktive Artikulation steigender Erwartungen durch die PatientInnen einen systematischen Ort, z. B. in regelmäßigen Kundenzufriedenheitsbefragungen (Haubrock 2007, 192ff.). Diese Haltung zeigt sich auch in Busse et al. (Hg., 2006), wenn Helmig & Graf (2006) Zufriedenheitsanalysen, TQM und die Frage der Beziehungsqualität hervorheben, eine Anpassung der Strukturen, der Managementsysteme und der Kultur an den Kunden gefordert sowie Beschwerdemanagement als Kundenbindungsstrategie verstanden wird. Was jedoch *nicht* im Gedankengang der anderen AutorInnen auftaucht, ist, dass im Prinzip auch die Messung der KundInnenbeziehung über einen ‚Customer Lifetime Value' als benevolenter Paternalismus ausgelegt werden kann. Dies allerdings aus ökonomischer Perspektive, nicht aus medizinischer, denn letztlich werden ökonomische Kenngrößen benutzt, um KundInnen zu selektieren und daran Leistungsentscheidungen zu knüpfen. An der Logik, dass von ExpertInnen für *PatientInnen* bzw. *KundInnen/BürgerInnen* entschieden wird, ändert sich nichts, die oben zitierte Abhängigkeit von der Verantwortung der Entscheidungträger bleibt bestehen.

Die Ambivalenz praktischer Situationen drückt sich bei Eichhorn in einem *Set weiterer Spannungsfelder* aus: Freiheit/Ordnung, Gleichheit/Hierarchie, Eigenständigkeit/Anpassung, Subjekt/Verobjektivierung, persönlicher Spielraum/soziale Bindung, Rationalität/Affekt als gleichzeitig zu Erreichendes in der Bedürfnisbefriedigung der PatientInnen, Sicherheit/Unsicherheit, Strukturorientierung/Prozessorientierung in einer dynamischen Umwelt, Komplexitätsreduktion als stabilisierendes Moment/Komplexitätserhöhung als veränderndes Moment (‚Paradigmenwechsel' im Management), Fachsystem/Sozialsystem in der ‚Expertenorganisation', schließlich auch Kultur-Revolution/Kultur-Evolution als divergierende Schnelligkeitsvorstellungen.

Spannungsfelder weisen bei Eichhorn auch *immanente Aspekte* auf, die sich als *Konfliktlinien* und *Wechselwirkungen* bezeichnen lassen. *Konfliktlinien* verlaufen bei Eichhorn primär *interindividuell*, d. h. Zielkonflikte sind die Regel und Unwägbarkeiten folglich nicht wegzudiskutieren. Die Krankenhausleitung ist nicht automatisch der ‚verlängerte Arm' des Trägers, sondern in der Lage, eigenständige Ziele zu definieren und zu verfolgen. Dies gilt aber auch für weitere *externe* Machtzentren bzw. Anspruchsgruppen, die als Stakeholder eigene Ziele und Interessen verfolgen, wie Krankenhausträger, Krankenkassen, niedergelassene ÄrztInnen, Rehabilitation, Altenheime, ambulante Pflege, Parteien, konfessionelle Gruppen, Massenmedien, letztlich auch PatientInnen/KundInnen als wählende BürgerInnen.

Auch bei Ingruber (1994) kommt klar heraus, dass die Kompliziertheit des Krankenhausbetriebes mit verursacht ist durch die unterschiedlichen Anspruchsgruppen und ihre heterogenen Anforderungen an das Krankenhaus, was wiederum interindividuelle (aber auch interinstitutionelle) *Konfliktlinien* zur Folge hat, z. B. zwischen Mitgliedern der kollegialen Führung, der

Ärzteschaft und dem Rechtsträger bzw. der Anstaltsleitung oder auch dem Krankenhaus und der Sozialversicherung. Dies illustriert für die österreichische Situation, was Eichhorn für die Situation in Deutschland identifiziert hat. Bei Ingruber (1994) werden Zielkonflikte und Unwägbarkeiten deutlich, agieren diverse Akteure eventuell konträr und erscheint die Einbindung der Ärzteschaft und Pflege in die wirtschaftliche Gesamtverantwortung eines Krankenhauses als zentral. Gerade letzteres ist für Eichhorn sowohl ein Mittel, den Bruch mit der Tradition des Meistersystems die Integration zu forcieren, als auch ein Mittel der *Konflikthandhabung*, z. B. wenn in einem gemeinsamen Budgetierungsprozess die Finanz- und Budgetverantwortung für die Fachabteilung (als Responsibility- oder Investment-Center betrachtet) auf die ärztliche/pflegerische Leitung übergeht.

Dass hier notwendigerweise beide Berufsgruppen anzusprechen sind, liegt auch begründet in den nicht unerheblichen Zielkonflikte zwischen der Pflege und den anderen Berufsgruppen (Reinhart & Georg 2007). Emanzipation und Neupositionierung der Pflege unter Bedingungen des Wertewandels, der Ökonomisierung und immer noch tradierter Führungs- und Verwaltungsvorstellungen führen in der Organisation zu Konflikten mit den traditionell einflussreichen Professionen ‚Medizin' und ‚Ökonomie' (Müller 2007, 560). Hier deutet sich auch eine Konfliktlinie an, die weniger an Berufsgruppen festzumachen ist, als vielmehr an der Linie zwischen Verfechtern traditioneller und nicht-traditioneller Führungsvorstellungen. Haubrock (2007) macht dies über die zunehmende Wichtigkeit umfassender Managementkonzepte deutlich, z. B. Prozessmanagement, das die bisherige Art der Führung obsolet werden lässt, da in der Funktionsgliederung ineffizientes und ineffektives Bereichsdenken sowie Partialinteressen und Spezialisierung gefördert werden.

Intraindividuelle Konfliktlinien zeigen sich bei Eichhorn nicht, wohl aber in den ‚Aspekten der Führung und des Führungsstils' bei Schär (2007b). Führungspersonen sind nicht autark zu sehen, sondern selbst wiederum Teil von Rahmenbedingungen und Zwängen, die konträr zu den persönlichen Motiven liegen können. Dadurch entstehen ‚Dilemmata' und ‚Intrarollenkonflikte', Spannungen zwischen ‚Verstand und Gefühl' und innere ‚Zwiespältigkeit' (Schär 2007b, 330).

Wechselwirkungen sind bei Eichhorn ebenfalls Bestandteil von Spannungsfeldern und in der Regel als Wenn-Dann-Beziehung konzipiert. Bei den *zentralen Beziehung* im öffentlichen Krankenhaus wird das Ergebnis der Wenn-Dann-Beziehung mit ‚Unsicherheit' betitelt: Die soziale Interaktion zwischen PatientInnen/KundInnen und Krankenhauspersonal macht die Krankenhausproduktion zu einem gesteuerten Prozess komplexer Beziehungen bei differenziertem Mitteleinsatz, wobei das Ergebnis dieses Prozesses umso unsicherer wird, je stärker ‚persönlich' die Form der Interaktion ist. Schließlich kommen in der persönlichen Interaktion die flüchtigen, subjektiven und relativen Eigenschaften des Kontaktpersonals zum Tragen, wie Zuverlässigkeit, Reagibilität, Kommunikationsfreude, Glaubwürdigkeit, Kompetenz, Höflichkeit und Verständnis.

Die Frage der Interaktionsgestaltung hat bei Eichhorn jedoch noch weiter reichende Konsequenzen, z. B. für das *ökonomische Prinzip bzw. Wirtschaftlichkeitsprinzip sowie die potenzielle Leistungsfähigkeit* des Krankenhauses. Eine stärkere Einbeziehung der PatientInnen bei Diagnostik, Therapie und Pflege macht die Krankenhausbehandlung sowohl unter psychosomatischen als auch psychosozialen Gesichtspunkten als auch im Hinblick auf eine Begrenzung des Versorgungsaufwandes effizienter. Hinzu kommt die Rolle der PatientInnen/KundInnen als BürgerInnen, die die öffentliche Diskussion um den Status des Krankenhauses mit prägen (Imagefaktor, das kritische Auge der Öffentlichkeit).

Wendepunkte und *nicht intendierte Konsequenzen*, wie sie die Heuristik aus *Kapitel 3* aufgezeigt hat, *finden sich* bei Eichhorn *nicht*, da ja gerade von der These ausgegangen wird, dass Unsicherheit bei entsprechendem Gebrauch von Instrumenten in Sicherheit übersetzbar ist, wodurch letztere beherrschbar ist und folglich kein eigenständiges Problem mehr darstellt. Diese *Vorstellung von Beherrschbarkeit per se unsicherer sozialer Interaktion* findet sich auch bei allen anderen AutorInnen wieder, insbesondere in der Absicht der Quantifizierung von Qualität, aber auch in der hinterlegten Steuerungsphilosophie einer analytisch-methodischen, gesamthaft integrierten, lückenlosen Planung, Organisation und Kontrolle. Das Streben nach Totalität, Berechenbarkeit, Integration sowie möglichst weit reichender Unsicherheitsabsorption wird auch von allen anderen AutorInnen als funktional angesehen für die ‚adäquate Führung des öffentlichen Krankenhauswesens'. Es ist und bleibt die zentrale Aufgabe des dispositiven Faktors, d. h. des Managements bzw. der Führung, die Elementarfaktoren mittels diverser Führungstechniken, wie z. B. MbO vor dem Hintergrund entsprechender Zielhierarchien, so zu kombinieren, dass ein optimales Ergebnis erreicht wird.

In puncto Qualität geht Ingruber (1994) davon aus, dass sich leistungsbezogene Qualitätsvorstellungen messen lassen, sobald Qualitätsziele und Messkriterien definiert sind. Die Ergebnisqualität wird beispielsweise über quantitative Hilfsgrößen „wie Mortalitäts- und Morbiditätsraten, Indizes über den Gesundheitszustand oder die Patientenzufriedenheit" (Ingruber 1994: 266) messbar gemacht und selbstgesetzten Standards ebenso wie von außen übernehmbaren Standards gegenübergestellt. Letztere werden auch durch Gericke et al. (2006) ins Spiel gebracht, wenn das britische Konzept der ‚clinical governance' durch jährliche Vor-Ort-Inspektionen der Commission for Health Audit and Inspection (CHAI) sowie die Veröffentlichung der Inspektionsergebnisse mit Aktionsplan der Krankenhäuser als ‚interessanter' Ansatz (auch für Deutschland) bewerten. Schließlich greift Haubrock (2007, 193ff.) ganz explizit aufgrund der Unsicherheit des Ergebnisses im Dienstleistungsprozess des Krankenhauses auf Eichhorn und dessen Messlogiken und Betrachtungen von Aufwand und erwartbaren Ergebnissen zurück.

Fazit: Die bei Eichhorn detailreich vorfindbaren Spannungsfelder lassen sich auch bei allen anderen AutorInnen rekonstruieren. Dabei wird allerdings nicht immer auch der gleiche Zuschnitt des Spannungsfeldes gewählt. So ist beispielsweise die Rationalitätsauffassung ident, die scharfe Grenzziehung zur finanzwirtschaftlichen Größe der Rentabilität wird von den anderen AutorInnen aber nicht mitvollzogen. Ähnlich verhält es sich mit der ‚Verobjektivierung' der *PatientInnen*, die einerseits zugestanden wird, deren Gefahrenmoment aber gleichzeitig als wenig dramatisch eingestuft wird. Damit bleibt das ‚Dienstleistungsobjekt' *PatientInnen* trotz Zufriedenheitsbefragungen ein Objekt der ‚Customer Lifetime Value'-Bewirtschaftung in Abhängigkeit von der Verantwortung der Entscheidungträger im Dienstleister öffentliches Krankenhaus. Etwas provokant formuliert fehlt es hier den anderen AutorInnen an Durchdringungstiefe. In puncto *Konfliktlinien* hingegen ist das anders. Hier werden zwar die *interindividuellen* Konfliktlinien Eichhorns bestätigt, es zeigt sich aber darüber hinaus auch eine *intraindividuelle* Konfliktlinie bei Führungskräften, die Eichhorns Ausführungen wesentlich ergänzt. In der Vorstellung, die Unsicherheit als Ergebnis von Wechselwirkungen systematisch beherrschen zu wollen und zu können, treffen sich die Logik von Eichhorn und die der anderen AutorInnen wieder ohne große Differenz.

Generelleres Fazit

Auch mit Blick auf die *Spezifika und Charakteristika* ist offensichtlich, dass die anderen AutorInnen in ihren jeweiligen Konzeptionen inhaltlich weitgehend konform gehen mit Eichhorns Konzeption. Dabei wird der hohe Grad an Elaboriertheit auch in der Konzeption von Eichhorn von den anderen AutorInnen nicht immer erreicht, was andererseits aber nicht heißt, dass die anderen AutorInnen in Teilaspekten nicht auch zur inhaltlichen Ergänzung der Konzeption Eichhorns beitragen.

4.2.3 Die empirisch gewonnene Heuristik in Differenz zur konzeptionellen ‚Mainstream-Perspektive'

Dieses Teilkapitel betrachtet mögliche *Differenzen* zwischen der Heuristik aus *Kapitel 3*, die das öffentliche Krankenhaus aus der empirischen Binnen- und Außenperspektive zeigt, und dem zuvor als homogen herausgearbeiteten ‚Mainstream' in der Literatur zur Krankenhausbetriebslehre bzw. zum Krankenhausmanagement. Bezogen wird dieser Abgleich auf die zehn *Spezifika* und ihre jeweiligen *Charakteristika*. Dazu wird Spezifikum für Spezifikum tabellarisch gegenübergestellt und Differierendes anschließend kommentiert. Die zuvor herausgearbeiteten Tabellen bieten dafür die Basis, wobei diese Basis-Tabellen hier teilweise in sich leicht umgruppiert werden, um mögliche Differenzen in der Gegenüberstellung leichter erkennbar zu machen. Die Farbgebung der Basis-Tabellen mit teils grau unterlegten Textpassagen wird beibehalten, um die Information über die Dynamik innerhalb der beiden Perspektiven weiterhin nutzen zu können. Grau Unterlegtes stellt in der linken Spalte die ergänzende empirische *Außen*perspektive zur *Binnen*perspektive der eigenen Einzelfallstudie dar, in der rechten Spalte verdeutlicht es die Entwicklung in Eichhorns Konzeption sowie die oben genannten marginalen Ergänzungen durch andere AutorInnen des konzeptionellen ‚Mainstream'.

PatientInnen

Das öffentliche Krankenhaus: PatientInnen/KundInnen/BürgerInnen aus	
empirischer Binnen- und Außenperspektive	konzeptioneller Mainstream-Perspektive (Krankenhausbetriebslehre/-management)
<ul><li>Zentrale Anspruchsgruppe (Stakeholder), was einerseits PatientInnenzentriertheit von Aufnahme bis Entlassung und darüber hinaus auch im exramuralen Bereich erfordert, und andererseits zu berücksichtigen hat, dass dieser Stakeholder in sich heterogen ist wegen diverser Krankheitsbilder und persönlicher Erwartungshaltungen;</li><li>Gefahr serviceorientierter Selbstausbeutung der Pflege, daher PatientInnen nicht KundInnen. Gleichzeitig wird im Kontext patientInnenzentrierter Kulturrhetorik eine positive Konnotation von ‚Service am Kunden' angestrebt.</li></ul>	<ul><li>Ausgangspunkt der Leistungserstellung (Humanfaktor, jede(r) PatientIn ist anders bzw. einmalig im Persönlichkeits- und Krankheitsartenmuster), denn PatientInnen/KundInnen/BürgerInnen generieren den Bedarf an den Dienstleistungen des öffentlichen Krankenhauses, wobei Dienstleistung gekennzeichnet ist durch Immaterialität, mangelnde Speicherbarkeit, hohe Arbeitsintensität, Kundenpräsenz sowie Erstellung und der Absatz der Dienstleistung ‚uno actu'.</li></ul>
<ul><li></li></ul>	<ul><li>Artikulieren ihre Erwartungen, die im Zuge allgemeiner Lebensstandardverbesserungen</li></ul>

	beständig steigen, an den Ablauf im Krankenhaus zunehmend als aktiv-souveräne KundInnen, informieren sich über Internet und Online-Dienste, organisieren sich in Selbsthilfegruppen und wollen als ‚mündige' PatientInnen mit Hilfe der ÄrztInnen selbst nach Maßgabe ihrer eigenen Werte und Rationalität entscheiden. Ihr Wille gesund zu werden und ihre aktive Unterstützung der Therapiemaßnahmen sowie eine zunehmende finanzielle Selbstbeteiligung sind/werden unverzichtbarer Teil der Leistungserstellung.
Mehrfach prekäre, riskante Lage: • Natur von Krankheit/Verletzung; • Verlust des Persönlichen in Pflege unter Zeitdruck, (möglicherweise existenzgefährdende) Fehler aufgrund verstärkter Belastung des Personals; • medizinisches Laientum und Wissensasymmetrie (Nichtbeurteilen können von Wirkstoffkombinationen und so genannter ‚medizinischer Notwendigkeit'); • Gefühl von Selbstbestimmung; • ‚ÄrztInnenruf' als Wirkungsvermutung, mediale Vermittlung der ÄrztInnenqualität; • divergierende Grade der Aufmerksamkeit des Personals von unumwunden über stark kontext- bzw. stakeholderbezogen bis zu grenzziehend bei drohender Selbstausbeutung, mögliches Opfer ‚ausrastender' MitarbeiterInnen; • dem generellen Spannungsfeld und Rahmenbedingungen ausgeliefert (‚weiche' Rationierung, ‚Verschiebebahnhof'), Teil einer demographischen Entwicklung und gesellschaftlichen Diskussion, deren Ausgang ungewiss ist; • betriebswirtschaftlicher Produktionsfaktor; • bei Nischenstrategie (des Krankenhauses im regionalen Kontext gesehen) eventuell dequalifizierte und dadurch demotivierte Pflege und Ärzteschaft.	• Die ‚Konsumentensouveränität' beschränkt sich im Prinzip auf die Anfangsentscheidung, einen Arzt zu konsultieren, danach bestimmt der Arzt den Bedarf (benevolenter Paternalismus), was das Spannungsfeld Subjekt versus Verobjektivierung schärfer hervortreten lässt.
•	• Typologisierung nach Akutkranken, Langzeitkranken und Chronischkranken, wobei eine alters- und geschlechtsspezifische Morbidität allen drei Krankheitsgruppen zuzuordnen sind.

Tabelle 27: Empirie vs. konzeptioneller ‚Mainstream' – PatientInnen / KundInnen / BürgerInnen

Zunächst fällt bei einer Betrachtung der empirischen Seite eine *innere Bewegung* auf, die als Annäherung an den Kundenbegriff interpretiert werden kann. In der eigenen Einzelfallstudie war noch eine Position der Unterscheidung von PatientInnen und KundInnen auszumachen, um die Selbstausbeutung des Personals gegenüber einer in ihrer Anspruchshaltung ‚fordernden Kundschaft' nicht zu befördern – zumindest als Einzelmeinung; der Kundenbegriff wird von den anderen InterviewpartnerInnen gar nicht benutzt. Die empirischen Studien anderer OrganisationsforscherInnen sehen diese Trennung immer weniger aufrecht – insbesondere dadurch, dass im Kontext patientInnenzentrierter Kulturrhetorik eine *positive Konnotation von ‚Service am Kunden'* angestrebt wird. Dies kann als begriffliche Annäherung an den konzeptionellen ‚Mainstream' und seine Betonung der Dienstleistung am Kunden interpretiert werden. Differenzen ergeben sich aus dem Abgleich der beiden Spalten in dreierlei Hinsicht:

- Woran sich die empirische Seite annähert, die Sichtweise von PatientInnen als KundInnen, ist auf der konzeptionellen Seite bereits erheblich ausgeprägter charakterisiert. Die ‚Rolle' von ‚mündigen' PatientInnen/KundInnen/BürgerInnen wird klar definiert: aktiv-souverän, informiert (Internet, Online-Dienste), organisiert (Selbsthilfegruppen), Wille zur Entscheidung nach Maßgabe ihrer eigenen Werte und Rationalität, Wille zur Gesundwerdung, aktive Unterstützung der Therapiemaßnahmen, finanzielle Selbstbeteiligung. Dieses Idealbild steht einerseit innerhalb der Konzeption im Spannungsverhältnis mit der ebenfalls vorfindbaren eingeschränkten Konsumentensouveränität. Andererseits hat sie kein wirkliches Pendant auf der empirischen Seite. Stattdessen wird
- auf der empirischen Seite detailliertest die mehrfach prekäre und riskante Lage der PatientInnen aufgezeigt, die sich ergibt aus Aspekten der Krankheit selbst, der Art der Organisiertheit des Heilen und Pflegens, der Wissensasymmetrie und einseitigen Abhängigkeit vom Personal, der Demographie und der Ökonomisierung (inklusive Rationierungspraktiken) bzw. aus strategischen Managemententscheidungen im regionalen Kontext. Dieses Eingehen auf die Lage der PatientInnen hat wiederum kein wirkliches Pendant auf der konzeptionellen Seite.
- Schließlich bietet die konzeptionelle Seite Typologien als Ordnungsschemata, die allerdings weder auf der konzeptionellen Ebene selbst, noch auf der empirischen Seite große Konsequenzen zeitigen. Hier scheint eher einem Ordnungsprinzip Genüge getan.

Die gegenseitigen *‚Leerfelder' verdienen Aufmerksamkeit*. Sie vermitteln zwei Sichtweisen auf den zentralen Stakeholder, die unterschiedlicher nicht sein könnten. Dies ist insofern bedenkenswert, als von einer konzeptionellen Erfassung des Krankenhauses als Dienstleister für PatientInnen/KundInnen/BürgerInnen auch eine umfassende Konzeptualisierung von deren prekärer Lage zu erwarten gewesen wäre – zumindest mehr als das Idealbild aktiv-souveräner KundInnen. Dieses wirkt angesichts der empirischen Perspektive eher wie ein positives Zerrbild, das auf eine Teilmenge des zentralen Stakeholders zutrifft, dabei aber nicht mehr betrachtet, welche weiteren möglichen Zustände in dieser Fokussierung ausgeklammert bleiben.

Sinn und Zweck

Das öffentliche Krankenhaus: *Sinn und Zweck* aus	
empirischer *Binnen-* und *Außen*perspektive	konzeptioneller Mainstream-Perspektive (Krankenhausbetriebslehre/-management)
▪ Humanität als oberstes Gebot und *Sinn* sowie humane Behandlung gemäß PatientInnenwillen als *Zweck*.	▪ *Erkennen, Heilen, Bessern* oder *Lindern von Krankheiten, Leiden* oder *Körperschäden* der *PatientInnen* im Krankenhaus.
▪ *Kein Fertigungsbetrieb*, sondern dauerhafte Erfüllung der ‚sozialen und humanitären Aufgabe' (Kontrahierungszwang).	▪ *Dienstleistungsbetrieb* für den *Bedarf* der Bevölkerung (einer bestimmten Versorgungsregion), begründet in gesellschaftlichen, sozialen Werten der Caritas, Humanitas und des Bedachtseins auf das Gesamtwohl der Gesellschaft.
▪ Wohlergehen von MitarbeiterInnen und weiteren Stakeholdern als Kontext.	▪
▪ Möglicher *Sinnverlust*.	▪

Tabelle 28: Empirie vs. konzeptioneller ‚Mainstream' – Sinn & Zweck

Auffällig an dieser Gegenüberstellung ist vor allem der *Gleichklang* in den humanitären ‚Grundfesten' *bei gleichzeitiger Differenz* in der Einschätzung ihrer Relevanz für MitarbeiterInnen und weitere Stakeholder als auch bezüglich einer möglichen Erosion von Sinn und Zweck. In der empirischen Perspektive ist die Betrachtung der MitarbeiterInneneite nur konsequent angesichts des Abhängigkeitsverhältnisses der PatientInnen. Eine mögliche Erosion der ‚Grundfesten' durch Sinnverlust erscheint als plausibles Gefahrenszenario angesichts der Aspekte, die die mehrfach prekäre riskante Lage der PatientInnen ausmachen. Da diese Aspekte in der konzeptionellen Perspektive jedoch eine ‚Leerstelle' sind, ist auch die Nicht-Konzeptualisierung von möglichem Sinnverlust keine Überraschung und vermehrt die Zahl konzeptioneller ‚Leerstellen'.

Gesellschaftlicher und sozialer Kontext

Das öffentliche Krankenhaus: Gesellschaftlicher und sozialer Kontext aus	
empirischer *Binnen-* und *Außen*perspektive	konzeptioneller Mainstream-Perspektive (Krankenhausbetriebslehre/-management)
Einflussfaktoren in der Wirkrichtung von Kontext zu Organisation: ▪ Humanität als oberstes Gebot (Norm), internalisiert als sozialer Umgangsstil sowie geistige Einstellung der Tradition des Landes entsprechend als kulturell-geschichtlicher Hintergrund in der täglichen Pflegearbeit. ▪ Demographische Entwicklung und ihre Kostenkonsequenzen. ▪ Ärztemarkt erfordert konkurrenzfähige Gehaltsschemata und Arbeitsbedingungen, um als Arbeitgeber attraktiv zu sein. ▪ Technologie als Treiber von Veränderung, z.	*Einflussfaktoren in der Wirkrichtung von Kontext zu Organisation:* ▪ Bedarfswirtschaftliche Dienstleistung ist begründet in gesellschaftlichen, sozialen Werten der Caritas, Humanitas und des Bedachtseins auf das Gesamtwohl der Gesellschaft. ▪ Unsere Wirtschaftsordnung unterstützt gegenüber dieser besonderen gesellschaftlich-sozialen Verantwortung (der Betriebsführung) das persönliche Streben nach Verdienst und Homo-oeconomicus-Verhalten individuell wie institutionell, was

B. Computernutzung; medizintechnische Ausstattung und regionalweite Netzwerkbildung. • Aktuelles, generelles Spannungsfeld des Gesundheitswesens zwischen Sparökonomie und ‚kostengünstiger' Leistungserstellung ohne Qualitätseinbußen; unter Kontrahierungszwang erstelltes öffentliches Gut unter Maßgabe möglichst keiner Verschwendung mit Balance von Kosten und Leistung bzw. Beachtung von Kriterien, die sich nicht in den Zahlen finden; Management-Diskurs. • Gesundheitspolitik/staatliche Administration inklusive Pflegeschule legen Standards, Benchmarks, Prozeduren sowie Gesetze fest (Pflegeminuten, Dokumentationspflichten) mit starken Konsequenzen für interne operative Abläufe der Pflege; Großgeräteplan definiert Spezialisierungs- bzw. Innovationsspielraum; LKF ändert ökonomisches Anreizsystem. • Spezifische Rolle als Bezirkskrankenhauses in der regionalen Versorgungslandschaft mit PatientInnenorientierung als Alleinstellungsmerkmal und Rückmeldung der Zufriedenheit externer Stakeholder. • Mediale Vermittlung der ÄrztInnenqualität und von Prestigeobjekten.	sich auch in einem krankenhausinternen Wertewandel von der Dienstgemeinschaft zur Tarifgemeinschaft ausdrückt. • Eine aus Organisationssicht bestehende Umweltdynamik enthält Auslöser organisationaler Veränderung: • Medizin, Medizintechnik (OP-Roboter), allgemeine Technik (EDV, Internet- und Online-Dienste), HTA, • Arbeitsintensivierung, Arbeitsteilung und zunehmende Interdependenz der Einzelleistungen (intramural und extramural), letzteres einhergehend mit erhöhter Vernetzung (24-Stundendienst, ÄrztInnenhäuser, Telemedizin) und Managed Care-Strategien, • allgemeine Lebensstandardverbesserungen, veränderte alters- und geschlechtsbedingte Morbidität und erhöhte Erwartungen an das Krankenhaus und die vor- und nachgelagerten Dienste (z. B. Hauskrankenpflege, Hospizdienste) bei gleichzeitig negativer Einnahmenentwicklung, was wiederum eine Ökonomisierung der Krankenhauswirtschaft und eine stärker evidenzbasierte Medizin befördert, • Vorstellungen Betroffener bzw. Beteiligter darüber, wie Organisationen zu führen sind, auch im Sinne eines Gleichgewichts von Ökonomie, Ökologie und Hygiene, ein ‚kritisches Auge' der Öffentlichkeit sowie ein gewandeltes Selbstverständnis der Mehrzahl der PatientInnen von einer passiven Laienrolle hin zu interessierten, informierten Subjekten, die Therapiemaßnahmen aktiv unterstützen und sich in Selbsthilfegruppen organisieren (Partnerschaftsmodell), • Paradigmenwechsel in der Organisations- und Managementphilosophie zugunsten integrativer Konzepte, die sowohl Komplexitätserhöhung als auch Komplexitätsreduzierung zu steuern zulassen (St. Galler Managementmodell der 1990er Jahre, TQM-Ansatz, Business Process Reengineering, Profit-Center als Investmentcenter) und die Wertschöpfungskette intra- und interorganisational verstehen (Krankenhausnetzwerke bzw. -verbünde, Praxisnetze und sektorübergreifende Vernetzung im Sinne einer Integrationsversorgung), • eine staatliche Administration, die durch

	Ausfallen marktlicher Steuerungsmechanismen staatliche Rahmenplanung, behördliche Aufsicht, Preisvorgaben, Qualitätsstandards und weitere Normierungen einerseits als gerechtfertigt ansieht, andererseits aber auch eine zunehmend wettbewerbsstärkende bzw. marktwirtschaftlich orientierte Ordnungspolitik betreibt, was eine Kehrtwende in der Finanzierung (Fallpauschalen), Aufwertung der Versorgung im ambulanten Bereich und Bettenreduktion sowie Zentralisierung im vollstationären Bereich, mehr private Anbieter und Kapitalmarktinvestmentstrukturen im Wettbewerb um Preis und Qualität sowie folglich erhöhter wirtschaftlicher Druck, machtvollere Krankenkassen (Einkaufsmanagement), steigende Selbstbehalte für die PatientInnen bedeutet, • eigenständige Interessen/Ziele externer Machtzentren bzw. Anspruchsgruppen (stakeholder) wie Krankenhausträger, Krankenkassen, niedergelassene ÄrztInnen, Parteien, konfessionelle Gruppen, Massenmedien, PatientInnen/KundInnen bzw. BürgerInnen, • Die Statik unveränderlicher Traditionen, beispielsweise der traditionell auf einen naturwissenschaftlichen Kenntnisstand und einen benevolenten Paternalismus ausgerichtete Fokus der Medizin ‚im Interesse der PatientInnen', obwohl ein ‚Partnerschaftsmodell' den Interessen der PatientInnen eventuell dienlicher ist, weswegen statische Tradition und Umweltdynamik in Konflikt geraten.
Einflussfaktoren in der Wirkrichtung von Organisation zu Kontext: • Spezifische Rolle in der regionalen Versorgungslandschaft als Kompetenzzentrum bei Schmerztherapie mit extramural orientiertem Wissenstransfer in niedergelassenen Bereich, aber auch als regional wichtiger Arbeitgeber. • Gesundheitspolitik/staatliche Administration als Ansatzpunkt für Unterstützung systematisch betriebener OE in den Krankenhäusern Österreichs; als Adressat der Forderungen der Arbeitsgemeinschaft der Pflegedirektoren; als Adressat der Aufforderung zur Sicherung der Versorgung nahe an PatientInnen. • Gesamtgesellschaft bzw. Öffentlichkeit als	*Einflussfaktoren in der Wirkrichtung von Organisation zu Kontext:* • Wird der Organisationsbegriff weit gefasst, kann ‚adäquate Betriebsführung' gleichgesetzt werden mit ‚adäquater Führung des öffentlichen Krankenhauswesens', d. h. auch auf gesamtgesellschaftlicher Ebene des Krankenhauswesens ist die bei Management und Führung hinterlegte Steuerungsphilosophie einer analytisch-methodischen, gesamthaft integrierten, lückenlosen Planung, Organisation und Kontrolle, und ein Streben nach Totalität, Berechenbarkeit, Integration sowie möglichst weit reichender Unsicherheitsabsorption funktional.

Adressat von Kosteninformationen aus dem öffentlichen Krankenhaus.	▪ ‚Proaktives Management', das mit dem Krankenhausträger seine Kompetenzen abklärt, professionell in allen Berufsgruppen geleistet wird, beim Personalmanagement die Herausforderungen neuer Technologien einbezieht, Aufbau- und Ablauforganisation an KundInnen orientiert sowie strategisches Management zur Sicherung langfristig wirksamer Erfolgspotenziale als Gegenstück zu einem kurzfristig-verwalterischen Vollzugsdenken betreibt. Letzteres kann konkretisiert werden als strategische Positionierung (Beschränkung auf Kernkompetenzen, Aktivitäten im Wellnessbereich, Rolle eines regional integrierten Gesundheitszentrums) sowie aktives Marketing im Wettbewerbsumfeld.

Tabelle 29: Empirie vs. konzeptioneller ‚Mainstream' – Gesellschaftlicher & sozialer Kontext

Was die beiden Perspektiven zunächst verbindet ist die *weniger starke Ausprägung* bei den Einflussfaktoren in der Wirkrichtung von *Organisation zu Kontext* als in der umgekehrten Richtung. Dem scheint die gemeinsame Annahme zu Grunde zu liegen, dass die Kontextfaktoren wirkmächtig und daher detailliert zu betrachten sind, während in der umgekehrten Richtung die Beeinflussbarkeit des Kontextes durch die Organisation enden wollend ist. Interessant ist angesichts dieser identen Ausgangslage die *Differenz in der Konsequenz*, die aus dieser Einschätzung gezogen wird. Auf der empirischen Seite wird *trotz* des Bewusstseins, dass einem einzelnen Bezirkskrankenhaus keine herausragende institutionelle Stellung eignet, die großen politischen Einfluss garantiert, dennoch versucht, die eigenen Anliegen auf drei Ebenen zu positionieren: Region, Landes-/Bundesadministration bzw. Landes-/Bundespolitik im Gesundheitswesen Österreichs[107] und Gesellschaft im allgemeinen.

Demgegenüber wirkt die konzeptionelle Perspektive insofern selbstbeschränkt, als sie sich rein um die Positionierung des eigenen Betriebes in der Region bzw. im Wettbewerbsfeld kümmert (Beschränkung auf Kernkompetenzen, aktives Marketing) und dabei keinerlei gesellschaftlicher bzw. gesundheitspolitischer Bezug vorhanden ist – wenn man von der sehr allgemeinen Aussage eines Bedenkensollens des ‚Gesamtwohles der Gesellschaft' einmal absieht. Der Dienstleistungsbetrieb ‚öffentliches Krankenhaus' kommt somit weitgehend ohne eigenmotivierten Bezug auf die Öffentlichkeit aus. Es dominiert vielmehr die Vorstellung, dass die Rahmenbedingungen nicht als zu verändernde Bedingungen zu betrachten sind, sondern dass eine Adaption an diese Rahmenbedingungen zu erfolgen hat. Innerhalb dieser Rahmenbedingungen ist dann zwar ‚pro-aktives' Managen gefragt, aber nicht, um die Rahmenbedingungen selbst zu verändern. Dies ist konsistent mit der Vorstellung, dass auf der einzelbetrieblichen Ebene genau so wie auf der gesamtgesellschaftlichen Ebene des Krankenhauswesens die bei *Management und Führung* hinterlegte *Steuerungsphilosophie* einer analytisch-methodischen, gesamthaft integrierten, lückenlosen Planung, Organisation und Kontrolle, und ein Streben nach Totalität, Berechenbarkeit, Integration sowie möglichst weit reichender Unsicherheitsabsorption funktional und damit opportun ist. Diese universelle Vorstellung impliziert, dass sich das einzelne öffentliche Krankenhaus immer als durch die nächsthöhere Ebene ‚geführte' Organi-

---

[107] Hier ist daran zu erinnern, dass die Pflegedirektorin auch Nationalrätin war zum Zeitpunkt der Interviews.

sation versteht, was wiederum die passive Haltung zur Folge hat, die gerade in puncto Gesellschafts- und Öffentlichkeitsbezug rekonstruiert wurde.

Was die *Einflussfaktoren* in der *Wirkrichtung* von *Kontext zu Organisation* anlangt, so zeigt die empirische Perspektive bereits ein breit gefächertes Set an Aspekten auf, das von humanitärem Gebot und kulturell-geschichtlich gewachsenen Traditionen über allgemeine Parameter wie Demographie, ÄrztInnenmarkt, Technologie, den Spannungsfeldern des Gesundheitswesens und gesundheitspolitische Maßnahmen bis hin zur Rollenfindung des Bezirkskrankenhauses in der Region und deren medialer Vermittlung reicht. Im Abgleich mit der konzeptionellen Perspektive zeigt sich einerseits eine große Deckungsgleichheit, z. B. bei den Faktoren der Technologie, den politisch zu handhabenden Spannungsfeldern als auch bei administrativ gesetzten Maßnahmen. Andererseits zeigt die konzeptionelle Perspektive mehr Faktoren auf und rückt damit Aspekte in den Vordergrund, die so bislang auf der empirischen Seite noch nicht in dieser Klarheit ersichtlich waren: Kosten-Nutzen-Abwägungen bei neuen Technologien, zunehmende Vernetzung intra- und extramural, die Bandbreite an einfließenden Managementdiskursen und die Zunahmen integrierender Sichtweise, das ‚kritische Auge' der Öffentlichkeit als auch immer stärker eine marktwirtschaftlich orientierte Ordnungspolitik, die Zentralisierung und Kapitalmarktinvestments fördert. Dies macht die konzeptionelle ‚Mainstream'-Perspektive zu einer veritablen Heuristik, worauf aus empirischer Perspektive zu achten sinnvoll wäre, wenn z. B. die Wirkung von Managementdiskursen über die rhetorische Ebene hinaus untersucht werden wollte.

Struktur und Prozess

Das öffentliche Krankenhaus: *Struktur und Prozess* aus	
empirischer *Binnen-* und *Außen*perspektive	konzeptioneller Mainstream-Perspektive (Krankenhausbetriebslehre/-management)
▪ Krankenhaus als *Ort und zu gestaltender Raum (Struktur)*, an dem zwischen Aufnahme und Entlassung ein *Behandlungs-* bzw. *Pflegeprozess* mit hohem *Komplexitätsgrad* stattfindet.	▪
▪ Ergebnis hängt eng mit *Struktur und Prozess der Organisation/des Organisierens* zusammen; einseitige Entwicklung von Struktur oder Prozess führen kaum zu höherer Produktivität und besseren Ergebnissen; stark *hierarchiegewohntes* Arbeiten der ÄrztInnen behindert interdisziplinäre OE-Prozesse und den Informationsfluss.	▪ Nach Funktionen statt Berufsgruppen aufgeteilte, zentralistische Leitung, führt über MbO; eine in diesem Sinn funktionale kooperativ-demokratische Leitungsstruktur stellt weder die Hierarchie als solche in Frage, noch die Macht der oberen Instanz darüber zu entscheiden, wer in Entscheidungspositionen kommt. Dies zeigt sich auch in der Präferenz, den Bottom-up-Ansatz durch einen ‚übergestülpten' Top-down-Ansatz für ganzheitliches, umfassendes Krankenhaus(qualitäts)management zu ergänzen.
▪ *Reorganisation von Struktur und Prozess*, speziell die Einführung *neuer Kontrollregimes*, neuer Kommunikations- und Informationstechnologien, erlauben es, Verantwortlichkeiten neu einzuteilen und bislang Unkontrolliertes	▪ Notwendig ist mehr ‚Zwangsläufigkeit' im Sinne eines *unendlichen Regelkreises* von klarer Zielsetzung, straffer, analytischer und gesamthaft integrierter Planung, vollziehender Organisation und abweichungsorientierter

managebar zu machen.	Kontrolle. *Rationalisierung* ist der permanente Prozess der Etablierung dieser ‚kybernetischen' Regelkreisstruktur.
▪	▪ Das sozial-technische System ist die stabile Struktur, in der die dynamischen Betriebsprozesse eingebettet sind. Ohne *Strukturdominanz* herrscht suboptimale Improvisation vor. Arbeitsablaufplanung, also die Prozessstrukturierung und –koordinierung, ist die schwierigste Planungsaufgabe im öffentlichen Krankenhaus, die folglich auch am wenigsten Improvisation verträgt. Dieser bis weit in die 1980er Jahre dominierenden Auffassung wird ab den 1990er Jahren entgegengehalten, dass aufbauorganisatorisch dominiertes Denken vorteilhaft war in ruhigen und überschaubaren Umwelten, dass in komplexen Umwelten mit hoher Dynamik jedoch das ‚Primat' der Prozessorganisation zweckdienlicher ist, auch wenn Krankenhausproduktion als persönlich-interaktiver, offener, komplexer Prozess mit differenziertem Mitteleinsatz im Ergebnis unsicher ist. Methodisch gestaltet wird die *Versorgungsprozessorientierung* durch ‚Business Process Reengineering', Beseitigung von Blindleistungen, Selbstcontrolling, Abrücken vom Fachabteilungsprinzip und Schnittstellenüberwindung sowie ‚Training-on-the-job', um Wertschöpfungskettendenken projekt- und arbeitsplatz bezogen zu vermitteln (Personalentwicklungsmaßnahme).
▪	▪ Diese Prozessualisierung vollzieht sich auch im Qualitätsmanagement, das nicht länger auf objektive, absolute Werte und Standards industrieller Qualitätsmanagementkonzepte reduziert wird, sondern auch die subjektiven und relativen Merkmale der persönlichen Beziehung zwischen Krankenhauspersonal und PatientInnen einbezieht (Interaktionskompetenz des Personals als Schlüssel).
▪	▪ Eine Strukturkrise besteht auch wegen der ‚Versäulung' des Gesundheitswesens, die Ineffizienz und Ineffektivität systematisch fördert, wobei die Säulen durch Krankenhausnetzwerke, Praxisnetze, sektorübergreifende Vernetzung (Integrationsversorgung) und Managed Care-Ansätze durchlässiger gemacht werden sollen.
▪	▪ *Typologisierung* des Krankenhauses nach

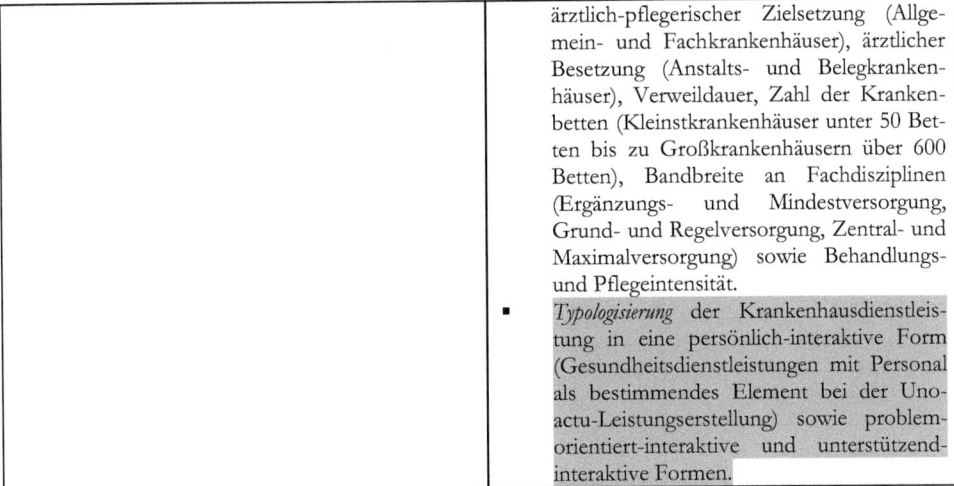

Tabelle 30: Empirie vs. konzeptioneller ‚Mainstream' – Struktur & Prozess

Das etwas abstrakt anmutende Spezifikum Struktur und Prozess wird aus der empirischen Perspektive heraus vor allem als Problem gleichgewichtiger Entwicklung interpretiert, da das Ergebnis von Struktur und Prozess gleichermaßen abhängt. Dass dieser Zustand aus der empirischen Perspektive als fragil eingestuft wird, zeigt sich an den Konsequenzen, wenn ein Faktor überbetont wird: Stark *hierarchiegewohntes* Arbeiten der ÄrztInnen, also die einseitige Betonung von Struktur, behindert interdisziplinäre OE-Prozesse und den Informationsfluss. Obwohl Struktur und Prozess als Spezifikum schon alles zu umfassen scheint, kann gleichzeitig aber auch davon ausgegangen werden, dass es in der Organisation immer Strukturen und Prozesse geben wird, die bislang unkontrolliert und nicht gemanagt waren, und die erst durch Re-Organisation und neue Kontrollregimes dem Management zugänglich werden. Diese Auffassung ist idealistisch und realistisch zugleich. Sie hält das Ideal aufrecht, dass das Management in seiner Steuerungsabsicht mittels Reorganisation, Einführung neuer Kontrollregimes, Nutzung neuer Kommunikations- und Informationstechnologien sowie Neueinteilung von Verantwortlichkeiten bislang Unkontrolliertes managebar machen soll und auch kann. Aber, diese Absichtserklärung klingt vor allem *prozessual*, so als wäre dieser Zustand an Totalität nie wirklich endgültig erreichbar.

Die konzeptionelle Mainstream-Perspektive ist demgegenüber eher als *linear idealistisch* zu bezeichnen. Zwar ist auch in der konzeptionellen Perspektive klargestellt, dass der Stellenwert der Prozessorganisation gestiegen ist, weil dadurch Situationen handhabbar werden, deren Kompliziertheitsgrad nach einer prozessualen Sichtweise verlangt. In diesem Sinn ist die Strukturkrise aber auch beantwortet. In der Folge geht es nur noch um die Identifikation dessen, was die mehr oder weniger komplizierte Situation managementtechnisch erfordert: mehr Struktur oder mehr Prozess. Darin zeichnet sich kein Platz für Unkontrolliertes ab und Totalität wird letztlich nicht nur für erstrebenswert, sondern mittels ‚übergestülpter' integrativer Top-down-Ansätze auch für machbar und konservierbar erachtet. Eine Kritik der Effekte stark hierarchiegewohnten Arbeitens wie in der empirischen Perspektive ist somit von vornherein obsolet. Schließlich findet sich Strukturverliebtheit in den obligaten Typologisierungen.

MitarbeiterInnen

Das öffentliche Krankenhaus: *MitarbeiterInnen* aus	
empirischer *Binnen-* und *Außen*perspektive	konzeptioneller Mainstream-Perspektive (Krankenhausbetriebslehre/-management)
▪ *Ambivalentes Verhaltensrepertoire*; *fürsorglich-stellvertretende* Abwehr einer Negativentwicklung für PatientInnen; Wille zum Einbringen des eigenen *Ideenreichtums* und zur positiven Nutzung von *individuellem Handlungsspielraum*; hoher Identifikationsgrad von 80% mit dem Haus; ‚Gratwanderung' Service/Pflege; mögliches *verschwenderisches* Verhalten; *Mobbing*, demotiviert-resignatives, grenzwertiges Dahinschreiten.	▪ Interpretative ‚Pendelbewegungen' im Zeitablauf: 1967 behält der Dienst-, Gemeinnützigkeits- und Bedarfswirtschaftsgedanke noch die Oberhand über das individuelle Streben nach Verdienst –> 1971 gilt die *Dominanz des Dienstgedankens gebrochen*, der Homo oeconomicus ist legitimes Verhaltensmodell und das gesamtbetriebliche Wirtschaftlichkeitsoptimum kann somit unterlaufen werden. Ein *caritativer Dienstgedanke ist nicht bei jedem Organisationsmitglied zu jeder Zeit in gleich hohem Ausmaß zu erwarten*, so dass sich *MitarbeiterInnen* sowohl im Sinne eines caritativen Dienstgedankens als auch im Sinne einer individuellen Nutzenoptimierung verhalten. Die Existenz sicherer, bürokratischer Strukturen kann auf Seite der MitarbeiterInnen ‚gewisse Bequemlichkeiten' fördern und die Motivation sinken lassen –> 1997: MitarbeiterInnen wollen immer ihr Bestes geben, wenn sie die Gelegenheit dazu bekommen. –> 2001: MitarbeiterInnen arbeiten und leben heute eher nach den Regeln einer Tarifgemeinschaft als einer Dienstgemeinschaft.
▪ *Mehrfach prekäre, riskante Lage*: Gefährdung der *eigenen Gesundheit* (Psychosomatik in der Onkologie, Fehler, eingesparte Sicherheitsmaßnahmen), *Burnout*, steigender Druck am Arbeitsplatz und im Privaten; bei Nischenbildung mögliche Dequalifikation bei Pflege und Ärzteschaft.	▪
▪	▪ Unabhängig vom gerade aktuellen MitarbeiterInnenbild gilt die Maxime eines wirtschaftlich optimalen Einsatzes des Produktivfaktors Arbeit in der sozialen Interaktion mit PatientInnen/KundInnen.
▪	▪ In quantitativen Unterzielen liegt ein *disziplinierender* Effekt für individuelle Nutzenoptimierer, da es nicht mehr opportun ist, Autonomie durch Vorschieben nicht näher fassbarer ‚Qualitätsargumente' zu erhalten. Gerade im Qualitätsbereich hält Operationalisierung und Quantifizierung den Bereich des Intransparenten möglichst klein.
▪	▪ Einerseits ist die Beteiligung der von Umsetzungsentscheidungen Betroffenen not-

		wendig, wenn es auch bei straffer Planung, Organisation und Kontrolle zu einer effizienten Verhaltensweise und zu wirtschaftlicher Zielrealisation kommen soll. Andererseits ist die *Partizipation* bzw. ein *Empowerment* der Beteiligten/Betroffenen nur insoweit zu akzeptieren, als sie funktional ist, d. h. nicht das Meisterprinzip befördert, sondern die Erfahrungs(wissen)basis verbreitert und die Konfrontation der Entscheider mit den Konsequenzen der eigenen Entscheidung forciert – vor in komplexen Situationen eine angemessene Handhabungsstrategie. Die situativen Entscheidungsrechte und Entfaltungsfreiheiten der MitarbeiterInnen in Teams, Projektgruppen, Qualitätszirkel oder teilautonomen Arbeitsgruppen sind dabei aber so zu begrenzen, dass sie Hierarchie und Machtverteilung nicht radikal in Frage stellen.
•	•	MitarbeiterInnen sind in der Wertschöpfungskette auch KundInnen der jeweils vorgelagerten Prozessstufe. Personalentwicklung durch Learning-by-doing und Training-on-the-job soll Wertschöpfungskettendenken projekt- und arbeitsplatzbezogen vermitteln.
•	•	Zuverlässigkeit, Reagibilität, Kommunikationsfreudigkeit, Glaubwürdigkeit, Kompetenz, Höflichkeit, Verständnis, Qualitätsbewusstsein wären idealerweise persönliche Kompetenzen/Eigenschaften der MitarbeiterInnen im Umgang mit PatientInnen/KundInnen. Interaktionskompetenz des Personals wird zur Schlüsselkompetenz.

Tabelle 31: Empirie vs. konzeptioneller ‚Mainstream' – MitarbeiterInnen

Ein ambivalentes MitarbeiterInnenbild bzw. Verhaltensrepertoire der MitarbeiterInnen ist in beiden Perspektiven präsent. Dieses Einräumen möglicher Ambivalenz als gemeinsame Basis lässt nach dem Umgang mit dieser Ambivalenz fragen. In der empirischen Perspektive findet sich hierzu nichts, außer dem Hinweis darauf, dass die Lage der MitarbeiterInnen ähnlich prekär und riskant ist, wie es sich zuvor bereits bei den PatientInnen abzeichnete, teilweise aus den selben Gründen (z. B. eingesparte Sicherheitsmaßnahmen, Dequalifikation), teilweise aus anderen Gründen (Burnout, gestiegener Druck).

Dieser Aspekt der Lage des Personals spielt in der konzeptionellen Perspektive keine Rolle. Sie beschränkt sich im Prinzip auf eine ganz einfache, funktionale Position: Unabhängig vom gerade aktuellen MitarbeiterInnenbild gilt die Maxime eines wirtschaftlich optimalen Einsatzes des Produktivfaktors Arbeit in der sozialen Interaktion mit PatientInnen/KundInnen. Dysfunktionales Personal verhindert das Erreichen dieses Optimums. Somit liegt das

Hauptaugenmerk konsequenterweise auf der Identifikation und Eindämmung möglicher Dysfunktionalität. Genau dies spiegelt sich in den Aspekten in der rechten Spalte wieder, die nach der oben genanten Maxime betrachtet werden und in gewisser Weise Führungstechniken beschreiben: Disziplinierung durch Quantifizierung, Operationalisierung und möglichst wenig Intransparenz, funktionale *Partizipation* bzw. *Empowerment* nur zur Verbreiterung der Erfahrungs(wissen)basis in komplizierten Situationen (wo es nicht anders geht) und ohne Hierarchie und Machtverteilung radikal in Frage stellen. Ideal wäre natürlich, wenn Zuverlässigkeit, Reagibilität, Kommunikationsfreudigkeit, Glaubwürdigkeit, Kompetenz, Höflichkeit, Verständnis, Qualitätsbewusstsein im Umgang mit PatientInnen/KundInnen von selbst vorherrschen würden, wobei in der Wertschöpfungskette MitarbeiterInnen auch KundInnen der jeweils vorgelagerten Prozessstufe sind. Personalentwicklung durch Learning-by-doing/Training-on-the-job soll Wertschöpfungskettendenken projekt- und arbeitsplatzbezogen vermitteln.

Zentrale Beziehungen

Das öffentliche Krankenhaus: *Zentrale Beziehungen* aus	
empirischer *Binnen-* und *Außen*perspektive	konzeptioneller Mainstream-Perspektive (Krankenhausbetriebslehre/-management)
<ul><li>*Beziehung der PatientInnen zur Ärzteschaft und Pflege*. Ideal wären akzeptable Unannehmlichkeiten, größtmögliche Freiheit von Angst, *kompetente* und *verantwortungsbewusste* Ärzteschaft/Pflege sowie eine respektvolle *Vertrauensbeziehung*. Real ‚gefährliches' *Machtgefälle* und auf PatientInnenseite das *Gefühl von Selbstbestimmungsmöglichkeit*;</li><li>*mediale Vermittlung* der ÄrztInnenqualität, weil tatsächlich *nicht* beurteilbar für LaiInnen im Gegensatz zu Hotelleistung und Umgang des (Pflege-)Personals;</li><li>‚Gratwanderung' Service/Pflege;</li><li>Problematik der *Fremdsprache* und *interkulturellen Kommunikation*.</li></ul>	<ul><li>Die *zentrale Beziehung* zwischen *PatientIn/KundIn* und *Krankenhaus(personal)* ist eine persönliche, soziale Interaktion, die als Dienstleistung nichtmaterielle Veränderungen im physischen, psychischen, sozialen, intellektuellen oder emotionalen Bereich bewirken soll. Als persönliche, soziale Interaktion ist das Ergebnis des Dienstleistungsprozesses unsicher und aufgrund des Uno-actu-Prinzips immer wieder neu auszuhandeln.</li><li>Die *zentrale Beziehung* zwischen *PatientIn/KundIn* und *Krankenhaus(personal)* ist geprägt von der professionellen Wahrnehmung der *PatientInnen/KundInnen* als (technischen) Fall für den Versorgungsprozess. Somit generiert sich der Grad der Orientierung an den *PatientInnen/KundInnen* unter Berücksichtigung von deren sozialer Lage im verantwortlichen Handeln der Entscheidungsträger innerhalb des *Spannungsfeldes* zwischen Einmaligkeit und ganzheitlicher Selbstwahrnehmung (Subjekte, Partnerschaftsmodell einer ‚mündigen' Beziehung) und technisch-reduktionistischer Deutung durch diverse Professionisten (Verobjektivierung, benevolenter Paternalismus). Letzteres kann zu Entfremdung, Entpersönlichung und missverstandener Verantwortlichkeit führen – insbesondere, wenn die *PatientInnen/KundInnen* einem</li></ul>

	fremden Kulturkreis angehören und dadurch die Artikulations- und Wahrnehmungsmöglichkeiten eingeschränkt sind. • In der Interaktion muss eine Bedürfnisbefriedigung gleichzeitig auf einer instrumentell-rationalen und einer affektiven Ebene stattfinden (was ein weiteres *Spannungsfeld* aufzeigt). Die Interaktionskompetenz des Personals wird damit zur Schlüsselkompetenz – allerdings letztlich auch aus ökonomischen Gründen. PatientInnenferne, schematische und unpersönliche Behandlung ist sowohl unter psychosomatischen als auch psychosozialen Gesichtspunkten sowie im Hinblick auf eine Begrenzung des Versorgungsaufwandes ineffizient, d. h. sie schöpft das Leistungspotenzial des Krankenhauses nicht aus.
• *Beziehung der Verwaltung zu Ärzteschaft und Pflege* als *berufsgruppenübergreifender Ressourcenkonflikt* und *Aushandlungsprozess* bezüglich einer der ‚ökonomischen Basis entsprechende Leistung'; Bewusstseinsbildung hinsichtlich ökonomischer Denkkategorien bei Ärzteschaft und Pflege durch Controlling; egalitärer Umgang mit Informationen.	• Die *Einbindung der Ärzteschaft und Pflege in die wirtschaftliche Gesamtverantwortung* eines Krankenhauses ist zentral, um im Bruch mit der Tradition des Meistersystems die Integration zu forcieren. Hierbei dient der Faktor ‚Qualität' und die Vorstellung einer krankenhausinternen Kundenkette, mithin eine *Versorgungsprozessorientierung* als Ausgangs- und Fluchtpunkt für ein ganzheitlich integriertes Managementkonzept.
• *Interdisziplinarität* als Beziehung *aller Berufsgruppen zueinander* mit Qualitätszirkeln als konkreter Maßnahme; Ansetzen an Prozessen der *Koordination*, gemeinsamer Zukunftsplanung, *Kooperation*, *Kommunikation* zugunsten von *Team*fähigkeit; • Behindernde Faktoren: *Hierarchiegewohntes* Arbeiten der Ärzteschaft (als berufsgruppeninterne Gegebenheit); Anerkenntnis der *Leitprofession Ärzteschaft* durch die Verwaltung und eventuelle Isolation der Pflege in Ressourcenfragen; *Beziehung Ärzteschaft zu Pflege* friktionsfrei (aus ÄrztInnensicht) bzw. *Spannungsverhältnis* (aus Pflegesicht).	• Die hierarchische Beziehung zwischen MitarbeiterInnen und Management bzw. Führenden verfolgt primär wirtschaftliche Ziele, Empowerment und MitarbeiterInnenpartizipation muss diesbezüglich funktional sein (z. B. MitarbeiterInnenbefragung zwecks Qualitätsverbesserung). • *Zielkonflikte sind die Regel*, Unwägbarkeiten folglich nicht wegzudiskutieren, ist doch beispielsweise die Krankenhausleitung nicht automatisch der ‚verlängerte Arm' des Trägers, sondern in der Lage, eigenständige Ziele zu definieren und zu verfolgen. *Zielsysteme* sind folglich das *Ergebnis machtbestimmter Kompromisse* zwischen divergenten Zielvorstellungen, die angesichts weiterbestehender Individual- und Gruppenziele ‚*Quasi-Konfliktlösungen*' darstellen. Profitcenter als ‚Investmentcenter' können Autonomie, Erfolgsverantwortung, Kundennähe stärken, produzieren aber auch Ressort-Egoismus und eine Verrechnungspreisprobleme, die gesamtorganisationalen Zielen zuwider laufen können (Spannungsfeld

		von Fachsystem und Sozialsystem in ‚Expertenorganisationen').
▪	*Berufsgruppeninterne Beziehungen.* Abwägen unterschiedlicher Controllingmethoden mit Zahlen und Kriterien, die sich nicht in den Zahlen finden; berufsgruppenspezifische *Hierarchien* überlagern individuellen *Gestaltungsfreiraum.*	▪
▪	Beziehung der Organisationsmitglieder zu externen Stakeholdern wie *Gesundheitspolitik*/staatliche Administration, Technologielieferanten; *externen Anspruchsgruppen* wie HausärztInnen; *Drittparteienvermittlung* in Konfliktsituationen; *Gemeinden* als *Rechtsträger*, zwischengeschaltete Entscheidungsinstanzen zwischen Krankenhausführung und Rechtsträger.	▪ *Extramurale Beziehungen* gewinnen an Gewicht durch gesundheitspolitische Anreize für Managed Care-Ansätze und stärkere Vernetzung (ÄrztInnenhäuser, Krankenhausnetzwerke, Praxisnetze und sektorübergreifende Vernetzung, Telemedizin).

Tabelle 32: Empirie vs. konzeptioneller ‚Mainstream' – zentrale Beziehungen

Dass es sich bei der Beziehung zwischen PatientInnen und der Ärzteschaft/Pflege um eine Interaktion in einem *Spannungsfeld* handelt, ist in *beiden* Perspektiven auf Anhieb ersichtlich. Die empirische Perspektive betont dabei die ‚schlechtere' Ausgangsposition der PatientInnen, zeigt damit das Machtgefälle Laientum/ProfessionistInnen auf und kommt zu dem Schluss, dass dies von den ProfessionistInnen in für PatientInnen gefährlicher Art genutzt werden kann, wenn auch nicht muss. Speziell in der Pflege kann aber auch der andere Fall eintreten, dass ein ‚fordernde Kundschaft' die Selbstausbeutung der Pflege forciert. Ein fremder kultureller Hintergrund kann die Kommunikation zwischen PatientInnen und Krankenhaus(personal) erschweren. Eine weitere Betrachtung der Konsequenzen dieser Beschreibung findet sich nicht.

In der konzeptionellen Perspektive ist das Ergebnis der Interaktion ebenfalls unsicher weil im Uno-actu-Prinzip angelegt ist, dass die Qualität der Interaktion immer wieder aufs Neue mit immer wieder anders seienden PatientInnen herzustellen ist. Hier kann es zu Entfremdung kommen, wenn die professionelle Wahrnehmung auf Verobjektivierung hinausläuft. Auch hier verschärft ein fremder kultureller Hintergrund mögliche Kommunikationsprobleme. Auf diese systematische und daher unvermeidbare Unsicherheit wird praktisch-normativ reagiert: In der Interaktion muss eine Bedürfnisbefriedigung gleichzeitig auf einer instrumentell-rationalen und einer affektiven Ebene stattfinden. Diese Norm hat letztlich auch den ökonomischen Hintergrund, dass dadurch das Leistungspotenzial des Krankenhauses am effizientesten genutzt wird. Ein Bezug auf Ökonomie zeigt sich in der empirischen Perspektive insbesondere in der Beziehung der Verwaltung zu den anderen Berufsgruppen. Hierbei geht es primär um ökonomische ‚Bewusstseinsbildung' bei den anderen Berufsgruppen durch die Verwaltung. In der konzeptionellen Perspektive geschieht dies durch Hereinnahme in die wirtschaftliche Gesamtverantwortung. Diese Einbindung soll die Integration stärken. Integration im Sinne von *interdisziplinären Beziehungen aller Berufsgruppen zueinander* (z. B. in Qualitätszirkeln), *Koordination*, gemeinsame Zukunfts*planung, Kooperation, Kommunikation* zugunsten von *Team*fähigkeit erscheinen in der empirischen Perspektive durchaus erstrebenswert. Gleichzeitig zeigt sich die empirische Perspektive aber auch skeptisch hinsichtlich der Erreichbarkeit von Integration. Als behindernde Faktoren erweist sich *hierarchiegewohntes* Arbeiten der Ärzteschaft, die Anerkenntnis der *Leitprofession Ärzteschaft* durch die Verwaltung und eventuelle Isolation der Pflege in Ressourcenfragen, aber auch die unterschiedlichen Wahrnehmungen der Berufsgruppen der *Beziehungen. Die Ärzteschaft sieht die Beziehung zur Pflege* friktionsfrei, die Pflege sieht ein

Spannungsverhältnis. Diese Skepsis ist in der konzeptionellen Sichtweise *kein* Thema. Hier herrscht das Vertrauen in Hierarchie und funktionale Partizipation vor, die effiziente Leistungserstellung und damit ökonomisches Verhalten sicherstellen. Das heißt nicht, dass es keine Zielkonflikte gäbe. Aber Zielsysteme als Quasi-Konfliktlösungen harmonisieren Zieldivergenzen und machen Spannungsfelder, z. B. das zwischen Fach- und Sozialsystem, handhabbar. *Berufsgruppeninterne Beziehungen* sind Thema der empirischen Perspektive, entweder als mögliche Überlagerung individuellen Gestaltungsfreiraums durch Hierarchie, oder aber auch als Frage innerhalb der Verwaltung, wie unterschiedliche Controllingmethoden Zahlen abwägen lassen mit Kriterien, die sich nicht in den Zahlen finden. Angesichts der bisher deutlich gewordenen Positionierung der konzeptionellen Perspektive in puncto Hierarchie und Quantifizierung sind diese Aspekte kaum von Relevanz und bilden somit eine weitere ‚Leerstelle' in der rechten Spalte. Hinsichtlich einer zunehmenden Beachtung und Hinwendung zu extramuralen Stakeholdern besteht demgegenüber wiederum große Deckungsgleichheit zwischen empirischer und konzeptioneller Perspektive.

Management und Führung

Das öffentliche Krankenhaus: *Management und Führung* aus	
empirischer *Binnen-* und *Außen*perspektive	konzeptioneller Mainstream-Perspektive (Krankenhausbetriebslehre/-management)
Gestaltung von Rahmenbedingungen: - Zwischengeschaltete Entscheidungsinstanzen zwischen Krankenhausführung und Rechtsträger. - Kollegiale Führung als institutionelles Führungsgremium bei gleichzeitiger Existenz formeller und informeller ‚Leader'. - Ermöglichen durch ‚Rundumorganisation' bzw. organisatorische Rahmenbedingungen zur Förderung der Zufriedenheit aller Beteiligten; OE-System und Budgetierung von Qualitätszirkeln bzw. Dialogforen; Gewähren individuellen Handlungsspielraums, aber auch Setzen klarer Ziele; Aushandlungsprozess zwischen Mittelgebern und -nehmern sowie bei Ressourcenknappheit Bewusstseinsbildung und Partizipation; Personalauswahl/-einsatz; professionellere Fortbildung; Kinderbetreuung und Betriebsausflüge; Abschaffen dequalifizierender und demotivierender Arbeitsbedingungen zugunsten von Entscheidungsfreiheit.	Gestaltung von Rahmenbedingungen: - Entscheidungen sind bei Betriebsführung/Management angesiedelt (Führung = Management); institutionell wird die Führung oftmals als Krankenhausleitung bezeichnet; die Leitung (als Instanz) hat die Aufgabe des Führens/Managens zugunsten optimaler Aufgabenerfüllung. So legt beispielsweise das allgemeine Krankenhausmanagement die Qualitätspolitik fest (allgemeine Grundsätze, Normen) und das Qualitätsmanagement stellt deren Einhaltung im Rahmen des strategischen und operativen Managements sicher. Dabei werden qualitätssichernde Einzelansätze aus Medizin, Pflege oder Informatik umfassend, systematisch und ganzheitlich top-down integriert. - Planung, Organisation und Kontrolle sind durch Kausalbeziehungen verbunden. Zwischen Zielsetzungsdetailliertheit und Beurteilbarkeit der Organisationsform nach Aufwand und Erfolg mit Blick auf die Zielsetzung besteht ein Kausalzusammenhang. Sind die Zielsetzungen eindeutig und abgestimmt, brechen Konflikte erst gar nicht aus oder können unterdrückt werden, die Einheitlichkeit der Leistungserstellung ist gesichert. Analog dazu gilt, dass es einen

- ‚richtigen' Konnex zwischen organisationaler Situation und Führungsstil gibt. Weiters besteht zwischen Bestimmungsgrad in Planung und Organisation und mehr oder weniger leichter Durchführbarkeit von Kontrolle eine Kausalbeziehung.
- Althergebrachte ‚Meisterwirtschaft', nach der einzelne Leistungsstellen entscheiden, wie die Arbeit ablaufen soll, befördert mangelnde Koordination, Uneinheitlichkeit und hindert die Organisation daran, ein ‚Höchstmaß an Wirksamkeit' zu entfalten (gerade angesichts der bei gesellschaftlicher und sozialer Kontext beschriebenen Umweltdynamik); sie ist folglich systematisch abzulösen durch funktional orientiertes Management.
- Die moderne BWL hat den funktionsfähigen ‚Apparat der Betriebsführung' geschaffen, wonach die Organisation immer mehr als eine durch Führung steuerbare Trivialmaschine erscheint, in der Komplexität und Probabilistik durch Management- und Führungsinterventionen in einen durchschaubaren, gestaltbaren Gleichgewichtszustand überführt wird, z. B. durch gesteuertes Erhöhen und Reduzieren von Komplexität.
- Innerhalb der organisationalen ‚black box' lässt sich die soziale Dienstleistung als rein kostenbezogen optimierte Kombination von Produktivfaktoren darstellen, die neutrale Mittel zum Zweck sind wie in einem Fertigungsbetrieb, und die primär den Produktionsfunktionen vom Typ B und C gehorchen. Gleichzeitig verbietet sich aber eine unveränderte Übernahme produktionsorientierter Konzepte in der Dienstleistungsproduktion aufgrund des Charakters der Dienstleistung (Immaterialität, mangelnde Speicherbarkeit, hohe Arbeitsintensität und Kundenpräsenz). Die Erstellung und der Absatz der persönlich-interaktive Dienstleistung erfolgen ‚uno actu', wobei das Personal das bestimmende Element ist und der Erfolg (physische, psychische, soziale, intellektuelle oder emotionale Veränderung) der Dienstleistungsproduktion von der Mitwirkung der KundInnen abhängig ist. Daher ist auch in die Interaktionskompetenz des Personals als Schlüsselkompetenz zu investieren.
- Zur Entscheidungsvorbereitung (Rolle des

	Controlling) ist ein KIS real zu schaffen, das Informationsbedarf und –angebot zur Deckung bringt und damit Ungewissheit idealerweise auf ein Mindestmaß reduziert. Es lassen sich ‚alle' Kosten und Nutzen einer betrieblichen Betätigung im Bereich des Gesundheitswesens erfassen (einzelwirtschaftlich und gesamtgesellschaftlich). Unexaktheit ist durch eine Strategie des ‚Mehr vom Selben' zu handhaben, d. h. durch Verfeinerung des bestehenden Instrumentariums, z. B. der ‚cost-benefit-analysis', der Qualitätssicherung oder Risikobetrachtung. Datenquellen zwecks Totalplanung sowie umfassende Kennzahlensysteme sind vorhanden. Eine auf EinzelpatientInnen bezogene Vorausbestimmung aller Leistungen wäre erstrebenswert, ist aber praktisch undurchführbar, weswegen ‚Grobrechnung' auf der Basis fachabteilungsspezifischer, langjähriger Erfahrungswerte angestellt werden – eine praktisch bedingte Notlösung. ■ Auf einzelwirtschaftlicher und gesamtgesellschaftlicher Ebene des Krankenhauswesens zeigt sich eine funktionale Steuerungsphilosophie, die geprägt ist von analytisch-methodischer, gesamthaft integrierter und damit lückenloser Planung, Organisation und Kontrolle, und einem Streben nach Totalität, Berechenbarkeit, Integration sowie möglichst weit reichender Unsicherheitsabsorption. ■ Bildung einer lernenden Organisation und einer Kultur qualifizierter MitarbeiterInnenführung. ■ Kultur-Evolution statt Kultur-Revolution, d. h. eine am ‚Machbaren' orientierte Vorgehensweise, die auf Anreize in Form früh vorzeigbarer, auch quantitativ nachvollziehbarer Erfolge, umfassender Information, Geld, Personalentwicklung, Arbeitszeitflexibilisierung, Eigenverantwortlichkeit Partizipation und Delegation setzt.
Konkrete Interventionen innerhalb der geschaffenen Rahmenbedingungen: ■ Management als Koordination sowie Steuerung mit Controlling als zahlenbasierter/nicht zahlenbasierter Methode; ■ Führung als Verhaltensbeeinflussung auf der Basis eines persönlichen Führungsstils; Führung als personaler Akt, sich selbst und An-	Konkrete Interventionen innerhalb der geschaffenen Rahmenbedingungen: ■ Aus der Umweltdynamik als Auslöser von Veränderungen folgt: Nur ein auf Dauer angelegter Prozess der systematischen Planung, Organisation und Kontrolle lässt diese unvermeidbaren Veränderungen wirksam handhaben. Zunehmende Umweltdy-

- dere zu führen;
- Eindämmen negativen MitarbeiterInnenverhaltens durch Voraussetzung/Forderung von Kompetenz, Verantwortungsbewusstsein, respektvollem Umgang; Schulung und Vorleben; Ausscheiden der Unwilligen.
- Demotivator durch mangelnde Wertschätzung und Indifferenz.
- Ambivalenz von Führungsinstrumentarien (z. B. Management by Walking About) als auch von Führungsverhalten (z. B. das Tolerieren der Essenbestellung auf Station) zeigt, dass Ambivalenz als Charakteristikum allen MitarbeiterInnen, also auch der Führungsebene, eignet. So erhöht beispielsweise Management und Führung den ökonomischen Druck, überlässt aber gleichzeitig die ‚Bürde' der Rationierung im Einzelfall den MedizinerInnen.

namik und Wettbewerbsintensität erfordert die Gestaltung zentraler Handlungsfelder der Führung – Bewusstseinswandel, Strukturwandel und Führungswandel durch ein pro-aktives, professionalisiertes Management durch alle Führungskräfte aller Berufsgruppen, mit dem Krankenhausträger abgeklärte Kompetenzen, eine dezentrale Verantwortungsübernahme unterstützt durch Profitcenter als Responsibility- bzw. Investmentcenter, professionelles Personalmanagement unter Einbezug neuer Technologien, kundenorientierte Aufbau- und Ablauforganisation (Versorgungsprozessorientierung mittels Business Process Reengineering statt Fachabteilungsprinzip und ‚Learning-by-doing'- bzw. ‚Training-on-the-job'-Personalentwicklung, Wertschöpfungskette für interne und externe Kunden) sowie strategisches Management zur Sicherung langfristig wirksamer Erfolgspotenziale als Gegenstück zu einem kurzfristig-verwalterischen Vollzugsdenken. Konkret wäre eine strategische Positionierung z. B. als Beschränkung auf Kernkompetenzen, Aktivitäten im Wellnessbereich, Rolle eines regional integrierten Gesundheitszentrums, Mitgliedschaft in einem Krankenhausverbund bzw. -netzwerk zwecks Rationalisierungsvorteilen und das Anstreben regionaler ‚Qualitäts- und Kostenführerschaft' auszulegen. Umweltmanagement integriert ökonomische, ökologische und hygienische Anforderungen, Controlling bereitet Entscheidungen mit Hilfe eines Managementinformationssystems zu Leistung, Qualität, Kosten und Erlösen vor und berechnet Budgets und Verrechnungspreise, aktives Marketing kommuniziert die Alleinstellungsmerkmale des Hauses nach außen. Integratives Qualitätsmanagement ist als normatives, strategisches und operatives Konzept hierzu kompatibel und deckt die Teilaufgaben der Planung, Sicherung, Risikoprävention, Verbesserung, Realisierung und Beurteilung von Effektivität und Effizienz anhand einer Qualitätskosten- und Qualitätsleistungsrechnung ab.
- Management und Führung hat die Aufgabe, die, unter Struktur und Prozess detaillierter beschriebene, ‚Zwangsläufigkeit' des unendlichen, kybernetischen Regelkreises

immer wieder neu und über die gesamte hierarchische Tiefe der Organisation sicherzustellen und das aus der Überraschung geborene Improvisieren eines Entscheidungsautonomie fördernden Meisterprinzips zurückzudrängen. Bei erreichter ‚Zwangsläufigkeit' ist der Rückzug der Führung auf ‚management by exception' opportun.

- Management und Führung ist Verhaltensbeeinflussung zugunsten reibungsloser, harmonischer Betriebsprozesse mit Hilfe einer gewissen instrumentellen Bandbreite inklusive diverser Führungsstile. Die Nachhaltigkeit der ‚Quasi-Konfliktlösungen' kann unterstützt werden durch strenge Verhaltensnormierung und Kontrolle, definierte Schwankungsbandbreiten für persönliches Verhalten und materielle Verhaltensanreize. Budgetierung als Vorgabe von Verbrauchsmenge und Preis mit anschließender Abweichungskontrolle soll zur Kostenverantwortlichkeit erziehen. Qualitätsbewusste, intrinsisch motivierte MitarbeiterInnen verlangen weniger direkte Kontrolle durch Führungskräfte und einen eher betreuenden, beratenden Führungsstil, ein Coaching, das auch ‚Sicherheit und Selbstwertgefühl' vermittelt; weiters Feedback, weder Über- noch Unterforderung, Partizipation in Entscheidungen, weniger Statushierarchie und mehr persönliche Autorität, Vertrauensmanagement und Abbau von Misstrauen. All diese Annahmen und instrumentellen Ausgestaltungen nach dem Prinzip von Norm und Kontrolle suggerieren eine Beherrschbarkeit zukünftiger Situationen, wobei idealistischerweise insbesondere von Führungskräften der mittleren und unteren Ebene Verhaltensänderung zugunsten partizipativer Führung gefordert wird, ohne dass diese zumindest kurzfristig persönlich davon Vorteile haben. Alles, was sich außerhalb des zu managenden Kreislaufs von Planung, Organisation und Kontrolle abspielt, stellt eine nicht weiter zu behandelnde Restgröße dar.

- Auch bei straffer Planung, Organisation und Kontrolle müssen die Beteiligten ‚mitmachen' wollen, wenn es zu einer effizienten Verhaltensweise und zu wirtschaftlicher Zielrealisation kommen soll. Da aber das ‚Meisterprinzips' nicht fortgeführt oder

	wiedereingeführt werden soll, ist Partizipation bzw. Empowerment der Beteiligten/Betroffenen zwecks Verbreiterung der Erfahrungs(wissen)basis und als Konfrontation der Entscheider mit den Konsequenzen der eigenen Entscheidung nur insoweit zu akzeptieren, als sie funktional ist für das Entstehen effizienter Entscheidungen und optimaler Nutzung personeller Ressourcen. Partizipation zwecks Verbreiterung der Erfahrungs(wissen)basis gilt vor allem in komplexen Situationen als funktional-angemessene Handhabungsstrategie, z. B. in Form von Teams, Projektgruppen, Qualitätszirkel oder teilautonome Arbeitsgruppen. Zentral ist in diesem Zusammenhang die Einbindung der Ärzteschaft und Pflege in die wirtschaftliche Gesamtverantwortung eines Krankenhauses (gemeinsame Prozessziele und Budgetierung), um im Bruch mit der Tradition des Meistersystems die Integration und Überwindung von Schnittstellen zu forcieren. Eine nach Funktionen statt Berufsgruppen aufgeteilte, zentralistische Leitung führt über MbO. In diesem Sinn funktionale kooperativ-demokratische Leitung stellt weder die Hierarchie als solche in Frage, noch die Macht der oberen Instanz darüber zu entscheiden, wer in Entscheidungspositionen kommt. • Management und Führung hat die ‚schöpferische Balance' in einem ganzen Set an Spannungsfeldern zu wahren, die sowohl organisationsintern als auch mit außenstehenden Beteiligten/Betroffenen bestehen können: Freiheit/Ordnung, Gleichheit/Hierarchie, Eigenständigkeit/Anpassung, persönlicher Spielraum/soziale Bindung, Subjekt/Verobjektivierung, Rationalität/Affekt, Fachsystem/Sozialsystem in der ‚Expertenorganisation'.
• Management und Führung stattfindend unter Stress und Überforderung.	•

Tabelle 33: Empirie vs. konzeptioneller ‚Mainstream' – Management & Führung

Die Ausführungen zu Management und Führung nehmen in der konzeptionellen Perspektive breiten Raum ein, ist sie doch ihrem Selbstverständnis nach vor allem dazu da, auf Management- und Führungspositionen adäquat vorzubereiten durch Bildung an Universitäten und Fachhochschulen sowie in der Weiterbildung von PraktikerInnen. Dabei lassen sich zwei Betrachtungsebenen unterscheiden, die Ebene der Gestaltung von Rahmenbedingungen und die

Ebene der konkreten Interventionen. Beide Ebenen lassen sich auch in der empirischen Perspektive nachvollziehen.

Um hier mit der recht übersichtlichen empirischen Perspektive zu beginnen: Management und Führung wird einerseits *institutionell* gesehen, sei es als Instanz zwischen einzelnem Krankenhaus und Rechtsträger (z. B. als Holding) sowie als hausinterne Institution (z. B. als kollegiale Führung), die die *Rahmenbedingungen gestaltet*: ‚Rundumorganisation'; *OE-System* und Budgetierung von Qualitätszirkeln bzw. Dialogforen; Gewähren *individuellen Handlungsspielraums*, aber auch Setzen klarer Ziele; Aushandlungsprozess zwischen Mittelgebern und -nehmern sowie bei Ressourcenknappheit *Bewusstseinsbildung* und *Partizipation*; Personalauswahl/-einsatz; *professionellere* Fortbildung; Kinderbetreuung und Betriebsausflüge; Abschaffen dequalifizierender und demotivierender Arbeitsbedingungen zugunsten von Entscheidungsfreiheit. Dabei wird auf die zweite Seite der Medaille hingewiesen, indem neben der Instution *formeller* ‚Leader' auch auf die Existenz *informeller* ‚Leader' mit entsprechendem Gestaltungspotenzial hingewiesen wird. Dieser Aspekt hat *keine direkte Entsprechung in der konzeptionellen Perspektive*. Allenfalls das von Eichhorn ungeliebte Meisterprinzip könnte, beim Auseinanderfallen von Funktion und Person, solche informellen ‚Leader' schaffen – aber das ist schon eine etwas weit hergeholte Interpretation an dieser Stelle.

Diese Aspekte finden sich allesamt auch in der konzeptionellen Perspektive, werden aber dort vor dem Hintergrund einer ganz spezifischen Steuerungsphilosophie, die einen funktionsfähigen ‚*Apparat* der Betriebsführung' und damit eine durch Führung steuerbare *Trivialmaschine* unterstellt, interpretiert. Diese Steuerungsidee determiniert die Inhalte von Management und Führung, so dass Führen/Managen zugunsten *optimaler* Aufgabenerfüllung strategisch wie operativ geprägt ist von analytisch-methodischer, gesamthaft integrierter und damit lückenloser Planung, Organisation und Kontrolle, einem Streben nach Totalität, Berechenbarkeit, Integration sowie möglichst weit reichender Unsicherheitsabsorption. Die Bildung einer lernenden Organisation und einer Kultur qualifizierter MitarbeiterInnenführung zeigt auf, dass auch diese Aspekte in diese Steuerungsphilosophie integriert werden können/sollen im Sinne einer Kultur-Evolution statt Kultur-Revolution, d. h. eine am ‚Machbaren' orientierte Vorgehensweise, die auf Anreize in Form früh vorzeigbarer, auch quantitativ nachvollziehbarer Erfolge, umfassender Information, Geld, Personalentwicklung, Arbeitszeitflexibilisierung, Eigenverantwortlichkeit Partizipation und Delegation setzt. Damit ist auch die Organisationskultur zu einem managebaren Faktor geworden.

Auf der Ebene konkreter Interventionen bietet die empirische Perspektive *Management* als *Koordination* sowie Steuerung mit Controlling als zahlenbasierter/nicht zahlenbasierter *Methode*; *Führung* als *Verhaltensbeeinflussung* auf der Basis eines persönlichen Führungsstils; *Führung als personaler Akt, sich selbst und Andere zu führen*. Auch das *Eindämmen* negativen MitarbeiterInnenverhaltens durch Voraussetzung/Forderung von Kompetenz, Verantwortungsbewusstsein, respektvollem Umgang gehört hierzu, Schulung und Vorleben sowie letztlich auch das *Ausscheiden der Unwilligen*. Allerdings gibt es auch hier eine *zweite Seite der Medaille*. *Management und Führung motiviert nicht nur*, sondern ist auch *Demotivator* durch mangelnde *Wertschätzung* und *Indifferenz*. Die *Ambivalenz von Führungsinstrumentarien* als auch *Führungsverhalten* zeigt, dass Ambivalenz allen MitarbeiterInnen eignet. So erhöht beispielsweise Management und Führung den ökonomischen Druck, überlässt aber gleichzeitig die ‚Bürde' der Rationierung im Einzelfall den MedizinerInnen.

Dieses Verhaltensrepertoire einerseits, aber auch die Nicht-Neutralität der benutzten Führungsinstrumente andererseits hat ebenfalls *keine Entsprechung in der konzeptionellen Perspektive*. Stattdessen herrscht in der rechten Spalte die logische Ableitung aus der spezifischen Steuerungsphilosophie vor, indem das „*Apparaturhafte*" einer durch Führung steuerbaren *Trivialmaschine* noch detaillierter als Prozess der Nutzung neuer Managementmethoden dargelegt wird. Die oben stehenden Ausführungen von pro-aktivem Management bis hin zu Vertrauensmanagement brauchen hier nicht wiederholt werden. Wichtig wäre hier eher deren Impetus. Die große Bandbreite an Instrumenten, diversen Führungsstilen, der Aufnahme jeweils zu ihrer Zeit ‚neuer Moden' wie ‚Management by Objectives/by Exception', Coaching, Partizipation, Empowerment, Qualitätszirkel, teilautonome Arbeitsgruppen, Teams, Vertrauensmanagement – um einige markante Beispiele zu nennen – suggerieren allesamt die Beherrschbarkeit zukünftiger Situationen, d. h. sie sind gerade dafür funktional. Alles, was sich außerhalb des zu managenden Kreislaufs von Planung, Organisation und Kontrolle abspielt, stellt eine nicht weiter zu behandelnde Restgröße dar. Auch in diesem Abgleich von empirischer und konzeptioneller Mainstream-Perspektive zeigen sich wieder auffällige ‚Leerstellen'. Die empirische Perspektive weist regelmäßig auf eine zweite Seite der Medaille hin:

- formelle und informelle ‚Leader',
- Motivator *und* Demotivator,
- Ambivalenz von Führungsinstrumentarien als auch Führungsverhalten, d. h. keine Neutralität von Führungsinstrumenten, sobald sie benutzt werden.

Diese zweite Seite der Medaille hat auf der konzeptionellen Seite keine Entsprechung und kann dies auch nicht haben, weil dies ein Abrücken von der Vorstellung einer aus Sicht des konzeptionellen Mainstreams wesentlichen BWL-Errungenschaft zur Folge hätte, nämlich eine funktionsfähige Apparatur der Betriebsführung geschaffen zu haben.

Ökonomie

Das öffentliche Krankenhaus: *Ökonomie* aus	
empirischer *Binnen-* und *Außen*perspektive	konzeptioneller Mainstream-Perspektive (Krankenhausbetriebslehre/-management)
- *Lineare Sparökonomie* als eindimensionale Restriktion, *Knappheit*; Sparzwang wird kritisiert als Gefahr für das Wohl der PatientInnen und kommt aufgrund der Definitionsmacht für die Behandlungsqualität durch Ärzteschaft und Pflege rasch an ihr argumentatives Ende.	- *Mittelknappheit* als zentral angenommene Legitimation ökonomischen Denkens. Je stärker die Schere zwischen Leistungsmöglichkeit/-notwendigkeit und verfügbaren Ressourcen aufgeht und je stärker Wettbewerb den wirtschaftlichen Druck erhöht, desto ‚ökonomisierter' wird das Krankenhauses (Rationalisierung z. B. durch Vernetzung und Evidence Based Medicine, Managed Care Ansätze, aber auch Produktivitätssteigerung durch Vermeidung von Blindleistungen, funktionsübergreifende Versorgungsprozessorientierung, optimale Nutzung der MitarbeiterInnenpotenziale durch Partizipation, gemeinsame Budgetverantwortung, Profitcenter als Investmentcenter sowie adäquater Anreize für ökonomisches Verhalten).
- *Balance* von Kosten und Leistung oder auch	- 1967: *Ökonomie* als Wirtschaftlichkeit opti-

Input und Outcome; Ergebnis eines *Aushandlungsprozesses* zugunsten angemessener Effektivität und Effizienz im Kontext eines Bezirkskrankenhauses und ohne Qualitätseinbußen unter Knappheitsbedingungen; *Erfolgreiche Steuerung ärztlichen Verhaltens* über ökonomische Anreizsysteme und Wettbewerbsdenken.	miert ständig die Relation von Ziel und Mittel, ist als betriebliches Handeln abgeleitet aus dem Mini-max-Prinzip als ‚rationales Grundgesetz' menschlichen Handelns und wird *reguliert über den Sinn und Zweck* (ärztlich-pflegerische Zielsetzung).
	▪ 1971: *Ökonomie* als Wirtschaftlichkeit bzw. *wirtschaftliches Vorgehen* ist per se dem *Sinn und Zweck* in rationaler Weise dienlich, beide gemeinsam regulieren allfälliges Rentabilitätsstreben im Sinne einer *Ökonomistik* individueller Nutzenkalküle, die das allgemeine Nutzenoptimum einer Bedarfswirtschaft wenig bis gar nicht mehr in Betracht ziehen, was Unwirtschaftlichkeit nach sich ziehen kann. ‚Verobjektivierung' der PatientInnen durch anonymes Abwickeln eines Falles unterläuft das *ökonomische Prinzip bzw. Wirtschaftlichkeitsprinzip sowie die potenzielle Leistungsfähigkeit* des Krankenhauses durch Ineffizienz. Letztere besteht darin, dass das Erfolgspotenzial einer stärkeren Einbeziehung der PatientInnen unter psychosomatischen und psychosozialen Gesichtspunkten sowie hinsichtlich einer Begrenzung des Versorgungsaufwandes nicht effizient genug genutzt wird.
▪ *Diffusion* ökonomischer Denkkategorien, (z. B. über *Budgetierungsprozesse, aber auch als Legitimation* gegenüber *Rechtsträgern/Geldgebern*) bis in medizinische Entscheidungsfindungen hinein verschiebt die Machtgewichte innerhalb der Organisation. Ärztlicherseits kann dies eine besondere *psychische* Belastungskomponente darstellen, wenn medizinisches und ökonomisches Verhalten konfliktär werden, worauf sowohl mit *Sprachlosigkeit* und *Verdrängung* als auch mit dem Versuch reagiert werden kann, *PatientInnen weiter zu schicken* oder die medizinische Entscheidung auf mathematisch-statistische Verfahren (*Letalitätsprognostik*) bzw. eine *Ethikkommission* ‚auszulagern'.	▪
▪ *Knappheit* als *Auslöser organisationaler Dynamik*, die sich auf *Wendepunkte* hin bewegen und zu *nicht intendierten Konsequenzen* führen kann.	▪

Tabelle 34: Empirie vs. konzeptioneller ‚Mainstream' – Ökonomie

Knappheit ist in beiden Perspektiven das zentrale Ausgangsmotiv. In der empirischen Perspektive erweist sie sich zwar als gegenwärtig, kann jedoch noch nicht das Diktat in dem Sinne übernehmen, dass medizinische Argumente gegen die Konsequenzen linearer Sparökonomie aufgrund von Knappheit nichts mehr gelten. Nichtsdestotrotz kann die Knappheit nicht ignoriert werden, und insofern ist es nötig, eine *Balance* auszuhandeln zwischen Kosten und Leistung, Input und Outcome, angemessener Effektivität und Effizienz im Kontext eines Bezirkskrankenhauses – und das alles ohne Qualitätseinbußen. Wenn für die dazu notwendige *Beeinflussung ärztlichen Verhaltens* (siehe oben bei *Management und Führung* als Aufgabe) die Nutzung *ökonomischer Anreizsysteme und Wettbewerbsdenken* opportun ist, können sie auch verwendet werden.

Diese Position ist in etwa die, die Eichhorn 1967 noch als allgemein üblich angesehen hätte, die er 1971 aber bereits zunehmend unter Druck geraten sieht durch Ökonomistik statt Ökonomie und zunehmende Unschärfe zwischen diesen beiden Begriffen. Eichhorn nimmt den konzeptionellen Kunstgriff vor, sowohl *Sinn und Zweck* als auch *Ökonomie* als Einheit gegenüber der Ökonomistik zu sehen, die in der Bedarfswirtschaft keine dominierende Rolle spielen soll. Das entbindet ihn von Überlegungen, ob nicht auch ökonomisches Vorgehen nach der Zweck-Mittel-Rationalität unbeabsichtigte Konsequenzen zeitigen kann, da dieses ja per se in universeller Weise rational ist und daher für alle Handelnden gleichermaßen gilt. Damit wird auch klar, warum die in der empirischen Perspektive angeführte Möglichkeit negativer Effekte einer *Diffusion ökonomischer Denkkategorien*, (Budgetierung, Rechenschaftslegung) bis in medizinische Entscheidungsfindungen hinein für die konzeptionelle Mainstream-Perspektive keine Problematik darstellt. Die besondere *psychische* Belastungskomponente, wenn medizinisches und ökonomisches Verhalten konfliktär werden, worauf sowohl mit *Sprachlosigkeit* und *Verdrängung* als auch mit dem Versuch reagiert werden kann, *PatientInnen weiter* zu *schicken* oder die medizinische Entscheidung auf mathematisch-statistische Verfahren (*Letalitätsprognostik*) bzw. eine *Ethikkommission* 'auszulagern', kommt somit *konzeptionell* kaum in den Blick. Damit bleibt auch das logischerweise ausgeklammert, was die Wende hin zu nicht-intendierten Konsequenzen anlangt (und unten bei Spannungsfeldern noch deutlicher erläutert wird).

Qualität

Das öffentliche Krankenhaus: *Qualität* aus	
empirischer *Binnen-* und *Außen*perspektive	konzeptioneller Mainstream-Perspektive (Krankenhausbetriebslehre/-management)
• *Resultat einer in sich stimmigen Kombination* diverser Spezifika als Gefüge, in welchem Qualität oder Nichtqualität entsteht; *Resultat* eines aufgaben*adäquaten* Personalstandes nach ausgeschöpfter Rationalisierung; *Resultat* von *Umwegrentabilität*; überschaubarer Organisationsgröße mit *Nähe zu den PatientInnen* sowie interner Institutionalisierung zur qualitätssteigernden Bewusstseinsbildung.	• *Qualität* und *Wirtschaftlichkeit* sind *Ergebnis der (Zusammen-)Arbeit der Einzelnen, der Gruppe und der Gruppen untereinander.* Dies gilt im übertragenen Sinn auch für die an der Qualitätsentstehung jeweils beteiligten Qualitätsdimensionen, da *keine Qualitätsdimension alleine für die Entstehung von Qualität verantwortlich ist*, sondern diese im Zusammenspiel der angegebenen Dimensionen entsteht (*Multidimensionalität*). *Das Streben nach Qualität* und *kontinuierlicher Verbesserung* durchzieht das Denken und Handeln aller Organisationsmitglieder permanent. Dabei reicht die Konzentration auf einzelne Qualitätsaspekte (z. B. Produkt oder Service oder Interaktion oder Umwelt) nicht mehr aus, sondern Qualitäts- und Kostenführer-

	schaft bedarf eines integrativen Qualitätsmanagements, das die drei Qualitätsdimensionen (Sache, Interaktion, Gesellschaft) und drei Teilqualitäten (Potenzial, Prozess, Ergebnis) kombiniert. Qualitätsmanagement wird damit zu einer organisationalen Querschnittsfunktion, zu einem Teil des normativen, strategischen und operativen Krankenhausmangements, das Planung, Sicherung, Risikoprävention, Verbesserung, Realisierung und Beurteilung von Effektivität und Effizienz anhand einer Qualitätskosten- und Qualitätsleistungsrechnung darstellt und die Qualitätspolitik der Krankenhausführung/des Krankenhausmanagements realisiert. Dabei steht eine *quantitativ gestützte Entscheidungsrationalität* im Vordergrund. Ordnungspolitisch gewollter zunehmender Wettbewerb um Preis und Qualität führt einerseits zu stärker krankenhausindividuellen Strategien der Qualitäts- und Kostenführerschaft bzw. der strategischen Positionierung, und andererseits angesichts dieser organisationalen Autonomie zu verstärkter interner (Controlling von Qualitätsindikatoren) und externer Qualitätskontrolle.
▪ *Divergente Qualitätsvorstellungen und Qualitätswahrnehmungen*, je nachdem, ob PatientInnen als medizinische LaiInnen medizinische Leistung *nach Gefühl beurteilen müssen*, oder ob sie Hotelleistung und Umgang/Zeit des Personals bewerten; diverse *Zufriedenheiten* intramuraler/extramuraler Stakeholder.	▪ Die Optimierung von Qualität, Kosten und Zeit über die *gesamte Wertschöpfungskette* und den *gesamten Versorgungsprozess* hinweg wird zwangsläufig zum entscheidenden Wettbewerbsfaktor, will das Krankenhauses im Krankenhausmarkt langfristig Erfolg haben und Nutzen für alle Führungskräfte, MitarbeiterInnen sowie die Gesellschaft stiften. Anzuerkennen ist dabei, dass diverse interne und externe Anspruchsgruppen divergierende Erwartungen an die Krankenhausqualität haben können, was zu *Zielkonflikten* führen kann.
▪ *Kein Selbstläufer*, sondern *fragil und riskant* aufgrund *ambivalenten* MitarbeiterInnenverhaltens und (möglicherweise existenzgefährdender) Fehler; *Gesundheitsgefährdungen* und *Burnout* des Personals; Personalzuwachs mit weniger Bezugsqualität; unklarer ‚Reflexionsqualität' bei Management- und Führungsentscheidungen, d. h. *Qualität* leidet unter Effizienzdruck, der zu Minderqualität und damit zu Effektivitätsverlust führen kann, wobei diese mögliche kontraproduktive Entwicklung nur mangelhaft reflektiert	▪ *Qualität* als Oberziel ist in quantitative Unterziele zu fassen, wodurch ein *disziplinierender* Effekt auf *MitarbeiterInnen* als individuelle Nutzenoptimierer entsteht, sobald es nicht mehr opportun ist, Autonomie durch Vorschieben nicht näher fassbarer ‚Qualitätsargumente' zu erhalten. Operationalisierung und Quantifizierung halten den Bereich des Intransparenten möglichst klein. Entdeckte Qualitätsmängel können aber auch durch OE, Initiierung von Lernprozessen und Anreizsysteme bei Verhal-

wird, was einer verminderten *Entscheidungsqualität* gleichkommt; *indifferentem* Führungsverhalten mit Demotivationsfolgen; der Abhängigkeit von erfolgter *Bewusstseinsbildung* und genutzter *Partizipation*; teurer Spezialisierungsstrategie mit weniger Ressourcen für Basisversorgungsqualität; *ambivalenter* Ökonomie; externer Vorgaben, die intern nicht mehr durch Rationalisierung abzufedern sind und zu grenzwertigem Dahinschreiten führen bzw. ‚Dienst nach Vorschrift'; Hierarchie als Behinderung von Interdisziplinarität.	tensmängeln ausgeglichen werden. ‚Methodischer Nachholbedarf' besteht in Fragen der Verbindung von Prozess und Struktur, deren Durchgängigkeit, Operationalisierung und bei der Schnittstellenüberwindung, damit Qualität als integrative Querschnittsfunktion zum Tragen kommt. Weiters verlangen qualitätsbewusste, intrinsisch motivierte *MitarbeiterInnen* einen eher partizipativen, vertrauensbasierten Führungsstil mit mehr persönlicher Autorität. Das Einbeziehen von Personal- und Organisationskultur sowie deren anreizorientierte weitere Entwicklung ist daher notwendig zur Vermeidung von Qualitätsbrüchen.
	▪ In der persönlich-interaktiven Dienstleistungsproduktion nach dem Uno-Actu-Prinzip steht die soziale Interaktion zwischen Leistungserbringer und Leistungsempfänger im Vordergrund. Je stärker die Form der Interaktion ‚persönlich' ist, desto unsicherer ist das Ergebnis dieses Prozesses, z. B. weil Zuverlässigkeit, Reagibilität, Kommunikationsfreudigkeit, Glaubwürdigkeit, Kompetenz, Höflichkeit, Verständnis des Personals das Ergebnis beeinflussen. Teil der Bewertung der Interaktionsqualität ist auch, ob die Interaktion mehr ‚objektivierend' (benevolenter Paternalismus, Fallschemata, naturwissenschaftlich-technisches Qualitätsverständnis) oder ‚subjektivierend' (Partnerschaftsmodell, aktiv mitbestimmte Entscheidung, subjektive Qualitätserwartung) gestaltet ist. Tendenziell nimmt die Sensibilität der PatientInnen gegenüber Qualitätsdefiziten zu, und die Bereitschaft, Qualitätsdefizite als gottgegeben hinzunehmen, ab.
▪	▪ Überzogene Schnelligkeitsvorstellungen (Kultur-Revolution statt Kultur-Evolution) sind auch unter Qualitätsgesichtspunkten kontraproduktiv.

Tabelle 35: Empirie vs. konzeptioneller ‚Mainstream' – Qualität

In puncto Qualität ist zunächst auffällig, dass beide Perspektiven Qualität als Ergebnis eines multidimensionalen Geschehens verstehen. Dabei wirkt die konzeptionelle Perspektive einerseits strukturierter und systematischer im Hinweis auf die für Qualität notwendigen Dimensionen und Teilqualitäten, die es zu erreichen gilt. Andererseits ist die konzeptionelle Perspektive durch die Konzentration auf eine quantitativ gestützte Entscheidungsrationalität wiederum eingeschränkter als die empirische Perspektive, die die Art und Weise ‚qualitätssteigernder Bewusstseinsbildung' zumindest anspricht, wenn auch in weiterer Folge offen lässt.

Auch bezüglich der Existenz divergierender Qualitätsvorstellungen als auch der Fragilität von Qualität sind sich beide Perspektiven einig. Insbesondere beim Umgang mit Fragilität wird zwar in der konzeptionellen Perspektive immer noch präferiert, *Qualität* als Oberziel in quantitative Unterziele zu fassen, wodurch ein *disziplinierender* Effekt auf *MitarbeiterInnen* als individuelle Nutzenoptimierer entsteht und der Bereich des Intransparenten möglichst klein gehalten wird. Entdeckte Qualitätsmängel können aber auch durch OE, Initiierung von Lernprozessen und Anreizsysteme bei Verhaltensmängeln ausgeglichen werden. Hier besteht aber auch ‚methodischer Nachholbedarf'.

In der empirischen Perspektive zeigt sich, analog zur Diskussion der Ökonomie, dass unter Effizienzdruck eine Minderqualität von Entscheidungen entstehen kann, wenn Effektivitätsverluste aufgrund effizienzfokussierter Entscheidungen nicht mitbedacht werden. Dieser Aspekt hat, wie oben auch, *keine Entsprechung auf der konzeptionellen Seite*. Kontraproduktivität kann hier allenfalls durch zu schnelles Vorgehen entstehen, was einfach dadurch zu vermeiden ist, dass Evolution statt Revolution betrieben wird.

Spannungsfelder

Das öffentliche Krankenhaus: Spannungsfelder als Ausdruck von Ambivalenz aus	
empirischer Binnen- und Außenperspektive	konzeptioneller Mainstream-Perspektive (Krankenhausbetriebslehre/-management)
<ul><li>Qualität <–> Ökonomie</li><li>Ökonomie <–> Ökonomistik</li></ul>	<ul><li>Mutierendes *Spannungsfeld* im Zeitverlauf:</li><li>Zunächst *Sinn und Zweck* des Krankenhauses <–> *wirtschaftliches Handeln/Ökonomie* als Ausdruck des rationalen Grundgesetzes allen menschlichen Handelns (Zweck-Mittel-Rationalität;).</li><li>Später *Sinn und Zweck* und *Wirtschaftlichkeit* (ebenso wie eine Rationalisierungsstrategie, die wirtschaftliche Spielräume eröffnet) <–> *Rentabilität/Ökonomistik* (die durch einseitige Kostenfokussierung die Wirtschaftlichkeit und Rationalität unterlaufen kann bzw. irrational ist).</li></ul>
<ul><li>Idealität: Verhalten und Beziehung der Organisationsmitglieder als im Gesamtinteresse der Organisation denkend/handelnd <–> Realität: Verhalten und Beziehung der Organisationsmitglieder als in ihrem Einzelinteresse denkend/handelnd.</li></ul>	<ul><li>Idealität: Dienst-, Gemeinnützigkeits- und Bedarfswirtschaftsgedanke behält die Oberhand über das individuelle Streben nach Verdienst, das Sozialsystem der Gesamtorganisation steht im Vordergrund der Bemühungen der Einzelnen in einer Expertenorganisation <–> Realität: Dominanz des Dienstgedankens gebrochen, der Homo oeconomicus ist legitimes Verhaltensmodell, das gesamtbetriebliches Wirtschaftlichkeitsoptimum ist gefährdet, nicht zuletzt weil hier das autonome Fachsystem bzw. die Einzelexpertise im Vordergrund der Bemühungen der Einzelnen in der Expertenorganisation steht.</li></ul>
<ul><li></li></ul>	<ul><li>Idealität: Aktiv-souveräne KundInnen <–></li></ul>

	Realität: Passiv-abhängige PatientInnen mit eingeschränkter ‚Konsumentensouveränität'.
• Idealität: Verhalten und Beziehung der Ärzteschaft zu Pflege/PatientInnen als ‚kompetent', ‚verantwortungsbewusst', etc. <–> Realität: Verhalten und Beziehung der Ärzteschaft zu Pflege/PatientInnen als Ausnutzen eines Machtgefälles.	• Im *Spannungsfeld* zwischen Einmaligkeit und ganzheitlicher Selbstwahrnehmung der PatientInnen (Subjekt/Partnerschaftsmodell) <–> technisch-reduktionistischer Deutung durch diverse Professionisten kann es zu Entfremdung und Entpersönlichung der PatientInnen kommen (Verobjektivierung/benevolenter Paternalismus). Der Grad der PatientInnenorientierung in diesem Spannungsfeld generiert sich im verantwortlichen Handeln der Entscheidungsträger im Versorgungsprozess. Für den Grad der PatientInnenorientierung ausschlaggebend ist auch die *Statik des traditionell auf einen naturwissenschaftlichen Kenntnisstand ausgerichteten Fokus der Medizin*, was einen *benevolenten Paternalismus* befördern und ein Partnerschaftsmodell behindern kann.
•	• Die Ambivalenz praktischer Situationen drückt sich auch noch in einem *Set weiterer Spannungsfelder* aus: Freiheit/Ordnung, Gleichheit/Hierarchie, Eigenständigkeit/Anpassung, persönlicher Spielraum/soziale Bindung, Rationalität/Affekt als gleichzeitig zu Erreichendes in der Bedürfnisbefriedigung der PatientInnen, Sicherheit/Unsicherheit, Strukturorientierung/Prozessorientierung in einer dynamischen Umwelt, Komplexitätsreduktion als stabilisierendes Moment/Komplexitätserhöhung als veränderndes Moment (‚Paradigmenwechsel' im Management).
• Außen als gesellschaftlicher und sozialer Kontext <–> Innen als Organisation.	•
• Sinnhaftigkeit <–> Sinnverlust	•

Tabelle 36: Empirie vs. konzeptioneller ‚Mainstream' – Spannungsfelder als Ausdruck von Ambivalenz

In der empirischen Perspektive und in der konzeptionellen Mainstream-Perspektive wird das Gros der Spannungsfelder in weitgehend gleicher Weise beschrieben. Einige Spannungsfelder sind jedoch eine ‚Spezialität' der jeweiligen Perspektive. Aus empirischer Sicht ist das vor allem der mögliche Sinnverlust, dem auf der konzeptionellen Seite nichts Adäquates gegenübersteht. Auf der konzeptionellen Mainstream-Seite ist es das Verständnis der KundInnen als aktiv-souverän oder eingeschränkt-souverän, was für die empirische Perspektive, die immer noch primär von PatientInnen spricht, kein dominantes Spannungsfeld ist. Darüber hinaus gibt es eine ganze Reihe von Spannungsfeldern, die sich primär aus der konzeptionellen Mainstream-Perspektive heraus entwickelt haben.

Während der Begriff der Spannungsfelder die Außengrenzen eines Feldes von Denk- und Handlungsmöglichkeiten umreißt, z. B. sich ökonomisch oder ökonomistisch zu verhalten, an PatientInnen verobjektivierend oder partizipativ-kooperativ heranzutreten, ergibt sich innerhalb dieser Eckpunkte eine spezielle Dynamik, die hier als Konfliktlinien inter- und intraindividuell, Wechselwirkungen, Wendepunkte und schließlich als nicht intendierte Konsequenzen bezeichnet wird.

Das öffentliche Krankenhaus: Immanente Aspekte von Spannungsfeldern aus	
empirischer Binnen- und Außenperspektive	konzeptioneller Mainstream-Perspektive (Krankenhausbetriebslehre/-management)
Konfliktlinien interindividuell: - Berufsgruppenübergreifender Verteilungskonflikt zwischen: - Verwaltung (Mittelverwalter) <–> Ärzteschaft/Pflege (Mittelverwender) sowie - Ärzteschaft <–> Pflege bei steigender Ressourcenknappheit. - Berufsgruppenintern Verwaltung bzw. Controlling über Methoden des Transparenzschaffens und der Entscheidungsvorbereitung. - Berufsgruppenintern Ärzteschaft zwischen Chirurgen (schneidendes Fach) und Internisten (nicht schneidendes Fach).	Konfliktlinien interindividuell: - Zielkonflikte sind die Regel, Unwägbarkeiten folglich nicht wegzudiskutieren, ist doch beispielsweise die Krankenhausleitung nicht automatisch der ‚verlängerte Arm' des Trägers, sondern in der Lage, eigenständige Ziele zu definieren und zu verfolgen. Zieldivergenzen können natürlich auch mit allen anderen Organisationen im extramuralen Bereich bestehen (andere Krankenhäuser, Niedergelassene, Kassen, Rehabilitation, Altenheime sowie ambulante Pflege). - Zentral ist die Einbindung der Ärzteschaft und Pflege in die wirtschaftliche Gesamtverantwortung eines Krankenhauses, um im Bruch mit der Tradition des Meistersystems die Integration zu forcieren. Ein Mittel der Konflikthandhabung liegt in einem gemeinsamen Budgetierungsprozess, wodurch die Finanz- und Budgetverantwortung für die Fachabteilung (als Responsibility- oder Investment-Center betrachtet) auf die ärztliche/pflegerische Leitung übergeht.
Konfliktlinien intraindividuell: - Persönlicher Gewissenskonflikt Controller: Worüber informiere ich wen in welcher Art? - Persönlicher Gewissenskonflikt stationsleitende Schwester: Genüge ich in der Behandlung der PatientInnen dem Gesetz und der internen Maßgabe immer früherer Entlassung oder den in der Pflegeschule gelernten und im Haus gewünschten hohen Qualitäts-Standards?	Konfliktlinien intraindividuell: - Innere ‚Zwiespältigkeit' der Führungskräfte.
Wechselwirkungen: Vielschichtiges Gefüge an Relationen zwischen einzelnen Spezifika bzw. deren Charakteristika, das im Zeitverlauf beabsichtigte und unbeabsichtigte Wirkungen entfaltet und somit Raum gibt für weitere Interventionen als Handlung oder Nicht-Handlung, die die Wechselwirkung in anderer Weise perpetuieren.	Wechselwirkungen: - Wechselwirkungen sind in der Regel als Wenn-Dann-Beziehung konzipiert und damit in ihren Konsequenzen weitgehend determiniert – auch dann, wenn bei der zentralen Beziehungen im öffentlichen Krankenhaus das Ergebnis mit ‚Unsicher-

Alle Beteiligten sind Teil dieser Unübersichtlichkeit und bleiben dies auch, sowohl mit ihren permanenten als auch mit ihren fallweisen Interventionen, die allesamt Teil des zeitlich nachfolgenden Settings werden. ▪ Im konkreten Fall interagieren zunächst im allgemeinen Spannungsfeld des öffentlichen Gesundheitswesens (öffentliches Gut, hohe Qualität als Anspruch, begrenzte Mittel und möglichst keine Verschwendung beim Mitteleinsatz) einzelne Spezifika: gesellschaftlicher und sozialer Kontext (Dokumentationspflichten, neue Technologien, regionales Wettbewerbsumfeld), Ökonomie als Knappheit, Management und Führung mit Differenzierungsstrategien im Außenverhältnis und möglicher Indifferenz gegenüber unter Knappheit leidenden MitarbeiterInnen im Innenverhältnis, wobei letztere ein ambivalentes Verhaltensrepertoire in der Reaktion auf die Indifferenz zur Verfügung haben, sobald sie Sinn und Zweck als verloren gehend ansehen, weil sich z. B. die zentrale Beziehung zu den PatientInnen nicht mehr in der angestrebten Qualität darstellen lässt aufgrund einer einseitigen Sparökonomie (Ökonomistik).	heit' betitelt wird: Die soziale Interaktion zwischen PatientInnen/KundInnen und Krankenhauspersonal macht die Krankenhausproduktion zu einem gesteuerten Prozess komplexer Beziehungen bei differenziertem Mitteleinsatz, wobei das Ergebnis dieses Prozesses umso unsicherer wird, je stärker ‚persönlich' die Form der Interaktion ist. Schließlich kommen dann in der Interaktion die flüchtigen, subjektiven und relativen Eigenschaften des Kontaktpersonals zum Tragen, wie Zuverlässigkeit, Reagibilität, Kommunikationsfreude, Glaubwürdigkeit, Kompetenz, Höflichkeit und Verständnis. Unsicherheit als Ergebnis bleibt hierbei jedoch Konsequenz einer Wenn-Dann-Beziehung. Trotz aller Unsicherheit wird nämlich auch eine positive Kausalität unterstellt: Eine stärkere Einbeziehung der PatientInnen bei Diagnostik, Therapie und Pflege macht die Krankenhausbehandlung sowohl unter psychosomatischen als auch psychosozialen Gesichtspunkten als auch im Hinblick auf eine Begrenzung des Versorgungsaufwandes effizienter. Dies entspricht dem ökonomischen Prinzip bzw. Wirtschaftlichkeitsprinzip und nutzt die potenzielle Leistungsfähigkeit des Krankenhauses in rationaler Weise optimal. Dies kommt wieder positiv retour, wenn PatientInnen/KundInnen als BürgerInnen die öffentliche Diskussion um den Status des Krankenhauses mit prägen (Imagefaktor, das kritische Auge der Öffentlichkeit).
Wendepunkte: Moment des Umschlagens des Bisherigen in sein Gegenteil; als Zeitpunkt kaum exakt vorausberechenbar und teils unmerklich in den Vorboten, d. h. unter Umständen überraschend eintretend. ▪ Im konkreten Fall tritt ein Wendepunkt ein, nachdem die Indifferenz von Management und Führung gegenüber den Wirkungen der Knappheit auf die MitarbeiterInnen in deren Perspektive dem bisherigen Sinn und Zweck der Organisation die Legitimation entzieht. War bislang der Sinn und Zweck durch den humanitären Auftrag definiert, nimmt Management und Führung mit einer indifferenten Haltung humanitäres Versagen in Kauf, was von denjenigen MitarbeiterInnen, deren Arbeitsethos durch Humanität bestimmt ist, wiederum als absurd, sinnlos und in weiterer	Wendepunkte: -

Folge demotivierend erlebt wird. Das Überschreiten dieses Wendepunktes von sinnhaft zu sinnlos führt in eine nicht intendierte Konsequenz.	
Nicht intendierte Konsequenzen: Nach einem Wendepunkt eintretende Absurdität bzw. Widersinnigkeit, z. B. indem eine ursprünglich positiv bewertete Absicht negative Ergebnisse zeigt. • Im konkreten Fall besteht die nicht intendierte Konsequenz darin, dass das in der ursprünglichen Situation rationale Verhalten, bei Knappheit zu sparen, sich besser zu organisieren, Rationalisierungspotenziale auszuschöpfen und den ‚organizational bzw. personal slack' zu mobilisieren die Organisation an ein Limit führt ohne Reserven ist. In diesem, von den MitarbeiterInnen empfundenen, Limit liegt der Wendepunkt ins Kontraproduktive. Das Festhalten am gleichen Rationalitätsprinzip macht unsensibel gegenüber einer Kontextveränderung, in welcher sich genau dieses Festhalten zu einem Negativum entwickelt. Unter neuen Rahmenbedingungen und bei gleichzeitiger Indifferenz von Management und Führung verkehren sich die gute Absicht und erste Rationalisierungsgewinne in ihr Gegenteil, ihren Widersinn. Gesteigerte Effizienz bzw. stringente Ökonomistik führt dann zu verminderter Effektivität bzw. wird unökonomisch. • Interventionen, die den Wendepunkt ins Kontraproduktive, in die nicht intendierte Konsequenz vermeiden sollen, sind selbst keineswegs frei von nicht intendierten Konsequenzen in ihren Auswirkungen. So können Interventionen weiterhin der Logik des Mehr vom Selben folgen (‚mehr ÄrztInnen sparen Geld'; vgl. Ärztlicher Direktor) und damit Konflikte um knappe Ressourcen (hier absehbar mit der Pflege) zementieren. Eine strategische Spezialisierungsnische kann sich als ambivalent für die Basisversorgung der Bevölkerung erweisen, wenn die Spezialisierung finanzielle Umschichtungen zu Ungunsten der Basisversorgung nach sich zieht. Die zunehmende Beachtung ökonomischer Kriterien in medizinischen Entscheidungen, als gegenseitige Bewusstseinsbildung positiv konnotiert, mag PatientInnen unter Umständen noch stärker auf eine Kosten-Nutzen-Relation reduzieren, als sie	Nicht intendierte Konsequenzen: -

- es zuvor bereits waren, als es noch eine wie konsequent auch immer durchgehaltene medizinisch-pflegerische Lobby für PatientInnen und gegen deren Ökonomisierung gegeben hat.
- Wendepunkte und nicht intendierte Konsequenzen sind zwar mögliche Folgen von Interventionen unter Wechselwirkungsbedingungen, nicht aber die einzig möglichen Konsequenzen. Interventionen (z. B. Knappheit) können auch eher ‚geradlinig' in positiv bewertete Zustandsveränderungen münden, z. B. in das Aufbrechen von Saturiertheiten, in die Forcierung von OE oder auch in eine Kontinuität bei Investitionen.

Tabelle 37: Empirie vs. konzeptioneller ‚Mainstream' – Immanente Aspekte von Spannungsfeldern

Interindividuelle Konfliktlinien erscheinen in der empirischen Perspektive genauer auf bestimmte Berufsgruppen im Konflikt zuordenbar, bis hin zu Divergenzen innerhalb einer Berufsgruppe. *Intraindividuelle* Konflikte werden bei Organisationsmitgliedern aller Hierarchieebenen für möglich gehalten, also mit/ohne leitende Funktion. In der konzeptionellen Perspektive erschließen sich die interindividuellen Konfliktlinien dagegen eher indirekt und es wird sofort über geteilte Gesamtverantwortung als Konflikthandhabung befunden. Weiters stehen intraindividuelle Konflikte einer bestimmten Gruppe der MitarbeiterInnen, nämlich der Führungskräfte, im Vordergrund.

Wechselwirkungen sind in der empirischen Perspektive vor allem als verwickelter Zusammenhang der einzelnen Spezifika vorhanden. Dort findet sich letztlich auch die Dynamik, die in der konzeptionellen Perspektive unter ‚Unsicherheit' firmiert, allerdings mit einem wesentlichen Unterschied: In der konzeptionellen Perspektive wird über eine Kausalverknüpfung eine positive Beherrschbarkeit der situativen Wechselwirkung unterstellt, sonst wäre der Gedanke einer optimierten Potenzialnutzung durch Partizipation der PatientInnen nicht nachvollziehbar. In der empirischen Perspektive zeichnet sich eine derartige Unterstellung von Kausalität *nicht* ab. Dies mag damit zu tun haben, dass in der empirischen Perspektive zwei weiterer Charakteristika vorkommen, die in der konzeptionellen Mainstream-Perspektive *keine Entsprechung* haben: *Wendepunkte* und *nicht intendierte Konsequenzen*.

An einem *Wendepunkt* schlägt das Bisherige in sein Gegenteil um. Der Zeitpunkt dessen ist kaum exakt vorausberechenbar, die Vorboten teils unmerklich. Der Wendepunkt tritt unter Umständen überraschend ein, was *im konkreten Fall* nach einer indifferenten Haltung von *Management und Führung* gegenüber den Wirkungen der Knappheit auf die *MitarbeiterInnen* der Fall war, die aus deren Sicht dem bisherigen *Sinn und Zweck* der Organisation die Legitimation entzieht. Dies wird als absurd, sinnlos und demotivierend erlebt. Das Überschreiten dieses Wendepunktes von sinnhaft zu sinnlos führt in eine *nicht intendierte Konsequenz, also in eine Absurdität bzw. Widersinnigkeit, indem eine ursprünglich positiv bewertete Absicht negative Ergebnisse zeitigt. Im konkreten Fall* besteht diese darin, dass das rationale Verhalten, bei Knappheit zu sparen, die Organisation an ein Limit ohne Reserven führt. An diesem liegt der *Wendepunkt ins Kontraproduktive*, d. h. ein weiteres Festhalten am gleichen Rationalitätsprinzip kann die gute Absicht und Rationalisierungsgewinne in ihr Gegenteil verkehren. Beide Charakteristika – *Wendepunkte* und *nicht intendierte Konsequenzen* – machen skeptisch gegenüber einfachen, linearen Kausalitäts- und Kontrollvorstellungen. Daher ist es zwar auffällig, dass diese beiden Charakteristika in der konzeptionellen Mainstream-Perspektive ‚Leerstellen' sind – verwundern muss es nicht.

4.2.4 Aufschlussreiche Differenzen – ‚blinde Flecken' in der konzeptionellen Mainstream-Perspektive

Der im vorhergehenden Teilkapitel vorgenommene Abgleich der empirischen mit der konzeptionellen Mainstream-Perspektive zeigt eine Reihe von Differenzen, die sowohl in der Form unterschiedlicher Inhalte gleicher Charakteristika als auch in Form gegenseitiger ‚Leerfelder' existieren können. Die Rekonstruktion dieser Differenzen gibt auch darüber Aufschluss, was die Mainstream-Perspektive konzeptionell *nicht* fassen kann, was aber empirische Relevanz hat, und folglich als ‚blinder Fleck' der konzeptionellen Mainstream-Perspektive und ihrer praxisnormativen Theoriebildung bezeichnet werden kann. Ein kurzes und verdichtendes Revuepassierenlassen dieser Differenzen macht das Spezifische in der Konstruktion der Spezifika des öffentlichen Krankenhauses aus der konzeptionellen Mainstream-Perspektive transparenter.

Zur Diffusion der generellen wissenschaftstheoretischen Positionierung

Viele Spezifika, z. B. *zentrale Beziehungen* oder *Management und Führung*, transportieren in der konzeptionellen Mainstream-Perspektive Soll-Vorstellungen, wie beispielsweise integrierendes pro-aktives Management statt verwalterischem Vollzugsdenken, die Präferenz für Top-down-Ansätze, Prozessorientierung in der Wertschöpfungskette oder auch eine Kultur-Evolution statt -Revolution. Sie sind damit *konsistent* zur Position einer *der Praxis vorgelagerten Theoriebildung mit normativem Impetus*. Letzterer wird z. B. auch darin deutlich, dass im Zuge der Erklärungs- und Gestaltungsaufgabe *Management und Führung* zunächst als unendlicher kybernetischer Regelkreis ‚erklärt' und daraus die Aufgabe für *Management und Führung* abgeleitet wird, die in diesem Regelkreis angelegte ‚Zwangsläufigkeit' immer wieder organisationsweit sicherzustellen. Die Differenzenanalyse der Spezifika und ihrer Charakteristika zeigt auch in aller Deutlichkeit die bereits aus der generellen wissenschaftstheoretischen Positionierung bekannten Aspekte *Neutralität, Reduktionismus, Funktionalität, quantitativ gestützte Rationalität als Kausalität* sowie das *Ideal des Optimums*. Insbesondere *Reduktionismus* ist in der konzeptionellen Mainstream-Perspektive ein durchgängiges Phänomen, da hier die empirische Perspektive in nahezu allen Spezifika eine vergleichsweise vielschichtigere Realität wahrnimmt.

Menschenbild

In den Spezifika, die sich auf den *Menschen* und seine *Werte* konzentrieren – *PatientInnen/KundInnen/BürgerInnen, MitarbeiterInnen* sowie *Sinn und Zweck* – zeigt sich der angesprochene *Reduktionismus* der konzeptionellen Mainstream-Perspektive in folgender Hinsicht:

- Als Fokussierung auf die idealistische Vorstellung aktiv-souveräner KundInnen, die hochgradig informiert, organisiert, mündig und zur finanziellen Selbstbeteiligung bereit ihre Interessen wahrnehmen. Trotz Hinweis auf eingeschränkte Konsumentensouveränität durch benevolenten Paternalismus blendet dieses ideale Zerrbild eine Beschäftigung mit der mehrfach prekären und riskanten Lage der *PatientInnen* als massiv abhängig vom Krankheitsbild, der Organisiertheit des Heilen und Pflegens, vom Personal, Rationierungspraktiken bzw. strategischen Managemententscheidungen aus, wie sie in der empirischen Perspektive detailliert geschildert wird. Dies lässt einen eventuell großen Teil möglicher Existenzbedingungen von *PatientInnen* im öffentlichen Krankenhaus außen vor.

- Als Fokussierung auf Misstrauen gegenüber *MitarbeiterInnen* und ihrem Verhalten. Gerade weil deren Verhaltensrepertoire ambivalent ausfallen kann, geht es darum, diese Ambivalenz zugunsten von Eindeutigkeit aufzulösen: Maxime ist der wirtschaftlich optimale Einsatz des Produktivfaktors Arbeit; Dysfunktionalität ist folglich zu verhindern oder zumindest einzudämmen durch Disziplinierung, Quantifizierung, Operationalisierung mit möglichst wenig Intransparenz; Partizipation beschränkt sich auf die Verbreiterung der Erfahrungs(wissen)basis in komplizierten Situationen (also wo es nicht anders geht), wodurch Hierarchie und Machtverteilung bestehen bleiben. Analog zu den PatientInnen sollen auch MitarbeiterInnen sich als KundInnen in einer Wertschöpfungskette verstehen, was ihnen durch Personalentwicklung nahe zu bringen ist. Dieser *Reduktion von Ambivalenz* auf die eindeutige Rollenbeschreibung eines Produktivfaktors *lässt* die Frage nach der *Vorgeschichte* von Verhaltensambivalenzen *außer Acht*. In der empirischen Perspektive findet sich dazu immerhin der Hinweis darauf, dass die Lage der MitarbeiterInnen ähnlich prekär und riskant ist, wie die der PatientInnen, sobald sich z. B. eingesparte Sicherheitsmaßnahmen, Dequalifikation oder Burnout und gestiegener Druck privat und am Arbeitsplatz bemerkbar machen. Auch der Fall insbesondere in der Pflege, dass eine ‚fordernde Kundschaft' die Selbstausbeutung der Pflege forciert, passt in dieses Bild ausgeblendeter Vorgeschichten.

- Als Fokussierung auf Sinnhaftigkeit unter *Ausblenden möglichen Sinnverlustes*. Dieses Ausblenden ist konsequent angesichts der bisherigen beiden ‚Leerstellen' der jeweils mehrfach prekären riskanten Lage der PatientInnen und MitarbeiterInnen. Eine mögliche Erosion der ‚Grundfesten' einer bedarfswirtschaftlichen Organisation durch Sinnverlust kann somit gar nicht als mögliches Gefahrenszenario erscheinen, in der empirischen Perspektive hingegen schon.

Beziehungsbild

Das *reduzierte Menschenbild* findet hier seine Fortsetzung in einer schon erreichten oder wenigstens angestrebten *Eindeutigkeit* und *Reduktion von Unsicherheit*, wie es sich in der Differenzenanalyse zu den Spezifika *zentrale Beziehungen* sowie *Management und Führung* nachweisen lässt:

- In der *zentralen Beziehung zwischen PatientInnen und Ärzteschaft/Pflege* wird zwar zugestanden, dass der Dienstleistungscharakter das Ergebnis der Interaktion unsicher macht, weil die Interaktionsqualität uno-actu immer wieder neu hergestellt werden muss. Auch eine Entfremdung durch professionelle Wahrnehmung und Verobjektivierung durch benevolenten Paternalismus erscheint möglich. Aber: Auf diese systematisch unvermeidbare Unsicherheit wird praktisch-normativ mit dem Gebot einer Bedürfnisbefriedigung auch auf der affektiven Ebene reagiert – schon allein aus ökonomischen Gründen, weil sonst das Leistungspotenzial des Krankenhauses nicht am effizientesten genutzt würde. Die in der empirischen Perspektive betonte ‚schlechtere' Ausgangsposition der PatientInnen, das Machtgefälle Laientum/ProfessionistInnen, das von ProfessionistInnen in für PatientIn-

nen gefährlicher Art genutzt werden kann, wenn auch nicht muss, ist damit ein ‚gelöstes' Problem, das nicht mehr weiter stört.
- Integration im Sinne *interdisziplinärer Beziehungen aller Berufsgruppen zueinander* ist erreichbar. Hierbei wird auf Hierarchie und funktionale Partizipation vertraut als Garanten für effiziente Leistungserstellung. Zielkonflikte werden über Zielsysteme als Quasi-Konfliktlösungen harmonisiert und machen Spannungsfelder, z. B. das zwischen Fach- und Sozialsystem, handhabbar. Für die Skepsis der empirischen Perspektive hinsichtlich der Erreichbarkeit dieses Zustandes ist in dieser linearen Kausalität *kein* Platz. Dies wohl auch deshalb, weil die empirische Perspektive *hierarchiegewohntes* Arbeiten der Ärzteschaft, die Anerkenntnis der *Leitprofession Ärzteschaft* durch die Verwaltung, eine eventuelle Isolation der Pflege in Ressourcenfragen sowie die mangelnde Berücksichtigung, dass sich Berufsgruppen eventuell unterschiedlich wahrnehmen, für mangelnde Interdisziplinarität und Integration mit verantwortlich macht. Damit ist aus empirischer Perspektive eine Fundamentalkritik am Reduktionismus und Funktionalismus formuliert, der sich die konzeptionelle Mainstream-Perspektive nicht stellt.
- Die Ausführungen zu *Management und Führung* zeigen die Stärke der konzeptionellen Mainstream-Perspektive: Instrumentelles und Formelles. Um diese Stärke wirksam werden zu lassen, bedarf es einer ganz spezifischen Steuerungsphilosophie, die einen funktionsfähigen ‚*Apparat* der Betriebsführung' und damit eine durch Management und Führung steuerbare *Trivialmaschine* unterstellt. Führen/Managen ist somit definiert als Sicherstellung *optimaler* Aufgabenerfüllung mittels analytisch-methodischer, gesamthaft integrierter, lückenloser Planung, Organisation und Kontrolle, einem Streben nach Totalität, Berechenbarkeit, Integration sowie möglichst weit reichender Unsicherheitsabsorption. Dies inkludiert die Bildung einer lernenden Organisation und einer Kultur-Evolution, die ebenso managebare Faktoren geworden sind. Eine große Bandbreite an neutralen, jeweils modernsten Instrumenten und Führungsstilen suggeriert die Beherrschbarkeit zukünftiger Situationen in der Trivialmaschinenapparatur und ist genau dafür funktional. Alles, was sich außerhalb des zu managenden Kreislaufs von Planung, Organisation und Kontrolle abspielt, stellt eine nicht weiter zu behandelnde Restgröße dar. Diese ausgeblendete Restgröße ist aus empirischer Sicht die zweite Seite der Selben Medaille. Neben *formellen* existieren *informelle* ‚Leader' mit entsprechendem Gestaltungspotenzial. *Management und Führung* motiviert nicht nur, sondern *demotiviert auch* durch mangelnde *Wertschätzung* und *Indifferenz*. *Führungsinstrumentarien* als auch *Führungsverhalten* sind nicht eindeutig und neutral, sondern ambivalent durch ihren jeweiligen Gebrauch in einem bestimmten Verhaltenskontext. Diese Ambivalenz eignet allen MitarbeiterInnen, also auch den Führungskräften. Weder dieses Verhaltensrepertoire, noch die Nicht-Neutralität der benutzten Führungsinstrumente gerät in den Fokus der konzeptionellen Mainstream-Perspektive, weil dies ein Abrücken von der wesentlichen BWL-Errungenschaft, eine funktionsfähige Apparatur der Betriebsführung geschaffen zu haben, zur Folge hätte.

Organisationsbild

Letztlich zeigt auch das Bild der Organisation die Aspekte Neutralität, Reduktionismus, Funktionalität, quantitativ gestützter Rationalität als Kausalität sowie das Ideal des Optimums als inhaltlich bestimmend für die konzeptionelle Mainstream-Perspektive. Die Organisation ist eingebettet in einen gesellschaftlichen und sozialen Kontext, ist selbst wiederum Struktur und

Prozess, ein Ort der Entstehung von Qualität, eine Dynamik des sich Organisierens von Führung und Geführten, ein sich Arrangieren mit äußeren Wirkfaktoren sowie eines selbst etwas bewirken Wollens, ein Sammelsurium von Rationalitätsauffassungen, Spannungsfeldern, Wechselwirkungen und deren Konsequenzen. In diese Verwickeltheit der Organisation und des Organisierens bringt die konzeptionelle Mainstream-Perspektive Ordnung und Überschaubarkeit. Damit findet die in Management und Führung bereits vorgestellte Sicht der Organisation als ‚Apparat der Betriebsführung' und steuerbare Trivialmaschine ihre konsistente Fortführung:

- Im Spezifikum des *gesellschaftlichen und sozialen Kontextes* zeigt sich eine ähnliche Stärke der konzeptionellen Mainstream-Perspektive wie in den Ausführungen zu *Management und Führung*: eine große und umsichtig präsentierte Bandbreite an Faktoren (oben waren es Instrumente und Formelles), deren Einfluss auf die Organisation es zu berücksichtigen gilt. Es bleibt allerdings dann auch weitgehend bei dieser Art Katalog, der etwas umfangreicher ist als der in der empirischen Perspektive aufscheinende. Der in den anderen Spezifika rekonstruierbare Reduktionismus findet sich hier eher in der umgekehrten Wirkrichtung der Einflussfaktoren, also von *Organisation zu Kontext*. Die konzeptionelle Mainstream-Perspektive beschränkt sich hier auf die Positionierung des eigenen Betriebes in der Region bzw. im Wettbewerbsfeld (Kernkompetenzen, aktives Marketing) und stellt keinerlei gesellschaftlichen bzw. gesundheitspolitischen Bezug her, außer der sehr allgemeinen Aussage, dass das Gesamtwohl der Gesellschaft bedacht werden soll. Da dies nicht operationalisiert wird, ansonsten eine Stärke der konzeptionellen Mainstream-Perspektive, kommt der Dienstleistungsbetrieb ‚öffentliches Krankenhaus' weitgehend ohne eigenmotivierten Bezug auf die Öffentlichkeit aus. Es gilt, sich an Rahmenbedingungen *anzupassen*, nicht sie zu ändern. Innerhalb dieser determinierten Rahmenbedingungen ist dann ‚pro-aktives' Managen gefragt – so wie dies organisationsintern die Führung den Geführten erlaubt bzw. nahelegt. Das in der empirischen Perspektive ersichtliche kritische Bewusstsein, dass die eigenen Anliegen in der Region, der Landes-/Bundesadministration und in der Gesellschaft zu positionieren wären, um eventuell auch die Rahmenbedingungen, wie marginal auch immer, zu beeinflussen, ist in der konzeptionellen Mainstream-Perspektive nicht vorhanden – ein eher *apolitischer* Zug.
- Auch in *Struktur und Prozess* ist eine Kritik der Effekte stark hierarchiegewohnten Arbeitens wie in der empirischen Perspektive in der konzeptionellen Mainstream-Perspektive von vornherein obsolet. Stattdessen wird eher *linear idealistisch* und managementtechnisch mehr Struktur oder mehr Prozess gewählt – ganz so, wie es der Kompliziertheitsgrad der Situation erfordert. In dieser Wahlhandlung zeichnet sich kein Platz für Unkontrolliertes ab. Totalität wird letztlich nicht nur für erstrebenswert, sondern mittels ‚übergestülpter' integrativer Top-down-Ansätze auch für machbar und konservierbar erachtet. Trotz Prozessualisierung bleibt die Organisation somit statisch, und es entsteht der Eindruck, dass die Organisation mehr eine Organisation *hat*, als dass sie eine *ist*. Die in der empirischen Perspektive erkennbare *Fragilität wird ausgeklammert*. Dadurch kommt in der konzeptionellen Mainstream-Perspektive auch nicht in den Blick, dass z. B. stark *hierarchiegewohntes* Arbeiten der Ärzte, also die einseitige Betonung von Struktur, interdisziplinäre OE-Prozesse und den Informationsfluss behindert. Oder, dass sich in der Organisation immer wieder Strukturen und Prozesse ergeben, die erst durch Re-Organisation und neue Kontrollregimes dem Management zugänglich werden, so dass der Zustand an Totalität nie wirklich endgültig erreichbar scheint.

- Letztlich gesteht die konzeptionelle Mainstream-Perspektive auch in puncto *Qualität* einerseits zu, dass Qualität das Ergebnis eines multidimensionalen Geschehens ist. Andererseits wird eine strukturierende Systematik an notwendigen Dimensionen und zu erreichenden Teilqualitäten vorgestellt, die sich auf eine quantitativ gestützte Entscheidungsrationalität bezieht und disziplinierende Effekte hat. ‚Methodischer Nachholbedarf' bei OE, Initiierung von Lernprozessen und Anreizsystemen wird zwar erkannt, allerdings nicht anerkannt, da er letztlich nicht weitergehend behandelt wird. Ob dies schon zu einer ‚qualitätssteigernden Bewusstseinsbildung' beiträgt, wie es die empirische Perspektive anstrebt, muss hier offen bleiben. Allerdings ist hier auch die empirische Perspektive nicht wesentlich konkreter.

Rationalitätsvorstellung

Die *Rationalität*, die *alle drei* rekonstruierten Bilder durchzieht, ist in der konzeptionellen Mainstream-Perspektive klar definiert als *Zweck-Mittel-Rationalität*. Die Ausprägung dieser, als universell angenommenen, Rationalität menschlichen Handelns ist im wirtschaftlichen Bereich tituliert als ökonomisches Denken. Mit diesem konzeptionellen Kunstgriff wird es möglich, den Schulterschluss von Sinn und Zweck mit Ökonomie als rational zu legitimieren – also auch für z. B. MedizinerInnen die ökonomische Rationalität als zentrale Rationalität zu positionieren, da sie ja in einem wirtschaftenden Betrieb arbeiten und dort die ökonomische Rationalität die universelle Zweck-Mittel-Rationalität repräsentiert.

Diese reduktionistische Vorstellung, die gleichzeitig einen vereinnahmend-totalitären Zug hat, entbindet von Überlegungen, die in der empirischen Perspektive relevant werden. Dort kann selbst *rationales* Verhalten, also die Diffusion ökonomischer Denkkategorien wie Budgetierung oder Rechenschaftslegung bis in medizinische Entscheidungsfindungen hinein, *negative Effekte* zeitigen. Diese äußern sich z. B. als *psychische* Belastung, wenn medizinisches und ökonomisches Verhalten konfliktär werden, als *Sprachlosigkeit*, *Verdrängung*, *Weiterschicken* von *PatientInnen* oder als *Auslagerung* medizinischer Entscheidungen auf mathematisch-statistische Verfahren (*Letalitätsprognostik*) bzw. *Ethikkommissionen*. *In der empirischen Perspektive sind mehrere Rationalitäten präsent* (z. B. eine medizinische und eine ökonomische), in der konzeptionellen Mainstream-Perspektive herrscht die Reduktion auf eine universelle Rationalität vor, so dass alles andere nurmehr irrationaler Rest sein kann und negative Effekte rationalen Verhaltens ausgeklammert werden können.

Drei ‚blinde Flecken'

Die Frage, ob sich dieses Bild der konzeptionellen Mainstream-Perspektive als irritierbar und damit konzeptionell innovationsfähig erweist, ist nach dem derzeitigen Stand der Rekonstruktion weitestgehend zu verneinen. Die Gründe hierfür liegen im Umgang mit den *Spannungsfeldern* als auch in der Auslegung ihrer immanenten Aspekte. Eine Betrachtung der Spannungsfelder hält diesbezüglich mehrere Erkenntnisse bereit:

- Das Muster *rhetorischer Modernität* bzw. *Erneuerung* verhindert die Bildung einer fundamentalen Alternative nach folgender Logik: Wird die bisherige Als-ob-Konstruktion von Mensch, Beziehung, Organisation und Rationalität gestört, wird ein Spannungsfeld aufgemacht, das die *Störung durch Etablierung einer Gegenseite inkludiert.* Der von Eichhorn postulierte ‚Paradigmenwechsel' im Management, beispielsweise durch Ergänzung der Komplexitäts*reduktion* durch Komplexitäts*erhöhung* oder aber die Aufnahme von Prozess und Partizipation ist kein echter Paradigmenwechsel im Sinne eines Verlassens des Planungs-, Steuerungs- und Kontrollparadigmas. Stattdessen wird das Anwendungsgebiet des bestehenden Paradigmas erweitert. Improvisation wird abgelehnt mit dem Argument mangelnder Dokumentierbarkeit, qualitativ abgestufte Informationen sollen zahlenbasiert sein, um eine *quantitativ möglichst exakte Entscheidungsrationalität* zu sichern, Risikomanagement basiert auf Frühwarnindikatoren, Mängelanzeigen und Überwachungsprotokollen. All dies lässt die funktionale Steuerungsphilosophie unangetastet und macht den funktionsfähigen ‚Apparat der Betriebsführung' allenfalls zu einer *raffinierteren* Trivialmaschine als vorher. Dazu kommt eine Verfahrensregel für *Management und Führung*: Balance halten! Diese Regel konserviert die Neutralisierung der ‚Störung', vermeidet die Änderung des vorhandenen Steuerungsparadigmas und lässt die Konzeption insgesamt konsistent erscheinen. Dieses *Handhabungsmuster* möglicher Irritationen und Kritiken verhindert

- die konzeptionelle Auseinandersetzung mit *Wendepunkten und nicht intendierten Konsequenzen.* Die erste Andeutung hierfür lässt sich bereits bei den *Wechselwirkungen* rekonstruieren. Diese sind in der empirischen Perspektive vor allem als verwickelter Zusammenhang einzelner Spezifika vorhanden, was ‚Unsicherheit' produziert. Darauf wird in der konzeptionellen Mainstream-Perspektive über eine Kausalverknüpfung positive Beherrschbarkeit der situativen Wechselwirkung unterstellt, beispielsweise wenn komplizierte Situationen durch beschränkte Partizipation und begrenztes Empowerment optimal lösbar werden sollen. In der empirischen Perspektive zeichnet sich eine derartige Unterstellung von Kausalität nicht ab. Dies mag damit zu tun haben, dass in der empirischen Perspektive ein Bewusstsein über *Wendepunkte* und *nicht intendierte Konsequenzen* existiert, das der konzeptionellen Mainstream-Perspektive mangelt. An einem *Wendepunkt* schlägt das Bisherige, eventuell überraschend, in sein Gegenteil um. *In der eigenen, konkreten Fallstudie* hat das Festhalten am gleichen Rationalitätsprinzip die Rationalisierungsgewinne in ihr Gegenteil verkehrt, was eine klare *Wendung* in eine *nicht intendierte Konsequenz* bedeutet. Während dies aus einer empirischen Perspektive heraus skeptisch machen könnte gegenüber einfachen, linearen Kausalitäts- und Kontrollvorstellungen, bleiben beide Phänomene in der konzeptionellen Mainstream-Perspektive ‚Leerstellen'. Dies ist der *erste* wesentliche *‚blinde Fleck'* der konzeptionellen Mainstream-Perspektive.

Der *zweite ‚blinde Fleck'* zeigt sich in einer Praxis*ferne* als Konsequenz *konzeptioneller Immunisierung, Abstraktion* und *Normierung,* die dem Eigenanspruch des konzeptionellen Mainstream, praxisnah zu sein, diametral entgegensteht. Der hermetische konzeptionelle Mainstream bleibt rhetorisch modern, indem er weitere Spannungsfelder, die das vorliegende Konzept noch integrativer und ‚ganzheitlicher' machen sollen, additiv hinzufügt. Derart ‚vervollständigt' scheint die Erklärungs- und Gestaltungsaufgabe der Betriebswirtschaftslehre im Sinne praxisnaher Problemlösung und ‚Hilfestellung' erfüllbar. Die damit erreichte Praxisnähe ist jedoch eine suggerierte. Konzeptionell wird *Interdisziplinarität* praktiziert, *nicht Transdisziplinarität,* d. h. das Interesse an Erkenntnissen anderer Disziplinen besteht so lange, wie diese in die bereits bestehende eigene Konzeption passen. Erkenntnisse, die bei einem transdisziplinären sich Einlassen auf andere Rationalitäten irritierend wirken könnten, bleiben ausgeblendet. Diese Art konzeptioneller *Selbstgenügsamkeit immunisiert* sich gegenüber transdisziplinärer Irritation, und lässt somit nur bereits passende, anschlussfähige Praktiken der Praxis in ihren Konzepten additiv vorkommen.

Spätestens dann geht es nicht mehr um Praktiken der Praxis, sondern um durch *Vorselektion passend gemachter Praktiken* für die eigene *abstrahierende* Theoriebildung, die dadurch allgemeinere Gültigkeit erlangen soll – *kein* kleiner Unterschied eingedenk des Eigenanspruchs von ‚Praxisnähe' zwecks adäquater ‚Hilfestellung' für die Praxis.

Der Preis des additiven Vorgehens ist ein wachsender Seitenumfang von Büchern zum Krankenhausmanagement über ihre diversen Auflagen hinweg – ein nicht nur für das Lebenswerk von Siegfried Eichhorn quantitativ nachvollziehbares Moment. Die Konzentration auf die Absorption neuer Aspekte lässt jedoch die *Frage der Konstruktion ihres Zusammenspiels systematisch unterbelichtet.* Ob dies absichtsvoll passiert, weil sonst die Vorstellung von Organisationen als Bündel klarer Ziel- und Entscheidungshierarchieen, detailliert steuerbaren Verhaltens, Linearität und Kausalität auf den legitimatorischen Prüfstand müsste, oder schlicht aus intellektueller Gewöhnung, sei hier dahin gestellt. Der Effekt bleibt, dass die Aufmerksamkeit primär auf das ‚Was' an zu integrierenden Aspekten gerichtet ist, das bestehende additive Ordnungsmuster perpetuiert wird und eine umfangreicher werdende Taxonomie bereits zu einer der Praxis vorgängigen Theorie erklärt wird, aus der Handlungsempfehlungen ableitbar sein sollen.

Das hier geschilderte selektiv-additive Ordnungsmuster produziert wachsende Unübersichtlichkeit und macht die Erklärungs- und Gestaltungsaufgabe zunehmend kompliziert. Gestaltungsempfehlungen mit Bezug auf die theoretisch dahinterliegende Erklärungsleistung nachvollziehbar zu machen, wird zu einem immer umfangreicheren Vorhaben, so dass ab einem individuell und kollektiv variabel wahrgenommenen Punkt zunehmender Kompliziertheit der Abbruch der Begründung einer Handlungsregel durch *Norm* oder Vorgabe, die nicht mehr argumentiert wird, legitim erscheint. Die PraktikerInnen können die Norm dann glauben und befolgen – oder nicht. Für eine Betriebswirtschaftslehre, die ihrem Selbstverständnis nach Probleme der Praxis aufgreift, verallgemeinernd erklärt und für derart transformierte Probleme Lösungen in Form von Handlungsregeln für die Praxis anbietet, mag dieses Vorgehen opportun sein. Vielleicht wird es auch von der betrieblichen Praxis oftmals so gefordert. Jedenfalls ist in dieser sich selbst genügenden und perpetuierenden Allianz von Anwenderwissen Fordernden und Anwenderwissen Liefernden die Wahrscheinlichkeit groß, dass unintendierte Effekte vorkommen, was dann gern mit ‚Reibungsverlusten' in der Implementierungsphase bezeichnet wird. Setzt die Reduktionsleistung durch Normierung in der Argumentationsdynamik früh und inhaltlich weitreichend ein, wird das Ausgeschlossene im Sinne des alternativen Arguments systematisch unterschätzt in seinen Konsequenzen für die Implementierung einer Lösung – z. B., dass PatientInnen noch etwas anderes sind als (nur) KundInnen, dass die Dominanz ökonomischer Rationalität negative Effekte haben kann obwohl sie das ja nicht haben dürfte, dass ein Krankenhaus als Organisation vielleicht doch nicht nur eine Trivialmaschine ist, etc. Die oben erwähnte empirische Perspektive hält hier viele ausgeschlossene Aspekte bereit. Die Ausblendung dieser Aspekte befördert, wie unbeabsichtigt auch immer, Praxis*un*tauglichkeit, indem das Ausgeschlossene unbekannt bleibt und Wendepunkte ins Gegenteil des Beabsichtigten vor allem überraschend kommen. Dies lässt die Erklärungs- und Gestaltungs*leistung* insbesondere dezidiert normativer Konzepte, in denen diese Reduktionsleistung per se früh in der Argumentationsphase und inhaltlich weit reichend passiert, z. B. indem Kritik, Improvisation und ‚Muddling through' von vorneherein und ohne nähere Begründung als non-konformes Verhalten bewertet wird, in einem neuen, weniger glanzvollen, Licht erscheinen. Diese konzeptionelle Engführung der Mainstream-Perspektive zeigt sich konkret in der vorhergehenden Differenzenanalyse zur empirischen Perspektive.

Wie lange diese Logik in sich widerspruchsfreier Theoriebildung durch Inklusion der Störung, die Vermeidung von Irritation und eine nur scheinbar praxisnahe Normativität konzeptionell durchhaltbar ist, bleibt unklar. Bemerkenswert ist immerhin, dass die Verfahrensregel ‚Balance halten!' nicht mehr weitergehend konzeptualisiert wird. Damit wird aber die Urteils- und Handlungsfähigkeit der Akteure im Akt des Balancehaltens systematisch betont, was ironischerweise gerade in die konzeptionell *nicht* intendierte Situation mündet, dass sich Akteure einer vorher explizit ausgeklammerten Verhaltensweise bedienen könnten, um die Balance zu halten: Improvisation und ‚Muddling through'. So hält das vehement Negierte unbeabsichtigt wieder durch die Hintertür Einzug ins organisationale Geschehen bzw. war darin wahrscheinlich ohnehin schon immer enthalten. Dies erinnert sehr an die in der Differenzenanalyse aufgezeigte empirische Perspektive, dass es in der Organisation immer wieder Strukturen und Prozesse geben wird, die außerhalb der gängigen Kontrollregimes ablaufen. Diese Dialektik ist per definitionem nicht abzuschaffen, weil jede Grenzziehung eines Kontrollregimes einen unkontrollierten Raum schafft, aus dem überraschende ‚Wiedereintritte' des wirkungsvoll exkludiert Geglaubten auftreten können – jederzeit. In der bestehenden konzeptionellen Mainstream-Perspektive gibt es allerdings systematisch keine Möglichkeit, die notwendige Auseinandersetzung mit dieser unvermeidlichen Dialektik als selbstreflexiven und selbstbeobachtenden Akt zu führen. Dies systematische Unmöglichkeit beschreibt den *dritten ‚blinden Fleck'* des konzeptionellen Mainstream.

Während sich der *erste ‚blinde Fleck'* auf die *Wendepunkte* und *nicht intendierte Konsequenzen* als *Dynamik in der Organisation* als Objekt der Betrachtung bezieht, hat der *zweite ‚blinde Fleck'* bereits eine nicht intendierte Konsequenz auf der konzeptionellen Ebene zum Thema. *Immunisierung, Abstraktion* und *Normativität* führt zur nicht intendierten Praxisferne statt zur postulierten Praxisnähe. Der *Eigenanspruch* der Konzeption kann somit *nicht eingelöst* werden. Der *dritte ‚blinde Fleck'* schließlich knüpft an dieser Problematik der nicht intendierten Konsequenzen an und führt über das Beispiel der Konsequenz von ‚Balance halten!' vor, wie diese nicht intendierten Konsequenzen als Folge unvermeidlicher Dialektik in genau dieser Unvermeidlichkeit nicht innerhalb der Konzeption selbst thematisiert werden können. Dass die intellektuellen Grenzziehungen und deren Konsequenzen *kein* Thema für die Konzeption selbst sind zeigt, dass Selbstreflexionsfähigkeit zwar für die Akteure in Organisationen gefordert wird, nicht aber für die Theorieschaffenden, die das Theorieangebot für diese Akteure in ihrer spezifischen Selektivität hervorbringen.

Erst diese zuletzt betrachtete Art der Selbstreferenz als systematisch-konzeptionell angelegte Selbstreflexion der Theorieschaffenden würde den konzeptionellen Mainstream in die Lage versetzen, die eigene Immunisierungsstrategie als defensive Routine zu betrachten, als auch die Konterkarierung des eigenen Anspruchs der Praxisnähe sowie kontraproduktive Effekte eigener Handlungsempfehlungen für Entscheidungspraktiken in Organisationen zu erkennen. *Wendepunkte* und *nicht intendierte Konsequenzen* als ‚Leerstellen' zu belassen, erhöht die Wahrscheinlichkeit minderer Reflexionsqualität von praktischen Entscheidungen unter Effizienzdruck, die aufgrund ihrer Effizienzfokussiertheit mögliche Effektivitätsverluste nicht mitbedenkt. Letztere entstehen primär im Prozess der Implementierung als auch bei dessen Ergebnissen. Derart kurzsichtige Entscheidungen sind in Organisationen, in denen die EntscheiderInnen primär an die steuerbare Trivialmaschine glauben, jeden Tag und allerorten anzutreffen. Für eine konzeptionelle Perspektive, die sich auf der Basis dieses Organisationsverständnisses als praxisnormative ‚Hilfestellung' versteht, eine eher unerfreuliche Entwicklung. Wirklich verwundern kann sie jedoch nicht, legt doch der konzeptionelle Mainstream letztlich Wert auf Instrumente und lässt den Kontext ihrer Verwendung, der die organisationale Dynamik beherbergt, gerne ceteris paribus und damit neutral.

Das ‚Ausgangsmaterial' dieser bisherigen Rekonstruktion, die Differenzenbildung, wird in den nachfolgenden Tabellen derart zusammengefasst, dass *das inhaltlich Differente aufgezeigt und das in der jeweils anderen Perspektive nicht Vorkommende* als ‚Leerstelle' belassen wird. Dies verdeutlicht die jeweiligen ‚blinden Flecken'.

Differenzen und gegenseitige ‚Leerstellen'	
Empirische *Binnen-* und *Außen*perspektive	Konzeptionelle Mainstream-Perspektive (Krankenhausbetriebslehre/-management)
PatientInnen/KundInnen/BürgerInnen	
Gefahr *serviceorientierter Selbstausbeutung* der Pflege, daher PatientInnen *nicht* KundInnen.	Dienstleistung für aktiv-souveräne KundInnen.
Detailliert geschilderte *mehrfach prekäre, riskante Lage* der PatientInnen.	Hinweis auf eingeschränkte ‚Konsumentensouveränität' durch benevolenten Paternalismus.
	Typologisierung der Kranken und ihrer Krankheiten.
Sinn und Zweck	
Wohlergehen von MitarbeiterInnen und weiteren Stakeholdern als Kontext sowie möglicher *Sinnverlust*.	
Gesellschaftlicher und sozialer Kontext	
	Einflussfaktoren *Wirkrichtung* von *Kontext zu Organisation*: HTA, erhöhte Vernetzung, ein ‚kritisches Auge' der Öffentlichkeit, Paradigmenwechsel in der Organisations- und Managementphilosophie, marktwirtschaftlich orientierte Ordnungspolitik.
Einflussfaktoren *Wirkrichtung* von *Organisation zu Kontext*: *Spezifische regionale Rolle, Gesundheitspolitik* bzw. staatliche *Administration* als Adressat für Forderungen, *Gesamtgesellschaft* bzw. *Öffentlichkeit* als Adressat von Kosteninformationen.	Einflussfaktoren *Wirkrichtung* von *Organisation zu Kontext*: Funktionale Steuerungsphilosophie, ‚Proaktives Management', strategische Positionierung (Kernkompetenzen, Wellness, regionales Gesundheitszentrum) sowie aktives Marketing.
Struktur und Prozess	
Einseitige Entwicklung von Struktur oder Prozess führen kaum zu höherer Produktivität und besseren Ergebnissen; stark *hierarchiegewohntes* Arbeiten der ÄrztInnen behindert interdisziplinäre OE-Prozesse und den Informationsfluss.	Funktionale, zentralistische Leitung über MbO; kooperativ-demokratische Leitungsstruktur stellt weder Hierarchie noch Macht in Frage, dem Bottom-up-Ansatz wird ein Top-down-Ansatz ‚übergestülpt'.
Reorganisation von Struktur und Prozess, neue Kontrollregimes sowie Kommunikations- und Informationstechnologien machen bislang Unkontrolliertes managebar.	‚Zwangsläufigkeit' als *unendlicher Regelkreis* von klarer Zielsetzung, straffer, analytisch und gesamthaft integrierter Planung, vollziehender Organisation und abweichungsorientierter Kontrolle. Ohne *Strukturdominanz* suboptimale Improvisation.
	Typologisierung des Krankenhauses *Typologisierung* der Krankenhausdienstleistung.
MitarbeiterInnen	
Mehrfach prekäre, riskante Lage: *Gefährdung* der *eigenen Gesundheit, Burnout*, steigender Druck, mögliche	

Dequalifikation.	
	Maxime ist der optimale Einsatz des Produktivfaktors Arbeit: *Disziplinierende* Operationalisierung und Quantifizierung, geringe Intransparenz, *Partizipation/Empowerment* zwecks breiterer Erfahrungs(wissen)basis, aber ohne Hierarchie und Machtverteilung radikal in Frage zu stellen, Wertschöpfungskettendenken.
Zentrale Beziehungen	
Beziehung der PatientInnen zur Ärzteschaft und Pflege. *Ideal* wären akzeptable Unannehmlichkeiten, größtmögliche Freiheit von Angst, *kompetente* und *verantwortungsbewusste* Ärzteschaft/Pflege sowie eine respektvolle *Vertrauensbeziehung*. Real ‚gefährliches' *Machtgefälle* und auf PatientInnenseite das *Gefühl von Selbstbestimmungsmöglichkeit*; *mediale Vermittlung* der ÄrztInnenqualität, weil tatsächlich *nicht* beurteilbar für LaiInnen; ‚Gratwanderung' Service/Pflege.	Dienstleistung an aktiv-souveränen KundInnen, aber mit unsicherem Ergebnis aufgrund des Uno-actu-Prinzips und der professionellen Wahrnehmung der *PatientInnen/KundInnen* als (technischen) Fall (Verobjektivierung, benevolenter Paternalismus). PatientInnenferne, schematische und unpersönliche Behandlung ist ineffizient, d. h. sie schöpft das Leistungspotenzial des Krankenhauses nicht aus.
Behindernde Faktoren gegen *Interdisziplinarität*: *Hierarchiegewohntes* Arbeiten der Ärzteschaft; Anerkenntnis der *Leitprofession Ärzteschaft*; differente Wahrnehmung: *Beziehung Ärzteschaft zu Pflege* friktionsfrei (aus ÄrztInnensicht) bzw. *Spannungsverhältnis* (aus Pflegesicht).	Die hierarchische Beziehung zwischen MitarbeiterInnen und Management/Führenden verfolgt primär wirtschaftliche Ziele, Empowerment und MitarbeiterInnenpartizipation muss diesbezüglich funktional sein; Zielsysteme als ‚*Quasi-Konfliktlösungen*' in Spannungsfeldern.
Berufsgruppeninterne Beziehungen. Abwägen *unterschiedlicher Controllingmethoden* mit Zahlen und Kriterien, die sich nicht in den Zahlen finden; berufsgruppenspezifische *Hierarchien* überlagern individuellen *Gestaltungsfreiraum*.	
Management und Führung	
Gestaltung von *Rahmenbedingungen*. Kollegiale Führung als *institutionelles* Führungsgremium bei gleichzeitiger Existenz *formeller* und *informeller* ‚Leader'.	Gestaltung von *Rahmenbedingungen*: Funktionsfähiger ‚*Apparat* der Betriebsführung', Organisation als durch Führung steuerbare *Trivialmaschine*, auch in puncto lernende Organisation und Kultur-Evolution statt Kultur-Revolution.
Konkrete Interventionen innerhalb der geschaffenen Rahmenbedingungen: *Demotivator* durch mangelnde *Wertschätzung* und *Indifferenz*. Ambivalenz von *Führungsinstrumentarien* als auch von *Führungsverhalten*.	
	Konkrete Interventionen innerhalb der geschaffenen Rahmenbedingungen: Umweltdynamik als Auslöser von Veränderungen: Nur ein auf Dauer angelegter Prozess der systematischen Planung, Organisation und Kontrolle lässt diese wirksam handhaben; ‚*Zwangsläufigkeit*' des unendlichen, kybernetischen Regelkreises; das aus der Überraschung geborene Improvisieren eines Entscheidungsautonomie fördernden Meisterprinzips zurückdrängen; Verhaltensbeeinflussung zugunsten reibungsloser, harmonischer Betriebsprozes-

	se inklusive diverser Führungsstile; Partizipation bzw. Empowerment zwecks Verbreiterung der Erfahrungs(wissen)basis in komplexen Situationen als funktional-angemessene Handhabungsstrategie, aber weder die Hierarchie als solche noch die Macht der oberen Instanz darüber zu entscheiden, wer in Entscheidungspositionen kommt, ist in Frage zu stellen; ‚schöpferische Balance' in Spannungsfeldern wahren.
Management und Führung stattfindend unter *Stress* und *Überforderung*.	
Ökonomie	
Diffusion ökonomischer Denkkategorien verschiebt Machtgewichte und kann *psychische* Belastungskomponente darstellen, wenn medizinisches und ökonomisches Verhalten konfliktär werden: *Sprachlosigkeit, Verdrängung, PatientInnen weiter schicken* oder die medizinische Entscheidung auf mathematisch-statistische Verfahren bzw. eine *Ethikkommission* ‚auslagern'.	
Knappheit als *Auslöser organisationaler Dynamik*: *Wendepunkte* und *nicht intendierte Konsequenzen*.	
Qualität	
	Qualität und *Wirtschaftlichkeit* sind *Ergebnis der (Zusammen-)Arbeit der Einzelnen, der Gruppe und der Gruppen untereinander*. Dabei steht eine *quantitativ gestützte Entscheidungsrationalität* im Vordergrund.
Kein Selbstläufer, sondern *fragil und riskant*, d. h. *Qualität* leidet unter Effizienzdruck, der zu Minderqualität und damit zu Effektivitätsverlust führen kann, wobei diese mögliche kontraproduktive Entwicklung nur mangelhaft reflektiert wird, was einer verminderten *Entscheidungsqualität* gleichkommt.	
	Überzogene Schnelligkeitsvorstellungen (Kultur-Revolution statt Kultur-Evolution) sind auch unter Qualitätsgesichtspunkten kontraproduktiv.
Spannungsfelder als Ausdruck von Ambivalenz	
	Idealität: Aktiv-souveräne KundInnen <–> Realität: Passiv-abhängige PatientInnen mit eingeschränkter ‚Konsumentensouveränität' sowie *Set weiterer Spannungsfelder*.
Außen als gesellschaftlicher und sozialer Kontext <–> Innen als Organisation.	
Sinnhaftigkeit <–> Sinnverlust	
Immanente Aspekte von Spannungsfeldern	
Konfliktlinien intraindividuell: Gewissenskonflikt Controller und stationsleitende Schwester.	*Konfliktlinien intraindividuell*: Führungskräfte.
Wechselwirkungen als vielschichtiges Gefüge an Relationen zwischen den einzelnen beteiligten Spezifika bzw. deren *Charakteristika*.	*Wechselwirkungen*: Wenn-Dann-Beziehung trotz aller Unsicherheit, positive Kausalität, z. B. wenn stärkere Einbeziehung der PatientInnen, Versor-

	gungsaufwand effizienter genutzt, positives Image.
Wendepunkte: Moment des Umschlagens des Bisherigen in sein Gegenteil; als Zeitpunkt kaum exakt vorausberechenbar und teils unmerklich in den Vorboten, d. h. unter Umständen überraschend eintretend.	
Nicht intendierte Konsequenzen: Nach einem Wendepunkt eintretende Absurdität bzw. Widersinnigkeit, z. B. indem eine ursprünglich positiv bewertete Absicht negative Ergebnisse zeigt als eine mögliche Folge von Interventionen unter Wechselwirkungsbedingungen.	

Tabelle 38: Empirie vs. konzeptioneller ‚Mainstream' – Differenzen und gegenseitige ‚Leerstellen'

Die bisherige Differenzenanalyse hat eine konzeptionelle Mainstream-Perspektive rekonstruieren lassen, die sich einerseits in ganz festgefügten Konturen, konsistent, nahezu monolithisch und monochrom abzeichnet, und die andererseits dafür Grenzziehungen einer Krankenhausbetriebslehre bzw. eines Krankenhausmanagements vornimmt, die viel empirisch Relevantes ausblendet. Dass diese Ausblendungen sich wieder ins Bild drängen und damit den ‚Preis' für das Durchhalten der Grenzziehungen erhöhen, ist ausführlich argumentiert worden. Aber wie könnte es angesichts dieses ‚Befundes' weitergehen?

Kriterien für die Beurteilung einer möglichen Alternative

An dieser Stelle braucht nicht weiter darüber spekuliert werden, ob und wann sich die konzeptionelle Mainstream-Perspektive eventuell doch paradigmatisch-stringent und nicht nur rhetorisch-modernisierend öffnet, bzw. wie umfassend dies passieren könnte. Dass die Möglichkeiten hierzu systematisch begrenzt sind, ist als Ergebnis der bisherigen Überlegungen nachvollziehbar. Nach vorne blickend stellt sich vielmehr die Frage, was aus dieser Rekonstruktion zu schlussfolgern wäre mit Blick auf eine Alternative. Deren Notwendigkeit steht zwar nach der bisherigen Rekonstruktion außer Frage, wenn der empirischen Perspektive als auch der unvermeidlichen Dialektik organisationaler Situationen Rechnung getragen werden soll. Aber für die Beurteilung, ob eine so genannte Alternative auch eine inhaltliche ist, braucht es Beurteilungskriterien. Diese Kriterien werden hier zunächst in Leitfragen gefasst, die sich aus der obigen Differenzenanalyse ergeben.

Aus der Rekonstruktion des reduktionistischen *Menschenbildes* – die Fokussierung auf die aktiv-souveränen KundInnen und rein funktionale MitarbeiterInnen – sowie aus der Ausblendung möglichen Sinnverlustes und damit der möglichen Erosion wertbehafteter ‚Grundfesten', wie sie dem Verständnis von *Sinn und Zweck* der Organisation eignen, lassen sich erste Leitfragen folgern:

- Wie vielschichtig ist das Menschenbild angelegt? Kommt es zu zerrbildhaften Fokussierungen oder zeigt sich ein ambivalentes Bild? Gibt es eine bewusste Beachtung der Vorgeschichte von Ambivalenzen?
- Wie bewusst ist der Umgang mit einer möglichen Erosion sinnstiftender Werte?

Da das *reduzierte Menschenbild* seine Fortsetzung in einem ebenso fokussierten *Beziehungsbild* zwischen PatientInnen und Krankenhauspersonal sowie innerhalb der Berufsgruppen findet, steht hier zunächst die Frage nach der treibenden Kraft hinter den Beziehungen im Vordergrund, gefolgt von Überlegungen zu Macht und Ambivalenz:

- Liegt das Motiv für die Bedürfnisbefriedigung der *PatientInnen* auf der affektiven Ebene vorrangig(!) in der PatientIn als Motiv der Bemühung oder in der Sicherstellung der effizientesten Nutzung des Leistungspotenzials des Krankenhauses? Kurz: Steht der Mensch im Mittelpunkt oder ist sie/er ökonomisiertes Mittel zum Zweck bei der Erreichung des Effizienzoptimums?
- Ist Kritik an der Hierarchie und an den bestehenden Machtverhältnisses möglich und wie wird sie geübt?
- Ist *Management und Führung* mehr als die Steuerung einer *Trivialmaschine* mittels analytisch-methodischer, gesamthaft integrierter, lückenloser Planung, Organisation und Kontrolle, einem Streben nach Totalität, Berechenbarkeit, Integration sowie möglichst weit reichender Unsicherheitsabsorption? Kommt daneben eine informelle, ambivalente Seite des Führens ebenso zum Tragen? Welche negativen Effekte von *Management und Führung* werden wie berücksichtigt?

Neben dem *Menschenbild* und dem *Beziehungsbild* ist das *Bild der Organisation* in der konzeptionellen Mainstream-Perspektive dadurch bestimmt, dass in die Verwickeltheit der Organisation und des Organisierens Ordnung und Überschaubarkeit zu bringen ist – eine Fortführung der bekannten Sichtweise der Organisation als *Trivialmaschine*. Zu fragen wäre daher, in Anlehnung an die Frage bei *Management und Führung*:

- Hat die Organisation eine Organisation (Trivialmaschine, Apparatur), oder *ist* sie auch eine?
- Wie eng ist der Bezug der Organisation zu ihrem *gesellschaftlichen und sozialen Kontext*? Erwächst aus diesem Bezug auch politisches Engagement der Gestaltung dieses Bezuges oder dominiert einseitige Anpassung an Vorgegebenes?
- Als wie weit greifend, stabil und konservierbar wird die Kontrolle des Unkontrollierbaren erachtet?
- Wird der, nach eigener Einschätzung, ‚methodische Nachholbedarf' der konzeptionellen Mainstream-Perspektive inhaltlich weitreichender ausgefüllt?

Eine *Rationalitätsauffassung*, die nurmehr das Zweck-Mittel-Denken als rational gelten lässt, provoziert die Frage:

- Ist alles andere irrational oder einfach nur anders rational? Kurz: Wie ist der Umgang mit einem möglichen Plural von Rationalität? Kommen auch negative Effekte *zweckrationalen* Verhaltens zur Sprache?

Das Aufzeigen von drei ‚blinden Flecken' der konzeptionellen Mainstream-Perspektive schließlich richtet die Aufmerksamkeit natürlich auf mehrere Fragen:

- Wie ist der Umgang mit Transdisziplinarität und Irritation?

- Kommt die Dynamik von *Wendepunkten und nicht intendierten Konsequenzen* systematisch vor und ist somit auch konzeptionell bearbeitbar, z. B. die mögliche Erosion von Sinn und Zweck (erster ‚blinder Fleck')?
- Wie gestaltet sich der Bezug zur Praxis? Gilt z. B. gleiche Augenhöhe oder weiterhin die normierende Fiktion besseren Wissens in der Theorie? Werden die Bedürfnisse von PraktikerInnen in der Theoriebildung selbstbezogen geahnt oder fremdbezogen wahrgenommen (zweiter ‚blinder Fleck')?
- Wie gelingt es, verdeutlicht am Beispiel der unvermeidlichen Dialektik, dass sich das Ausgeblendete wieder Bahn brechen kann in das abgegrenzte Eingeblendete, in der Theoriebildung selbst die konzeptionelle Ausblendung dieser Dialektik zu reflektieren (dritter ‚blinder Fleck')?
- Zeichnet sich eine andere generelle wissenschaftstheoretische Positionierung ab, die all diese Fragen zu stellen sinnvollerweise ermöglicht?

Dieses Set an Fragen lässt sich – positiv gewendet zugunsten besserer Handhabbarkeit – in fünf zentrale Aspekte zusammenfassen, zu denen eine Alternative *rekonstruierbar andere Antworten* parat haben müsste, als die konzeptionelle Mainstream-Perspektive. In diesem Sinne geht es um ein vom Mainstream differierendes Maß an

- *Pluralität* statt wertfreiem Reduktionismus auf ein funktionales, zweckdienliches Neutrum. Dies betrifft das Menschenbild, die Rationalitätsauffassung sowie die Trivialität der Management- und Führungsidee (mit ihrem Ideal von Totalität, Optimalität, Kausalität, Linearität und ihrer Quantitätendominanz).
- *Geschichtsbewusstsein* und *Gesellschaftsbezug*. Dies zeigt sich in der Anerkenntnis einer persönlichen Vorgeschichte des Verhaltens und der Haltung ebenso wie im Artikulationswillen der eigenen Position im gesellschaftlichen und sozialen Kontext sowie einer gewünschten *Politik*-Entwicklung.
- *Anerkenntnis von Ambivalenz* im Verhalten (Beziehungsbild) und in der Auswirkung von Interventionen (Organisationsbild), der *Dynamik* von Wendepunkten und nicht intendierten Konsequenzen (z. B. möglicher Sinnverlust) sowie der *Dialektik* des unvermeidbaren Mitproduzierens der nicht intendierten Konsequenzen.
- *Kritikwillen*, organisational gerichtet auf die Macht-, Hierarchie- und Partizipationsfrage sowie konzeptionell gerichtet auf sich selbst als Frage nach der *Reflexionsfähigkeit* und dem Zulassen von *Irritation*.
- beidseitig emanzipatorischem statt einseitig normativem *Praxisbezug*.

Da in der Mainstream-Perspektive diese Aspekte entweder nicht oder in einer auf Eindeutigkeit zielenden, reduzierenden Variante vorkommen, steht hiermit ein handhabbares Set von *fünf Beurteilungskriterien* zur Verfügung, anhand dessen eingeschätzt werden kann, ob sich in der jeweils betrachteten Alternative auch eine andere ‚Theoriegestalt' in Bezug auf die generelle wissenschaftstheoretische Positionierung ebenso wie auf einzelne Spezifika und deren Charakteristika abzeichnet, oder ob es sich doch eher um ein ‚Facelift' des Bekannten handelt.

5 Das öffentliche Krankenhaus zwischen Beharrung und Veränderung – alternative Perspektiven

Die im vorhergehenden *Kapitel 4* zuletzt dargelegten Beurteilungskriterien für die Bestimmung des Maßes an Alternativgehalt einer betrachteten Alternative beantworten allerdings noch nicht die Frage, *was* anhand dieser Kriterien näher zu betrachten wäre. Zur Beantwortung dieser Frage ist ein Vorgehen in zwei Schritten sinnvoll:

1. wäre zu betrachten, was es schon gibt! Die Rekonstruktion der konzeptionellen Mainstream-Perspektive hat bereits eine Additiv-Strategie ‚zeitgeistiger' Modernisierung gezeigt, für die die selektive ‚Integration' des Ansatzes der ‚Expertenorganisation' von Grossmann (1995) bzw. von Grossmann et al. (1997) pars pro toto steht. In der Rezeption des Selbstorganisationsansatzes bei Grossmann (1995) durch Naegler et al. (2002, 178) bleibt nur der Hinweis auf den Zerfall der Organisation in ‚Fürstentümer' übrig, also die Problem*benennung*, nicht die Problem*behandlung*. Und von Grossmann et al. (1997) wird in Eichhorn (2001) und Schmidt-Rettig (2008) vor allem das neue Spannungsfeld ‚Fachsystem versus Sozialsystem' den bereits bekannten Spannungsfeldern hinzugefügt, was selbstmissverständlich bereits als Paradigmenwechsel gesehen wird, obwohl die wissenschaftstheoretische Position unverändert bleibt. Da Naegler in Haubrock & Schär (Hg., 2007) nicht mehr Mitautor ist, fällt damit auch sein rudimentärer Hinweis auf Grossmann (1995) weg und stattdessen ersetzt ‚Controlling' die bisherigen Überlegungen von Naegler zu Kultur, Prozess und Institution im Zusammenhang mit Krankenhausmanagement – ganz so, als ob Controlling von der Organisationskultur losgelöst möglich wäre. In Haubrock & Schär (Hg., 2007) stehen zum Thema ‚Krankenhausmanagement' folglich die Theorie, Werkzeuge und Organisation von Controlling (Zapp 2007) sowie die Kosten-, Leistungs-, Erlös- und Ergebnisrechnung (Zapp 2007a) im Vordergrund – ein bemerkenswertes ‚Ersatzprogramm'. Dass diese Selektion das Kritikpotenzial eines Ansatzes, hier der *ExpertInnenorganisation*, verschenkt, liegt auf der Hand. Analoges gilt für die *lernende Organisation* im Sinne einer Personal-, Organisations- und Kulturentwicklung, um den unvermeidbaren Wandel zu handhaben. Aus diesem Grund ist das durch Integration in der Mainstream-Perspektive bereits ad-acta Gelegte wieder aufzugreifen und auf seinen Alternativgehalt hin zu prüfen.[108]
2. wäre zu betrachten, was es noch *nicht* gibt! Möglicherweise lassen sich aus organisationstheoretischen Konzepten, die sich nicht primär auf das öffentliche Krankenhaus als Organisation beziehen, ebenfalls Anregungen ziehen, wie sich die Steuerungsproblematik eines öffentlichen Krankenhauses zwischen Beharrungstendenz und Veränderungsdynamik

---

[108] Zwar weist Eichhorn nach Abschluss seiner Trilogie der Krankenhausbetriebslehre vermehrt auf ‚lernende Organisation' und ‚Expertenorganisation' hin, allerdings ohne diese Hinweise weitergehend zu konzipieren. Letztlich spiegelt auch der Herausgeberband von Schmidt-Rettig & Eichhorn (Hg., 2008), der zwar noch zu Lebzeiten Siegfried Eichhorns von ihm mit initiiert wurde, schließlich aber drei Jahre nach seinem Tod erscheint, in der Weiterführung des Eichhornschen Gedankengutes durch Schmidt-Rettig bereits bekannte Positionen, z. B. aus Eichhorn (2001), wider.

thematisieren und handhaben ließe. Dieser transdisziplinäre Beitrag zur weiteren Entwicklung des eigenen Faches ist Gegenstand von Kapitel 5.4.

5.1 Das öffentliche Krankenhaus als lernende Organisation

Seit Beginn der 1990er Jahren wird der konzeptionelle Mainstream der Krankenhausbetriebslehre, der sich im deutschsprachigen Raum in den zwei Jahrzehnten zuvor immer stärker herausgebildet hatte, zunehmend kritisch betrachtet. Diskontinuitäten als Normalfall täglicher Praxis im Krankenhaus lassen Reorganisation nicht mehr als unproblematische, exakte Planungsaufgabe erscheinen, die ‚per richtiger Anweisung' in einfacher Weise umzusetzen ist und sich in ihrer Gestaltungsaufgabe auf ein lineares, monokausales Ursache-Wirkungs-Denken verlassen kann (Borsi 1997, 111 mit Bezug auf Schreyögg & Noss 1995). Die Problematisierung dieser Denkvoraussetzungen als Fiktion schafft die Möglichkeit der Ausgestaltung einer Alternative zum konzeptionellen Mainstream, die in sich selbst wiederum durchaus nuancenreich ist. Für die Rekonstruktion dieser Alternative wird zunächst beim Stand der Diskussion zu Beginn der 1990er Jahre angesetzt und die weitere Entwicklung der konzeptionellen Grundlagen durch einen breiteren Blick in die Literatur zum Krankenhaus als lernende Organisation aufgezeigt.

5.1.1 Konzeptionelle Grundlagen

Gabriele M. Borsi (2000) [109] fasst in ihrem Vorwort zu ‚Das Krankenhaus als lernende Organisation' sehr prägnant die konzeptionelle Ausrichtung dieses Alternativansatzes zusammen:

> „Bei der Metapher ‚Das Krankenhaus als lernende Organisation' geht es nicht um Lerninhalte, sondern um dynamische Lernprozesse innerhalb individueller und kollektiver Strukturen einer sozialen Organisation, die unter systemischer Perspektive als turbulentes Netzwerk interagierender Subgruppen betrachtet werden. Komplexe Wechselwirkungsbeziehungen zwischen Beteiligten und Betroffenen im Krankenhaus, deren personale und soziale Ressourcen zur Bewältigung des Klinikalltages verschränken sich zirkulär mit den organisationalen Strukturen eines oft hierarchisch-administrativen Dienstleistungsbetriebes im Gesundheitsversorgungssystem, verschränken sich auch mit den sozialpolitischen Strukturen moderner Gesellschaften. Der Mensch in der Arbeitswelt Krankenhaus wird hier in seiner biopsychophysischen ‚Gestalt' ganzheitlich begriffen, bei aller damit verbundenen Problematik, die auch die Zusammenhänge individueller und kollektiver Anpassungs- und Abwehrmechanismen umfasst." (Borsi 2000: 5)

Diesem Organisationsverständnis stellt Borsi ihr Anliegen zur Seite, „eine entwicklungsorientierte partizipative Managementauffassung zunächst als Denkmuster zu umreißen, die von einem erweiterten Begriff der Personalentwicklung ausgeht und *strategische Personalentwicklung* als eine wesentliche Aufgabe des Personalmanagements versteht." (Borsi 2000: 5; kursiv gedruckt im Original) Sie fokussiert in ihren Ausführungen schließlich auf die ‚größte Subgruppe', die Pflege, und will mit ihrem Ansatz eine ‚interdisziplinäre Diskussion' in Gang bringen zwischen Personalmanagement, Arbeitspsychologie, Planungs- und Gestaltungswissenschaft.

---

[109] Die Jahreszahl der Veröffentlichung soll hier nicht irritieren. Es handelt sich um die 3. Auflage von ‚Das Krankenhaus als lernende Organisation', die, wie im Literaturverzeichnis nachvollziehbar, den Stand der Diskussion aus 1994, dem Jahr der Erstausgabe, repräsentiert.

Insbesondere dieser erweiterte Begriff der Personalentwicklung (PE), aber auch der ‚interdisziplinäre Ansatz', wird von anderen AutorInnen mit getragen. So betont beispielsweise Hans-Wolfgang Hoefert (1997, 14), dass Führungskräfte bei all ihren Entscheidungen immer die ökonomische, organisatorisch-strukturelle, personalpolitische sowie betriebspsychologische Ebene ins Kalkül zu ziehen haben und betrachtet in weiteren Beiträgen näher ‚psychologische Führungsmerkmale' (Hoefert 1997a) sowie die ‚berufliche Sozialisation' in ihren Auswirkungen auf die Zusammenarbeit zwischen den Berufsgruppen (Hoefert 1997b). Christian Köck (1996, 49) sieht vor allem das aufkommende Qualitätsmanagement im Sinne eines ‚Total Quality Management' als probaten Einstieg in die Weiterentwicklung des Krankenhauses zu einer lernenden Organisation; ebenso Julia Bellabarba (1997, 105ff.), für die Qualitätsmanagement eine Umsetzungsstrategie zur Etablierung eines dauerhaften Kulturbildungsprozesses im Krankenhaus ist.[110]

Auf der Begriffs*oberfläche* der konzeptionellen Ausrichtung, wie sie oben von Borsi (2000) beschrieben wurde, ist zunächst kein wesentlicher Unterschied zur konzeptionellen Mainstream-Perspektive festzustellen. Lernen, System, Ganzheitlichkeit, Netzwerk, Strategie, PE, Qualität und Interdisziplinarität sind auch dort beliebte Schlagworte. Das Maß an Alternativgehalt der Konzeption des ‚Krankenhauses als lernende Organisation' wird somit erst in der Rekonstruktion der Begriffs*inhalte* und in der *Umsetzung* des gerade benannten Anliegens anhand der oben dargelegten *Beurteilungskriterien* ersichtlich. Und erst dann wird auch ansatzweise einschätzbar, wie zutreffend Hoeferts programmatische Aussage ist, wonach die Beschäftigung mit OE gesehen werden kann als „(...) Zwischenschritt in der Annäherung an eine Art ‚Krankenhaustheorie' des Daseins und der Entwicklung einer Institution (..)." (Hoefert 1996: 7) Dass hierfür überhaupt eine Notwendigkeit besteht, liegt vor allem in der Entwicklung des Krankenhauses in seinem gesellschaftlichen Umfeld begründet, in welchem das Krankenhaus selbst immer mehr zu einem ‚kranken Patient' geworden ist, wie Bellabarba (1996, 15) konstatiert. Der gesellschaftliche Wertewandel, beispielsweise festzumachen an einem gewandelten Krankheitsverständnis, Wirtschaftlichkeit als Postulat, Wettbewerbsdruck, kritischen sowie zunehmend pflegeintensiven PatientInnen, oder dem Ausbau der ambulanten Versorgung, trifft auf traditionelle ‚Krankenhauswerte' wie Hierarchie, Abgrenzung, religiös motivierte Berufung, Paternalismus, weibliche Fürsorge, Opferrolle der PatientInnen und Linearitätsdenken. Diese konnten lange Zeit unverändert bleiben, weil sie funktional waren. „Das ist jetzt anders." (Bellabarba 1996: 16)[111]

Borsi (2000) setzt vor dem Hintergrund offensichtlichen Veränderungsdrucks zunächst bei der Ressourcenforschung im Krankenhaus an, d. h. bei der Frage, was als Aktivierungspotenzial zur Verfügung steht, um fehlende Humanität, Beziehungslosigkeit und die Ausdünnung zwischenmenschlicher Interaktion stärker zu reflektieren und präventiv zu konterkarieren. Die Orientierung an den PatientInnen durch die Gesundheitsförderung am Arbeitsplatz ist die dabei bevorzugte Strategie[112]. Dadurch wird der „(...) Lernkontext, die Gestaltung der Arbeits-

---

[110] Peter Heimerl (2005) spannt hier den Bogen noch weiter. Für ihn sind die Ansätze der lernenden Organisation und des Qualitätsmanagements Teil eines breit angelegten Repertoires an Interventionsstrategien, die vom Fachgutachten für ein bestimmtes, klar umrissenes Problem bis hin zur systemischen Beratung reichen, in der Wahrnehmungsmuster und Erwartungen im Kontext einer Gesamtsystemrationalität thematisiert werden (Heimerl 2005, 334-336 in Tabellenform).

[111] Trotzdem deutet sich eine Alternative zur Krankenhausbetriebslehre als Managementkonzeption laut Bellabarba bis in die 1990er Jahre eher verhalten an. Sie verweist in puncto Kultur, OE und ‚gesteuerter' Veränderung auf einige wenige Vorläufer, teils im deutschsprachigen Raum (z. B. Zucha 1979), teils im angelsächsischen Sprachraum (z. B. Fottler 1990).

[112] Borsi (2000) bezieht sich hier auf das Gutachten von Feuerstein & Badura (1991) zur ‚Patientenorientierung durch Gesundheitsförderung' im Auftrag der Hans-Böckler-Stiftung. Dieser Gedankengang bleibt aktuell, wie viele Überle-

situation als optimale Motivations-, Entwicklungs- und Lernbedingung ins Blickfeld gerückt" (Borsi 2000: 11f.). Borsi nimmt für sich in Anspruch, mit Hilfe des soziotechnischen Systemansatzes „(...) eine realistischere Sicht der in einer sozialen Organisation ablaufenden Prozesse zu eröffnen" (Borsi 2000: 13) und darauf, was sich – mit Bezug auf Selvini-Palazzoli (1984) – ‚hinter den Kulissen' abspielt. Hierbei kommt es ihr explizit auf den Einbezug von Ansätzen ‚industrieller Demokratie' an, auf Möglichkeiten für die MitarbeiterInnen, den *Sinn* ihrer Arbeit zu finden und zu erfahren. Dies ist der oben in *Kapitel 2* beschriebenen empirischen Perspektive sehr nahe, wo möglicher *Sinnverlust* als Gefahr geschildert wird, was im konzeptionellen Mainstream eine auffällige ‚Leerstelle' blieb.

Der soziotechnische Systemansatz betreibt die „(...) Verschränkung von Personalentwicklung und Organisationentwicklung (...) nach den Gestaltungsprinzipien (...), die die *Gesamtoptimierung* und *Stimmigkeit* zwischen sozialem und technischem System propagieren" (Borsi 2000: 15; kursiv gedruckt im Original). Damit wird der Gedanke eines anzustrebenden ‚Optimums', einer Harmonisierung, der ja auch im konzeptionellen Mainstream dominant ist, beibehalten. *Funktionalität* bleibt Leitidee organisationaler Arbeitszusammenhänge. Andererseits ändert sich die Sichtweise auf die MitarbeiterInnen, die Beziehungen und die Organisation als Kultur (Bellabarba 1997) im Vergleich zur konzeptionellen Mainstream-Perspektive. „Arbeit muß durch Erweiterung von Handlungsspielräumen, vermehrten Einflussmöglichkeiten und Anwendung von Mitbeteiligungsprinzipien in partizipativen Prozessen persönliche Entwicklungsmöglichkeiten und Lernchancen zur Verfügung stellen." (Borsi 2000: 14) Dieses klare Bekenntnis für Mitwirkung und Mitbeteiligung der Betroffenen findet sich auch bei Bellabarba (1997, 105).[113] Die Erfüllbarkeit dieser Soll-Vorstellung bzw. *Norm* sicherzustellen ist der *Gestaltungsauftrag* an das *Management* (Borsi 2000, 157ff.), das hierfür zu intervenieren hat, was inhaltlich als Abkehr von Taylor umrissen wird. Auch Bellabarba (1997) fordert die Eigeninitiative der Krankenhäuser im Rahmen der gesundheitspolitisch eröffneten Möglichkeiten und postuliert: „Gemeinsamkeit muß operationalisiert werden." (Bellabarba 1997: 106)

Das sich hier abzeichnende *Menschenbild* ist, bezogen auf die *MitarbeiterInnen*, von *Pluralität* gekennzeichnet. Unterschiedliche MitarbeiterInnen bringen unterschiedliche Wege zum Optimum mit, d. h. einen ‚One best way' gibt es nicht, die jeweilige Art ist auch jeweils ‚optimal' zur Zielerreichung. Dies eröffnet Spielraum für Selbstorganisation und Partizipation eines ‚aktiv reflexiven Subjektes' (Borsi 2000, 19), das sich selbst souverän, autonom managt und dennoch im sozialen Kontext seiner Tätigkeit Sinn zu geben vermag.[114] Insbesondere die Reflexion der Abwehrmechanismen (Tabus, Ängste, Abgrenzung)[115] ist für Bellabarba (1997) eine der drei

---

gungen und Projektbeschreibungen im Rahmen des europäischen WHO-Projektes ‚Gesundheitsförderndes Krankenhaus' zeigen, z. B. Baugut & Schumann (1996), Lobnig et al. (1996), Wagner et al. (1996), Pelikan & Wolff (Hg., 1999) sowie die Projektrückblicke in Teil 3 von Rosenthal & Wagner (2004) und bei Grossmann et al. (2007).

[113] Von der Sache her ist hier auch auf Kleinfeld (2002) zu verweisen. Er stellt zwar nicht das Krankenhaus als lernende Organisation in der Vordergrund seiner Überlegungen, sondern das ‚Menschenorientierte Krankenhaus'. Dabei argumentiert er aber, ebenso wie Borsi (2000), auf der Basis des St. Galler Managementansatzes (mit primärem Verweis auf Bleicher 1999) und betont, dass bei der Umsetzung seines Konzeptes der partizipative Bezug auf die Betroffenen zentral ist (Kleinfeld 2002, 319); ferner Morra (1996) auf der Basis des St. Galler Ansatzes, mit starkem Fokus auf Strategie und Qualität.

[114] Auch diese Aspekte sind bei Kleinfeld (2002, 141) anzutreffen, der den Menschen in seinem krankenhausbezogenen Menschenbild als komplex, wandlungsfähig, autonom und verantwortlich beschreibt. Verantwortungsübernahme ist dabei jedoch eine normative Kategorie, was sich in den Verweisen auf die wirtschaftsethische Auffassung bei Peter Ulrich (1998) ausdrückt.

[115] Insbesondere die genannten Aspekte werden in einer sozio-analytischen Organisationsbeobachtung transparent, die sich – aus der Individual-Psychoanalyse kommend – als psychodynamisch orientierte Organisationsforschung versteht, die die Psychotik einer Organisationskultur in den Blick nimmt und somit zu einer veränderten Rollenwahrnehmung im Management führen kann (Sievers 2001 und 2006).

Umsetzungsstrategien für Kulturentwicklung im Krankenhaus – neben OE und Qualitätsmanagement.

Das Potenzial dieser Pluralisierung, die das aktiv reflektierende Subjekt fordert und fördert, ist jedoch kaum zu nutzen, wenn sich nicht auch auf organisationaler Ebene etwas bewegt und sich die Arbeitsbedingungen selbst in Richtung ‚Gesundheitsförderung' entwickeln.[116] Bellabarba (1996) plädiert hier nicht für einen Rückgriff auf gängige Bewältigungsbestrebungen von Veränderung. Fortbildung, Supervision und externe Berater kratzen nur an der strukturellen Oberfläche, so dass eine tiefgreifende Veränderung auf drei Ebenen gefordert wird: Verhalten, Verhältnisse und Kultur (Bellabarba 1996, 18). Zur Veränderung auf diesen drei Ebenen „(...) gehört die Schulung von Fertigkeiten (oder die Balintgruppe) ebenso wie die Veränderung struktureller oder technischer Anachronismen, und eben die Veränderung des ‚Ballasts an Traditionen und Tabus, an Lehrmeinungen und Dogmen', an Mythen und festgefahrenen Vorurteilen (...)" (Bellabarba 1996: 19). Für sie gibt es eine Reihe grundlegender „(...) Eigenschaften intelligenter, erfolgreicher Organisationen (...)" (Bellabarba 1996: 19), die sich als *Abkehr* von einer Strategie des ‚Mehr desselben', von der Einschränkung von Freiheitsgraden durch Kontrolle bzw. Anweisung und vom Entweder/oder-Denken beschreiben lassen. Erst dadurch entsteht die Möglichkeit, die Umwelt innerhalb der Organisation durch adäquate Vielfalt zu repräsentieren, ein pluraleres Sowohl-als auch-Denken zu praktizieren und damit Unvorhergesehenes zu bewältigen. Diese Abkehr systematisch zu lenken ist Aufgabe der Führungsgremien, wobei mit Misstrauen und Widerständen zu rechnen ist. Eine gemeinsame Vision sowie Zeit für die Bildung von Beziehungen, die das Verstehen der jeweils anderen Position ermöglichen, sollen den Prozess der Vernetzung und des Dialogs erleichtern. Auch eine Vorabprüfung von Projekten nach den Kriterien der Tragfähigkeit, Integrationsfunktion, Partizipation, Transparenz, Evaluierung und Kundenorientierung kann für OE-Prozesse hilfreich sein.[117]

Ganz offensichtlich wird hier die (Organisations-)Welt als gestaltbare Größe gesehen. Dezidiert begründet wird dies in Borsi (2000, 27) unter Rückgriff auf die *konstruktivistische wissenschaftstheoretische Positionierung* von Berger & Luckmann (1996/1977). Diese Position steht der konzeptionellen Mainstream-Perspektive diametral entgegen. Borsi will hier „(...) eine konzeptionelle und pragmatische Synthese zwischen funktionalistischem und interpretativem Paradigma organisationstheoretischer Betrachtungsweise anstreben" (Borsi 2000: 29), weil sie beide Positionen als einander ‚sinnvoll ergänzend' sieht. Dieses nicht näher begründete *Synthese-Ideal* schlägt sich in weiterer Folge durchgängig konzeptionell nieder. Borsi knüpft an der Überlegung von Eichhorn an, Krankenhausversorgung als ‚interaktiven, offenen Prozess' zu verstehen, der ‚einen differenzierten Mitteleinsatz' erfordert und entwickelt dies in Richtung einer (arbeitspsychologisch fundierten) Suche nach dem ‚best match' von Arbeit, Organisation, Technik und Humanität zugunsten langfristiger Effizienz.[118]

Das Thema ‚*Macht*' wird von Borsi offen mit dem Verweis auf die strukturelle Macht der Medizintechnik (qualifizierte AnwenderInnen stehen abhängigen NutzerInnen gegenüber)

---

[116] Hier liegt offensichtlich ein weiter Begriff eines ‚gesundheitsfördernden Arbeitsplatzes Krankenhaus' vor. Borsi (2000, 23) verweist explizit auf richtungweisende österreichische Reformen und die Arbeiten von z. B. Pelikan et al. (Hg., 1993).

[117] Einen informativen Überblick zu diversen Ansätzen der Organisations- und Kulturentwicklung, des Veränderungs- und Projektmanagements sowie der ‚Gesundheitsförderung' im Gesundheitswesen bieten Rosenthal & Wagner (2004).

[118] Bezüge auf die ‚Arbeitspsychologie' von Ulich (1991) kommen in Borsi (2000) öfters vor. Insgesamt ist der *Versuch einer Transdisziplinarität* statt reiner Interdisziplinarität etwas stärker präsent als in der konzeptionellen Mainstream-Perspektive, auch wenn letztlich die Unterordnung arbeitspsychologischer Erkenntnisse unter ein Ziel des ‚best match' bleibt.

sowie auf die *mikropolitische* Perspektive angesprochen. Gerade in letzterer zeigt sich auch die *Anerkenntnis von Ambivalenz im Beziehungs- und Organisationsbild*, wenn mit Verweis auf z. B. Luhmann (1988) es als unklar geschildert wird, wer zwischen Machtüberlegenen und -unterlegenen in gegenseitiger Abhängigkeit zunächst der/die Mächtigere ist (Borsi 2000, 50). Eigensinnig spielende Subjekte in Politikarenen, dynamische Regelstrukturen, Konflikte in Interaktionen, subjektive Weltbilder und Irrationales – all das konstruiert die Norm, formt die Kultur und bestimmt den Grad der Effizienz. In dieser *Dialektik* zwischen Freiheit und Zwang, zwischen Macht und Widerstand liegt wiederum ein *emanzipatorisches* Potenzial, soweit diese Dialektik und die Reichweite partizipativer Einflussnahme ‚mündiger' Systemmitglieder auch *reflektiert* werden (Borsi 2000, 53; zum Stellenwert der Reflektion auch Bellabarba 1997, 106).

Borsi sieht die Spielmetapher, die immer mehrere Lösungen zulässt (Borsi 2000, 52 mit Verweis auf Neuberger 1990), als folgenreichen Beitrag zu einer realistischeren Sichtweise der Lebenswelt Krankenhaus: „Unter dieser interpretativen Perspektive der Pluralität der Wirklichkeiten der Akteure verändert sich grundlegend die Sichtweise auf das vernetzte System Krankenhaus sowie auf die damit verbundenen Implikationen für ‚Führung' dieses sozialen Systems." (Borsi 2000: 51) Eine Re-Orientierung an den *PatientInnen* und deren Bedürfnis nach mehr *zwischenmenschlichen Interaktionschancen* stärkt diese als Ko-ProduzentInnen ihrer Gesundheit in einer symmetrischen Kommunikationssituation. Und *MitarbeiterInnen* sind nicht mehr nur gelenktes ‚Personal', sondern stehen selbst vor der Aufgabe, die eigene Entwicklung und Entfaltung steuern zu sollen, also die Sinnfrage immer wieder neu zu beantworten. Borsi sieht den Sinnbegriff *dynamisch-prozessual*, im Kontext eines gesellschaftlichen Wertewandels und funktional als gleichzeitige Reduktion und Erhaltung von Komplexität (Borsi 2000, 66 mit Verweis auf Luhmann 1972). In der somit für das Subjekt unvermeidlichen permanenten Neu-Organisation der eigenen Subjektivität und Identität im sozialen Kontext spielen Genderaspekte ebenso eine Rolle wie Zeitaspekte. Das Selbst gilt nur temporär als in sich kohärent und als durch Andere anerkannt. Dieser interaktionistische Denkansatz verschränkt individuelles und kollektives Lernen im Krankenhaus, indem die Gruppe nur durch Individuen lernt, die aber wiederum nur lernen, wenn ihr Gelerntes in einer kollektiven Argumentation auch etwas gilt. Dies rückt die Frage nach dem optimalen Lernkontext ‚Krankenhaus' und der Rolle der Führung in den Vordergrund.

Borsi plädiert für den St. Galler Managementansatz (Probst 1987; Bleicher 1992) als angemessenes Konzept, mit den bislang geschilderten Problemen der Organisation ‚Krankenhaus' gestaltend, lenkend und entwickelnd umzugehen. „Dabei wandelt sich das Bild der ärztlichen, pflegerischen und administrativen Krankenhausleitung bzw. des Krankenhausmanagements von einer formalistisch-rationalistischen ‚Regelungstechnik von Systemen' zum ‚*Entwerfen und Pflegen spontaner Ordnungen*'." (Borsi 2000: 104; kursiv gedruckt im Original) In einer solchen Situation ist gefragt, mit Vorläufigkeit umgehen zu können, evolutorisches Management zu betreiben, das Chaos zu organisieren, die Wissensbasis einer Organisation zu verändern[119] und das emanzipatorische Potenzial der Organisationskultur zu nutzen, „ohne dabei der Gefahr einer reinen sozialtechnologischen Strategie der *Maximierung des ‚Produktionsvermögens' der Mitarbeiter* zu unterliegen." (Borsi 2000: 114; kursiv gedruckt im Original)

Diese Gratwanderung zu schaffen ist eine klimatische Frage, indem eine *ständige kritische Auseinandersetzung* vorherrscht, kurz: die Atmosphäre einer lernenden Organisation, in der das Lernen gelernt werden kann, da ‚Lernen' und ‚Sinn' nicht einfach verordnet oder geschult werden können. Hierin liegt eine dezidierte *Abkehr vom trivialen Maschinenmodell*, hin zu einem

---

[119] Die Veränderung der organisationalen Wissensbasis gilt als Inbegriff organisatorischen Lernens, hier mit Verweis auf Pautzke (1989) und damit auf das umfangreiche Werk zur Führungslehre von Werner Kirsch.

dynamischen Modell organisationalen Lernens, das Borsi (2000, 118 und 125) mit ausführlichem Bezug auf Türk (1989) darlegt. Organisationskultur in den drei Ebenen der Artefakte, Werte/Normen und grundlegenden Annahmen (2000, 110 mit Bezug auf Schein 1985) wird zur ‚root metaphor', in der die Organisation sowohl eine Kultur *hat* als auch eine *ist*.

Diese Doppelgesichtigkeit des Kulturaspekts greift auch Bellabarba (1997) auf, wenn sie die Anwendbarkeit des Unternehmenskulturkonzepts auf das Krankenhaus spezifiziert. Dabei betrachtet sie eine funktionale und eine deskriptive Ebene. Funktional erklärt das Kulturkonzept, „was Unternehmen stark macht" (Bellabarba 1997: 99), nämlich die Stimmigkeit von Werten, Zielsetzungen und Verhalten. Diese Stimmigkeit als Ausdruck einer Kultur, die eine Organisation *hat*, ist gestalt- und steuerbar nach der Logik, dass Wertemanagement in der Lage ist, Strategien zu kommunizieren, die dann das Verhalten der Organisationsmitglieder zieladäquat beeinflussen (Bellabarba 1997, 103 mit Bezug auf Fottler 1990). Das Verständnis einer managebaren Kultur hat dabei vier Funktionen: Integration zwecks Übereinstimmung, Koordination zwecks Ersparnis von immer wieder zu gebenden Einzelanweisungen, Motivation durch Sinnvermittlung und Identifikation durch Wir-Gefühl (Bellabarba 1997, 100).[120] Deskriptiv hingegen gilt der Satz, dass jede Organisation nicht nur eine eigene Kultur hat, sondern auch eine eigene Kultur *ist*, was sich in einer umfangreichen Liste diverser Phänomene zeigt, in denen Kultur zum Ausdruck kommt, z. B. Sprache und Erscheinungsbild, Aufgaben/Ziele/Strategien und gemeinsame Überzeugungen bzw. Ideologien, bis hin zu Aspekten wie persönliche Nähe zwischen MitarbeiterInnen und Kriterien für Belohnung und Bestrafung. Letztlich ist Kultur so in allen Phänomenen der Organisation – wie fragmentiert das Kulturkonzept dadurch auch immer wird, bis hin zu dessen Auflösung und Wiedereinführung in dem Bekenntnis gerade keiner gemeinsamen Kultur. Eine gemeinsame Kultur wird für Krankenhäuser auch insofern als unwahrscheinlich angesehen, als starke Subkulturen der unterschiedlichen Berufsgruppen vorhanden sind, es an geeigneten Führungsstrukturen mangelt und die Krankenhausfinanzierung hier bislang keine Änderungsanreize setzt (Bellabarba 1997, 103).

Bellabarba nimmt zwischen funktionalem *und* deskriptivem Ansatz eine dritte Position ein. Der funktionale Ansatz unterstellt bis zu einem gewissen Grad einen Mangel an zielführender Kultur, und diese Haltung unterschätzt systematisch, dass ein meist starres Wertesystem im Krankenhaus kulturbildend vorhanden ist. Reine Deskription wiederum unterschätzt, „daß Unternehmenskultur im Krankenhaus positiv gestaltet werden kann, vorausgesetzt, daß eben jene Kräfte verstanden und genutzt werden, die übereinstimmende Verbindlichkeit im Sinne einer gemeinsamen Strategie verhindern." (Bellabarba 1997: 104) Im Krankenhaus ist die dritte Position in der Regel wenig entwickelt. Gängig ist hingegen der Versuch, Konsens zu verordnen, kurzfristig zu optimieren und Kultur als instrumentelle ‚Maßnahme' zu begreifen – also mit dem bisherigen Maßnahmenkatalog auf die gesellschaftlichen Veränderungen (in der Arbeitswelt) zu reagieren. Dabei wird gerne übersehen, „daß eine neue Kultur im Krankenhaus nicht durch die Anwendung alter Methoden entstehen kann." (Bellabarba 1997: 105) Genau an dieser Stelle kommen reflektierte OE sowie ein vom Haus selbst getragenes Qualitätsmanagement ebenso ins Spiel, wie offensichtlich wird, dass OE nicht von Personalentwicklung zu trennen ist. Sollen die verhindernden Kräfte einbezogen werden, geht es um Verstehen-Lernen als personalen Akt (Bellabarba 1997, 104), so dass sich Mitwirkung und Mitverantwortung der Beschäftigten in einem ständigen Prozess etablieren, also nicht durch eine einmalige Maßnahme. Derart *prozesshaft angelegte OE* ist eine erste Maßnahme zugunsten einer stimmigen Krankenhauskultur als permanente Entwicklung gemeinsamer Werte und Identität. Sie kann kon-

---

[120] Diese Funktionen sind auch bei Borsi (2000) vorfindbar, die hierzu ebenfalls auf Staehle (1989) verweist, und zusätzlich auf die Vorlesungen von Hans Ulrich.

terkariert werden durch eine Krankenhausleitung, die nur ‚Lippenbekenntnisse' abgibt. Eine zweite Maßnahme ist *Reflektion*, also das Aufgreifen des Abwehrpotenzials (Tabus, Ängste, Abgrenzungsbedürfnisse) interdisziplinären Austausches berufsgruppen- und hierarchieübergreifend. Reflektion macht folglich anschaubar, wie voneinander abhängig die einzelnen Berufsgruppen sind und wie notwendig interdisziplinäre Zusammenarbeit und der Austausch von Information wäre. Um hier organisationsweit wirksam zu werden, gilt es Gemeinsamkeit zu operationalisieren, z. B. durch eine gemeinsame Analyse des notwendigen Angebotes für die PatientInnen bzw. des gemeinsamen Auftrages der Organisation. Schließlich wird auch *Qualitätsmanagement* von Bellabarba als dritte Maßnahme der Kulturarbeit im Krankenhaus angesprochen und vorwiegend als Qualitätsorientierung beschrieben, wie sie in ‚Magnet-Spitälern bzw. -stationen' vorfindbar ist.[121] Dort sind, erfolgreichen Privatunternehmen ähnliche, Eigenschaften wie hoher Qualitätsanspruch, Innovationsgeist, Anerkennung, einheitliche Werte, Autonomie, Personalqualität und Personalweiterbildung gang und gäbe.[122] Diese Vorstellung eines guten Vorbildes legt implizit die Idee eines Betriebsvergleiches bzw. Benchmarking nahe – ein Aspekt, der bei Borsi (2000) keine zentrale Rolle spielt.[123]

Stattdessen konzentriert sich Borsi (2000), getreu ihrem Fokus, auf strategische Personalentwicklung auf das emanzipatorische Potenzial eines Managements bzw. Managens, das nicht nur Menschen interagieren lässt, sondern auch deren kulturelle Lebenswelten. Dabei ist Kultur kein rein positiv konnotierter Begriff. Insulare Kulturen können massive Lernpathologien fördern und ‚konservieren', z. B. Überkomplizierung, Unterschätzung der Eigenkomplexität des Individuums oder auch Überstabilisierung, die Bestehendes als unantastbar erscheinen lässt. Dies ist am ehesten der *Hinweis* auf *nicht intendierte Konsequenzen* ursprünglich vielleicht einmal angemessener organisatorischer Festlegung erwünschter Kultur – soweit dies überhaupt bewusst geschehen ist. Dass sich eine Kultur auch dysfunktional verfestigen kann betont auch Bellabarba (1997, 104), wenn sie davor warnt, die Veränderungskraft von Beratung zu überschätzen.

Mit Türks Position, dass die angestrebte Harmonisierung von Strategie, Struktur und Kultur sowie die Einbindung des ‚ganzen Menschen' nach wie vor im 'Reproduktionszusammenhang' steht und daher oftmals ‚reine Sozialtechnologie' ist, setzt sich primär Borsi auseinander:

> „Ich kann diesen kritischen Anmerkungen zustimmen, möchte in meiner Argumentationslinie aber den Denkansatz ‚Lernen in organisationalen Kontexten' zu einem Gestaltungsansatz verwenden und ihn weiterführen zu Überlegungen eines potentiellen kollektiv-kooperativen Umgangs in Organisationen, betrachtet man ‚Organisation' als *bewußte Kooperation*. Es geht bei diesen Überlegungen nicht um ‚Wahrheitsfindung' und exakte Problemlösung, sondern darum, Kommunikationswege

---

[121] Im Zusammenhang mit Qualitätsmanagement ist auf die Warnung Hoeferts hinzuweisen, der seit den frühen 1990er Jahren Konzepte entstehen sieht, „die lediglich ‚Ganzheitlichkeit' versprechen, diese aber nicht auflösen können in Gegenstände für Diagnose und Therapie" (Hoefert 1997: 13). So kritisiert er beispielsweise, dass Qualitätsmanagementanbieter „(...) sich größtenteils auf Funktionalitätskriterien konzentrieren und historisch gewachsene Leitbilder von ganzen Berufsgruppen oder auch einzelnen Einrichtungen weitgehend außer Betracht lassen" (Hoefert 1997: 16).
[122] Letztlich ist auch die Übernahme von Total Quality Management bei Köck (1996) eine von der Industrie entlehnte Idee, die auf Krankenhäuser übertragen wird. Das Thema der Magnet-Spitäler wird zunehmend um Branding-Überlegungen ergänzt (Eiff 2007), also um die Frage des Aufbaus und der Kommunikation von Markenattributen (einmalig, unverwechselbar, nicht austauschbar) zur Ableitung von Erfolgsfaktoren im Sinne eines Markenstatus, die Krankenhäuser zu Magnet-Spitälern werden lassen.
[123] Auf die Rolle des Benchmarking als Teil der Unternehmenskultur verweist auch Eiff (2007a), der mit den in Krankenhausverwaltungen kursierenden Vorurteilen gegen ‚Best-practice' hart ins Gericht geht. Ähnlich, wenn auch versöhnlicher formuliert und den damit verbundenen Aufwand als Gegenargument respektierend, Braun & Schmutte (1999).

und -prozesse ingang zu bringen, die Verständigung über verschiedene Subgruppen und Kontexte hinweg zu fördern sowie die Handlungsfähigkeit der Organisation zu erhöhen, um ständig sich wandelnde komplexe, widersprüchliche Anforderungen ausbalancieren und aushalten zu können. Es geht nicht um einmalige Strukturveränderungen, sondern darum, mit ständiger Veränderungsbereitschaft zu einer *turbulenten Umwelt* leben zu können. Dies führt zur Notwendigkeit eines neuen Lernens." (Borsi 2000: 134; kursiv gedruckt im Original)

Dieses ‚neue Lernen' kritisiert die ‚Verplanung' von Subjekten und dessen, was sie lernen sollen. Stattdessen wird auch hier der Eigensinn der Subjekte hervorgehoben, d. h. die Subjekte müssen einsehen können, warum sie etwas Bestimmtes lernen sollen. Die übliche Personalarbeit wird der sich hiermit auftuenden Vielfalt der Interessen kaum gerecht. Es bedarf der Personalentwicklung, die berufliche Handlungskompetenz fördert, sowohl fachlich, als auch in Hinblick auf die soziale, kooperative Kompetenz, weil fachübergreifend handlungsfähige Persönlichkeit und selbständige Problemlösung für das Krankenhaus zu einer Schlüsselkompetenz wird. Partizipative, hierfür qualifizierende Lernformen gilt es zu entwickeln, weil reaktive, adaptive Fort- und Weiterbildung eher Lernbarrieren auf- statt abbauen – eine Kritik, die auch von Bellabarba (1996, 18) geteilt wird, wenn sie die üblichen Fortbildungen neben Supervision und Beratung als Teil des Problems betrachtet, und weniger als dessen Lösung.

Aus dem bislang Gesagten resultiert für Borsi (2000) ein Gestaltungsauftrag, der eine bestimmte *Management-Rolle* beinhaltet. Die ‚gute Organisationsgestalt' zu schaffen verfolgt das Ziel der Orientierung an der Gesundheit aller Beteiligten (PatientInnen, MitarbeiterInnen). Das hierzu präferierte Modell der organisationalen Lernfähigkeit kommt aus der Arbeits- und Organisationspsychologie, ist letztlich der Systemtheorie entlehnt und durch den Verweis auf Heinz von Foersters nicht-triviales Systemverständnis wissenschaftstheoretisch positioniert. Unter Rückgriff auf Reinhardt (1993) wird Kommunikation zur Substanz der Organisation, Selbstreferenz, Autonomie, Autopoiese und Reflexion sind zentrale Charakteristika der Entwicklung auf individueller und organisationaler Ebene. Ansatzpunkte für gestaltendes Management sind:

- Strukturänderung, z. B. durch Einrichtung von Gesundheitszirkeln, autonomen Arbeitsgruppen, Netzwerkförderung;
- Strategische Personalentwicklung, d. h. den Arbeitsplatz als Lernort zu verstehen (Qualifizierung, präventive und persönlichkeitsfördernde Arbeitsgestaltung, selbstgesteuertes Lernen anhand partizipativer Bildungsplanung, Begreifen des Arbeitsprozesses als bewußte kollektiv-kooperative Handlungsform, die ein Ko-Evolution von individuellem Lernen, kollektivem Lernen und damit Lernen im Kollektiv der Gruppe bzw. Organisation gleichzeitig voraussetzt und gestaltet) sowie ein Personalentwicklungscontrolling zu betreiben;
- OE, d. h. den Prozess des ‚unfreezing, transition, refreezing' nach Lewin (1947) zu gestalten und dabei die organisationale Wissensbasis sich evolutiv (nicht rationalistisch geplant) verändern zu lassen;
- Lernpartner und Lernbeziehungen bereitzustellen, z. B. durch Spielraum geben für Vertrauensaufbau und Erfahrungslernen im Dialog (Meister-Novize-Verhältnis), Mentoring, Coaching;
- Partizipation in der OE, d. h. Betroffene durch Verzicht auf Definitionsmacht zu Beteiligten zu machen, die tatsächlich mitgestalten, als nur machtlos involviert zu sein, wobei dies beinhaltet, mit den daraus auch entstehenden Konflikten umgehen zu lernen;
- Diskursivität bei der Struktur- und Kontextgestaltung, bei der Zielformulierung und in den Umsetzungsmaßnahmen, so dass die gemeinsame Konstruktion der Realität die pro-

fessionelle Vereinzelung durch sinnstiftende, integrierende, konsensfähige Bezugnahme ersetzen kann;
- Reflexivität in einem ständigen Prozess des Pendelns zwischen Selbst- und Fremdreferenz, als Durchspielen von möglichen Wechselwirkungen zugunsten verstärkter Humanität und einer Rückbesinnung auf PatientInnen als kranke Menschen.

Insbesondere der letzte Punkt macht deutlich, dass es hier konzeptionell nicht nur um das Auflisten von Ansatzpunkten managerieller Gestaltung geht, sondern auch um einen inhaltlichen Gestaltungsauftrag im Sinne derer, für die die Organisation angibt da zu sein: die PatientInnen.

5.1.2 Einschätzung des konzeptionellen Alternativgehaltes

Die Rekonstruktion der Begriffs*inhalte* in der Konzeption des ‚Krankenhauses als lernende Organisation' von Borsi (2000), und bis zu dem jeweils rekonstruierten Maß auch bei den anderen zitierten AutorInnen, zeigt ganz generell eine starke *Absetzbewegung* vom konzeptionellen Mainstream *und gleichzeitig* den *Versuch einer Synthese*. Dies wird zunächst in den *Analogien* zum konzeptionellen Mainstream deutlich:

- *Funktionalität*, z. B. wenn ein *dynamisch-prozessualer Sinnbegriff* im Kontext eines gesellschaftlichen Wertewandels funktional ist, weil er komplizierte Situationen gleichzeitig ‚reduziert' und in ihrer Vielschichtigkeit ‚erhält',
- *Optimalität*, z. B. in der Gestaltung der Arbeitssituation bzw. des Lernkontextes, in der Suche nach dem ‚best match' von Arbeit, Organisation, Technik und Humanität zugunsten langfristiger Effizienz,
- *Totalität*, hier bezeichnet als ‚Ganzheitlichkeit' und ‚Blick hinter die Kulissen', und
- *Praxisnormativität*, z. B. wenn der Ansatz ‚industrieller Demokratie' und das St. Galler Managementmodell ohne Alternative ins Spiel gebracht wird.

Auch wenn diese Aspekte weitgehend ‚common ground' bleiben, wird der Weg zum Ziel *alternativ* beschritten – *ohne* wertfreien Reduktionismus und Neutralisierung von Situationen und Beteiligten, *ohne* ‚One best way' zum Optimum, *ohne* statisches Menschenbild sowie all dies auf Basis einer dezidiert *konstruktivistischen, interpretativen wissenschaftstheoretischen Positionierung*.[124]

Pluralität

Zumindest für das Spezifikum der *MitarbeiterInnen* – das Bild der *PatientInnen* erschließt sich eher indirekt aus der Forderung nach mehr *zwischenmenschlicher Interaktion*, einer Ko-Produzenten-Sichtweise und symmetrischer Kommunikation – wird ein vielfältiges Bild

---

[124] Heimerl (2005, 41) arbeitet heraus, dass das Organisationskulturkonzept paradigmatisch zwischen der funktionalen Tradition eines Open Systems Approach und der Theorie selbstreferenzieller Systeme steht und folglich in sich bereits einen funktionalistischen und einen interpretativen Ansatz enthält. Dies korrespondiert mit dem hier rekonstruierten Synthese-Ideal bei Borsi (2000). Eine differenziertere Darstellung unterschiedlicher Ansätze des Konzeptes der Unternehmenskultur, die einen Bezug zum Krankenhausmanagement herstellen lassen, findet sich bei Beil-Hildebrand (2003). Sie greift neben der funktionalen und interpretativen auch die post-strukturale Perspektive auf; hierbei mit starkem Bezug auf die Arbeiten von Michel Foucault, insbesondere auf Foucault (1976), (1977) und (1982).

menschlichen Verhaltens gezeichnet, das diverse Interessen und Rationalitäten kultureller Lebenswelten für möglich hält. Unterschiedliche MitarbeiterInnen heißt unterschiedliche Wege zum Optimum, also gerade kein ‚One best way' zur Zielerreichung für alle. Dies lässt auch keine triviale Management- und Führungsidee mit idealiter enger Kausalität, Linearität und Quantitätendominanz aufkommen, im Gegenteil: ‚Lernen' und ‚Sinn' können nicht einfach verordnet oder geschult werden, worin eine dezidierte *Abkehr vom trivialen Maschinenmodell* zu sehen ist. Stattdessen werden Anleihen bei einer über den kybernetischen Regelkreis hinaus entwickelten Systemtheorie genommen, in der Kommunikation zur Substanz der Organisation wird sowie Selbstreferenz, Autonomie, Autopoiese und Reflexion zentrale Charakteristika der Entwicklung auf individueller und organisationaler Ebene sind. Organisationskultur wird zur ‚root metaphor', indem die Organisation sowohl eine Kultur hat als auch eine ist.

Geschichtsbewusstsein und Gesellschaftsbezug

Die Anerkenntnis eines *pluralen* Menschenbildes eröffnet Spielraum für Selbstorganisation und Partizipation eines ‚aktiv reflexiven Subjektes', das sich selbst souverän, autonom managt und dennoch im sozialen Kontext seiner Tätigkeit Sinn zu geben vermag, z. B. indem es auch über die vorherrschenden Abwehrmechanismen reflektiert, die (gewünschte) Veränderung verhindern. Das Selbst gilt nur temporär als in sich kohärent und als durch Andere anerkannt, hat also eine wechselvolle Geschichte. Gruppen lernen durch Individuen, deren Lernen wiederum kollektiv legitimiert wird – ein Gesellschaftsbezug innerhalb und außerhalb der Organisationsgrenzen. Insofern das Subjekt aktiv in den Politikarenen partizipiert, ist auch individueller Artikulationswille anzunehmen.

Anerkenntnis von Ambivalenz

Die *Anerkenntnis von Ambivalenz* im Verhalten (*Beziehungsbild*) ist überall gegenwärtig, z. B. in zunächst unklarer Machtverteilung zwischen Überlegenem und Unterlegenem in gegenseitiger Abhängigkeit. Auswirkungen von Interventionen (*Organisationsbild*) sind so kaum mehr klar vorhersagbar. Die dabei zu vermutende *Dynamik* von Wendepunkten und nicht intendierten Konsequenzen zeigt sich, wenn es bei MitarbeiterInnen zu Sinnverlust kommen kann, sobald sie sich nicht mit fehlender Humanität, Beziehungslosigkeit und Ausdünnen zwischenmenschlicher Interaktion abfinden wollen. Dass dies auch die *Dialektik* des unvermeidbaren Mitproduzierens der nicht intendierten Konsequenzen beinhaltet, liegt an einem Kulturbegriff, der selbst wiederum nicht rein positiv, sondern ambivalent konnotiert ist. ‚Insulare Kulturen' können massive Lernpathologien fördern und ‚konservieren', was als *Hinweis auf nicht intendierte Konsequenzen* einer ursprünglich angemessenen Kultur interpretiert werden kann, die sich im Zeitverlauf dysfunktional verfestigt hat.

Kritikwille und Reflexionsfähigkeit

Der *Kritikwille*, organisational gerichtet auf die Macht-, Hierarchie- und Partizipationsfrage wird primär bei Borsi (2000) deutlich in der Thematisierung struktureller Macht der Medizintechnik sowie mikropolitischer Praktiken. Gerade in mikropolitisch vertrackten Situationen bleibt unklar, wer zwischen Machtüberlegenen und -unterlegenen in gegenseitiger Abhängigkeit zunächst der Mächtigere ist. Die Atmosphäre einer ‚Lernenden Organisation' ist geprägt von einer ständigen *kritischen* Auseinandersetzung, in der das Lernen gelernt werden kann. *Reflexionsfähigkeit* wird zu einer zentralen konzeptionellen Kategorie. In der *Dialektik* zwischen Freiheit und Zwang, zwischen Macht und Widerstand liegt ein *emanzipatorisches* ‚Potenzial', soweit diese Dialektik durch ‚mündige' Systemmitglieder *reflektiert* wird. Bewusstseinsbildung durch Reflexion und damit eine bewusste kollektive Kooperation ist der Königsweg, um nicht konzeptionell eine lediglich raffinierter gewordene Sozialtechnologie zu etablieren.

Praxisbezug

Trotz all der Hinweise auf das emanzipatorische Potenzial, z. B. einer Organisationskultur als Versuch der Befreiung aus angestammten Lernpathologien, ist dennoch ein gewisser *normativer Impetus im Praxisbezug* nicht zu übersehen. Konzeptionell angelegte Normativität zeigt sich in geäußerten Vorstellungen in der Diktion von ‚Soll' bzw. ‚Muss'. So wird durch Borsi (2000) beispielsweise der Ansatz ‚industrieller Demokratie' vertreten und somit die Vorstellung, dass

- es für die MitarbeiterInnen die Möglichkeit geben *muss*, den Sinn ihrer Arbeit zu finden und zu erfahren,
- Arbeit Handlungsspielräume, Einflussmöglichkeiten, Partizipation und Lernchancen erweitern bzw. ermöglichen *muss*,
- *Funktionalität* die Leitidee organisationaler Arbeitszusammenhänge bleiben *soll*, ohne reine Sozialtechnologie zur *Maximierung des Produktionsvermögens* zu betreiben,
- das *Management* die Erfüllbarkeit dieser Soll-Vorstellung sicherzustellen (*Gestaltungsauftrag*) und für die Schaffung einer ‚guten Organisationsgestalt' zu intervenieren *hat*,
- der St. Galler Managementansatz das angemessene Konzept für das *Entwerfen und Pflegen spontaner Ordnung* statt formalistisch-rationalistischer Regelungstechnik *ist*.

5.2 Das öffentliche Krankenhaus als ExpertInnenorganisation

Die im konzeptionellen Mainstream *selektiv* vorgenommene Rezeption der Überlegungen von Grossmann (1995) zur Selbstorganisation bzw. von Grossmann et al. (1997) zu den Charakteristika von ExpertInnenorganisationen ist in *Kapitel 4* bereits rekonstruiert worden. Da diese Selektivität das Kritikpotenzial des Ansatzes der ExpertInnenorganisation nicht zur Geltung bringt, wird hier die ‚ExpertInnenorganisation' als mögliche Alternative zum konzeptionellen Mainstream gelesen. Die Überlegungen in Grossmann & Scala (2002) zum ‚intelligenten Krankenhaus' werden als die gedankliche Weiterführung dieses Ansatzes mit berücksichtigt. Somit wird eine neuerliche Rekonstruktion notwendig.

5.2.1 Selbst gesetzter Anspruch und konzeptionelle Grundlagen

Die von Grossmann (1995), Grossmann et al. (1997), Grossmann & Scala (2002) – nachfolgend kurz als Grossmann et al. bezeichnet, sofern kein Bezug auf ein Einzelwerk notwendig wird – skizzierte *Ausgangslage* für Organisationen des Gesundheitswesens ist seit Anbeginn von einer Vorstellung organisatorischen *Wandels* als ‚extremes' (Grossmann 1995, 56), ‚dramatisches' (Grossmann et al. 1997, 24) oder ‚einschneidendes' (Grossmann 1995, 59; Grossmann & Scala 2002, 12) Ereignis geprägt, das zudem kein Einzelereignis darstellt, sondern dessen Handhabung zu einer ‚Daueraufgabe' geworden ist (Grossmann & Scala 2002, 179). Dass nicht nur oberflächlicher Organisationswandel notwendig werden würde, ist auch für Eichhorn unbestritten, wenn er beispielsweise die Entlassung des Krankenhauses aus dem strengen Reglement der Sanitätsverwaltung als Faktor des Wandels in der Nachkriegszeit benennt, oder wenn er die ordnungspolitische Wende in den 1990er Jahren anführt, weswegen öffentliche Krankenhäuser z. B. mit leistungsorientierten Finanzierungsformen zurechtkommen sowie neue betriebliche Funktionen wie Marketing und Wettbewerbsstrategien beherrschen müssen.[125]

Die entscheidende *Frage* ist letztlich die *des Umgangs* mit der Unausweichlichkeit des Wandels. Hier gehen Grossmann et al. einen dritten Weg, den sie für angemessener halten, als die beiden bisher dominierenden Steuerungsmodi ‚Staat' und ‚Markt'. Dabei ist ihnen wichtig, „dass die Prinzipien dieses Konzepts auch für die Implementierung leitend sind." (Grossmann & Scala 2002: 12) Das Innovative ihrer Perspektive auf die Organisation ‚öffentliches Krankenhaus' liegt also in der *kongruenten* Entwicklung von Steuerungskonzept (als Theorie) und Steuerungsprozess (als Praktiken der Anwendung von Theorie). Die in den hier betrachteten Publikationen regelmäßig aufgenommenen Darstellungen von in der Praxis durchgeführten (Beratungs-) Projekten unterstreichen dieses Prinzip der Kongruenz.

Bereits hier wird ersichtlich, dass sich auch Grossmann et al. sowohl einer theorie- als auch praxisbezogenen Aufgabenstellung verpflichtet fühlen. Der selbst gesetzte Anspruch ist, einen Steuerungsmodus für Gesundheitsorganisationen zu finden (Idee) *und* in Krankenhäusern zu implementieren (Realisierung). Dieser Modus soll mit den Reformen des öffentlichen Sektors kompatibel und gleichzeitig den Gesundheitsorganisationen praktisch angemessener sein, als die bisherigen Modi, die sich primär im Ruf nach mehr Effizienz und Kostensenkung erschöpfen (Grossmann et al. 1997). Dies sehen die Autoren auf theoretischer wie praktischer Ebene als ‚anspruchsvolles Vorhaben' (Grossmann & Scala 2002, 13).

Grossmann (1995), Grossmann et al. (1997, 25) als auch Grossmann & Scala (2002, 13, 15 und 179) beziehen sich in ihren konzeptionellen Ausführungen auf Theorie- und Beratungsansätze sowie Argumentationen, die sich selbst als radikalen Bruch im Verständnis der Beeinflussbarkeit sozialer Systeme verstehen:

- Konzepte der ‚professionellen Organisation' oder auch der ‚professional bureaucracy',
- ‚systemische Organisationsentwicklung' bzw. ‚systemisch orientiertes Transformationsmanagement' als Hilfestellungen bei der Gestaltung sowie
- gesellschafts- und organisationstheoretische Überlegungen z. B. von Wimmer (1989), (1993), (2000) und Willke (1998).

Die theoretischen Bezüge auf Neuere Systemtheorie machen allesamt deutlich, dass das *Krankenhaus nicht länger als Trivialmaschine zu verstehen ist*, deren Input in vorausberechenbarer Weise zu einem bestimmten Output führt. Dieses Verständnis der Organisation in ihrer jeweiligen

---

[125] Eichhorn (2001, 49f.) macht mit seiner kondensierten Aufzählung markanter gesetzlicher Eingriffe in das Krankenhauswesen seit 1896 deutlich, dass sich die Rahmenbedingungen für Krankenhäuser immer wieder massiv geändert haben. Dies unterstreicht die Notwendigkeit der Bewältigung von Veränderung und verdeutlicht, dass Veränderungsdruck kein ausschließlich seit kurzem auftretendes Phänomen ist.

Gesellschaft hat weitreichende Konsequenzen für die Frage der Steuerung von Organisationen.[126]

Dass die Steuerungsproblematik im Krankenhaus kein triviales Problem ist, ist auch dem konzeptionellen Mainstream bewusst, der in seiner auf Totalität setzenden Theoriebildung immer wieder noch zu wenig berücksichtigte, relevante Aspekte additiv integriert, um die Steuerungsproblematik beherrschbar erscheinen zu lassen. Die Erfolgsaussichten dieser Theoriebildungsstrategie für das nicht-triviale Steuerungsproblem würden Grossmann et al. wohl eher skeptisch betrachten angesichts folgender empirischer Beobachtung:

> „Die Vorstellung (...) eine Einrichtung wie ein Spital oder eine Universität durch die hierarchische Abfolge von Gesetzen, Verordnungen, Erlässen und Dienstanweisungen inhaltlich lenken zu können, ist obsolet geworden. Das erleben Politiker, Verwaltungsbeamte, Generaldirektoren und andere Leitungskräfte täglich hautnah." (Grossmann & Scala 2002: 15)

In dieser Sichtweise übt eine Intervention von außen zwar einen Einfluss aus, ist ein Stimulus, allerdings ist dessen Wirkung jeweils genau zu analysieren, da das System zwar irritierbar, aber nicht determinierbar ist. „Es braucht daher ein reflektiertes Steuerungs- und Interventionsverständnis" (Grossmann & Scala 2002: 16), das sich zwar nicht vom Versuch der Einflussnahme verabschiedet, aber anerkennt, dass es anderer Denkvoraussetzungen dazu ebenso bedarf wie anderer Mittel.

> „Die Grundthese lautet, dass eine Steuerungsbeziehung von zwei Leistungen geprägt ist: vom Steuerungsimpuls von außen und von der Selbststeuerung des Adressaten. Diese Steuerungsbeziehung erhält ihre Chance des Gelingens durch die Gleichzeitigkeit von Autonomie und wechselseitiger Abhängigkeit" (Grossmann & Scala 2002: 16)

– ein Verweis auf die Überlegungen von Willke (1998) zur ‚konditionierten Autonomie'.

Durch die Anerkenntnis, dass sich soziale Systeme nur begrenzt direkt planen und steuern lassen, als auch dass die Selbständigkeit der Subsysteme andere Leitungskonzepte und eine Orientierung an KundInnen erfordert, wird die (Selbst-) Organisationsfähigkeit zum Erfolgskriterium für Veränderungsprozesse in einem komplexen Setting (Grossmann 1995, 59; Grossmann & Scala 2002, 179). Zur Veränderungsfähigkeit selbst kommen weitere Dimensionen gelungener Veränderung. *Ansatzpunkt* der OE ist die Frage nach den *Kernaufgaben* und danach, „(…) wie die Leistungsprozesse zur optimalen Aufgabenerfüllung um diese Aufgaben herum zu organisieren sind" (Grossmann & Scala 2002: 183). Wird die Frage nicht radikal genug gestellt, bleibt es oftmals beim Kurieren von Symptomen. Gesteigerte *Umweltsensibilität* schließt die Frage ein, wer aller zur Umwelt gehört: PatientInnen, vor und nachgelagerte Leistungsstellen, Financiers und Träger, schließlich auch die Konkurrenz. Intern können Impulse aus einem Qualitätsbenchmarking kommen (Grossmann & Scala 2002, 185). *Selbstbeobachtung* ist die periodische Reflexion der eigenen organisationalen Gegebenheiten im Arbeitsprozess, z.

---

[126] Insbesondere die oben angeführten Bezüge auf Wimmer und Willke verdeutlichen, wie stark die Konzeption von Grossmann et al. auf neuerer sozialwissenschaftlicher Systemtheorie fußt, wie sie von Luhmann (1984) vorgelegt wurde. Die Systemtheorie-Trilogie von Willke (1986), (1994) und (1995) beispielsweise basiert im Organisationsverständnis klar auf Kernbegriffen wie Autopoiese, funktionaler Differenzierung anhand von Leitdifferenzen, Autonomie, Beobachtung, Komplexität, Grenzbildung, Steuerungsmedien, Kontingenz, integrative Instanzen, etc. und plädiert für die Verschränkung von interner Selbststeuerung und Kontextsteuerung (Willke 1998). Heimerl (2005, 261) differenziert noch weitergehend ‚Steuerung' als dauerhafte Aufgabe von ManagerInnen gegenüber einer temporären Intervention durch BeraterInnen bzw. ‚Stäbe' und konzentriert sich in weiterer Folge auf die situativen Bedingungen für unterschiedliche Interventionsstrategien in Organisationen des Gesundheitswesens.

B. indem das Organisationsthema fix in Besprechungen verankert ist oder auch im Verlauf eines MitarbeiterInnengespräches (Grossmann & Scala 2002, 186f.). Projekte sind sehr anspruchsvolle Arbeitsformen, die ein ständiges Management erfordern und in einer gespannten Beziehung zu den Routinen in der Organisation stehen. Zuwenig Investition in Teamfähigkeit der Projektgruppe und zuwenig Freiräume für die Projekte lassen das Instrument rasch als verschlissen gelten. Hier ist Kompetenz und Konsequenz in der Kooperation der Beteiligten Führungskräfte, ProjektleiterInnen und BeraterInnen gefragt. Anders gesagt, es muss die *Rollenaufteilung* geklärt sein (Grossmann & Scala 2002, 192f.). Lernen (der Organisation) bedeutet, über die individuelle fachliche Fortbildung auch die Wissensbasis in puncto eigene Organisiertheit zu erweitern, was so lange kein gängiges Anliegen ist, so lange die Organisation lediglich als ferne Rahmenbedingung erlebt wird, die mit dem eigenen Erfolg wenig zu tun hat. „Die im letzten Jahrzehnt intensivierten Bemühungen um die Managementausbildung von Ärzten und Pflegekräften haben daran nicht sehr viel geändert." (Grossmann & Scala 2002: 195) Die personalisierte Führungsdiskussion führt also gerade dann nicht weiter, wenn PE abgekoppelt wird von OE und damit der Lernprozess Einzelner nicht direkt in der organisationalen Praxis erprobt werden kann. Diese Erprobungen gilt es wiederum auszuwerten, so dass die Anwendung von persönlichem Know-how in der Organisation auch Kommunikationsthema in der Organisation wird. „Dazu eignen sich Review-Meetings von Projekten, in denen nicht nur Ergebnisse berichtet, sondern die Veränderungsarbeiten selbst reflektiert werden." (Grossmann & Scala 2002: 198) Diese alltägliche Kommunikation erweitert erst die Wissensbasis über die eigene Organisation und die eigene Organisiertheit darin.

Die Vielfalt des gesellschaftlichen Auftrages, die Unterschiedlichkeit der Bedürfnisse von MitarbeiterInnen, PatientInnen, Angehörigen, stetig fortschreitende funktionale Differenzierung, Technology push & pull, die Interaktionsorientiertheit in der persönlichen Dienstleistung rund um die Uhr als auch zwischen den Berufsgruppen, hohe Kommunikationsanforderungen, hohes Arbeitsrisiko, eine Kultur professionell orientierter ‚Fürstentümer' und eine Tradition ‚ständischer' Organisation verkomplizieren jede Entscheidungssituation (Grossmann 1995, 60-64). Hinzu kommt, dass unklar ist, ob Anpassung oder tiefgreifender Musterwechsel die adäquate Antwort auf Veränderungsdruck ist (Grossmann & Scala 2002, 181). Unter diesen Voraussetzungen setzen Grossmann & Scala (2002) auf Verhandlung, da sich der Steuerungsimpuls von außen bzw. die Absicht des Kontextes und die Selbststeuerung des Systems widersprechen können. Dieser Widerspruch ist nicht durch das Dominieren einer Seite zu lösen. Stattdessen bietet sich Verhandlung als Handhabung dieses Widerspruches an, die darauf setzt, gerade das vorschnelle ‚Schließen' des Diskurses zugunsten einer Seite zu vermeiden, „um diese Steuerungsbeziehung produktiv zu gestalten." (Grossmann & Scala 2002: 17) Produktiv bedeutet hier, dass einerseits durchaus Ziele von außen als Impulse gesetzt werden können, dass diese aber kaum erreicht werden, wenn es nicht gleichzeitig zu einer Selbstbindung der die Zielerreichung verwirklichenden Personen an diese Ziele kommt. Hierin liegt die Konditionierung der Autonomie, die aber *zuerst* als Autonomie zu geben und zu respektieren ist.

Grossmann & Scala (2002) machen deutlich, dass dies für beide Seiten fordernd ist. Die steuernde Instanz muss sich über ihre eigenen Ziele klar sein, sich mit dem Gegenüber auseinandersetzen wollen und den Verhandlungskontext gestalten, in dem eine breite Meinungsbildung erfolgen kann. Das (empirisch feststellbare) Beharren auf zentraler Kontrolle und Zuständigkeit fördert auch die Beharrungstendenzen der Subsysteme (Grossmann 1995, 59). Andererseits müssen die Subsysteme aber auch wissen, was sie zur Zielerreichung beitragen und wie sie diesen Beitrag intern steuern können, wer an der Kontrakterstellung zu beteiligen ist und wofür sie letztlich die Verantwortung unter den bestehenden Rahmenbedingungen übernehmen können. Dies führt zu einer scheinbar paradoxen Situation:

> „Je entwickelter und autonomer eine Organisation ist, je reifer sie ihre Selbstorganisation betreibt, desto eher ist sie für Steuerungsimpulse von außen ansprechbar. (...) Autonomie und Selbstorganisation machen die Steuerungsarbeit sicher unbequemer, aber sie erhöhen dennoch die Chancen wirksamer Steuerung. (...) Anderenfalls reagiert ein System auf Lenkungsimpulse von außen auf der Basis jener Partikularinteressen, die sich intern mangels wirksamer Selbststeuerung am besten durchsetzen." (Grossmann & Scala 2002: 19)

Die Anerkenntnis gegenseitiger Abhängigkeit macht auch das Risiko deutlich, das im Versuch steckt, Zwang auszuüben, Macht dominierend einzusetzen, primär über Rationalisierungsdruck zu steuern, sich taktisch und manipulativ zu verhalten, Verantwortung zu delegieren, statt sie wahrzunehmen und damit den Raum für diejenigen Interessen zu schaffen, die gerade die durchsetzungsfähigsten sind.

Da konditionierte Autonomie nicht von selbst entsteht, muss in sie ‚investiert' werden (Grossmann 1995, 60; Grossmann & Scala 2002, 187-191 mit Bezug auf Projekte), braucht es experimentelle Situationen in der Organisation,

> „die es beiden Seiten erlauben, in dieser Richtung zu lernen und positive Erfahrungen mit dieser Art von organisierter Auseinandersetzung zu sammeln. Gelingt das nicht (...) unterläuft die Reform in ihrer Praxis das angestrebte Ziel (...) mit dem zusätzlichen Problem, dass die Steuerungsinstrumente dabei auch noch diskreditiert werden." (Grossmann & Scala 2002: 20)

Verhandlungen, das Schließen von Kontrakten, die Koordination von Sitzungen ist aufwändig. Daher ist zu differenzieren, wofür dieser Steuerungsmodus gelten soll und wofür nicht. „Es ist situativ zu entscheiden, wo ungestraft auf den Kommunikationsaufwand der Verhandlung verzichtet werden kann. Steuerung folgt so einer Figur von Öffnung und Schließung zwischen Entscheidung und Interaktion." (Grossmann & Scala 2002: 21) Kommunikation und die Gestaltung ihrer Bedingungen wird so zum Dreh- und Angelpunkt der Entwicklung der Organisation als ständiger, nicht endender Prozess.

New Public Management entspricht von der Grundintention her zwar dem Anspruch, diesen Steuerungsmodus per Reform einzuführen (rechtliche Verselbständigung, globale Budgets, Evaluation der Leistung), dabei wird aber unterschätzt, dass die Instrumente der Steuerung auch einer (Kommunikations-)Kultur der Steuerung mit diesen Instrumenten bedürfen.

> „Eine Schwachstelle in der Reform des New Public Management liegt darin, dass es nicht mit einer systematischen Vorstellung der Gestaltung von Veränderungsprozessen innerhalb und zwischen Organisationen verbunden ist und daher in diese Seite der Reform zu wenig investiert wird." (Grossmann & Scala 2002: 22)

Der bereits angesprochene Prozesscharakter zeigt auf, dass es mit der Einführung neuer Instrumente noch nicht getan ist, sondern dass es genau auf die Art und Weise ihres Gebrauchs ankommt, der sie entweder zu einer bürokratischen Pflichtübung werden lässt oder zu einem Mittel der Selbstbeobachtung, des Lernens und der Steuerung. Der ambivalente Charakter der Instrumente als Gegenstand und Hilfsmittel des Entwicklungsprozesses macht es notwendig, sowohl die Instrumente selbst zu kennen als auch die Kultur ihrer Nutzung.

Widersprüche sind Teil jeder Organisation. Grossmann (1995) sowie Grossmann & Scala (2002) verweisen auf vier zentrale Widersprüche, die in der Krankenhausarbeit alltäglich auftauchen:

1. Fach-/Professionssystem versus Organisation,
2. ExpertInnenkultur versus KundInnen-/PatientInnensicht,
3. Arbeitsteilung bzw. funktionale Differenzierung versus Bedarf an übergreifender Kooperation und Koordination und
4. Autonomie versus Integration.

„Aus der Perspektive des neuen Steuerungskonzepts verschwinden diese Widersprüche zwar nicht, erfahren jedoch eine Reformulierung, die gravierende Konsequenzen für den Umgang mit ihnen hat." (Grossmann & Scala 2002: 26) Diese Reformulierung gilt für alle vier genannten Widersprüche.

In ExpertInnenbetrieben wird Organisationsarbeit vor allem als Zusatzarbeit empfunden, die von der eigentlichen Beschäftigung mit der professionellen Arbeit abhält. Das eigentliche Augenmerk der ProfessionistInnen gilt den Arbeitsinhalten, die Organisation soll lediglich den Rahmen abgeben und Ressourcen bereitstellen (Grossmann 1995, 65). Bleibt *Widerspruch 1* in dieser Form aufrecht, werden Steuerungsinstrumente so lange wirkungslos bleiben, solange nicht die ExpertInnen diese Instrumente für die Entwicklung ihrer Professionalität nutzen können.

„Dazu sind Einsicht und Evidenz herzustellen, dass die Organisation inhaltskonstitutive Bedeutung hat und die Qualität der Arbeit wesentlich von der Organisation abhängig ist. Der beste Mediziner kann sich in einem schlecht organisierten Umfeld fachlich nicht wirklich entwickeln und die gewünschte Reputation erreichen." (Grossmann & Scala 2002: 27)

Anders gesagt, bestimmt die Form die inhaltliche Qualität der Leistungsprozesse mit, und diese Untrennbarkeit spricht für die Mitgestaltung der Form – insbesondere durch die Ärzteschaft, ist doch die Pflege traditionellerweise stärker auf die Organisation und das Organisieren ausgerichtet, und die Verwaltung ohnehin die Berufsgruppe mit ‚genuinem' Interesse an Organisationsfragen (Grossmann 1995, 65f.).

Widerspruch 2 zu reformulieren bringt ebenfalls einen Vorteil. „Die medizinische Profession als Wissenschaft ist (...) nicht gewohnt, Einschätzungen außerhalb des Expertensystems, etwa von Patientinnen, als relevante Messgröße zu betrachten." (Grossmann & Scala 2002: 27) Diese Art von Egozentrik mündet in geringe Umweltsensibilität und nutzt somit das Potenzial nicht, das die jeweilige Umwelt zu bieten hat – weder für die ProfessionistInnen, noch die Organisation. Konkret bedeutet die Nichtbeachtung der KundInnen bzw. PatientInnensicht, dass diese nicht als KoproduzentInnen der Heilung und damit des Therapieerfolges begriffen werden können. Noch wird deren Wissen über die Güte der Organisation der Leistungsprozesse genutzt, für deren ‚Optimierung' externe und interne ‚KundInnen' ein ‚unverzichtbares Element' sind (Grossmann & Scala 2002, 28). Beides ist verschenkte Erfolgs- und Wissensressource und nur durch erhöhte Sensibilisierung der ProfessionistInnen für das Entgangene zu relativieren.

Widerspruch 3 greift das Gegeneinander der Berufsgruppen auf. Die Unterschiedlichkeit der Berufskarrieren und ihre segmentierende Wirkung wird nicht negiert, wobei daraus resultierende Probleme nicht durch Aufwertung einer Berufsgruppe zu lösen sind, da Hierarchisierung das Segmentierungsproblem nicht löst und die Koordination nicht per se optimiert

(Grossmann 1995, 68 und 71). „Wenn die These stimmt, dass Experten in erster Linie an ihren fachlichen Aufgaben orientiert sind, dann sind die Berufsgruppen am ehesten dazu zu gewinnen, die Kooperation bezogen auf die Aufgabe in den Mittelpunkt zu stellen." (Grossmann & Scala 2002: 28) Diese Reformulierung lässt die Berufsgruppen Berufsgruppen sein, ohne den Weg aus der Dualität durch die hierarchische Aufwertung einer(!) Berufsgruppe lösen zu wollen, z. B. durch eine ÄrztInnenschaft als anerkannte Leitprofession, wie dies bei Eichhorn öfters durchscheint.

Schließlich wird die Segmentierung des Krankenhauses in der Reformulierung von *Widerspruch 4* wieder aufgenommen. „Das durchschnittliche Krankenhaus stellt sich organisatorisch als ein ‚Reich von Fürstentümern' mit einer schwachen Zentralgewalt dar." (Grossmann & Scala 2002: 29) Die bekannte Reaktion, die Stärkung der Zentralgewalt, lässt die Subeinheiten kalt, deren Kapital in Autonomie und Außenorientierung der Profession liegt und führt eher zur Vermehrung defensiver Routinen (Grossmann 1995, 67 und 71). Die Alternative, weg von der Hierarchie, setzt auf Netzwerksteuerung und Investition in Kooperationsformen: interprofessionelle Teams als Arbeitsteams auf Stationsebene, als Team von Führungskräften und als Projektteams für Fragen der Neuorientierung. Auch hier heißt es nicht, dass nurmehr teamartig zusammengearbeitet werden darf und muss „(...) und andere Arbeitsformen damit pauschal abgewertet werden." (Grossmann & Scala 2002: 29) Analog zur Entscheidung, wann in ein aufwändiges Verhandlungsverfahren investiert wird, statt in die schnell gegebene Anweisung, ist auch hier zu fragen, in welcher Situation bzw. auf welcher Ebene Teamorganisation von Vorteil für die Organisation, die Professionisten und die KundInnen bzw. PatientInnen ist. „Das setzt sorgfältige Analysen des Arbeitsprozesses voraus." (Grossmann 1995: 73)

Dieser Kurzabriss des inhaltlichen Zuschnitts der Überlegungen zur ExpertInnenorganisation zeigt bereits viele Anklänge einer Alternative, z. B. der Umgang mit Ambivalenzen und Widersprüchen, die Anerkenntnis des nicht-trivialen Steuerungsproblems oder auch die Thematisierung von Autonomie und Macht. Um nachvollziehen zu können, ob und inwieweit auch in der Konzeption der ExpertInnenorganisation andere Inhalte als in der konzeptionellen Mainstream-Perspektive präsent sind, wird nachfolgend auf das bereits bekannte Set an Beurteilungskriterien zurückgegriffen.

5.2.2 Einschätzung des konzeptionellen Alternativgehaltes

Auch wenn Grossmann et al., im Gegensatz zu beispielsweise Borsi (2000), *keine* explizite Synthese mit dem konzeptionellen Mainstream suchen, bleiben dennoch *Funktionalität* und *Optimalität* als inhaltliche Leitidee für organisationale Arbeitszusammenhänge auch für Grossmann et al. relevant. Dies zeigt sich ganz generell darin, dass der dritte Weg zwischen bürokratischer und marktlicher Steuerung *angemessener* sein soll als bisher praktizierte Steuerungsmodi, d. h. sowohl mit den Reformen des öffentlichen Sektors *kompatibler* als auch für Gesundheitsorganisationen *praktisch angemessener*, als reiner Effizienzdruck und Kostensenkungsprogramme. Der Ansatz der Kontextentwicklung *konkretisiert* diese Vorstellung *angemessenerer Steuerung* auf drei Ebenen: Abteilung, Krankenhausleitung und interprofessionelle Fragen, z. B. in baulichen, technischen und qualitativen Belangen. Hier geht es um optimierte Arbeitsabläufe, das Sicherstellen von Kontinuität in der Suche nach Verständigung bei divergierender Interessenlage, Arbeitslogik und Sprache, schließlich um Qualitätsmanagementprojekte, die bereichsübergreifende Aktivitäten notwendig machen (Grossmann 1995, 65ff.).

Gerade in den letztgenannten Aspekten findet sich kein *Totalitätsgedanke* im Sinne eines detailverliebten Hineinregierens in die autonom zu regelnden Belange der einzelnen Abteilungen – schließlich geht es unter Autopoiesebedingungen um die Stärkung der *Selbst*organisationsfähigkeit, gerade weil sich die *Fremd*steuerung systematisch als unzureichend erweist bzw. auf einen irritierenden Impuls beschränkt bleibt. Daher fokussiert die Steuerungsabsicht auf die *Rahmenbedingungen* gegen weiteres Dominieren der innerfachlichen Logik zu Lasten der Gesamtorganisation (Grossmann 1995, 68). Darin liegt eine Art konzeptioneller ‚Ganzheitlichkeit', zumindest als funktionales Kontextkorsett, das die Ausbeutung des Gesamtsystems in Ressourcenfragen durch Einzelne und deren Partikularinteressen eindämmen soll, ohne Qualitätsverluste in der Leistungserstellung zu produzieren, was wiederum die Optimalität unterminieren würde.

Praxisnormativität findet sich folglich dort, wo es um die Frage geht, wie dieses funktionale Kontextkorsett zugunsten optimaler Gesamtsystemleistung in der Organisation implementiert und in ihr durch sie selbst weiter entwickelt werden kann.

„Das Zukunftsbild des Krankenhausmanagements ist das der kompetenten, selbstbewussten Fachkräfte, die den Handlungsrahmen der Organisation ökonomisch, personell und technisch verwalten und sich andererseits als interner Dienstleistungsbetrieb im Interesse einer effizienten, fachlich befriedigenden Arbeitsorganisation engagieren. Reform hat hier vordringlich an der Ausbildung der administrativen Fachkräfte, an der Entwicklung der Verwaltungseinheiten und an der Gestaltung der problemorientierten, bereichsübergreifenden Arbeitsprozesse anzusetzen. Die konsequente Anwendung von projektförmigen Arbeitsweisen ist hier hilfreich (…).“ (Grossmann 1995: 70)

In dieser positiven Vorgabe, wo und wie eine Reform des Management- und Organisationsverständnisses stattzufinden *hat*, zeigt sich konkret die Kongruenz in der Entwicklung von Steuerungskonzept (als Theorie) und Steuerungsprozess (als Praktiken der Anwendung von Theorie), wie sie Grossmann & Scala (2002, 12) vorschwebt. Im Prinzip wird damit der Weg gewiesen zu interprofessioneller Teamarbeit, Kooperation, Enthierarchisierung, professioneller Selbst- und Rollenreflexion, verstärkter organisationaler Selbstthematisierung, Verbindlichkeit in der gemeinsamen Zielvereinbarung, Partizipation und einem sozialen Lernumfeld, in welchem eine Balance zwischen entlastender Regelklarheit und flexibilisierender Regelvagheit (Grossmann 1995, 71ff.) jeweils neu zu finden ist. Die Auswertung der Anwendung des Gelernten bindet das organisationale Lernen an das individuelle Lernen rück.

Der sich hier bereits manifestierende Alternativgehalt des Ansatzes von Grossmann et al. lässt sich auch in den folgenden, bereits bekannten Betrachtungsdimensionen noch detaillierter rekonstruieren:

Pluralität

Grossmann (1995) zeichnet ein *Menschenbild*, das die *PatientInnen* ebenso einbezieht wie die *MitarbeiterInnen* und dort vor allem auf das Charakteristikum der Vielfalt aufmerksam macht. Bei den *PatientInnen* zeigt sich diese in Form ihrer zunehmend individuellen Lebensweise und eines Älterwerdens mit Multimorbidität und chronischen Erkrankungen, was für den Heilungserfolg eine aktive Veränderung des Lebensstils der PatientInnen erfordert (Grossmann 1995, 57). Bei den *MitarbeiterInnen* ist die Vielfalt primär als Vielfalt der Tätigkeiten, Rollen und Interessen bestimmt. Die Entwicklungen in Medizin und Technik lassen eine weitere Ausdifferenzierung in den einzelnen Berufsfeldern und in der gesamthaften Arbeitsteilung der Organisation zu (Grossmann 1995, 61), so dass sich auch das *Beziehungsbild* letztlich als Netz der unterschiedlichsten AkteurInnen zeigt, die ihre jeweilige Vielfalt in die Beziehungsaufnahme mitbringen und ihre Interessen dort auch ausleben. Dabei ist Rollenvielfalt auch in *einer* Person präsent, wenn z. B. der Operateur auch Leitungsfunktion in der Abteilung hat – mit entsprechenden Rückwirkungen auf die Verfasstheit der Organisation: „Das alltägliche ‚Chaosmanagement' ist charakteristisch für stark personalisierte, informelle Organisationslösungen." (Grossmann 1995: 64) Analog zu Borsi erscheint hierdurch ein ‚One best way' der Zielerreichung für alle als ebenso irrelevant, wie eine triviale Management- und Führungsidee.

Insbesondere die vier, oben bereits geschilderten, Widersprüche zeigen, wie ganz *unterschiedliche* ‚professionelle' *Rationalitätsauffassungen* in der Organisation zum Tragen kommen. Da diese Widersprüche *permanent* vorhanden sind, ist ihre dauernde Bearbeitung notwendig. Dualitäten als Widerspruch sind kein gottgegebenes Konstrukt, sondern Resultat der Entscheidungen und Interaktionen der Beteiligten, was es wiederum erlaubt, sie zu verändern, zu reformulieren und im Rahmen einer *Kontextsteuerung* zu handhaben. Kontextsteuerung geschieht in einem Verhandlungssystem, das Autonomie gewährt, respektiert und gleichzeitig beschränkt, wobei in der Verhandlung die Selbstbindung der Akteure anzustreben ist, sonst werden diese die Beschränkung bzw. Konditionierung nicht akzeptieren. „Der Versuch einer Auflösung dieses Widerspruchs nach einer Seite hin muss zum Scheitern der Steuerungsbeziehung und zu einem Rückfall in traditionell hierarchisch-bürokratische Muster führen." (Grossmann & Scala 2002: 16). Mit dem Rückfall in dieses Muster würde der in *dialektischen Situationen* unvermeidbare Wiedereintritt des Negierten im Sinne nicht intendierter Konsequenzen wieder stärker zu Buche schlagen.

Geschichtsbewusstsein und Gesellschaftsbezug

Der Nachhall der Tradition, sei es im persönlichen Verhalten, sei es in der Organisationskultur, ist durchgängig spürbar: „Autonomie, einerseits gegenüber den Klienten und andererseits gegenüber der Organisation, ist ein historisch konstitutives Merkmal der gesellschaftlichen Position und beruflichen Orientierung von Professionellen (…)." (Grossmann 1995: 65) Dieses konstitutive Merkmal, oftmals auch rechtlich abgesichert durch Unkündbarkeit im öffentlichen Sektor (Grossmann et al. 1997, 25), prägt auch das Verhalten, gepaart mit einem personenbezogenen und mechanistischen Organisationsverständnis, das in der Berufsgeschichte und Ausbildung angelegt ist (Grossmann 1995, 73). Das rasche Verschieben von Konflikten auf Personen und/oder Ressourcenmangel hat also Tradition, und der radikale Bruch mit dieser Tradition setzt genau wiederum *Geschichtsbewusstsein* und das darüber reflektierende und kontextbewusste Subjekt voraus.

In puncto *Gesellschaftsbezug* zeigt sich bei Grossmann et al. (1997) die *Reputation* als zentrales Moment der ExpertInnenorganisation. Hier sind die ExpertInnen insoweit an der Organisation interessiert, als sie die persönliche Reputation in ihrer Fachwelt bzw. in der Gesellschaft fördert, und dies wiederum die Karrieremöglichkeiten wesentlich determiniert. Gleichzeitig ist die Organisation auf die ExpertInnen angewiesen, wenn sie deren Reputation im gesellschaftlichen Umfeld nutzen will. Dies bringt die ExpertInnen in die mächtigere Position gegenüber der Organisation – zumal sich die Beschäftigung mit Organisations- und Administrationsfragen als unattraktiv erweist. Die dort investierte Zeit fehlt beim Reputationserwerb und wird weder finanziell noch statusmäßig kompensiert. Konkurrenzkampf um Originalität in der Expertise, Positionen, Prestige, Ressourcen, den Autonomiegrad der eigenen Einheit und die

Aufrechterhaltung einer ‚losen Kopplung' zum Gesamtsystem prägen die subjektiven Haltungen und Handlungen. Ein *gesellschaftlich* verantwortlicher Ressourceneinsatz ist so nicht sicherzustellen (Grossmann & Scala 2002, 12). Hinzu kommt ein Gesellschaftsbezug, der *Gesellschaftsreform als Organisationsreform* begreift, da in der funktionalen Ausdifferenzierung die Gesellschaft immer abhängiger von ihren ‚problembearbeitenden' Organisationen wird. „In dieser Gesellschaft von Organisationen verblasst die Rolle von Politik und Verwaltung als steuerndem Zentrum (…)." (Grossmann & Scala 2002: 14)

Anerkenntnis von Ambivalenz

Die Vielfalt, die sich bei der Betrachtung der Akteure bereits gezeigt hat, findet eine Fortsetzung in der Beschreibung des *Beziehungsbildes*, wenn die Beziehungsaufnahme letztlich in einem Netz unterschiedlichster Akteure stattfindet. So sind MitarbeiterInnen Dienstleister für andere MitarbeiterInnen, die eine gewisse Erwartungshaltung mitbringen. Dies gilt ebenso für die unterschiedlichen PatientInnenbedürfnisse sowie die Erwartungen der Angehörigen. Außerdem existieren extramurale Beziehungen, z. B. zu Auftraggebern in der Forschung, zu Trägern und Financiers, zu vor- und nachgelagerten Leistungserbringern, schließlich (unvermeidlicherweise) auch zur Konkurrenz (Grossmann 1995, 60; Grossmann & Scala 2002, 184f.). Ambivalenzfördernd kommt hinzu, dass das Ergebnis aus z. B. einer Behandlungsbeziehung in seiner Qualität aufgrund der Besonderheit der Expertise nur schwer messbar und extern nachvollziehbar ist, so dass nur die professionelle Selbstkontrolle mit allen Unschärfen bleibt – eine für Außenstehende undurchsichtige Blackbox.

Das *Organisationsbild* ist ebenfalls von Ambivalenz geprägt und enthält eine dezidierte *Abkehr vom trivialen Maschinenmodell*:

> „Ein bestimmter Impuls lässt nicht einen genau vorhersehbaren Output erwarten. Mit Sicherheit lässt sich von außen nur die Destruktion bewirken. Man kann Organisationen und ihre Leistungsfähigkeit zerstören: durch Entzug von Ressourcen, durch gesetzliche Beschränkungen etc. Nicht selten tritt dieser Effekt als unerwünschte Nebenwirkung von gut gemeinten, von außen gesetzten Strukturreformen auf. Organisationen werden dann kaputt reformiert (…)." (Grossmann & Scala 2002: 15 mit Bezug auf Dörner 1997)

Klarer kann kaum auf die organisationale *Dynamik von Wendepunkten und nicht intendierten Konsequenzen* hingewiesen werden, auch wenn hier noch nicht von der Wende in einen möglichen Sinnverlust auf der personalen Ebene der MitarbeiterInnen die Rede ist.

Dass es überhaupt so weit kommt, hängt auch mit der Erwartungshaltung an New Public Management zusammen. Hier wird oftmals übersehen, dass neu eingeführte Instrumente wie Globalbudgets, Leistungsvereinbarungen oder auch Evaluationen aus sich selbst heraus noch kein neues Beziehungsbild hervorbringen (Grossmann & Scala 2002, 22). In die Veränderung von Beziehungen und den notwendigen Kulturwandel wird dann vergleichsweise wenig investiert und die Instrumente bekommen den Charakter weiterer Verbürokratisierung, die nur Zusatzaufwand produziert.

Kritikwille und Reflexionsfähigkeit

Die *Kritik* richtet sich auf eine Politik und Verwaltung, die nicht wahrhaben will, dass sie zu einem Funktionssystem unter anderen geworden ist (Grossmann & Scala 2002, 14), sowie auf diejenigen, die das Steuerungsparadox, wonach gerade besonders selbständige Organisationen besser steuerbar sind, einseitig durch Hierarchisierung aufzulösen suchen. Von einseitigen Lösungen Abstand zu nehmen ist vor allem für die mächtigere Seite ein fordernder Akt der *Selbstreflexion* und des Verzichts auf Machtmittel und deren Einsatz. „Steuerung in diesem Sinn verträgt nicht viel an Taktik und manipulativen Verhaltensweisen (…). Ein gewisses Maß an wechselseitigem Vertrauen der Beteiligten in ihre Paktfähigkeit ist konstitutiv für dieses Steuerungs- und Führungskonzept." (Grossmann & Scala 2002: 20). Da dieses Verhalten nicht von sich aus existiert, braucht es experimentelle Lernsituationen, in denen positive Erfahrungen mit dieser Art gegenseitiger Führung gesammelt werden kann. Das Mitarbeitergespräch wird hier als probates Instrument und Setting ebenso empfohlen wie ein am Outcome orientiertes Qualitätsmanagement mit einer gemeinsamen Festlegung von Messgrößen und Prozessoptimierungen auf der Maßnahmenseite. Die Effekte getroffener Maßnahmen sind immer wieder gemeinsam auszuwerten, um den Bezug auf die jeweilige Praxis der Beteiligten zu gewährleisten. Ansonsten sind auch diese Maßnahmen nur ungeliebter Zusatzaufwand ohne weitergehende Steuerungswirkung, wodurch dem Ausleben von Partikularinteressen wieder Vorschub geleistet wird.

Praxisbezug

Der Praxisbezug des Ansatzes von Grossmann et al. ist systematisch im Prinzip der *kongruenten* Entwicklung von Steuerungskonzept (als Theorie) und Steuerungsprozess (als Praktiken der Anwendung von Theorie) angelegt. Der selbst gesetzte Anspruch ist, die Idee eines Steuerungsmodus für Gesundheitsorganisationen *und* deren Realisierung so zu bewerkstelligen, dass ein für öffentliche Gesundheitsorganisationen praktisch angemessenerer Steuerungsmodus als bisher entsteht.

Eine nähere Betrachtung dieses angemesseneren Steuerungskonzeptes vermittelt auf Basis der Neueren Systemtheorie ein ganz spezifisches Verständnis von Organisationen in ihrer jeweiligen Gesellschaft. Im Vordergrund steht ein radikaler Bruch im Verständnis der Beeinflussbarkeit sozialer Systeme: das Krankenhaus als nicht-triviales System, gekennzeichnet durch systemischen Eigensinn und kontingente Entwicklungsmöglichkeiten. Dessen Steuerungsproblematik (d. h. sobald nicht zu steuern nicht in Frage kommt) ist nur in der Verschränkung von Selbst- und Kontextsteuerung zu handhaben, wie es die obige Grundthese zur Steuerungsbeziehung unter den Bedingungen ‚konditionierter Autonomie' nahe legt.

Aus dieser Konditionierungsnotwendigkeit wiederum werden *normative Bezüge* auf die Praxis abgeleitet. Die oben genannten Vorgaben, was das ‚Zukunftsbild des Krankenhausmanagements' sein soll bzw. wo und wie Reformen im Krankenhaus anzusetzen haben sind ebenso Ausfluss dessen, wie die ebenfalls bereits benannten Vorstellungen von (erwünschten) Praktiken der ExpertInnen. Diese sollen in Zukunft die Auswirkungen ihres Tuns auf die Gesamtorganisation im Auge behalten, die Spielregeln der konditionierten Autonomie beachten, Kerngeschäftsprozesse optimieren und die Orientierung an den ‚KundInnen' forcieren (Grossmann et al. 1997, 32ff.). Erweitert werden diese Vorstellungen durch die oben geschilderten Erfolgsdimensionen: Veränderung als Anpassung und/oder Musterwechsel (je nach Situation), Fokussierung auf die Kernaufgaben, gesteigerte Umweltsensibilität, in die Alltagsroutinen eingebaute Selbstbeobachtung, projekthafte Arbeitsformen und darin geklärte Rollen sowie Lernen der Individuen und der Organisation durch die Erprobung des individuell Gelernten in der Praxis und die ständige Auswertung der Konsequenzen dieser Verschränkung. Diese sieben Erfolgsdimensionen sind insofern praxisnormativ, als sie ‚unverzichtbar' sind und in sie ‚investiert' werden muss, also ‚ausreichend' Umsetzungsknowhow aufgebaut wird (Grossmann & Scala 2002, 179). Sie sind allerdings auch immer nur in *Bezug auf die jeweilige Situation* erfolgversprechend. Ob aufwändige Verhandlungslösung, unaufwändige hierarchische Anweisung oder einseitige Entscheidung – diese instrumentelle Wahl fordert von Führungskräften situatives Urteilsvermögen, weil einerseits alle Formen funktional, andererseits aber situativ mehr oder weniger angemessen sein können im Alltagsmanagement (Grossmann & Scala 2002, 21).

Inhaltlich sind diese Normen teils anders gelagert, als beispielsweise bei Borsi (2000), der es auch um den Versuch der Befreiung aus angestammten Lernpathologien, aber auch zusätzlich um einen Ansatz ‚industrieller Demokratie' bzw. die Verhinderung reiner Sozialtechnologie zur *Maximierung des Produktionsvermögens* geht. Die Normen von Grossmann et al. zeigen sich demgegenüber funktionaler, auf eine Gesamtsystemrationalität gerichtet, und damit weniger explizit wertbehaftet, wie es z. B. im beabsichtigten Umsetzen ‚industrieller Demokratie' bei Borsi (2000) zum Ausdruck kommt.

5.3 Alternative Perspektiven – eine Beschreibung des Status Quo und seiner konzeptionellen ‚Bruchstellen'

An der Rekonstruktion der Perspektive ‚Lernende Organisation' bzw. ‚ExpertInnenorganisation' mit Blick auf das öffentliche Krankenhaus ist zunächst bemerkenswert, dass in einer Reihe von zentral erachteten Beurteilungskriterien inhaltlich von der konzeptionellen Mainstream-Perspektive *differierende* Auffassungen herauskristallisieren:

- *Pluralität* im Menschenbild, bezogen auf PatientInnen und MitarbeiterInnen, als auch Rationalität im Plural, so dass Rationalitäten auch in Widerspruch zueinander geraten können,
- eine dezidierte Abkehr von einer trivialen Management- und Führungsidee,
- eine individuelle Entwicklungsgeschichte im sozialen Kontext inklusive sowie der Entwicklungsgeschichte einer Profession in ihrer Gesellschaft, die immer mehr zu einer Organisationsgesellschaft wird (*Geschichtsbewusstsein* und *Gesellschaftsbezug*),
- Artikulationswille und *Politik*-Bewusstsein inklusive Thematisierung der Hierarchie- und Machtfrage (*Kritikwille und Reflexionsfähigkeit*),
- *Anerkenntnis von Ambivalenz* und einer *Dynamik* von Wendepunkten und nicht intendierten Konsequenzen (möglicher *Sinnverlust*, was im konzeptionellen Mainstream eine ‚Leerstelle' ist),
- schließlich eine, zumindest bei Borsi (2000), dezidiert konstruktivistische wissenschaftstheoretische Positionierung.

Auch wenn in all diesen Beurteilungskriterien andere Antworten gegeben werden als in der konzeptionellen Mainstream-Perspektive, so ist die Andersartigkeit der Antworten zu den genannten Aspekten dennoch differenziert zu sehen.

Bei Borsi (2000) wird die Radikalität der Alternative klar eingeschränkt durch den gleichzeitigen und expliziten *Versuch einer Synthese*. *Funktionalität*, *Optimalität* und *Totalität* bleiben gültige Beschreibung für den Endzweck auf konzeptioneller und Handlungsebene, z. B. als Richtschnur für Interventionen. ‚Pluralisiert' wird durch Anerkenntnis vieler möglicher Optimalitäten (je nach Leistungsvermögen der Beteiligten). Die neue Theoriegestalt nimmt somit die Form eines Zwitterwesens an, das sich inhaltlich substanziell unterscheidet, ohne die Endzweck-Beschreibung bzw. Funktionalitätsfixierung anzutasten. Letztere ist auch bei Grossmann et al. ein zentrales Moment der Konzeption.

Borsi (2000) und die weiteren genannten AutorInnen behalten einen *praxisnormativen Impetus* bei. Zwar verändern sich die Inhalte der Norm (Gesundheitszirkel, selbstgesteuertes Lernen, Dialog im Meister-Novize-Verhältnis, Mentoring, Partizipation als tatsächliches Mitgestalten, gemeinsame kommunikative Konstruktion der Realität, Pendeln zwischen Selbst- und Fremdreferenz) bzw. es wird versucht, mit der Intervention an die unterschiedlichen ‚Niveaus' von Verhalten, Verhältnissen und Kultur heranzukommen. Gleichzeitig wird an einer normativen Einführung neuer Lösungswege für das Veränderungsproblem festgehalten. Insbesondere bei Borsi (2000) mag dies am Bezug auf das St. Galler Managementmodell liegen, das sich explizit als normativ versteht, was die bei der Rekonstruktion von Eichhorn angebrachte Kritik an dieser konzeptionellen Grundsatzentscheidung auch hier wieder relevant werden lässt: Erstens produziert Normativität Begründungsabbrüche systematisch sehr früh in der Argumentationslinie und, zweitens, ist genau dieser Effekt *kein* Bestandteil der Reflexion *innerhalb* der Konzeption über ihren Prozess der Konzeptionsbildung. Vor dem Hintergrund der drei ‚blinden Flecken' der konzeptionellen Mainstream-Perspektive zeigen alternative Perspektiven eine deutliche konzeptionelle Weiterentwicklung:

In der Perspektive ‚Lernende Organisation' und der Perspektive ‚ExpertInnenorganisation' wird der der *erste ‚blinde Fleck'* des konzeptionellen Mainstream – der Mangel an Bewusstsein bezüglich des Auftretens von Wendepunkten und nicht intendierten Konsequenzen – *aufgelöst*. Bei Grossmann et al. ist hierbei allerdings anzumerken, dass die Möglichkeit des *Sinnverlustes* – analog zum konzeptionellen Mainstream – nicht explizit betrachtet wird.

Der Versuch einer Synthese mit der konzeptionellen Mainstream-Perspektive und die Beibehaltung des praxisnormativen Impetus führen bei Borsi (2000) und den anderen genannten AutorInnen dazu, dass der *zweite ‚blinde Fleck'* einer nicht intendierten Praxisferne erhalten bleibt. Im praxisnormativen Impetus liegt ein *konzeptionell* unnötig früher Begründungsabbruch. Diese unintendierte Konsequenz federn Grossmann et al. systematisch ab, indem sie in den hier betrachteten Publikationen regelmäßig Darstellungen von in der Praxis durchgeführten Beratungsprojekten aufnehmen. Dadurch wird die Kongruenz der Entwicklung von Steuerungskonzept und Steuerungspraktiken, die ja selbst wiederum als ‚Muss-Bestimmung' formuliert ist[127], sowohl betont als auch in die Dynamik der Praxis eingebettet und damit situativ relativiert. Ein verfrühter Begründungsabbruch ‚einfach-positiver' Normativität, die sich wenig um die Umsetzungsproblematik ihrer Normen bis hin zu den Auswirkungen der Umsetzung kümmert, wird somit vermieden. Stattdessen wird anhand praktischer Projektbeispiele jeweils plausibel, welche organisationalen Probleme umgangen werden könnten, wenn die Steuerungslogik umgestellt würde (Grossmann & Scala 2002, 29). Besonders deutlich wird dies in Grossmann & Scala (2002), wo das Kapitel VIII als letztes Kapitel des Buches die zuvor dargestellten Praxisprojekte jeweils als Beleg für die sieben Erfolgsdimensionen in ihrer jeweiligen Situa-

---

[127] „Ein tatsächlich innovatives Steuerungskonzept – so unserer Kernthese – muss so umgesetzt werden, dass die Prinzipien dieses Konzepts auch für die Implementierung leitend sind." (Grossmann & Scala 2002: 12)

tion heranzieht. Der in den als unverzichtbar erklärten Erfolgsdimensionen liegende praxisnormative Impetus verschwindet damit zwar nicht, er erhält jedoch ein anderes Gesicht.

Schließlich eignet der Perspektive der ‚Lernenden Organisation' auch der *dritte ‚blinde Fleck'*. Zwar wird auf die Wichtigkeit der Selbstreflexionsfähigkeit der Organisationsmitglieder permanent hingewiesen, eine Thematisierung der in der Konzeption selbst angelegten Grenzziehungen und deren Konsequenzen findet *innerhalb* der Konzeption selbst jedoch nicht systematisch statt. Demgegenüber ist in der vorgestellten Konzeption von Grossmann et al. der *dritte ‚blinde Fleck' insofern aufgelöst*, als beispielsweise Grossmann & Scala (2002) sechs Kapitel mit Projektbeschreibungen inklusive mehr oder weniger kritischem Annex enthält, der die Frage nach dem aus dem Projekt zu Lernenden aufgreift. Diese systematische Rückkopplung von Praxissituationen mit diversen Realisierungspraktiken an die Idee im Sinne theoretischen Vorverständnisses erlaubt es zumindest *prinzipiell*, durch die Projektpraktiken hindurchgehend die Steuerungskonzeption erneut in Frage zu stellen. Ob und wie dies *praktisch* geschieht, ist angesichts des zweiten ‚blinden Flecks' eine weiterhin zu stellende Frage.

Aus der Rekonstruktion der Perspektive ‚Lernende Organisation' sowie ‚ExpertInnenorganisation' ist zweierlei zu lernen:

- Beide Perspektiven erschließen eine *veritable Alternative*. Insbesondere die von Grossmann et al. vorgelegte Konzeption, die das öffentliche Krankenhaus als ‚ExpertInnenorganisation' bzw. ‚intelligente Organisation' versteht, kann als die *derzeit elaborierteste* alternative Perspektive bezeichnet werden.
- Allerdings gilt auch für diesen *Status Quo* an Elaboriertheit die Einsicht, dass auch hiermit die bisherigen blinden Flecken keineswegs ‚beseitigt' sind. Das war auch nicht zu erwarten, gelingt es durch alternative Perspektiven kein Bild frei von blinden Flecken zu erzeugen, sondern Anderes auszuleuchten und damit Schattenzonen erhellend zu verschieben. Gleichzeitig werden neue Schattenzonen unvermeidlich produziert. Damit stellt sich die Frage des weiteren Vorgehens.

‚Bruchstellen sind Fundstellen.' Diese Archäologen zugeschriebene Erfahrungsweisheit wird hier als Anregung für das Aufspüren systematischer Begründungs(ab)brüche bzw. weiterhin offener Fragen genommen. Drei Hinweise hierzu sind im konzeptionell gerade beschriebenen Status Quo an Elaboriertheit bereits enthalten: Sinnverlust wird nicht explizit behandelt, der praxisnormative Impetus verändert sein Gesicht und konzeptionelle Selbstreflexion ist einerseits systematisch angelegt, andererseits praktisch durchzuführen. Ob dies Hinweise auf konzeptionelle ‚Bruchstellen' sind, klärt sich erst in einer nochmaligen, detaillierteren Rekonstruktion des Status Quo. Auf deren Basis wird dann argumentierbar, welche Inhalte in einer Öffnung des Diskurses angesprochen werden.

5.3.1 Sinnverlust

Die Möglichkeit des Sinnverlustes ist empirisch betrachtet ein zentrales Thema. In der *eigenen* empirischen Studie (*Kapitel 2*) wäre an das Kaffeelöffelbeispiel der Pflegedirektorin zu erinnern, das letztlich eine exakte Beschreibung einer kontraproduktiven *Wendepunktdynamik* liefert. Knappheit kann ein sich besser Organisieren ebenso initiieren, wie sie zu einer Überlastung und Überforderung werden kann. Kommt mangelndes Verständnis von entscheidungsbefugten Führungskräften für diese heikle Situation und damit mangelnde Wertschätzung für die

Problemlage der Beteiligten dazu, kippt die Stimmung. Der zunächst noch vorhandene Wille, Durststrecken gemeinsam durchstehen zu wollen, weicht der Demotivation, sobald die MitarbeiterInnen bemerken, dass Führungskräften, die die Situation der MitarbeiterInnen aufgrund ihrer Entscheidungsmacht ändern könnten, egal ist, ob sie dies tun oder nicht. Diese *Indifferenz* wird als ‚absurd' – und damit keinen Sinn ergebend – erlebt.[128]

Sinnverlust rührt an die Grundfesten der Organisation und des individuellen Verständnisses, warum und wofür es öffentliche Krankenhäuser gibt, weil es in einer auf humanitäre Hilfe zielenden Organisation *humanitäres Versagen* im Sinn einer Gefährdung des Wohles der PatientInnen in den Bereich des Möglichen rückt. Gegen Leistungseinschränkung, Resignation und ‚Dienst nach Vorschrift' mit negativen Folgen für die Versorgungs*qualität* der *PatientInnen* haben letztere aufgrund ihrer Abhängigkeit als realiter schwächstes Glied in der Kette wenige Möglichkeiten, dem prekären Charakter ihrer Situation auszustellen. Allerdings führen inadäquat versorgte PatientInnen bei demjenigen Personal, dessen Arbeitsethos nach wie vor von einem humanen Auftrag des öffentlichen Krankenhauses geprägt ist, zu persönlichem Sinnverlust und organisational niedrigem Motivations- und Versorgungsniveau.

In den empirischen Studien *anderer* OrganisationsforscherInnen spielt diese zuletzt geäußerte Tendenz ebenfalls eine große Rolle. Beil-Hildebrand (2003) arbeitet in ihrer Einzelfallstudie ebenfalls mit Bezug auf pflegerische Wertvorstellungen und Normen heraus, dass gerade die Sorge, dass die Qualität an den PatientInnen bzw. die Serviceorientierung allenfalls rhetorisch, aber aufgrund von ökonomischen Erwägungen nicht real gehalten werden kann, als einer der Hauptgründe für ‚Desorientierung' und möglichen Sinnverlust erlebt wird. Ähnlich gelagerte Ergebnisse legen Bayer (2002), Kuhlmann (1998) sowie für den Bereich der Ordensspitäler Szabo (1998) vor. Darüber hinaus liefern auch großzahlige Untersuchungen Hinweise auf Sinnverlust als Thema. Die Analyse von Wenderlein & Schochat (2003) zu hohen Fehlzeiten bei Pflegekräften ermittelte mit Hilfe eines Fragebogens in fünf Krankenhäusern auf der Basis von 861 Probanden folgendes Ergebnis:

„Zweifel an der Sinnhaftigkeit der eigenen Arbeit sollten für Pflegekräfte eigentlich kein Thema sein. Trotzdem antworteten nur 43%, sie hätten am Arbeitssinn ‚fast nie' Zweifel. 45% konnten dies nur mit ‚selten' bestätigen und 11% hatten damit sogar ‚häufig' ein Problem. Erwartungsgemäß bestand ein hoher Bezug zur Arbeitszufriedenheit und zu Fehlzeiten." (Wenderlein & Schochat 2003: 267)

Dieses Ergebnis kann durchaus als Bestätigung des Spannungsverhältnisses zwischen sozialhumanitärer, wertgeprägter intrinsischer Motivation und realen Arbeitsbedingungen interpretiert werden.

Dass es in Organisationen eine kontraproduktive *Wendepunktdynamik* geben kann, ist in der Konzeption von Grossmann et al. systematisch thematisiert. Gerade die dezidierte Abkehr vom trivialen Maschinenmodell ermöglicht die Erkenntnis, dass gut gemeinte Reformimpulse unerwünschte Nebenwirkung aufweisen und Organisationen auch gut gemeint kaputt reformiert werden können (Grossmann & Scala 2002, 15). Die unintendierten Konsequenzen derartiger Wendepunkte werden allerdings primär auf Hemmnisse im organisationalen Funktionieren bezogen und der mögliche Sinnverlust auf der persönlichen Ebene der MitarbeiterInnen wird somit nicht direkt zum Thema gemacht.

---

[128] Hier hat die Diagnosefähigkeit der Führungskräfte mit Bezug auf Selbstorganisationsfähigkeit und Selbstmotivation der MitarbeiterInnen offensichtlich versagt, ebenso ihr Vorbildcharakter für das gewünschte Verhalten der MitarbeiterInnen (Reber 1995), wenn die Führung eher Desinteresse an den MitarbeiterInnen signalisiert. Die ‚Zweiseitigkeit' der Führung ist hier einseitig negiert.

Warum dieses empirisch relevante Thema konzeptionell nicht explizit aufgegriffen wird, hängt vielleicht mit der Vorstellung eines Krankenhauses als ExpertInnenbetrieb zusammen. „Die Leistungsfähigkeit des Experten ist das Kapital der Organisation." (Grossmann et al. 1997: 25) ExpertInnen sind aufgrund ihrer Expertise in der stärkeren Position gegenüber der Organisation, weswegen ihnen die Organisation auch zunächst die Autonomie zugestehen muss, die sie in einem zweiten Schritt der Steuerungsabsicht wieder zu konditionieren trachtet. Und in dieser mächtigen Position mag *persönlicher* Sinnverlust der ExpertInnen auch in ‚kaputt reformierten' Organisationen als eher unwahrscheinlich erachtet werden.

Hinzu kommt, dass der Fokus auf die Expertise der Organisationsmitglieder erlaubt, die Organisationen Krankenhaus, Schule und Universität *uni sono* als ExpertInnenorganisationen zu bezeichnen (Grossmann et al. 1997). Dies hat einerseits den Vorteil, dass die Notwendigkeit der Konditionierung der Autonomie der ExpertInnen in allen drei Organisationstypen übergreifend deutlich wird. Für einen praxisorientierten Beratungs- und Transformationsansatz ist diese Art ‚Tauglichkeitsnachweis' für das neue Steuerungskonzept wichtig. Andererseits *ebnet* der Fokus auf Expertise einen zentralen *Unterschied* zwischen den drei genannten ExpertInnenorganisationen *ein*. So geht es im Krankenhaus in der Regel immer auch um einen Eingriff in die individuelle Leiblichkeit und Seele, in vielen Fällen um die existenzielle Frage des Überlebens der PatientInnen als auch umgekehrt der MitarbeiterInnen im direkten PatientInnenkontakt (Infektionsrisiko z. B. durch Stich- und Schnittverletzungen, starke psychische Belastungen z. B. in der Onkologie, Burnoutsyndrom, etc.). Diese Tiefe des Eingriffs in die individuelle Verfasstheit der PatientInnen bzw. KlientInnen erreichen Schule und Universität kaum, was allerdings nicht den Rückschluss zulässt, dass das, was dort passiert, die Existenz nicht berühren würde. Aber der Tod als Möglichkeit, und damit die Unausweichlichkeit der leiblichen Existenz, ist in der medizinisch-pflegerischen Krankenhausroutine ‚näher' am täglichen Denken und Handeln der Organisationsmitglieder, als in den Routinen der ExpertInnen in den anderen beiden genannten Organisationen.[129] Es ist die Einebnung dieses Unterschiedes, die es möglicherweise weniger dringlich erscheinen lässt, persönliche Werte, Intentionen und Arbeitsethos in der im Vergleich zu Schule und Universität ‚existenzberührenderen' und damit ethisch aufgeladeneren Organisation ‚Krankenhaus' einzubeziehen.

Dass dieser Ethos unter Knappheitsbedingungen, die durch ökonomische Logik sowohl sichtbar gemacht werden als auch versuchsweise gehandhabt werden sollen, erodieren könnte, zeigt sich in der empirischen Rede vom Sinnverlust. Letztlich würde es aber erst *durch* die konzeptionelle *Hereinnahme* der ethischen Dimension in die Steuerungstheorie des öffentlichen Krankenhauses gelingen, die spezifische Funktionalität der Rede vom individuellen Sinnverlust in diversen organisationalen Situationen zu klären. Die Rede vom Sinnverlust kann beides sein: Schutzbehauptung, um unverändert Ressourcen sowie persönliche Vorteile privatisieren zu können *und* ernst gemeinte Warnung vor der Gefahr des Überbordwerfens wichtiger Werte mit weitreichenden Folgen für das Individuum, die Organisation und die Gesellschaft. Um die spezifische Funktionalität dieser Rede als auch die Graustufen dazwischen besser einschätzen zu können, müsste ein konzeptionelles Interesse an der Hereinnahme der ethischen Dimension bestehen. Sensibel wahrgenommene Sinnverlustanzeichen wären eine Frühwarnung, ob beispielsweise die ökonomische Logik zur Dominante gegenüber anderen Logiken gemacht wird, so dass negative Effekte einseitiger Lösungen in dualen Problemlagen drohen. Hierdurch könnten immer weniger Organisationsmitglieder bereit sein, sich noch auf eine Verhandlungslösung und vertrauensbildende Maßnahmen zwischen autonomen Einheiten, die sich zuguns-

---

[129] Im Krankenhaus können allenfalls die Hintergrunddienste Verwaltung, Technik, IT, Küche, etc. im Vergleich zu den anderen Berufsgruppen als den PatientInnen gegenüber ‚ferner stehend' bezeichnet werden.

ten der Organisation selbst binden müssen, einzulassen. Damit wären aber auch wesentliche Voraussetzungen des Gelingens der Steuerungskonzeption in der Praxis unterminiert. Etwas drastisch formuliert hätte Beharrung statt Veränderung dann die Oberhand.

Grossmann et al. beziehen sich auf Theorie- und Beratungsansätze, die auf dem systemtheoretischen Denken Luhmanns fußen, auch wenn sie mit dem expliziten Bezug auf Willke (1998) und die Idee der Kontextsteuerung gleichzeitig einem systemtheoretischen ‚Sonderweg' der Verschränkung von Eigen- und Fremdsteuerung folgen. Somit gelten die Kritikpunkte an der Systemtheorie Luhmanns, wie sie z. B. Martens & Ortmann (2006) in ihrer kritischen Würdigung der Systemtheorie als Organisationstheorie vorbringen, auch für die bisherige Rekonstruktion der Konzeption von Grossmann et al. – wenn auch in spezifischer Weise, wie sie der nachfolgende kleine Exkurs genauer erörtert. Martens & Ortmann (2006, 457ff.) fassen ihre Kritik in vier große Themenbereiche zusammen:

1. Funktionalismus, Dezisionismus und moralischer Zynismus,
2. das Konstrukt der autopoietischen Geschlossenheit und dessen Einseitigkeit,
3. das aus dem Blick Geratene: Akteure und Praxis sowie
4. eine bei Luhmann überzogene Steuerungskritik.

Den ersten Kritikpunkt führen Martens & Ortmann (2006) folgendermaßen aus:

„Uns scheint Luhmanns Funktionalismus genau jenen blinden Fleck seiner Theorie zu erzeugen, den er *innerhalb seiner Theorie* nicht sehen kann und der ihn hindert, den Funktionalismus der hochentwickelten Moderne – ihre Fixierung aufs Funktionieren unter Absehung von allen übrigen, auch von moralischen und Wertfragen – als deren Besonderheit auszumachen und gar zu kritisieren." (Martens & Ortmann 2006: 458; kursiv gedruckt im Original)

Dieser Kritikpunkt trifft insofern auch auf Grossmann et al. zu, als diese der *Funktionalität* und *Optimalität* als Leitidee für organisationale Arbeitszusammenhänge verpflichtet bleiben. So geht es ihnen um einen *angemesseneren* Steuerungsmodus als dritten Weg, der mit den Reformen des öffentlichen Sektors *kompatibler* als auch für Gesundheitsorganisationen *praktikabler* ist als reiner Effizienzdruck und Kostensenkungsprogramme. Hieraufhin wird optimiert: Arbeitsabläufe, Verständigungsprozeduren, Qualitätsmanagement, bereichsübergreifende Aktivitäten. Ins Visier der Steuerung kommen die *Rahmenbedingungen*, damit die Logik eines Subsystems nicht zu Lasten der Gesamtorganisation dominiert. Eine Gesamtsystemrationalität soll die Ausbeutung des Gesamtsystems in Ressourcenfragen durch Partikularinteressen Einzelner eindämmen. Es geht explizit nicht um die Aufgabe des Steuerungsanspruches, sondern um eine veränderte Form der Einflussnahme im Sinne einer ‚Kontextsteuerung' (Grossmann & Scala 2002, 16).

Der obige dritte Kritikpunkt, AkteurInnen und Praxis seien aus dem Blick geraten, trifft hingegen auf die Konzeption von Grossmann et al. kaum zu. Einerseits wird der Steuerungsanspruch nicht aufgegeben in einem interventionistischen Beratungs- und Transformationsansatz, d. h. Praxis bzw. die Veränderung von Praktiken ist als zu gestaltende Dimension permanent Thema und damit Teil des Problems. Andererseits sind bei Grossmann et al. AkteurInnen als autonom konzipiert, auch wenn ein der Gesamtsystemrationalität ‚dienlich sein' von Einzel- und Kollektivhandlungen angestrebt wird.

Martens & Ortmann (2006) sehen Ausblendungen als notwendige Konsequenz des Funktionalismus:

„Mit der einseitigen Betonung funktionaler Gesichtspunkte und der Eigenkausalität sozialer Systeme geht eine mangelnde Aufmerksamkeit für Akteure und ihre Praxis zwangsläufig einher. Die Selbstverursachung sozialer Systeme lässt sich in der von Luhmann präsentierten Form nicht mit einer Verursachung durch menschliche Intentionalität verbinden. (...) Die fehlende Aufmerksamkeit für Handlungen macht aus Organisationen sehr luftige Gebilde (...). Die starke unterscheidungs- und beobachtungstheoretische Zuspitzung im Spätwerk zumal macht es schwer, eine soziale – und übrigens auch körperliche – Praxis gedanklich mitzuführen, die ein über das Informieren/Mitteilen/Verstehen/Beobachten/Unterscheiden hinausgehendes *Tun* wäre." (Martens & Ortmann 2006: 459f.; kursiv gedruckt im Original)

Auch aus dieser Warte einer kritischen Betrachtung bedürfte es also einer konzeptionellen Hereinnahme (helfender) Intentionalität der in der Organisation ‚Krankenhaus' praktisch Tätigen sowie des Eingriffs in die individuelle Leiblichkeit und Seele der PatientInnen als ‚Tagesgeschäft' dieser spezifischen Organisation. Damit bleibt allerdings die *Frage* offen, *wie* diese Hereinnahme der ethischen, wertebezogenen Dimension geschehen könnte.

5.3.2 Normativer Praxisbezug

Der *zweite ‚blinde Fleck'*, ein konzeptionell angelegter *praxisnormativer Impetus*, bekommt bei Grossmann et al. ein ‚anderes Gesicht'. In der Konstruktion des Paxisbezuges bei Grossmann et al. lassen sich *drei Schritte* unterscheiden, die zirkulär konzipiert sind:

Schritt 1: Theoretisch vorentschieden wird die Betrachtung der Organisation ‚öffentliches Krankenhaus' aus der Perspektive der Neueren Systemtheorie und darunter subsumierten Überlegungen zur Kontextsteuerung. Dies formiert die Vorstellung eines Krankenhauses als nicht-triviales System. Die Anerkenntnis systemischen Eigensinns und kontingenter Entwicklungsmöglichkeiten bricht radikal mit Kontrollillusionen und simplen Vorstellungen der Beeinflussbarkeit sozialer Systeme. Aus heutiger Sicht hat sich diese Setzung bereits als theoretisch und praktisch fruchtbar erwiesen. Nach Ansicht von Martens & Ortmann (2006, 456f.) ist es Luhmanns Lebenswerk zu verdanken, dass heute eine einzigartig umfassende Theorie für den gesamten Bereich des Sozialen vorliegt, Organisationen in ihrer Autopoiese als Teil ihrer jeweiligen Gesellschaft wahrgenommen werden, schließlich auch der Entscheidungsbegriff tiefgehend immer wieder neu bearbeitet wurde. Luhmanns „Warnungen vor Illusionen in Sachen Plan- und Steuerbarkeit sozialer Systeme und die Auffassung jedweden Managements als >>Kontingenzmanagement<< (...)" (Martens & Ortmann 2006: 461) markieren das heute Erreichte in Sachen Einsichten in Organisationen. Wer hinter diesen Stand an verbesserter Diagnose- und Reflexionsfähigkeit auf theoretischer und praktischer Ebene (Scherm & Pietsch 2007, 117) nicht zurück will, kommt nicht umhin, sowohl diesen Erkenntnisstand als auch die Kritik an Luhmanns Systemtheorie zu würdigen.[130]

Daneben lassen sich im Praxisbezug von Grossmann et al. *weitere Setzungen* rekonstruieren, die es erlauben, diverse Kritikpunkte am Gedankengut der Neueren Systemtheorie bereits im

---

[130] Luhmanns Theoriearbeiten stehen in einem weiter gesteckten diskursiven Kontext der Ausarbeitung einer nichttrivialen Vorstellung von Organisationen. Diesbezüglich wäre das Aufkommen des radikalen Konstruktivismus (Heinz von Foerster, Ernst von Glasersfeld) als ‚paradigmatische Herausforderung' (Schmidt 1987) ebenso zu nennen, wie daran anknüpfende Gedankengängen anderer markanter Organisationstheoretiker, beispielsweise im deutschsprachigen Raum Baecker (1994), (2003); weiters auch Hedberg et al. (1976), March & Olsen (1982), Brunsson (1985), Weick (1985) und 1995). Dialektisch gedacht sind auch die Kritiker beteiligt, z. B. Habermas (1971), Schimank (1996), Bühl (2000), Schwinn (2001). Auf diesen Umstand weisen primär Martens & Ortmann (2006) sowie Scherm & Pietsch (2007) in ihren Würdigungen der Luhmannschen Systemtheorie hin.

Vorfeld zu relativieren. So gilt das *Prinzip der kongruenten Entwicklung von Steuerungskonzept* (als Theorie) *und Steuerungsprozess* (als Praktiken der Anwendung von Theorie), woraus praktisch angemessenere Steuerungsmodi entstehen sollen als bisher, und eine praxisrelevante Verbesserung durch den Realisierungsprozess der konzeptionellen Idee eintritt. Dies relativiert den bei Martens & Ortmann (2006, 457ff.) dritten aufgezählten Kritikpunkt an Luhmann, dass Akteure und Praxis aus dem Blick geraten seien – zumindest für den Aspekt mangelnder Praxisbeachtung. Ob in der jeweiligen praktischen Situation die aufwändige Verhandlungslösung oder die unaufwändigere hierarchische Anweisung bzw. einseitige Entscheidung zum Tragen kommt, obliegt dem situativen Urteilsvermögen von Führungskräften. Die genannten Entscheidungsformen sind alle sowohl funktional, als auch situativ mehr oder weniger angemessene Praktiken im Alltagsmanagement (Grossmann & Scala 2002, 21). *Offen bleibt* an dieser Stelle allerdings, *wie es zu diesem situativen Urteilsvermögen* der Beteiligten in der praktischen Situation *kommt*.

Weiters gilt das Prinzip, dass nicht zu steuern nicht in Frage kommt, und Steuerung selbst unter der Bedingung stattfindet, dass Eigen- und Kontext- bzw. Fremdsteuerung miteinander verschränkt sind ('konditionierte Autonomie' nach Willke). Mit diesem Einschwenken auf Kontextsteuerung begegnen insbesondere Grossmann & Scala (2002) den bei Martens & Ortmann (2006, 457ff.) formulierten, und innerhalb der Organisationsliteratur an Luhmanns Systemtheorie gerichteten, Kritikpunkten 2 und 4. Inhaltlich besagt Kritikpunkt 2 vor allem, dass Luhmann die autopoietische Geschlossenheit und Eigensinnigkeit sozialer Systeme überbetont und daher Einseitigkeiten in seiner Theoriebildung provoziert. Somit „(…) sieht man nicht mehr, wie die tatsächlich doch immer noch erfahrbare Integration der ausdifferenzierten Teilsysteme zustande kommt (…). Auch die Rolle, die Organisationen dabei spielen, bleibt unterbestimmt." (Martens & Ortmann 2006: 459, mit Bezug auf Schwinn 2001 und Schimank 1996) In diesem Kontext sind auch die Bemühungen zu verstehen, Autopoiesis als 'graduell' zu definieren (Martens & Ortmann 2006, 459 mit Bezug auf Teubner 1989) bzw. der Autopoiesis (Eigenerzeugung) konzeptionell eine Allopoiesis (Fremderzeugung) zur Seite zu stellen. Genau diese Bestrebungen der Gradualisierung integrieren Grossmann & Scala (2002), indem sie Willkes Konzept der konditionierten Autonomie heranziehen, so dass der Kritikpunkt 2 nicht mehr greift. Im Kritikpunkt 4, Luhmann hätte eine überzogene Steuerungskritik formuliert, wird argumentiert, dass die Betonung der Autopoiese zwar Irritation aber keine Steuerung zulässt, d. h. „Organisation als Managementaufgabe kann nicht thematisiert werden." (Martens & Ortmann 2006: 460) Indem Willkes Weg der 'Kontextsteuerung' die Kombination von Autopoiesis und Allopoiesis erlaubt, wird dem Steuerungsgedanken keine radikale Absage erteilt und damit die Rolle des Managements thematisierbar. Grossmann & Scala (2002) verfolgen ebenfalls diesen Ansatz und können so auch den Kritikpunkt 4 konzeptionell umgehen.

Schritt 2: Aus der Setzung, dass die Prinzipien des Steuerungskonzeptes (Idee) für die praktische Implementierung (Realisierung) der Steuerung handlungsleitend sein 'müssen' (Grossmann & Scala 2002, 12), erwachsen in weiterer Folge *normative Bezüge*, z. B. wo und wie bei einer Reform des Krankenhausmanagements anzusetzen ist. Bei Grossmann (1995, 70) steht die Ausbildung der Administration, Entwicklung der Verwaltung, Prozessgestaltung und Anwendung projektförmiger Arbeitsweise im Vordergrund. Um nicht bei der Entwicklung eines Teilsystems allein stehen zu bleiben braucht es interprofessionelle Teamarbeit, Kooperation, Enthierarchisierung, professionelle Selbstreflexion, verstärkte organisationale Selbstthematisierung, Verbindlichkeit in der gemeinsamen Zielvereinbarung, Partizipation und ein soziales Lernumfeld, aber vor allem eine Balance zwischen entlastender Regelklarheit und flexibilisierender Regelvagheit (Grossmann 1995, 71ff.) – das öffentliche Krankenhaus zwischen Beharrung und Veränderung. All dies soll Maßgabe sein für den Umgang *aller* Professionen im

Krankenhaus miteinander, berufsgruppenintern und -übergreifend. Etwas allgemeiner formulieren Grossmann et al. (1997, 32ff.) die gewünschte Praktik der ExpertInnen in Zukunft dahingehend, dass sie die Auswirkungen ihres Tuns auf die Gesamtorganisation im Auge behalten, die Spielregeln der konditionierten Autonomie beachten, Kerngeschäftsprozesse optimieren und die Orientierung an den ‚KundInnen' forcieren. Überführt werden diese Vorstellungen dann in sieben ‚unverzichtbare' Erfolgsdimensionen, in die zu ‚investieren' ist, damit ‚ausreichend' Umsetzungsknowhow aufgebaut wird (Grossmann & Scala 2002, 179): Veränderung als Anpassung und/oder Musterwechsel (d. h. es gilt ein situatives Maß an Radikalität der Veränderung zu erkennen und zu gestalten), Fokussierung auf die Kernaufgaben, gesteigerte Umweltsensibilität, in die Alltagsroutinen eingebaute Selbstbeobachtung, projekthafte Arbeitsformen und darin geklärte Rollen sowie Lernen der Individuen und der Organisation durch die Erprobung des individuell Gelernten in der Praxis und die ständige Auswertung der Konsequenzen dieser Verschränkung.

Schritt 3: Um die Praxisnormativität in ihrer Wirkung einschätzen zu können, wird evaluiert und rückgekoppelt, welche intendierten/nicht intendierten Konsequenzen die praktische Anwendung des Steuerungskonzeptes mit den darin enthaltenen Setzungen und Praxisnormen produziert hat. Mit diesem Schritt wird die Reflexion der in der Praxis durchgeführten Beratungs- und Transformationsprojekte systematisch angelegt.

Alle drei Schritte ergeben in ihrer zirkulären Gesamtkonstellation das oben bereits erwähnte ‚andere Gesicht' in puncto Praxisnormativität. Insbesondere durch den dritten Schritt der Evaluation und Rückkopplung im Sinne einer Reflexionsschleife gelingt es, den Begründungsabbruch ‚einfach-positiver' Normativität zu vermeiden, der vor allem darin liegt, sich nicht mehr konzeptionell um die in der Umsetzung von Normen liegenden intendierten und unintendierten Auswirkungen zu kümmern. Dies bringt zwar den praxisnormativen Impetus selbst nicht zum Verschwinden, mildert aber dessen Auswirkungen, indem ein mögliches Korrektiv bezüglich normativer Vorgaben im Angesicht der damit gezeitigten Ergebnisse systematisch vorkommt.

Bei einer weitergehenden Rekonstruktion dieses praxisnormativen Impetus ist die Ebene der Setzungen analytisch von der Ebene der daraus abgeleiteten Normen unterscheidbar. Die theoretische Vorentscheidung zugunsten Neuerer Systemtheorie und Kontextsteuerung wäre in ihrem praxisnormativen Impetus allenfalls durch die fundamentale Frage aufzuzeigen, ob es denn diese (und keine andere) theoretische Vorentscheidung hat sein müssen. Am Anfang einer Theorieentwicklung legitimieren Neugier und zu erwartende Erkenntnisse die spezifische Selektion. Bei zunehmend elaborierteren Theorien kommt die Eisenhardtsche Qualitätsfrage hinzu, inwiefern der Denkansatz zu weiteren Erkenntnissen (noch) beiträgt, also vom Sättigungspunkt der Erkenntnis entfernt ist. In dieser Sichtweise ist die theoretische Vorentscheidung für Neuere Systemtheorie und Kontextsteuerung eine *fruchtbare Setzung*, sowohl mit Blick auf das Erreichte als auch auf ihr Potenzial.

Mit den *normativen Ableitungen* aus dieser Setzung verhält es sich jedoch anders. Hier liegt ein erweiterter Erklärungsbedarf vor, der sich aus einer gewissen Ambivalenz im Konzept von Grossmann et al. ergibt. Die notwendige Entwicklung eines alternativen Interventions- und Steuerungsverständnisses wird zunächst *empirisch* begründet:

„Die Vorstellung (...) eine Einrichtung wie ein Spital oder eine Universität durch die hierarchische Abfolge von Gesetzen, Verordnungen, Erlässen und Dienstanweisungen inhaltlich lenken zu können, ist obsolet geworden. Das erleben Politiker, Verwaltungsbeamte, Generaldirektoren und andere Leitungskräfte täglich hautnah." (Grossmann & Scala 2002: 15)

Soll unter diesen Umständen der Lenkungsanspruch nicht gänzlich über Bord geworfen werden, ist konzeptionell mit einem reflektierteren Steuerungs- und Interventionsverständnis zu reagieren als bisher. ‚Reflektierter' bedeutet hierbei das Anstreben einer Gesamtsystemrationalität unter Anerkenntnis der Bedingungen moderner ‚Organisationsgesellschaften': Markt und Staat versagen als Steuerungsmodi im öffentlichen Sektor; funktionale Ausdifferenzierung geht einher mit Polyzentrik, wachsender Autonomie und gleichzeitig steigendem Koordinationsaufwand; schließlich können Interventionen in eigensinnig sich selbst steuernde Organisationen zu nicht-determinierbaren Effekten führen (Grossmann & Scala 2002, 12ff.).

Während für die *praktischen* Zustände in Organisationen betont wird, dass hierarchisches, normierendes Vorgehen in der Regel kontraproduktiv endet, wird gleichzeitig im Verhältnis von Steuerungskonzept zu Steuerungspraxis eine Vorrangstellung der Theorie gegenüber der Praxis *konzeptionell* angelegt. Konkret zeigt sich dies in den praxisnormativen Vorstellungen darüber, wo eine Reform des Krankenhausmanagements primär stattzufinden hat (Ausbildung der Administration, Entwicklung der Verwaltung), welche Prozessformen zu präferieren sind (z. B. interprofessionelle Teamarbeit mit kooperativem Verhalten) und schließlich, in welche sieben Erfolgsdimensionen ausreichend zu investieren ist, wenn die Steuerungs*konzeption* realisiert werden soll.

Dass eine Reform des Krankenhausmanagements primär über die Administration stattfindet, weil diese sich auch primär um das Organisationale kümmert, ist einsehbar. Aber genau dieses Primat ist auch Teil des Problems. Organisationszentriertheit kann so immer wieder benutzt werden, die Gräben zwischen den Berufsgruppen dadurch aufrecht zu erhalten bzw. zu vertiefen, dass Organisationsarbeit zur Sache der Verwaltung erklärt wird, weil dies (angeblich) deren professionelles Feld im Zuge der funktionalen Ausdifferenzierung geworden ist. Primär der Administration eine Organisationssensibilität qua Ausbildung zuzuordnen verstärkt somit die praktische Gefahr, dass der Dualismus zwischen den Berufsgruppen (Verwaltung versus Ärzteschaft bzw. versus Pflege) in Sachen Organisationsarbeit einseitig aufzulösen versucht wird. Gerade dieser einseitig auflösende Umgang mit Dualismen wird aber an anderer Stelle als kontraproduktiv abgelehnt. So argumentiert Grossmann (1995, 68 und 71), dass im Gegeneinander von Berufsgruppen die (hierarchische) Aufwertung einer(!) Berufsgruppe die Koordination zwischen den Berufsgruppen nicht per se optimiert.

Angesichts dieser konzeptionellen Ambivalenz sowie der Gefahr kontraproduktiver Effekte bei einseitigen Auflösungsversuchen in von Dualismen geprägten Organisationssituationen bleibt die *Frage* offen, *ob und wie* die Dualismus-Falle im Vorfeld zu vermeiden wäre.

5.3.3 Systematische Selbstreflexion

In Bezug auf den *dritten ‚blinden Fleck'* – die mangelnde Thematisierung der in der Konzeption angelegten Grenzziehungen und deren Konsequenzen innerhalb der Konzeption selbst – ist vor allem die Publikation von Grossmann & Scala (2002) aussagekräftig. Sie enthält sechs Kapitel mit Projektbeschreibungen inklusive mehr oder weniger kritischem Annex zum jeweiligen Praxisprojekt und seinen Lerneffekten. Dieser Annex ist mit seiner Rückkopplung der Praxissituation und deren Realisierungspraktiken an die Idee im Sinne theoretischen Vorverständnisses der dritte, evaluative Schritt in der zirkulären Anlage des Steuerungskonzeptes und dessen Umsetzung. Dieser dritte Schritt erlaubt prinzipiell, durch die Projektpraktiken hindurchgehend die Steuerungskonzeption erneut in Frage zu stellen. Selbstreflexion ist somit innerhalb der Konzeption systematisch angelegt. Die Art und Weise der Nutzung dieser Möglichkeit ist nachfolgend genauer dargelegt.

Der erste Annex (Grossmann & Scala 2002, 59f.[131]) liefert neben der selbstkritischen Einschätzung des Erreichten bei der Verankerung von Outcome-Indikatoren primär auch die Bestätigung des Steuerungsparadoxons, dass nur entwickelte Organisationen auch durch Steuerungsimpulse angesprochen werden. Der zweite Annex (Grossmann & Scala 2002, 79-83[132]) ist vor allem eine positive Bilanz eines beispielgebenden Projektes der Leistungsprozessoptimierung. Der dritte Annex (Grossmann & Scala 2002, 102-105[133]) schildert, was MitarbeiterInnengespräche in puncto Kooperation, Auszeit für Selbstbeobachtung, Wertschätzung und Integration zu leisten in der Lage sind, und wo sie andere Führungsinstrumente nur ergänzen können. Der vierte Annex (Grossmann & Scala 2002, 126f.[134]) zeigt den positiven Veränderungsimpuls durch Befragung in Richtung einer Organisationskultur des Sterbens. Der fünfte Annex (Grossmann & Scala 2002, 149-155[135]) zieht Bilanz zu den Erkenntnissen aus dem Fall zur kontinuierlichen Führungsarbeit. Hierbei bestätigt sich die These, dass die Organisation mehr lernen kann als ihre einzelnen Mitglieder, dass Veränderung immer eine Eigenleistung des Systems ist, schließlich auch dass die Professionalisierung der Führung ein wesentliches Nadelöhr organisationaler Veränderung ist. Der sechste Annex zur Evaluation von OE-Prozessen (Grossmann & Scala 2002, 178[136]) betont vor allem das hohe Anspruchsniveau an die EvaluatorInnen.

Inhaltlich ist der jeweilige Annex in allen sechs Fällen kein Annex, dessen Kritik sich auf *konzeptionelle* Kernbegriffe bezieht. Vielmehr wird die Projektdurchführung evaluiert und die dort gemachten Erfahrungen werden zugunsten zukünftiger Beratungssituationen ausgewertet. Im Vordergrund steht die Frage, was erreicht/nicht erreicht wurde und worauf folglich in Zukunft vermehrt zu achten ist, wenn das Steuerungskonzept als Idee in der Realisierungsphase möglichst vollständig aufgehen soll. Die im Prinzip konzeptionell und damit systematisch angelegte Selbstreflexion wird dadurch inhaltlich auf eine Art ‚operative' Kritik nach dem Motto ‚Tun wir die Dinge richtig?' fokussiert. Die theorieentwicklungsstrategisch ebenfalls wichtige Frage ‚Tun wir die richtigen Dinge?' tritt folglich in den Hintergrund, wodurch die in den Fallbeispielen aufgearbeiteten Praktiken der Umsetzung der Steuerungskonzeption in der Gefahr stehen, nurmehr positiv-illustrierend für eine nicht mehr konzeptionell in Frage gestellte Steuerungstheorie angeführt zu werden. Dass Grossmann et al. diesen möglichen ‚Unterbrechungseffekt' in ihrer zirkulär angelegten Theoriebildung nicht bemerken, ist kaum zu vermuten. Wahrscheinlicher ist, dass dieser Effekt der hybridartigen Anlage ihrer Literatur geschuldet ist, die sich zwischen einer Theoriebildung in Neuerer Systemtheorie und Kontextsteuerung für öffentliche Krankenhäuser und der Darstellung positiv verlaufenener Beratungsprojekte positioniert. Vor diesem Hintergrund erscheint die Frage nach der *Ausweitung des kritischen Fokus* durchaus legitim, gerade weil die systematische Selbstreflexion konzeptionell klar angelegt ist.

---

[131] Der Beitrag wurde von Ralph Grossmann verfasst.
[132] Der Beitrag wurde von Ralph Grossmann verfasst.
[133] Der Beitrag wurde von Ralph Grossmann und Georg Zepke verfasst.
[134] Der Beitrag wurde von Katharina Heimerl, Andreas Heller und Georg Zepke verfasst.
[135] Der Beitrag wurde von Klaus Scala verfasst.
[136] Der Beitrag wurde von Ralph Grossmann, Katharina Heimerl und Georg Zepke verfasst.

5.4 Die Öffnung des Diskurses – auf dem Weg zu einer reflektierten und reflektierenden Organisation

Zu Beginn von *Kapitel 5* war eine Argumentation in zwei Schritten angekündigt worden – der erste Schritt mit Bezug auf das, was es bereits gibt, der zweite Schritt auf das, was es noch nicht gibt. Dieses Kapitel konzentriert sich auf den zweiten, prospektiven Schritt. Ausgangspunkt hierfür ist die Frage, was sich nach bisherigem Stand der Rekonstruktion an Auffälligem zum Weiterdenken bezeichnen lässt.

Zunächst ist festzuhalten, dass mit der Konzeption von Grossmann et al. eine sehr elaborierte alternative Perspektive vorliegt, wobei auch diese Perspektive naturgemäß Fragen offen lässt, die sich inhaltlich manifestieren in der vorhergehenden Betrachtung der drei ‚blinden Flecken'. Letztere sind in der theoretisch-konzeptionellen Betrachtung praktischer Phänomene nicht aufzulösen, auch nicht durch noch so elaborierte Konzeptionen, sondern allenfalls in ihrer Form veränderbar im Zuge eines alternativen Umgangs mit ihnen.

Ein zweiter Aspekt ist auffällig: Während einige AutorInnen wie beispielsweise Busse & Schreyögg (2006, 7) ‚Informationsmanagement und Controlling' als immer wichtiger werdendes Querschnittsthema bezeichnen, bzw. Naegler et al. (2002, 215) den zu geringen Durchdringungsgrad des Krankenhauses mit Controlling als Problem betrachten, läuft in der neueren Auflage des Standardwerkes von Haubrock & Schär (Hg., 2007) bereits ein äußerst bemerkenswertes ‚Ersatzprogramm'. Im Zuge eines Wechsels der MitautorInnen treten Überlegungen zu Kultur, Prozess und Institution im Zusammenhang mit Krankenhausmanagement in den Hintergrund. Stattdessen rücken Haubrock & Schär (Hg., 2007) explizit die Theorie, Werkzeuge und Organisation von Controlling (Zapp 2007) sowie die Kosten-, Leistungs-, Erlös- und Ergebnisrechnung (Zapp 2007a) in den Vordergrund, wenn es um das Thema ‚Krankenhausmanagement' geht.[137]

Diesem ‚Ersatzprogramm' *entgegengesetzt* forcieren alternative Perspektiven gerade ‚Kulturbildung' immer wieder als Thema der weiteren Entwicklung der Organisation und ihrer Mitglieder. So fordert Bellabarba (1996) tiefgreifende Veränderung in Verhalten, Verhältnissen und Kultur. Qualitätsmanagement, OE und die Reflexion von Abwehrmechanismen gelten ihr als drei Umsetzungsstrategien für Kulturentwicklung im Krankenhaus (Bellabarba (1997). Neben dieser Sicht auf Veränderungsdynamik weist sie auf ein im Krankenhaus meist vorhandenes, starres Wertesystem hin, das kulturbildend sei und die Wirkung von Beratung stark relativiere. Dieses Wertesystem könnte positiv verändert werden, „vorausgesetzt, daß eben jene Kräfte verstanden und genutzt werden, die übereinstimmende Verbindlichkeit im Sinne einer gemeinsamen Strategie verhindern." (Bellabarba 1997: 104) Auch Borsi (2000) betont mit Bezug auf Schein (1985) eine Sowohl-als-auch-Position, d. h. dass die Organisation sowohl *eine Kultur hat* als auch eine *ist*. Ihr geht es auch um die Nutzung des emanzipatorischen Potenzials der Organisationskultur, möglichst ohne in banale Sozialtechnologie abzugleiten. Schließlich bemängeln Grossmann & Scala (2002) die Schwachstelle in der Umsetzung von New Public Management, wenn unterschätzt wird, dass die Instrumente der Steuerung auch einer (Kommunikations-) Kultur der Steuerung mit diesen Instrumenten bedürfen. So werden neue Instrumentarien nicht Mittel zur Selbstbeobachtung und zum Lernen, sondern unproduktive bürokratische Pflichtübung. Angesichts dieser gegenläufigen Tendenz in der Einschätzung der Wichtigkeit von Kulturbildung stellt sich die *Frage, was* auf der konzeptionellen und inhaltlichen Ebene *durch* das benannte ‚Ersatzprogramm' in Haubrock & Schär (Hg., 2007) verloren geht.

---

[137] Vorbereitet findet sich dieser Gedankengang auch schon bei Huch (1993), der Controlling *als* Führungskonzept im betriebswirtschaftlichen System ‚Krankenhaus' etabliert wissen will.

Die Auseinandersetzung mit den bislang offen gebliebenen Fragen wird nachfolgend transdisziplinär geführt. In der Einführung von Überlegungen, die bisher noch *nicht* Teil des Diskurses zum öffentlichen Krankenhaus waren, liegt die Öffnung des Diskurses als *eigener Beitrag* zum weiteren Diskursverlauf. Die Frage, welche Überlegungen hier in Ansatz gebracht werden, ist inhaltlich bestimmt durch die aufgeworfenen Fragestellungen. Auf diese hin gilt es, in der transdisziplinären Perspektive plausible Argumente und weiterführende Erkenntnisse zu erschließen:

- Die Überlegungen zum Sinnverlust haben die Frage offen gelassen, wie die Hereinnahme der ethischen, wertebezogenen Dimension geschehen könnte. Der praxisnormative Impetus hat die Frage provoziert, ob und wie die Dualismus-Falle im Vorfeld zu vermeiden wäre. Zur Bearbeitung beider Fragen lassen sich Anregungen aus der wirtschaftsethischen Debatte ziehen, wie sie von Karl Homann (2002) aufbereitet und argumentiert wird.
- Siegfried J. Schmidt (2004) konstatiert in seinem Vorwort zu seinem Buch ‚Unternehmenskultur': „Viele Kollegen aus der Betriebswirtschaftslehre zucken beim Thema Unternehmenskultur nur noch mit den Achseln – >>das Thema ist durch<<." (Schmidt 2004: 9) Vielleicht fühlen sich auch Haubrock & Schär (Hg., 2007) mit ihrem ‚Ersatzprogramm Controlling statt Kultur' diesen Kollegen zugehörig. Schmidt (2004) gelingt es jedenfalls, dem Thema ‚Kultur' als Fundierung von Unternehmenserfolg aus einer kommunikationswissenschaftlichen Debatte heraus wesentliche neue Aspekte abzugewinnen, die sich in zentralen Aspekten auch für die Konzeption von Grossmann et al. als relevant erweisen.
- Die Auseinandersetzung mit dem Kulturbegriff betrifft aber nur die eine Facette des oben genannten ‚Ersatzprogramms'. Zu bearbeiten bleibt daher die zweite Facette. Hierfür gilt es, den Stand der Controllingdebatte im deutschsprachigen Raum aufzuzeigen. Damit wird deutlich, welches Verständnis von Controlling in Krankenhausmanagementkonzeptionen vorherrscht, *aber auch* welches Verständnis *möglich wäre*.

5.4.1 Die konzeptionelle Hereinnahme der ethischen Dimension und der Umgang mit der Dualismus-Falle

Empirisch hat sich über die gesamte Bandbreite an Studien die Rede vom Sinnverlust als befürchtete Konsequenz einer zunehmenden Ökonomisierung des öffentlichen Krankenhauses aufzeigen lassen. Der humanitäre *Sinn und Zweck* droht ad absurdum geführt zu werden, sobald eine ökonomistische Auslegung der Ökonomie die Oberhand gewinnt über das Wohl der PatientInnen, für die sich die MitarbeiterInnen verantwortlich fühlen. Sinnhaftigkeit versus Sinnverlust bzw. Qualität versus Ökonomie als einseitig kostenfokussierte Ökonomistik (lineare Sparökonomie) sind die Obertitel für Spannungsfelder, die auf der individuellen Ebene die ganze Bandbreite an Haltungen von kämpferisch bis resignativ nach sich ziehen.

Spannungsfelder dieser Art sind nicht wegzudefinieren, schon gar nicht angesichts der Diffusion ökonomischer Denkkategorien, z. B. über Budgetierungsprozesse, bis in medizinische Entscheidungsfindungen hinein. Resultierende Spannungsfelder können weder durch Verdrängen, Weiterschicken der PatientInnen, mathematisch-statistische Verfahren oder Ethikkommissionen auf der direkten Anwenderebene ‚geheilt' werden, weil trotz z. B. großzahlig basierter Letalitätsprognostik der konkrete Einzelfall mit seiner individuellen Entscheidung der konkrete lebenspraktisch-ethische Einzelfall bleibt.

Wenn die Rede vom Sinnverlust einerseits klarlegt, dass Dilemmata bzw. Dualismen dieser Art mit entprechenden intra- und interindividuellen Konflikten trotz dieser Verschiebungsversuche nicht einfach verschwinden, stellt sich die Frage nach der Art, sich diesen zu stellen – ein Frage, die im wirtschaftsethischen Diskurs zumindest für den Aspekt eines möglichen konfliktären Verhältnisses von Ethik und Ökonomik, und damit für einen Teil der bekannten Spannungsfelder im öffentlichen Krankenhaus, schon seit längerem diskutiert wird.

Karl Homann (2002) unterscheidet prinzipiell vier Formen, die Beziehung zwischen Ökonomik und Ethik[138] zu konzipieren und damit einen konfliktären Dualismus zu handhaben:

- Ökonomik und Ethik sind getrennte Subsysteme (z. B. bei Luhmann 1993),
- Ethik dominiert Ökonomik (z. B. bei Steinmann & Löhr 1991, Ulrich 1991),
- Ökonomik dominiert Ethik (z. B. bei Hoppmann 1990),
- Ethik und Ökonomik sind qualitativ verbunden (z. B. bei Koslowski 1988 und 1989).

Für Homann sind alle vier Positionen aus jeweils unterschiedlichen Gründen unbefriedigend. Die Position autonomer und getrennter Subsysteme bedeutet, „dass Luhmann alle Gestaltungsabsicht von Sozialwissenschaft preisgibt." (Homann 2002: 47) Bei den beiden genannten Dominanzbeziehungen bleibt die Beziehung unfruchtbar, weil aus der einen Position nichts für die jeweils andere Position gelernt werden kann, ist doch eine Entscheidung für eine Seite immer auch gleichzeitig eine gegen die andere (Homann & Suchanek 2005, 407). Die Position ‚qualitativer' Verbundenheit schließlich bleibt zu vage:

> „Wie genau das ‚Sowohl-als-auch' ausgelegt wird, bleibt ebenso unklar, einzelfall- und personenabhängig und damit dezisionistisch, wie der Zusatz, die Durchdringung müsse ‚qualitativ' sein, ein bloßes Wort ist, das wenig erklärt und das zu willkürlichen und eklektischen Mixturen der Forderungen einlädt." (Homann 2002: 47)

In Anerkenntnis der systemtheoretisch begründeten Analyse, dass die ‚moral sentiments' angesichts ‚funktionaler Ausdifferenzierung' Bedingungen unterliegen, „die ‚Sollen' und ‚Werte' nicht mehr ohne Weiteres wirklich werden lassen" (Homann 2002: 48), widmet sich Homann der Fragestellung, wie der konfliktäre Dualismus *vermieden* und die Verbindung von Ethik und Ökonomik jenseits reiner ‚Appellitis' (Luhmann 1993, 134) konzipiert werden könnte. Diese Überlegung ist zentral, da der Appell in Gefangenendilemma- und Trittbrettfahrersituationen systematisch nicht ausreicht, die Ausbeutung der Sittlichkeit zu verhindern (Homann 2002, 59). Homann (2002) ist kein Verfechter eklektischer Patchworktheorien. Er argumentiert dafür, den ökonomischen und ethischen Diskurs zunächst getrennt zu führen, trotz der identen Ausgangsproblematik: Menschliche Interaktion und deren Konsequenzen. Erst bei respektierter

---

[138] Homann & Suchanek (2005) beziehen den Begriff ‚Ökonomik' nicht auf ein Knappheitsproblem, das durch effizienteres Wirtschaften, im Notfall gegen die Interessen der versachlicht gesehenen Beteiligten, zu lösen wäre, sondern auf die soziale Dimension, die sich mit dem Knappheitsproblem einstellt. Sie definieren daher die Möglichkeiten und Probleme gesellschaftlicher Zusammenarbeit, die in gegenseitigen Vorteil mündet, zur Problemlage, zu der die Ökonomik als wissenschaftlich-methodische Konzeption einen Erklärungs- und Gestaltungsbeitrag liefert. Damit steht die menschliche Interaktion (Kooperation/Konflikt) und deren Konsequenzen im Vordergrund. Ökonomik wird zur Interaktionswissenschaft (Homann & Suchanek 2005, 4f. mit Bezug auf Rawls 1971/1979), die die Chancen der Etablierung bestimmter Verhaltensmuster im Kontext diverser Anreizsettings transparent macht (Homann & Suchanek 2005, 388f.). ‚Ethik' geht für Homann (2002) begrifflich über die individuelle Tugendethik Kantscher Prägung hinaus und umfasst in einer modernen, anonymen, marktwirtschaftlich koordinierten Großgesellschaft auch die Ebene der Ordnungsethik, die die Individualinteressen indirekt kanalisiert, nicht durch direktes Moralisieren.

Trennung kann der jeweilige Diskurs sein spezifisches Erkenntnispotenzial ausschöpfen. Die Frage, was die beiden Diskurse jeweils voneinander lernen können, ist dann – so die Annahme – auch erkenntnisreicher zu beantworten:

> „Zusammenfassend hilft die Ökonomie der Ethik, die normativen Intentionen weit über die Reichweite solidarischer Gefühle, und weit über die unmittelbaren Kontrollmöglichkeiten des einzelnen hinaus auf anonyme Großgesellschaften, tendenziell auf die Weltgesellschaft, auszudehnen, indem ein neues Design entworfen wird, das aus Anreizen plus sanktionsbewehrtem formellem Kontrollsystem (Recht) besteht – in das dann auch wieder Formen unmittelbarer Kontrolle (,symbiotische Verträge') eingelassen sein können. Moralische Intentionen werden – in anderer Sprache – in strategische Handlungsabläufe transformiert." (Homann 2002: 54)

Die von Homann angesprochene Transformation in die jeweils andere Sprache – auf der organisationalen Ebene z. B. in strategische Handlungsabläufe – ist eine zentrale Voraussetzung für gegenseitige Erkenntniseffekte. „Menschliche Würde, Humanität, Pflicht und die Unbedingtheit des moralischen Gefühls sind Kategorien der (Moral-)Philosophie, aber keine Kategorien der Ökonomik (...). Ohne eine *Übersetzung* in das Paradigma der Ökonomik haben sie in dieser keinen Platz." (Homann 2002: 53; kursiv gedruckt im Original)

In umgekehrter Richtung ergeben sich ebenfalls Erkenntnisgewinne und Homann zeigt vier Punkte auf, „an denen die Ökonomik auf Ethik nicht verzichten kann" (Homann 2002: 54f.):

- Moralische Normen und Tugenden senken, unstrittig befolgt, als „(...) pragmatische Kurzfassungen langer ökonomischer Kalkulationen (...)" (Homann 2002: 55) die Transaktionskosten.
- „Moralische Normen und Leitideen können vorübergehend ,Lücken' in der sanktionsbewehrten Rahmenordnung überbrücken (...)" (Homann 2002: 55) und so Reformen für den Lückenschluss mittels veränderter Rahmenordnung anleiten.
- „Ob Bürger oder Mitarbeiter sich als Produktionsfaktoren oder als Wesen mit eigenem Verstand, mit Kreativität und ,Würde' behandelt fühlen, hat bedeutende Folgen für die Entwicklung der Gesellschaft und für den wirtschaftlichen Erfolg von Unternehmen (...)" (Homann 2002: 55). Die Auswirkungen dieser Grundhaltungen auf Motivation, Legitimität und Akzeptanz ist evident. Letztlich bestimmen diese ,weichen normativen Faktoren' die Reichweite der ökonomischen Programme, so dass die Nichtbeachtung dieser Faktoren kontraproduktiv wirkt.
- „Ökonomik braucht ,Visionen', und die großen Visionen wie die Freiheit aller und Menschwürde, allgemeiner Wohlstand, Demokratie, soziale Sicherheit und Selbstentfaltung weisen deutlich ethischen Charakter auf" (Homann 2002: 55).

Alle vier Aspekte argumentieren, dass, erstens, keine Organisation ohne Sinn und Werte aus (kulturell geprägten) ethischen Traditionen auskommt und es, zweitens, in der ,Organisationsgesellschaft' über die individuelle Tugendethik hinaus einer über Rahmenordnung, Anreize und Sanktionen etablierten Organisationsethik bedarf.[139]

---

[139] Diesen Anspruch an den wirtschaftsethischen Diskurs formuliert auch Luhmann (1993, 145), wenn er hierzu von Wirtschaftsethikern gerne Genaueres gehört hätte. Da es bei der Formulierung des Anspruchs bleibt, lässt sich nicht abschätzen, welche Erfolgsaussichten er einer Übersetzung von Ethik in Ökonomie und umgekehrt gegeben hätte angesichts der nach wie vor vorhandenen Eigenlogik beider Denksysteme.

Dass die Summe individueller Tugendethiken noch keine Organisationsethik ergibt, ist offensichtlich angesichts eines individuell geäußerten Gefühls der Ohnmacht gegenüber sogenannten organisationalen Sachzwängen und einem Gefühl des Sinnverlustes. So gesehen erscheint die individuelle Ethik bzw. Moral als notwendige, aber nicht hinreichende Bedingung von Organisationsethik. „Individuelle Moral kann Bestand haben nur auf der Grundlage von entsprechenden institutionellen Bedingungen und den von ihnen ausgehenden Anreizen." (Homann 2002: 59, Fußnote 14) Fehlen diese organisationsethischen Rahmenbedingungen oder sind sie *gegen* die individuelle Ethik der (meisten) Organisationsmitglieder konzipiert, kommt es zu dem empirisch betonten Phänomen des Sinnverlustes. Homann (2002) betont, dass für das Funktionieren einer Rahmenordnung nicht nur Anreize, sondern auch Sanktionen wichtig sind, nicht um Einzelhandlung ‚moralisch' zu sanktionieren, sondern erwünschtes Verhalten diverser AkteurInnen durch das Setzen von Regeln zwischen Recht und Face-to-face-Kontrolle zu verankern. Diese Regeln (Anreize wie Sanktionen) finden durch ‚strategische Handlungsabläufe' Eingang in die Organisation.

Beitrag zur Öffnung des Diskurses

Bislang war sowohl aus empirischer Perspektive als auch aus der kritischen Perspektive von Martens & Ortmann (2006) in Bezug auf die Konsequenzen des Funktionalismus bei Luhmann dafür plädiert worden, auch in der Konzeption von Grossmann et al. die Hereinnahme der ethischen, wertebezogenen Dimension stärker zu betreiben. Konsequenterweise stellte sich dabei die Frage, wie die Hereinnahme der ethischen, wertebezogenen Dimension geschehen könne. Zur Bearbeitung dieser Fragestellung tragen die Überlegungen von Homann (2002) *bestärkend* und *erweiternd* bei. Zunächst begründet Homann (2002) die Unverzichtbarkeit ethischer Tradition für die Ökonomik und *stärkt* damit das Plädoyer für die Hereinnahme der ethischen, wertebezogenen Dimension auf individueller und organisationaler Ebene. Bereits die als notwendig belegte Hereinnahme selbst *erweitert* die Konzeption von Grossmann et al.[140] Weiters macht Homann (2002) zur Frage, *wie* diese Hereinnahme konzeptionell zu bewerkstelligen wäre, den Vorschlag der ‚Übersetzung' ethischer Kategorien in die Ökonomik mittels sanktionsbewehrter Anreize. Anreize fungieren als indirekte Mittel der Ethik, d. h. sie setzen den ethisch motivierten Input in einer Situation mit anderen Mitteln als dem Appell fort. Auch dies *bestärkt* Grossmann et al. in ihren anreizorientierten Schritten, die sie bei der Handhabung der vier zentralen Widersprüche in ExpertInnenorganisationen bereits setzen:

- Widerspruch 1 – Fach-/Professionssystem versus Organisation – verdeutlicht, dass in ExpertInnenbetrieben Organisationsarbeit als Zusatzarbeit gilt, die von professioneller Arbeit abhält. Ergo werden Steuerungsinstrumente so lange wirkungslos bleiben, solange

---

[140] Streng genommen ist die Frage der Hereinnahme der ethischen Dimension in die Theoriebildung ja keine auf das *Krankenhaus*management beschränkte Frage, auch wenn sie in einer ‚High Reliability Organization' (Weick & Sutcliffe 2001; Jordan 2007 mit Bezug auf die Anästhesiepflege) vielleicht besonders gut nachvollziehbar ist. Die ethische Frage ist von *allgemeiner* Relevanz für eine Betriebswirtschaftslehre, die sich der Frage der gesellschaftlichen Verantwortung ihres Tuns nicht entzieht. Dass dieser Entzug durch ein Postulat der Wertfreiheit begünstigt wird, das sich selbst ideologisch immunisiert, argumentiert pointiert Kappler (2004). Er macht aber auch deutlich, dass die dadurch systematisch beförderte Kritiklosigkeit an der verschleiert wertenden Haltung der Wertfreiheit nicht als unabänderlich hingenommen werden muss – schon gar nicht, wenn zentrale betriebswirtschaftliche Begriffe „(…) in ihrem jeweiligen historischen, politischen, kommunikativen, epistemologischen, methodologischen … Kontext verortet werden" (Kappler 2004: 155, hier mit Verweis auf Schmidt 2004).

ExpertInnen diese nicht für die Entwicklung ihrer Professionalität nutzen können. Die Einsicht in die inhaltskonstitutive Bedeutung der Organisation für die Qualität der eigenen Arbeit versuchen Grossmann & Scala (2002) durch ein *Argument des entgangenen Vorteils* zu befördern: „Der beste Mediziner kann sich in einem schlecht organisierten Umfeld fachlich nicht wirklich entwickeln und die gewünschte Reputation erreichen. Professionelle Autonomie und Entwicklung sind durch die Mitgestaltung der Organisation zu gewinnen." (Grossmann & Scala 2002: 27)

- In der ExpertInnenkultur versus KundInnen-/PatientInnensicht (Widerspruch 2) entgeht der medizinischen Profession (und der Organisation) durch Ignoranz und geringe Umweltsensibilität eine Erfolgs- und Wissensressource, wenn sie das Wissen von KundInnen bzw. PatientInnen als KoproduzentInnen ihrer Heilung nicht zur ‚Optimierung' von Therapieerfolg und Leistungsprozessqualität nutzt. Die vertane Chance hierzu wäre, so die Annahme über die Rationalität der Professionellen, auch aus Professionssicht negativ zu bewerten.
- Widerspruch 3 – Arbeitsteilung bzw. funktionale Differenzierung versus Bedarf an übergreifender Kooperation und Koordination – greift das Gegeneinander der Berufsgruppen auf, will dies aber nicht durch hierarchische Aufwertung einer(!) Berufsgruppe lösen, da einseitiger Ausstieg aus dem Dualismus die Koordination nicht per se optimiert (Grossmann 1995, 68 und 71). „Wenn die These stimmt, dass Experten in erster Linie an ihren fachlichen Aufgaben orientiert sind, dann sind die Berufsgruppen am ehesten dazu zu gewinnen, die Kooperation bezogen auf die Aufgabe in den Mittelpunkt zu stellen." (Grossmann & Scala 2002: 28)
- Widerspruch 4 – Autonomie versus Integration – lässt sich dadurch beschreiben, dass die Stärkung der Zentralgewalt die autonomen ‚Fürstentümer' unberührt lässt bzw. zu mehr defensiven Routinen führt (Grossmann & Scala 2002, 29). Netzwerksteuerung und Kooperation (interprofessionelle Teams) erscheint allerdings nur dann vorteilhaft für die ProfessionistInnen, wenn diese Arbeitsform kein ‚Muss' ist und damit andere Arbeitsformen pauschal abwertet (Grossmann & Scala 2002, 29).[141]

Alle vier zentralen Widerstände werden primär über den *Anreiz des individuellen Vorteils* (Reputationszuwachs, Befriedigung durch Therapie-/Aufgabenerfolg) sowie die *Autonomie in der Gestaltung* der Arbeitsform (interprofessionelle Teams sind möglich, kein Muss) gehandhabt.

Auch zur Bearbeitung der offen gebliebenen Frage, ob und wie die Dualismus-Falle im Vorfeld zu vermeiden wäre, leistet die Perspektive von Homann (2002) einen Beitrag. Seine Argumentation in Bezug auf ‚Ethik versus Ökonomik' verdeutlicht, dass die Übersetzungsinvestition geeignet ist, nicht in die Dualismusfalle zu geraten – eine Falle, die auch Grossmann et al. vermeiden wollen.

---

[141] Auch wenn hier Netzwerke als Option vorkommen – das Thema Netzwerksteuerung wird auch für das öffentliche Krankenhaus wichtiger. Dies liegt sowohl an einer fortgesetzten gesellschaftlichen Ausdifferenzierung, was Leistungsverbünde, Kooperationen und Fusionen als neue Herausforderung auf die Management-Agenda setzt (Grossmann et al. 2007), als auch in der Logik der DRGs. „Von den Liegezeitenverkürzungen im Akutkrankenhaus profitieren insbesondere die vielen neu entstandenen Einrichtungen zur post-stationären Pflege und Versorgung. (…) Ob diese Prozesse in ihrer Summe eine höher Rationalität aufweisen (…) bleibt eine offene Frage." (Vogd 2006: 276; ferner zur Prozessorganisation bei DRGs Mühlbauer 2004). Die Netzwerktheorie macht gegenüber einem unterstellten Effizienz- und Effektivitätsgewinn hier eher skeptisch (Windeler 2001, Sydow 2006), zumal Fragen der (Selbst-)Beobachtungs- bzw. Evaluationskapazität nicht geklärt sind und mit unkritischer Evaluationitis die Frage reflexiver Netzwerkentwicklung kaum besser bearbeitbar wird (Sydow 2008).

Die Stärkung und Erweiterung der Überlegungen von Grossmann et al. aus der wirtschaftsethischen Perspektive Homanns (2002) ist möglich, weil beide Perspektiven einige zentrale Erkenntnisse teilen:

- Wer die ‚Gestaltungsabsicht' nicht preisgeben will, kommt nicht umhin, die unvermeidbar vorhandenen Dualismen zu handhaben. Einseitige Dominanz in dualen Situationen gegenseitiger Abhängigkeit erweist sich in der Regel als kontraproduktiv.
- Der steuernde Eingriff gilt bei Homann der Rahmenordnung, in der Diktion von Grossmann et al. bzw. Willke der Kontextsteuerung. Homann (2002, 55) argumentiert: Wer übersieht, dass es einen Unterschied macht, ob MitarbeiterInnen sich als Produktionsfaktoren oder als Wesen mit eigenem Verstand, Kreativität und ‚Würde' behandelt fühlen, übersieht auch die Auswirkungen dieser Haltung auf Motivation, Legitimität und Akzeptanz, und weiters, dass diese ‚weichen normativen Faktoren' die produktive Reichweite ökonomischer Programme bestimmen.

Als *positives Fazit* ist an dieser Stelle zu ziehen: Die von Homann (2002) begründet propagierte, non-dualistische Position in der Handhabung von Spannungsfeldern und unvermeidbaren Dualismen zeigt die Notwendigkeit der Hereinnahme der ethischen, wertebezogenen Dimension auf individueller und organisationaler Ebene *und* eine Möglichkeit auf, wie ein sich durch diese Hereinnahme ergebendes Spannungsfeld non-dualistisch gehandhabt werden kann. Zumindest für *ein* zentrales Spannungsfeld des öffentlichen Krankenhauses als Treiber einer Sinnverlustdynamik, hier bezeichnet als ‚Ethik versus Ökonomik', liegt somit eine konzeptionelle Handhabungsstrategie vor.

Zu einem bestimmten Aspekt hilft jedoch der Rückgriff auf die wirtschaftsethisch-institutionenökonomische Perspektive *nicht* weiter. Homann (2002) fordert zwar, dass sich die Übersetzung des Ethikdiskurses in den Ökonomikdiskurs mittels sanktionsbewehrter Anreize organisational in ‚strategischen Handlungsabläufen' niederschlagen soll, erklärt dies allerdings nicht näher. Hier erscheinen die Ausführungen von Grossmann et al. konkreter. Die non-dualistische Handhabung unvermeidlicher Dualismen durch Regeln im Sinne von Anreizen und Sanktionen setzt, aufgrund des systemtheoretischen Organisationsverständnisses und dem darin verankerten Respekt gegenüber der Autonomie der Subsysteme, auf einen fortwährenden Verhandlungsprozess. Dieser führt zur Selbstbindung der an der Verhandlung Beteiligten (z. B. Zielvereinbarungen), konditioniert dadurch die Autonomie und gestaltet letztlich die Steuerungsbeziehung produktiv (wenn z. B. die konfliktäre Ressourcenverteilung zugunsten der Gesamtorganisation ‚gelöst' wird).

Dass Homann (2002) eine Bandbreite von Face-to-face-Kontrolle bis (Vertrags-)Recht als Sanktionspendant zum Anreiz des ‚individuellen Vorteils' betont, führt zu der letztlich nur situativ-praktisch klärbaren Frage, ob die bei Grossmann et al. aufgezeigten drei zentralen individuellen Anreize – Aussicht auf Reputationszugewinn, Erfolg in der Therapie bzw. Aufgabenhandhabung und Autonomieerhalt – ausreichend stark sind, ohne weitere Sanktionsbewehrtheit Selbstbindung zu bedingen und dualistische Situationen produktiv zu handhaben, auch wenn z. B. in konkreten Zielvereinbarungen oder Beschlüssen zur Ressourcenverteilung die Abgabe von Macht, Budget, Stellen, der Verzicht auf liebgewordene Rollen, vielleicht auch die Aufgabe persönlicher Statussymbole, narzisstischer Befriedigungsrituale und vieles Identitätsstiftende mehr gefordert ist.

Wenn Grossmann et al. des öfteren die Gefahr des Rückfalls in vergangene Muster beschreiben, kann dies als Hinweis auf Werte-Diskrepanzen verstanden werden, die auch im

Zuge von Verhandlungslösungen nicht überwunden werden können. Wie aber wird für den Fall des Nichtgreifens der genannten Anreize, des Nichtzustandekommens von Einsicht und des Nichteinlassens auf vertrauensvollen Umgang, Verhandlungslösungen und Selbstbindung konzeptionell vorgesorgt? Für die Bearbeitung dieser weiterführenden Frage in Sachen ‚kommunikative Wende' und möglichen Rückfall in die Risken eines praxisnormativen Impetus, der die Vorteile eines non-dualistischen Umgangs mit den unvermeidlichen Dualismen verspielt, ist ein weiterer Perspektivenwechsel hilfreich, der die Wirkungszusammenhänge innerhalb dieses ‚Möglichkeitenraumes' in den Blick nimmt: die Beschäftigung mit ‚Kultur'.

5.4.2 *Kultur als zu verändernde Art der Problemhandhabung*

Schmidt (2004) interessiert sich zu Beginn seiner Überlegungen dafür, warum für viele Kollegen aus der Betriebswirtschaftslehre das Thema Unternehmens- bzw. Organisationskultur ‚durch' ist. In seiner Rekonstruktion diverser Ansätze – seien die Konzepte funktionalistisch-rationalistisch (z. B. Ouchi 1980; Schein 1985), symbolisch (z. B. May 1997), kulturanthropologisch (z. B. Sackmann 2000), strukturfunktionalistisch (z. B. Schuh 1989) oder auch selbstorganisatorisch (z. B. Klimecki & Probst 1990) ausgerichtet – weist Schmidt (2004, 41ff.) auf eine ganze Reihe offener ‚Problemflanken' hin. Ungeklärt bleiben für ihn Fragen zum Verhältnis zwischen Unternehmen und Unternehmenskultur, zu den TrägerInnen und der Veränderbarkeit von Unternehmenskultur, zur Sinnhaftigkeit von Typologien, zum Verhältnis von individuellem und kollektivem Wissen, zur Wissensweitergabe, zum Bewusstheits- und Verpflichtungsgrad des Wissens, zum Stellenwert von Emotionen, zum Zusammenhang von Kommunikation und Kultur, schließlich auch zum hinterlegten Menschenbild in den angesprochenen Konzeptionen. Zwar können die von Bellabarba (1997) identifizierten Kernfunktionen von Kultur – Integration, Koordination, Motivation und Identifikation – derzeit als unstrittig in der Unternehmenskulturdebatte gelten, ihre inhaltliche Ausdifferenzierung steht allerdings noch aus.

Diese Problemflanken machen es einerseits plausibel, dass das Kulturthema schlecht handhabbar und damit ‚durch' ist – was es vielleicht Haubrock & Schär (Hg., 2007) erleichtert, in Bezug auf Krankenhausmanagement ein ‚Ersatzprogramm Controlling statt Kultur' aufzulegen.[142] Andererseits ergibt sich aus der Rekonstruktion der Problemflanken für Schmidt (2004, 27) die ‚Differenzfolie' zu seiner eigenen Konzeption einer unterscheidungstheoretischen Kulturtheorie (Schmidt 2004, 70), die nachfolgend in den Grundzügen beschrieben wird. Unter dem Subtitel ‚Beitrag zur Öffnung des Diskurses' wird weiter unten die Schmidtsche Konzeption, wiederum transdisziplinär, in Differenz gesetzt zu den Überlegungen von Grossmann et al.

Schmidt (2004, 71) setzt der bislang dominanten Betrachtungsweise von Kultur mit ihren oben benannten Problemflanken ein ‚non-dualistisches' und ‚prozessuales' Konzept von Kultur entgegen.

> „In der Vergangenheit sind Kulturkonzepte in der Regel nur über *eine* Dimension bestimmt worden, zum Beispiel als System von Symbolen, Mustern und Regeln, symbolischen Ordnungen und Deutungen, moralischen Orientierungen und Vorschriften. Im Rahmen meines Vorschlags, »Kul-

---

[142] Eventuell betrachten Haubrock & Schär Controlling im Vergleich zur Kulturdebatte als theoretisch klarer gefasst. Ein Blick auf die – im ‚Ersatzprogramm' *nicht* rezipierte – Debatte im Controlling lässt dies jedoch als Trugschluss erscheinen, worauf in Kapitel 5.4.3 noch zurückzukommen sein wird.

tur<< nicht isoliert zu bestimmen, sondern als *Teil des integralen Wirkungszusammenhangs von* Wirklichkeitsmodell & Kulturprogramm, der sich im Wirkungszusammenhang von Geschichten & Diskursen sozial konkretisiert und über Handlungen und Kommunikationen empirisch beobachtet wird, erscheint ein Kulturprogramm als ein sich selbst organisierendes, reflexives System von Mustern für sinnvolle Problemlösungen. Diese Muster orientieren im Sinne operativer Fiktionen alle individuellen wie sozialen Prozesse der *Planung, Durchführung, Interpretation, Empfindung und Bewertung von Handlungen im weiteren Sinne* (hier als >>Problemlösungen<< bezeichnet." (Schmidt 2004: 83; kursiv gedruckt im Original)

Wirklichkeitsmodelle (Schmidt 2004, 75) sind als ‚kollektives Wissen' zu verstehen, das sich im Zuge der Praxis des Handelns und Kommunizierens herausbildet und die Interaktionen der Menschen in bewährter Weise ‚ko-orientiert'. Lebenspraktisch erscheinen fünf Dimensionen dieser Wirklichkeitsmodelle plausibel als wichtig:

„Systeme müssen aus Gründen der Identitätskonstitution und -erhaltung die System-Umwelt-Differenzierung (Umwelt) sowie die Alter/Ego- bzw. die System-System-Differenz (Mensch) systemspezifisch bestimmen können; ferner müssen sie Selbstbeschränkungen von Handlungsmöglichkeiten in Interaktionsformen (Vergesellschaftungsformen) definieren. In der Mensch-Mensch-Beziehung muss die bewertende Einschätzung der eigenen wie der fremden Handlungen und Kommunikationen fortlaufend geregelt werden (Moral), und die Körpergebundenheit menschlicher Systeme macht Gefühle zu Dauerattraktoren aller Arten von Handlungen (Gefühl)." (Schmidt 2004: 76)

Die Frage, wie die einzelnen fünf Dimensionen des Wirklichkeitsmodells, in denen wiederum kategorisiert und differenziert wird, miteinander verknüpft sind, entscheidet sich im Kulturprogramm ebenso, wie deren moralische Gewichtung und affektive Besetztheit. Es gibt also kein Wirklichkeitsmodell ohne Kulturprogramm und umgekehrt.

„Kurz gesagt, im operativen Orientierungsrahmen von Wirklichkeitsmodellen konstituieren Kulturprogramme die Verlaufsmuster für gesellschaftlich akzeptable Möglichkeiten der Kontingenzbearbeitung, die bis hin zur Invisibilisierung der bearbeiteten Kontingenz gehen: Kultur erlaubt und bewahrt Evidenz und Selbstverständlichkeit, und das bedeutet: Handlungssicherheit. Insofern bezeichne ich Kultur als *Problemlösungsprogramm* einer Gesellschaft." (Schmidt 2004: 80; kursiv gedruckt im Original)

Die oben erwähnten weiteren beiden Wirkungszusammenhänge – Geschichten & Diskurse sowie Handlungen & Kommunikation – stehen wiederum in Bezug zum Wirkungszusammenhang von Wirklichkeitsmodell & Kulturprogramm. Letzteres gibt die sinnstiftenden Schemata ab, mit denen Handlungen & Kommunikationen überhaupt als relevante Handlungen & Kommunikationen aus der Fülle an prinzipiell Beobachtbarem herausgelöst werden. Da Handlungen & Kommunikationen im Zeitablauf vorlaufende und nachfolgende Handlungen & Kommunikationen haben (werden), münden Handlungen in Geschichten & Kommunikationen in Diskurse, die sich in der gleichen Logik aufeinander sowie auf den Wirkungszusammenhang von Wirklichkeitsmodell & Kulturprogramm beziehen.

Diese hier bislang geschilderte, non-dualistische und prozessuale Perspektive erlaubt, *sowohl Beharrung als auch Veränderung* innerhalb der genannten Wirkungszusammenhänge zu betrachten (Schmidt 2004, 106f.). Ausgangspunkt des Prozesses ist die menschliche Wahrnehmung von Etwas, das benennbar ist und einschätzbar wird in seiner Relevanz, wobei die Wahrnehmung sowohl im Kontext des Wirklichkeitsmodells als auch des Kulturprogramms stattfindet. Über die Zeit hinweg stabilisiert dieser Wirkungszusammenhang Schemata, kollektives Wissen, Vorschriften, Traditionen und Strukturen. In dieser Anwendungsphase ist das Kulturprogramm kaum zu verändern, was wiederum das Vertrauen der AnwenderInnen in das Programm sowohl voraussetzt als auch stützt. Die Möglichkeit der Beobachtung zweiter Ordnung (einer Vorschrift gehorchende Menschen sind als solche durch andere Menschen beobachtbar, wodurch auch die Vorschrift in ihrer Wirksamkeit als Vorschrift in Frage gestellt werden kann) bringt aber auch Dynamik und Relativierung durch Reflexion. Dies macht das Programm veränderbar.

Dieser Dynamik-Gedanke provoziert die Frage nach der Gestaltbarkeit des Wirkungszusammenhangs durch die Organisationsmitglieder. Schmidt (2004, 138) setzt bei der Bearbeitung dieser Frage zunächst lerntheoretisch unter Berücksichtigung der Beobachtungsperspektive an.

> „Für den Beobachter gibt es nur, was er handelnd, in Interaktion mit anderen in Geschichten und Diskursen mit seinen >>Bordmitteln<< beobachtet und beschreibt, und zwar auf der Grundlage von Unterscheidungen und Benennungen, die er als Mitglied einer bestimmten Gesellschaft und Kultur erworben hat und die er anwenden und beurteilen kann. Die Grundlage subjektgebundener Wirklichkeitskonstruktionen bilden daher kollektives soziokulturelles *Wissen* und *Handeln* – und nicht etwa >>die Wirklichkeit<<." (Schmidt 2004: 60; kursiv gedruckt im Original)

Unter diesen Bedingungen ist Lernen selbstgesteuert, bezogen auf das, was an Wissen bereits vorhanden ist und zu dem eine Differenz gebildet bzw. indem nachfolgend ein anderer Systemzustand eingenommen werden kann. „Lernende Systeme sind also dreifach selektiv; denn sie müssen den Lernanlass, den Lernprozess und das Lernergebnis als kognitiv relevant, affektiv befriedigend und moralisch vertretbar einschätzen." (Schmidt 2004: 139) In nondualistischer Auslegung ist der Mensch mit seiner kognitiven Autonomie der Ort, an dem der Prozess von Wahrnehmen, Erfahren, Erwarten, Erinnern, Handeln und Wissensproduktion daraus stattfindet, wobei dies unter Berücksichtigung der Sozialität und ihrer Muster (z. B. kollektive Zielsetzungen oder Entscheidungsroutinen) geschieht. Letztere bilden das strukturelle ‚Nadelöhr' für Kommunikation als das Prozessieren von Geschichten und Diskursen (Schmidt 2004, 149). Da nicht nicht kommuniziert werden kann, stellt sich die Frage der Erhöhung der Annahmewahrscheinlichkeit von Kommunikation durch das Gegenüber. Diese steigt mit der Akzeptanz der Autonomie, vertrauensvollem Umgang, Interaktivität und Interessenwahrung bei hohem Selbstorganisationsgrad des Prozesses.[143]

Während Lernen bzw. Verlernen alte Differenzmuster verändert, bewahrt Wissen diese Differenzmuster und schirmt sie quasi vor dem Risiko ihrer Erosion durch Lernen/Verlernen ab. Das Vorhandensein beider Möglichkeiten fließt in die Lerngeschichte der Organisation ein, die aufgrund dieser ihrer Geschichte mehr oder weniger lernwillig/-fähig sein kann. Kulturwandel ist voraussetzungvoll im Sinne hinreichend irritierender Vorkommnisse (Krisener-

---

[143] In dem Passus ‚vertrauensvoller Umgang' zeigt sich sehr klar die Geschichtlichkeit von Vertrauen im Sinne einer Vor- und Nach-Geschichte. Walgenbach (2000) betont die Erfahrung als Basis für Vertrauen, dass Vertrauen also nicht ‚blind' gegeben wird, weder an Institutionen noch Personen, sondern Folge langwährender Kooperationsbeziehungen ist. Vertrauen ist fragil (Enttäuschung mag es auf lange Zeit entziehen) – weswegen in obigem Passus auch die Betonung auf ‚Umgang' liegt, also einem Tun, das eine nachhaltig enttäuschungsfreie Erfahrung ermöglicht. Dies unterscheidet sich stark vom rhetorisch forcierten und idealisierenden ‚Vertrauensmanagement', wie es bei Eichhorn rekonstruiert wurde. „Die Rede von der Vertrauensorganisation dürfte (..) – falls sie politisch motiviert sein sollte – genau dem zuwiderlaufen, was mit der Rede intendiert ist." (Walgenbach 2000: 717) Der von MitarbeiterInnen feinsinnig wahrgenommene Unterschied zwischen Rhetorik und Tat kam auch bei der Einzelfallstudie von Beil-Hildebrand (2003) bereits zu Tage, dort allerdings bezogen auf die rhetorische Figur einer allgegenwärtigen ‚Service-Kultur' in ‚St. Marien'.

scheinungen), ausgeprägter Beobachtungskapazität in Bezug auf Wirklichkeitsmodell & Kulturprogramm, affektiver Befriedigung und moralischer Legitimation der dann anders seienden Differenzenbildung, Zustimmungs- und Kooperationswillen der Beteiligten, Vertrauen in die Änderungsnotwendigkeit (was gleichzeitig erschüttertes Vertrauen in die bisherige Art der Problemlösung bedeutet; Schmidt 2004, 214) und Geduld in der Durchführung. Schmidt (2004, 145f.) ist entsprechend skeptisch, ob dies mit gängigen Change-Management- und Lernende Organisation-Konzepten funktioniert und geht eher von Teilerfolgen des rekursiven Prozesses aus, Kulturprogramm durch Kulturprogramm ändern zu müssen. Rekursivität ist eine nicht zu umgehende Randbedingung des Veränderungsprozesses.

‚Affektiv befriedigendes und moralisch vertretbares Lernen' wiederum verweist auf Gefühl und Moral als Bestandteile von Identitätssicherung, wobei die Glaubwürdigkeit moralischer Prinzipien von deren Realisierung abhängt (nicht von deren Predigt; Schmidt 2004, 169). Gefühle sind hingegen konstitutiv für die menschliche Existenz und prägen die Kognition, Kommunikation und damit auch die Kultur.

> „Im Lichte dieser Überlegungen kann es also nicht darum gehen, ob man Gefühle im Unternehmen berücksichtigt oder nicht, sondern allein darum, ob man durch einen reflexiven Umgang mit den eigenen Gefühlen und denen der Mitarbeiter Reife in der Behandlung von Gefühlen erreichen kann. Reflexivität zeigt sich in der Fähigkeit, den Bezug von Gefühlen zu bedürfnisrelevanten Wertmaßstäben der Aktanten und zu ihrer Situationswahrnehmung und -bewertung bewusst herstellen zu können; Reife zeigt sich in der Kontrollierbarkeit und Situationsangemessenheit nicht des Gefühls, wohl aber des Gefühlsausdrucks, also in einem klugen Einsatz von Gefühlen und Gefühlsäußerungen (…)." (Schmidt 2004: 174)

Eine reflexive Unternehmenskultur stellt sich ein, wenn durch Beobachtungsvarianz und Beobachtung dieser Beobachtungsvarianz das Implizite bewusst wird. Anzustreben ist Reflexivität aus vielen Gründen: die zunehmende Beobachtungskapazität der Mediengesellschaft verlangt Authentizität (gelebt durch alle Mitglieder), Dualismen werden zu Beobachtungs*varianzen* und reflektierte Selbstbeobachtung lässt Reflexionsverzicht ebenso vermeiden wie Dauerreflexion, was einem Flexibilitätsgewinn gleichkommt (die Statik der Dualismen wird vermieden). Auf Beratungssituationen angewendet können BeraterInnen zu einer Umperspektivierung beitragen, indem sie „zu einer anderen Problembeobachtung anregen oder aufregen." (Schmidt 2004: 181) Erst mit der Erhöhung der Beobachtungs- und Kommunikationskapazität (…) ist eine Optimierung der *Entscheidungskapazität* des Unternehmens zu erreichen." (Schmidt 2004: 182; kursiv gedruckt im Original)

In weiterer Folge seiner Argumentation macht Schmidt einen Verfahrensvorschlag für einen bewusst beobachteten Lernprozess, in dem alle Beteiligten schildern (Beobachtungsmöglichkeit vorausgesetzt),

> „welche Probleme ihr Unternehmen für relevant hält, welche es aus welchen Gründen als Daueraufgaben der Problemlösung ausgewählt hat bzw. wählt, welche Problemlösungsverfahren angewendet bzw. toleriert werden und mit welchen Problemlösungsresultaten man aus welchen Gründen zufrieden ist." (Schmidt 2004: 198)

Dieser Beobachtungsprozess zweiter Ordnung ist in der Lage, die Art der Problemlösung in den fünf Dimensionen des Wirklichkeitsmodells ebenso wie das korrespondierende Kulturprogramm zu thematisieren. Angeleitet wird diese Thematisierung mit einem Interviewleitfaden zu den Themen Arbeit, Controlling, Gefühle, Entscheidungen, Entwicklung, Führung, Kommunikation, Krise, Macht, Mensch, Moral und Unternehmen (Schmidt 2004, 203-211).

Im Zuge der Auswertung ist von Interesse, welche Relationen sich zwischen den einzelnen Aspekten ergeben, wie sich die fünf Dimensionen des Wirklichkeitsmodells darin wieder finden, ob sie kompatibel und kohärent sind, welche Kategorien wie klar zugeschnitten vorkommen und welche Relevanzen sich erkennen lassen. Der Verfahrensvorschlag ist breit anwendbar und interaktiv in Gruppendiskussionen zu gestalten. Der damit erreichbare Bewusstheitsgrad ist wiederum initiativ in Veränderungsprozesse einzubringen – mehr aber auch nicht, wenn sich nur das System aus sich selbst heraus ändern kann.

> „Deshalb ist es wichtig, dass im Unternehmen eine gemeinsame Reflexion auf die spezifischen Wirklichkeitskonstruktionen der verschiedenen Gruppen stattfindet, weil nur auf dieser Grundlage Veränderungen in Gang gesetzt bzw. deren Verhinderung erkannt und bewertet werden kann." (Schmidt 2004: 219)

Schmidt (2004, 220) verweist hierzu auf das Dialogmodell von Bohm (1998), auf eigens organisierte Freiräume ohne Entscheidungsdruck, in denen Klarheit und Gefühl darüber vermittelt wird, wer was verändern will und warum, wer dazu bereit ist, und wie viel Vertrauen vorhanden ist; „erst die nachhaltigen Folgen der kommunikativen Klärung für das alltägliche Verhalten führen hier zu Klarheit. Allerdings erfüllt die Kommunikation die wichtige Aufgabe, diesen Prozess bewusst, beobachtbar und einklagbar gemacht zu haben." (Schmidt 2004: 221)

Damit ist die inhaltlich verbindliche Steuerung dieses Prozesses im Sinne eines durch die Leitung im Ergebnis fixierten, herkömmlichen Kulturmanagements nach Projektfahrplan inhaltlich eine Illusion. Führungskräfte können sich aber für Rahmenbedingungen stark machen, die die zuvor beschriebenen Verfahren als zyklische, reflexive Lernprozesse mit Nachhaltigkeit versehen. Dazu gehört das eigene glaubhafte Vorleben, die Bildung überschaubarer Bereichsgruppen mit ‚einfacher' Fortschrittskontrolle, das Engagieren von BeraterInnen als Motivation für die Bildung von Selbst-Bewusstsein, das Sicherstellen von Partizipation, die Klärung affektiver und moralischer Zumutbarkeiten, die Konzipierung von Intervention als Selbst-Beeinflussung, eine Schulung des ‚Möglichkeitssinns', aber auch das Aushalten und Nutzen von Konflikten für Beobachtungsvarianzen (Schmidt 2004, 221-225) – aus denen wiederum Handlungsvorteile erwachsen können, die in die Lerngeschichte der Organisation eingehen und damit einer Beobachtung zweiter Ordnung zugänglich ... und so weiter in der Schleife organisationaler und individueller Reflexion.

Beitrag zur Öffnung des Diskurses

Die Beobachtungsvarianz ‚Schmidt (2004) versus Borsi (2000) et al. sowie Grossmann et al.' nutzend, kann zunächst allgemein festgehalten werden, dass es in der non-dualistischen Prozessperspektive Schmidts gelingt, die in den beiden Konzeptionen ‚Lernende Organisation' sowie ‚ExpertInnenorganisation/intelligentes Krankenhaus' angelegte Alternativbetrachtung öffentlicher Krankenhäuser aufzugreifen und konzeptionell auszubauen. Die programmatische Forderung Hoeferts (1996) nach einer ‚Krankenhaustheorie'-Entwicklung über den ‚Zwischenschritt' der OE wird durch die Perspektive Schmidts (2004) inhaltlich orientiert und vertieft. Diese positive Einschätzung des Erreichten und weiterhin Erreichbaren wird nachfolgend unter primärem Bezug auf die von Grossmann et al. vorgelegte Konzeption als *derzeit elaborierteste* alternative Perspektive differenzierter dargelegt, wodurch gleichzeitig der Beitrag zur Öffnung des Diskurses im Zuge der oben genannten Beobachtungsvarianz deutlich konturiert wird:

- Zum ersten ‚blinden Fleck' – Sinnverlust – wird mit der Konzeption von Homann (2002) zumindest für das Spannungsfeld ‚Ethik versus Ökonomik' ein Handhabungsvorschlag unterbreitet, der sich schlagwortartig auf ‚Übersetzung' und organisationale Verankerung in ‚strategischen Handlungsabläufen' konzentriert und die prinzipiellere Kritik am Funktionalismus Luhmanns mit seinen Ausblendungen von Moral und Wertfragen punktuell entschärft. Die Perspektive von Schmidt (2004) erlaubt an dieser Stelle eine nochmals erweiterte und gleichzeitig vertiefte konzeptionelle Fassung der ‚Sinnmaschine' Organisation. Der theoretisch fundierte Wirkungszusammenhang von Wirklichkeitsmodell & Kulturprogramm macht Organisationen *konzeptionell strukturiert vorstellbar*. Während im Wirklichkeitsmodell Kategorien und Differenzierungen in den fünf wichtigen Dimensionen – Umwelt, andere Menschen, Vergesellschaftungsformen, moralische Orientierungen und Gefühle – den Ton angeben, erlaubt das Kulturprogramm die Bezugnahme auf diese Dimensionen als relevant, affektiv befriedigend und moralisch legitim in seiner ganz spezifischen Weise, die wiederum mit Hilfe des in den unterschiedlichsten Organisationen nutzbaren Interviewleitfadens zum Bewusstmachen der eigenen Kultur reflektierbar wird. Welche Kategorien in den einzelnen Dimensionen als wichtiger/weniger gewichtet sind, wie sich die Kategorien aufeinander beziehen, wie veränderbar/nicht veränderbar diese Kategorien und ihre Relationen im Zeitablauf sind, wird im Zuge dieses Bewusstwerdungsprozesses transparent. „Sinn kann als die dauerhafte Erfahrung funktionierender Kulturprogramme bzw. als sozial erfolgreiche Unterscheidungshandhabung beschrieben werden" (Schmidt 2004: 78), was wiederum bedeutet, dass ‚Sinnverlust' seine Anlässe aus dem breiten Feld an fünf Dimensionen und einem damit in Wirkungszusammenhang stehenden Kulturprogramm, das die individuelle und kollektive Bezugnahme auf diese Dimensionen orientiert, haben kann. Das Thema ‚Sinnverlust' wird somit sowohl in seiner Entstehung als auch in seinen Konsequenzen beobachtbar. Zunächst gilt: Ohne Menschen kein Sinn. Sie stellen die Fragen aus der Beobachtungsperspektive, z. B. ob die traditionelle Art der Kontingenzbearbeitung für die notwendige Problemlösung ausreicht, oder ob der bisherige Zuschnitt des Wirkungszusammenhangs keine hinreichende Problemlösungskapazität mehr aufweist und ein Einstieg in die Umwertung des Traditionellen und damit in die Dynamisierung des Kulturprogramms nötig wird, das dann wieder andere Sinnoptionen bereithalten kann in Zukunft. Aus dieser Perspektive ist die Eliminierung von ‚Sinnverlust' möglichst bevor er entsteht in zweifacher Weise kontraproduktiv: Erstens fällt ein Frühwarnindikator für die Notwendigkeit von Veränderung weg, zweitens braucht Veränderung auftretende Krisen, also manifesten Sinnverlust, die die Veränderungsnotwendigkeiten dringlich genug erscheinen lassen, sich auf Lernen einzulassen, das die traditionelle Kontingenzbearbeitung und damit die Wissensbasis der Organisation zumindest umwertet, teils sicher auch entwertet. Aus dieser Warte ist der Ansatz von Schmidt (2004) geeignet, sehr genau den Wirkungszusammenhang in den Blick zu bekommen, wenn Organisationen auch gut gemeint kaputt reformiert werden können (Grossmann & Scala 2002, 15).
- Der zweite ‚blinde Fleck' – normativer Praxisbezug – hat in der Konzeption von Grossmann et al. ein ‚anderes Gesicht' bekommen, das in sich eine gewisse Ambivalenz aufwies. Einerseits war für die *Praxis* in Organisationen empirisch begründet worden, dass hierarchisches, normierendes Vorgehen in der Regel kontraproduktiv endet, andererseits war im Verhältnis von Steuerungskonzept zu Steuerungspraxis eine Vorrangstellung der Theorie gegenüber der Praxis *konzeptionell* angelegt, indem *abgeleitet* wurde, wo eine Reform des Krankenhausmanagements primär stattzufinden hat, welche Prozessformen zu

präferieren sind und in welche sieben Erfolgsdimensionen ausreichend zu investieren ist für die Realisierung der Steuerungs*konzeption*. Diese Ambivalenz hat in sich die Gefahr, der einseitigen Auflösung von Dualismen neuen Auftrieb zu geben. Dies war bereits mit dem Perspektivenwechsel zu Homann (2002) in seiner Problematik erkennbar, ist doch seine Theoriestrategie vor allem darauf gerichtet, erst gar nicht in die Dualismus-Falle hinein zu geraten. Der Fokus auf den Wirkungszusammenhang von Wirklichkeitsmodell & Kulturprogramm bei Schmidt (2004) lässt die bei Grossmann et al. angelegte rekursive Logik einer kongruenten Entwicklung von Steuerungskonzept (Theorie) und Steuerungsprozess (Anwendungspraktiken der Theorie) in einem anderen Licht erscheinen. Bei Schmidt (2004) rückt die Relation zwischen Wirklichkeitsmodell und Kulturprogramm in den Mittelpunkt. Während im Wirklichkeitsmodell Kategorien und Differenzierungen in den fünf Dimensionen präsent sind, erlaubt das Kulturprogramm die Bezugnahme auf diese Dimensionen als relevant, affektiv befriedigend und moralisch legitim in seiner ganz spezifischen Weise. Welche Weise das ist, wird mit Hilfe des in den diversen Organisationen nutzbaren Interviewleitfadens zum Bewusstmachen der eigenen Kultur anschaubar. In Konsequenz kommt diese Perspektive *ohne* praxisnormativen Impetus aus. Wirklichkeitsmodell & Kulturprogramm stehen sich auf der Beziehungsebene gleichberechtigt gegenüber, sind gleichzeitig jeweils Setzung und Voraussetzung und es bedarf keiner ‚Höherwertigkeit' einer der Praxis vorgelagerten Theorie ‚als bessere Praxis', die die Praxis anleitet. Die konzeptionell geforderte Aufgabe besteht vielmehr darin, eine *Analytik des Mehr oder Weniger* in Bezug auf Veränderungsdynamik und Beharrungstendenz jeweils *situativ* aufs Neue zu kreieren.

- Der dritte ‚blinde Fleck' – die mangelnde Thematisierung der in der Konzeption angelegten Grenzziehungen und deren Konsequenzen innerhalb der Konzeption selbst – war bei Grossmann & Scala (2002) im Prinzip dahingehend aufgelöst worden, dass der Dreischritt (1) theoretische Vorentscheidung, (2) abgeleitetes Steuerungskonzept und (3) rückkoppelnde Evaluation der Konsequenzen mit dem dritten Schritt die Selbstreflexion konzeptionell anlegt. Die genauere Rekonstruktion hat dann geklärt, dass die Reflexionsschleife primär nicht auf das Infragestellen konzeptioneller Kernbegriffe zielt, sondern vielmehr eine ‚operative' Durchführungskritik ist, die der Hybridposition der Literatur zwischen Steuerungskonzeption auf Basis Neuerer Systemtheorie und Beratungsperspektive entspringt. Die daraus ableitbare Frage, ob der Durchgang durch die Praxis in der rückkoppelnden Evaluation weit genug getrieben wird, um auch noch konzeptionellkritische Relevanz zu entfalten, umgeht die non-dualistische und prozessuale Konzeption von Schmidt (2004). Indem der Wirkungszusammenhang die lebenspraktisch wichtigen fünf Dimensionen der Wirklichkeitsmodelle mit dem Kulturprogramm als Lieferant von Relevanz, Moral und Affekt *gleichberechtigt* verknüpft, geht es hierbei nicht um ein ‚Reichweitenproblem' in der Rekursivität von Theorie-Praxis-Theorie. Theorie steckt hier eher in der Art und Weise, den Wirkungszusammenhang von Wirklichkeitsmodell und Kulturprogramm nicht hierarchisch zu sehen, sondern als in jedem Moment neu beobachtbare Praxis, deren Reflexion für die Schaffung einer reflektierten Organisation bedeutsam ist. Die Reflexionsschleifen, in denen dieser Wirkungszusammenhang immer wieder beobachtet wird, verdeutlichen, was Homann (2002) mit ‚strategischen Handlungs*abläufen*' auf der organisationalen Ebene gemeint haben könnte, was in den von Grossmann et al. präferierten ‚Verhandlungslösungen' inhaltlich verarbeitet wird und in welche (Kommunikations-)Kultur der Einsatz neuer Steuerungsinstrumente eingebettet ist. Dies ist insofern relevant, als Grossmann et al. argumentieren, dass die (Kommunikations-)Kultur im Einsatz der Instrumente entscheidend dafür ist, ob und welche Wirksamkeit New Public Management-Instrumente entfalten.

Insgesamt betrachtet machen die Überlegungen zum Wirkungszusammenhang von Wirklichkeitsmodell & Kulturprogramm in Schmidt (2004) die Aussichten auf Kulturbildung und Kulturwandel im ‚Prozess des Organisierens' (Weick 1985) authentischer einschätzbar. Während für Borsi (2000) und die weiteren genannten AutorInnen im Kontext des Krankenhauses als lernender Organisation klar ist, dass die Organisation sowohl eine Kultur hat als auch eine ist, eröffnet Schmidt (2004) eine dritte Perspektive. „Unternehmen haben keine Kultur und sie sind keine Kultur, sondern sie operieren als Einheit der Differenz von Beobachtungs-, Entscheidungs- und Kommunikationsprozessen gemäß ihrem spezifischen Unternehmenskultur-Programm." (Schmidt 2004: 112) Dieses Kulturverständnis erlaubt, das Augenmerk auf den Prozess des Etablierens, Aufrechterhaltens und Änderns von Kultur als auch die dabei wirksamen Unterscheidungen zu richten, ist also der Beobachtung dieser Dynamik mit ihren diversen Intensitätszuständen gewidmet. Damit wird Kultur einem primär ergebnisfixierten, linearen Managementmodell entzogen, das das Ergebnis von ‚Kultur neu' als Ergebnis eines Veränderungsprozesses immer schon im Vorhinein kennt und von dort her die Mittel zur Zielerreichung ableitet. Diese Einsichten zeigen das Reduktionistische an einer Sichtweise auf Krankenhauskultur, die diese nur als ‚instrumentellen Ansatz' sieht, um Verhaltensrichtlinien zu implementieren (Eichhorn 1991, 462f.).

5.4.3 Controlling als soziale und institutionelle Praxis

Während im vorangegangenen Kapitel die Facette sichtbar wurde, *was* auf der konzeptionellen und inhaltlichen Ebene durch das oben geschilderte ‚Ersatzprogramm' in Haubrock & Schär (Hg., 2007) an konzeptionellen Entwicklungsmöglichkeiten für die Steuerung des öffentlichen Krankenhauses verloren geht, zielt dieses Kapitel auf die zweite Facette: Controlling *als* ‚Ersatzprogramm' – und damit auf diverse konzeptionelle Auslegungsmöglichkeiten von Controlling.

Auch in diesem Perspektivenwechsel steht wieder ein ‚blinder Fleck' im Vordergrund. Auffällig ist, dass einerseits Controlling in der Krankenhausmanagementliteratur zunehmend Beachtung geschenkt wird, sowohl in der Mainstream- als auch in der Alternativ-Perspektive. Dennoch bleiben in beiden Literaturzweigen die konzeptionellen Ausführung zu Controlling eher rudimentär. So kann die zunehmende Seitenfülle in der Mainstream-Perspektive nicht darüber hinwegtäuschen, dass nur bestimmte Ansätze der Controllingdebatte selektiv zur Geltung kommen. In der alternativen Perspektive von Grossmann & Scala (2002) werden primär instrumentelle Neuerungen im Zuge des New Public Management wie Leistungskennzahlen, Evaluation und Budgetcontrolling erwähnt. Schmidt (2004, 203) widmet Controlling einige Fragen in seinem Fragenkatalog zum Bewusstmachen des Wirkungszusammenhangs von Wirklichkeitsmodell und Kulturprogramm. All dies verweist zumindest sehr stark darauf, dass die Rolle von Controlling in diesem zu betrachtenden Wirkungszusammenhang eine zu klärende Rolle ist. Hierzu ist zunächst ein kurzer Exkurs in die Controllingdebatte notwendig.

Aus heutiger Sicht sind die 1990er Jahre durch zwei gegenläufige Bewegungen in der Controllingdebatte geprägt. Zunächst versuchen Hans-Ulrich Küpper, Jürgen Weber und

André Zünd mit ihren Thesen zum Controlling (Küpper et al. 1990) die *diversen Ansätze*[144] in der deutschsprachigen Controllingdebatte seit den 1970er Jahren einem Konsens zuzuführen und damit die Streitfrage, was der ‚Kern des Faches' sei, (endlich) zugunsten der koordinationsorientierten Sichtweise zu entscheiden. Diese Strategie geht aus mehreren Gründen nicht auf:

- Weber (1998) selbst thematisiert die Kritik an der koordinationsorientierten Sichtweise und entwickelt gemeinsam mit Utz Schäffer die ‚Rationalitätssicherung der Führung' durch Controlling (Weber & Schäffer 1999), die damit auch Einzug in das Standardwerk ‚Einführung in das Controlling' (Weber & Schäffer 2006) hält und jetzt den Kern des Faches darstellen soll.
- Während Weber & Schäffer (1999) den rationalitätsorientierten Ansatz als die bisherigen Ansätze integrierend anlegen, gehen Pietsch (2003) sowie Pietsch & Scherm (2004) den entgegengesetzten Weg. Sie verringern den Umfang der Controllingaufgaben und konzentrieren sich auf Reflexion als Kernaufgabe. Damit halten auch sie die Suche nach einem konsistenten Kern des Faches aufrecht.
- Seit Mitte der 1990er Jahre findet sich eine Gruppe von ControllingforscherInnen zusammen, die die Frage nach dem Kern des Faches reinterpretiert: ‚Controlling enthält keinen Kern – aber eine Theorie' (Kappler 2002). Damit wird die Fixierung auf die Suche nach dem ‚Kern' weniger dringlich und die Aufmerksamkeit kann sich vom Druck zur Konsensfindung auf die Frage richten, mit welchen Grundannahmen theoretisch-konzeptioneller Natur rekonstruiert und beschrieben werden kann, wie Controlling als Praxis in diversen Organisationen (und damit in der Gesellschaft) verwendet wird, wie die dem Controlling innewohnende Abbildungsproblematik jeweils situativ ‚gelöst' wird und welche Konsequenzen sich aus dieser Handhabung weiterführend ergeben (können).

Diese zuletzt benannte ‚Umperspektivierung' hat zwei zentrale Ausgangspunkte in ihren Überlegungen. Der *erste Ausgangspunkt* ist die Einführung einer bestimmten Ausrichtung der *angelsächsischen Managerial Accounting & Control-Debatte* in die deutschsprachige Controllingforschung. Als richtungweisend hierfür können in den 1980er Jahren vor allem die Arbeiten von Hopwood (1983) und (1987), Hopper & Powell (1985), Hoskin & Macve (1986), Chua (1986), Hopper et al. (1987), in den 1990er Jahren von Hopwood (1990), Puxty (1993), Miller (1994), Jönsson (1996), Power (1997), in jüngerer Zeit Power (2004) und Ahrens & Chapman (2007) sowie Ahrens & Mollona (2007) genannt werden. Aus heutiger Sicht sind diese Arbeiten theoretisch fruchtbar und empirisch gehaltvoll – auch gerade in den selbstreflektierenden Überlegungen zur Problematik empirischer Forschung (Ittner & Larcker 2002; Lukka & Mouritsen 2002). Die Überlegung, Management Accounting/Controlling als institutionelle bzw. organisationale und damit kontextgebundene soziale Praxis zu betrachten, eröffnet diverse, transdisziplinär angelegte Zugänge:

> „Diese sind im einzelnen
> - die interpretative Accountingtheorie, die Controlling als Instrument der organisationalen Sinnproduktion versteht;

---

[144] Innerhalb des angesprochenen Zeitfensters lassen sich informationsorientierte (z. B. Link 1982; Schaefer & Lange 2004), planungs- und kontrollorientierte (Hahn 1974 sowie Hahn & Hungenberg 2001) und koordinationsorientierte (z. B. Müller 1974; Horváth 1979; Weber 1992; Wall 2004) Ansätze unterscheiden. Die Zitation ‚älterer' und ‚neuerer' Publikation soll hier unterstreichen, dass kein historischer Verlauf sich ablösender Ansätze gemeint ist, sondern eine sich erhaltende Parallelität im Zeitablauf, also eher eine Genealogie.

- die institutionalistische Accountingtheorie, die im Kern auf die Legitimationsfunktion des Controlling abstellt;
- die ideologiekritische und die *labour-process*-orientierte Accountingtheorie, die in unterschiedlicher Weise das Controlling als Instrument der organisationalen und gesellschaftlichen Herrschaft interpretieren;
- die an Foucault anschließende ‚Foucauldian Accountingtheorie', die Controlling in einen umfassenden gesellschaftlichen Diskurs der Disziplinierung stellt; sowie
- der strukturationstheoretische Ansatz, der Controlling als Set von Praktiken zur Steuerung der Reproduktion von Organisationen und ihren Strukturen begreift." (Becker 2004: 97; kursiv gedruckt im Original)

Für die deutschsprachige Controllingforschung ist in ihrer ‚Mainstream-Perspektive' bis heute festzuhalten, dass sie diesen transdisziplinär ausgerichteten Gang in eine rekontextualisierte, konstruktivistisch-interpretative, ideologie-, herrschafts- und disziplinierungskritische Betrachtung von Controlling, verbunden mit einem entsprechenden Methodenset in der empirischen Forschung, z. B. hinsichtlich ethnographischer Methoden (Scheytt 2003), großteils *nicht* mitvollzieht. So stellen Kappler & Scheytt (1999, 223) eine nach wie vor dominante ‚Technorationalität' in der Controllingforschung fest und Messner et al. 2007, 95f. zeigen eine dominante Repräsentation von Welt in (Controlling-)Zahlen auf. Allerdings ist hier auch festzuhalten, dass Weber & Schäffer (2006) speziell in ihrem einführenden Kapitel ausgewählte Accounting-Theorien mit Bezug zum Controlling überblickshaft vorgestellen und dabei auf institutionenökonomische, verhaltenswissenschaftliche und kritische Ansätze verweisen (dies aufgreifend Hirsch 2006 mit Bezug auf ‚Behavioral Accounting'). Trotz dieser Belebung der deutschsprachigen Controllingdebatte lässt sich der Großteil des ‚Mainstream' dennoch nicht auf kritische Perspektiven ein, wie beispielsweise die Diskussion um die ‚governable person' (Miller & O'Leary 1987) durch Kappler (2000) oder die Bezugnahme auf die Werke von Michel Foucault:

„Die Entstehung von Machtdispositiven und Disziplinierungspraktiken erscheint dadurch ebenso wie allgemein die Entfaltung von Ordnungen in Organisationen in einem anderen Licht: Controlling hat wesentlichen Anteil an der zunächst einmal historisch kontingenten Entwicklung von Organisationspraktiken." (Scheytt 2004: 840)

Diese Kontingenz anschaubar zu machen ist der konkrete Nutzen einer, beispielsweise durch die Foucault-Perspektive inspirierten, kritischen Analyse.

Der *zweite Ausgangspunkt* heißt ‚*Evaluationsdebatte*'. Die Rekonstruktion dieser Debatte macht die in der deutschsprachigen Controllingforschung weitestgehend fehlende Rezeption der oben beschriebenen angelsächsischen Forschungstraditionen verständlicher. Eine Betrachtung der grundlegenden Annahmen der ‚Mainstream-Perspektive' im deutschsprachigen Controllingdiskurs zeigt ein durchgängig funktionalistisch-rationalistisches Verständnis von Controlling, das sich inhaltlich folgendermaßen beschreiben lässt:

- objektiv, neutral, wertfrei, verantwortungsentlastet (weil ‚lediglich' die Entscheidungen der Führung vorbereitend),
- wahrheitssuchend,
- Gesetzmäßigkeiten in Ursache-Wirkungs-Denken aufstellend und damit vom Einzelfall abstrahierende, allgemeine Lösungen produzierend,
- Expertentum in Sachen Information, Planung, Kontrolle, Steuerung – und damit in gewisser Weise eine Metaführung,

- Quantitäten bevorzugend und dabei methodisch eher rigoros,
- die Organisation als zu führende Trivialmaschine verstehend,
- in Bezug auf andere Diskursansätze monologisch orientiert und damit selbstbezüglich immunisiert gegenüber irritierender Kritik,
- die Anerkennung als betriebswirtschaftliche Teildisziplin mit klarem Kern des Faches anstrebend.

Dass diese Charakterisierung des (Selbst-)Verständnisses von Controlling und ControllerInnen (Habersam 1997, 187f., linke Spalte) vom Großteil der deutschsprachigen Controllingforschung nicht in Frage gestellt wird, bedeutet nicht, dass die Frage nach einer Alternative überflüssig wäre. Anregungen hierzu lassen sich aus der Evaluationsdebatte ziehen, die ihre Wurzeln in der Bildungsdiskussion hat. Bei der Betrachtung dieser Diskussion fällt rasch eine Gemeinsamkeit mit der Controllingdebatte auf. Der ‚Arbeitsauftrag' für Controlling und Evaluation ist durchaus als ident zu bezeichnen, denn auch Evaluationen im Bildungsbereich sehen sich mit der Notwendigkeit konfrontiert, Transparenz in dynamischen, komplexen Organisationen hinsichtlich ihrer ‚Performance' unter Diskontinuitätsbedingungen liefern zu sollen. Interessant am Evaluationsdiskurs ist dabei allerdings, dass in Form der ‚Responsive Constructivist Evaluation' (Guba 1990) eine ontologische, epistemologische und methodologische Alternativposition bezogen wird, die es erlaubt, an diesen ‚Arbeitsauftrag' des Transparenzschaffens anders heranzugehen. Das (Selbst-) Verständnis der sogenannten ‚vierten Evaluationsgeneration' (Guba & Lincoln 1989), beschreiben die folgenden Charakteristika (Habersam 1997, 187f., rechte Spalte):

- subjektiv-interpretativ, politisch, wertbehaftet, verantwortungsbewusst,
- diskursiv nach Glaubwürdigkeit suchend,
- im Einzelfall passende, rekontextualisierte Lösungen durch Moderation und Verhandlung nachvollziehbar produzierend,
- als ‚Change Agent' partizipierend im gemeinsamen Steuerungsprozesses der organisationalen ‚Stakeholder',
- Quantitäten als Teil qualitativer Betrachtungsweisen zulassend und methodisch offen nach angemessenen Methoden suchend,
- die Organisation als nicht-triviales Phänomen der Selbstorganisation und Selbstevaluation verstehend,
- in Bezug auf andere Diskursansätze dialogisch orientiert und damit selbstreflexiv sich mit irritierender Kritik auseinandersetzend,
- eingebettet in eine konstruktivistisch-hermeneutisch-interpretative Denkweise ohne Vorherrschaftsanspruch derselben.

Auf Basis dieser transdisziplinären Anregungen aus der Evaluationsdebatte, insbesondere durch Einnahme einer konstruktivistisch-hermeneutisch-interpretativen Position, lassen sich unterschiedliche Aspekte einer Umperspektivierung der Controllingforschung gewinnen.

Naheliegend ist die Interpretation von Controlling *als* Evaluation, um in der Tradition der vierten Evaluationsgeneration stehend die Entwicklung in Richtung ‚Kontextsteuerung' bei Willke (1989) zu forcieren[145] und diesen Ansatz als dialogisch-prozessorientierte Controlling-

---

[145] Willke (1989) schlägt ‚Kontextsteuerung' auf dem 10. österreichischen Controllertag als alternative Sichtweise vor, wird aber zunächst nicht rezipiert.

konzeption auszuarbeiten (Habersam 1997). Diese (systemtheoretisch orientierte) Entwicklungsmöglichkeit[146] wird weiterführend aufgegriffen, indem Controlling im Sinne einer organisierten (Selbst-)Beobachtung (Scheytt 2005; Kappler & Scheytt 2006) und Differenzenproduktion konzipiert wird – hier einmal zur Abwechslung ‚kulinarisch' präsentiert:

> „Die Dreieinhalb-Zeilen-Controlling-Terrine: Auch Sie schauen natürlich nach, wie weit Sie gekommen sind, wenn Sie sich etwas vorgenommen haben, und was Sie tun können, um das Angestrebte zu erreichen, falls es noch nicht so weit ist. Das zusammen genommen ist Controlling. Controlling in der Nussschale." (Kappler 2006: 18; Textteile im Kasten)

Ontologisch-methodologisch formuliert bedeutet dies: Differenzen sind nicht einfach da, sondern sie werden (durch Controlling) und die dort getroffenen Unterscheidungen erst produziert (z. B. durch Plan-SOLL und IST-Erhebung, Berichtswesen, differierende Berechnungsmethoden). Dieser Prozess des Unterscheidens konstituiert Beobachtung (Spencer Brown 1979), indem BeobachterInnen Unterscheidungen treffen, also Beobachtetes fokussieren, damit einen nicht beobachteten Rest ausblenden und in dieser Setzung die beobachtbare Unterscheidung festlegen, die dann in der Organisation durch Kommunikation[147] Relevanz erhält (Kappler & Scheytt 2006). Die Art und Weise, wie zwischen eingeblendet/ausgeblendet unterschieden wird, gestaltet das Abgebildete mit und produziert Folgefragen, die es zu bewerten und zu entscheiden gilt, beispielsweise: Wie relevant ist der Unterschied für wen? Welche Konsequenzen sind für zukünftige Handlungen zu ziehen? Was ist aus diesen Konsequenzen wiederum zu erwarten? Sobald Controllinginstrumente in unterscheidender Weise benutzt werden, ist die Situation eine ‚mit' diesen Instrumenten unterfütterte Unterscheidung und keine mehr ‚ohne' dieselben. Anders gesagt: Controlling signifiziert und wird signifiziert (Becker 2003; Kappler 2004a), indem es diese Rolle einer Beobachtung zweiter Ordnung wahrnimmt und ihm in der Organisation eine spezifische und teils prominente, wirkmächtige Rolle als Vorbereitung von Entscheidungen (durch das Management) durch Unterscheidung (im Controlling) zuerkannt wird. Diese Entscheidungen wiederum beeinflussen auch die Art des Unterscheidens in der Zukunft, z. B. indem sie Aufmerksamkeiten lenken oder auch die bisherige Art des Unterscheidens revidieren.

In dieser konstruktiven Wechselwirkung bzw. rekursiven Schleife wird die Rolle der ‚Wahrnehmung' deutlich, wie sie bereits im Terminus ‚responsive' bei der vierten Evaluationsgeneration aufkommt:

> „Worum es in einer Theorie des Controlling aufgrund der Abbildungsproblematik aller Controllingaktionen gehen muss, ist die Schärfung der Wahrnehmung für die Abbildungs- und (in Bezug auf positive Theorie) die Erkenntnisprämissen sowie die jeweilige Begrenztheit dieser Sicht. Das Gerede von der Ganzheitlichkeit, das so tut als ließen sich SupermanagerInnen in Gestalt von ControllerInnen finden, löst das Problem nicht." (Kappler 2002a: 383)

---

[146] Anzumerken ist hier, dass die NPO-Managementforschung heute in einer ganz ähnlichen Lage zu sein scheint. So betrachten Beyes & Jäger (2005) NPOs aus systemtheoretischer Sicht als ‚multidiskursive Organisationen', d. h. mit unterschiedlichen Entscheidungsprämissen zwangsweise umgehen müssend, und stellen diese alternative Sichtweise den klassisch-deterministischen Ansätzen (Markt, Staat, Zivilgesellschaft) in der NPO-Managementtheoriebildung als Perspektivenwechsel gegenüber – im Sinne einer *erst noch auszudifferenzierenden* Alternative.

[147] Mit Kommunikation ist hier nicht das klassische Sender-Empfänger-Modell gemeint, wonach der ‚Informationscontainer' von A nach B geschoben wird und selbsterklärend ist, sobald er geöffnet wird (Jönsson 1996, 5 zum ‚container view'), sondern Kommunikation ist eine systemspezifische Aktion, indem AkteurInnen die für sie relevante Information aus dem Angebot der Umwelt kognitiv selbst erzeugen (Jönsson 1996, 5 zum ‚emergent view'; Schmidt 2004, 50f.).

In diesem Sinne ist der Perspektivenwechsel als Herstellen von Beobachtungsvarianz der (wer unbedingt daran festhalten will) prozessuale Controlling-‚Kern'.

Das ist keine neutrale Position, sondern die eines Change Agents, der/die Unterscheidungen aus der Perspektive von Controlling/des Controllers/der Controllerin trifft, und mit diesen Unterscheidungen Teil des nicht-trivialen Steuerungsproblems der Organisation mit ihren immer schon kontingenten (Entscheidungs-)Situationen wird. Der sensible, empfängliche (responsive) Blick auf die Tätigkeit des Unterscheidens als Praxis, sein Zustandekommen ebenso wie die aus diesem Blick resultierenden Konsequenzen könnte – in obiger Diktion – evaluatives oder auch investigatives Controlling genannt werden, das sich durchaus als eine Art ‚Ästhetik der Irritation' (Habersam 2003) verstehen lässt. Weil Controlling *ein* Blick aus vielen möglichen, *ein* Referenzrahmen aus vielen möglichen, *ein* Vorschlag zu Konsequenzen aus vielen möglichen ist, ist die Glaubwürdigkeit der darin liegenden Interpretationen eine dialogisch über Verständigung zu schaffende Glaubwürdigkeit – eine etwas andere Rollenbeschreibung als die eines Experten/einer Expertin für das Quantitative, das die managerielle Wirklichkeit vermeintlich vollständig oder ‚ganzheitlich' repräsentiert nach dem Motto ‚You can't manage what you can't measure'[148].

Beitrag zur Öffnung des Diskurses

Der Exkurs in mögliche Konzeptionen eines Controlling als soziale und institutionelle Praxis verdeutlicht zunächst, dass sich die Mainstream-Perspektive in der Literatur zum Krankenhausmanagement der Mainstream-Perspektive in Controllingliteratur bedient, was auf Basis gemeinsamer funktionalistisch-rationalistischer Grundannahmen konsistent ist und die Einbettung der SBWL ‚Krankenhausbetriebslehre' in ‚klassische' ABWL (z. B. Gutenbergscher Prägung) nicht in Frage stellt. Diese Positionierung zeigt sich, wenn etwa Naegler (2002) an die Controllingkonzeption von Horváth (1991) anknüpft, aber auch wenn Haubrock & Schär (Hg., 2007) im Teilkapitel ‚Krankenhausmanagement' Controlling als ‚wesentliches Managementinstrument' definieren (Zapp 2007, 227). Was hierbei unter Controlling sowie Kosten-, Leistungs-, Erlös- und Ergebnisrechnung verstanden wird, knüpft nahtlos an ein Mainstream-Controllingverständnis an, wie es sich im Großteil der Controllingliteratur, die im Literaturverzeichnis von z. B. Zapp (2007) umfassend zitiert ist, en detail nachvollziehen lässt.

Gerade die Nahtlosigkeit des konzeptionellen Schulterschlusses zwischen der Mainstream-Perspektive des Krankenhausmanagements und Controlling lässt in ihrer Hermetik offensichtlich werden, welche Aspekte ‚außen vor' bleiben, die eine alternative Perspektive konzeptionell einbringen kann:

- Die Anerkenntnis der Abbildungsproblematik vor dem Hintergrund der Wechselwirkung von Abgebildetem und Abbildendem;
- Differenzenproduktion als Auftrag statt einseitige Auflösung von Dualismen und somit das Zulassen von Irritierendem;
- Fragen der Sinnproduktion und Legitimität;
- die Thematisierung von Herrschaft, Disziplinierung, Werthaltungen und Verantwortung;

---

[148] Messner et al. (2007) weisen darauf hin, dass Aussagen mit diesem Sinngehalt mehrere ‚Väter' zu haben scheinen: Peter Drucker, Edward Deming und Robert Kaplan. Unabhängig von Urheberunklarheiten ist hier jedoch die beschriebene Denkweise relevant.

- Rollenbeschreibungen von ControllerInnen als Teil des Problems, sobald sie als ‚Change Agents', ModeratorInnen, GestalterInnen von Dialogen und Verhandlungslösungen in der Organisation agieren;
- schließlich auch die Wichtigkeit der gegenwartsfähigen Wahrnehmung der situativen Bestimmungsmomente mit allen Sinnen, Sensibilität und ‚Responsiveness' (Jacobs 2003) in der Ausübung von Controlling.

Mit der konzeptionellen Ausarbeitung dieser Aspekte unterstützt das ‚alternative' Verständnis von Controlling als soziale und institutionelle Praxis die bei Grossmann et al. bereits elaborierte, und durch Homann (2002) und Schmidt (2004) bestärkte und erweiterte ‚Umperspektivierung' in der Betrachtung öffentlicher Krankenhäuser zwischen Beharrung und Veränderung in vielfacher Hinsicht:

- Die Hereinnahme der ethischen, wertebehafteten Dimension, wie sie durch den Bezug auf Homann (2002) bereits geleistet werden konnte, ist konzeptionell hochgradig *kompatibel* mit einem Controllingansatz, der sich explizit als politischen, von Wertepluralismus getragenen, verantwortungsbewussten Ansatz deklariert. ControllerInnen haben in diesem evaluatorisch geprägten Verständnis die Aufgabe, die einzelnen Interessenlagen der Anspruchsgruppen ‚miteinander ins Gespräch zu bringen'. Sie moderieren diesen kommunikativen Prozess so, dass die diversen ethischen Positionen und Anliegen der einzelnen Stakeholder auch zur Sprache kommen können (Mäeutik). Die Wahrnehmung dieser Aufgabe durch Controlling bzw. ControllerInnen *konkretisiert* die von Homann (2002) vorgeschlagenen positiven Anreizsituationen, die sich dadurch auszeichnen, dass einerseits die einzelnen Beteiligten mit ihren Beiträgen Gehör finden, und andererseits die Organisation auch auf deren Beiträge (an Ideen, bedenkenswerten Zweifeln, Pro-/Contra-Argumenten, etc.), die sie in ihrem Wert ja vorherher nicht einschätzen kann, bei Bedarf zurückgreifen kann. Ein derartiges Dialogforum zu betreiben ist ein durch Controlling bzw. ControllerInnen ausgestalteter ‚strategischer Handlungs*ablauf*', wie er Homann (2002) als Ort des ‚Übersetzungsprozesses' ethischer Kategorien in ökonomische Kategorien vorschwebt.
- Die gerade beschriebene konzeptionelle Handhabungsstrategie für das organisationale Spannungsfeld ‚Ethik versus Ökonomik' *reicht* prinzipiell auch *über* dieses Spannungsfeld *hinaus*. Die non-dualistische Handhabung unvermeidlicher Dualismen – und an diesen ist die Organisation ‚reich', wie die vier ständig zu bearbeitenden Widersprüche bei Grossmann et al. zeigen – durch Regeln im Sinne sanktionsbewehrter Anreize verlangt, bei Respekt vor der Autonomie der Subsysteme, geradezu fortwährende Verhandlungsprozesse als verständigungsorientierte Art der Handhabung von Dualismen. In ihnen lässt sich die Autonomie konditionieren, sobald die Beteiligung an der Verhandlung zur Selbstbindung führt (z. B. sich auch an Zielvereinbarungen zu halten). In dieser Art von ‚Vertrauensbildung' im Sinne von Verlässlichkeit für das Gegenüber liegt die ‚Produktivität' der Steuerungsbeziehung.
- Schließlich ist die oben präsentierte ‚alternative' Controllingauffassung auch zur Auslegung von Kultur als Problemlösungsverfahren (Schmidt 2004) hochgradig *kompatibel*. Zurückzukommen ist hier zunächst auf den Verfahrensvorschlag für einen bewusst beobachteten Lernprozess (Schmidt 2004, 198), wonach alle Beteiligten Probleme, Lösungen, Verfahren der Lösung und Zufriedenheit mit Resultaten schildern, um in diesem *Beobachtungsprozess zweiter Ordnung* den Wirkungszusammenhang zwischen den fünf Dimensionen

des Wirklichkeitsmodells und dem korrespondierenden Kulturprogramm zu *reflektieren*. ‚Fragebatterien' zu den Themen Arbeit, Controlling, Gefühle, Entscheidungen, Entwicklung, Führung, Kommunikation, Krise, Macht, Mensch, Moral und Unternehmen (Schmidt 2004, 203-211) sollen diese Thematisierung und Reflexion anleiten. Über die Relationen zwischen diesen Themen, deren Kompatibilität, Kohärenz und Klarheit kann dann ein erhöhter Bewusstheitsgrad bzw. Grad an *Reflektiertheit* erlangt werden. Daraus wiederum mag eine Veränderungsinitiative folgen. Controlling ist hier einer von 12 Aspekten, in denen der Wirkungszusammenhang von Wirklichkeitsmodell und Kulturprogramm seinen Ausdruck findet bzw. sich Kultur als Problemlösungsverfahren manifestiert. In der zuvor geschilderten alternativen Controllingperspektive ist die Durchführung dieses Verfahrensvorschlages zur Beobachtung zweiter Ordnung, in dem differente und gemeinsame Einschätzungen zu den Dimensionen des Wirklichkeitsmodells und ihrer organisationsspezifischen Ausdifferenzierung zum Vorschein kommen können, der prozessuale Controlling-‚Kern'. Damit gelingt es auf einer Prozessebene, Beobachtungsvarianz einzuführen und Dualismen möglichst lang offen zu halten, statt sie vorschnell kontraproduktiv einseitig zu schließen. Dieser Prozess muss personal nicht an ControllerInnen/EvaluatorInnen gebunden sein. AkteurInnen knüpfen vielmehr ‚controllerisch' an dem situativ Vorhandenen an, sobald sie wahrnehmen, Differenzen bilden, zukünftige Handhabungsmöglichkeiten der wahrgenommenen Differenzen konzipieren und in das Entscheidungsverfahren des Managements einbringen. In dieser Kopplung von Controlling (Unterscheidungsdomäne) an Management (Entscheidungsdomäne) liegt die ‚funktionale Mächtigkeit' von Controlling begründet (Kappler & Scheytt 2006, 111). Diese wird in der alternativen Controllingperspektive *konkreter rekonstruierbar* und zeigt bereits die Richtung an, in welche Antworten auf die ‚Fragebatterie' zum Controlling von Schmidt (2004, 203f.) gehen könnten.

- Die in der alternativen Controllingperspektive anzutreffenden Überlegungen zur ‚Ästhetik' *stützen* die Argumentation Schmidts (2004), wonach die ‚Wahrnehmung' der Ausgangspunkt jeglicher Unterscheidung und Beobachtung ist. „Die Emergenz von Kulturprogrammen im Wirkungszusammenhang mit Wirklichkeitsmodellen *läuft an* mit der Wahrnehmung als Grundlage des Handelns." (Schmidt 2004: 106; kursiv gedruckt im Original) Wahrnehmung macht etwas benennbar, bewertbar und in seiner Relevanz einschätzbar. Über den Begriff der ‚Wahrnehmung' wird in der alternativen Controllingperspektive der Abbildungsversuch als nicht-triviale Abbildungs*problematik* deutlich, wobei die Problematik darin besteht, dass die Abbildung zum Abgebildeten mittels Controlling und der darin angelegten Wahrnehmungsmethodik in Relation gesetzt wird. Diese eigensinnige Mittlerfunktion von Controlling zwischen dem Abgebildeten, das in der Abbildung erst geschaffen wird (und damit das Abgebildete nicht objektiv wiedergibt, sondern es konstruiert) und der durch Controlling unterscheidungszentriert vorbereiteten Entscheidungssituation lenkt die theoriebildende Aufmerksamkeit auf zweierlei: auf die *Wahrnehmungs*modi von Controlling bzw. von ControllerInnen/EvaluatorInnen als Ausgangspunkt dieser controllerischen Handlungen sowie auf die situativ vorhandenen *Verständigungs*modi zur Bearbeitung der durch Controlling ins Bewusstsein gerückten Differenzen. „So könnte auch Controllingtheorie als ästhetische Theorie der ‚Befindlichkeit in Atmosphären' (Böhme 1989) verstanden werden (z. B. in Organisationskulturen), in deren Entfaltung eine umfassende Wahrnehmungstheorie mitschwingt." (Kappler & Scheytt 2006: 117) Dass dieser konzeptionelle Weg erst zu gehen sein wird ändert nichts daran, dass sich bereits in den vorhandenen Betrachtungen von Controlling als soziale und institutionelle Praxis entsprechende Hinweise darauf finden lassen, wie das ‚öffentliche Krankenhaus' auf dem Weg zu einer reflektierten und reflektierenden Organisation konzeptionell unterstützt werden kann.

5.5 Resümee

Die in der Einführung ins Thema etwas provokant formulierte, metaphorische Frage nach den ‚Selbstheilungskräften' des ‚kranken Krankenhauses' kann an dieser Stelle vorsichtig positiv beantwortet werden. Aus einer konzeptionellen Perspektive sind diese Kräfte vorhanden und wären systematisch zu stärken – eine Einschätzung, die in einem kurzen Rückblick auf den bisherigen Gang der Untersuchung plausibel wird.

Die Momentaufnahme aus der *eigenen*, explorativ-qualitativen *empirischen Einzelfallstudie* in einem Tiroler Bezirkskrankenhaus präsentiert zunächst ein *exemplarisches* Bild des ‚öffentlichen Krankenhauses' zwischen Beharrung und Veränderung. Die im Zuge der eigenen empirischen Arbeit interpretativ gewonnenen Spezifika der Organisation – PatientInnen, Sinn & Zweck, gesellschaftlicher & sozialer Kontext, Struktur & Prozess, MitarbeiterInnen, zentrale Beziehungen, Management & Führung, Ökonomie, Qualität sowie die Spannungsfelder mit ihren Konfliktlinien, Wechselwirkungen, Wendepunkten und nicht intendierten Konsequenzen – sind als abstrahierende Kategorien großteils auch in anderen Organisationen anzutreffen. Auf der Ebene der Charakteristika werden die einzelnen Spezifika dann inhaltlich konkretisiert für den betrachteten Fall, wie er in *Kapitel 2* der Arbeit dargelegt ist. Dass diese Spezifika und Charakteristika eine über den Einzelfall hinausreichende Berechtigung aufweisen, zeigt die in *Kapitel 3* vorgenommene Spiegelung der eigenen empirischen Erkenntnisse an den empirischen Erkenntnissen *anderer* OrganisationsforscherInnen als eine Art ‚Plausibilitäts-Check'. Dabei ist deutlich darauf hinzuweisen, dass diese *robuste Heuristik*, ‚herausdestilliert' aus diversen Blickwinkeln empirischer Studien, *nicht* das öffentliche Krankenhaus als Organisation ‚ganzheitlich' im Sinne totaler Repräsentation einer so-und-nicht-anders-seienden Organisation erfasst. Dieser Anspruch wäre überhöht angesichts dessen, dass jede weitere empirische Studie im Prinzip diese Heuristik mehr oder weniger umfassend verifizieren könnte. Diese Dynamik wissenschaftlichen Erkenntnisgewinns entbindet aber nicht von der Notwendigkeit, eine glaubwürdige Referenz zu setzen, die in Frage gestellt werden kann. Hier bildet die entwickelte Heuristik diese Referenz.

Die in *Kapitel 2* empirisch entwickelte Analytik zur Betrachtung der Organisation erlaubt eine erste Diagnose. Bezogen auf das Bild vom ‚öffentlichen Krankenhaus' als ‚krankes Krankenhaus' zeigt sich ein zumindest bedenklicher ‚Gesundheitszustand'. Die Rede vom Sinnverlust, aber auch die Problematik offensichtlich mangelnder Sensibilität der Führung, die in nicht vorausberechenbare Wendepunktdynamik und damit einhergehende Überraschungen münden kann, beschreibt diesen Zustand, für dessen Handhabung das Krankenhaus schlecht gerüstet scheint.

Die Frage, ob und wie diese empirisch als relevant erachteten Spezifika und Charakteristika des öffentlichen Krankenhauses in der vorhandenen deutschsprachigen Literatur zum Management des öffentlichen Krankenhauses konzeptionell gefasst werden, verlangt eine Entwicklung der bisherigen Analytik zur Betrachtung der Organisation in Richtung einer Rekonstruktion, wie sie in *Kapitel 4* vorgenommen wird. Deren Ergebnis ist ernüchternd: Insbesondere die grundlegenden Annahmen der Mainstream-Perspektive in der deutschsprachigen Literatur zum Management öffentlicher Krankenhäuser sind nicht geeignet, diese Perspektive konzeptionell auf die Höhe der Problemlagen zu bringen, die sich mit ‚Sinnverlust', ‚geringer Führungssensibilität' und ‚überraschender Wendepunktdynamik' schlagwortartig bezeichnen lassen. Die Differenzenbildung zwischen empirisch gewonnener Heuristik und konzeptioneller Mainstream-Perspektive ergibt vielmehr, dass sich die vorhandene konzeptionelle Problemlösungskapazität gar nicht auf diese empirisch als relevant erachteten Aspekte richtet, die somit Teil der ‚blinden Flecken' der konzeptionellen Mainstream-Perspektive im Umgang mit den empirisch als Referenz gesetzten Spezifika und Charakteristika werden.

Die Auseinandersetzung mit diesen ‚blinden Flecken' der Mainstream-Perspektive provoziert die Frage nach einer konzeptionellen Alternative. Dies erscheint – um im Bild zu bleiben – einerseits mit Blick auf die gesuchten ‚Selbstheilungskräften' notwendig, andererseits verlangt die Suche nach einer Alternative auch ein innovatives Vorgehen in der Analytik zur Betrachtung der Organisation ‚öffentliches Krankenhaus'. In *Kapitel 5* wird zunächst erneut rekonstruktiv angeknüpft, indem nach bereits vorhandenen Alternativkonzeptionen in der Literatur gefragt wird. Die Rekonstruktion der Überlegungen zur ExpertInnenorganisation bzw. zum intelligenten Krankenhaus macht inhaltlich deutlich, dass eine Alternativperspektive bereits existiert, die einen konzeptionell wie praktisch angemesseneren Umgang mit den empirisch als relevant bezeichneten Spezifika und Charakteristika der Organisation ‚öffentliches Krankenhaus' ermöglicht. Den ‚erkenntnispluralistischen Scheinwerfer' (Kirsch 2005, 266) anzuschalten und anders auszurichten bedeutet zwar nicht die generelle Abschaffung ‚blinder Flecken', aber eine teils massive Veränderung von Schattenzonen. Dies fordert und fördert die weitere Entwicklung in der Analytik zur Betrachtung der Organisation ‚öffentliches Krankenhaus' – weg von einem rekonstruktiven Vorgehen, hin zu einem auf Erkenntnis*potenziale* gerichteten Vorgehen in dem Sinne, dass *neue Perspektiven* in den fachlichen Diskurs *eingeführt* werden. Die inhaltliche Begründung hierfür liefert sowohl die Beschäftigung mit der Empirie als auch die Rekonstruktion des literarisch Vorhandenen. Mit der transdisziplinären Einführung von drei neuen Perspektiven eröffnen sich Möglichkeiten zu einer *Organisationstheorie* des ‚öffentlichen Krankenhauses', die es in weiterer Folge auszudifferenzieren gilt. Für diesen ‚spekulativen' Akt hat die vorliegende betriebswirtschaftliche Grundlagenforschung zur Organisation ‚öffentliches Krankenhaus' eine inhaltliche Grundlage in empirischer und rekonstruktiver Hinsicht argumentiert.

Und wie steht es aus dieser Perspektive heraus betrachtet um die eingangs erwähnten ‚Selbstheilungskräfte' der Organisation? Zunächst ist ‚Krankheitseinsicht' die notwendige Voraussetzung dafür, dass eine Verbesserung des Zustandes überhaupt angestrebt werden will. Mit den Überlegungen zum öffentlichen Krankenhaus als ExpertInnenorganisation *und* den Überlegungen aus den drei aufgegriffenen Debatten zur Wirtschaftsethik in einem non-dualistischen Sinn, zur Kultur als einer zu verändernden Problemhandhabungskapazität sowie zu einem Verständnis von Controlling als soziale und institutionelle Praxis liegt eine elaborierte Alternative zum konzeptionellen Mainstream vor, die eine Erhöhung der (Selbst-)Beobachtungs- und Kommunikationskapazität mit sich bringt und es dadurch erlaubt, auch die *Einsichts-* und *Entscheidungs*kapazität zu erweitern.

Dass hier trotzdem vorsichtig formuliert wird, liegt an der ‚riskanten' Pointe der bisherigen Argumentation. Letztlich konvergieren alle ‚öffnenden' Hinweise im letzten Teil der Arbeit darin, dass in der bewussten Handhabung unvermeidlicher Dualismen, in der Durchführung von Beobachtungen zweiter Ordnung sowie in der Handhabung der Kommunikationssituationen, in denen Unterscheidungen von den Beteiligten mehr oder weniger Entscheidungsrelevanz verliehen wird, der konzeptionelle Schlüssel liegt, das öffentliche Krankenhaus auf dem Weg zu einer reflektierten und reflektierenden Organisation zu unterstützen und damit auch die ‚Selbstheilungskräfte' zu stärken. An diesem Punkt ist es konsequent, diesen Bewusstwerdungsprozess über die Verwendung von Leitfragen anzustoßen und zu begleiten – nicht weniger und nicht mehr. Die oben erwähnten ‚Fragesets' zu den Themen Arbeit, Controlling, Gefühle, Entscheidungen, Entwicklung, Führung, Kommunikation, Krise, Macht, Mensch, Moral und Unternehmen bieten hierfür umfassende Anregungen. Ein abschließender, statischer Fragenkatalog ist dies naturgemäß nicht. Vielmehr sind die Fragestellungen selbst wiederum Teil der (Selbst-)beobachtung der Organisation und damit Gegenstand möglicher Veränderung. Angesichts dieses Vorläufigkeitscharakters von Organisiertheit geht es vor allem um ‚Muddling through' im besten Sinn: vertraut mit Zirkularität, responsiv urteilsfähig in jedem Moment und zielbewusst-ergebnisoffen.

Bibliographie

Benutzte Abkürzungen:

AAAJ	Accounting, Auditing and Accountability Journal
aktual.	aktualisierte
AOS	Accounting, Organizations and Society
ASQ	Administrative Science Quarterly
Aufl.	Auflage
bearb.	bearbeitete
BFuP	Betriebswirtschaftliche Forschung und Praxis
BGW	Berufsgenossenschaft für Gesundheitsdienst und Wohlfahrtspflege
DAK	Deutsche Angestellten-Krankenkasse
DBW	Die Betriebswirtschaft
durchges.	durchgesehene
DUV	Deutscher Universitäts-Verlag
EAR	European Accounting Review
erg.	ergänzte
erw.	erweiterte
Hg.	Herausgeber
hrsg.	herausgegeben
rev.	revidierte
S.	Seite
u. a.	und andere
überarb.	überarbeitete
unveränd.	unveränderte
verb.	verbesserte
vollst.	vollständig
ZögU	Zeitschrift für öffentliche und gemeinwirtschaftliche Unternehmen
ZfB	Zeitschrift für Betriebswirtschaft
zfbf	Zeitschrift für betriebswirtschaftliche Forschung
zfcm	Zeitschrift für Controlling & Management
zugl.	zugleich

Adam, Dietrich (1972): Krankenhausmanagement im Konfliktfeld zwischen medizinischen und wirtschaftlichen Zielen. Eine Studie über Möglichkeiten zur Verbesserung der Strukturorganisation und des Entscheidungsprozesses in Krankenhäusern. Wiesbaden: Gabler.

Adam, Dietrich (1996): Krankenhausmanagement im Wandel. In: Adam (Hg., 1996): 5-18.

Adam, Dietrich (Hg., 1996): Krankenhausmanagement. Auf dem Weg zum modernen Dienstleistungsunternehmen. Wiesbaden: Gabler.

Ahrens, Thomas & Chapman, Christopher S. (2007): Management accounting as practice. In: AOS 32 (1/2): 1-27.

Ahrens, Thomas & Mollona, Massimiliano (2007): Organisational control as cultural practice – A shop floor ethnography of a Sheffield steel mill. In: AOS 32 (4/5): 305-331.

Albach, Horst (1988): Klinische Betriebswirtschaftslehre. In: Gronemann & Keldenich (Hg., 1988): 15-21.

Albach, Horst (Hg., 1989): Zur Theorie der Unternehmung. Schriften und Reden von Erich Gutenberg. Aus dem Nachlaß. Berlin [u.a.]: Springer.

Andersen, Hanfried H. & Schwarze, Johannes (2002): Zur Akzeptanz integrierter Versorgungsmodelle. In: Preuß et al. (Hg., 2002): 20-36.

Arnold, Michael/Klauber, Jürgen & Schellschmidt, Henner (Hg., 2002): Krankenhaus-Report 2001. Schwerpunkt Personal. Stuttgart/New York: Schattauer.

Aulinger, Andreas (Hg., 2008): Netzwerkevaluation. Stuttgart: Kohlhammer.

Axtner, Wilfried (1978): Krankenhausmanagement: Empfehlungen zu Zielen, Rechtsform, Organisation, Information und Führung. Baden-Baden: Nomos.

Baecker, Dirk (1994): Kybernetik zweiter Ordnung. In: Foerster (1994): 17-23.

Baecker, Dirk (2003): Organisation und Management. Aufsätze. Frankfurt/Main: Suhrkamp.

Bamberg, Günter & Coenenberg, Adolf (1989): Betriebswirtschaftliche Entscheidungstheorie, 5. Aufl. München: Vahlen.

Baugut, Gunar & Schumann, Konrad (1996): Projekt 10. Alle tun, was Gesundheit fördert. In: Bellabarba & Schnappauf (Hg., 1996): 230-247.

Baumgartner, Johann & Narath, Markus (2002): Das Steirische Palliativprojekt – Einsichten und Aussichten nach dem Pilotprojekt ‚Stationäre Palliativbetreuung'. In: Bischof et al. (Hg., 2002): 227-239.

Bayer, Michael (2002): Subjektive Zufriedenheit im Kontext organisatorischen Wandels und beruflicher Veränderungsprozesse am Beispiel eines ostdeutschen Krankenhauses. Halle: Martin-Luther-Universität (Der Hallesche Graureiher 2002-1).

Bea, Franz X./Dichtl, Erwin & Schweitzer, Marcell (Hg., 1985): Allgemeine Betriebswirtschaftslehre. 3 Bände, jeweils in der 3. Aufl. Stuttgart/New York: G. Fischer.

Becker, Albrecht (2003): Controlling als reflexive Steuerung von Organisationen. Stuttgart: Schäffer-Poeschel.

Becker, Albrecht (2004): Jenseits des Kerns des Controlling. Management Accounting as Social and Institutional Practice. In: zfcm 48 (2): 95-107.

Beer, Stafford (1967): Kybernetik und Management. 3. Aufl. Frankfurt/Main: S. Fischer.

Beil-Hildebrand, Margitta B. (2003): Institutional Excellence im Krankenhaus. Rhetorik und Realität. Bern [u.a.]: Hans Huber.

Bellabarba, Julia (1996): Warum Organisationsentwicklung? In: Bellabarba & Schnappauf (Hg., 1996): 15-24.

Bellabarba, Julia (1997): Zum Konzept der Unternehmenskultur in Krankenhäusern. In: Hoefert (Hg., 1997): 99-108.

Bellabarba, Julia & Schnappauf, Delf (Hg., 1996): Organisationsentwicklung im Krankenhaus. Göttingen/Stuttgart: Verlag für Angewandte Psychologie.

Berger, Peter L. & Luckmann, Thomas (1996/1977): Die gesellschaftliche Konstruktion der Wirklichkeit. Eine Theorie der Wissenssoziologie. Unveränd. Abdruck der 5. Aufl. 1977. Frankfurt/Main: S. Fischer.

Bertelsmann Stiftung (Hg., 1993): Leitung und Leistung im Krankenhaus: Führungsorganisation aus Sicht des Krankenhausträgers. Ein Symposium der Bertelsmann Stiftung 24.-25. September 1991. Gütersloh: Verlag Bertelsmann Stiftung.

Beyes, Timon & Jäger, Urs (2005): Erforschung multidiskursiver Organisationen. NPO-Management aus systemtheoretischer Sicht. In: DBW 65 (6): 627-645.

Bischof, Hans-Peter/Heimerl, Katharina & Heller, Andreas (Hg., 2002): „Für alle, die es brauchen." Integrierte palliative Versorgung – das Vorarlberger Modell. Freiburg im Breisgau: Lambertus.

Blaumeiser, Heinz (2001): Einführung in die Qualitative Sozialforschung. In: Hug (Hg., 2001). Band 3: 31-51.

Bleicher, Knut (1964): Zur Zentralisation und Dezentralisation des Entscheidungsprozesses. In: Grochla (Hg., 1964): 125ff.

Bleicher, Knut (1971): Perspektiven für Organisation und Führung von Unternehmungen. Baden-Baden/ Bad Homburg vor der Höhe: Verlag für Unternehmensführung Gehlen.

Bleicher, Knut (1992): Das Konzept integriertes Management. 2., rev. und erw. Aufl. Frankfurt/Main: Campus.

Bleicher, Knut (1999): Das Konzept integriertes Management. Visionen – Missionen – Programme. 5. rev. und erw. Aufl. Frankfurt am Main/New York: Campus.

Blum, Karl (1998): Patientenzentrierte Evaluation des ambulanten Operierens im Krankenhaus. In: Ruprecht (Hg., 1998): 169-184.

Blum, Karl (2001): Verwertungsdefizite von Patientenbefragungen. Eine Ursachenanalyse. In: Satzinger et al. (Hg., 2001): 339-345.

Blum, Karl (2003): Pflegefremde und patientenferne Tätigkeiten im Pflegedienst der Krankenhäuser. Bestandsaufnahme und Verbesserungsvorschläge (Studie mit Unterstützung der Medvantis Medical Business Solutions AG). Düsseldorf: Deutsche Krankenhaus Verlagsgesellschaft mbH.

Blumenstock, Gunnar (1998): Überlegungen zur Erhebung der Patientenzufriedenheit. In: Ruprecht (Hg., 1998): 109-115.

Böhme, Gernot (1989): Für eine ökologische Naturästhetik. Frankfurt/Main: Suhrkamp.

Bohm, David (1998): Der Dialog. Das offene Gespräch am Ende der Diskussionen. Stuttgart: Klett-Cotta.

Bonitz, Dieter (2002): Verhütung arbeitsbedingter Gesundheitsgefahren im Krankenhaus. In: Arnold et al. (Hg., 2002): 167-178.

Bornewasser, Manfred & Schnippe, Christian (1998): Kooperation im Krankenhaus. Integrationsprobleme im Bereich der OP-Organisation in einem Akutkrankenhaus. In: Spieß & Nerdinger (Hg., 1998): 99-120.

Borsi, Gabriele M. (1997): Neue Fragen zum Begriff „Personalentwicklung" im Krankenhaus. In: Hoefert (Hg., 1997): 111-146.

Borsi, Gabriele M. (2000): Das Krankenhaus als lernende Organisation. Zum Management von individuellen, teambezogenen und organisatorischen Lernprozessen. 3. Aufl. Heidelberg: Asanger.

Bourdieu, Pierre (1997): Das Elend der Welt. Konstanz: Universitätsverlag.

Braun, Günther E. & Schmutte, Andre M. (1999): Krankenhausvergleiche und Benchmarking. In: Braun (Hg., 1999): 725-741.

Braun, Günther E. (Hg., 1999): Handbuch Krankenhausmanagement – Bausteine für eine moderne Krankenhausführung. Stuttgart: Schäffer-Poeschel.

Brunsson, Nils (1985): The Irrational Organization. Irrationality as a Basis for Rationality and Change. Chichester: Wiley.

Bühl, Walter L. (2000): Luhmanns Flucht in die Paradoxie. In: Merz-Benz & Wagner (Hg., 2000): 225-256.

Bundesministerium für Gesundheit und Frauen BMGF (2005): Das Gesundheitswesen in Österreich. 4., aktual. Aufl. Wien: Bundesministerium für Gesundheit und Frauen.

Bundesministerium für Gesundheit und Frauen BMGF (2006): Krankenanstalten in Österreich. Hospitals in Austria. 6. Aufl. Wien: Bundesministerium für Gesundheit und Frauen.

Busse, Reinhard (2006): Leistungsmanagement im Gesundheitswesen – Einführung und methodische Grundlagen. In: Busse et al. (Hg., 2006): 12-23.

Busse, Hans-Jürgen/Heisig, Ulrich/Mix, Ulrich/Mönnich, Ernst & Prigge, Rolf (1997): Neue Steuerungskonzepte und Arbeitsbeziehungen im öffentlichen Dienst. Düsseldorf: Graue Reihe der Hans-Böckler-Stiftung.

Busse, Reinhard & Riesberg, Annette (2005): Gesundheitssysteme im Wandel: Deutschland. Kopenhagen: WHO Regionalbüro für Europa im Auftrag des Europäischen Observatoriums für Gesundheitssysteme und Gesundheitspolitik.

Busse, Reinhard & Schreyögg, Jonas (2006): Management im Gesundheitswesen – eine Einführung in Gebiet und Buch. In: Busse et al. (Hg., 2006): 1-9.

Busse, Reinhard/Schreyögg, Jonas & Gericke, Christian (Hg., 2006): Management im Gesundheitswesen. Heidelberg: Springer.

Chmielewicz, Klaus (1970): Die Formalstruktur der Entscheidung. In: ZfB 40 (4): 239ff.

Chua, Wai Fong (1986): Radical developments in accounting thought. In: The Accounting Review 61 (4): 601-632.

Dahlgaard, Knut/Jung, Kalle & Schelter, Wolfgang (2000): Profit-Center-Strukturen im Krankenhaus. Potentiale, Risiken und (Neben-)Wirkungen. Frankfurt/Main: Mabuse.

DAK-BGW (Hg., 2000): DAK-BGW Gesundheitsreport 2000 Krankenpflege. Arbeitsbedingungen und Gesundheit von Pflegekräften in Deutschland. Hamburg: DAK.

David, Dagmar M. & Schäfer, Robert D. (2002): Neue Berufe im Krankenhaus. In: Arnold et al. (Hg., 2002): 99-108.

Deming, William E. (1986): Out of the Crisis. Cambridge/Massachusetts: Cambridge University Press.

Denz, Hermann & Mayer, Horst O. (2001): Methoden der quantitativen Sozialforschung. In: Hug (Hg., 2001). Band 2: 75-105.

Denz, Hermann & Mayer, Horst O. (2001a): Methodologie der quantitativen Sozialforschung. In: Hug (Hg., 2001). Band 3: 52-59.

Denzin, Norman K. & Lincoln, Yvonna S. (1994): Introduction: Entering the field of qualitative research. In: Denzin & Lincoln (Hg., 1994): 1-17.

Denzin, Norman K. & Lincoln, Yvonna S. (Hg., 1994): Handbook of Qualitative Research. London [u.a.]: Sage.

Deppe, Hans-Ulrich (2005): Zur sozialen Anatomie des Gesundheitssystems. Neoliberalismus und Gesundheitspolitik in Deutschland. 3., aktual. Aufl. Frankfurt/Main: Verlag für Akademische Schriften (VAS).

dip – Deutsches Institut für Angewandte Pflegeforschung e. V. (Hg., 2002): Pflege-Thermometer 2002 – Frühjahrsbefragung zur Lage und Entwicklung des Pflegepersonalwesens in Deutschland. Köln: dip.

dip – Deutsches Institut für Angewandte Pflegeforschung e. V. (Hg., 2007): Pflege-Thermometer 2007 – Eine bundesweite repräsentative Befragung zur Situation und zum Leistungsspektrum des Pflegepersonals sowie zur Patientensicherheit im Krankenhaus. Köln: dip.

Dietrich, Martin & Grapp, Oliver (2005): Qualitätsinformationen von Krankenhäusern. Eine Untersuchung ihrer Relevanz und Anforderungen aus Patientensicht. In: ZögU 28 (3): 211-233.

Dirks-Wetschky, Nicole & Trojan, Alf (2001): Führen Patientenbefragungen zu besserer Versorgungsqualität? Ergebnisse einer Krankenhausbefragung über Maßnahmen der Qualitätsverbesserung im Anschluss an Patientenbefragungen. In: Satzinger et al. (Hg., 2001): 347-360.

Doblhammer, Gabriele & Kytir, Josef (2001): Compression or expansion of morbidity? Trends in healthy-life expectancy in the elderly Austrian population between 1978 and 1998. In: Social Science and Medicine 52 (3): 385-391.

Dörner, Dietrich (1997): Die Logik des Misslingens. Strategisches Denken in komplexen Situationen. Reinbek bei Hamburg: Rowohlt.

Economic Policy Committee & European Commission DG ECFIN (2006): The impact of ageing on public expenditure: projections for the EU-25 Member States on pensions, healthcare, longtermcare, education and unemployment transfers (2004-50). Brussels: European Communities.

Eichhorn, Siegfried (1957/58): Krankenhausbetrieb. In: Seischab & Schwantag (Hg., 1957/58): Spalte 3490-3497.

Eichhorn, Siegfried (1967): Krankenhausbetriebslehre. Theorie und Praxis des Krankenhausbetriebes. Band I, 1. Aufl. Köln: Kohlhammer.

Eichhorn, Siegfried (1971): Krankenhausbetriebslehre. Theorie und Praxis des Krankenhausbetriebes. Band II, 1. Aufl. Köln: Kohlhammer.

Eichhorn, Siegfried (1973): Krankenhausbetriebslehre. Theorie und Praxis des Krankenhausbetriebes. Band II, 2. erw. Aufl. Köln: Kohlhammer.

Eichhorn, Siegfried (1974): Krankenhausbetriebslehre. Theorie und Praxis des Krankenhausbetriebes. Band I, 2. überarb. und erw. Aufl. Köln: Kohlhammer.

Eichhorn, Siegfried (1975): Krankenhausbetriebslehre. Theorie und Praxis des Krankenhausbetriebes. Band I, 3. überarb. und erw. Aufl. Köln: Kohlhammer.

Eichhorn, Siegfried (1976): Struktur und Organisation des Krankenhaus-Managements. In: zeitschrift für organisation 45: 364-375.

Eichhorn, Siegfried (1977): Krankenhausbetriebslehre. Theorie und Praxis des Krankenhausbetriebes. Band II, 3. erw. Aufl. Köln: Kohlhammer.

Eichhorn, Siegfried (1979): Betriebswirtschaftliche Ansätze zu einer Theorie des Krankenhauses. In: ZfB 49 (3): 173-191.

Eichhorn, Siegfried (1982): Beurteilung und Sicherung von Leistungsfähigkeit, Qualität und Wirtschaftlichkeit im Krankenhaus – Krankenhausökonomische Grundlegungen. Düsseldorf: DKI.

Eichhorn, Siegfried (1987): Krankenhausbetriebslehre. Theorie und Praxis der Krankenhaus-Leistungsrechnung. Band III, 1. Aufl. Köln: Kohlhammer.

Eichhorn, Siegfried (1989): Zukünftige Anforderungen an das Krankenhausmanagement. In: Krankenhaus-Umschau 56: 623-631.

Eichhorn, Siegfried (1991): Krankenhausmanagement – gegenwärtige Situation und Perspektiven. In: DBW 51 (4): 455-465.

Eichhorn, Siegfried (1993): Einführung, Ausgangssituation und Fragestellung des Symposiums. In: Bertelsmann Stiftung (Hg., 1993): 9-16.

Eichhorn, Siegfried (1995): Stand und Perspektiven der Ordnungspolitik in der Krankenhauswirtschaft. In: Eichhorn & Schmidt-Rettig (Hg., 1995): 1-33.

Eichhorn, Siegfried (1995a): Nicht vollstationäre Versorgungsformen – Auswirkungen auf Finanzierung und Organisation. In: Eichhorn & Schmidt-Rettig (Hg., 1995): 35-45.

Eichhorn, Siegfried (1995b): Qualitätsmanagement. In: Eichhorn & Schmidt-Rettig (Hg., 1995): 321-350.

Eichhorn, Siegfried (1995c): Professionalisierungsstrategien vor dem Hintergrund neuer Versorgungs- und Entgeltformen. In: Eichhorn & Schmidt-Rettig (Hg., 1995): 369-376.

Eichhorn, Siegfried (1996): Erfolgreiches Management braucht ein prozessorientiertes Controlling – Arbeitsprozesse müssen patientengerichtet harmonisiert und koordiniert werden. In: Krankenhaus Umschau 65 (3): 174-182.

Eichhorn, Siegfried (1997): Integratives Qualitätsmanagement im Krankenhaus. Konzeption und Methoden eines qualitäts- und kostenintegrierten Krankenhausmanagements. Stuttgart: Kohlhammer.

Eichhorn, Siegfried (1999): Profitcenter-Organisation und Prozeßorientierung – Budget-, Prozeß- und Qualitätsverantwortung im Krankenhaus. In: Eichhorn & Schmidt-Rettig (Hg., 1999): 1-13.

Eichhorn, Siegfried (2001): Zukunft der Krankenhäuser in veränderten Strukturen – Gegenwärtige Situation, zukünftige Rahmenbedingungen und Entwicklungstendenzen des Krankenhausmanagements. In: Eichhorn & Schmidt-Rettig (Hg., 2001): 49-55.

Eichhorn, Siegfried & Schmidt-Rettig, Barbara (Hg., 1995): Krankenhausmanagement im Werte- und Strukturwandel. Handlungsempfehlungen für die Praxis. Köln: Kohlhammer.

Eichhorn, Siegfried & Schmidt-Rettig, Barbara (Hg., 1999): Profitcenter und Prozeßorientierung. Optimierung von Budget, Arbeitsprozessen und Qualität. Stuttgart: Kohlhammer.

Eichhorn, Siegfried & Schmidt-Rettig, Barbara (Hg., 2001): Krankenhausmanagement. Zukünftige Struktur und Organisation der Krankenhausleitung. Beiträge zur Gesundheitsökonomie 32, hrsg. von der Robert Bosch Stiftung GmbH. Stuttgart/New York: Schattauer.

Eichhorn, Siegfried & Schmidt-Rettig, Barbara (2001a): Notwendigkeit und Empfehlungen für einen Paradigmenwechsel der Leitungsorganisation des Krankenhauses. In: Eichhorn & Schmidt-Rettig (Hg., 2001): 1-46.

Eiff, Wilfried von (1987): Krankenhaus-Management (Loseblatt-Ausgabe in 5 Bänden). Landsberg/Lech: Ecomed.

Eiff, Wilfried von (2000): Führung und Motivation in deutschen Krankenhäusern. Eine aktuelle Studie zum Personalmanagement in deutschen Krankenhäusern offenbart erhebliche Defizite. In: Personalführung 12: 60-66.

Eiff, Wilfried von (2007): Hospital Branding: Von der Markenkultur zum Magnet-Krankenhaus. In: Eiff & Stachel (Hg., 2007): 44-64.

Eiff, Wilfried von (2007a): Die Benchmarking-Kultur. Best-in-class-Leistungen als Innovationsmotor und nicht als Kopieren von Patentrezepten. In: Eiff & Stachel (Hg., 2007): 324-334.

Eiff, Wilfried von & Middendorf, Conrad (2004): Klinisches Risikomanagement – kein Bedarf für deutsche Krankenhäuser? In: Das Krankenhaus 2004 (7): 537-542.

Eiff, Wilfried von & Stachel, Kerstin (Hg., 2007): Unternehmenskultur im Krankenhaus. Band 1 der Reihe „Leistungsorientierte Führung und Organisation im Gesundheitswesen". Gütersloh: Verlag Bertelsmann Stiftung.

Eisenhardt, Kathleen M. (1989): Building Theories from Case Study Research. In: Academy of Management Review 14 (4): 532-550.

Elwyn, Glyn/Edwards, Adrian & Kinnersley, Paul (2003): Shared decision-making in der medizinischen Grundversorgung. Die vernachlässigte zweite Hälfte der Beratung. In: Scheibler & Pfaff (Hg., 2003): 55-68 (von den Autoren und dem Royal College of General Practitioners genehmigte Übersetzung der Herausgeber; Originalbeitrag 1999: Shared decision-making in primary care: the neglected second half of the consultation. British Journal of General Practice 49/443: 477-82).

Embacher, Gerhard (2006): Das österreichische LKF-System in der Praxis. In: Gesundheitsoeconomica 2006: 11-25.

Endel, Gottfried & Endel, Daniela (2007): Patientensicherheit und medizinische Fehler. In: Soziale Sicherheit 60 (6): 314-321.

Engelke, Dirk-R. & Schmidt-Rettig, Barbara (2006): Personalmanagement in Krankenhäusern. In: Busse et al. (Hg., 2006): 285-301.

Ernst, Christian & Szczesny, Andrea (2006): Spezialisierungs- und Selektionsanreize fester Krankenhausbudgets 1993-2002: Eine empirische Analyse. In: BFuP 58 (6): 566-584.

Eschenbach, Rolf (Hg., 1989): Supercontrolling – vernetzt denken, zielgerichtet entscheiden. Tagungsbericht 10. Österreichischer Controllertag 1989. Wien: Service-Fachverlag.

Eschenbach, Rolf (Hg., 1995): Controlling. Stuttgart: Schäffer-Poeschel.

Etienne, Michèle (2000): Total Quality Management im Spital erfolgreich gestalten. Bern [u.a.]: Haupt (zugl. Dissertation Universität Bern 2000).

Fatzer, Gerhard (Hg., 1993): Organisationsentwicklung für die Zukunft. Ein Handbuch. Köln: Junfermann.

Fayol, Henri (1929): Allgemeine und industrielle Verwaltung (hrsg. vom internationalen Rationalisierungsinstitut). München [u.a.]: Oldenbourg.

Feuerstein, Günter & Badura, Bernhard (1991): Patientenorientierung durch Gesundheitsförderung im Krankenhaus. Zur Technisierung, Organisationsentwicklung, Arbeitsbelastung und Humanität im modernen Medizinbetrieb. Gutachten im Auftrag der Hans-Böckler-Stiftung (Band 39). Düsseldorf: Hans-Böckler-Stiftung.

Feuerstein, Günter & Kuhlmann, Ellen (Hg., 1998): Rationierung im Gesundheitswesen. Wiesbaden: Ullstein Medical.

Fischer, Roland (1993): Wissenschaft, Argumentation und Widerspruch. In: Fischer et al. (Hg., 1993): 29-43.

Fischer, Roland/Costazza, Markus & Pellert, Ada (Hg., 1993): Argumentation und Entscheidung. Zur Idee und Organisation von Wissenschaft. München/Wien: Profil Verlag.

Fleßa, Steffen & Weber, Wolfgang (2006): Informationsmanagement und Controlling in Krankenhäusern. In: Busse et al. (Hg., 2006): 350-366.

Flick, Uwe (2006): Qualitative Sozialforschung. Eine Einführung. 4. Aufl. Reinbek bei Hamburg: Rowohlt.

Flick, Uwe (2007): Triangulation in der qualitativen Forschung. In: Flick et al. (Hg., 2007): 309-318.

Flick, Uwe/Kardorff, Ernst von & Steinke, Ines (2007): Was ist qualitative Forschung? Einleitung und Überblick. In: Flick et al. (Hg., 2007): 13-29.

Flick, Uwe/Kardorff, Ernst von & Steinke, Ines (Hg., 2007): Qualitative Forschung. Ein Handbuch. 5. Aufl. Reinbek bei Hamburg: Rowohlt.

Foerster, Heinz von (1994): Wissen und Gewissen. Versuch einer Brücke (hrsg. von Siegfried J. Schmidt). 2. Aufl. Frankfurt/Main: Suhrkamp.

Fottler, Myron (1990): Achieving competitive advantage through strategic human resources management. In: Hospital & Health Services Administration 35: 341-363.

Foucault, Michel (1976): Die Geburt der Klinik: eine Archäologie des ärztlichen Blicks. Frankfurt: Ullstein.

Foucault, Michel (1977): Discipline and Punish: The Birth of the Prison. London: Penguin.

Foucault, Michel (1982): The Subject and Power. In: Critical Inquiry 8 (3): 777-795.

Freise, Dominique C. (2003): Teilnahme und Methodik bei Patientenbefragungen. Sankt Augustin: Asgard.

Gäfgen, Gérard (1968): Theorie der wirtschaftlichen Entscheidung. 2. Aufl. Tübingen: J.C.B. Mohr (Paul Siebeck).

Georg, Jürgen (2007): Instrumente zur Prozessgestaltung in der Pflege. In: Haubrock & Schär (Hg., 2007): 514-530.

Georg, Jürgen (2007a): Klinisches Risikomanagement. In: Haubrock & Schär (Hg., 2007): 491-499.

Gericke, Christian/Wörz, Markus & Busse, Reinhard (2006): Leistungsmanagement in Krankenhäusern. In: Busse et al. (Hg., 2006): 54-80.

Gerlinger, Thomas (2003): Das Schweizer Modell der Krankenversicherung. Zu den Auswirkungen der Reform von 1996. Berlin: Wissenschaftszentrum Berlin für Sozialforschung (WZB).

Gerste, Bettina/Schellschmidt, Henner & Rosenow, Christiane (2002): Personal im Krankenhaus: Entwicklungen 1991 bis 1999. In: Arnold et al. (Hg., 2002): 13-46.

Giersdorf, Nadja/Loh, Andreas & Härter, Martin (2003): Quantitative Messverfahren des shared decision-making. In: Scheibler & Pfaff (Hg., 2003): 69-85.

Glaser, Barney (1978): Theoretical sensitivity: Advances in the methodology of grounded theory. Mill Valley: Sociology Press.

Glaser, Barney & Strauss, Anselm (1967): The discovery of grounded theory. Strategies of qualitative research. London: Wiedenfeld & Nicholson.

Glasersfeld, Ernst von (1997): Radikaler Konstruktivismus. Ideen, Ergebnisse, Probleme. Frankfurt/Main: Suhrkamp.

Glasersfeld, Ernst von (2001): Stellungnahme eines Konstruktivisten zur Wissenschaft. In: Hug (Hg., 2001). Band 4: 34-47.

Gödecke, Karin (2005): Hektisch und unerfahren? In: Krankenhaus Umschau 74 (3): 228-231.

Gödecker-Geenen, Norbert/Nau, Hans & Weis, Ilse (Hg., 2003): Der Patient im Krankenhaus und sein Bedarf an psychosozialer Beratung. Eine empirische Bestandsaufnahme. Münster [u.a.]: LIT.

Gomsi, August & Mandl, A. (1998): Patientenbefragungen in der Steiermärkischen KAGes. In: Ruprecht (Hg., 1998): 151-157.

Gooijer, Win de (2007): Trends in EU Health Care Systems. New York: Springer.

Grochla, Erwin (Hg., 1964): Organisation und Rechnungswesen. Festschrift für Erich Kosiol zu seinem 65. Geburtstag. Berlin: Duncker & Humblot.

Grochla, Erwin (1970): Systemtheorie und Organisationstheorie. In: ZfB 40 (1): 1ff.

Grochla, Erwin (Hg., 1974): Management. Düsseldorf/Wien: Econ.

Gronemann, Josef & Keldenich, Klaus (1988): Krankenhausökonomie in Wirtschaft und Praxis. Festschrift für Professor Dr. Siegfried Eichhorn zum 65. Geburtstag. Kulmbach: Baumann.

Grossmann, Ralph (1995): Die Selbstorganisation der Krankenhäuser. Ein Schlüssel für die Organisationsentwicklung im ‚Gesundheitswesen'. In: Grossmann et al. (Hg., 1995): 55-78.

Grossmann, Ralph (Hg. für das interuniversitäre Institut für interdisziplinäre Forschung und Fortbildung IFF, 1997): Besser, billiger, mehr. Zur Reform der Expertenorganisationen Krankenhaus, Schule, Universität. Wien/New York: Springer.

Grossmann, Ralph/Krainz, Ewald & Oswald, Margit (Hg., 1995): Veränderung in Organisationen – Management und Beratung. Wiesbaden: Gabler.

Grossmann, Ralph/Lobnig, Hubert & Scala, Klaus (2007): Kooperationen im Public Management. Theorie und Praxis erfolgreicher Organisationsentwicklung in Leistungsverbünden, Netzwerken und Fusionen. Unter Mitarbeit von Michael Stadlober. Weinheim/München: Juventa.

Grossmann, Ralph/Pellert, Ada & Gotwald, Victor (1997): Krankenhaus, Schule, Universität: Charakteristika und Optimierungspotentiale. In: Grossmann (Hg. für das interuniversitäre Institut für interdisziplinäre Forschung und Fortbildung IFF, 1997): 24-35.

Grossmann, Ralph & Scala, Klaus (2002): Intelligentes Krankenhaus. Innovative Beispiele der Organisationsentwicklung in Krankenhäusern und Pflegeheimen. Mit Beiträgen von Katharina Heimerl, Andreas Heller, Georg Zepke. Wien/New York: Springer.

Groys, Boris (1992): Über das Neue. Versuch einer Kulturökonomie. München/Wien: Carl Hanser.

Guba, Egon G. (1990): The Alternative Paradigm Dialog. In: Guba (Hg., 1990). The Paradigm Dialog. Newbury Park [u.a.]: Sage, 17-27.

Guba, Egon G. & Lincoln, Yvonna S. (1989): Fourth Generation Evaluation. Newbury Park: Sage.

Güntert, Bernhard J. (1990): Managementorientierte Informations- und Kennzahlensysteme für Krankenhäuser. Berlin: Springer.

Güntert, Bernhard J. (2007): Wirtschaftswissenschaften abseits des „marktwirtschaftlichen Mainstreams". In: Kurswechsel 2007 (2): 73-86.

Güssow, Jan (2007): Pauschale und Erfolgsorientierte Vergütung in der Integrierten Versorgung. In: ZögU-Beiheft 35: 8-24.

Gutenberg, Erich (1929): Die Unternehmung als Gegenstand betriebswirtschaftlicher Theorie. Berlin/Wien: Spaeth & Linde.

Gutenberg, Erich (1951): Grundlagen der Betriebswirtschaftslehre. Band 1: Die Produktion. 1. Aufl. Berlin [u. a.]: Springer.

Gutenberg, Erich (1952): Planung im Betrieb. In: ZfB 22 (12): 669ff.

Gutenberg, Erich (1955): Grundlagen der Betriebswirtschaftslehre. Band 1: Die Produktion. 2. Aufl. Berlin [u. a.]: Springer.

Gutenberg, Erich (1958): Einführung in die Betriebswirtschaftslehre. Wiesbaden: Gabler.

Gutenberg, Erich (1962): Unternehmensführung – Organisation und Entscheidung. Wiesbaden: Gabler.

Gutenberg, Erich (1972): Grundlagen der Betriebswirtschaftslehre. Band 1: Die Produktion. 19. Aufl. Berlin [u. a.]: Springer.

Habermas, Jürgen (1971): Theorie der Gesellschaft oder Sozialtechnologie? Eine Auseinandersetzung mit Niklas Luhmann. In: Habermas & Luhmann (Hg., 1971): 142-290.

Habermas, Jürgen & Luhmann, Niklas (Hg., 1971): Theorie der Gesellschaft oder Sozialtechnologie. Frankfurt/Main: Suhrkamp.

Habersam, Michael (1997): Controlling als Evaluation. Potentiale eines Perspektivenwechsels. München/Mering: Hampp.

Habersam, Michael (2003): Controlling à la 'Detective Columbo'?! In: Weiskopf (Hg., 2003): 206-226.

Habersam, Michael & Piber, Martin (2003): Exploring intellectual capital in hospitals: two qualitative case studies in Italy and Austria. In: EAR 12 (4): 753-779.

Habersam, Michael & Piber, Martin (2003a): Controlling intellektuellen Kapitals – Überlegungen zu einer Theorie des Controlling auf der Basis einer empirischen Untersuchung. In: Weber & Hirsch (Hg., 2003): 185-218.

Hahn, Dietger (1974): Planungs- und Kontrollrechnung - PuK: integrierte ergebnis- u. liquiditätsorientierte Planungs- und Kontrollrechnung als Führungsinstrument in Industrieunternehmungen mit Massen- und Serienfertigung. Wiesbaden: Gabler.

Hahn, Dietger & Hungenberg, Harald (2001): PuK: Planung und Kontrolle, Planungs- und Kontrollsysteme, Planungs- und Kontrollrechnung; wertorientierte Controllingkonzepte. 6., vollst. überarb. und erw. Aufl. Wiesbaden: Gabler.

Hammer, Michael & Champy, James (1994): Business Process Reengineering. Frankfurt/Main: Campus.

Handwörterbuch der Führung (herausgegeben von Alfred Kieser, Gerhard Reber & Rolf Wunderer, 1995). 2. neu gestaltete und erg. Aufl. Stuttgart: Schäffer-Poeschel.

Hartwig, Rudolf (2002): Vergütung im Krankenhaus. Leistungsorientierte Vergütung statt BAT – Gesichtspunkte einer Reform. In: Arnold et al. (Hg., 2002): 133-140.

Haubrock, Manfred (1994): Sachgütereinsatz im Krankenhaus. In: Peters & Schär (Hg., 1994): 194-214.
Haubrock, Manfred (1997): Leistungsaufgaben. In: Haubrock et al. (Hg., 1997): 111-133.
Haubrock, Manfred (2002): Interdependenzen zwischen Gesundheit und Ökonomie. In: Haubrock & Schär (Hg., 2002): 17-35.
Haubrock, Manfred (2007): Managementmethoden als Lösungsansatz. In: Haubrock & Schär (Hg., 2007): 167-225.
Haubrock, Manfred (2007a): Materialmanagement. In: Haubrock & Schär (Hg., 2007): 359-381.
Haubrock, Manfred (2007b): Kennzahlensysteme. In: Haubrock & Schär (Hg., 2007): 336-358.
Haubrock, Manfred (2007c): Krankenhausfinanzwirtschaft. In: Haubrock & Schär (Hg., 2007): 394-453.
Haubrock, Manfred (2007d): Marketing als marktorientierte Unternehmensführung. In: Haubrock & Schär (Hg., 2007): 381-394.
Haubrock, Manfred & Schär, Walter (Hg., 2002): Betriebswirtschaft und Management im Krankenhaus. 3., vollst. überarb. und erw. Aufl. Bern [u.a.]: Hans Huber.
Haubrock, Manfred & Schär, Walter (Hg., 2007): Betriebswirtschaft und Management im Krankenhaus. 4., vollst. überarb. und erw. Aufl. Bern [u.a.]: Hans Huber.
Haubrock, Manfred & Schär, Walter (2007a): Grundlagen der Gesundheitsökonomie. In: Haubrock & Schär (Hg., 2007): 23-87.
Haubrock, Manfred/Peters, Sönke & Schär, Walter (Hg., 1997): Betriebswirtschaft und Management im Krankenhaus. 2., vollst. überarb. und erw. Aufl. Wiesbaden/Berlin: Ullstein Mosby.
Hauke, Eugen (1997): Führungsaufgaben (Organisation, Controlling, Überwachung). In: Haubrock et al. (Hg., 1997): 172-205.
Hauschildt, Jürgen (1973): Die Struktur von Zielen in Entscheidungsprozessen. Bericht aus einem empirischen Forschungsprojekt. In: zfbf 25: 709ff.
Hax, Herbert (1965): Die Koordination von Entscheidungen – Ein Beitrag zur betriebswirtschaftlichen Organisationslehre. Köln [u.a.]: Heymann.
Hedberg, Bo/Nystrom, Paul C. & Starbuck, William H. (1976): Camping on Seesaws. Prescription for a Self-Designing Organization. In: ASQ 21 (1): 41-65.
Heigl, Anton (1989): Controlling – Interne Revision. 2. Aufl. Stuttgart/New York: G. Fischer.
Heimerl, Peter (2005): Wandel und Intervention in Gesundheitsorganisationen. Wien: Linde.
Heinen, Edmund (1966): Das Zielsystem der Unternehmung – Grundlagen betriebswirtschaftlicher Entscheidungen. Wiesbaden: Gabler.
Heinen, Edmund (1969): Zum Wissenschaftsprogramm der entscheidungsorientierten Betriebswirtschaftslehre. In: ZfB 39 (4): 207-220.
Heinen, Edmund (1976): Grundlagen betriebswirtschaftlicher Entscheidungen. Das Zielsystem der Unternehmung. 3., durchges. Aufl. Wiesbaden: Gabler.
Heinze, Thomas & Krambrock, Ursula (2001): Die Konstitution sozialer Wirklichkeit. Zur Verhältnisbestimmung von Theorie und Empirie. In: Hug (Hg., 2001). Band 3: 60-69.
Hejl, Peter M. & Stahl, Heinz K. (Hg., 2000): Management und Wirklichkeit. Das Konstruieren von Unternehmen, Märkten und Zukünften. Heidelberg: Carl-Auer-Systeme Verlag.
Helmig, Bernd & Graf, Alexander (2006): Kundenmanagement in Krankenhäusern. In: Busse et al. (Hg., 2006): 163-176.
Herder-Dorneich, Philipp & Wasem, Jürgen (1986): Krankenhausökonomik zwischen Humanität und Wirtschaftlichkeit. Baden-Baden: Nomos.
Hirsch, Bernhard (2006): Behavioral Controlling – Skizze einer verhaltenswissenschaftlich fundierten Controllingkonzeption. Vallendar: Habilitationsschrift (WHU).
Hill, Wilhelm/Fehlbaum, Raymond & Ulrich, Peter (1974): Organisationslehre 1: Ziele, Instrumente und Bedingungen der Organisation sozialer Systeme. Bern/Stuttgart: Haupt.
Hoefert, Hans-Wolfgang (1996): Vorwort der Herausgeber der Reihe ‚Organisation und Medizin'. In: Bellabarba & Schnappauf (Hg., 1996): 5-8.
Hoefert, Hans-Wolfgang (1997): Krankenhäuser und Kliniken in der Legitimationsphase. In: Hoefert (Hg., 1997): 11-20.
Hoefert, Hans-Wolfgang (1997a): Psychologische Merkmale von Management und Führung in Krankenhäusern und Kliniken. In: Hoefert (Hg., 1997): 23-48.

Hoefert, Hans-Wolfgang (1997b): Berufliche Sozialisation und Zusammenarbeit im Krankenhaus. In: Hoefert (Hg., 1997): 49-74.

Hoefert, Hans-Wolfgang (Hg., 1997): Führung und Management im Krankenhaus. Göttingen/Stuttgart: Verlag für Angewandte Psychologie.

Hömke, Sabine (2002): Kommunikation in Institutionen am Beispiel der Arzt-Patienten-Kommunikation im Krankenhaus. Stuttgart: Ibidem.

Hörmann, Walter & Ingruber, Horst (1988): Krankenhausbetriebslehre – Grundzüge der Betriebsführung im Krankenhaus. Wien: Göschl.

Hörning, Karl H. (2001): Experten des Alltags. Die Wiederentdeckung des praktischen Wissens. Weilerswist: Velbrück.

Hofmarcher, Maria M. & Rack, Herta M. (2006): Gesundheitssysteme im Wandel: Österreich. Kopenhagen: WHO Regionalbüro für Europa im Auftrag des Europäischen Observatoriums für Gesundheitssysteme und Gesundheitspolitik.

Homann, Karl (2002): Vorteile und Anreize. Zur Grundlegung einer Ethik der Zukunft (herausgegeben von Christoph Lütge). Tübingen: J.C.B. Mohr (Paul Siebeck).

Homann, Karl & Suchanek, Andreas (2005): Ökonomik. Eine Einführung. 2. überarb. Aufl. Tübingen: J.C.B. Mohr (Paul Siebeck).

Hopper, Trevor & Powell, Andrew (1985): Making sense of research in the organizational and social aspects of management accounting: A review of underlying assumptions. In: Journal of Management Studies 22 (5): 429-465.

Hopper, Trevor/Storey, John & Willmott, Hugh (1987): Accounting for Accounting: Towards the development of a dialectical perspective. In: AOS 12 (5): 437-456.

Hoppmann, Erich (1990): Moral und Marktsystem. In: Ordo 41: 3-26.

Hopwood, Anthony G. (1983): On trying to study accounting in the context in which it operates. In: AOS 8 (2/3): 287-305.

Hopwood, Anthony G. (1987): The archaeology of accounting systems. In: AOS 12 (3): 207-234.

Hopwood, Anthony G. (1990): Accounting and organization change. In: AAAJ 3 (1): 7-17.

Hopwood, Anthony G. & Miller, Peter (Hg., 1994). Accounting as social and institutional practice. Cambridge: Cambridge University Press.

Horak, Christian (1993): Controlling in Nonprofit-Organisationen. Wiesbaden: DUV.

Horváth, Péter (1979): Controlling. München: Vahlen.

Horváth, Péter (1991): Controlling. 4. Aufl. München: Vahlen.

Horváth, Péter (2001): Controlling. 8. vollst. überbarb. Aufl. München: Vahlen.

Hoskin, Keith & Macve, Richard (1986): Accounting and the examination: A genealogy of disciplinary power. In: AOS 11 (2): 105-136.

Hribek, Günther & Schmalen, Helmut (2000): Konzeptualisierung und Operationalisierung der Patientenzufriedenheit mit stationärer Versorgung. Entwicklung multiattributiver Messinstrumente für Krankenhäuser und Rehabilitationseinrichtungen. In: Marketing – Zeitschrift für Forschung und Praxis 22 (3): 208-226.

Huch, Burkhard (1993): Das Krankenhaus als betriebswirtschaftliches System. In: Hurrelmann & Laaser (Hg., 1993): 361-381.

Hug, Theo (Hg., 2001): Wie kommt Wissenschaft zu Wissen. 4 Bände (Band 1: Einführung in das wissenschaftliche Arbeiten; Band 2: Einführung in die Forschungsmethodik und Forschungspraxis; Band 3: Einführung in die Methodologie der Sozial- und Kulturwissenschaften; Band 4: Einführung in die Wissenschaftstheorie und Wissenschaftsforschung). Baltmannsweiler: Schneider Verlag Hohengehren.

Hurrelmann, Klaus & Laaser, Ulrich (Hg., 1993): Gesundheitswissenschaften. Handbuch für Lehre, Forschung und Praxis. Weinheim/Basel: Beltz.

Imai, Masaaki (1986): Kaizen. The Key to Japan's Competitive Success. New York: Random House Business Division.

Ingruber, Horst (1994): Krankenhausbetriebslehre – Grundlagen für modernes Krankenhausmanagement. Wien: Göschl.

Institute of Medicine (2000): To err is human. Building a safer health system. Washington DC: National Academy Press.

Ittner, Christopher D. & Larcker, David F. (2002): Empirical managerial accounting research: are we just describing management consulting practice? In: EAR 11 (4): 787-794.

Jacobs, Claus (2003): Managing Organizational Responsiveness. Toward a Theory of Responsive Practice. Wiesbaden: DUV.

Jäckel, Achim (Hg., 2006): Telemedizinführer Deutschland. Bad Nauheim: Medizin Forum AG.

Janus, Katharina & Amelung, Volker E. (2006): Natürlich unzufrieden! – Aber warum? Ergebnisse einer Arbeitszufriedenheitsstudie unter Klinikärzten. In: Krankenhaus Umschau 75 (8): 680-683.

Jönsson, Sten (1996): Accounting for Improvement. Oxford [u.a.]: Pergamon.

Jordan, Silvia (2007): Learning to be mindful. Prozesse des Lernens und der Organisation von Wissen in der Anästhesiepflege. Innsbruck: innsbruck university press (zugl. Dissertation an der Leopold-Franzens-Universität, Fakultät für Betriebswirtschaft, 2006).

Kannonier-Finster, Waltraud (1998): Methodologische Aspekte soziologischer Fallstudien. In: Kannonier-Finster & Ziegler (Hg., 1998): 35-64.

Kannonier-Finster, Waltraud & Ziegler, Meinrad (Hg., 1998): Exemplarische Erkenntnis. Zehn Beiträge zur interpretativen Erforschung sozialer Wirklichkeit. Innsbruck: Studien Verlag.

Kappler, Ekkehard (2000): Die Produktion der regierbaren Person. In: Witt (Hg., 2000): 237-260.

Kappler, Ekkehard (2002): Controlling enthält keinen Kern – aber eine Theorie. In: Weber & Hirsch (Hg., 2002): 161-198.

Kappler, Ekkehard (2002a): Controlling und Ästhetik. In: krp – Kostenrechnungspraxis 46 (6): 377-386.

Kappler, Ekkehard (2004): Fragen zur gesellschaftlichen Verantwortung der Betriebswirtschaftslehre. In: Schneider & Steiner (Hg., 2004): 131-157.

Kappler, Ekkehard (2004a): Bild und Realität: Controllingtheorie als kritische Bildtheorie. Ein Ansatz zu einer umfassenden Controllingtheorie, die nicht umklammert. In: Scherm & Pietsch (Hg., 2004): 581-610.

Kappler, Ekkehard (2006): Controlling. Eine Einführung für Bildungseinrichtungen und andere Dienstleistungsorganisationen. Münster [u.a.]: Waxmann.

Kappler, Ekkehard & Scheytt, Tobias (1999): Auf dem Weg nach Jenachdem: Controlling postmodern organisieren. In: Schreyögg, Georg (Hg., 1999): 209-234.

Kappler, Ekkehard & Scheytt, Tobias (2006): Konstruktion des Controlling: Von der Sekundärkoordination zur Beobachtung zweiter Ordnung. In: Rusch (Hg., 2006): 93-121.

Kappler, Ekkehard & Theurl, Engelbert (2002): Demographische Entwicklung, veränderte Morbiditätsstrukturen und Personalbedarf im Krankenhaus. In: Arnold et al. (Hg., 2002): 47-63.

Kiel, Ewald (2001): Grundstrukturen wissenschaftlicher Diskurstätigkeit: Beschreiben, Interpretieren, Bewerten, Erklären, Begründen, Beweisen, Rechtfertigen, Bestreiten. In: Hug (Hg., 2001). Band 1: 56-68.

Kieser, Alfred & Ebers, Mark (Hg., 2006): Organisationstheorien. 6. erw. Aufl. Stuttgart: Kohlhammer.

Kirchner, Helga & Kirchner, Wilhelm (2000): Change-Management im Krankenhaus. Strategische Neuorientierung für Non-Profit-Unternehmen. Stuttgart: Kohlhammer.

Kirsch, Werner (1971): Entscheidungsprozesse. Band 3: Entscheidungen in Organisationen. Wiesbaden: Gabler.

Kirsch, Werner (2005): Die Führung von Unternehmen. Ausgewählte Studientexte. München: B. Kirsch.

Kleinfeld, André (2002): Menschenorientiertes Krankenhausmanagement. Wiesbaden: DUV (zugl. Dissertation an der European Business School Oestrich-Winkel 2002)

Klimecki, Rüdiger G. & Probst, Gilbert J. B. (1990): Entstehung und Entwicklung der Unternehmenskultur. In: Lattmann (Hg., 1990): 41-65.

Klinke, Sebastian & Kühn, Hagen (2006): Auswirkungen des DRG-Entgeltsystems auf Arbeitsbedingungen von Krankenhausärzten und die Versorgungsqualität in deutschen Krankenhäusern. Berlin: Wissenschaftszentrum Berlin für Sozialforschung (WZB).

Knapp, Hans G. (1972): Zur Logik des entscheidungsorientierten Ansatzes. In: ZfB 42: 601ff.

Koch, Heinz J. (1988): Krankenhausökonomie – Ansätze und Ergebnisse einer Betriebswirtschaftslehre für Krankenhäuser, zugleich eine Würdigung des wissenschaftlichen Werkes Siegfried Eichhorns. In: Gronemann & Keldenich (Hg., 1988): 11-14.

Köbberling, Johannes (2005): Das Critical Incident Reporting System (CIRS) als Mittel zur Qualitätsverbesserung in der Medizin. In: Medizinische Klinik 100 (3): 143-148.

Köck, Christian (1996): Qualitätsmanagement als Weg zur Organisationsveränderung im Krankenhaus. In: Bellabarba & Schnappauf (Hg., 1996): 39-54.

Köck, Christian (1997): Qualitätsverbesserung im Krankenhaus – Prinzipien und Praxis des Qualitätsmanagements. In: Haubrock et al. (Hg., 1997): 206-222.

König, Markus (2006): DRG System in der Einführungsphase in der Schweiz. In: Gesundheitsoeconomica 2006: 39-56.

Körner, Thorsten & Busse, Reinhard (2002): Mitarbeiterzufriedenheit und Pflegequalität. In: Arnold et al. (Hg., 2002): 155-166.

Kohlmann, Thomas (1998): Erhebungsinstrumente. Mindestanforderungen an Untersuchungs-Designs und Methoden. In: Ruprecht (Hg., 1998): 57-68.

Koontz, Harold & O'Donnell, Cyril (1955): Principles of management: an analysis of managerial functions. New York: McGraw Hill.

Koop, Barbara & Bungard, Walter (2004): Mitarbeiter- und Kundenzufriedenheit im Krankenhaus. In: Wirtschaftspsychologie aktuell 2004 (4): 27-30.

Koreimann, Dieter (1986): Management. 2. erw. Aufl. München: Oldenbourg.

Koslowski, Peter (1988): Prinzipien der Ethischen Ökonomie. Grundlegung der Wirtschaftsethik der auf die Ökonomie bezogenen Ethik. Tübingen: J.C.B. Mohr (Paul Siebeck).

Koslowski, Peter (1989): Wirtschaft als Kultur. Wirtschaftsethik und Wirtschaftskultur in der Postmoderne. Wien: Passagen-Verlag.

Kowal, Sabine & O'Connell, Daniel C. (2007): Zur Transkription von Gesprächen. In: Flick et al. (Hg., 2007): 437-447.

Kraus, Rafaela (1998): Transformationsprozesse im Krankenhaus. Eine qualitative Untersuchung. München/Mering: Hampp.

Krings, Achim/Backes-Gellner, Uschi/Bollschweiler, Elfriede & Hölscher, Arnulf H. (1999): Alternative Arbeitszeitmodelle und die Qualität der Patientenversorgung – eine empirische Studie auf chirurgischen Intensivstationen. In: ZfB-Ergänzungsheft 5/1999: 125-146.

Küpper, Hans-Ulrich/Weber, Jürgen & Zünd, André (1990): Zum Verständnis und Selbstverständnis des Controlling – Thesen zur Konsensbildung. In: ZfB 60: 281-293.

Küpper, Hans-Ulrich (1995): Controlling. Stuttgart: Schäffer-Poeschel.

Küpper, Hans-Ulrich (2001): Controlling. Konzeption, Aufgaben und Instrumente. 3. überarb. und erw. Aufl. Stuttgart: Schäffer-Poeschel.

Kuhlmann, Ellen (1998): Zwischen zwei Mahlsteinen. Ergebnisse einer empirischen Studie zur Verteilung knapper medizinischer Ressourcen in ausgewählten klinischen Settings. In: Feuerstein & Kuhlmann (Hg., 1998): 11-80.

Kuhlmann, Ellen (2006): Wissen, Macht und Information im Zeitalter der Konsumenten – neue Arrangements im Gesundheitswesen. In: Rehberg (2006): 198-212.

Kuntz, Ludwig & Heil, Jörg (2005): Wie werden Investitionsentscheidungen in deutschen Krankenhäusern gefällt? Ergebnisse einer Umfrage. In: Das Krankenhaus 97 (12): 1089-1092.

Kuntz, Ludwig & Vera, Antonio (2005): Auswirkung der Einführung von interner Leistungsverrrechnung auf die Effizienz im Krankenhaus. In: zfbf 57 (2): 595-616.

Langen, Heinz (1964): Der Betrieb als Regelkreis. In: Grochla, Erwin (Hg., 1964): 81ff.

Lattmann, Charles (Hg., 1990): Die Unternehmenskultur. Ihre Grundlagen und ihre Bedeutung für die Führung der Unternehmung. Heidelberg: Physica.

Lauterbach, Karl W. & Lüngen, Markus (2002): Zur Interdependenz von Krankenhausstrukturen und Personalkosten der Verwaltung. In: Arnold et al. (Hg., 2002): 77-85.

Laux, Heiner & Schär, Walter (2007): Dokumentation und Informatik im Gesundheitswesen. In: Haubrock & Schär (Hg., 2007): 455-489.

Layer, Hans & Mühlum, Albert (2003): Krankenhaussozialarbeit aus der Sicht der Patienten – Evaluationsstudie im Auftrag der DVSK. In: Gödecker-Geenen et al. (Hg., 2003): 33-70.
Leber, Christian & Hildebrandt, Helmut (2001): Der Patienten-Monitor®: Benchmarking für effektives Qualitätsmanagement. In: Satzinger et al. (Hg., 2001): 195-206.
Lecher, Silke/Satzinger, Walter/Trojan, Alf & Koch, Uwe (2002): Patientenorientierung durch Patientenbefragungen als ein Qualitätsmerkmal der Krankenversorgung. In: Bundesgesundheitsblatt – Gesundheitsforschung – Gesundheitsschutz 1: 3-12.
Lewin, Kurt (1947): Frontiers in Group Dynamics: Concept, Method and Reality in Social Science; Social Equilibria and Social Change. In: Human Relations 1: 5-41.
Link, Jörg (1982): Die methodologischen, informationswirtschaftlichen und führungspolitischen Aspekte des Controlling. In: ZfB 52: 261-280.
Lobnig, Hubert/Pelikan, Jürgen M. & Nowak, Peter (1996): Projekt 8. Organisationsentwicklung durch Projektmanagement und Gesundheitsförderung. Das WHO-Modellprojekt „Gesundheit und Krankenhaus" an der Krankenanstalt Rudolfstiftung der Stadt Wien. In: Bellabarba & Schnappauf (Hg., 1996): 198-214.
Lochstampfer, Peter (1974). Systemorientierte Betriebsorganisation. Ein praxisnahes Lehrbuch zur Gestaltung betrieblicher Systeme. München: Vahlen.
Löser-Priester, Ingeborg (2003): Privatisierung öffentlicher Krankenhäuser und Partizipation der Beschäftigten. Eine Fallstudie zur Modernisierung des öffentlichen Dienstes. Frankfurt/Main: Mabuse.
Luhmann, Niklas (1972): Funktionen und Folgen formaler Organisationen. 2. Aufl. Berlin: Duncker & Humblot.
Luhmann, Niklas (1984): Soziale Systeme. Grundriß einer allgemeinen Theorie. Frankfurt/Main: Suhrkamp.
Luhmann, Niklas (1988): Macht. Stuttgart: Enke.
Luhmann, Niklas (1993): Wirtschaftsethik – als Ethik? In: Wieland, Josef (Hg., 1993): Wirtschaftsethik und Theorie der Gesellschaft. Frankfurt/Main: Suhrkamp, 134-147.
Lukka, Kari & Mouritsen, Jan (2002): Homogeneity or heterogeneity of research in management accounting? In: EAR 11 (4): 805-811.
Mann, Rudolf (1989): Praxis strategisches Controlling mit Checklists und Arbeitsformularen. 5. Aufl. Landsberg/Lech: Verlag Moderne Industrie.
March, James G. & Olsen, Johan P. (1982): Ambiguity and choice in organizations. 2. Aufl. Bergen [u.a.]: Universitetsforlaget.
Martens, Wil & Ortmann, Günther (2006): Organisationen in Luhmanns Systemtheorie. In: Kieser & Ebers (Hg., 2006): 427-461.
May, Thomas (1997): Organisationskultur. Zur Rekonstruktion und Evaluation heterogener Ansätze in der Organisationstheorie. Opladen: Westdeutscher Verlag.
Mayring, Philipp (2007): Qualitative Inhaltsanalyse. In: Flick et al. (Hg., 2007): 468-475.
Meinefeld, Werner (2007): Hypothesen und Vorwissen in der qualitativen Sozialforschung. In: Flick et al. (Hg., 2007): 265-275.
Mennicken, Andrea & Vollmer, Hendrik (Hg., 2007): Zahlenwerk. Kalkulation, Organisation und Gesellschaft. Wiesbaden: VS-Verlag für Sozialwissenschaften.
Merz-Benz, Peter-Ulrich & Wagner, Gerhard (Hg., 2000): Die Logik der Systeme. Zur Kritik der systemtheoretischen Soziologie Niklas Luhmanns. Konstanz: Universitätsverlag Konstanz.
Messner, Martin/Scheytt, Tobias & Becker, Albrecht (2007): Messen und Managen: Controlling und die (Un-) Berechenbarkeit des Managements. In: Mennicken & Vollmer (Hg., 2007): 87-104.
Miles, Matthew & Huberman, A. Michael (1984): Qualitative data analysis. Beverly Hills (CA): Sage.
Miller, Peter (1994). Accounting as social and institutional practice. In: Hopwood & Miller (Hg., 1994): 1-39.
Miller, Peter & O'Leary, Ted (1987). Accounting and the construction of the governable person. In: AOS 12 (3): 235-265.
Minder, Andreas/Schoenholzer, Hans & Amiet, Marianne (2000): Health Care Systems in Transition: Switzerland. Kopenhagen: WHO Regionalbüro für Europa im Auftrag des Europäischen Observatoriums für Gesundheitssysteme und Gesundheitspolitik.

Morra, Francesco (1996): Wirkungsorientiertes Krankenhausmanagement – ein Führungshandbuch. Bern [u.a.]: Haupt (zugl. Dissertation Universität St. Gallen 1995).
Mühlbacher, Axel (2002): Integrierte Versorgung – Management und Organisation. Bern [u.a.]: Hans Huber.
Mühlbauer, Bernd H. (2004): Prozessorganisation im DRG-geführten Krankenhaus. Weinheim: WILEY-VCH.
Müller, Marie Luise (2007): Zu einigen Aspekten der Pflegepolitik. In: Haubrock & Schär (Hg., 2007): 555-577.
Müller, Wolfgang (1974): Die Koordination von Informationsbedarf und Informationsbeschaffung als zentrale Aufgabe des Controlling. In: zfbf 26: 683-693.
Mugler, Josef/Frank, Hermann & Rößl, Dietmar (1990): Wissenschaftstheorie, Geschichte und Grundkonzepte der BWL. In: Scheuch (Hg. 1990): 23-46.
Naegler, Heinz (1992): Krankenhausbetriebswirtschaft. Berlin/Dresden: Zentralstelle für das Hochschulfernstudium Dresden.
Naegler, Heinz (1994): Planungsaufgaben im Krankenhaus. In: Peters & Schär (Hg., 1994): 162-193.
Naegler, Heinz (2002): Controlling als wesentliches Managementinstrument. In: Haubrock & Schär (Hg., 2002): 206-244.
Naegler, Heinz/Haubrock, Manfred/Schär, Walter & Laux, Heiner (2002). Krankenhausmanagement. In: Haubrock & Schär (Hg., 2002): 177-377.
Neubauer, Günter & Ujlaky, Raphael (2006): Finanzmanagement in Krankenhäusern. In: Busse et al. (Hg., 2006): 232-242.
Neuberger, Oswald (1990): Führen und geführt werden. 3. völlig überb. Aufl. Stuttgart: Enke.
OECD (2004): Auf dem Weg zu leistungsstarken Gesundheitssystemen. Kurzbericht. Paris: OECD.
Ouchi, William G. (1980): Markets, Bureaucracies and Clans. In: ASQ 25 (1): 129-141.
Panozzo, Fabrizio (2000): Management by decree. Paradoxes in the reform of the Italian public sector. In: Scandinavian Journal of Management 16 (4): 357-373.
Pautzke, Gunnar (1989): Die Evolution der organisatorischen Wissensbasis. München/Herrsching: B. Kirsch (zugl. Dissertation Universität München 1989).
Pelikan, Jürgen M./Demmer, Hildegard & Hurreimann, Klaus (Hg., 1993): Gesundheitsförderung durch Organisationsentwicklung. Konzepte, Strategien und Projekte für Betriebe, Krankenhäuser und Schulen. Weinheim/München: Juventa.
Pelikan, Jürgen M. & Wolff, Stephan (Hg., 1999): Das gesundheitsfördernde Krankenhaus. Konzepte und Beispiele zur Entwicklung einer lernenden Organisation. Weinheim/München: Juventa.
Peters, Sönke (1992): Betriebswirtschaftslehre. 5. Aufl. München [u.a.]: Oldenbourg.
Peters, Sönke & Preuß, Olaf (1997): Das Krankenhaus als Betrieb. In: Haubrock et al. (Hg., 1997): 67-110.
Peters, Sönke & Schär, Walter (Hg., 1994): Betriebswirtschaft und Management im Krankenhaus. Berlin: Ullstein Mosby.
Philippi, Barbara (2001): Die Bedeutung der Rahmenbedingungen des schottischen und deutschen Krankenhauswesens für die Implementierung krankenhausinterner Lenkungsinstrumente – eine empirische Untersuchung am Beispiel von Arzneimittelbudgets, Arzneimittellisten und Arzneimittel-Therapieleitlinien. Köln: Universität (Dissertation an der Wirtschafts- und Sozialwissenschaftlichen Fakultät).
Pietsch, Gotthard (2003): Reflexionsorientiertes Controlling. Konzeption und Gestaltung. Wiesbaden: DUV.
Pietsch, Gotthard & Scherm, Ewald (2004): Reflexionsorientiertes Controlling. In: Scherm & Pietsch (Hg., 2004): 529-553.
Power, Michael (1997): The audit society. Rituals of verification. Oxford [u.a.]: Oxford University Press.
Power, Michael (2004): Counting, control and calculation. Reflections on measuring and management. In: Human Relations 57 (6): 765-783.
Preißler, Peter R. (1994): Controlling. 5. Aufl. München: Oldenbourg.

Preuß, Klaus-Jürgen/Räbiger, Jutta & Sommer, Jürg H. (Hg., 2002): Managed Care. Evaluation und Performance-Measurement integrierter Versorgungsmodelle. Stand der Entwicklung in der EU, der Schweiz und den USA. Stuttgart/New York: Schattauer.

Preuß, Olaf (1994): Das Krankenhaus als Betrieb. In: Peters & Schär (Hg., 1994): 92-109.

Preuß, Olaf (1994a): Aufgaben und Struktur des Krankenhausmanagements. In: Peters & Schär (Hg., 1994): 110-138.

Probst, Gilbert J. B. (1987): Selbstorganisation. Ordnungsprozesse in sozialen Systemen aus ganzheitlicher Sicht. Berlin/Hamburg: Parey.

Pruckner, Maria (1999): Hilfe Krankenhaus. Wien: Döcker.

Puxty, Anthony G. (1993): The social and organizational context of management accounting. London [u.a.]: Academic Press.

Raffée, Hans (1984): Gegenstand, Methoden und Konzepte der Betriebswirtschaftslehre. In: Vahlens Kompendium der Betriebswirtschaftslehre (1984) Band I: 1-46.

Rall, Marcus,/Martin, Jörg/Geldner, Götz/Schleppers, Alexander/Gabriel, Helene/Dieckmann, Peter/ Krier, Claude/Volk, Thomas/Schreiner-Hecheltjen, Josefa & Möllemann, Angela (2006): Charakteristika effektiver Incident-Reporting-Systeme zur Erhöhung der Patientensicherheit. Grundlage für den Aufbau eines bundesweiten Registers für sicherheitsrelevante Ereignisse durch DGAI/BDA. In: Anästhesiologie & Intensivmedizin 47 Supplement 2: 9-19.

Rawls, John (1971/1979): Eine Theorie der Gerechtigkeit. Frankfurt/Main: Suhrkamp.

Reber, Gerhard (1995): Motivation als Führungsaufgabe. In: Handwörterbuch der Führung (1995): Spalte 1590-1608.

Rehberg, Karl-Siegbert (2006): Soziale Ungleichheit, Kulturelle Unterschiede. Verhandlungen des 32. Kongresses der Deutschen Gesellschaft für Soziologie in München 2004. Teilband 1. Frankfurt/New York: Campus.

Reichard, Christoph (1987): Betriebswirtschaftslehre der öffentlichen Verwaltung. Berlin/New York: Walter de Gruyter.

Reinhardt, Rüdiger (1993): Das Modell Organisationaler Lernfähigkeit und die Gestaltung Lernfähiger Organisationen. Frankfurt/Main: Peter Lang.

Reinhart, Margarete & Georg, Jürgen (2007): Pflegemanagement. In: Haubrock & Schär (Hg., 2007): 501-554.

Reitzenstein, Constantin & Schreyögg, Jonas (2007): Benchmarking von Universitätsklinika mittels Data Envelopment Analysis (DEA). Eine empirische Analyse zur effizienten Vereinbarkeit von Ausbildung und Krankenversorgung in deutschen Universitätsklinika. In: WiSt – Wirtschaftswissenschaftliches Studium 36 (8): 405-411.

Robert Koch-Institut (Hg., 2001): Gesundheitsberichterstattung des Bundes Heft 04/01. Medizinische Behandlungsfehler. Berlin: Robert Koch-Institut.

Roeder, Norbert/Klaschik, Eberhard/Cremer, Michael/Lindena, Gabriele & Juhra, Christian (2002): DRGs in der Palliativmedizin: Ist die palliativmedizinische Begleitung Schwerstkranker pauschalierbar? In: Das Krankenhaus 12: 1000-1004.

Röhrig, Richard (1983): Die Entwicklung eines Controllingsystems für ein Krankenhaus. Darmstadt: Toeche-Mittler.

Rosenbrock, Rolf & Gerlinger, Thomas (2006): Gesundheitspolitik. Eine systematische Einführung. 2. vollst. überarb. und erw. Aufl. Bern: Hans Huber.

Rosenstiel, Lutz von (2007): Organisationsanalyse. In: Flick et al. (Hg., 2007): 224-238.

Rosenthal, Thomas & Wagner, Erwin (2004): Organisationsentwicklung und Projektmanagement im Gesundheitswesen. Grundlagen – Methoden – Fallstudien. Heidleberg: Economica.

Rümmele, Martin (2007): Die Privatisierung von Gesundheitseinrichtungen und die Folgen. In: Kurswechsel 2007/2: 36-45.

Ruprecht, Thomas M. (Hg., 1998): Experten fragen – Patienten antworten. Patientenzentrierte Qualitätsbewertung von Gesundheitsdienstleistungen – Konzepte, Methoden, praktische Beispiele. Sankt Augustin: Asgard.

Ruprecht, Thomas M. (2001): Patientenerfahrungen als Qualitätsindikator – das Picker-Modell. In: Satzinger et al. (Hg., 2001): 181-194.

Rusch, Gebhard (Hg., 2006): Konstruktivistische Ökonomik. Marburg: Metropolis.

Sachverständigenrat für die Konzertierte Aktion im Gesundheitswesen (2003): Gutachten 2003: Finanzierung, Nutzerorientierung und Qualität. Bonn: Deutscher Bundestag, 15. Wahlperiode, Drucksache 15/530.

Sackmann, Sonja A. (2000): Unternehmenskultur – Konstruktivistische Betrachtungen und deren Implikationen für die Unternehmenspraxis. In: Hejl & Stahl (Hg., 2000): 141-158.

Sandner, Karl (Hg., 1989): Politische Prozesse in Unternehmen. Berlin [u.a.]: Springer.

Satzinger, Walter (1998): Der Weg bestimmt das Ziel? Zur Rolle des Erhebungsverfahrens bei Befragungen von Krankenhauspatienten. In: Ruprecht (Hg., 1998): 101-108.

Satzinger, Walter & Raspe, Heiner (2001): Weder Kinderspiel noch Quadratur des Kreises. Eine Übersicht über methodische Grundprobleme bei Befragungen von Krankenhauspatienten. In: Satzinger et al. (Hg., 2001): 41-80.

Satzinger, Walter/Trojan, Alf & Kellermann-Mühlhoff, Petra (Hg., 2001): Patientenbefragungen in Krankenhäusern. Konzepte, Methoden, Erfahrungen. Sankt Augustin: Asgard.

Schaefer, Sigrid & Lange, Christoph (2004): Informationsorientierte Controllingkonzeptionen – Ein Überblick und Ansatzpunkte der Weiterentwicklung. In: Scherm & Pietsch (Hg., 2004): 103-123.

Schär, Walter (2002): Das Krankenhaus als Betrieb. In: Haubrock & Schär (Hg., 2002): 87-117.

Schär, Walter (2007): Hospizdienste. In: Haubrock & Schär (Hg., 2007): 81-87.

Schär, Walter (2007a): Personalmanagement. In: Haubrock & Schär (Hg., 2007): 303-321.

Schär, Walter (2007b): Aspekte der Führung und des Führungsstils. In: Haubrock & Schär (Hg., 2007): 322-335.

Schär, Walter & Reschke, Jörg (2007): Das Krankenhaus als Betrieb. In: Haubrock & Schär (Hg., 2007): 119-165.

Schanz, Günther (1985): Wissenschaftsprogramm der Betriebswirtschaftslehre. In: Bea et al. (Hg., 1985): 35-100.

Scheibler, Fülöp (2004): Shared Decision Making. Von der Compliance zur partnerschaftlichen Entscheidungsfindung. Bern [u.a.]: Hans Huber.

Scheibler, Fülöp & Pfaff, Holger (Hg., 2003): Shared Decision-Making. Der Patient als Partner im medizinischen Entscheidungsprozess. Weinheim/München: Juventa.

Schein, Edgar H. (1985): Organizational culture and leadership: A dynamic view. San Francisco: Jossey Bass.

Scherm, Ewald & Pietsch, Gotthard (Hg., 2004): Controlling. Theorien und Konzeptionen. München: Vahlen.

Scherm, Ewald & Pietsch, Gotthard (Hg., 2007): Organisation. Theorie, Gestaltung, Wandel. München/Wien: Oldenbourg.

Scheuch, Fritz (Hg. 1990): Allgemeine Betriebswirtschaftslehre. Wien: Service Fachverlag.

Scheytt, Tobias (2003): Die Bedeutung ethnographischer Methoden für die Controllingforschung. In: Weber & Hirsch (Hg., 2003): 117-141.

Scheytt, Tobias (2004): Controlling und Postmoderne – eine theoretische Betrachtung. In: Scherm & Pietsch (Hg., 2004): 823-845.

Scheytt, Tobias (2005): Management Accounting from a Systems-Theoretical Perspective. In: Seidl & Becker (Hg., 2005): 386-401.

Schierenbeck, Henner (1987): Grundzüge der Betriebswirtschaftslehre. 9. Aufl. München/Wien: Oldenbourg.

Schimank, Uwe (1996): Theorien gesellschaftlicher Differenzierung. Opladen: Leske & Budrich.

Schmidt, Siegfried J. (1987): Der Radikale Konstruktivismus. Ein neues Paradigma im interdisziplinären Diskurs. In: Schmidt (Hg., 1987): 11-88.

Schmidt, Siegfried J. (2004): Unternehmenskultur. Die Grundlage für den wirtschaftlichen Erfolg von Unternehmen. Weilerswist: Velbrück.

Schmidt, Siegfried J. (Hg., 1987): Der Diskurs des Radikalen Konstruktivismus. Frankfurt/Main: Suhrkamp.

Schmidt-Rettig, Barbara (2008): Leitungsstrukturen. In: Schmidt-Rettig & Eichhorn (Hg., 2008): 217-250.

Schmidt-Rettig, Barbara & Eichhorn, Siegfried (Hg., 2008): Krankenhaus-Managementlehre. Theorie und Praxis eines integrierten Konzepts. Stuttgart: Kohlhammer.

Schneider, Ursula & Steiner, Peter (Hg., 2004): Betriebswirtschaftslehre und gesellschaftliche Verantwortung. Mit Corporate Social Responsibility zu mehr Engagement. Wiesbaden: Gabler.

Schreyögg, Georg (Hg., 1999): Organisation und Postmoderne. Grundfragen – Analysen – Perspektiven. Wiesbaden: Gabler.

Schreyögg, Georg & Noss, Christian (1995): Organisatorischer Wandel. Von der Organisationsentwicklung zur lernenden Organisation. In: DBW 55 (2): 169-186.

Schreyögg, Georg & Sydow, Jörg (Hg., 2001): Emotionen und Management. Managementforschung 11. Wiesbaden: Gabler & Westdeutscher Verlag.

Schubert, Hans-Joachim (2006): Change Management in Krankenhäusern. In: Busse et al. (Hg., 2006): 414-422.

Schützinger, Birgit/Theurl, Engelbert & Winner, Hannes (2007): Krankenhausfinanzierung und Verweildauer. Eine empirische Untersuchung am Beispiel der Reform der Krankenhausfinanzierung in Österreich. In: ZögU 30 (2): 142-163.

Schuh, Sebastian (1989): Organisationskultur. Integration eines Konzepts in die empirische Forschung. Wiesbaden: DUV.

Schulte, Thomas & Hildebrandt, Helmut (1998): DAK-Patientenbefragung zur Qualität Hamburger Krankenhäuser: Zum Studiendesign, zu einigen Ergebnissen und weiteren Auswertungsmöglichkeiten. In: Ruprecht (Hg., 1998): 121-137.

Schupeta, Eckhard & Hildebrandt, Helmut (Hg., 1999): Patientenzufriedenheit messen und steigern. Was Krankenhäuser von Patienten lernen können. Sankt Augustin: Asgard.

Schwartz, Friedrich W. & Busse, Reinhard (2003): Denken in Zusammenhängen: Gesundheitssystemforschung. In: Schwartz et al. (Hg., 2003): 518-545.

Schwartz, Friedrich W./Badura, Bernhard/Busse, Reinhard/Leidl, Reiner/Raspe, Heiner/Siegrist, Johannes & Walter, Ulla (Hg., 2003): Das Public-Health-Buch. Gesundheit und Gesundheitswesen. 2., völlig neu bearb. und erw. Aufl. München/Jena: Urban & Fischer.

Schwinn, Thomas (2001): Differenzierung ohne Gesellschaft. Weilerswist: Velbrück.

Seidl, David & Becker, Kai Helge (Hg., 2005). Niklas Luhmann and Organization Studies. Malmö [u.a.]: Liber & Copenhagen Business School Press.

Seischab, Hans & Schwantag, Karl (Hg., 1957/58): Handwörterbuch der Betriebswirtschaft. Band II, 3., völlig neu bearb. Aufl. Stuttgart: Poeschel.

Selvini-Palazzoli, Mara (1984): Hinter den Kulissen der Organisation: Stuttgart: Klett-Cotta.

Sieben, Günter (1986): Krankenhaus-Controlling. Band 2. Köln: Gebera.

Sieben, Günter & Schildbach, Thomas (1980): Betriebswirtschaftliche Entscheidungstheorie. 2. Aufl. Düsseldorf: Werner.

Sievers, Burkard (2001): Konkurrenz als Fortsetzung des Krieges mit anderen Mitteln – Eine sozioanalytische Dekonstruktion. In: Schreyögg & Sydow (Hg., 2001): 171-212.

Sievers, Burkard (2006): Vorwort zur deutschen Ausgabe von Hinshelwood, Robert D. & Skogstad, Wilhelm (Hg., 2006): Organisationsbeobachtung. Psychodynamische Aspekte der Organisationskultur im Gesundheitswesen (Herausgeber der deutschen Ausgabe: Burkard Sievers). Gießen: Psychosozial-Verlag.

Simon, Michael (1996): Die Umsetzung des GSG im Krankenhausbereich: Auswirkungen der Budgetdeckelung auf die Aufnahme- und Verlegungspraxis von Allgemeinkrankenhäusern. In: Zeitschrift für Gesundheitswissenschaft 4 (1): 20-40.

Sommersguter-Reichmann, Margit & Stepan, Adolf (2000): Ein hierarchisches Informationssystem zur Analyse von Anreizwirkungen in Spitälern. Aufbau und praktische Anwendung am Beispiel der geänderten Spitalsfinanzierung in Österreich. In: ZfB-Ergänzungsheft 4/2000: 47-64.

Spencer Brown, George (1979): Laws of form. New York: Dutton.

Spieß, Erika & Nerdinger, Friedemann W. (Hg., 1998): Kooperation in Unternehmen. München/Mering: Hampp.

Spremann, Klaus & Zur, Eberhard (Hg., 1992). Controlling. Grundlagen, Informationssysteme, Anwendungen. Wiesbaden: Gabler.

Staehle, Wolfgang H. (1980): Management. München: Vahlen.

Staehle, Wolfgang H. (1989): Funktionen des Managements. Eine Einführung in einzelwirtschaftliche und gesamtgesellschaftliche Probleme der Unternehmensführung. Bern/Stuttgart: Haupt.

Staender, Sven/Davies, Jan/Helmreich, Bob/Sexton, Bryan & Kaufmann, Mark (1997): The anaesthesia critical incident reporting system: an experience based database. In: International Journal of Medical Informatics 47 (1/2): 87-90.

Steinmann, Horst & Löhr, Albert (1991): Einleitung. Grundfragen und Problembestände einer Unternehmensethik. In: Steinmann & Löhr (Hg., 1991): 3-32.

Steinmann, Horst & Löhr, Albert (Hg., 1991): Unternehmensethik. 2., überarb. und erw. Aufl. Stuttgart: Poeschel.

Steinmann, Horst & Schreyögg, Georg (2005): Management. 6. Aufl. Wiesbaden: Gabler.

Stepan, Adolf & Sommersguter-Reichmann, Margit (2005): Applied Performance Measurement: A Case Study Using DEA and Other Frontier Production Function-Related Indexes. In: Steven & Sonntag (Hg., 2005): 107-123.

Steven, Marion & Sonntag, Susanne (Hg., 2005): Quantitative Unternehmensführung. Denken in Austauschraten. Festschrift für Klaus-Peter Kistner zum 65. Geburtstag. Heidelberg: Physica.

Strauss, Anselm & Corbin, Juliet (1990): Basics of Qualitative Research. Grounded Theory Procedures and Techniques. Newbury Park [u.a.]: Sage.

Stricker, Eric/Rall, Marcus/Siegert, Nicole/Conrad, Gerson/Kieber, Thomas/Ringger, Martin/Seifried, Heike & Dieckmann, Peter (2006): Das Patienten-Sicherheits-Informations-System PaSIS. Ein internetbasiertes interaktives Meldesystem für negative und positive Ereignisse in der Anästhesie, Intensiv- und Notfallmedizin. In: Jäckel (Hg., 2006): 208-218.

Strodtholz, Petra & Badura, Bernhard (2006): Patientenorientierung im Gesundheitswesen durch Patientenbefragung. In: Wendt & Wolf (Hg., 2006): 444-463.

Strotbek, Johannes & Schlaudt, Hans-Peter (2005): Weicher Faktor – harte Wirkung! In: Krankenhaus Umschau 74 (2): 104-107.

Sussebach, Henning & Willeke, Stefan (2002): Therapieren, aber dalli. In: Die Zeit 42 (10. Oktober 2002), Dossier: 13-16.

Sydow, Jörg (Hg., 2006): Management von Netzwerkorganisationen. 4. Aufl. Wiebaden. Gabler

Sydow, Jörg (2008): Die Evaluationsperspektive in der Netzwerkforschung. In: Aulinger (Hg., 2008): 55-71.

Szabo, Erna (1998): Organisationskultur und Ethnographie. Fallstudie in einem österreichischen Krankenhaus. Wiesbaden: DUV (zugl. Dissertation Universität Linz 1997).

Taylor, Frederick Winslow (1913): The Principles of Scientific Management (deutsche Ausgabe von R. Rösler). München/Berlin: Oldenbourg.

Teubner, Gunther (1989): Recht als autopoietisches System. Frankfurt/Main: Suhrkamp.

Theurl, Engelbert & Winner, Hannes (2005): Die Reform der Krankenhausfinanzierung in Österreich und ihre Auswirkungen auf die Verweildauer. In: Wirtschaftspolitische Blätter 2005 (4): 504-514.

Trojan, Alf (1998): Warum sollen Patienten befragt werden? Zu Legitimation, Nutzen und Grenzen patientenzentrierter Evaluation von Gesundheitsleistungen. In: Ruprecht (Hg., 1998): 15-30.

Trojan, Alf & Satzinger, Walter (2001): Nachwort oder: Was ist zu beachten, damit Patientenbefragungen die Patientenversorgung verbessern helfen? In: Satzinger et al. (Hg., 2001): 377-386.

Tscheulin, Dieter K. & Helmig, Bernd (2000): Patientenzufriedenheitsmessungen im Krankenhaus. In: ZfB-Ergänzungsheft 4/2000: 105-121.

Türk, Klaus (1989): Neuere Entwicklungen in der Organisationsforschung. Ein Trend-Report. Stuttgart: Enke.

Ulich, Eberhard (1991): Arbeitspsychologie. Zürich: Verlag der Fachvereine.

Ulrich, Hans (1969): Die Unternehmung als produktives soziales System. Bern/Stuttgart: Haupt.

Ulrich, Hans (1970): Die Unternehmung als produktives soziales System. 2. Aufl. Bern/Stuttgart: Haupt.

Ulrich, Hans & Krieg, Walter (1974): St. Galler Management-Modell. 3. verb. Aufl. Bern: Haupt.

Ulrich, Peter (1991): Unternehmensethik. Führungsinstrument oder Grundlagenreflexion? In: Steinmann & Löhr (Hg., 1991): 189-210.

Ulrich, Peter (1998): Integrative Wirtschaftsethik: Grundlagen einer lebensdienlichen Ökonomie. 2. durchges. Aufl. Bern [u.a.]: Haupt.

Undritz, Nils (2004): Krankenhaus. In: Kocher, Gerhard & Oggier, Willy (Hg., 2004): Gesundheitswesen Schweiz 2004-2006. Eine aktuelle Übersicht. 2. vollst. überarb. und aktual. Aufl. Bern [u.a.]: Hans Huber, 130-143.

Unterrieder, Astrid (2004): Qualitäten der Qualität in Krankenhäusern. Thematisierung der Variabilität von Qualität anhand einer Fallstudie im Allgemeinen öffentlichen Bezirkskrankenhaus St. Johann in Tirol. München/Mering: Hampp.

Vahlens Kompendium der Betriebswirtschaftslehre (1984): Bände I & II. München: Vahlen.

Van Maanen, John (1988): Tales of the field. On writing ethnography. Chicago: University of Chicago Press.

Vera, Antonio (2006): Strategische Allianzen im deutschen Krankenhauswesen – Ein empirischer Vergleich von horizontalen und vertikalen Kooperationen. In: ZfB 76 (9): 835-865.

Vera, Antonio & Kuntz, Ludwig (2007): Prozessorientierte Organisation und Effizienz im Krankenhaus. In: zfbf 59 (2): 173-197.

Viethen, Gregor/Bach, Alfons & Haux, Reinhold (1998): Drei Jahre Forschung zur Patientenunzufriedenheit. In: Das Krankenhaus 1998 (4): 208-209.

Vogd, Werner (2006): Die Organisation Krankenhaus im Wandel. Eine dokumentarische Evaluation aus Sicht der ärztlichen Akteure. Bern [u.a.]: Hans Huber.

Voigt, Gaby & Fischer-Brühl, Brigitte (1999): Interkulturelle Kommunikation im Krankenhaus. Was heißt hier fremd? In: Pflegezeitschrift 9: 661-665.

Voigt, Gaby & Praez-Johnsen, Hannelore (2001): Interkulturelle Kommunikation im Krankenhaus – Zur Verständigung zwischen Pflegenden und MigrantenpatientInnen am Beispiel von Angehörigen. In: PfleGe 6 (2): 45-50.

Wagner, Erwin/Corleis, Canisia M. (Sr.)/Kreye, Ursula & Asselmeyer, Herbert (1996): Projekt 9. Der Mensch im Mittelpunkt: Durch Organisationsentwicklung zum „Gesundheitsfördernden Krankenhaus". In: Bellabarba & Schnappauf (Hg., 1996): 216-228.

Walgenbach, Peter (2000): Das Konzept der Vertrauensorganisation. Eine theoriegeleitete Betrachtung. In: DBW 60 (6): 707-720.

Wall, Friederike (2004): Modifikationen der Koordinationsfunktion des Controlling. In: Scherm & Pietsch (Hg., 2004): 387-407.

Weber, Jürgen (1992): Die Koordinationssicht des Controlling. In: Spremann & Zur (Hg., 1992): 169-183.

Weber, Jürgen (1994): Einführung in das Controlling. 4. Aufl. Stuttgart: Schäffer-Poeschel.

Weber, Jürgen (1998): Einführung in das Controlling. 7. vollst. überarb. Aufl. Stuttgart: Schäffer-Poeschel.

Weber, Jürgen (2002): Einführung in das Controlling. 9. aktual. und erw. Aufl. Stuttgart: Schäffer-Poeschel.

Weber, Jürgen & Hirsch, Bernhard (Hg., 2002): Controlling als akademische Disziplin. Eine Bestandsaufnahme. Wiesbaden: Gabler.

Weber, Jürgen & Hirsch, Bernhard (Hg., 2003): Zur Zukunft der Controllingforschung. Empirie, Schnittstellen und Umsetzung in der Lehre. Wiesbaden: DUV.

Weber, Jürgen & Schäffer, Utz (1999): Sicherstellung der Rationalität von Führung als Aufgabe des Controlling? In: DBW 59 (6): 731-747.

Weber, Jürgen & Schäffer, Utz (2006): Einführung in das Controlling. 11., vollst. überarb. Aufl. Stuttgart: Schäffer-Poeschel.

Weick, Karl E. (1985): Der Prozeß des Organisierens. Frankfurt/Main: Suhrkamp.

Weick, Karl E. (1995): Sensemaking in organizations. Thousand Oaks (CA): Sage.

Weick, Karl E. & Sutcliffe, Kathleen M. (2001): Managing the Unexpected. San Francisco: Jossey-Bass.

Weiskopf, Richard (Hg., 2003): Menschenregierungskünste. Anwendungen poststrukturalistischer Analyse auf Management und Organisation. Wiesbaden: Westdeutscher Verlag.

Wenderlein, Friederike U. (2003): Arbeitszufriedenheit und Fehlzeiten – Zusammenhang bei Männern stärker als bei Frauen. In: Das Personal - Zeitschrift für Human Resource Management 55 (7): 38-41.

Wenderlein, Friederike U. & Schochat, Thomas (2003): Betriebsbedingte Belastungen bei Pflegekräften – Auswirkungen auf Arbeitszufriedenheit und Fehlzeiten. In: Arbeitsmedizin, Sozialmedizin, Umweltmedizin 38 (5): 262-269.

Wendt, Claus & Wolf, Christof (Hg., 2006): Soziologie der Gesundheit. Sonderheft 46 der Kölner Zeitschrift für Soziologie und Sozialpsychologie. Wiesbaden: VS Verlag für Sozialwissenschaften.

Willke, Helmut (1986): Systemtheorie: Eine Einführung in die Grundprobleme der Theorie sozialer Systeme. Stuttgart/Jena: G. Fischer.

Willke, Helmut (1989): Controlling als Kontextsteuerung – zum Problem dezentralen Entscheidens in vernetzten Organisationen. In: Eschenbach (Hg., 1989): 64-96.

Willke, Helmut (1994): Systemtheorie II: Interventionstheorie. Grundzüge einer Theorie der Intervention in komplexe Systeme. Stuttgart/Jena: G. Fischer.

Willke, Helmut (1995): Systemtheorie III: Steuerungstheorie. Grundzüge einer Theorie der Steuerung komplexer Sozialsysteme. Stuttgart/Jena: G. Fischer.

Willke, Helmut (1998): Systemtheorie III: Steuerungstheorie. Grundzüge einer Theorie der Steuerung komplexer Sozialsysteme. 2. Aufl. Stuttgart/Jena: G. Fischer.

Wimmer, Rudolf (1989): Die Steuerung komplexer Organisationen. Ein Reformulierungsversuch der Führungsproblematik in systemischer Sicht. In: Sandner (Hg., 1989): 131-156.

Wimmer, Rudolf (1993): Zur Eigendynamik komplexer Organisationen. Sind Unternehmungen mit hoher Eigendynamik noch steuerbar? In: Fatzer (Hg., 1993): 255-308.

Wimmer, Rudolf (2000): Wie lernfähig sind Organisationen? Zur Problematik einer vorausschauenden Selbsterneuerung sozialer Systeme. In: Hejl & Stahl (Hg., 2000): 265-293.

Windeler, Arnold (2001): Unternehmensnetzwerke. Konstitution und Strukturation. Wiesbaden: Westdeutscher Verlag.

Witt, Frank H. (Hg., 2000): Unternehmung und Informationsgesellschaft. Wiesbaden. Gabler.

Wöhe, Günter (1976): Einführung in die allgemeine Betriebswirtschaftslehre. 12. Aufl. München: Vahlen.

Wöhe, Günter (1984): Einführung in die allgemeine Betriebswirtschaftslehre. 15. Aufl. München: Vahlen.

Wolf-Ostermann, Karin/Lüngen, Markus/Mieth, Helmut & Lauterbach, Karl W. (2002): Eine empirische Studie zu Organisation und Kosten der Verwaltung im Krankenhaus. In: ZfB 72 (10): 1065-1084.

Yin, Robert K. (1984): Case study research. Beverly Hills (CA): Sage.

Zapp, Winfried (Hg., 2007): Controlling als wesentliches Managementinstrument. In: Haubrock & Schär (Hg., 2007): 227-264.

Zapp, Winfried (Hg., 2007a): Kosten-, Leistungs-, Erlös- und Ergebnisrechnung (KLEE-Rechnung). In: Haubrock & Schär (Hg., 2007): 264-303.

Zinn, Winfried (2001): Patientenbefragungen nach dem Modell der Forschungsgruppe Metrik. In: Satzinger et al. (Hg., 2001): 167-197.

Zipper, Stephan G. (2006): Medical-Risk-Management. In: Medizinische Klinik 101 (10): 796-803.

Zucha, Rudolf (1979): Organisationsentwicklung in einem öffentlichen Krankenhaus. In: Management Forum 2: 30-43.

Internetquellen (letztes Abrufdatum für alle Quellen: 02. Februar 2009)

Bundesärztekammer Deutschland:
http://www.bundesaerztekammer.de/downloads/gutachterkommissionen_statistik_2006.pdf

CIRSmedical Schweiz:
https://www.cirsmedical.ch/demo/cirsmenu/cirs.php

DKI:
http://dki.comnetinfo.de/index.php?TM=0&BM=4&LM=0

SwissDRG:
http://www.gdk-cds.ch/fileadmin/pdf/Themen/Tariffragen/SwissDRG/Projektauftrag_definitiv-d.pdf

WHO Europe:
http://data.euro.who.int/hfadb

WISO-Net:
http://www.wiso-net.de

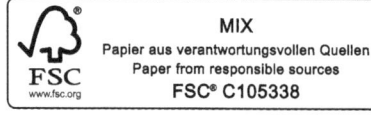

If you have any concerns about our products,
you can contact us on
ProductSafety@springernature.com

In case Publisher is established outside the EU,
the EU authorized representative is:
**Springer Nature Customer Service Center GmbH
Europaplatz 3, 69115 Heidelberg, Germany**

Printed by Libri Plureos GmbH
in Hamburg, Germany